SECTIONAL ANATOMY

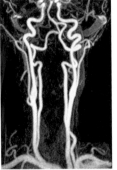

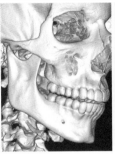

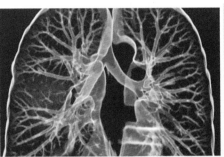

断层影像解剖学

For Imaging Professionals

第 4 版
(4th edition)

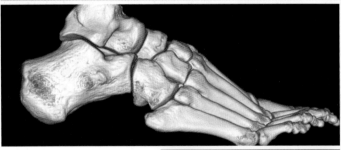

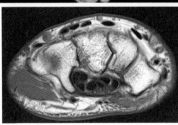

［美］萝莉·凯利（LORRIE L. KELLEY）

［美］康妮·彼得森（CONNIE M. PETERSEN）　主　编

高 艳 主 译

刘 丽　罗英瑾　副主译

ELSEVIER

北京科学技术出版社

Elsevier (Singapore) Pte Ltd.
3 Killiney Road, #08-01 Winsland House I, Singapore 239519
Tel: (65) 6349-0200; Fax: (65) 6733-1817

Sectional Anatomy for Imaging Professionals, 4/E
Copyright © 2018, Elsevier Inc. All Rights Reserved.
Previous editions copyrighted 2013, 2007, 1997
ISBN: 978-0-323-41487-6

图书在版编目（CIP）数据

断层影像解剖学：第4版 /（美）萝莉·凯利（Lorrie L. Kelley），（美）康妮·彼得森（Connie M. Petersen）主编；高艳主译. — 北京：北京科学技术出版社，2023.10
书名原文：Sectional Anatomy: for Imaging Professionals, 4th Edtion
ISBN 978-7-5714-3039-9

Ⅰ.①断… Ⅱ.①萝… ②康… ③高… Ⅲ.①断面解剖学 Ⅳ.①R322

中国国家版本馆CIP数据核字（2023）第079731号

策划编辑：杨 帆	电子信箱：bjkj@bjkjpress.com
责任编辑：尤玉琢 钟志霞	网 址：www.bkydw.cn
责任校对：贾 荣	印 刷：北京捷迅佳彩印刷有限公司
责任印制：吕 越	开 本：889 mm×1194 mm 1/16
出版人：曾庆宇	字 数：700千字
出版发行：北京科学技术出版社	印 张：50
社 址：北京西直门南大街16号	版 次：2023年10月第1版
邮政编码：100035	印 次：2023年10月第1次印刷
电话传真：0086-10-66135495（总编室） 0086-10-66113227（发行部）	ISBN 978-7-5714-3039-9

定 价：298.00元

感谢 James，我最好的朋友和永恒的伴侣：我每天都因你而微笑。在黑暗的时刻，是你的力量支撑着我，你无条件的忍耐和爱振奋着我，你的信任激励着我。

感谢我最珍爱的人：Kristina、Matt、Jennifer、John、Michael、Natalie、Angela、Blair、Jamers、Daniel、Dean、Maren、Evelyn、McKenzie、Jakob、Anders、Alyssa、Margalit 和 Porter，你们的欢笑带给我喜悦，你们的学习热情感染着我，你们的互助互爱堪称无私奉献的典范。感谢你们提醒我要永远怀抱梦想。

感谢我的父母，Bill 和 Darhl Buchanan：你们对我的指引与鼓励，使我坚强向上。

感谢 Connie：你坚持不懈地与我从本书的第 1 版合作至第 4 版，还一直保持你的幽默感。

感谢那些态度谦逊、心怀悲悯和敬畏生命的医学专业工作者，他们不断提升着自己的专业水平。

Lorrie L. Kelley

感谢我的家人和朋友：是你们的指引、关爱与支持，帮助我度过最艰难的时刻。我将此书献给你们。

我的妈妈、爸爸以及 Brayden、Trinity、Grant、Scott、Kendra、Colton 和 Jayden：你们是我生命里最大的幸福，你们给我的生活带来欢笑、喜悦、支持和真正的爱。当我最需要你们的时候，你们从来不会吝啬鼓励的拥抱、微笑和话语。感谢你们理解我将如此多的时间倾注给了此书的第 4 版。

你们是我心灵的所在，我深深地爱着你们。

感谢 Lorrie，我最欣赏的朋友和同事：与你共事多年，何其乐哉。即便在我沮丧之时，你也不断地激励着我。不知为何，你总能让我欢笑，你太神了。

感谢我的同事们的支持与智慧。感谢我的患者们和一群令人惊喜的年轻女性，你们奋力争取健康的勇气和力量使我惊叹不已。你们确实不同寻常。

感谢使用此书的医学专业工作者，你们对医学知识的追求推动着对患者医治手段的进展和放射科学领域的发展。

Connie M. Petersen

译者名单

主　译： 高　艳

副主译：（以姓氏笔画为序）
刘　丽　罗英瑾

译　者：（以姓氏笔画为序）
王　昊　王　颖　王璐璐　刘　丽
杜抱朴　李　慧　杨　春　杨会营
张宝营　张贵焘　张静宜　罗英瑾
房东亮　贾晓伟　高　艳　唐佐青
常丽荣　温铭杰

译者秘书： 张贵焘

Lisa Fanning, MEd, RT(R)(CT)
Chair
School of Medical Imaging &
Therapeutics
Massachusetts College of Pharmacy
and Health
Sciences University
Boston, MA

Kathy Kienstra, MAT, RT(R)(T)
Associate Professor
Program Director, Radiation Therapy
Program
Doisy College of Health Sciences
Saint Louis University
St. Louis, MO

Kenneth A. Roszel, MS, RT(R)
Program Director
Radiology
Geisinger Medical Center
Danville, PA

Rebecca Farmer, MSRS, RT(R)(M)
Associate Professor of Allied Health
and Radiologic Science
School of Allied Health
Northwestern State University
Shreveport, LA

致 谢

在着手撰写本书时我们得到了许多人的鼓励与指导。Danielle Frazier 和 Manchu Mohan 以优雅和不失幽默的风格，不厌其烦地敦促我们按时结稿。Sonya Seigafuse 则承担着艰巨的协调统筹工作。我们感激他们，本书的顺利完成离不开他们在编辑方面的诸多帮助。

感谢那些认可本书第 1 版、第 2 版和第 3 版的人们，还有那些不吝时间为本书的改进和更加专业提供建设性意见的人们。我们也要感谢许多提供反馈的学生、同行和同事们，他们使我们能够从许多不同角度审视本书。

对下列人员和机构给予特别的感谢。

- 感谢 Chris Hayden，他以极大的耐心、渊博的学识和大量的时间帮助我们搜集和整理了第 4 版所有的新 CT 图像。也要感谢 St. Alphonsus Regional Medical Center 为我们提供 CT 图像。

- 感谢 Philips Medical Systems 的 Mary Pullin 为我们提供的 MRI 图像。

- 感谢 Dave Arnold and St. Luke's Regional Medical Center 和 Kevin Bean and Intermountain Medical Imaging 为我们提供了大部分的 MRI 图像。

- 非常感谢 Marie Dean 在短时间内提供了众多的新图，修订了许多旧图，使得全书图像的视觉呈现更为准确和统一。

Lorrie L. Kelley

Connie M. Petersen

译者前言

早在文艺复兴时期，断层解剖图就已经成为医学先驱们学习人体结构的重要途径。意大利画家达·芬奇从独特的艺术视角利用自己精湛的画技，描绘出了男、女躯干和怀孕子宫的矢状断面图，将医学与美和谐统一地展现在画卷中。从19世纪到20世纪上叶，断层解剖方法的完善（如冷冻切片法）与多种人体断层解剖图谱的刊发，标志着人体断层解剖学的发展步入正轨。1970年后，随着USG、CT、MRI、SPECT、PET和OCT等断层影像技术在临床检查与诊断中的广泛应用，人体断层解剖学摆脱了以往纯尸体研究形成的局限性，迈入新的学科发展阶段。当前，断层影像解剖学作为一门使用断层方法研究和展现人体正常形态结构及其基本功能的科学，核心在于将解剖断层和影像断层紧密结合，可为过渡至临床影像诊断打下坚实的基础。无疑，断层影像解剖学是在基础医学与临床医学间架起的一座桥梁，具有重要的意义。

中国的断层解剖学始于20世纪70年代后期，以杨永清的成人上肢横断面解剖研究为标志。在随后的八九十年代，国内学者陆续发表了一大批优秀的断层解剖学研究论文和10余部专著。至20世纪90年代后期，刘树伟教授主持的"顺应现代影像学发展，创建断层解剖学课程"获得了国家级教学成果奖，表明中国断层解剖学已建立起了完整的学科理论体系。国内各大高校在21世纪初期开始重视人体断层解剖学的发展，首都医科大学解剖教研室开设的研究生课程中就包含了人体断层解剖学。但在实际教学中，各大高校一直苦于缺乏合适的教辅材料。

2018年北京科学技术出版社的编辑老师邀请我承接Lorrie L. Kelley和Connie M. Petersen编著的 *Sectional Anatomy for Imaging Professionals*（第3版）的翻译工作。在翻阅这本断层影像解剖学领域的权威著作时，我立刻被书中严谨的解剖学描述及丰富的断层影像吸引。该书系统地介绍了脑颅、面颅、脑、脊柱与脊髓、颈部、胸部、腹部、盆部、上肢和下肢各部分的解剖断层，同时囊括了每个解剖断面的MRI或CT图像。此外，书中还设置了"病理框"，将书中图像与临床常见疾病相联系。于我而言，该书确实在提高教学知识储备和加深对疾病的临床认识上大有裨益。译著《断层影像解剖学》（第3版）出版后，市场反响非常好，因而出版社再次邀请我开展 *Sectional Anatomy for Imaging Professionals*（第4版）的翻译工作。第4版在第3版的基础上做了一些调整，如针对ARRT和ASRT最新指导纲要做出部分内容调整、扩展了淋巴系统的图像、添加了可提升读者阅读体验的文本颜色。

为圆满完成本次翻译工作，我们组织了首都医科大学基础医学院人体解剖学教研室内具有丰富教学经验的资深教师和优秀新生力量，合作共译此专著。在翻译过程中，诸位同事逐字逐句地反复推敲，力求完整、准确地传达原著的文意，终在2022年3月完成初稿，随后是漫长且艰辛的反复校对工作。由衷地感谢所有参与本书翻译、审校的同事们和出版社编辑，感谢他们为本书所做的不懈努力与付出的辛勤劳动。

该著作适合医学影像技术和放射治疗技术等专业的医学生使用，亦可为影像科青年医师和解剖学教师提供有益参考。恰如李白所言，"观书散遗帙，探古穷至妙。片言苟会心，掩卷忽而笑"，希望诸位读者能将译著中的文字和图像投射成自己脑海中的三维立体结构，进而在临床实践中验证阅读时之所学所思。由于时间仓促，加之译者水平有限，书中定还存在某些不当或不足之处，敬请诸位同仁批评指正。

高艳

首都医科大学

2023.7.25 于北京

前　言

本书是为了满足当今医疗专业人员的需求而编写的。影像诊断技术不断发展，使得医疗专业人员对断层解剖的认知与辨识的要求也在增加。我们希望通过简明扼要的文字、清晰的格式为医疗专业人员呈现其所需理解的解剖学知识，以便更好地服务患者。我们力图使本书既可作为临床参考手册又可作为教学材料适用于学校正规教学和学生自学。

本书包括近千张高质量 MRI 和 CT 图像，力求涵盖每一个临床可行的解剖断面。本书配有约 350 张与 MRI 和 CT 图像相关的解剖图或线条图，以利于读者理解相关解剖结构。此外，本书设计的"病理框"栏目解释了相关解剖结构的常见病理现象，可帮助读者将书中图像与临床实践中的常见疾病相联系。书中更新了总结归类各章重点内容的图表，例如肌群的图表汇总了肌群的起止点和功能，以利于读者研读图像时了解相关的肌肉结构。

本版新增内容

- 内容更新以适应美国放射技术注册协会（American Registry of Radiologic Technologists，ARRT）和美国放射技术学会（American Society of Radiologic Technologists，ASRT）最新的课程大纲。
- 增补了淋巴系统的图像。
- 设计增加了第二种印刷色，以突出重点和难点。

内容与结构

书中图像包括对重要解剖结构的标识，以帮助医疗专业人员在临床检查实践中定位与辨识所关注的解剖结构。图注部分以医疗专业人员易懂的简明格式描述解剖结构的位置与功能。本书按照解剖分区划分章节。每章包括了概括本章内容的"目标"与"纲要"、阐述解剖部位常见病理情况的"病理框"、总结归类解剖结构的表格，以及提供正确定位以利寻找解剖结构的参考图像。

Lorrie L. Kelley

Connie M. Petersen

目　录

第一章
断层解剖学概述

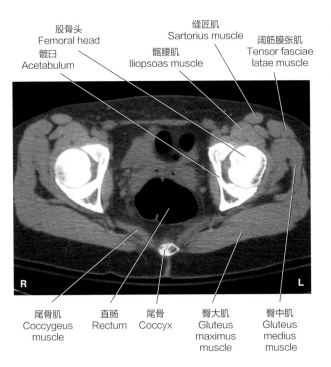

股骨头
Femoral head
髋臼
Acetabulum

髂腰肌
Iliopsoas muscle

缝匠肌
Sartorius muscle

阔筋膜张肌
Tensor fasciae latae muscle

尾骨肌
Coccygeus muscle

直肠
Rectum

尾骨
Coccyx

臀大肌
Gluteus maximus muscle

臀中肌
Gluteus medius muscle

R   L

图 1.1　髋部，CT，轴位

断层解剖学具有很悠久的历史。早在 16 世纪，作为先驱者之一，伟大的解剖学家和艺术家达·芬奇已经用断面呈现人体结构。在之后的几个世纪，众多解剖学家相继绘出了各个身体部位在不同解剖学断面的结构，以此来更好地了解人体器官的毗邻关系。1895 年，Wilhelm Conrad Roentgen 发现了 X 线，这使人们可以从医学影像学的角度来观察人体的内部结构。其后，医学影像学的检查手段从最初普通的二维 X 线检查演变为 X 线计算机断层成像（CT）和磁共振成像（MRI），最终发展为现在的三维成像技术。这些发展使医学专业人士可以借助二维和三维影像了解和辨识人体解剖结构。

断层解剖学强调的是人体内部结构的毗邻关系。从解剖绘图或 X 线片图像得到的知识和信息，有助于理解特定结构在人体断面的位置。例如，在某个断层的图像上辨认出所有盆腔内部结构可能有一定难度，但是借助在断层中辨认出的股骨头，识别与髋关节毗邻的软组织结构就相对容易了（图 1.1）。

目 标

- 定义 4 个解剖平面
- 使用方位术语和局部术语描述人体特定结构的相对位置
- 理解常用的体表标志
- 理解常用的内部定位标志
- 描述人体的背侧腔和腹侧腔
- 列出腹部 4 个象限内的结构
- 列出腹部的 9 个分区
- 描述 CT 和 MRI 图像中的灰阶
- 描述 MPR、CPR、SSD、MIP 和 VR
- 区分二维和三维图像

纲 要

标准的解剖学姿势和人体平面

出于工作要求，断层解剖学影像应当包含从不同角度观察人体的各种解剖学影像，而不仅限于标准的解剖学姿势。

标准的解剖学姿势是身体直立，面向前方，足趾向前，双臂垂于体侧，掌心向前。断层影像通常采集和显示人体的4个基本平面（图1.2）。这4个人体平面定义如下。

（1）矢状面：将身体分为左、右部分的垂直面。

（2）冠状面：将身体分为前（腹侧）、后（背侧）部分的垂直面。

（3）轴面（水平面）：将身体分为上、下部分的水平面。

（4）斜面：对角方向、介于两个其他平面轴线之间的平面。

按照惯例，断层解剖学影像以特定的方位显示。影像的右侧对应的是观察者的左侧（图1.3）。

解剖术语和标志

方位术语和区域术语用于描述特定结构在体内的相对位置。方位术语及其定义见表1.1，区域术语及其定义见表1.2，具体见图1.4。

体表标志

人体的体表标志有助于确定众多内部结构的位置。常用的体表标志见图1.5和1.6。

内部标志

人体的内部结构，尤其是血管结构，可以用其他更易识别的结构或部位（如器官）作为参照物来定位（表1.3）。

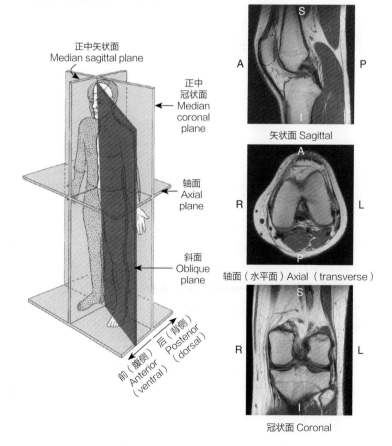

图1.2　解剖学姿势和人体平面。A—前；P—后；R—右；L—左；S—上；I—下

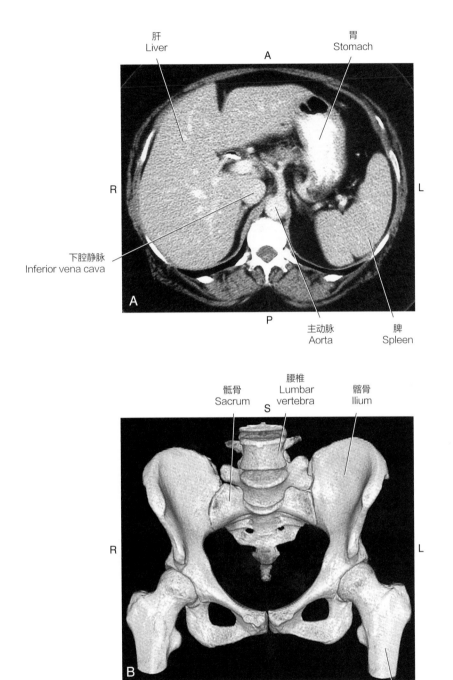

图1.3 A. 腹部，CT，轴位；B. 骨盆，三维重建CT，前面观。
A—前；P—后；R—右；L—左；S—上；I—下

表1.1　方位术语及其定义

方位术语	定义	方位术语	定义
上	在上方；在较高水平	颅侧（头侧）	靠近头的方向
下	在下方；在较低水平	尾侧	靠近足的方向
前（腹侧）	靠近身体的前部或前表面处	嘴侧	靠近鼻的方向
后（背侧）	靠近身体的后部或后表面处	同侧	在同一侧
内侧	靠近正中矢状面	对侧	在相对的一侧
外侧	远离正中矢状面	大鱼际	拇指基部掌侧多肉的部位
近侧	靠近人体的某个参考点	掌面	手的前面
远侧	远离人体的某个参考点	跖面	足的底面
浅	靠近人体表面	掌侧	靠近掌面或跖面
深	在人体的内部，远离人体表面		

表1.2　区域术语及其定义

区域术语	定义
腹部	腹部
前臂部	前臂
肘前部	肘的前面
腋窝	腋部
臂部	上臂
颊部	面颊
腕部	腕部
头	头
颈部	颈部
肋部	肋
小腿	下肢的下半部分
肘部	肘的后面
皮肤	皮肤
股部	大腿
侧腹部	腰部的两侧
额部	前额
臀部	臀部
腹股沟	腹股沟
腰部	肋部和髋部之间的下背部
枕部	头的后部
眼部	眼
耳部	耳
上胸部/乳腺	上胸部/乳腺
足底	足
盆部	骨盆
会阴部	会阴区
跖	足底
腘窝	膝的后部
骶部	骶骨
胸骨	胸骨
腓肠部	小腿肚
跗部	脚踝
胸部	胸
脐部	肚脐
脊椎	脊柱

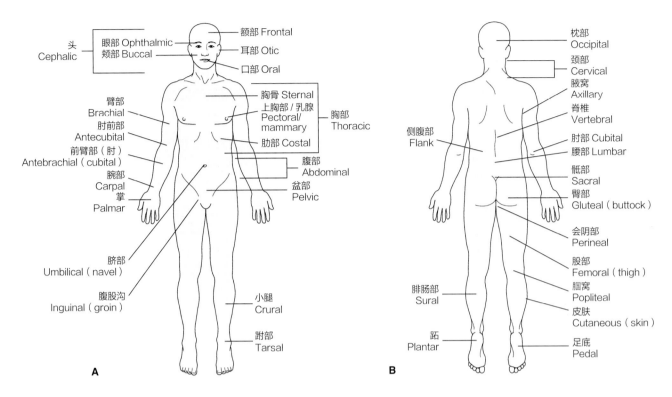

图 1.4　人体的区域术语（A. 前侧；B. 后侧）

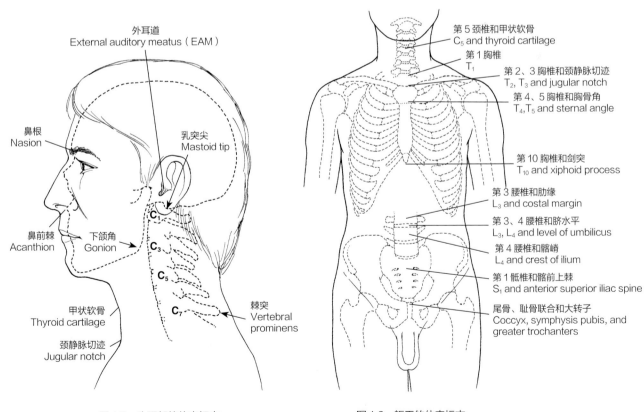

图 1.5　头颈部的体表标志

图 1.6　躯干的体表标志

表 1.3 内部标志	
标志	**位置**
主动脉弓	颈静脉切迹下 2.5 cm 处
主动脉分叉处	$L_4 \sim L_5$
气管隆嵴	$T_4 \sim T_5$，胸骨角
颈动脉分叉	甲状软骨上缘
腹腔干	幽门平面上方 4 cm 处
Willis 环	鞍上池
髂总静脉分叉	骶髂关节上缘
脊髓圆锥	$T_{12} \sim L_1 / L_2$
心尖	第 5 肋间隙，左侧锁骨中线
心底	胸骨后第 2、3 肋软骨水平
肠系膜下动脉	腹主动脉的分支处上方 4 cm
下腔静脉	L_5
门静脉	胰颈后
肾动脉	L_1 前，肠系膜上动脉下方
肠系膜上动脉	幽门平面上方 2 cm 处
甲状腺	甲状软骨
声带	甲状软骨上、下缘的中间

体腔

人体有两个主要的腔：背侧腔和腹侧腔。背侧腔位于人体的后部，包括颅腔和脊柱腔。腹侧腔是人体最大的腔，可分为胸腔和腹盆腔两部分。胸腔可以进一步分为两个侧方的胸膜腔和一个居中的纵隔。 腹盆腔可进一步分为腹腔和盆腔（图 1.7）。表 1.4 列出了每个腔的内部结构。

腹腔和盆腔

腹腔的上界为膈，下界为盆腔的上口（骨盆入口）。腹部可以被划分为 4 个象限或者 9 个分区，这有助于确定内脏器官的大概位置，同时也提供了描述伤痛位置的术语。

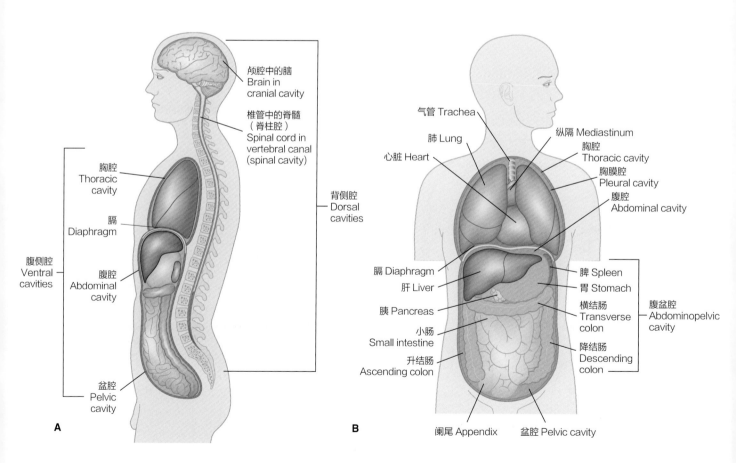

图 1.7　A. 体腔，矢状面观；B. 体腔，前面观

表 1.4　体腔及其内部的重要结构	
主要体腔	内部结构
背侧腔	
颅腔	• 脑
脊柱腔	• 脊髓和脊柱
腹侧腔	
胸腔	
• 纵隔	• 胸腺、心、大血管、气管、食管、心包
• 胸膜腔	• 肺、胸膜
腹盆腔	
• 腹腔	• 腹膜、肝、胆囊、胰、脾、胃、肠、肾、输尿管、血管
• 盆腔	• 直肠、膀胱、男性或女性生殖系统

腹部的象限

正中矢状面和水平面相交于脐，将腹部划分为 4 个象限（图 1.8A）。

右上象限（RUQ）

右下象限（RLQ）

左上象限（LUQ）

左下象限（LLQ）

各象限内的结构详见表 1.5。

腹部的分区

腹部可以被 4 个平面分为 9 个区域。2 个水平的平面分别是经幽门平面和髂结节间平面。经幽门平面是经剑胸结合与脐连线中点的水平面，该平面平对第 1 腰椎下缘。髂结节间平面即通过两侧髂结节连线的水平面，该平面平对第 5 腰椎。2 个矢状面是经过两侧锁骨中线的矢状面，锁骨中线自锁骨中点下延至腹股沟韧带中点（图 1.8B）。腹部的 9 个分区可分为上、中、下 3 组。

上

• 右季肋区

• 腹上区

• 左季肋区

中

• 右腹外侧区

• 脐区

• 左腹外侧区

下

• 右腹股沟区

• 腹下区

• 左腹股沟区

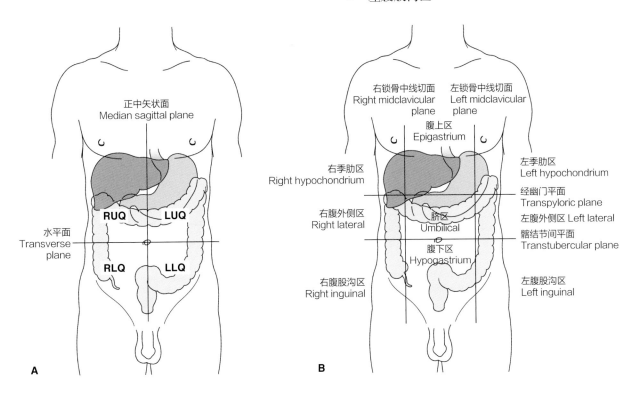

图 1.8　A. 4 个腹部象限；B. 9 个腹部分区

表1.5　腹部各象限中的结构	
象限	结构
右上象限（RUQ）	肝右叶、胆囊、右肾、部分胃、部分小肠和部分大肠
左上象限（LUQ）	肝左叶、部分胃、胰尾、左肾、脾、部分大肠
右下象限（RLQ）	盲肠、阑尾、部分小肠、右输尿管、右卵巢 / 精索
左下象限（LLQ）	小肠大部、部分大肠、左输尿管、左卵巢 / 精索

图像采集

本书所用影像学图像均来自 MRI 和 CT。MRI 利用强磁场结合非电离射频（RF）能量获取图像，CT 利用电离辐射获取图像。这两种技术都能够创建二维和三维图像。

图像显示

每幅数字图像都可以被分为独立的单位——像素（或体素）。根据被扫描结构的组织特征，这些像素被赋予相应的数值，像素依其数值在图像中显示不同的灰度（图1.9）。CT 图像中，CT 数据（CT 值）单位为 HU（Hounsfield unit）。CT 值反映了每种组织的衰减特征或组织密度。水被用作参照物，数值为 0。当 CT 值大于 0 时，组织密度大于水，在图像中将显示为从浅灰到白的浅色灰阶；而当 CT 值为负数时，在图像中将显示为从深灰到黑的深色灰阶（图1.10）。在 MRI 中，灰阶代表 T1 加权成像或 T2 加权成像中组织特定的弛豫特性和质子密度。不同的组织、不同的患者、不同的图像序列，其 MRI 图像中的灰阶可能差别很大（图1.11）。

数字图像的显示可以通过调节灰阶来增减图像的灰度，这个过程称为"开窗"。开窗是为了将图像中的特定组织或损伤调整到最佳可视度。窗宽（WW）可以用来调整灰度（灰度的数目）；窗位（WL）可用于设置灰阶的中心点或图像的密度基准（图1.10）。

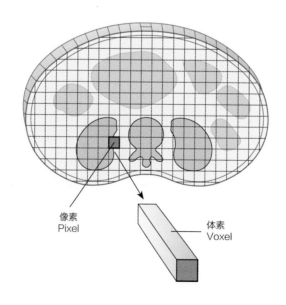

像素
Pixel

体素
Voxel

图1.9　像素和体素的呈现示意图

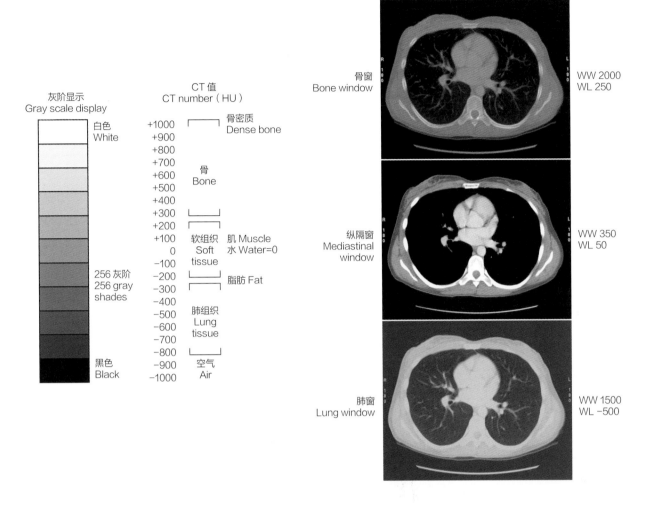

图 1.10 胸部，CT，轴位 CT 值和开窗

多平面重建和三维成像

　　针对二维数字图像的几种后处理技术可以用来重建新的三维图像。所有现行的后处理技术均依赖于将原始二维图像建成电子数据堆栈，从而形成一个电子数据立方体（图 1.12）。

多平面重建（MPR）

　　利用电子数据立方体的各种投影数据可以重建矢状面、冠状面、轴面或斜面的图像（图 1.13、1.14）。

曲面重建（CPR）

　　CPR 依据从任意曲面获取的数据立方体的投影数据重建图像（图 1.15）。

三维成像

　　所有三维图像的算法都是基于射线追踪的原理。假想有射线从照相机视角发出，而数据立方体正在绕任意轴旋转，射线穿过数据立方体时就会产生增量变化。通过重建的方式，这种独特的信息就可以投影到成像平面（图 1.16）。

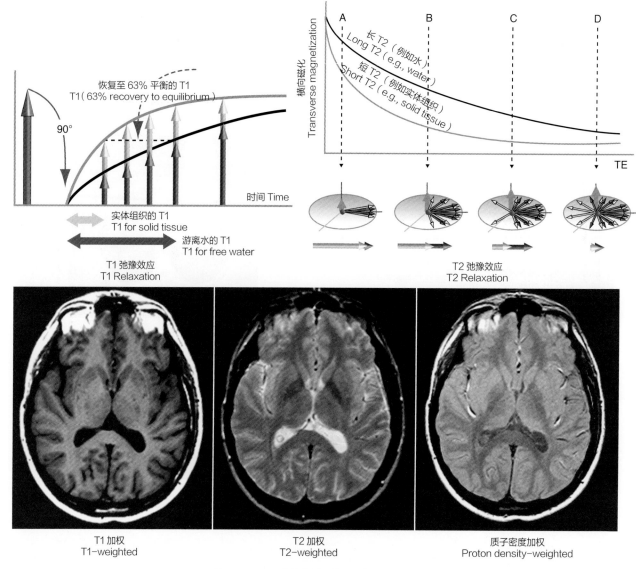

图 1.11　MRI 中的组织弛豫和图像对比度

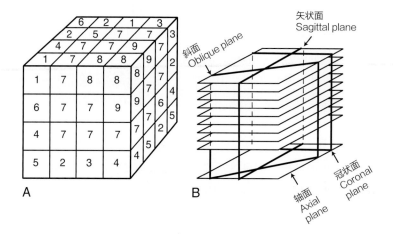

图 1.12　A. 数据立方体；B. 层叠的轴向图像

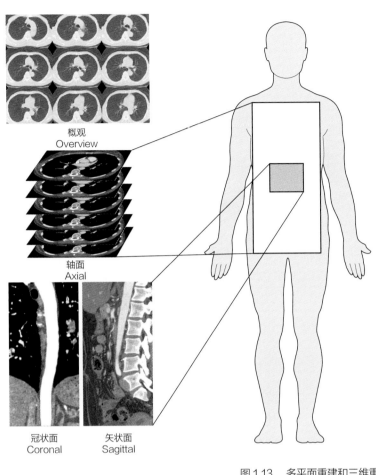

概观
Overview

轴面
Axial

冠状面
Coronal

矢状面
Sagittal

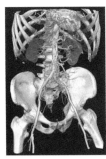

表面遮盖成像
Shaded surface display

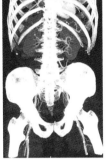

立体渲染
Volume rendering

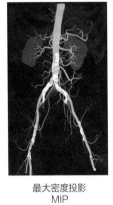

最大密度投影
MIP

图 1.13　多平面重建和三维重建

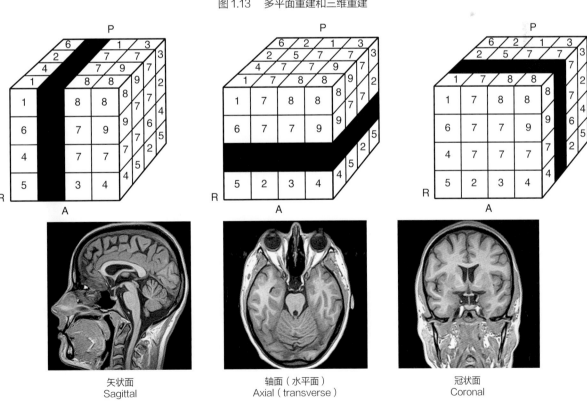

矢状面
Sagittal

轴面（水平面）
Axial（transverse）

冠状面
Coronal

图 1.14　脑的多平面重建

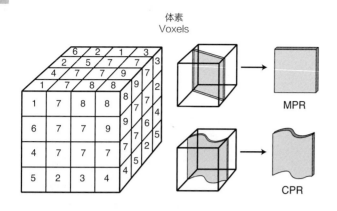

图 1.15　图像重建。MPR—多平面重建；CPR—曲面重建

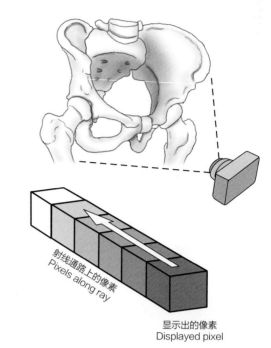

图 1.16　射线跟踪示意图

表面遮盖成像（SSD）　从照相机视角发出的射线达到设定的阈值时立即停止。应用这种方法，每个超过阈值的体素均被显示为不透明，从而形成一个表面。这个阈值构成的表面就可以投影到图像上（图1.17）。

最大密度投影（MIP）　从照相机视角发出的射线达到最大信号强度的体素值时立即停止。应用这种方法，只有最明亮的体素可以投影到图像上（图1.18）。

立体渲染（VR）　计算照相机视角射线通路上每个体素的贡献值，经多次重复计算确定后，将体素值呈现在最终图像上（图1.19）。

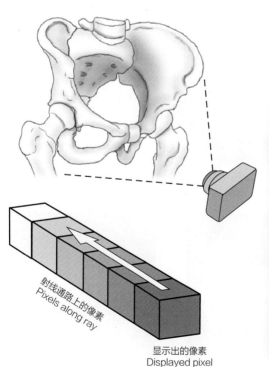

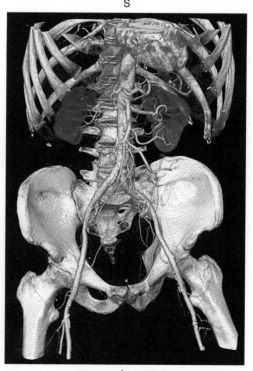

图 1.17　表面遮盖成像

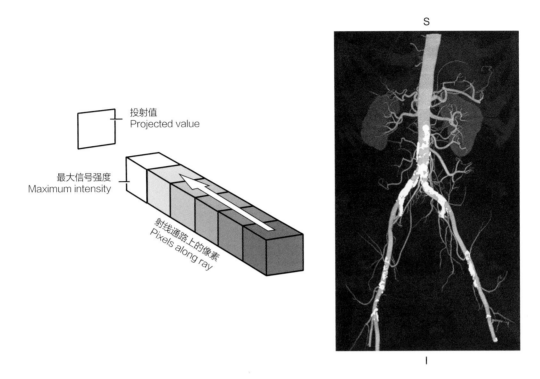

图 1.18　最大密度投影

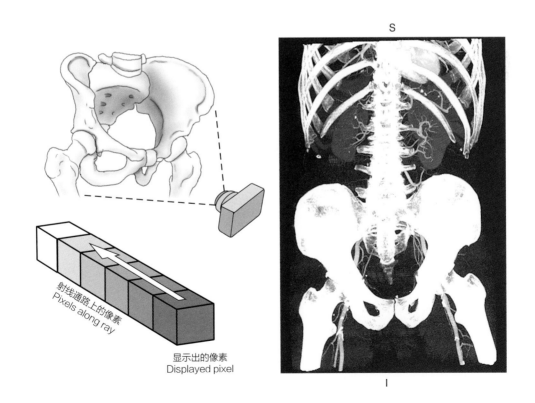

图 1.19　立体渲染

参考文献

Frank E, Long B: *Radiographic positions and radiologic procedures*, ed 12, St. Louis, 2011, Mosby.

Curry RA, Tempkin BB: *Sonography: Introduction to normal structure and functional anatomy*, ed 3, St. Louis, 2010, Saunders.

Seeram E: *Computed tomography; physical principle, clinical applications, and quality control*, ed 3, Philadelphia, 2008, Saunders.

第二章
脑颅和面颅

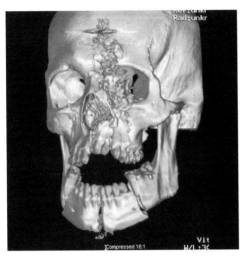

图 2.1 颅骨，三维 CT，枪击造成的创伤

Gentlemen, damn the sphenoid bone!
先生们，可恶的蝶骨！

Oliver Wendell Holmes（1809—1894）
哈佛医学院解剖课开场白

脑颅和面颅的结构复杂，极其难掌握。三维立体成像和多平面成像使脑颅和面颅的学习变得简单。掌握和理解脑颅和面颅的正常断层解剖结构有助于分辨其在疾病和损伤时的病理改变（图 2.1）。本章将介绍纲要所列内容的断层解剖结构。

目 标

- 区分颅前窝、颅中窝和颅后窝
- 理解各块脑颅骨和面颅骨的位置和特有结构
- 理解外耳、中耳和内耳的结构并描述其功能
- 理解颅缝
- 描述婴儿的 6 个颅囟
- 描述颞下颌关节的组成结构

- 理解鼻旁窦的位置和开口部位
- 理解窦口鼻道复合体的结构
- 理解眶的骨性组成及其相关开口
- 描述眼球的结构
- 列出眼肌并描述其位置和功能

纲 要

脑颅

　　脑颅由8块骨组成，围绕并保护脑。脑颅包括顶骨（2块）、额骨（1块）、筛骨（1块）、蝶骨（1块）、枕骨（1块）和颞骨（2块）（图2.2～2.5）。脑颅骨由2层骨密质组成，分别称为外板和内板。外板和内板之间为多孔状的骨松质，称为板障（图2.6～2.9）。颅底包括3个窝，分别称为颅前窝、颅中窝和颅后窝。

颅前窝（额窝）主要由额骨、筛骨和蝶骨小翼构成，容纳端脑额叶。颅中窝（颞窝）主要由蝶骨体和颞骨组成，容纳垂体、下丘脑和端脑颞叶。颅后窝（幕下窝）由枕骨和颞骨构成，容纳小脑和脑干（图2.6、2.7）。颅前窝、颅中窝和颅后窝的内容物见表2.1。每一块脑颅骨都有独特的结构特点，分辨和掌握这些特点和脑颅的构成具有一定的挑战性。

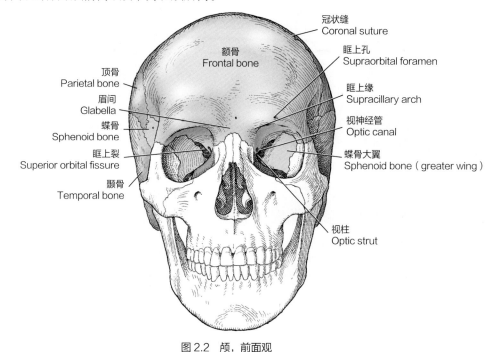

图2.2　颅，前面观

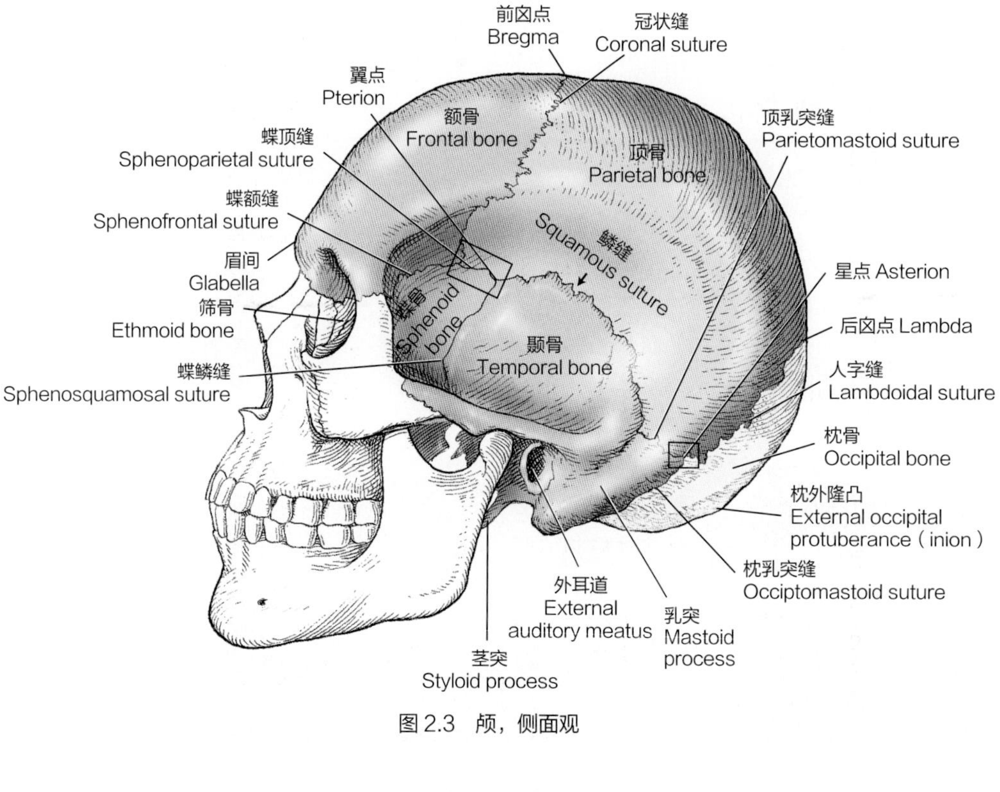

图2.3　颅，侧面观

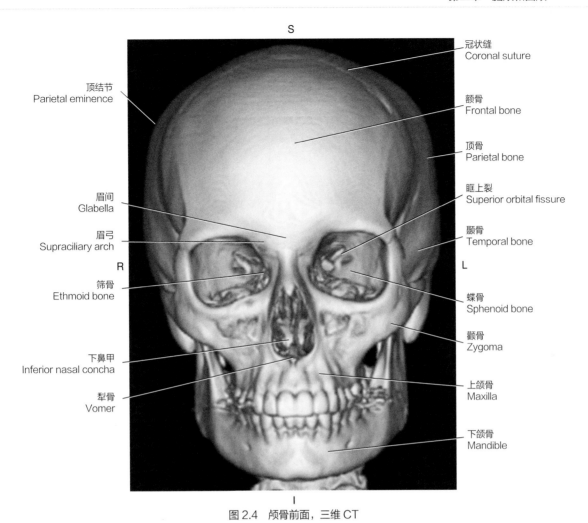

S

冠状缝
Coronal suture

顶结节
Parietal eminence

额骨
Frontal bone

顶骨
Parietal bone

眉间
Glabella

眶上裂
Superior orbital fissure

眉弓
Supraciliary arch

颞骨
Temporal bone

R

L

筛骨
Ethmoid bone

蝶骨
Sphenoid bone

颧骨
Zygoma

下鼻甲
Inferior nasal concha

上颌骨
Maxilla

犁骨
Vomer

下颌骨
Mandible

I

图 2.4 颅骨前面，三维 CT

顶骨
Parietal bone

冠状缝
Coronal suture

S

顶点
Vertex

额骨
Frontal bone

鳞缝
Squamous suture

翼点
Pterion

人字缝
Lambdoidal suture

蝶额缝
Sphenofrontal suture

枕骨
Occipital bone

蝶骨
Sphenoid bone

鼻骨
Nasal bone

P

A

枕外隆凸
External occipital
protuberance

筛骨
Ethmoid bone

星点
Asterion

颧弓
Zygomatic arch

顶乳突缝
Parietomastoid suture

颧骨
Zygoma

枕乳突缝
Occipitomastoid suture

上颌骨
Maxilla

颞骨
Temporal bone

下颌骨
Mandible

乳突
Mastoid process

I

图 2.5 颅骨侧面，三维 CT

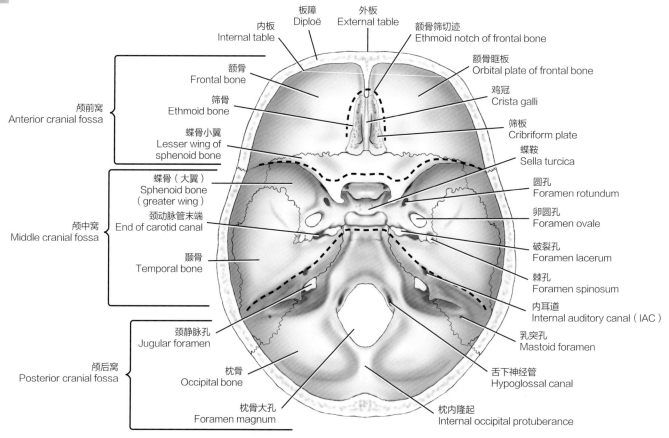

内板
Internal table

板障
Diploë

外板
External table

额骨筛切迹
Ethmoid notch of frontal bone

额骨眶板
Orbital plate of frontal bone

额骨
Frontal bone

鸡冠
Crista galli

筛骨
Ethmoid bone

筛板
Cribriform plate

颅前窝
Anterior cranial fossa

蝶骨小翼
Lesser wing of sphenoid bone

蝶鞍
Sella turcica

蝶骨（大翼）
Sphenoid bone（greater wing）

圆孔
Foramen rotundum

颈动脉管末端
End of carotid canal

卵圆孔
Foramen ovale

颅中窝
Middle cranial fossa

颞骨
Temporal bone

破裂孔
Foramen lacerum

棘孔
Foramen spinosum

内耳道
Internal auditory canal（IAC）

颈静脉孔
Jugular foramen

乳突孔
Mastoid foramen

颅后窝
Posterior cranial fossa

枕骨
Occipital bone

舌下神经管
Hypoglossal canal

枕骨大孔
Foramen magnum

枕内隆起
Internal occipital protuberance

图 2.6　颅底，上面观

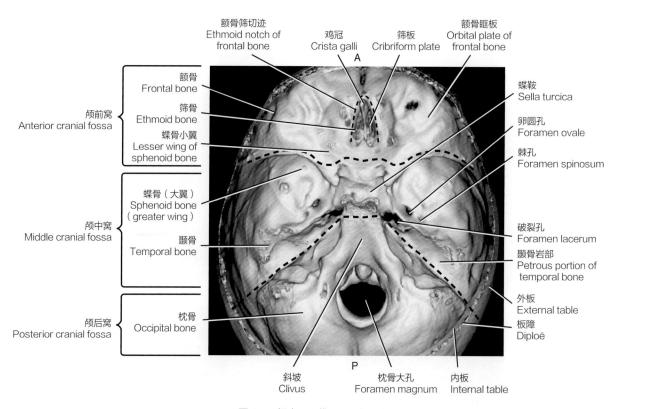

额骨筛切迹
Ethmoid notch of frontal bone

鸡冠
Crista galli

筛板
Cribriform plate

额骨眶板
Orbital plate of frontal bone

额骨
Frontal bone

蝶鞍
Sella turcica

筛骨
Ethmoid bone

卵圆孔
Foramen ovale

颅前窝
Anterior cranial fossa

蝶骨小翼
Lesser wing of sphenoid bone

棘孔
Foramen spinosum

蝶骨（大翼）
Sphenoid bone（greater wing）

破裂孔
Foramen lacerum

颅中窝
Middle cranial fossa

颞骨
Temporal bone

颞骨岩部
Petrous portion of temporal bone

外板
External table

颅后窝
Posterior cranial fossa

枕骨
Occipital bone

板障
Diploë

斜坡
Clivus

枕骨大孔
Foramen magnum

内板
Internal table

图 2.7　颅底，三维 CT，上面观

顶骨

2 块顶骨参与构成脑颅侧面的大部分。在脑颅的内侧面，可以观察到明显的标志和沟，它们与脑膜血管和脑的沟回相对应（图 2.8、2.9）。顶骨与额骨、

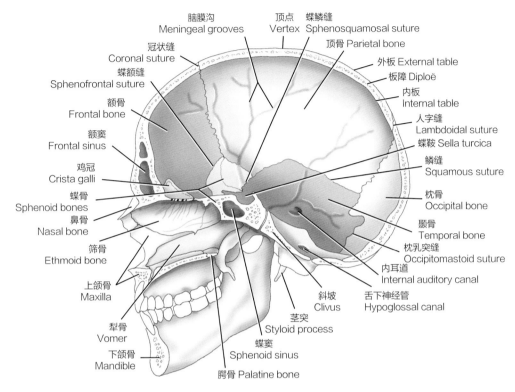

图 2.8 颅内，侧面观

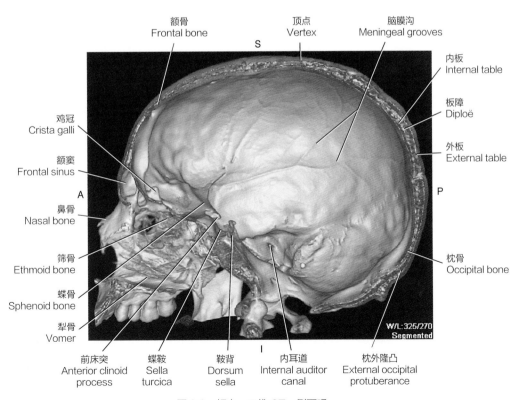

图 2.9 颅内，三维 CT，侧面观

枕骨、颞骨和蝶骨相连接。两侧顶骨之间的最上端为顶点，是颅的最高点（图2.9、2.10）。2块顶骨的外侧面的中央部位向外突出，称为顶结节（图2.4）。颅的宽度即两侧顶结节之间的距离。

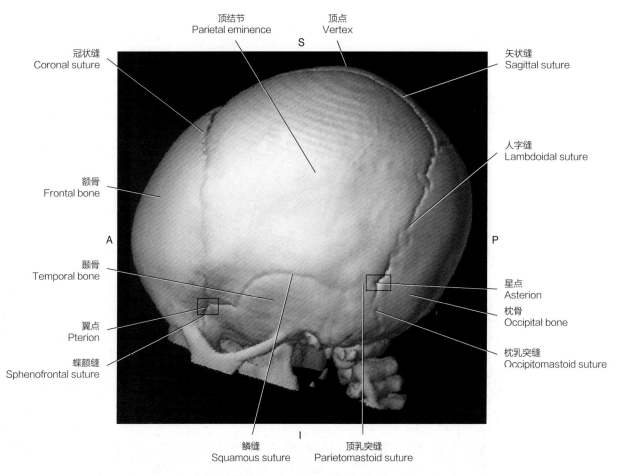

图2.10　颅，三维CT，侧面观

表 2.1　颅窝的内容物	
颅窝	**内容物**
颅前窝	端脑额叶、嗅球
颅中窝	端脑颞叶、垂体、海绵窦、三叉神经节、颈内动脉、下丘脑和下列神经：视神经和视交叉（Ⅱ）、动眼神经（Ⅲ）、滑车神经（Ⅳ）、三叉神经（Ⅴ）和展神经（Ⅵ）
颅后窝	小脑、脑桥、延髓、中脑和下列神经：面神经（Ⅶ）、前庭蜗神经（Ⅷ）、舌咽神经（Ⅸ）、迷走神经（Ⅹ）、副神经（Ⅺ）和舌下神经（Ⅻ）

额骨

额骨由垂直部和水平部构成。垂直部又称鳞部，构成前额和颅顶的前部分（图2.2~2.5）。鳞部含有额窦，后者位于正中矢状面的两侧（图2.8、2.9、2.11、2.12）。两侧隆起的眉弓借其间的光滑面（眉间）彼此相连（图2.2、2.4）。水平部构成眶的顶部（眶板）和大部分颅前窝，又称为眶部（图2.6、2.7、2.13）。眶上孔或眶上切迹位于眶的上部，有眶上神经通行（图2.2、2.11）。两侧眶板之间称为筛切迹，与筛骨的筛板相接（图2.6、2.7）。

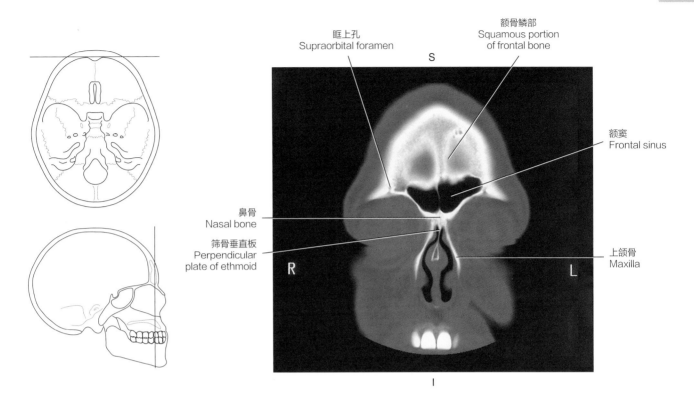

图 2.11　额骨，CT，冠状位

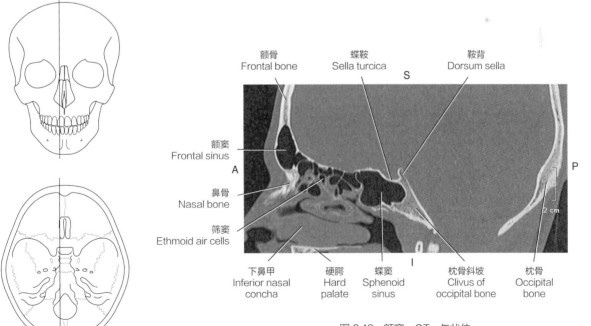

图 2.12　额窦，CT，矢状位

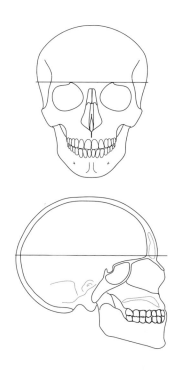

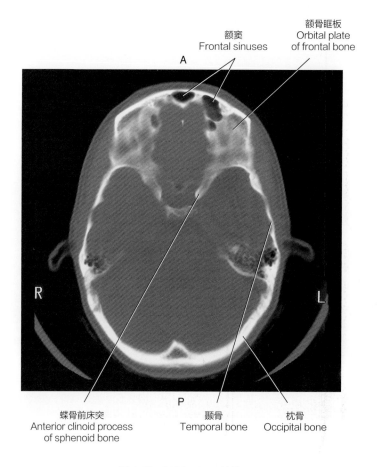

图2.13 眶板，CT，轴位

筛骨

　　筛骨是脑颅骨中最小的骨，位于颅前窝。筛骨呈立方形，分为4个部分：水平部、垂直部和两个侧块（筛骨迷路）（图2.14～2.17）。水平部称为筛板，与额骨的筛切迹相接（图2.6、2.7）。筛板含有许多孔，嗅神经的嗅丝穿行其中（图2.14、2.15）。鸡冠是筛板正中向上的骨性突起，为大脑镰的附着部位，大脑镰是将端脑固定于颅前窝的结缔组织（图2.16、2.17）。筛骨的垂直部称为垂直板，从筛板向下突出，参与构成骨性鼻中隔（图2.16）。侧块（筛骨迷路）构成薄壁的筛骨眶板（筛骨纸板），参与构成眶内侧壁（图2.15、2.17）。侧块含有许多含气腔，称为筛窦，

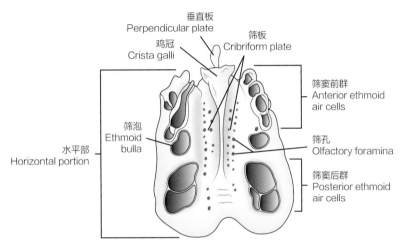

图 2.14　筛骨，上面观

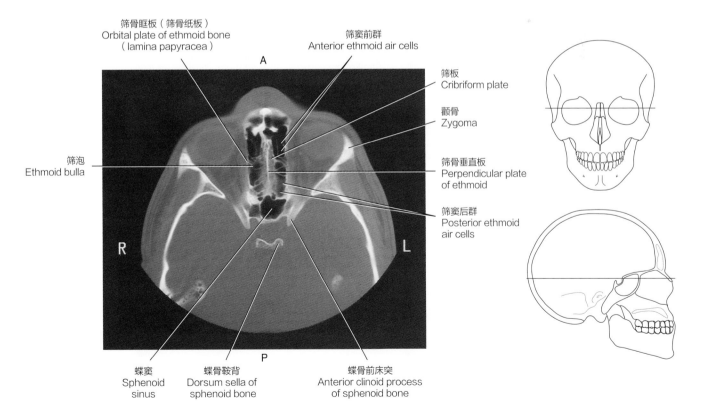

图 2.15　筛骨，CT，轴位

其中最大的是筛泡（图 2.14 ~ 2.16）。侧块内侧壁的突起依次为上鼻甲、中鼻甲（两个卷轴样的骨片）以及钩突。钩突与筛泡之间的窄沟称为筛漏斗，是鼻旁窦的重要标志（图 2.16、2.17）。

鼻 – 眶 – 筛复合体由筛窦、额骨、额窦、颅前窝、眶和鼻骨构成。鼻 – 眶 – 筛复合体骨折会导致鼻部和前额肿胀、复视、脑脊液鼻漏（脑脊液漏出至鼻腔）。

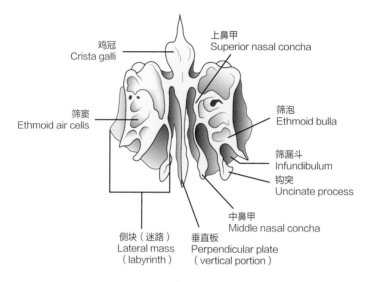

图 2.16　筛骨，前面观

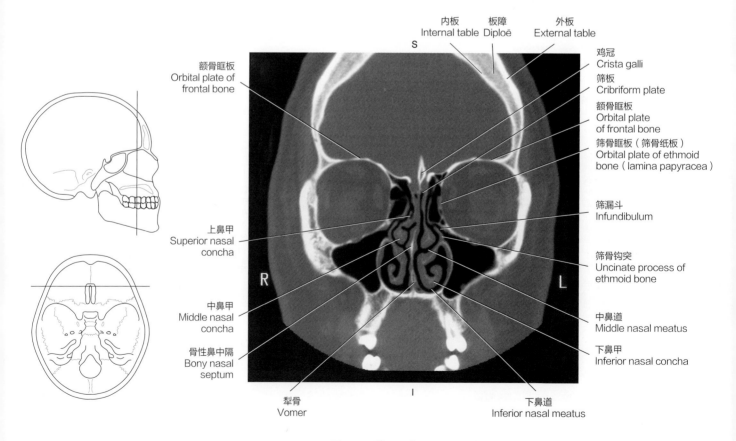

图 2.17　筛骨和鸡冠，CT，冠状位

蝶骨

蝶骨呈蝴蝶状，横过颅中窝底（图2.6、2.7）。蝶骨参与构成颅底的大部分，与枕骨、颞骨、顶骨、额骨和筛骨相接。蝶骨主要由蝶骨体、2个小翼和2个大翼构成（图2.18）。蝶骨体上面有1个深的凹陷，称为蝶鞍，容纳垂体。蝶鞍的正下方有2个含气腔，称为蝶窦（图2.15、2.19）。蝶鞍前部由鞍结节构成，后部由鞍背构成。鞍背发出后床突（图2.18、2.20～2.22）。蝶骨小翼呈三角形，与蝶骨体的上面相连。蝶骨小翼和蝶骨体相连处发出2个锐利的突起，称为前床突，前、后床突均为小脑幕的附着部位（图2.18、2.20、2.22）。视神经管全部位于蝶骨小翼内，是视

神经和眼动脉穿行的通道（图2.22）。视神经与眶上裂被视柱（下根）隔开（图2.2，见骨性眼眶）。眶上裂为三角形开口，位于蝶骨小翼与蝶骨大翼之间，是动眼神经、滑车神经、展神经、眼神经（三叉神经的分支）和眼上静脉穿行的通道（图2.2、2.22、2.23，见骨性眼眶）。蝶骨大翼从蝶骨体伸向侧面，含有3对孔——圆孔、卵圆孔和棘孔，均为神经和血管通行的管道（图2.6、2.18、2.23～2.25，表2.2）。翼突是自大翼的下面向下的突起，分为翼突外侧板和翼突内侧板。翼突外侧板和翼突内侧板为参与下颌运动的翼肌的附着部。翼突内侧板较长，其下端终于一钩状突起，称为翼钩。翼钩为腭帆张肌腱开放咽鼓管的滑

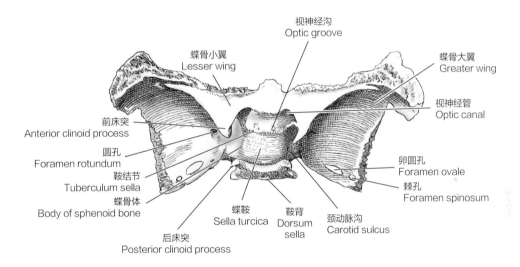

图2.18　蝶骨，上面观

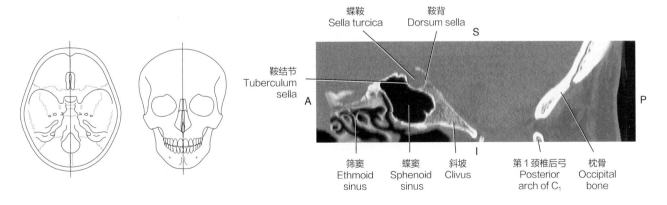

图2.19　蝶鞍，CT重建，矢状位

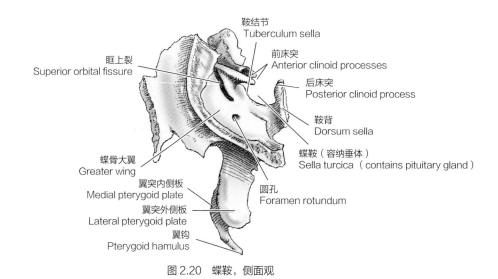

鞍结节
Tuberculum sella

眶上裂
Superior orbital fissure

前床突
Anterior clinoid processes

后床突
Posterior clinoid process

鞍背
Dorsum sella

蝶骨大翼
Greater wing

蝶鞍（容纳垂体）
Sella turcica（contains pituitary gland）

翼突内侧板
Medial pterygoid plate

翼突外侧板
Lateral pterygoid plate

圆孔
Foramen rotundum

翼钩
Pterygoid hamulus

图 2.20　蝶鞍，侧面观

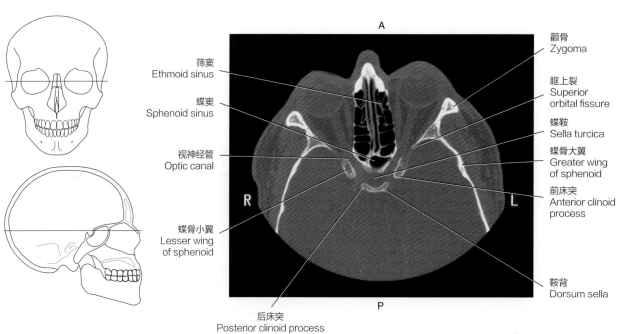

顶骨
Parietal bone

破裂孔
Foramen lacerum

后床突
Posterior clinoid process

颞骨
Temporal bone

鞍背
Dorsum sella

下颌骨髁突
Condyloid process of mandible

图 2.21　鞍背，CT，冠状位

筛窦
Ethmoid sinus

蝶窦
Sphenoid sinus

视神经管
Optic canal

蝶骨小翼
Lesser wing of sphenoid

后床突
Posterior clinoid process

颧骨
Zygoma

眶上裂
Superior orbital fissure

蝶鞍
Sella turcica

蝶骨大翼
Greater wing of sphenoid

前床突
Anterior clinoid process

鞍背
Dorsum sella

图 2.22　前床突和蝶骨，CT，轴位

动提供支点（图 2.20、2.23、2.25）。翼突的基底部含有翼管，是岩大神经穿行的通道（图 2.23 ~ 2.25）。翼突与额骨和犁骨相连并参与构成鼻腔。

蝶骨被认为是脑颅的基座，因为它是唯一一块同所有脑颅骨都相连接的骨。

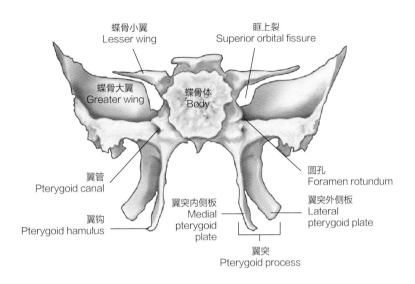

图 2.23　蝶骨，前面观

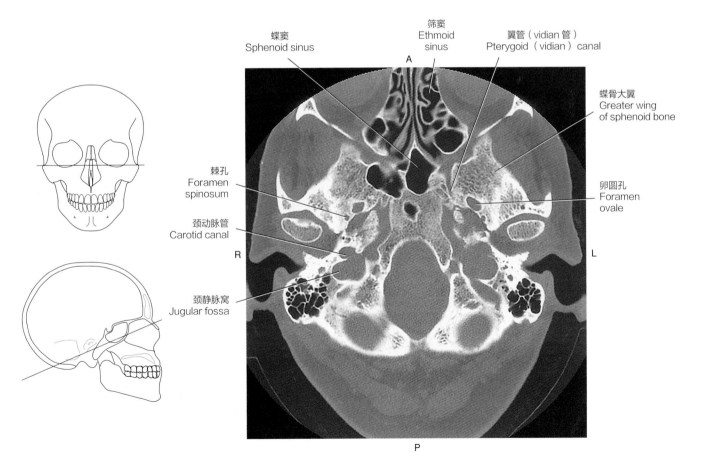

图 2.24　蝶骨的卵圆孔和棘孔，CT，轴位

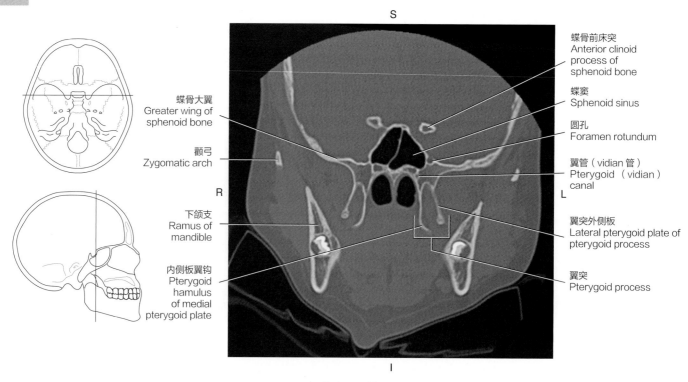

图 2.25　蝶骨，CT，冠状位

表 2.2　颅骨的孔和裂隙		
骨	孔 / 裂隙	其中穿行的主要结构
额骨	眶上孔或眶上切迹	眶上神经和动脉
	额孔或额切迹	额动脉和神经
筛骨	筛板	嗅神经（Ⅰ）
	圆孔	三叉神经的分支上颌神经（V_2）
	卵圆孔	三叉神经的分支下颌神经（V_3）
	棘孔	脑膜中动脉
	翼管	岩大神经
	视神经管	视神经（Ⅱ）和眼动脉
蝶骨和上颌骨	眶上裂	眼静脉和下列神经：动眼神经（Ⅲ）、滑车神经（Ⅳ）、三叉神经的分支眼神经（V_1）、展神经（Ⅵ）
	眶下裂	三叉神经的分支上颌神经（V_2）
枕骨	枕骨大孔	延髓和副神经（Ⅺ）
	舌下神经管	舌下神经（Ⅻ）
颞骨	颈动脉管	颈内动脉
	外耳道	空气，将声音传导至鼓膜
	内耳道	前庭蜗神经（Ⅷ）、面神经（Ⅶ）
	茎乳孔和面神经管	面神经（Ⅶ）
颞骨和枕骨	颈静脉孔	颈内静脉、舌咽神经（Ⅸ）、迷走神经（Ⅹ）、副神经（Ⅺ）
颞骨、蝶骨和枕骨	破裂孔	纤维软骨（颈内动脉从此处离开颈动脉管进入颅内）、翼管神经、咽升动脉的脑膜支
上颌骨	眶下孔	眶下神经、三叉神经的分支上颌神经（V_2）
泪骨和上颌骨	泪囊窝、鼻泪管	泪囊、鼻泪管
下颌骨	颏孔	颏动脉和颏神经

枕骨

枕骨构成颅后窝和脑颅的后下部。枕骨下面大的卵圆形孔称为枕骨大孔，位于脑干和脊髓连接处（图2.26）。枕骨分为4个部分：两侧枕髁、基底部和鳞部（图2.27）。枕髁向下突起，与第1颈椎（寰椎）构成寰枕关节（图2.28、2.29）。舌下神经管位于枕髁的底部，从枕骨大孔斜向前外方，是舌下神经（第Ⅻ对脑神经）穿行的部位（图2.8、2.27、2.28、2.30，表2.2）。基底部构成枕骨大孔的前缘，斜向前上与蝶骨的鞍背相连形成斜坡（图2.8、2.27、2.29～2.32）。鳞部从枕骨大孔延伸弯曲向后上，与顶骨和颞骨相连接（图2.3）。鳞部内侧面的骨性突起称为枕内隆起，

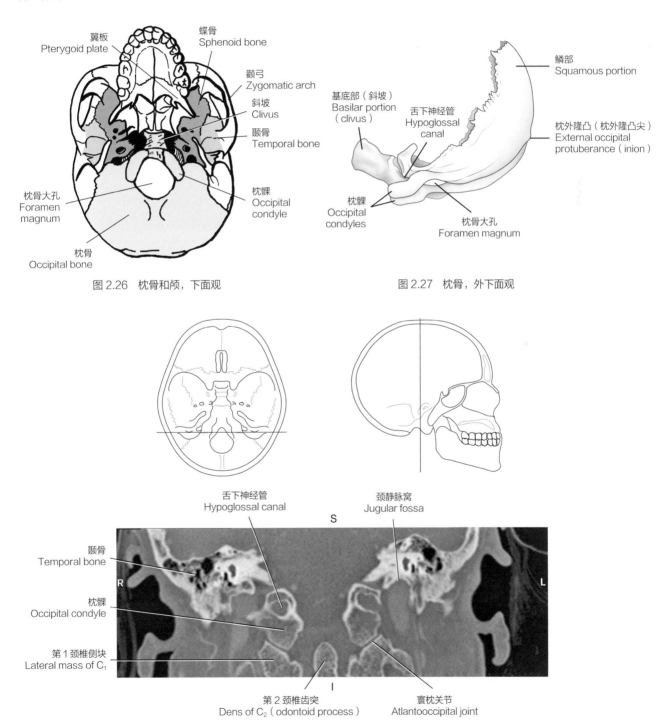

图2.26 枕骨和颅，下面观

图2.27 枕骨，外下面观

图2.28 枕髁，CT，冠状位

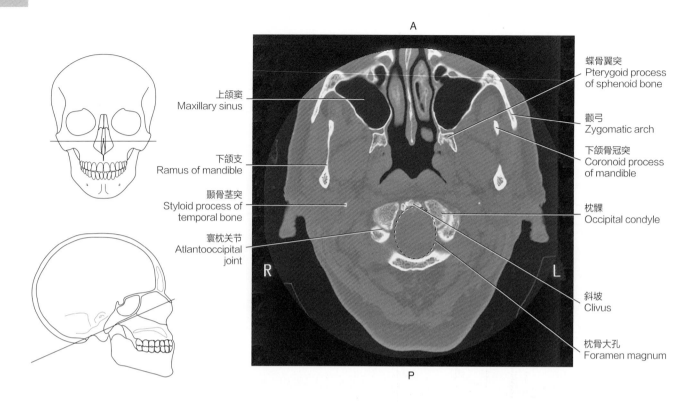

图 2.29　枕骨大孔和外侧髁水平的枕骨，CT，轴位

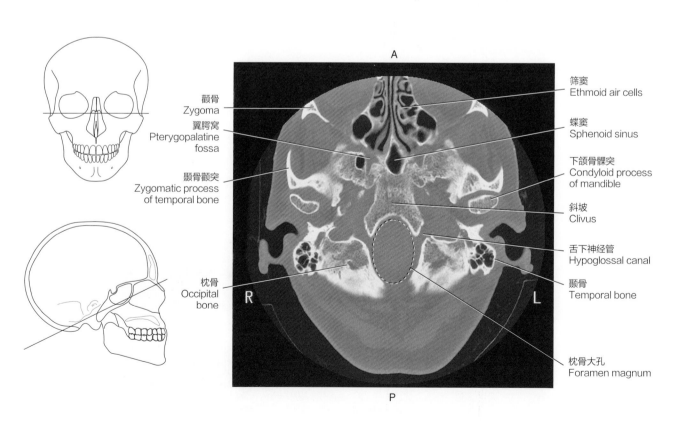

图 2.30　斜坡水平的枕骨，CT，轴位

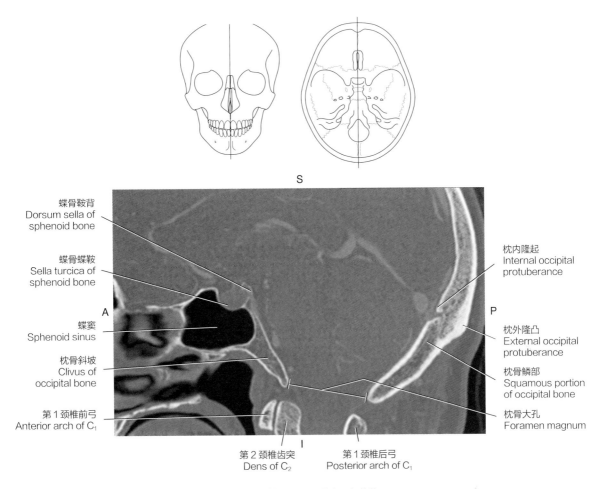

図 2.31　枕骨，CT 重建，矢状位

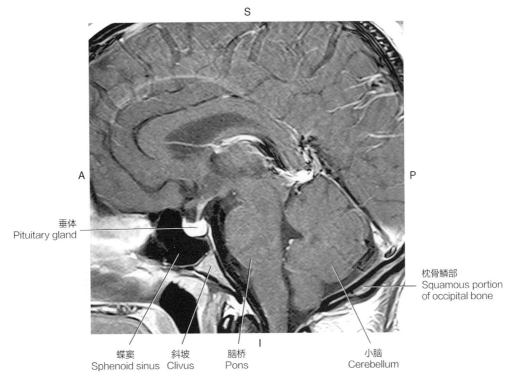

図 2.32　斜坡，T1 加权 MRI，矢状位

为硬脑膜窦汇合部的标志（图2.6、2.31、2.33）。枕外隆凸是枕骨鳞部外侧面正中的突起。枕外隆凸的最高点称为枕外隆凸尖（图2.27、2.31）。

颞骨

颞骨有2块，包含许多复杂、重要的结构，参与构成脑颅的底和侧面，与蝶骨一同构成颅中窝（图2.3、2.6）。颞骨分为4个部分：鳞部、鼓部、乳突部和岩部（图2.34、2.35）。鳞部较薄，突向上方，参与构成脑颅的侧壁（图2.3）。从鳞部延伸向前的突起称为颧突，与颧骨相连构成颧弓（图2.25、2.30、2.34、2.36）。颧突的根部有一关节结节，构成下颌窝的前界。下颌窝与下颌骨的髁突构成颞下颌关节（图2.34、2.37）。鼓部位于鳞部的下方，构成外耳道的大部（图

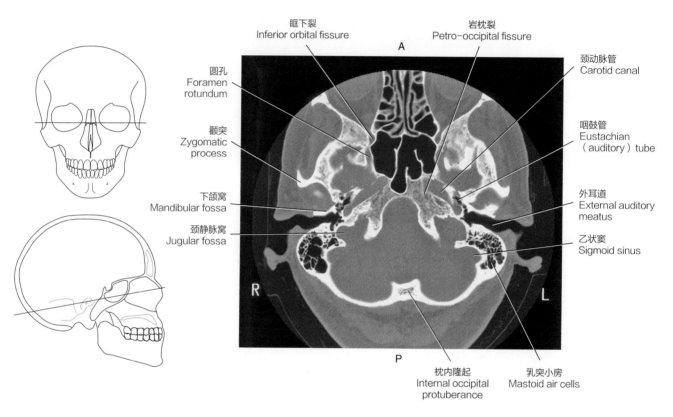

图2.33　枕骨和枕内隆起，CT，轴位

2.33~2.35、2.37）。乳突部位于鼓部的正后方，具有一个显著的圆锥形部分，称为乳突；乳突含有乳突小房和乳突窦（图2.34、2.37~2.39）。乳突窦位于乳突的前上部分，为一含气腔，与中耳鼓室相通（图2.37~2.39）。颞骨岩部呈三棱锥状，位于颞骨和枕骨之间的夹角内（图2.35）。岩部的后面构成颅后窝的前界（图2.6），此面的中央部含有内耳道的开口，第Ⅶ对和第Ⅷ对脑神经亦穿行其中（图2.35、2.39）。岩部的后面还有颈静脉孔和颈动脉管两个开口，分别供颈内静脉和颈内动脉通行（图2.36、2.38~2.41，表2.2）。颈静脉孔扩大为颈静脉窝（图2.42）。颈静

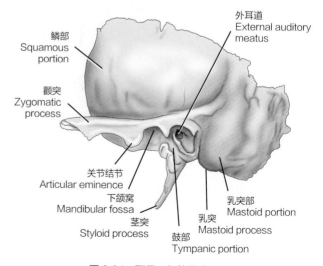

图2.34　颞骨，矢状面观

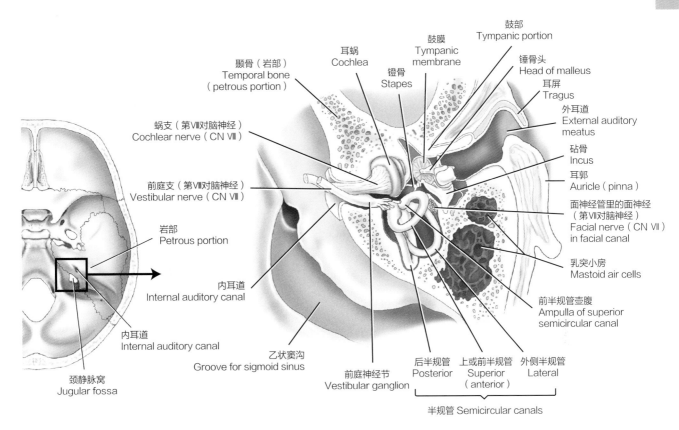

图 2.35　颞骨岩部及中耳、内耳，上面观

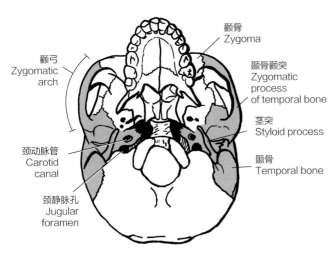

图 2.36　颞骨和颅，下面观

脉孔向前与岩枕裂相延续，岩枕裂分隔了颞骨岩部和枕骨的枕骨大孔（图 2.40）。颈动脉管先向上走行，然后从后向前走行（图 2.33、2.38 ~ 2.41；参见第三章颈内动脉部分）。在岩部，颈动脉管上面的压迹称为 Meckel 窝（图 2.41），又称为三叉神经压迹，位

于两层硬脑膜之间，容纳三叉神经节。其间充满脑脊液，与脑桥池和蛛网膜下隙相延续（参见第三章三叉神经部分）。岩部尖端和蝶骨体、枕骨基底部共同围成的不规则裂隙称为破裂孔，被软骨覆盖，为颈内动脉进入颅内的通道（图 2.6、2.40，表 2.2）。岩部的下面发出细长的茎突，茎突是一些舌肌及与舌骨相关的韧带的附着部（图 2.8、2.29、2.34）。茎乳孔位于茎突和乳突之间，构成面神经管的末端（图 2.38、2.42、2.50~2.58，表 2.2）。岩部内含有精致脆弱的中耳和内耳结构。

> 颅底骨折指参与构成颅底的骨发生骨折，通常涉及枕骨、蝶骨、颞骨和（或）筛骨。颅底骨折会导致包裹脑的脑膜撕裂，随后脑脊液漏出至鼻咽和（或）鼻腔，患者会有口腔内或咽部发咸的主诉。颅底骨折的其他临床症状还包括耳后或眼周挫伤、听力丧失、味觉丧失、视觉丧失，还可能因神经损伤出现面瘫。

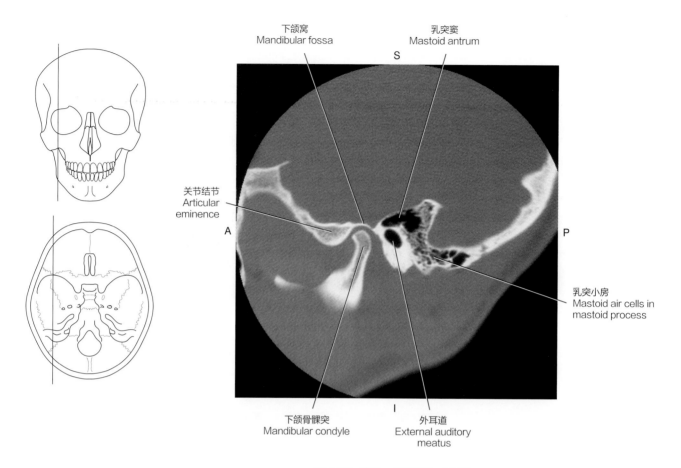

下颌窝
Mandibular fossa

乳突窦
Mastoid antrum

S

关节结节
Articular
eminence

A

P

乳突小房
Mastoid air cells in
mastoid process

下颌骨髁突
Mandibular condyle

I

外耳道
External auditory
meatus

图 2.37　颞骨，CT 重建，矢状位

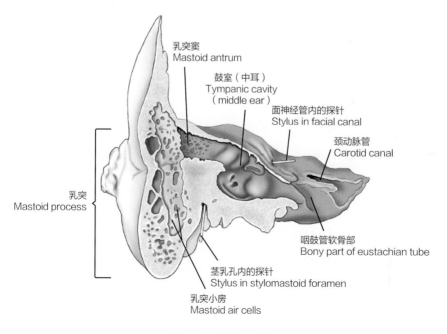

乳突窦
Mastoid antrum

鼓室（中耳）
Tympanic cavity
（middle ear）

面神经管内的探针
Stylus in facial canal

颈动脉管
Carotid canal

乳突
Mastoid process

茎乳孔内的探针
Stylus in stylomastoid foramen

乳突小房
Mastoid air cells

咽鼓管软骨部
Bony part of eustachian tube

图 2.38　颞骨，冠状面观

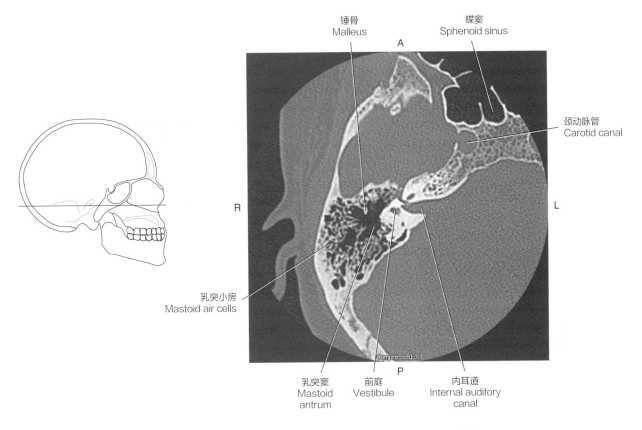

锤骨
Malleus

蝶窦
Sphenoid sinus

颈动脉管
Carotid canal

乳突小房
Mastoid air cells

乳突窦
Mastoid antrum

前庭
Vestibule

内耳道
Internal auditory canal

图 2.39 颞骨和内耳道，CT，轴位

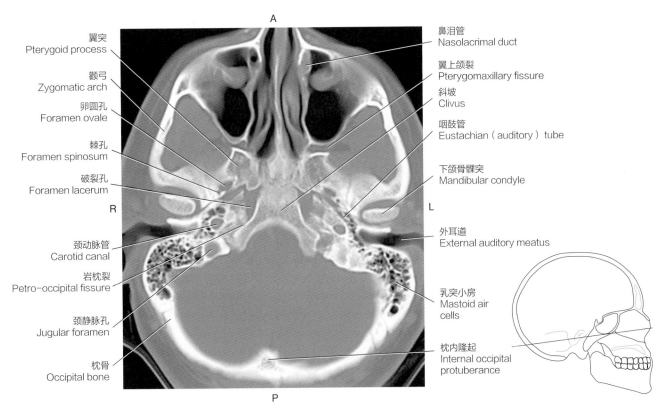

翼突
Pterygoid process

颧弓
Zygomatic arch

卵圆孔
Foramen ovale

棘孔
Foramen spinosum

破裂孔
Foramen lacerum

颈动脉管
Carotid canal

岩枕裂
Petro-occipital fissure

颈静脉孔
Jugular foramen

枕骨
Occipital bone

鼻泪管
Nasolacrimal duct

翼上颌裂
Pterygomaxillary fissure

斜坡
Clivus

咽鼓管
Eustachian（auditory）tube

下颌骨髁突
Mandibular condyle

外耳道
External auditory meatus

乳突小房
Mastoid air cells

枕内隆起
Internal occipital protuberance

图 2.40 颞骨与破裂孔、颈静脉孔和颈动脉管，CT，轴位

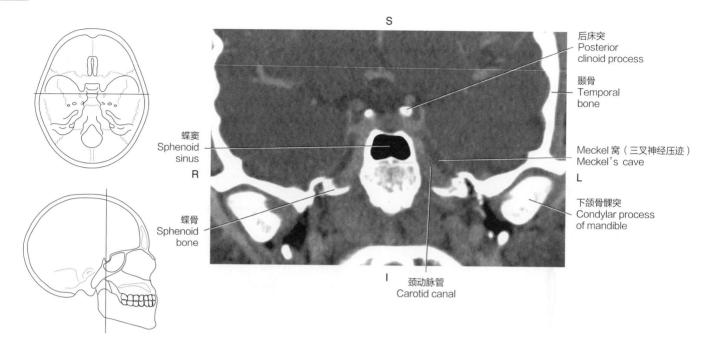

图 2.41　颞骨和 Meckel 窝（三叉神经压迹），CT，冠状位

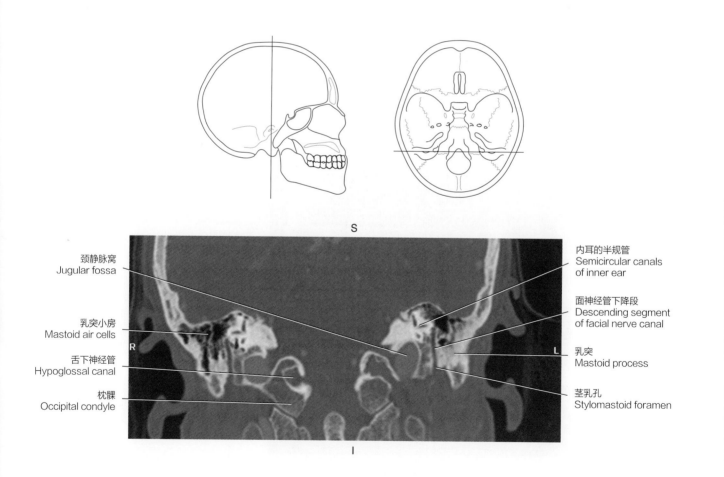

图 2.42　茎乳孔，CT 重建，冠状位

外耳、中耳和内耳的结构

耳的结构分为 3 个部分：外耳、中耳和内耳（图 2.43 ~ 2.59）。

外耳由耳郭和外耳道构成。外耳道是传导声音的管道，终止于中耳的鼓膜（图 2.40、2.43）。

中耳或鼓室狭窄、含气，与乳突窦和鼻咽相通。

空气可从鼻咽经咽鼓管至鼓室（图 2.40、2.43）。中耳包括鼓膜与 3 块听小骨（锤骨、砧骨和镫骨）（图 2.43B）。鼓膜将声音的振动传递至听小骨。听小骨悬挂在中耳，将声音的振动从鼓膜传递至内耳的卵圆窗（图 2.43、2.49 ~ 2.59）。

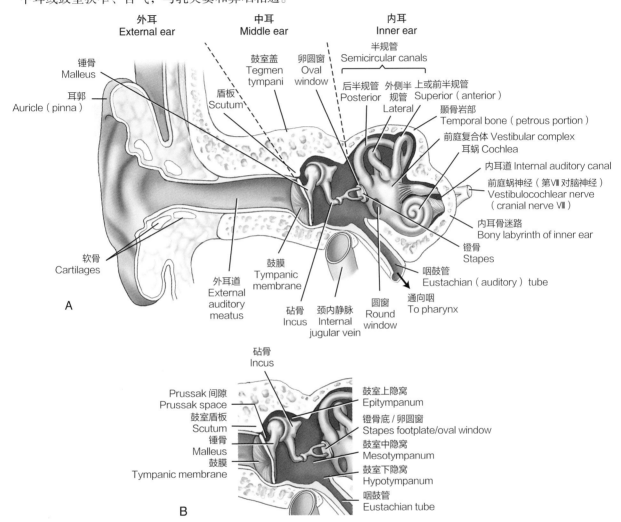

图 2.43　A. 外耳、中耳和内耳，冠状面观；B. 听小骨和鼓室，冠状面观

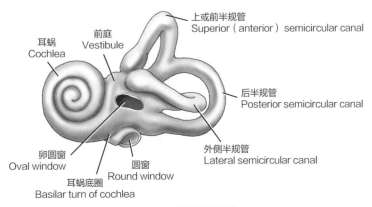

图 2.44　骨迷路示意图

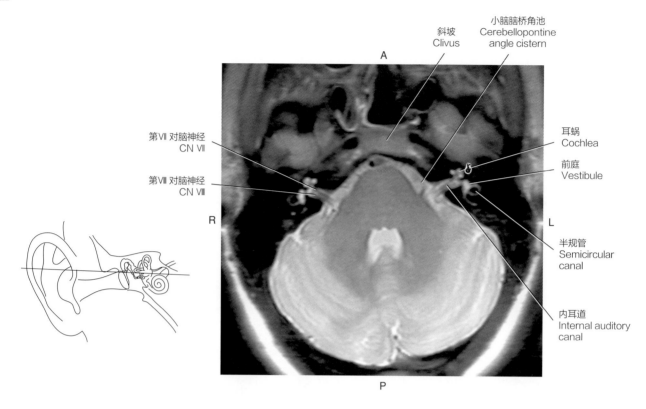

图 2.45　内耳，T2 加权 MRI，轴位

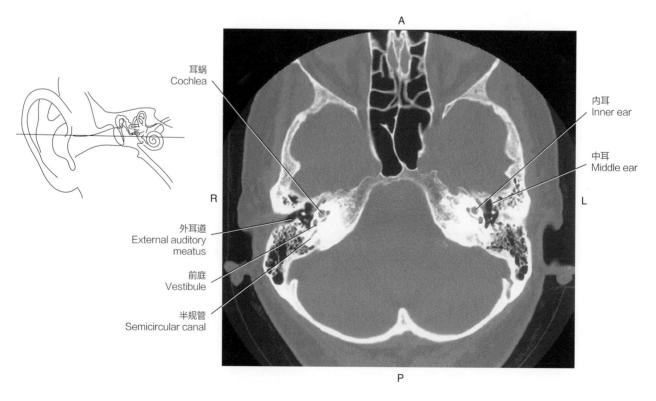

图 2.46　颞骨岩部，外耳道水平，CT，轴位

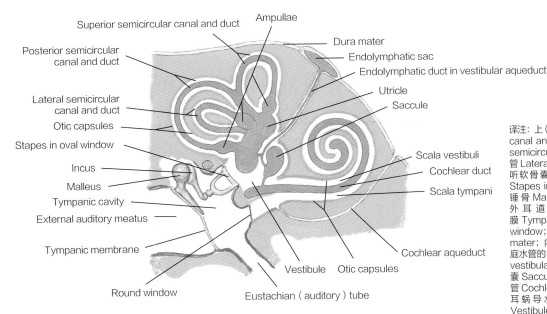

译注：上（前）半规管 Superior semicircular canal and duct；后半规管 Posterior semicircular canal and duct；外侧半规管 Lateral semicircular canal and duct；听软骨囊 Otic capsules；卵圆窗的镫骨 Stapes in oval window；砧骨 Incus；锤骨 Malleus；鼓室 Tympanic cavity；外耳道 External auditory meatus；鼓膜 Tympanic membrane；圆窗 Round window；壶腹 Ampullae；硬脑膜 Dura mater；内淋巴囊 Endolymphatic sac；前庭水管的内淋巴管 Endolymphatic duct in vestibular aqueduct；椭圆囊 Utricle；球囊 Saccule；前庭阶 Scala vestibuli；蜗管 Cochlear duct；鼓阶 Scala tympani；耳蜗导水管 Cochlear aqueduct；前庭 Vestibule；听软骨囊 Otic capsules；咽鼓管 Eustachian（auditory）tube

图 2.47　膜迷路示意图

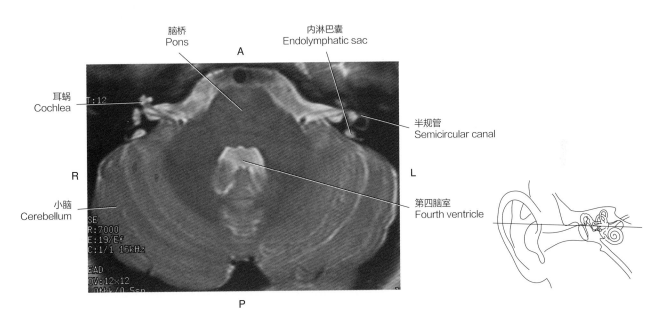

图 2.48　放大的内淋巴囊，T2 加权 MRI，轴位

中耳可划分为上鼓室、中鼓室和下鼓室。

上鼓室，又称为鼓室上隐窝，位于鼓膜上方，容纳锤骨头和砧骨体。上鼓室经狭窄的乳突窦口与乳突小房相通，此通道是中耳炎症蔓延至乳突小房的潜在途径（图 2.50、2.51）。上鼓室的顶与颅中窝之间被一层薄的骨质隔开，该层骨质称为鼓室盖。上鼓室的另外两个重要标志为鼓室盾板和 Prussak 间隙。鼓室盾板是一个锐利的骨刺，位于鼓室的侧壁和外耳道

的上壁，是鼓膜上缘的附着部（图 2.43B、2.57）。Prussak 间隙（外侧鼓室上间隙）由以下结构围成，外侧为鼓膜，前界为鼓室盾板，内侧为锤骨颈，下界为锤骨的外侧突（图 2.43、2.57），这些边界限制了感染向中耳其他部分的蔓延。

中鼓室是中耳鼓膜内侧的部分，容纳镫骨、砧骨的长突、锤骨柄、卵圆窗和圆窗（图 2.43B、2.56）。

下鼓室是中耳鼓膜下缘以下的部分，是咽鼓管鼓

室口的开口部位（图 2.43B、2.49 ~ 2.59）。

内耳又称骨迷路，内有控制平衡的前庭和半规管，以及负责听力的耳蜗（图 2.43 ~ 2.48）。前庭较小，位于半规管和耳蜗之间。前庭的 2 个开口分别为卵圆窗（图 2.44）和前庭水管，前者被镫骨底封闭，后者含有内淋巴管（图 2.47）。半规管与前庭相延续，由 3 个相互独立且相互垂直的管道（前半规管、后半规管和外侧半规管）构成，易于辨认（图 2.42 ~ 2.44）。这 3 个相通的半规管内衬的微小的丝状物称为纤毛，半规管内的液体称为内淋巴。头部位置发生改变时，内淋巴的流动会刺激纤毛，如此构成一种运动传感器，

以利于脑获得平衡感。耳蜗呈螺旋状，耳蜗底位于内耳道（图 2.43、2.45）。圆窗位于耳蜗管道的底圈之中，使内耳的液体能够随声波轻微振动，从而形成神经冲动传递至脑（图 2.44、2.47）。骨迷路里含有复杂的管道，称为膜迷路。膜迷路里充满内淋巴，内淋巴可以参与声波传递（图 2.47）。细长的内淋巴管从前庭伸出，止于内淋巴囊，后者位于岩部后壁的两层硬脑膜之间（图 2.47、2.48）。内淋巴管和内淋巴囊负责内淋巴的重吸收，可能与前庭功能障碍有关。图 2.49 ~ 2.59 是外耳、中耳和内耳分别在矢状面和冠状面的系列 CT 图像。

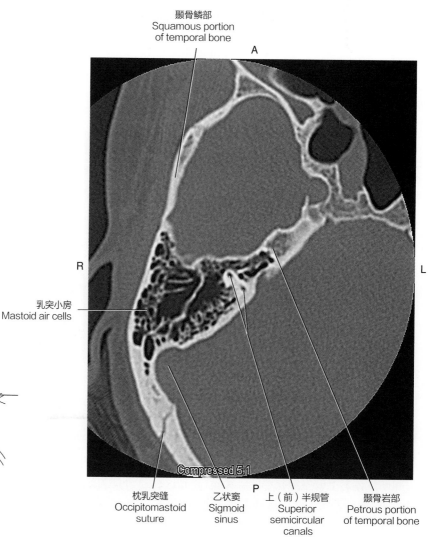

图 2.49　前半规管，CT 重建，轴位

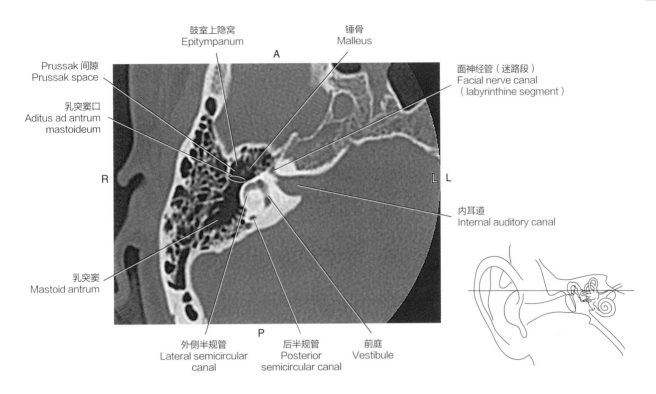

鼓室上隐窝
Epitympanum

锤骨
Malleus

Prussak 间隙
Prussak space

面神经管（迷路段）
Facial nerve canal
（labyrinthine segment）

乳突窦口
Aditus ad antrum
mastoideum

内耳道
Internal auditory canal

乳突窦
Mastoid antrum

外侧半规管
Lateral semicircular
canal

后半规管
Posterior
semicircular canal

前庭
Vestibule

图 2.50　外侧半规管，CT 重建，轴位

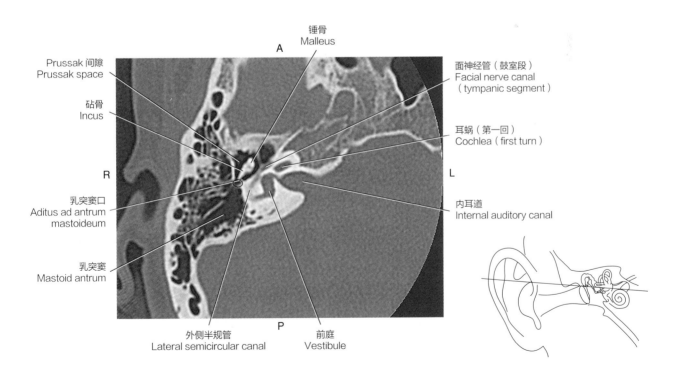

锤骨
Malleus

Prussak 间隙
Prussak space

面神经管（鼓室段）
Facial nerve canal
（tympanic segment）

砧骨
Incus

耳蜗（第一回）
Cochlea（first turn）

乳突窦口
Aditus ad antrum
mastoideum

内耳道
Internal auditory canal

乳突窦
Mastoid antrum

外侧半规管
Lateral semicircular canal

前庭
Vestibule

图 2.51　锤骨和砧骨，CT 重建，轴位

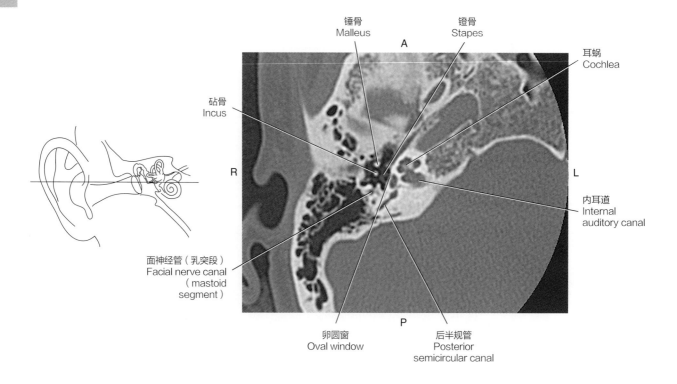

锤骨
Malleus

镫骨
Stapes

耳蜗
Cochlea

砧骨
Incus

A

R

L

内耳道
Internal
auditory canal

面神经管（乳突段）
Facial nerve canal
(mastoid
segment)

P

卵圆窗
Oval window

后半规管
Posterior
semicircular canal

图 2.52　听小骨，CT 重建，轴位

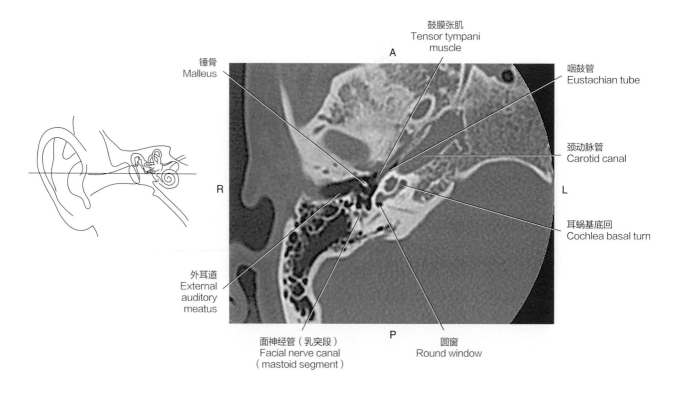

鼓膜张肌
Tensor tympani
muscle

锤骨
Malleus

A

咽鼓管
Eustachian tube

R

L

颈动脉管
Carotid canal

耳蜗基底回
Cochlea basal turn

外耳道
External
auditory
meatus

面神经管（乳突段）
Facial nerve canal
(mastoid segment)

P

圆窗
Round window

图 2.53　耳蜗，CT 重建，轴位

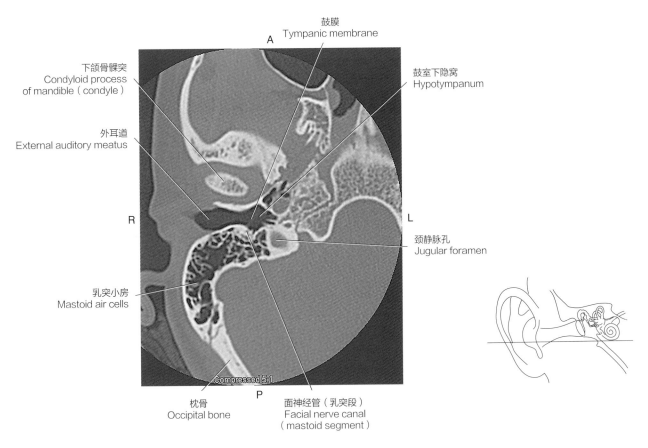

图 2.54　鼓膜，CT 重建，轴位

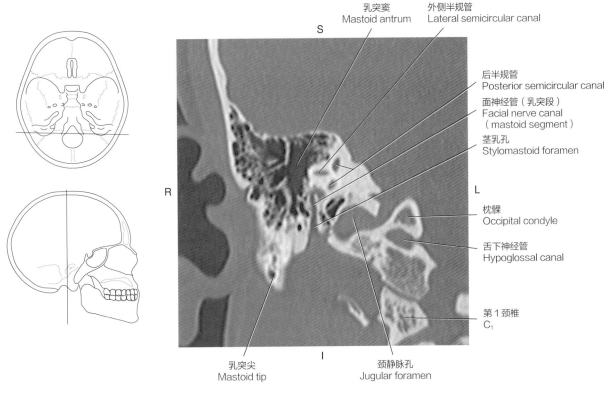

图 2.55　半规管，CT 重建，冠状位

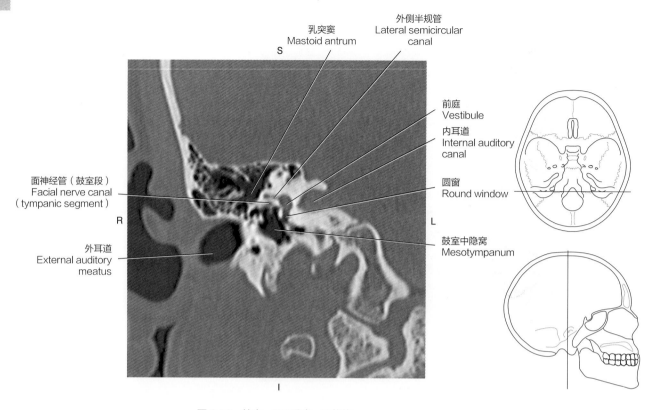

图 2.56　前庭，CT 重建，冠状位

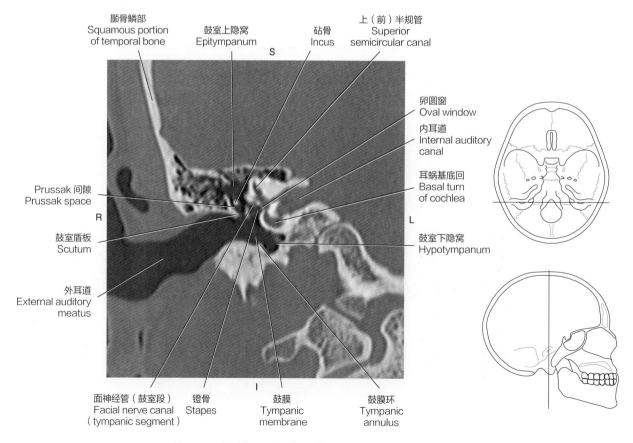

图 2.57　内耳道，CT 重建，冠状位

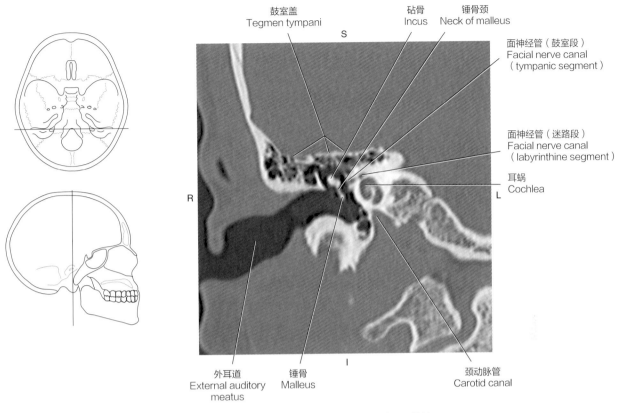

图 2.58　外耳道，CT 重建，冠状位

鼓室盖
Tegmen tympani

砧骨
Incus

锤骨颈
Neck of malleus

面神经管（鼓室段）
Facial nerve canal
（tympanic segment）

面神经管（迷路段）
Facial nerve canal
（labyrinthine segment）

耳蜗
Cochlea

外耳道
External auditory
meatus

锤骨
Malleus

颈动脉管
Carotid canal

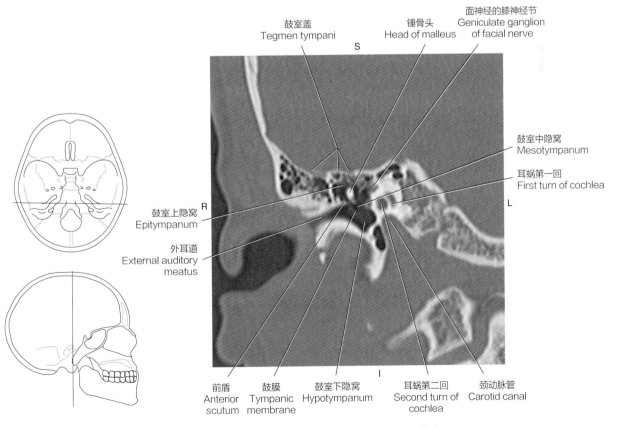

图 2.59　耳蜗，CT 重建，冠状位

鼓室盖
Tegmen tympani

锤骨头
Head of malleus

面神经的膝神经节
Geniculate ganglion
of facial nerve

鼓室中隐窝
Mesotympanum

耳蜗第一回
First turn of cochlea

鼓室上隐窝
Epitympanum

外耳道
External auditory
meatus

前盾
Anterior
scutum

鼓膜
Tympanic
membrane

鼓室下隐窝
Hypotympanum

耳蜗第二回
Second turn of
cochlea

颈动脉管
Carotid canal

梅尼埃病（Meniere disease）是由控制内淋巴生成和清除的机制发生障碍所致的膜迷路疾病。疾病晚期，内淋巴积聚量增加，导致膜迷路异常膨胀（内淋巴积水）。梅尼埃病好发于中年人，双侧发病的患者可达 50%。其症状包括偶发眩晕伴恶心，以及波动性的听力丧失，患侧耳有闷胀感。外科手术治疗缓解梅尼埃病的成功率在很大程度上依赖于是否能准确获取和评估前庭水管、内淋巴管和内淋巴囊的影像。

胆脂瘤是中耳的表皮样囊肿，可为获得性或先天性。囊肿腔内充满碎片。胆脂瘤的扩大会破坏听小骨和相邻的骨组织。胆脂瘤通常伴有慢性炎症、耳流脓，以及传导性或混合性耳聋。Prussak 间隙是鼓室内发生获得性胆脂瘤的最常见部位。

缝

脑颅骨通过 4 条重要的缝连接在一起。鳞缝位于脑颅的侧面，将颞骨的鳞部和顶骨相连。冠状缝横向跨过脑颅的顶端，连接顶骨和额骨。矢状缝是两块顶骨之间沿着正中矢状面的缝。人字缝位于脑颅的后部，将枕骨和顶骨相连（图 2.3、2.60 ~ 2.63）。与颞骨的乳突相关的缝是枕乳突缝和顶乳突缝，枕乳突缝位于枕骨和颞骨乳突部之间，顶乳突缝位于顶骨与颞骨的乳突部之间。星点是顶乳突缝的后端（图 2.3、2.60）。与蝶骨相关的缝包括位于蝶骨和颞骨鳞部之间的蝶鳞缝、位于蝶骨大翼和额骨之间的蝶额缝、位于蝶骨大翼和顶骨之间的蝶顶缝。围绕在蝶顶缝周围，顶骨、蝶骨、颞骨和额骨相交接的区域称为翼点。翼点是重要的体表标志，是颅骨最薄弱的部位，也是新生儿前外侧囟（蝶囟）的所在处（图 2.3、2.60）。在婴幼儿时期，额缝从前囟或矢状缝延伸至鼻根，将额骨划分为左右两半，额缝一般 6 岁时闭合（图 2.64）。

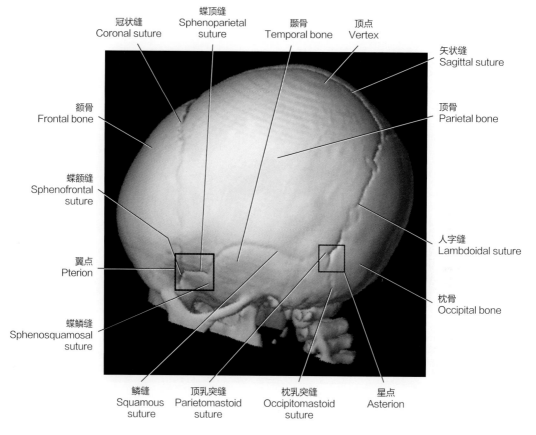

图 2.60　脑颅，三维 CT，外侧面观

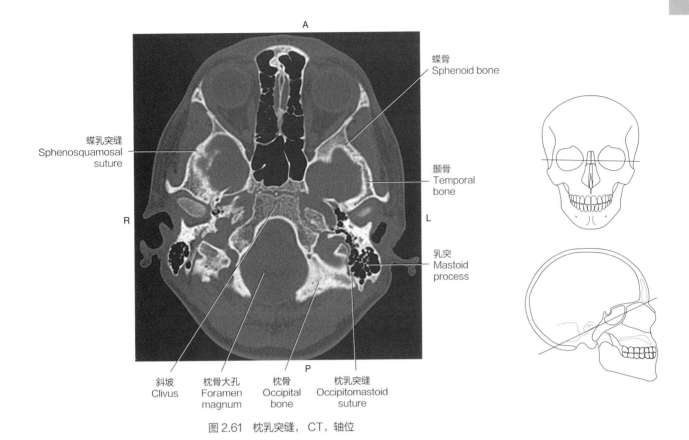

图 2.61　枕乳突缝，CT，轴位

- 蝶骨 Sphenoid bone
- 蝶乳突缝 Sphenosquamosal suture
- 颞骨 Temporal bone
- 乳突 Mastoid process
- 斜坡 Clivus
- 枕骨大孔 Foramen magnum
- 枕骨 Occipital bone
- 枕乳突缝 Occipitomastoid suture

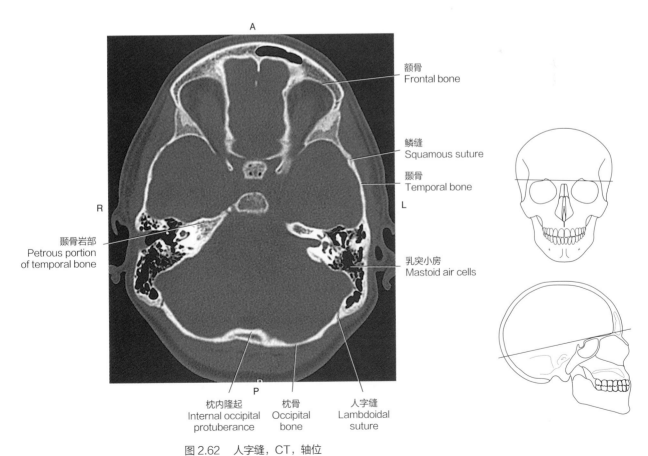

图 2.62　人字缝，CT，轴位

- 额骨 Frontal bone
- 鳞缝 Squamous suture
- 颞骨 Temporal bone
- 乳突小房 Mastoid air cells
- 颞骨岩部 Petrous portion of temporal bone
- 枕内隆起 Internal occipital protuberance
- 枕骨 Occipital bone
- 人字缝 Lambdoidal suture

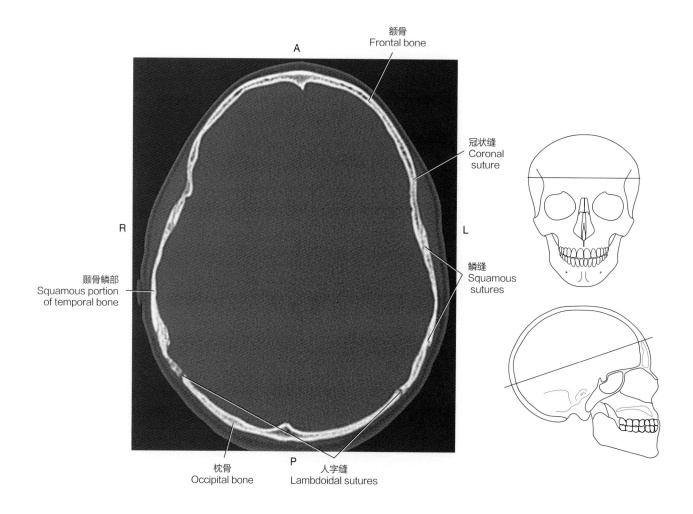

图 2.63　冠状缝，CT，轴位

　　新生儿的颅缝未完全闭合，是为了出生后脑颅的继续生长发育。颅缝早闭是一个或多个颅缝提早骨化的结果，会导致脑颅的异常生长发育，限制脑的发育。

　　翼点是颅的最薄弱部位，紧邻脑膜中动脉前支。发生在头颅侧面的重击会造成颅骨骨折和脑膜中动脉破裂，进而导致硬膜外血肿。翼点是颅骨钻孔抽出淤血的首选部位。

囟

新生儿的脑颅骨有 6 个未完全骨化和闭合的部位，称为囟。最大的囟是前囟，位于顶骨和额骨的连接处，该处称为 Bregma 点（图 2.64）。前囟直到 2 岁才闭合。后囟位于 Lambda 点，即顶骨和枕骨连接处（图 2.65）。后囟在出生后第 1~3 个月闭合。脑颅两侧还有 4 个囟：2 个前外侧囟（蝶囟）和 2 个后外侧囟（乳突囟）（图 2.65、2.66）。前外侧囟

位于顶骨和蝶骨大翼之间。后外侧囟位于枕骨、颞骨和顶骨的连接处。前囟和后外侧囟大约在出生后 2 年骨化闭合，而后囟和前外侧囟通常在出生后第 1~3 个月闭合。

> 前囟隆起可能提示颅内压升高，而凹陷可能提示脱水。

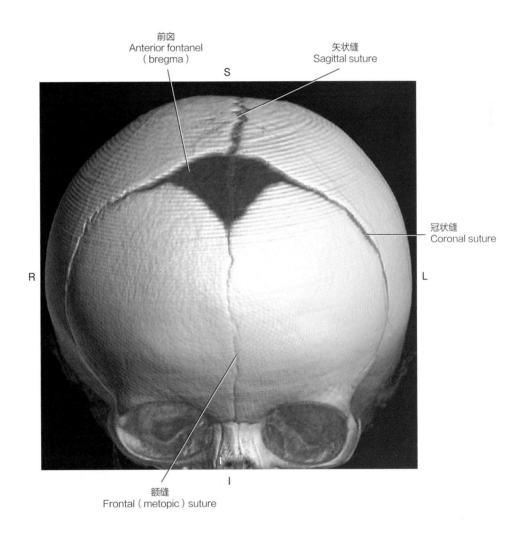

图 2.64　新生儿颅，三维 CT，前面观

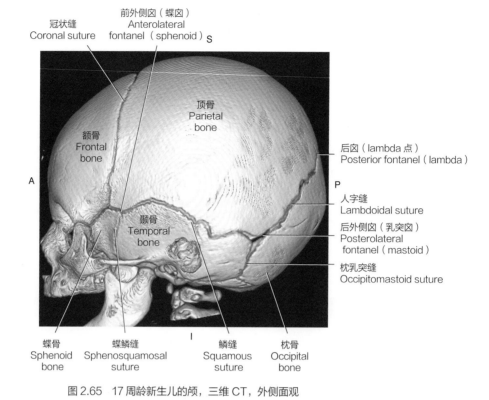

冠状缝
Coronal suture

前外侧囟（蝶囟）
Anterolateral
fontanel（sphenoid）

S

顶骨
Parietal
bone

额骨
Frontal
bone

后囟（lambda 点）
Posterior fontanel（lambda）

A

P

人字缝
Lambdoidal suture

颞骨
Temporal
bone

后外侧囟（乳突囟）
Posterolateral
fontanel（mastoid）

枕乳突缝
Occipitomastoid suture

I

蝶骨
Sphenoid
bone

蝶鳞缝
Sphenosquamosal
suture

鳞缝
Squamous
suture

枕骨
Occipital
bone

图 2.65　17 周龄新生儿的颅，三维 CT，外侧面观

前囟
Anterior fontanel（bregma）

矢状缝
Sagittal suture

冠状缝
Coronal suture

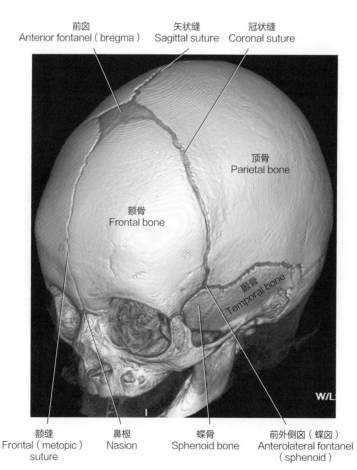

顶骨
Parietal bone

额骨
Frontal bone

颞骨
Temporal bone

W/L

额缝
Frontal（metopic）
suture

鼻根
Nasion

蝶骨
Sphenoid bone

前外侧囟（蝶囟）
Anterolateral fontanel
（sphenoid）

图 2.66　17 周龄新生儿的颅，三维 CT，斜面观

面颅

面颅由14块面颅骨构成。面颅骨由于体积较小、形态不规则而难于辨认。面颅骨包括2块鼻骨、2块泪骨、2块腭骨、2块上颌骨、2块颧骨、2块下鼻甲、1块犁骨和1块下颌骨（图2.67 ~ 2.85）。

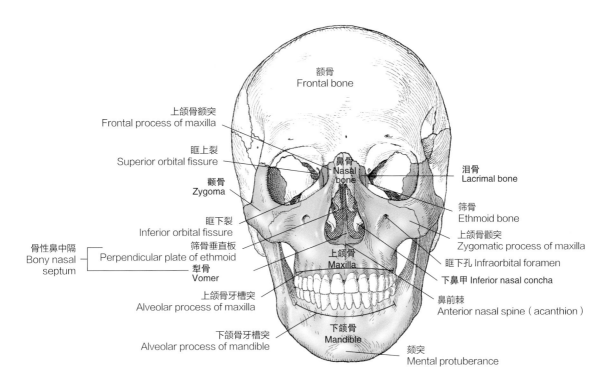

额骨
Frontal bone

上颌骨额突
Frontal process of maxilla

眶上裂
Superior orbital fissure

颧骨
Zygoma

眶下裂
Inferior orbital fissure

筛骨垂直板
Perpendicular plate of ethmoid

骨性鼻中隔
Bony nasal
septum

犁骨
Vomer

上颌骨牙槽突
Alveolar process of maxilla

下颌骨牙槽突
Alveolar process of mandible

鼻骨
Nasal
bone

泪骨
Lacrimal bone

筛骨
Ethmoid bone

上颌骨颧突
Zygomatic process of maxilla

眶下孔 Infraorbital foramen

下鼻甲 Inferior nasal concha

鼻前棘
Anterior nasal spine（acanthion）

上颌骨
Maxilla

下颌骨
Mandible

颏突
Mental protuberance

图2.67　面颅骨，前面观

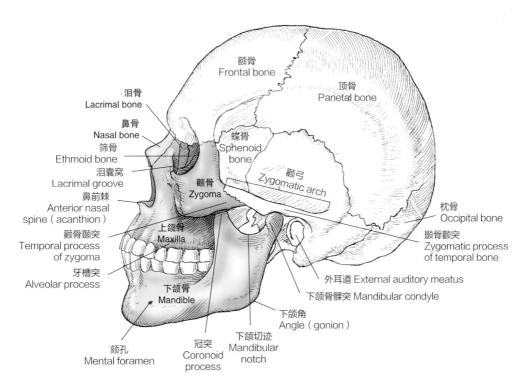

额骨
Frontal bone

顶骨
Parietal bone

泪骨
Lacrimal bone

鼻骨
Nasal bone

筛骨
Ethmoid bone

泪囊窝
Lacrimal groove

鼻前棘
Anterior nasal
spine（acanthion）

颧骨颞突
Temporal process
of zygoma

牙槽突
Alveolar process

蝶骨
Sphenoid
bone

颧骨
Zygoma

颧弓
Zygomatic arch

枕骨
Occipital bone

颞骨颧突
Zygomatic process
of temporal bone

外耳道 External auditory meatus

下颌骨髁突 Mandibular condyle

上颌骨
Maxilla

下颌骨
Mandible

下颌角
Angle（gonion）

颏孔
Mental foramen

冠突
Coronoid
process

下颌切迹
Mandibular
notch

图2.68　面颅骨，外侧面观

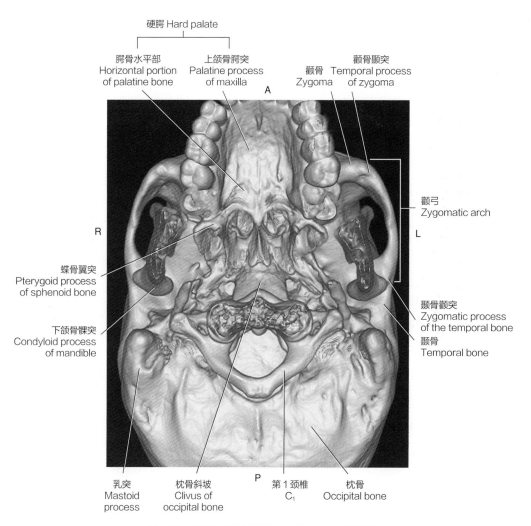

硬腭 Hard palate

腭骨水平部
Horizontal portion
of palatine bone

上颌骨腭突
Palatine process
of maxilla

颧骨
Zygoma

颧骨颞突
Temporal process
of zygoma

颧弓
Zygomatic arch

蝶骨翼突
Pterygoid process
of sphenoid bone

颞骨颧突
Zygomatic process
of the temporal bone

颞骨
Temporal bone

下颌骨髁突
Condyloid process
of mandible

乳突
Mastoid
process

枕骨斜坡
Clivus of
occipital bone

第1颈椎
C₁

枕骨
Occipital bone

图 2.69　脑颅，下颌骨摘除，三维 CT，内侧面观

鼻骨

2 块鼻骨构成鼻的骨性鼻背，与脑颅的额骨和筛骨以及对侧鼻骨及同侧上颌骨相接（图 2.67、2.68、2.70、2.71、2.73）。

泪骨

泪骨位于鼻骨和上颌骨的后方，眶的内侧壁（图 2.67、2.70）。泪骨与上颌骨连接构成泪囊窝，容纳泪囊。泪囊是多余泪液（眼泪）的排出通道的一部分（图 2.68、2.70、2.71）。

腭骨

腭骨略呈 L 形，位于鼻腔的后面、上颌骨和蝶骨翼突之间（图 2.70）。腭骨由水平部和垂直部构成。水平部向前与上颌骨的腭突相连，构成硬腭（图 2.8、

2.69、2.74、2.75）。垂直部向下延伸形成鼻腔的部分外侧壁和眶的内侧壁（图 2.70）。翼腭窝是一个狭窄的间隙，位于蝶骨翼突、上颌骨和腭骨之间，容纳上颌神经（三叉神经的第二个分支）、翼腭神经节和上颌动脉的第三段。（图 2.30、2.70、2.77）

上颌骨

上颌骨是体积最大的不能活动的面颅骨，两侧的上颌骨在正中线愈合形成尖状突起，称为鼻前棘（图 2.68、2.70、2.71）。位于上颌骨上部的开口为眶下孔，是眶下神经和血管穿行的通道（图 2.67、2.72）。上颌骨含有大的上颌窦和 4 个突起：额突、颧突、牙槽突和腭突（图 2.67、2.72 ~ 2.76）。额突和颧突分别与脑颅的额骨和面颅的颧骨相连（图 2.71 ~ 2.73）。上颌骨的下缘有几个压迹，形成牙槽突，容纳牙根（图

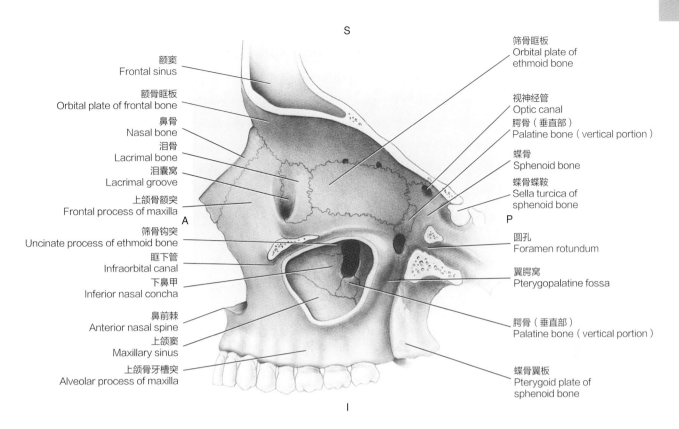

图 2.70 面颅骨和眶，矢状面观

额窦
Frontal sinus

额骨眶板
Orbital plate of frontal bone

鼻骨
Nasal bone

泪骨
Lacrimal bone

泪囊窝
Lacrimal groove

上颌骨额突
Frontal process of maxilla

筛骨钩突
Uncinate process of ethmoid bone

眶下管
Infraorbital canal

下鼻甲
Inferior nasal concha

鼻前棘
Anterior nasal spine

上颌窦
Maxillary sinus

上颌骨牙槽突
Alveolar process of maxilla

筛骨眶板
Orbital plate of ethmoid bone

视神经管
Optic canal

腭骨（垂直部）
Palatine bone（vertical portion）

蝶骨
Sphenoid bone

蝶骨蝶鞍
Sella turcica of sphenoid bone

圆孔
Foramen rotundum

翼腭窝
Pterygopalatine fossa

腭骨（垂直部）
Palatine bone（vertical portion）

蝶骨翼板
Pterygoid plate of sphenoid bone

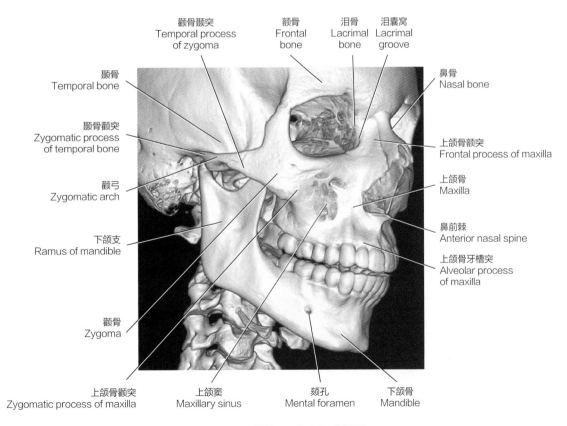

图 2.71 面颅骨，三维 CT，斜面观

颧骨颞突
Temporal process of zygoma

额骨
Frontal bone

泪骨
Lacrimal bone

泪囊窝
Lacrimal groove

颞骨
Temporal bone

颞骨颧突
Zygomatic process of temporal bone

颧弓
Zygomatic arch

下颌支
Ramus of mandible

颧骨
Zygoma

上颌骨颧突
Zygomatic process of maxilla

上颌窦
Maxillary sinus

颏孔
Mental foramen

下颌骨
Mandible

鼻骨
Nasal bone

上颌骨额突
Frontal process of maxilla

上颌骨
Maxilla

鼻前棘
Anterior nasal spine

上颌骨牙槽突
Alveolar process of maxilla

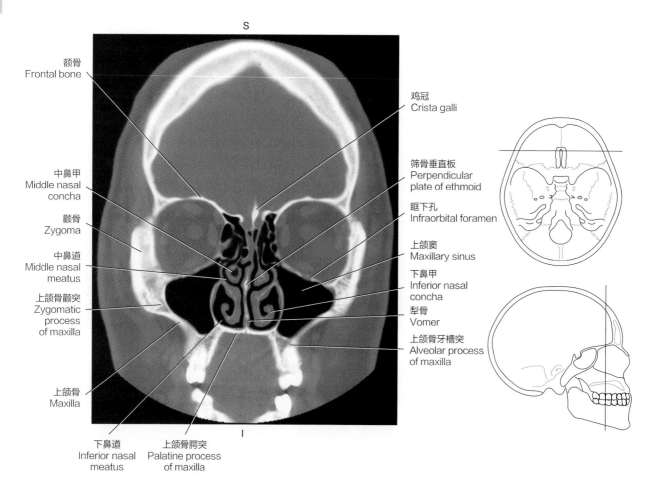

图 2.72　上颌骨和颧骨，CT，冠状位

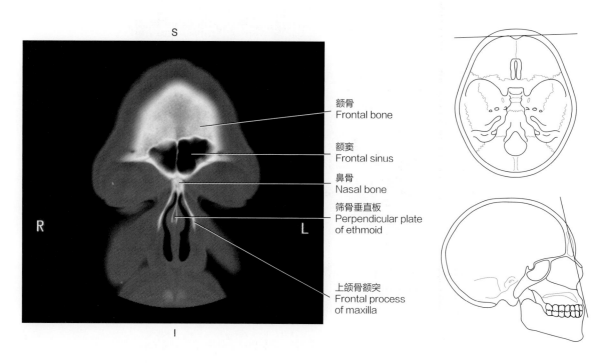

图 2.73　鼻骨，CT，冠状位

2.67、2.71、2.75、2.76）。腭突向后延伸，构成硬腭的前 3/4。硬腭的后 1/4 由腭骨的水平部构成（图 2.69、2.74、2.75）。

颧骨

颧骨构成颊部的隆起和眶的侧壁（图 2.67、2.71、2.72、2.77、2.78）。颧骨与上颌骨、颞骨、额骨和蝶骨相连。颧骨的颞突向后，与颞骨的颧突相连，构成颧弓（图 2.68、2.69、2.71、2.74、2.77）。

> Le Fort 骨折由面颅骨的前面部分的直接损伤所致。根据受伤的面颅骨，Le Fort 骨折可分为 3 型：Ⅰ型，下颌骨的牙槽突和硬腭与颅骨的上部分离；Ⅱ型，下颌骨的牙槽突、颧突和额突连同鼻骨一起与额骨及颧骨分离；Ⅲ型，几乎整个面颅骨（包括上颌骨、鼻骨、颧骨）与其上方的额骨分离。

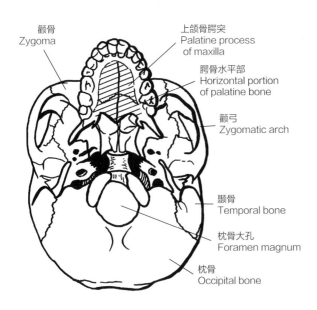

图 2.74　面颅骨和硬腭，下面观

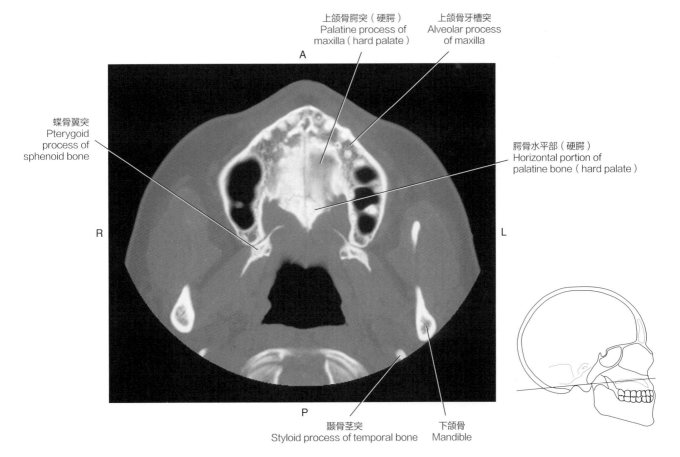

图 2.75　硬腭，CT，轴位

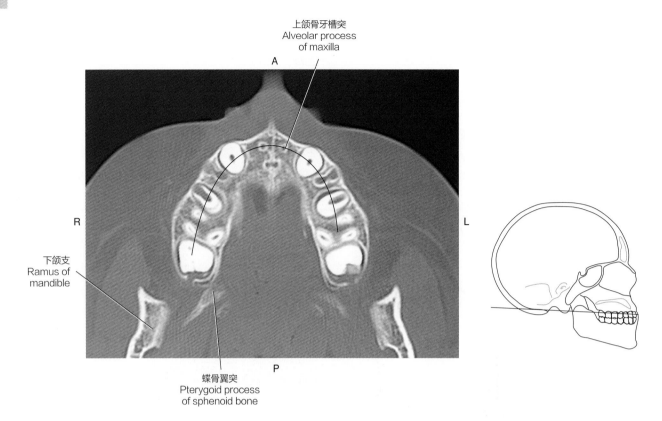

图 2.76　下颌骨牙槽突，CT，轴位

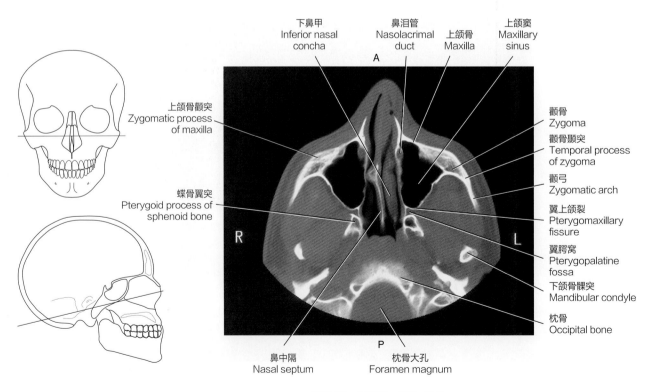

图 2.77　面颅骨，CT，轴位

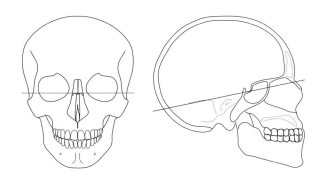

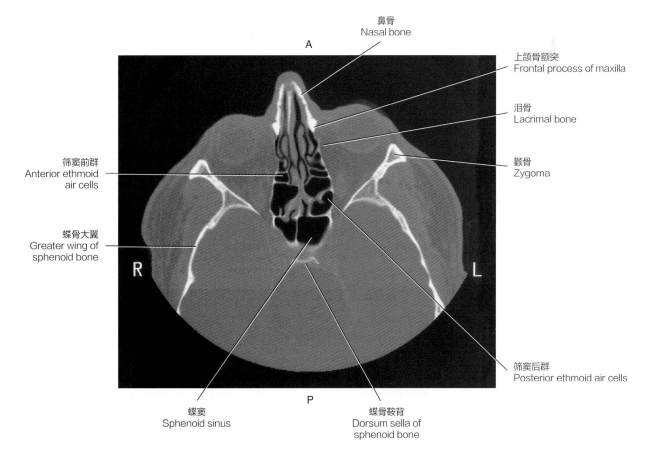

鼻骨
Nasal bone

上颌骨额突
Frontal process of maxilla

泪骨
Lacrimal bone

颧骨
Zygoma

筛窦后群
Posterior ethmoid air cells

筛窦前群
Anterior ethmoid
air cells

蝶骨大翼
Greater wing of
sphenoid bone

蝶窦
Sphenoid sinus

蝶骨鞍背
Dorsum sella of
sphenoid bone

图 2.78　面颅骨和筛窦，CT，轴位

下鼻甲

下鼻甲起自上颌骨，水平朝向鼻腔（图2.67、2.72、2.77），呈卷轴状。下鼻甲与筛骨的上鼻甲和中鼻甲一起把鼻腔划分为3个鼻道，分别称为上鼻道、中鼻道和下鼻道（图2.72、2.79、2.80）。

犁骨

犁骨是不成对的面颅骨，位于正中矢状面。犁骨构成骨性鼻中隔的下部，向上与筛骨的垂直板相连（图2.8、2.9、2.67、2.72）。

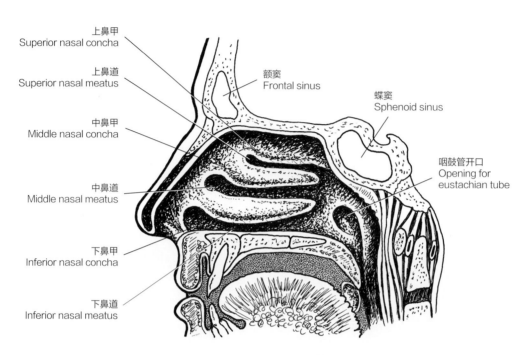

图2.79　鼻道，矢状面观

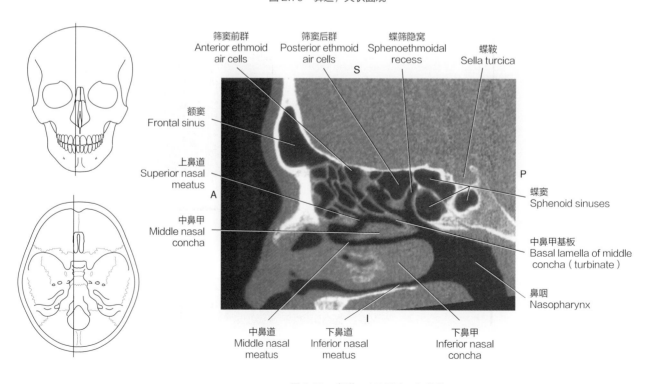

图2.80　鼻道，CT重建，矢状位

下颌骨

　　下颌骨是体积最大的面颅骨，主要由水平部和垂直部构成（图2.81、2.82）。水平部和垂直部连结处形成下颌角。水平部弯曲，称为下颌体，具有牙槽突（同上颌骨相似），下颌的牙根镶嵌其中。颏孔也位于下颌体，是颏动脉和颏神经穿行的通道（图2.81、2.82）。

　　下颌骨的垂直部称为下颌支（图2.71、2.81～2.83）。每侧下颌支的上端有2个突起——前方的冠突和后方的髁突（图2.81、2.82、2.84、2.85）。冠突和髁突之间的弧面称为下颌切迹。冠突是颞肌和咬肌的附着部，髁突则与颞骨的下颌窝构成颞下颌关节（图2.82、2.86）。

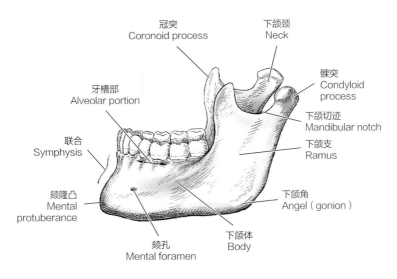

图2.81　下颌骨，外侧面观

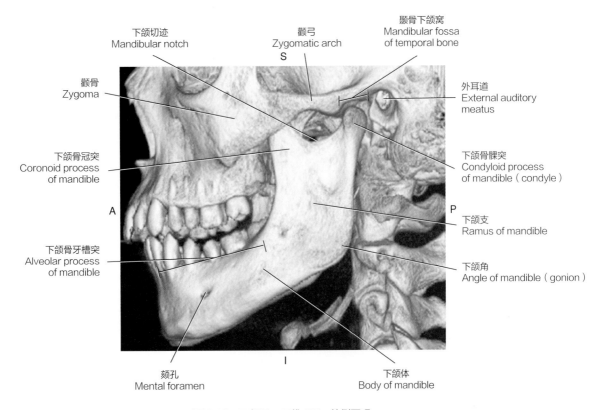

图2.82　下颌骨，三维CT，外侧面观

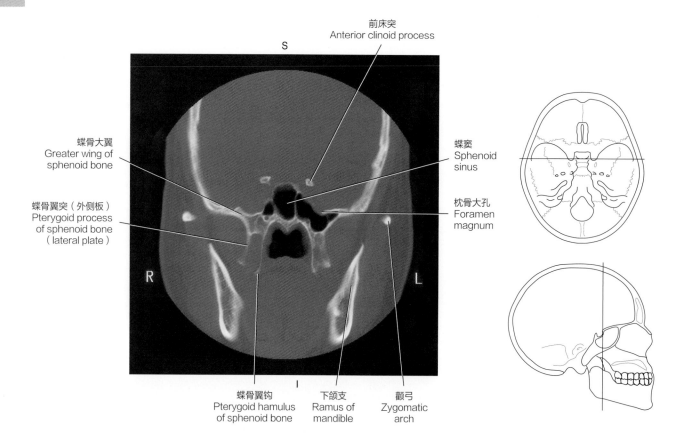

图 2.83   下颌支，CT，冠状位

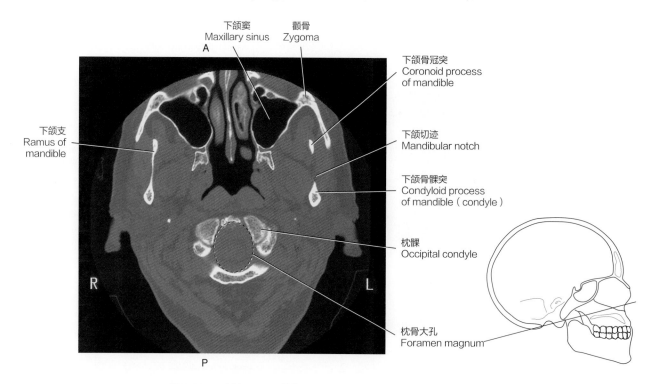

图 2.84   下颌支，CT，轴位

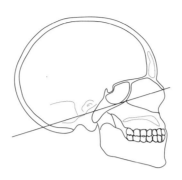

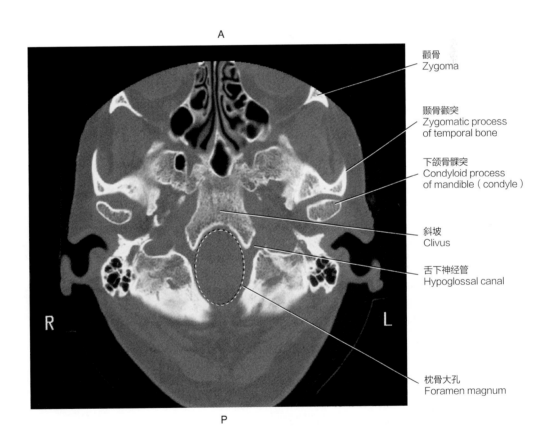

A

颧骨
Zygoma

颞骨颧突
Zygomatic process
of temporal bone

下颌骨髁突
Condyloid process
of mandible（condyle）

斜坡
Clivus

舌下神经管
Hypoglossal canal

枕骨大孔
Foramen magnum

R　　　　　　　　L

P

图 2.85　下颌骨髁突，CT，轴位

颞下颌关节

颞下颌关节是一个变形的屈戌关节，其功能是参与咀嚼运动。

骨性结构

颞骨下颌窝和关节结节构成上方的关节面，与下颌骨的髁突相关节。关节结节构成关节的前界，防止下颌骨髁突前脱位（图 2.86、2.87）。

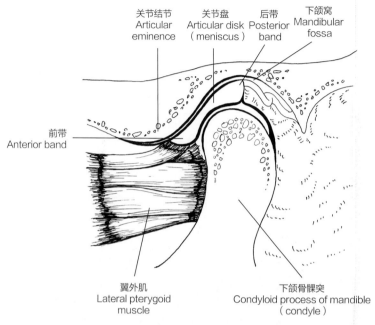

关节结节　关节盘　后带　下颌窝
Articular　Articular disk　Posterior　Mandibular
eminence　（meniscus）　band　fossa

前带
Anterior band

翼外肌
Lateral pterygoid
muscle

下颌骨髁突
Condyloid process of mandible
（condyle）

图 2.86　颞下颌关节，外侧面观

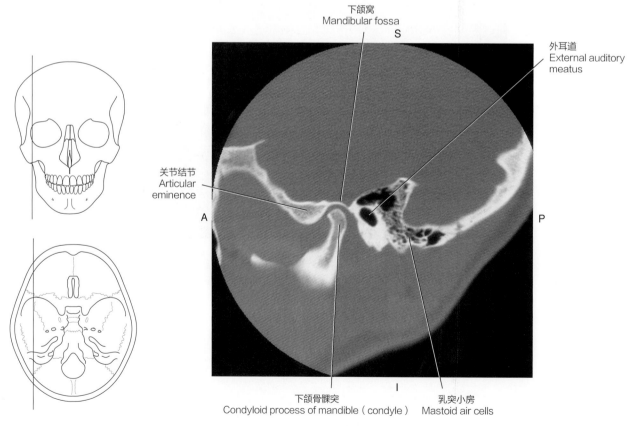

下颌窝
Mandibular fossa

S

外耳道
External auditory
meatus

关节结节
Articular
eminence

A

P

I

下颌骨髁突
Condyloid process of mandible（condyle）

乳突小房
Mastoid air cells

图 2.87　颞下颌关节，CT 重建，矢状位

关节盘和韧带

关节盘常称为半月板，呈领结状，位于下颌骨髁突和下颌窝之间，在下颌运动中起减震的作用（图2.86、2.88、2.89）。关节盘的前部和后部分别称为前带和后带。前带附着于翼外肌；后带含有纤维，附着于颞骨和髁突的后面（图2.86、2.88）。关节盘与关节窝的连接并不紧密，但可与髁突一起向前运动。韧带可协助维持关节盘的位置，关节盘借助侧副韧带与髁突的内侧面和外侧面连接（图2.89、2.90）。颞下颌韧带（外侧韧带）从颧突和关节结节延伸至关节盘的后面以及髁突的头和颈，以维持关节侧面的稳定（图2.91），此韧带还可限制髁突和关节盘向后的运动。

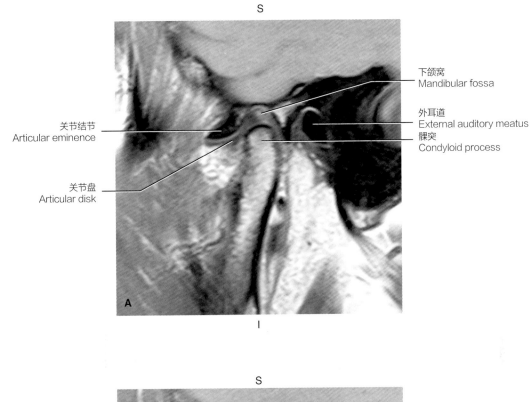

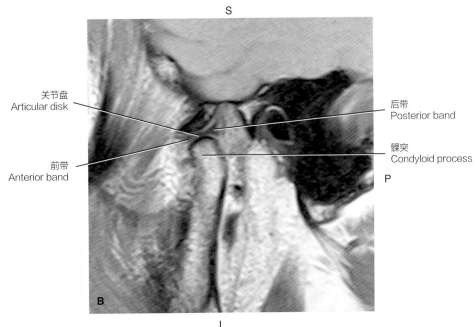

图2.88　颞下颌关节和关节盘，T1加权MRI，矢状位。A.闭口；B.开口

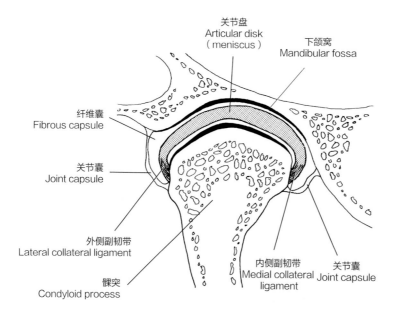

图 2.89   颞下颌关节和侧副韧带，冠状面观

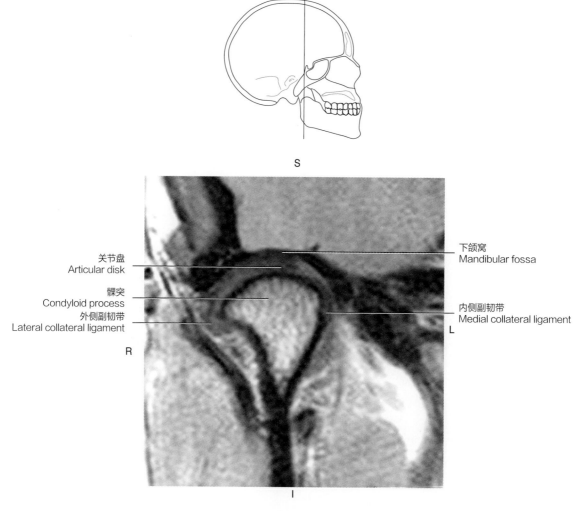

图 2.90   颞下颌关节，T1 加权 MRI，冠状位

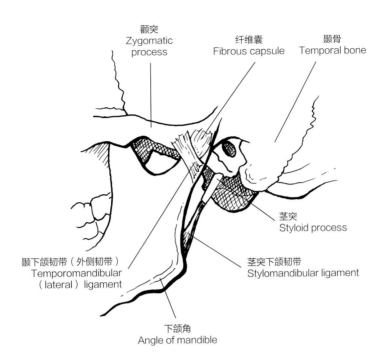

图 2.91 颞下颌关节和外侧韧带，矢状面观

肌

颞下颌关节周围有 4 块骨骼肌协同作用，参与下颌骨的运动，合称为咀嚼肌（图 2.92）。颞肌呈扇形，起自颞窝，止于下颌骨的冠突和下颌支前部，能够上提下颌骨。咬肌最强健，起自颧弓，止于下颌支和下颌角，其作用是上提下颌骨（图 2.92、2.93）。翼肌（翼内肌和翼外肌）起自蝶骨的翼突，分别止于下颌角和髁突。翼内肌的作用是闭口，而翼外肌的作用是张口、牵拉下颌骨向前及向侧方运动（图 2.92、2.94、2.95）。

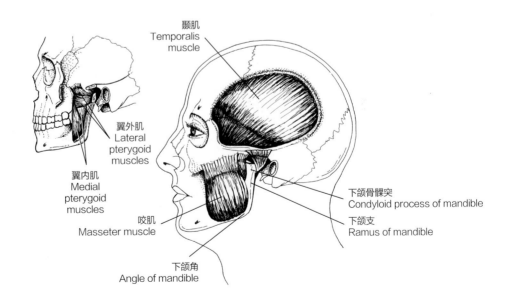

图 2.92 咀嚼肌示意图

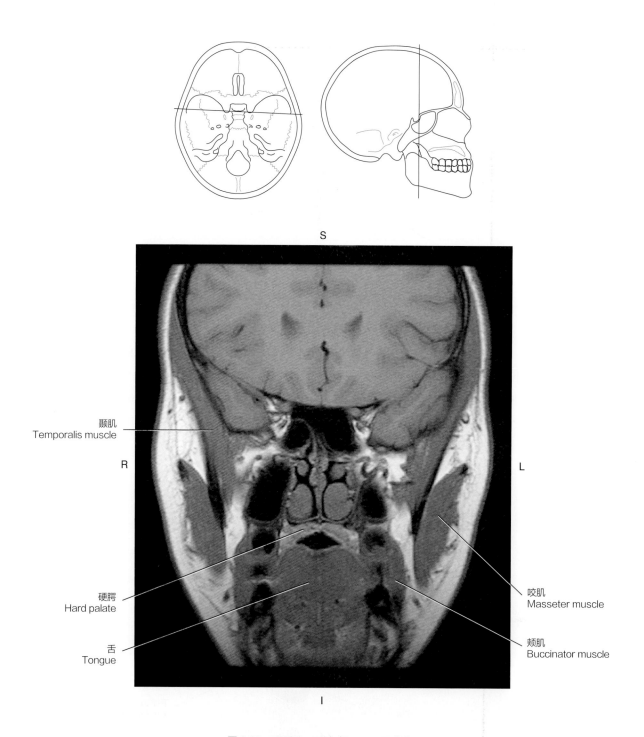

图 2.93　咀嚼肌，T1 加权 MRI，冠状位

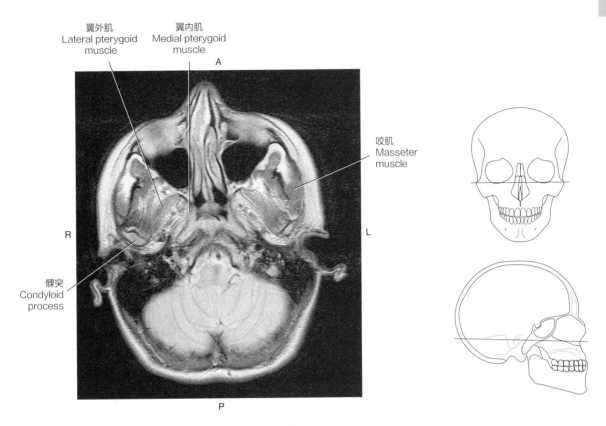

图 2.94 翼肌，T1 加权 MRI，轴位

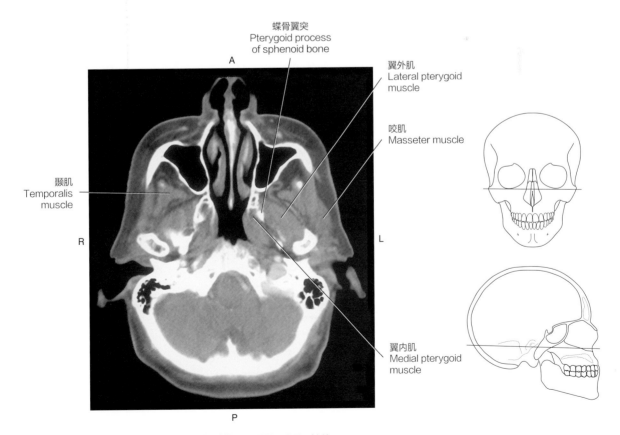

图 2.95 颞下颌关节和咀嚼肌，CT，轴位

鼻旁窦

鼻旁窦是位于面颅和脑颅内的与鼻腔相通的含气腔。鼻腔表面覆盖的鼻黏膜能够过滤空气颗粒，对吸入肺的空气具有加温和湿润的作用。鼻旁窦依据所在的骨面命名，分别称为筛窦、上颌窦、蝶窦和额窦。不同个体之间，鼻旁窦的大小、形状和发育情况差异很大（图2.96、2.97）。

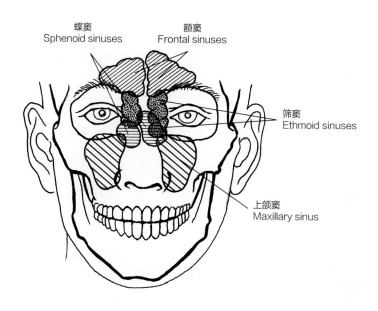

蝶窦
Sphenoid sinuses

额窦
Frontal sinuses

筛窦
Ethmoid sinuses

上颌窦
Maxillary sinus

图2.96　鼻旁窦，前面观

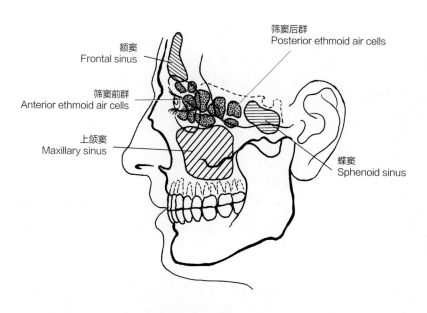

额窦
Frontal sinus

筛窦后群
Posterior ethmoid air cells

筛窦前群
Anterior ethmoid air cells

上颌窦
Maxillary sinus

蝶窦
Sphenoid sinus

图2.97　鼻旁窦，外侧面观

筛窦

筛窦位于筛骨迷路，成年人有 3~18 个小房。筛窦出生时即存在，随后继续生长，在青春期形成数目不同的蜂窝状结构。筛窦分为前群和后群，两群之间被中鼻甲的基板分隔。基板是中鼻甲外侧在筛骨眶板（筛骨纸板）的附着部位（图 2.80、2.98）。筛窦的前群开口于中鼻道，后群开口于上鼻道（图 2.79、2.80、2.96~2.100，表 2.3）。

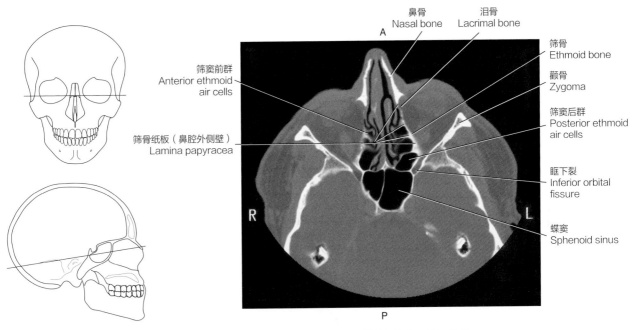

图 2.98　蝶窦和筛窦，CT，轴位

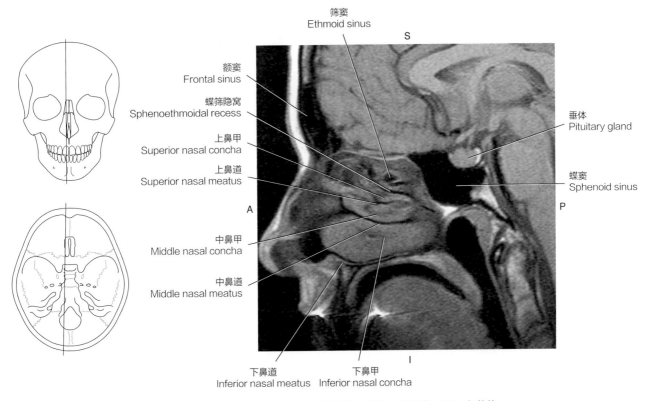

图 2.99　蝶窦，T1 加权 MRI，矢状位

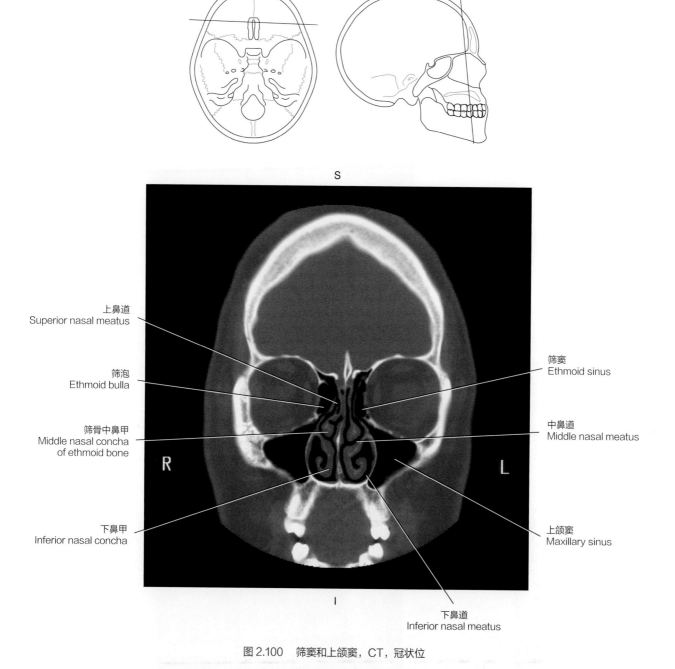

图 2.100　筛窦和上颌窦，CT，冠状位

表 2.3　鼻旁窦的开口部位	
鼻旁窦	**开口部位**
筛窦前群	中鼻道
筛窦后群	上鼻道
上颌窦	中鼻道
蝶窦	蝶筛隐窝
额窦	中鼻道

上颌窦

成对的上颌窦位于上颌骨体之内，窦顶为眶下壁，内侧壁即鼻腔外侧壁。上颌窦是成年人的鼻旁窦中最大者，呈不规则的三角锥状，但出生时窦腔较小，在15岁左右停止生长。牙根仅以一层很薄的骨质与上颌窦相隔，故很难从症状上区分上颌窦炎和牙齿感染。上颌窦开口于中鼻道（图2.96、2.97、2.100、2.101，表2.3）。

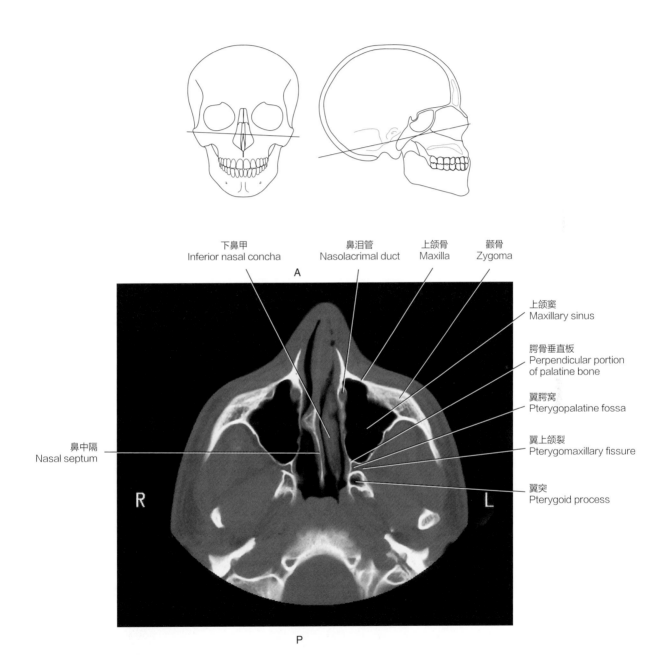

图 2.101 上颌窦，CT，轴位

蝶窦

出生时蝶窦已存在，但此时窦内含有红骨髓，尚未充盈气体。蝶窦充气最早出现在2岁时，3~5岁为蝶窦的主要发育时期，一般认为10~14岁时达到成年人水平。

蝶窦通常是成对的，位于蝶骨体之内、蝶鞍下方，向前开口于上鼻甲上方的蝶筛隐窝，通向上鼻道（图2.80、2.96~2.99、2.102、2.103，表2.3）。

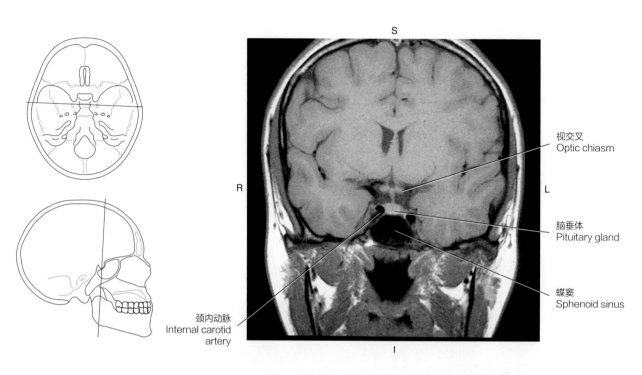

视交叉
Optic chiasm

脑垂体
Pituitary gland

蝶窦
Sphenoid sinus

颈内动脉
Internal carotid artery

图 2.102　蝶窦，T1 加权 MRI，冠状位

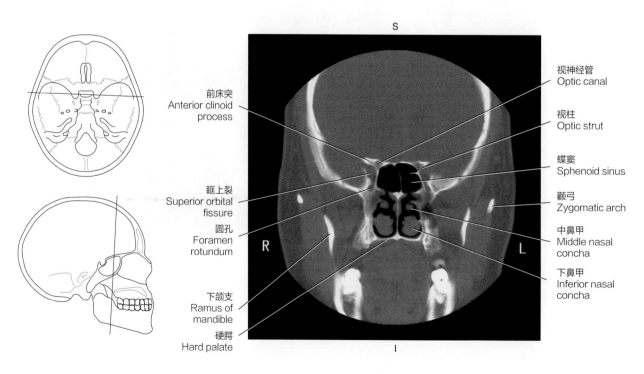

前床突
Anterior clinoid process

眶上裂
Superior orbital fissure

圆孔
Foramen rotundum

下颌支
Ramus of mandible

硬腭
Hard palate

视神经管
Optic canal

视柱
Optic strut

蝶窦
Sphenoid sinus

颧弓
Zygomatic arch

中鼻甲
Middle nasal concha

下鼻甲
Inferior nasal concha

图 2.103　蝶窦，CT，冠状位

额窦

额窦在额骨的垂直部内（图2.96、2.97、2.99），左右各一，以额窦中隔相隔（图2.104）。左右额窦极少对称，窦腔往往大小不一，窦腔内亦有数个间隔。

额窦在出生时尚未发育或者未被空气充盈，约6岁时额窦才开始形成或充气，这使其成为出生时唯一"缺席"的鼻旁窦。额窦开口于中鼻道（图2.99、2.100，表2.3）。

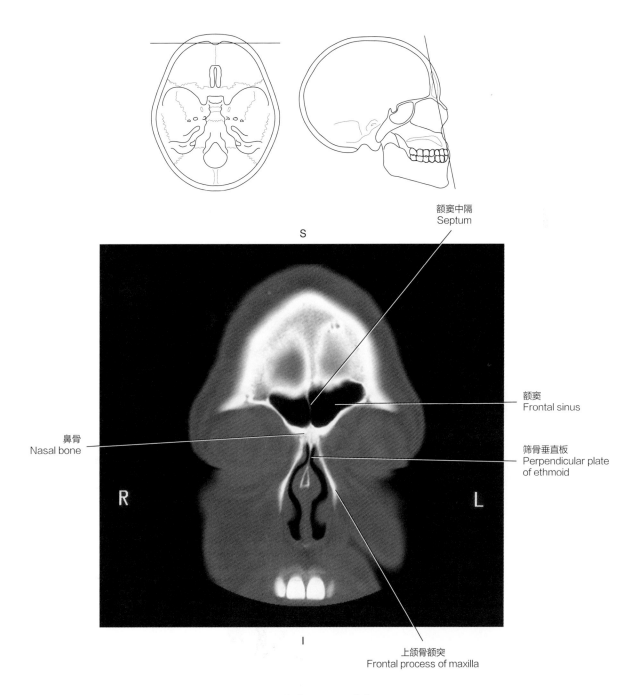

图2.104　额窦，CT，冠状位

窦口鼻道复合体

鼻旁窦通过不同的开口引流，主要的引流通道和结构形成窦口鼻道复合体（图 2.105～2.107）。窦口鼻道复合体可分为前后两部分，前窦口鼻道复合体包括额窦、上颌窦开口、额隐窝、筛漏斗及中鼻道。前窦口鼻道复合体使额窦、前筛窦和上颌窦之间相互交通，后窦口鼻道复合体包括蝶筛隐窝和上鼻道，与后

筛窦相交通。蝶筛隐窝位于鼻中隔外侧、上鼻甲上方，引流蝶窦。窦口鼻道复合体中需要识别的重要结构包括筛漏斗、钩突、半月裂孔和筛泡。筛漏斗是一个窄长形的管道结构，是上颌窦引流至中鼻道的主要通道。钩突构成漏斗的内侧壁，钩突是一层薄的钩状骨板，起自前筛窦底部，走向后下方，末端游离。钩突的游离缘构成半月裂孔，后者直接开口于中鼻道。半月裂

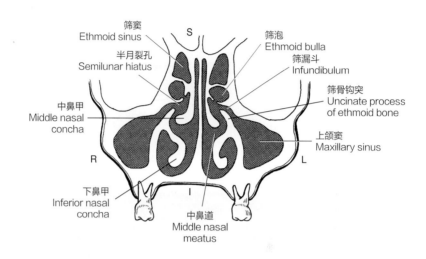

图 2.105　窦口鼻道，冠状面观

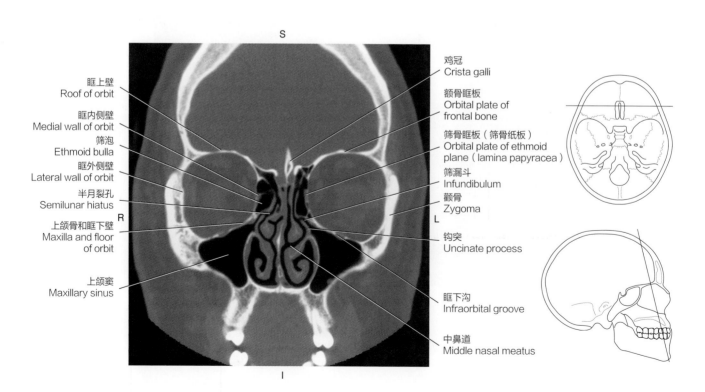

图 2.106　窦口鼻道，CT，冠状位

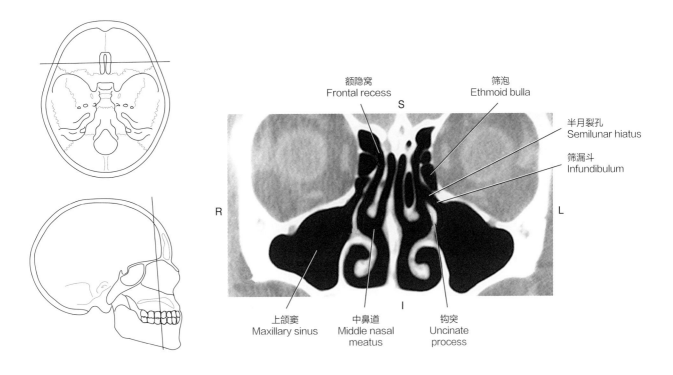

图 2.107　额隐窝，CT，冠状位

孔是位于筛泡和钩突之间的裂隙，筛漏斗开口于此。筛泡位于筛漏斗的上后方，也引流至中鼻道，筛窦前群开口于其中（图 2.105~2.107）。

眶

骨性眶

骨性眶为一个锥形空腔，容纳眼球、眼球外肌、血管、神经、脂肪组织、结缔组织和大部分泪器。骨性眶由脑颅的额骨、蝶骨、筛骨结合部以及面颅的泪骨、上颌骨、腭骨和颧骨构成（图 2.108、2.109）。骨性眶可分为眶上壁、眶内侧壁、眶下壁、眶外侧壁和眶尖。眶上壁由额骨眶板和蝶骨小翼构成，在前外侧有容纳泪腺的泪腺窝（图 2.108、2.109）。眶内侧壁极薄，由上颌骨额突、泪骨、筛骨和蝶骨体构成（图 2.106~2.111），在眶内侧壁前有容纳泪囊的泪囊窝（图 2.108~2.110）。眶下壁由上颌骨、颧骨和额骨构成，

这也是上颌窦的上壁。眶外侧壁最厚，由蝶骨大翼和颧骨构成（图 2.106、2.108、2.111）。眶后部即眶尖，主要由视神经管（视神经孔）和眶上裂构成。视神经管、眶上裂及眶下裂构成了眶与颅中窝的通道，不同的结构通过该通道出入眶。视神经管与颅矢状面约成 37°，视神经管由蝶骨围成，内侧壁为蝶骨体，上壁为蝶骨小翼，下外侧为蝶骨的视柱（小翼下柱）（图 2.108~2.112）。眼动脉和视神经穿过视神经管。眶上裂为一个三角形开口，位于蝶骨大翼与蝶骨小翼之间，其内有动眼神经（Ⅲ）、滑车神经（Ⅳ）、三叉神经的分支眼神经（V_1）、展神经（Ⅵ）及眼静脉通过（图 2.108、2.109、2.111、2.112）。眶下裂位于眶尖的下壁与外侧壁之间，其内有三叉神经的分支上颌神经（V_2）通过（图 2.108、2.113）。眶下裂的内侧唇上有一个切迹，称为眶下沟，沿眶下壁前行导入眶下管，眶下管开口于上颌骨前面的眶下孔（图 2.106、2.108~2.110）。

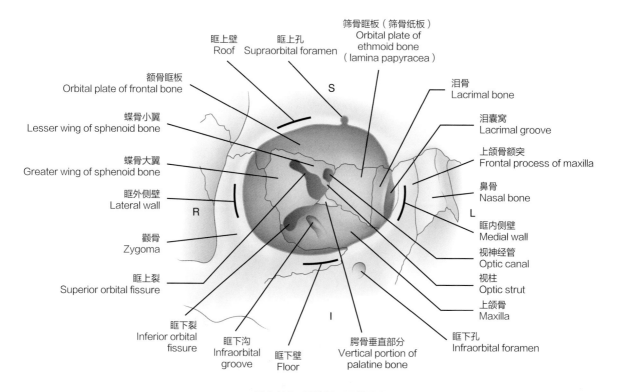

眶上壁
Roof

眶上孔
Supraorbital foramen

筛骨眶板（筛骨纸板）
Orbital plate of
ethmoid bone
（lamina papyracea）

额骨眶板
Orbital plate of frontal bone

蝶骨小翼
Lesser wing of sphenoid bone

蝶骨大翼
Greater wing of sphenoid bone

眶外侧壁
Lateral wall

颧骨
Zygoma

眶上裂
Superior orbital fissure

眶下裂
Inferior orbital
fissure

眶下沟
Infraorbital
groove

眶下壁
Floor

腭骨垂直部分
Vertical portion of
palatine bone

泪骨
Lacrimal bone

泪囊窝
Lacrimal groove

上颌骨额突
Frontal process of maxilla

鼻骨
Nasal bone

眶内侧壁
Medial wall

视神经管
Optic canal

视柱
Optic strut

上颌骨
Maxilla

眶下孔
Infraorbital foramen

图 2.108　骨性眶，冠状面观

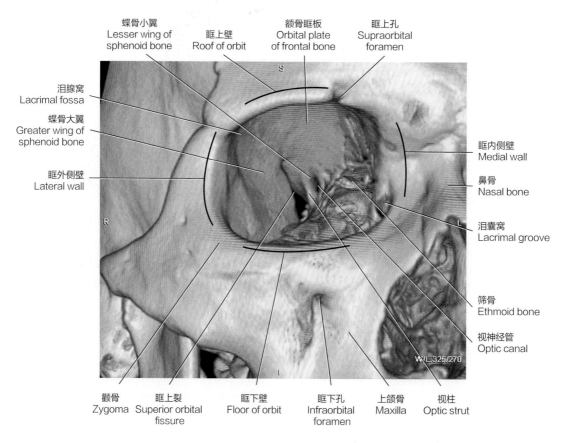

蝶骨小翼
Lesser wing of
sphenoid bone

眶上壁
Roof of orbit

额骨眶板
Orbital plate
of frontal bone

眶上孔
Supraorbital
foramen

泪腺窝
Lacrimal fossa

蝶骨大翼
Greater wing of
sphenoid bone

眶外侧壁
Lateral wall

眶内侧壁
Medial wall

鼻骨
Nasal bone

泪囊窝
Lacrimal groove

筛骨
Ethmoid bone

视神经管
Optic canal

颧骨
Zygoma

眶上裂
Superior orbital
fissure

眶下壁
Floor of orbit

眶下孔
Infraorbital
foramen

上颌骨
Maxilla

视柱
Optic strut

图 2.109　骨性眶和视神经管，三维 CT，斜位

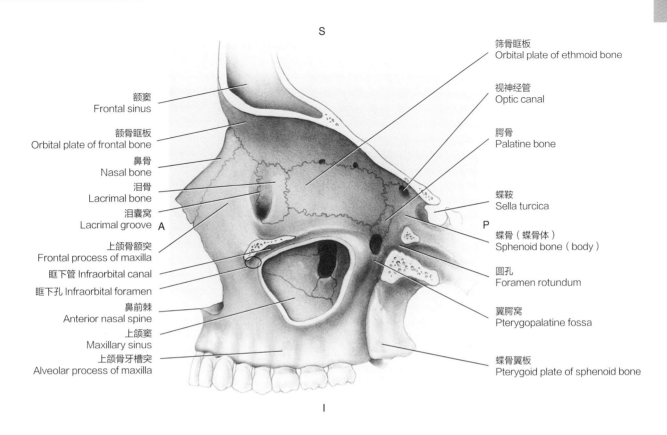

图 2.110　眶和上颌区，矢状面观

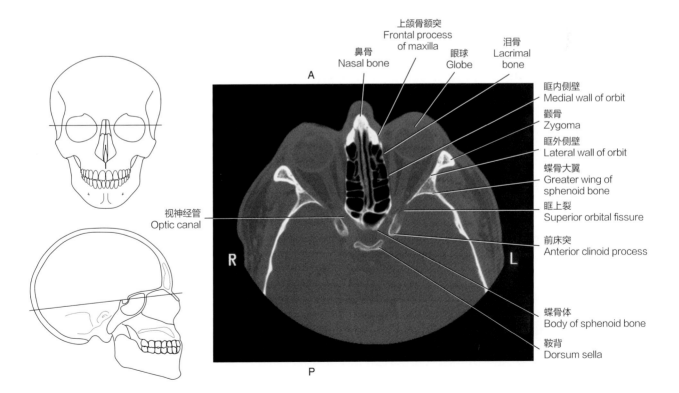

图 2.111　视神经管，CT，轴位

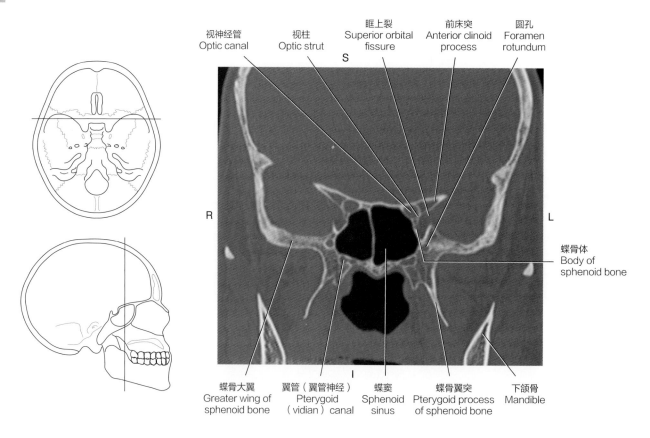

视神经管　视柱　眶上裂　前床突　圆孔
Optic canal　Optic strut　Superior orbital fissure　Anterior clinoid process　Foramen rotundum

蝶骨体
Body of sphenoid bone

蝶骨大翼　翼管（翼管神经）　蝶窦　蝶骨翼突　下颌骨
Greater wing of sphenoid bone　Pterygoid (vidian) canal　Sphenoid sinus　Pterygoid process of sphenoid bone　Mandible

图 2.112　眶上裂和视神经管，CT 重建，冠状位

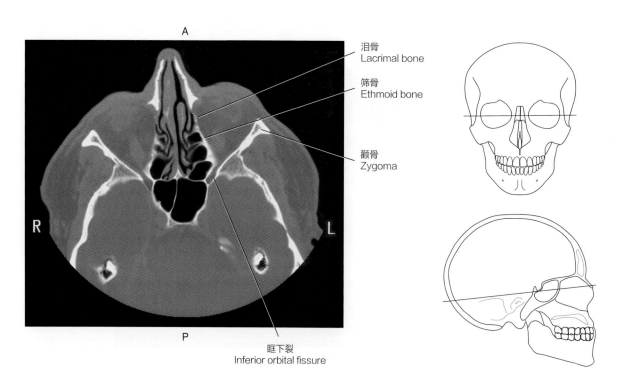

泪骨
Lacrimal bone

筛骨
Ethmoid bone

颧骨
Zygoma

眶下裂
Inferior orbital fissure

图 2.113　眶下裂，CT，轴位

软组织结构

　　眼球呈不甚规则的球形，位于眶腔之中，可分为前部和后部（图2.114）。眼球前部较小，位于晶状体前面，包括角膜、虹膜，充满房水，房水的功能是维持正常的眼内压。眼球后部较大，位于晶状体后面，壁内衬有视网膜。视网膜可分为数层，包含光感受器，具有感光作用。眼球内腔后部包含的胶冻样的玻璃体，起着维持眼球外形的作用（图2.114～2.125）。

　　直接眼外伤容易导致眼眶爆裂性骨折。最常见的是眶下壁骨折引发眶内容疝，导致复视。波及筛骨垂直板的爆裂性骨折颇为少见，但可导致额窦、筛窦及眶之间的开放性交通。

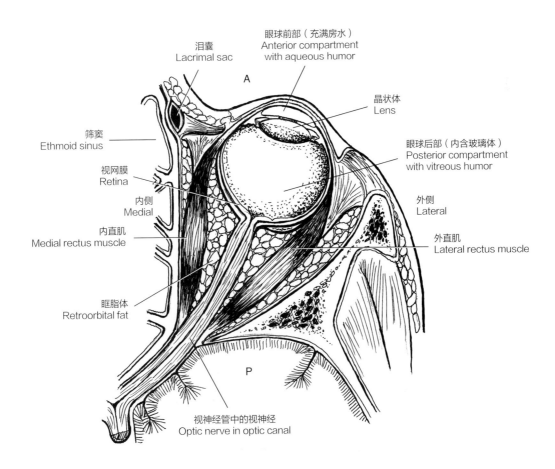

图2.114　眼眶，轴面观

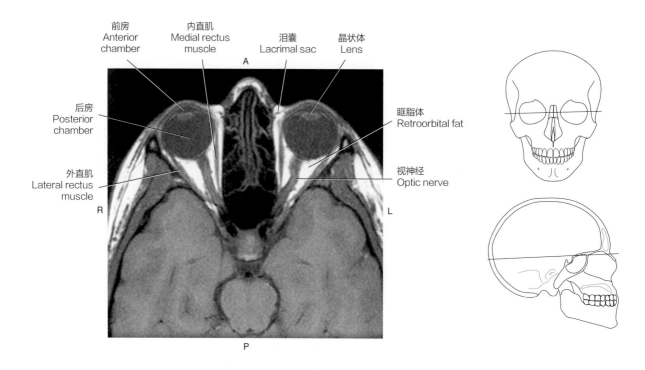

图 2.115　眼眶中份，T1 加权 MRI，轴位

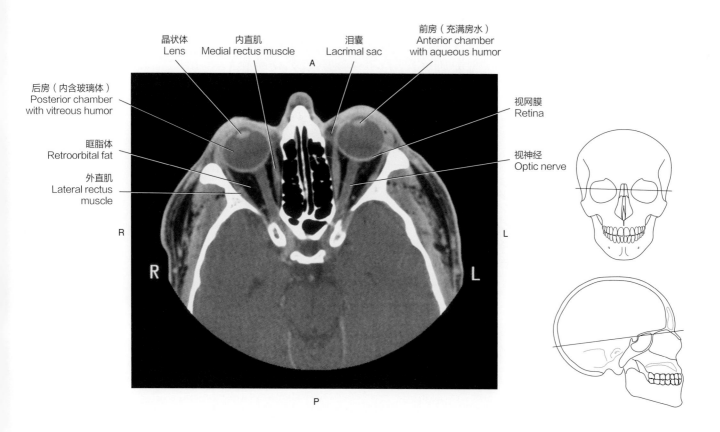

图 2.116　眼眶中份，CT，轴位

视神经

视神经负责传导视觉信息，起自眼球后方，向后内通过视神经管出眶，视神经完全被硬膜包裹，后者与脑的被膜相续（图2.114~2.116）。眼动脉与视神经伴行，也通过视神经管。眼上静脉行于上直肌下方，起自眶内侧，斜行至眶上裂后直接注入海绵窦（图2.117~2.119、2.122~2.124）。眶脂体充填于眶内眼肌和血管之间，有利于形成清晰的断面图像（图2.114~2.121）。

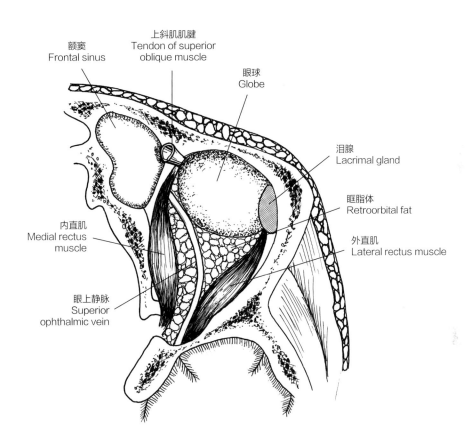

图2.117 眼眶与泪腺，轴面观

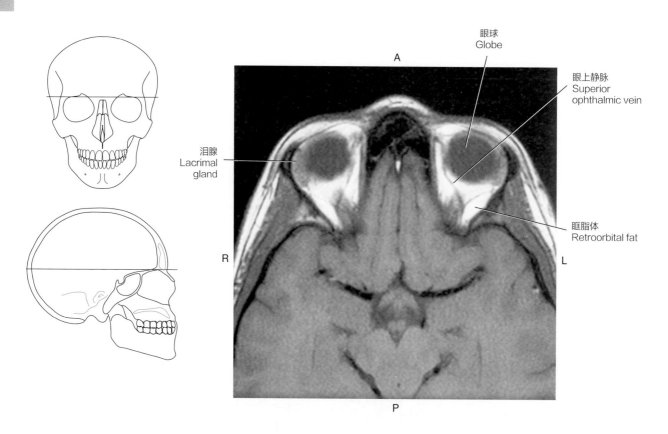

图 2.118 眼眶、泪腺和眼上静脉，T1 加权 MRI，轴位

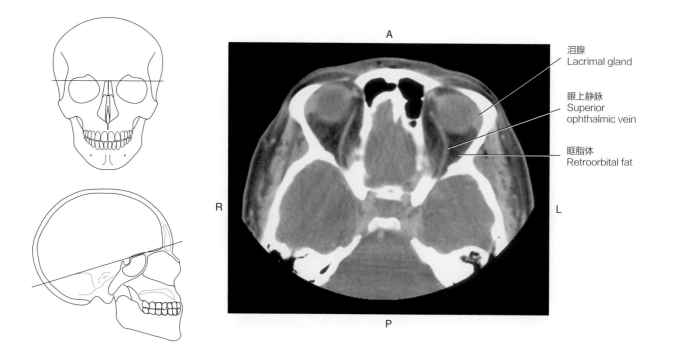

图 2.119 眼眶、泪腺和眼上静脉，CT，轴位

眼肌

　　6块主要的眼肌协同控制眼球的运动。眼直肌群包括4块直肌，共同起自环绕视神经的总腱环，位于眶上裂内侧。上直肌、下直肌、内直肌和外直肌可使眼球外转和内转（图2.114~2.117、2.120~2.125）。2块斜肌（上斜肌和下斜肌）可使眼球外转。上斜肌位于上直肌的内侧，下斜肌位于下直肌的前下方。上睑提肌控制上眼睑的运动，此肌起自眶上壁上直肌的起点附近（图2.120~2.125）。

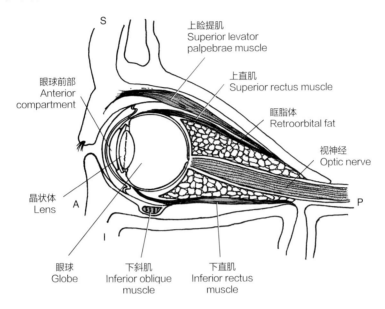

图2.120 眼眶，矢状面观

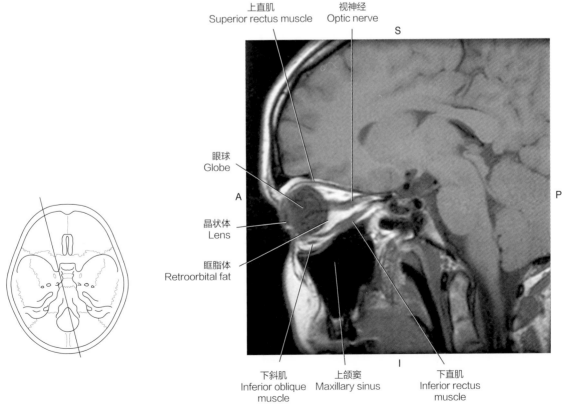

图2.121 眼眶和视神经，T1加权MRI，矢状斜位

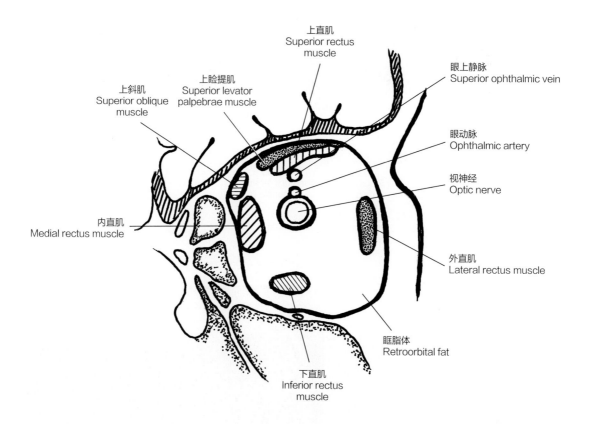

图 2.122　眼眶和视神经，冠状面观

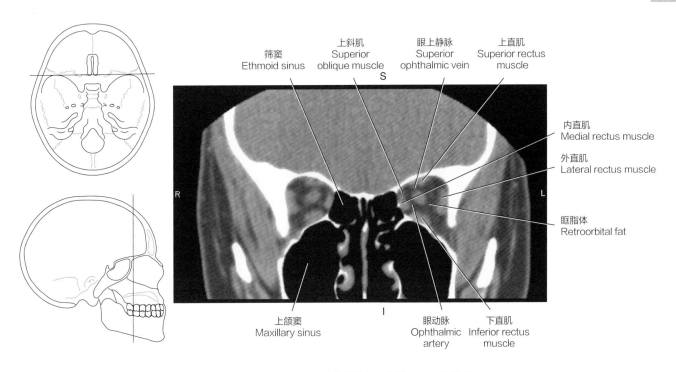

图 2.123　眼眶内的视神经和血管，CT，冠状位

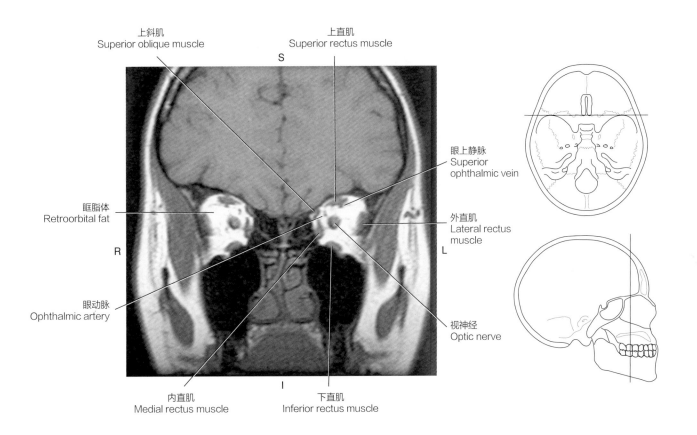

图 2.124　眼眶与眼直肌群，T1 加权 MRI，冠状位

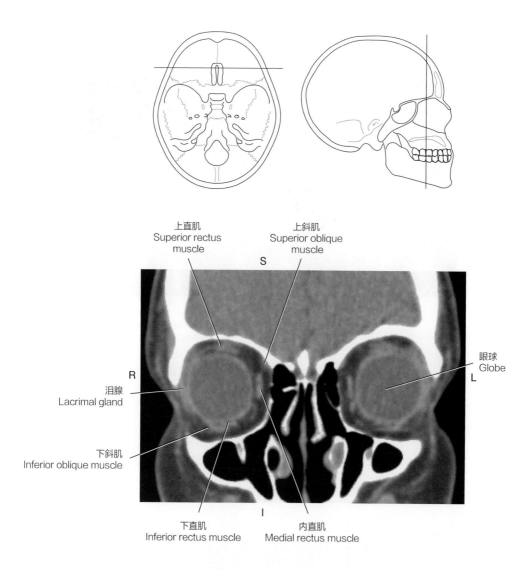

图 2.125　眼球和泪腺，CT，冠状位

泪器

　　泪器由泪腺、泪小管、泪囊和鼻泪管组成，泪器可分泌与运送泪液。泪液具有保持眼球湿润、清洁、带走废物和防止细菌感染的作用，还可输送营养物质与氧气至眼球。杏仁状的泪腺位于泪囊窝内，居于眼球的上外侧，是泪液的主要分泌器官（图2.117~2.119、2.125、2.126）。眨眼时，泪液汇集于内眦，随后流入通向泪囊的小管，即泪小管（图2.126）。泪囊位于眶内的泪囊窝中，向下延续为鼻泪管，鼻泪管为一条膜性管道，在上颌骨和泪骨所形成的骨性鼻泪管中，开口于下鼻道（图2.115、2.116、2.126、2.127）。

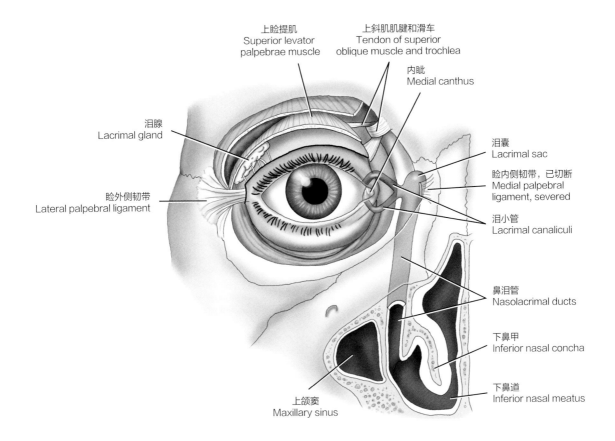

上睑提肌
Superior levator
palpebrae muscle

上斜肌肌腱和滑车
Tendon of superior
oblique muscle and trochlea

内眦
Medial canthus

泪腺
Lacrimal gland

泪囊
Lacrimal sac

睑内侧韧带，已切断
Medial palpebral
ligament, severed

泪小管
Lacrimal canaliculi

睑外侧韧带
Lateral palpebral ligament

鼻泪管
Nasolacrimal ducts

下鼻甲
Inferior nasal concha

下鼻道
Inferior nasal meatus

上颌窦
Maxillary sinus

图 2.126　泪器，冠状面观

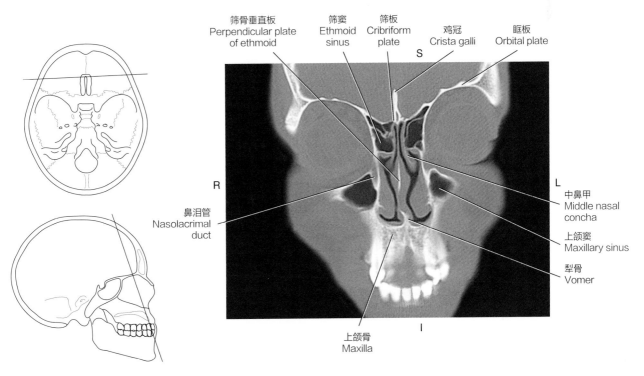

筛骨垂直板
Perpendicular plate
of ethmoid

筛窦
Ethmoid
sinus

筛板
Cribriform
plate

鸡冠
Crista galli

眶板
Orbital plate

S

鼻泪管
Nasolacrimal
duct

R

L

中鼻甲
Middle nasal
concha

上颌窦
Maxillary sinus

犁骨
Vomer

上颌骨
Maxilla

I

图 2.127　鼻泪管，CT，冠状位

参考文献

Abrahams, P. H., Marks, S. C., Jr., & Hutchings, R. T. (2003). *McMinn's color atlas of human anatomy* (5th ed.). St. Louis: Mosby.

Frank, G. (2012). *Merrill's atlas of radiographic positioning and procedures* (12th ed.). St. Louis: Mosby.

Harnsberger, H. R. (1995). *Handbook of head and neck imaging* (2nd ed.). St. Louis: Mosby.

Mosby. (2008). *Mosby's dictionary of medicine, nursing, and health professions* (8th ed.). St. Louis: Mosby.

Som, P. M., & Curtin, H. D. (2011). *Head and neck imaging* (5th ed.). St. Louis: Mosby.

Standring, S. (2016). *Gray's anatomy: the anatomical basis of clinical practice* (41st ed.). New York: Elsevier.

第三章
脑

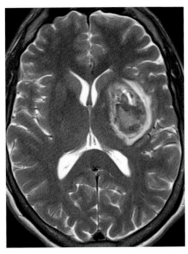

图 3.1 左侧基底核脑实质血肿，T2 加权 MRI，轴位

From the brain, and from the brain only, arise our pleasures, joys, laughter and jests, as well as our sorrows, pains, griefs, and tears.

我们的愉悦、欢乐、开怀大笑、玩笑，以及伤感、痛楚、悲哀和眼泪都来自，也只来自我们的大脑。

希波克拉底（约公元前 460—公元前 377），
The Sacred Disease（《癫痫》）

脑可有调节和协调从思维过程到身体运动的多种关键的功能。因此，学习脑的解剖学知识至关重要（图 3.1）。

目 标

- 描述脑膜
- 描述脑脊液的产生和吸收
- 理解脑室系统的组成成分
- 理解基底池
- 列出间脑的结构
- 描述大脑、脑干、小脑及其组成成分的位置和功能
- 理解边缘系统的结构并描述其功能
- 理解大脑的主要动脉并列出它们的供血范围
- 列出组成大脑动脉环的动脉名称
- 理解大脑皮质浅静脉、深静脉以及硬脑膜窦
- 理解脑神经的功能和走行

纲 要

脑膜

　　脑是非常复杂且脆弱的器官，由3层膜所包围和保护，这3层膜称作脑膜（图3.2）。最外层的硬脑膜最为强韧。双层的硬脑膜与颅骨骨膜相延续。脑膜血管位于硬脑膜与颅骨之间，为颅骨和脑膜供血。在硬脑膜和颅骨之间还有一个潜在的腔隙，称作硬膜外腔隙（硬膜外隙）。在两层硬脑膜之间有为脑提供静脉引流的硬脑膜窦。硬脑膜的褶皱有助于分隔脑结构并为脑提供更多的缓冲和支持。硬脑膜的褶皱包括大脑镰、小脑幕和小脑镰。大脑镰分隔左、右大脑半球，小脑幕如帐篷状展开，形成大脑和小脑之间的间隔。小脑幕以上的损伤称为幕上损伤，小脑幕以下的损伤则称为幕下损伤。小脑幕的卵圆形开口环绕中脑，形成幕切迹，为脑的幕上和幕下间隙提供唯一交通。小脑镰分隔两个小脑半球（图3.3～3.6）。中层的脑膜是薄而透明的蛛网膜，被称为硬膜下隙的潜在腔隙将蛛网膜与硬脑膜分隔。蛛网膜贴合硬脑膜的轮廓。

　　小脑幕疝指脑组织从小脑幕切迹膨出，可由脑水肿、脑出血或脑肿瘤引起的颅内高压所致。

　　最内层的脑膜即软脑膜，富含血管并与脑紧密贴合。蛛网膜下隙将软脑膜与蛛网膜分开。此腔隙含有脑脊液，脑脊液在脑和脊髓间循环，可为中枢神经系统提供进一步的保护（图3.2）。

　　颅骨骨折伴随脑膜动脉破裂所引起的危及生命的情况，称为硬膜外血肿（epidural hematoma，EDH），此时血液积聚于硬脑膜和颅骨之间的硬膜外隙。硬膜下血肿（subdural hematoma，SDH），是硬膜下隙的血管破裂导致的血液积聚。

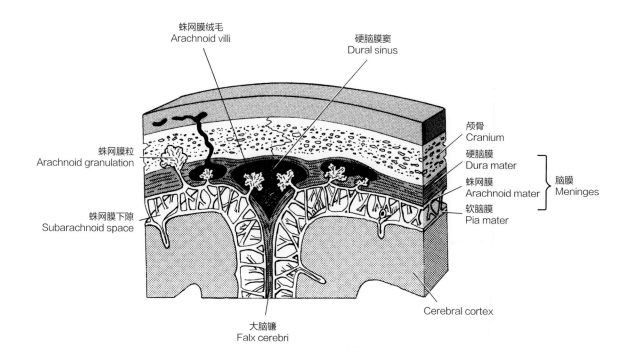

蛛网膜绒毛
Arachnoid villi

硬脑膜窦
Dural sinus

蛛网膜粒
Arachnoid granulation

蛛网膜下隙
Subarachnoid space

颅骨
Cranium

硬脑膜
Dura mater

蛛网膜
Arachnoid mater

软脑膜
Pia mater

脑膜
Meninges

大脑镰
Falx cerebri

Cerebral cortex

图 3.2　脑膜和蛛网膜下隙，冠状面截面

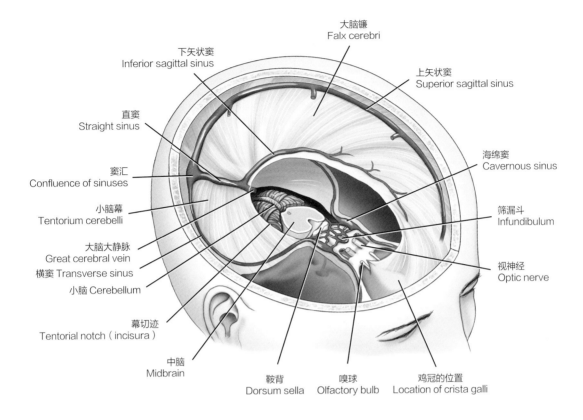

图 3.3　硬脑膜和硬脑膜静脉窦示意图

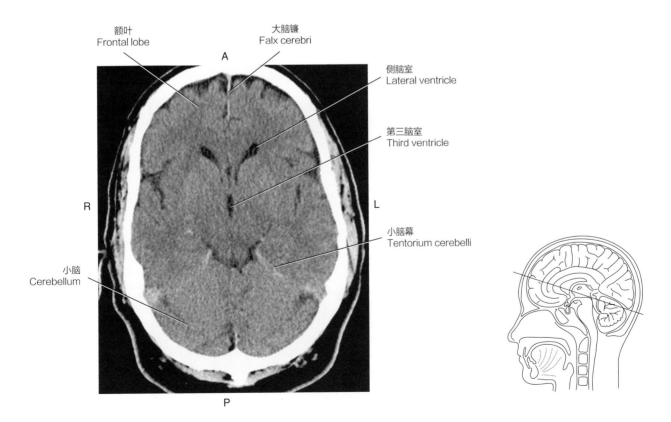

图 3.4　大脑镰和小脑幕，CT，轴位

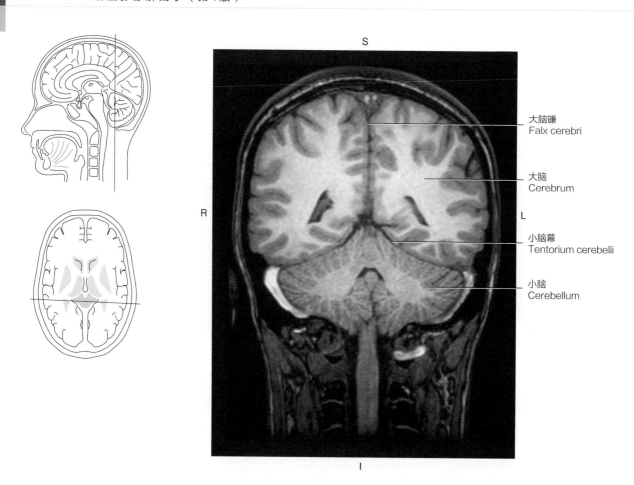

图 3.5　大脑镰和小脑幕，T1 加权 MRI，冠状位

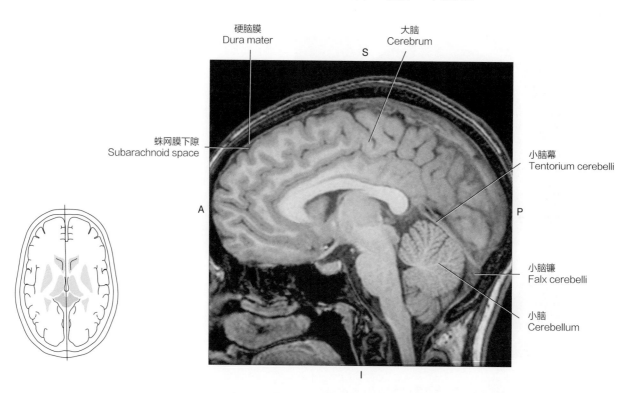

图 3.6　小脑幕，T1 加权 MRI，矢状位

脑室系统

脑室

脑室系统为脑脊液（cerebral spinal fluid, CSF）在中枢神经系统内的循环提供通道。脑室系统主要由位于脑的深部、充满液体的4个腔室（脑室）组成（图3.7~3.9）。最上方的2个腔是左侧和右侧脑室。左侧和右侧脑室分别位于左、右大脑半球内，在中线处被一层称为透明隔的薄膜分隔开（图3.10、3.11）。侧脑室由称作侧脑室体的中间部分与侧脑室额角（前角）、侧脑室枕角（后角）以及侧脑室颞角（下角）3个延伸部分组成（图3.7~3.16）。在侧脑室体、侧脑室枕角以及侧脑室颞角的连接处形成一个三角形的区域，称作脑室三角（脑室前房）。侧脑室在下方通过成对的室间孔（Monro孔）与第三脑室连通（图3.7、3.8、3.10）。第三脑室是狭窄的缝隙状结构，位于中线处侧脑室的下方（图3.7~3.11）。第三脑室的前壁由一层称作终板的薄膜构成，其侧壁由丘脑构成。第三脑室通过狭长的大脑导水管（Sylvius导水管）与第四脑室交通。大脑导水管穿过中脑后部到达第四脑室（图3.7、3.8、3.13）。第四脑室是一个菱形的腔，位于小脑前方、脑桥后方（图3.7、3.8、3.12~3.16）。上、下髓帆将第四脑室和小脑分隔开（图3.13）。脑室系统内的脑脊液流向蛛网膜下隙的基底池。脑脊液的主要出路是位于第四脑室后壁的正中孔（Magendie孔），由此通向小脑延髓池（图3.7、3.17）。第四脑室还有两个外侧孔，称为Luschka孔，与小脑脑桥角池相通。脑脊液也可通过中央管从第四脑室进入脊髓（图3.8、3.17）。

> 透明隔常被用作判定脑中线是否由于肿瘤或颅内压增加而偏移的标志。

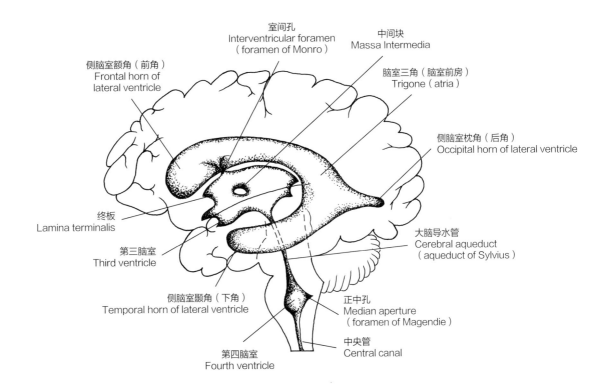

图3.7　脑室系统，侧面观

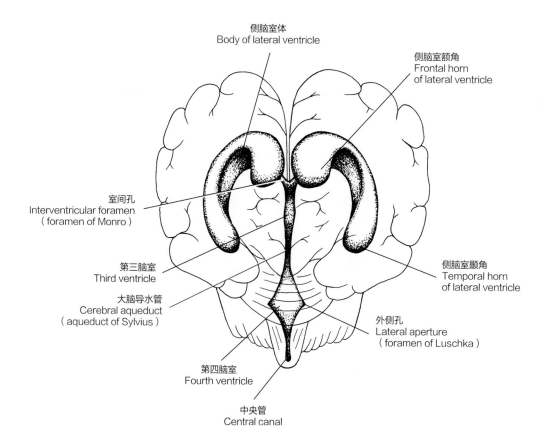

图 3.8　脑室系统，前面观

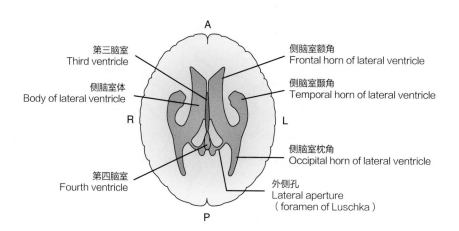

图 3.9　脑室系统，上面观，相对于大脑表面

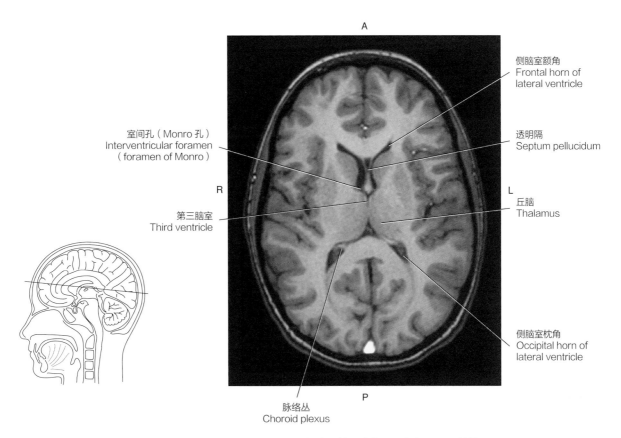

图 3.10　侧脑室和第三脑室，T1 加权 MRI，轴位

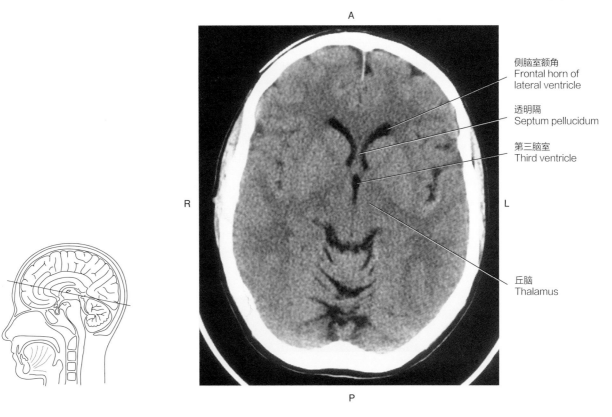

图 3.11　侧脑室和第三脑室，CT，轴位

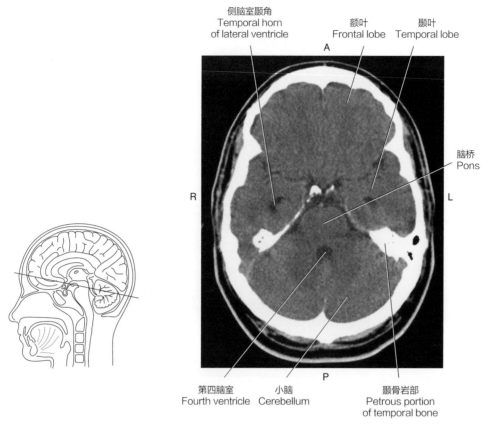

图 3.12　侧脑室颞角，CT，轴位

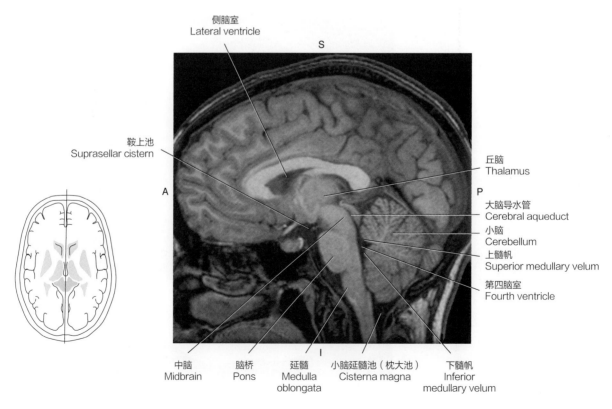

图 3.13　脑室系统，T1 加权 MRI，正中矢状位

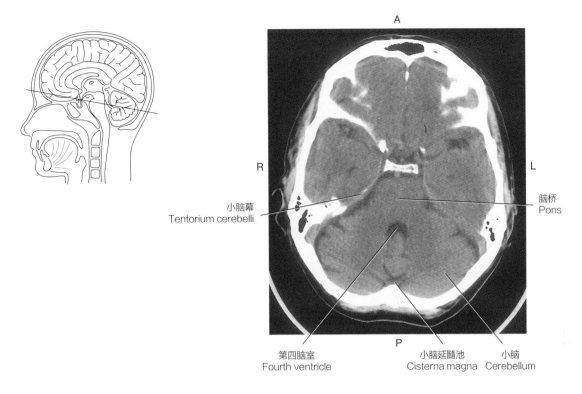

图 3.14　第四脑室，CT，轴位

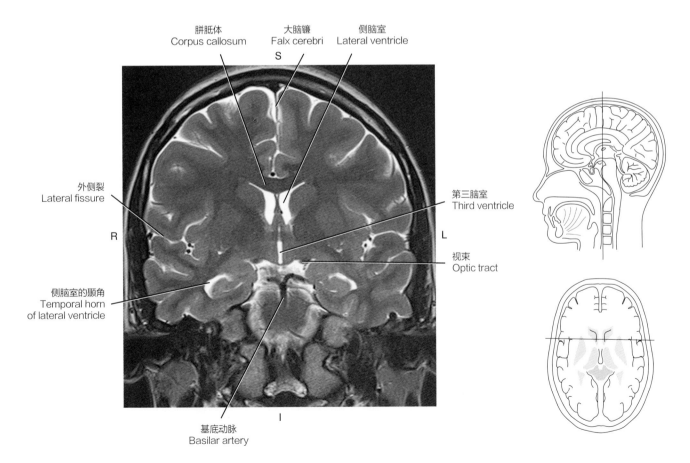

图 3.15　侧脑室颞角，T2 加权 MRI，冠状位

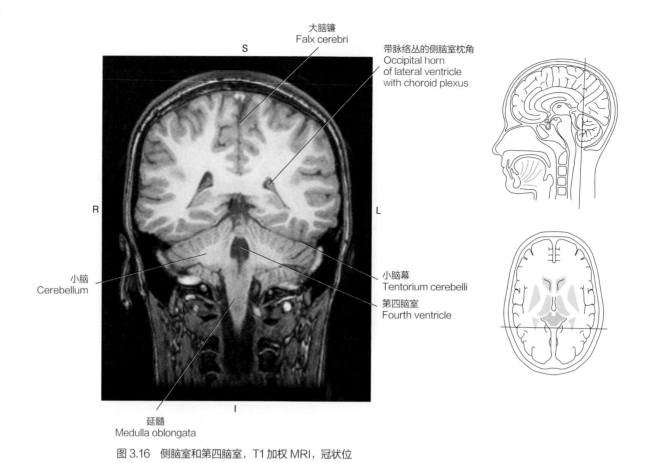

图 3.16　侧脑室和第四脑室，T1 加权 MRI，冠状位

大脑镰
Falx cerebri

S

带脉络丛的侧脑室枕角
Occipital horn
of lateral ventricle
with choroid plexus

R

L

小脑
Cerebellum

小脑幕
Tentorium cerebelli

第四脑室
Fourth ventricle

I

延髓
Medulla oblongata

胼胝体
Corpus callosum

硬脑膜
Dura mater

上矢状窦
Superior sagittal sinus

侧脑室脉络丛
Choroid plexus
of lateral ventricle

蛛网膜粒
Arachnoid granulation

室间孔
Interventricular foramen

前连合
Anterior commissure

蛛网膜下隙
Subarachnoid space

终板
Lamina terminalis

第三脑室脉络丛
Choroid plexus of third ventricle

鞍上池
Suprasellar cistern

上髓帆
Superior medullary velum

四叠体池
Quadrigeminal cistern

中脑
Midbrain

小脑 Cerebellum

大脑导水管
Cerebral aqueduct

下髓帆
Inferior medullary velum

脑桥
Pons

第四脑室脉络丛
Choroid plexus of fourth ventricle

桥前池
Prepontine cistern

第四脑室正中孔
Median aperture of fourth ventricle

延髓
Medulla oblongata

中央管
Central canal

小脑延髓池
Cisterna magna

图 3.17　脉络丛及脑脊液循环，矢状面观

脑室系统内的血管网和神经细胞称为脉络丛,是产生脑脊液的主要结构。脉络丛沿着侧脑室的底部、第三脑室的顶部和第四脑室的下髓帆走行(图 3.17)。通常脉络丛可部分钙化,因而在 CT 图像中较易辨识(图 3.18、3.19)。脑脊液在脑内和脑周围不断循环流动。多余的脑脊液在硬脑膜窦被蛛网膜绒毛重吸收。蛛网膜绒毛是蛛网膜上穿过硬脑膜的浆果样突起(图 3.2、3.17)。膨大的蛛网膜绒毛形成蛛网膜粒。蛛网膜粒在颅骨内面形成形态多样的陷窝或压迹,均属正常的解剖变化。

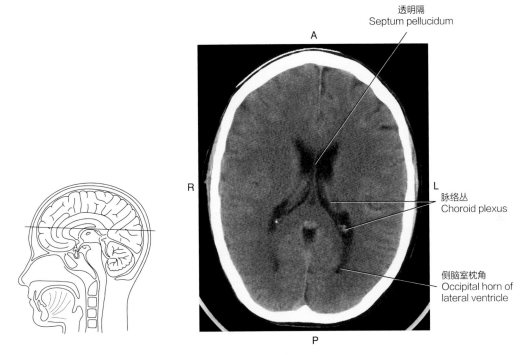

图 3.18　侧脑室内钙化的脉络丛,CT,轴位

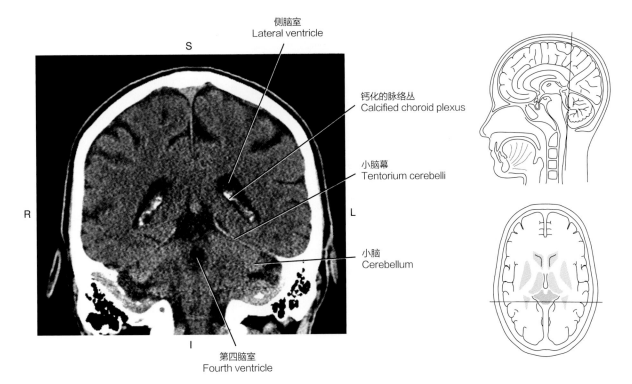

图 3.19　侧脑室内钙化的脉络丛,CT 重建,冠状位

池

蛛网膜下隙是脑和脊髓周围充满液体的窄隙，但在某些部位（主要是围绕脑的基底部），蛛网膜下隙变宽（图3.17）。这些变宽的区域或脑脊液池被称作基底池（蛛网膜下池）（图3.20）。脑脊液池通常以其邻近的脑结构命名。

小脑延髓池是其中最大的池，位于延髓、小脑半球和枕骨之间，颅后窝的下部，并与脊髓蛛网膜下隙相延续（图3.13、3.14、3.17）。脚间池位于中脑的大脑脚之间并向下与桥前池相通（图3.20~3.22）。桥前池位于脑桥的前下方并与小脑脑桥角池相通（图3.17、3.23、3.24）。小脑脑桥角池位于脑桥与小脑的连接处。其内有第V、第Ⅻ和第Ⅷ对脑神经以及小脑上动脉和小脑前下动脉等重要

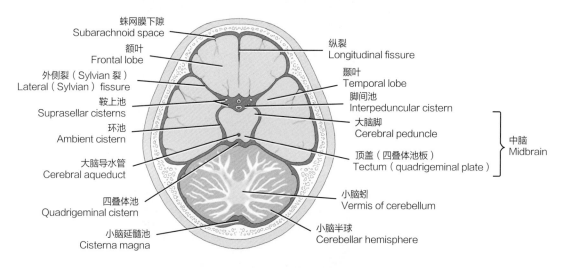

图3.20　基底池，轴面观

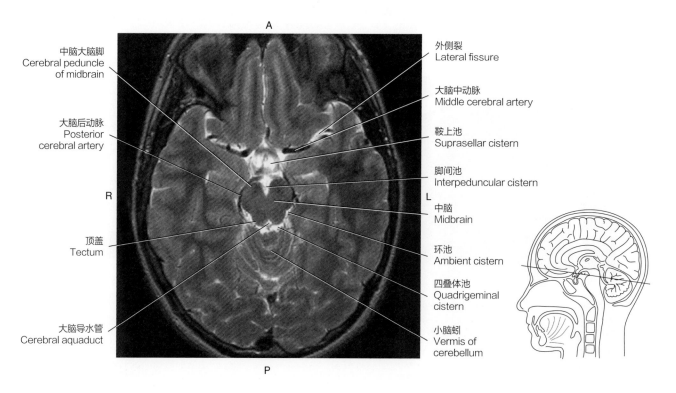

图3.21　环池、鞍上池和脚间池，T2加权MRI，轴位

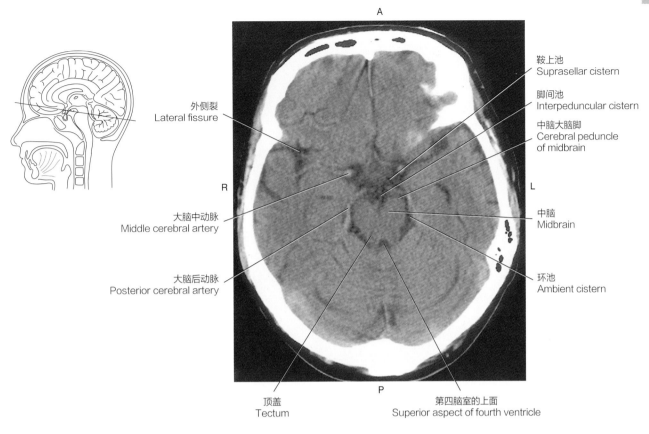

外侧裂
Lateral fissure

大脑中动脉
Middle cerebral artery

大脑后动脉
Posterior cerebral artery

鞍上池
Suprasellar cistern

脚间池
Interpeduncular cistern

中脑大脑脚
Cerebral peduncle
of midbrain

中脑
Midbrain

环池
Ambient cistern

顶盖
Tectum

第四脑室的上面
Superior aspect of fourth ventricle

图 3.22　环池、鞍上池和脚间池，CT，轴位

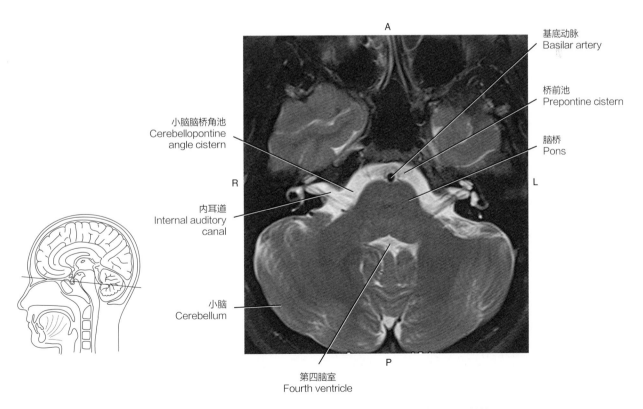

小脑脑桥角池
Cerebellopontine
angle cistern

内耳道
Internal auditory
canal

小脑
Cerebellum

基底动脉
Basilar artery

桥前池
Prepontine cistern

脑桥
Pons

第四脑室
Fourth ventricle

图 3.23　小脑脑桥角池，T2 加权 MRI，轴位

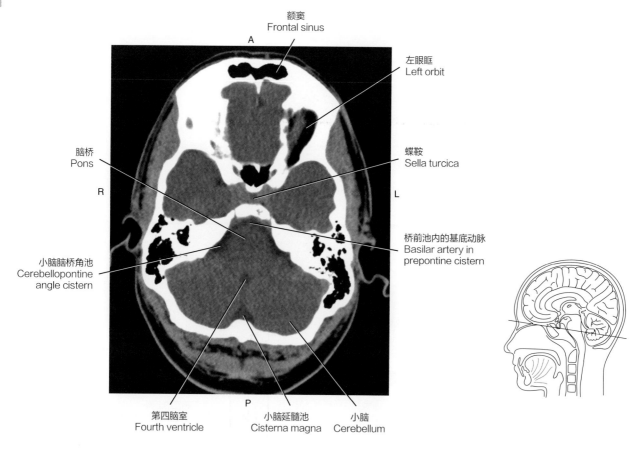

图3.24　小脑脑桥角池，CT，轴位

结构。环池环绕中脑的外侧，连接脚间池和四叠体池（上池）（图3.20~3.22）。四叠体池位于胼胝体压部和小脑上表面之间，中脑上、下丘或顶盖（四叠体池板）的后方（图3.20、3.21）。鞍上池（视交叉池）位于蝶鞍之上，内有视交叉和大脑动脉环（图3.13、3.17、3.20~3.22）。

　　发生在蛛网膜下隙内的出血称为蛛网膜下隙出血。导致蛛网膜下隙出血的最常见原因是动脉瘤破裂。患者通常在急诊主诉突然剧烈头痛。蛛网膜下隙内的血液对脑来说相当于一种化学刺激，并且会导致颅内压的升高。

大脑

　　大脑是脑的最大部分，分为左、右两半球。每侧半球包括众多神经组织形成的褶皱，隆起者称为"回"。回与回之间通过称为"沟"的浅槽分隔，较深的沟称为裂。在脑CT或MRI影像上可以识别的主要脑沟为中央沟，此沟分隔额叶的中央前回和顶叶的中央后回（图3.25、3.26）。识别这些脑回具有非常重要的意义，因为中央前回为脑的运动中枢，中央后回为脑的感觉中枢。其他在影像学上比较重要的脑回还包括扣带回、海马旁回及颞上回（见本章"边缘系统"和"脑叶"部分）。大脑的两个主要沟（裂）为大脑纵裂和大脑外侧裂（Sylvian裂）（图3.27、3.28）。大脑纵裂为分隔左、右大脑半球的一条长而深的纵沟，内有大脑镰和上、下矢状窦。大脑外侧裂将额叶、顶叶与颞叶分隔，有大量的血管（主要是大脑中动脉的分支），沿大脑外侧裂走行（图3.21、3.22、3.25~3.28）。

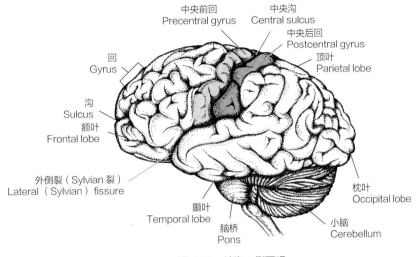

图 3.25　脑沟，侧面观

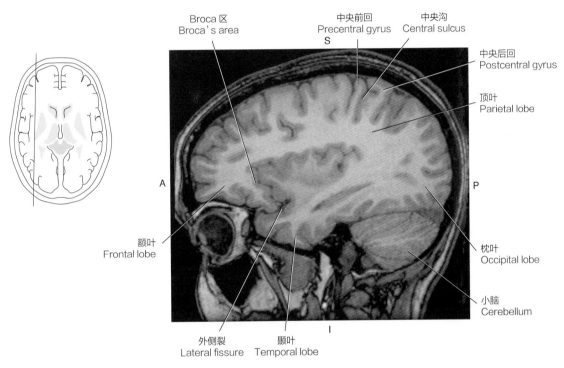

图 3.26　脑叶和中央沟，T1 加权 MRI，矢状位

灰质和白质

大脑具有许多至关重要的功能，包括思维、判断、记忆及辨别能力等。大脑主要由灰质（神经元胞体）和白质（有髓的轴突）组成（图 3.27、3.28）。大脑皮质在脑的最外层，由灰质构成，厚 3～5mm。大脑皮质不仅接受感觉信息的传入，而且发出指令到肌肉和腺体，控制全身的运动和腺体的分泌。皮质深处为白质，主要由构成传导通路的纤维束组成，传导进出皮质的神经冲动。大脑内最大和最致密的白质纤维束

为胼胝体，此中线结构形成了侧脑室的顶部，并连接左、右大脑半球。胼胝体从前下方向后方分为嘴、膝、干和压部（图 3.29～3.32）。

另两个重要的白质纤维束为前、后连合（图 3.29、3.30）。前连合位于终板内，跨越中线并连接两侧颞叶的前部（图 3.29、3.30、3.33、3.34）。后连合由参与传导瞳孔对光反射通路的神经纤维束组成。此纤维束于第三脑室后方、大脑导水管上方和松果体下方越过中线（图 3.29、3.30、3.34）。

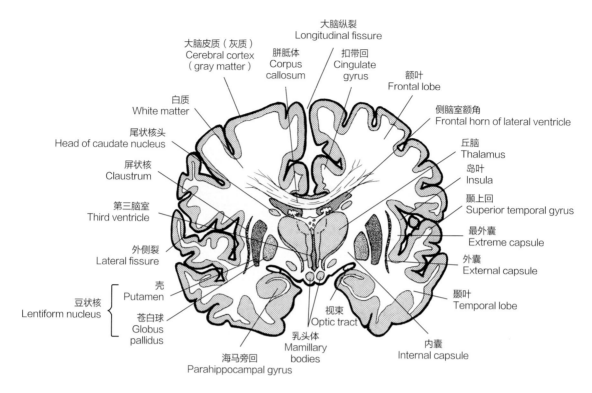

图 3.27　脑，冠状面观

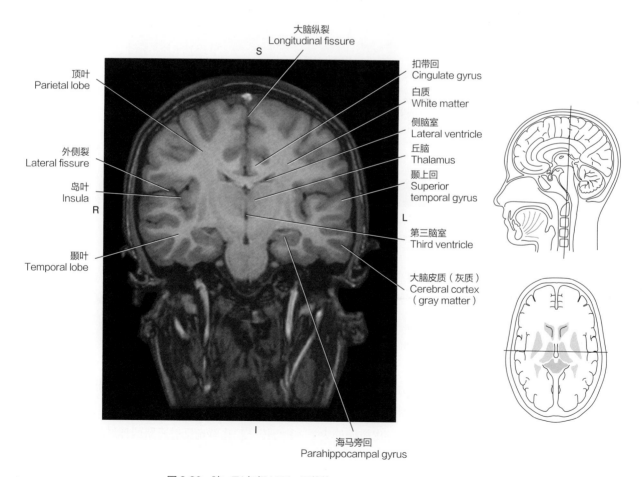

图 3.28　脑，T1 加权 MRI，冠状位

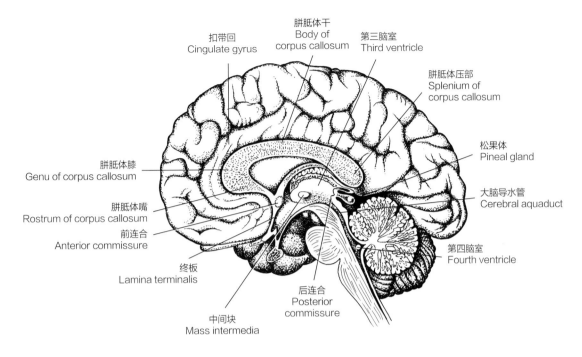

扣带回
Cingulate gyrus

胼胝体干
Body of
corpus callosum

第三脑室
Third ventricle

胼胝体压部
Splenium of
corpus callosum

松果体
Pineal gland

胼胝体膝
Genu of corpus callosum

大脑导水管
Cerebral aquaduct

胼胝体嘴
Rostrum of corpus callosum

前连合
Anterior commissure

终板
Lamina terminalis

第四脑室
Fourth ventricle

后连合
Posterior
commissure

中间块
Mass intermedia

图 3.29 胼胝体，正中矢状面观

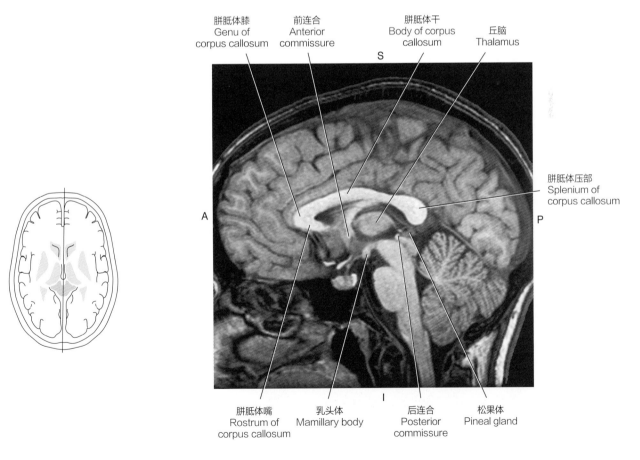

胼胝体膝
Genu of
corpus callosum

前连合
Anterior
commissure

胼胝体干
Body of corpus
callosum

丘脑
Thalamus

S

胼胝体压部
Splenium of
corpus callosum

A

P

I

胼胝体嘴
Rostrum of
corpus callosum

乳头体
Mamillary body

后连合
Posterior
commissure

松果体
Pineal gland

图 3.30 胼胝体，T1 加权 MRI，正中矢状位

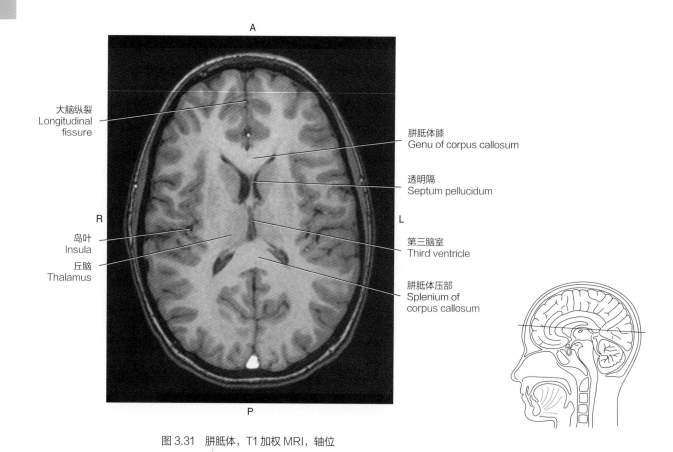

大脑纵裂
Longitudinal
fissure

胼胝体膝
Genu of corpus callosum

透明隔
Septum pellucidum

岛叶
Insula

丘脑
Thalamus

第三脑室
Third ventricle

胼胝体压部
Splenium of
corpus callosum

图 3.31　胼胝体，T1 加权 MRI，轴位

大脑皮质（灰质）
Gray matter of
cerebral cortex

白质
White matter

岛叶
Insula

大脑纵裂
Longitudinal fissure

胼胝体干
Body of corpus
callosum

侧脑室
Lateral ventricle

颞上回
Superior temporal
gyrus

鞍上池
Suprasellar cistern

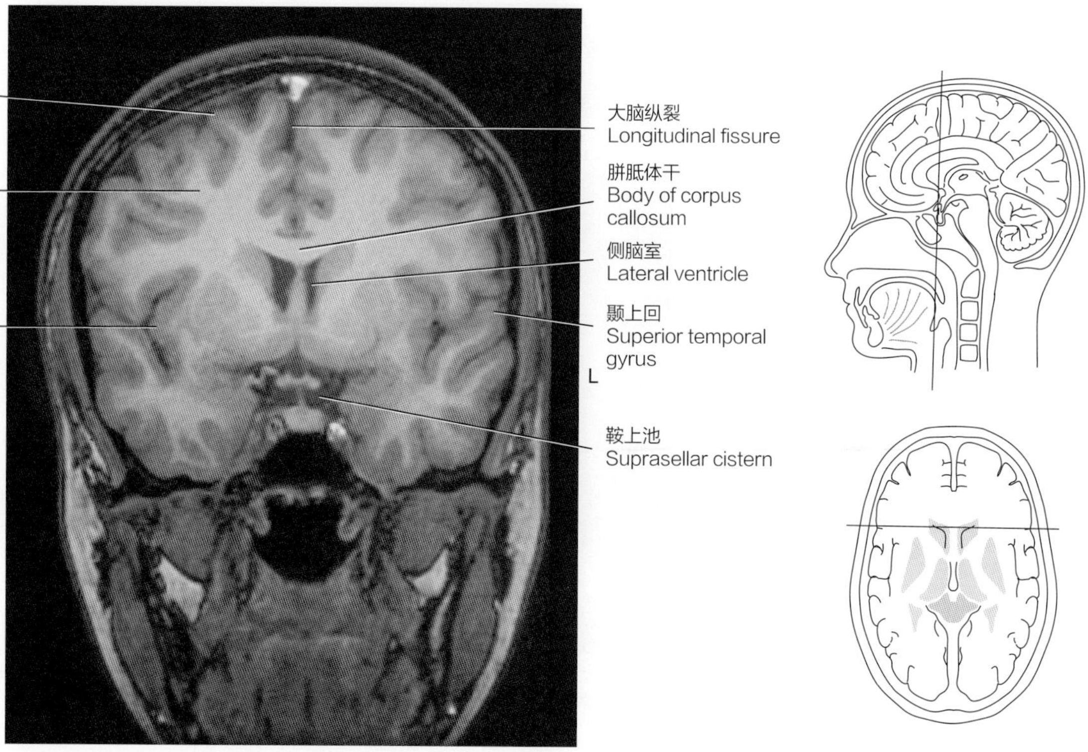

图 3.32　大脑皮质和胼胝体，T1 加权 MRI，冠状位

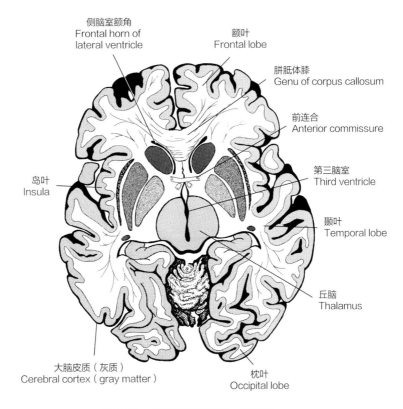

侧脑室额角
Frontal horn of
lateral ventricle

额叶
Frontal lobe

胼胝体膝
Genu of corpus callosum

前连合
Anterior commissure

岛叶
Insula

第三脑室
Third ventricle

颞叶
Temporal lobe

丘脑
Thalamus

大脑皮质（灰质）
Cerebral cortex（gray matter）

枕叶
Occipital lobe

图 3.33　大脑皮质和胼胝体，轴面观

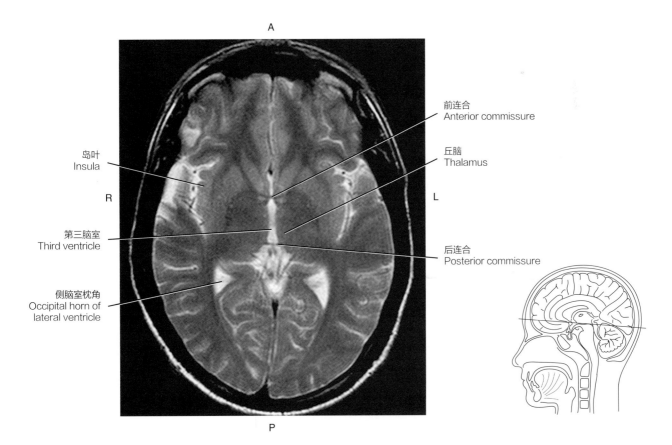

A

前连合
Anterior commissure

岛叶
Insula

丘脑
Thalamus

第三脑室
Third ventricle

后连合
Posterior commissure

侧脑室枕角
Occipital horn of
lateral ventricle

R

L

P

图 3.34　前连合和后连合，T2 加权 MRI，轴位

脑叶

　　每侧大脑半球的皮质可以分为 4 个脑叶：额叶、顶叶、枕叶和颞叶（图 3.35）。这 4 个脑叶的位置与同名颅骨相对应。每个脑叶均有与脑的特定功能相关的重要的脑区。额叶位于脑的最前部，额叶的边界为中央沟和外侧裂。中央沟将额叶与顶叶分隔开，外侧裂则分隔了额叶和颞叶（图 3.25、3.26、3.35、3.36）。额叶具有广泛的功能，如推理、判断、情绪反应、复杂动作的计划及执行、骨骼肌随意运动的调控等。额叶还参与语言的产生，运动性语言中枢又称 Broca 区，位于优势大脑半球额叶的下部，通常位于左侧大脑半球的额下回（图 3.35）。此区与言语发声时的运动协调及规划有关。顶叶位于每侧大脑半球的中部，中央沟的后方。外侧裂的水平部将顶叶与颞叶分隔开（图 3.25、3.26、3.28、3.37）。顶叶与温度觉、触压觉、振动觉、痛觉及味觉等有关，并参与书写和某些与阅读相关的功能。最后方的脑叶为枕叶，它通过顶枕沟或顶枕裂与顶叶相分隔。枕叶与意识性的视觉刺激有关，视区接收视束经间脑视辐射传入的信息

（图 3.36）。颞叶位于枕叶前方，并通过外侧裂与顶叶相分隔（图 3.37）。颞叶的功能包括意识性听觉、嗅觉及主导语言（优势大脑半球）。海马和杏仁核为位于颞叶海马旁回的灰质团块，二者参与记忆的处理过程（图 3.27、3.28）。位于颞上回的听皮质可以分为初级和次级听皮质区（图 3.27、3.32、3.35）。初级听皮质区，即 Heschl 回，接收来自双侧耳蜗的听觉信息；而次级听觉皮质区，即 Wernicke 区，则为语言的理解和构想中枢（图 3.35）。颞叶的深方为另一个皮质区，称为脑岛或 Reil 岛，通常称为第五脑叶——岛叶。岛叶通过外侧裂与颞叶相分隔，一般认为岛叶与内脏感觉和内脏运动功能相关（图 3.27、3.28、3.31~3.38）。

> 　　影像学研究已发现，在精神分裂症及自闭症患者中，颞上回的结构异常与灰质体积减少之间具有相关性。

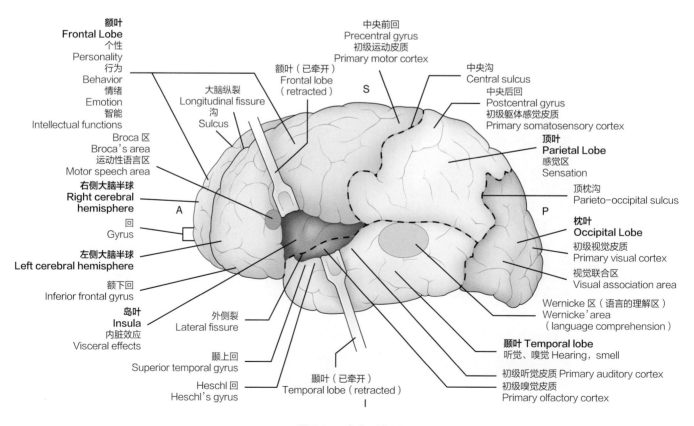

图 3.35　脑叶，侧面观

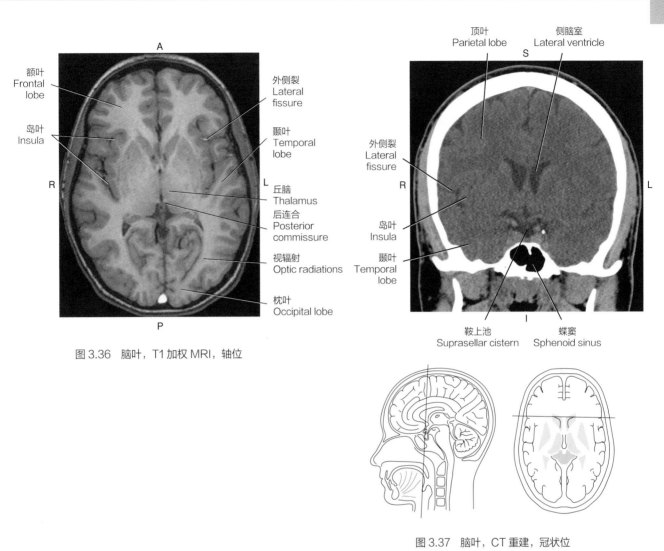

图 3.36　脑叶，T1 加权 MRI，轴位

额叶
Frontal
lobe

岛叶
Insula

外侧裂
Lateral
fissure

颞叶
Temporal
lobe

丘脑
Thalamus

后连合
Posterior
commissure

视辐射
Optic radiations

枕叶
Occipital lobe

顶叶
Parietal lobe

侧脑室
Lateral ventricle

外侧裂
Lateral
fissure

岛叶
Insula

颞叶
Temporal
lobe

鞍上池
Suprasellar cistern

蝶窦
Sphenoid sinus

图 3.37　脑叶，CT 重建，冠状位

岛叶
Insula

四叠体池
Quadrigeminal
cistern

额叶
Frontal lobe

外侧裂
Lateral fissure

颞叶
Temporal lobe

小脑
Cerebellum

图 3.38　脑叶，CT，轴位

基底核

基底核（节）是一组皮质下灰质的总称，包括尾状核、豆状核和屏状核（图 3.27、3.39、3.40）。基底核共同参与骨骼肌的收缩以及运动的计划与编程。尾状核和豆状核是基底核中最大的两个核团，二者为丘脑与同侧大脑皮质间的中继站。尾状核平行于侧脑室，包括头、体、尾 3 个部分。尾状核的头在侧脑室额角形成一个压痕，尾部终于颞叶的杏仁核（图 3.40~3.44）。豆状核为一对凸透镜状的灰质团块，位于岛叶、尾状核和丘脑之间。豆状核可以进一步分为苍白球和壳两部分（图 3.41、3.42）。屏状核为薄层灰质，位于岛叶和豆状核之间，被认为参与了视觉注意力的介导（图 3.41~3.44）。

基底核的疾病或功能障碍可引起运动的启动、停止或维持困难以及记忆和思维问题。与基底核功能异常相关的脑功能紊乱包括亨廷顿病、肝豆状核变性、肌张力障碍及帕金森病。可造成基底核损害的脑损伤很多，包括脑卒中、肿瘤、一氧化碳中毒、肝病、感染及药物过量等。

3 个大的白质纤维束分别为内囊、外囊和最外囊，它们分隔各基底核并传导全脑的电冲动。内囊为一个"回旋镖"形的纤维束，将丘脑、尾状核与豆状核分隔开。外囊为薄层白质板，分隔屏状核与豆状核。最外囊为位于岛叶皮质与屏状核之间的薄层白质板（图 3.40~3.44）。

> 步行时，基底核使上肢下意识地伴随下肢运动进行节律性协调摆动。

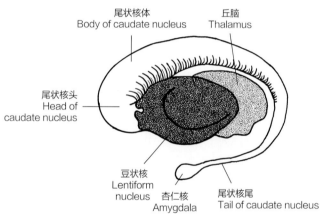

图 3.39 基底核，侧面观

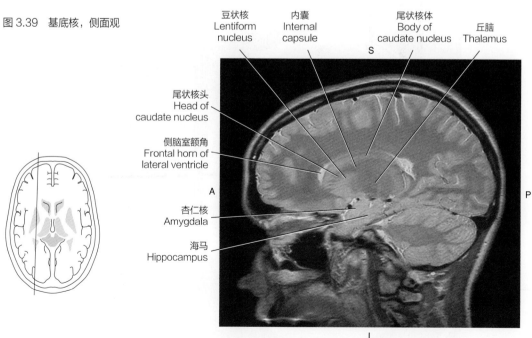

图 3.40 基底核，T2 加权 MRI，矢状位

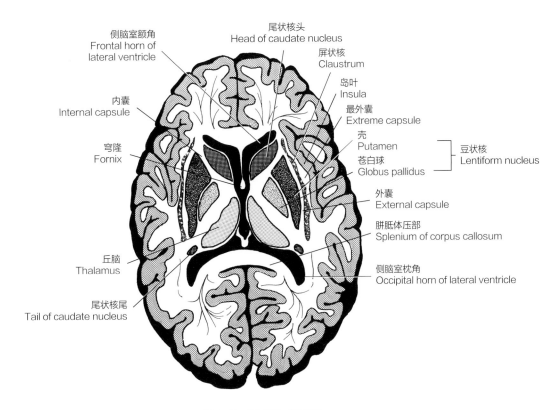

图 3.41　基底核，轴面观

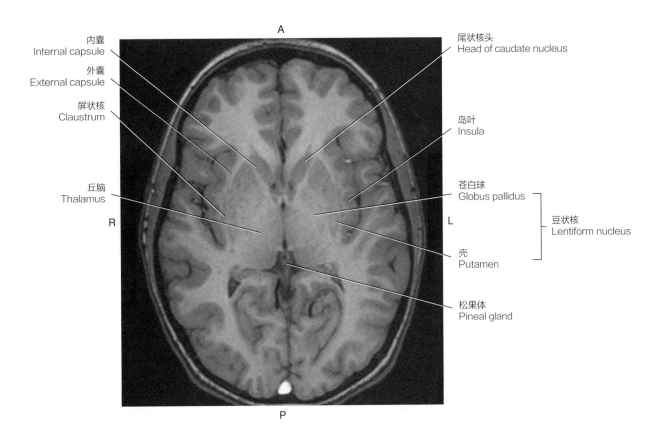

图 3.42　基底核，T1 加权 MRI，轴位

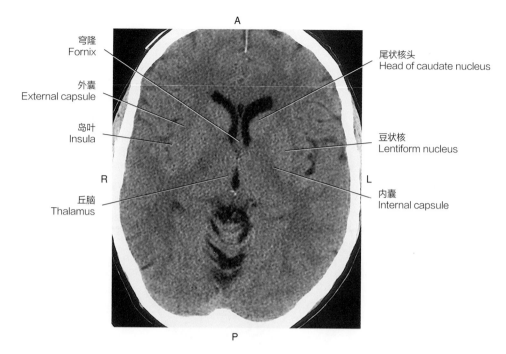

图 3.43　基底核，CT，轴位

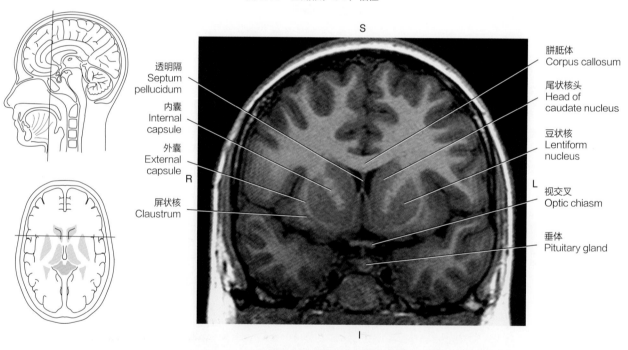

图 3.44　基底核，T1 加权 MRI，冠状位

间脑

间脑为脑内的复合结构，主要包括丘脑和下丘脑。间脑为感觉信息的中继站，且是中枢神经系统和内分泌系统之间的相互作用位点，还与边缘系统关系密切。

丘脑

丘脑（又称背侧丘脑）由一对大的卵圆形灰质团块构成，通过大量纤维束与绝大部分脑区及脊髓相联系。丘脑构成第三脑室侧壁的一部分，并通过第三脑室中部的中间块连接左、右两侧（图 3.45、3.46）。丘脑为除嗅觉信息外，所有出入大脑皮质的感觉信息的中继站（图 3.27～3.31、3.39～3.43）。

下丘脑

下丘脑由一群位于丘脑下方、视交叉后方，虽然很小却很关键的核团组成，构成第三脑室的底部。下丘脑包括视交叉、乳头体及漏斗，在功能上与垂体有密切联系（图 3.45、3.46）。下丘脑可以整合自主神经、内分泌系统及边缘系统的活动，通过调节体温、食欲、性欲、睡眠模式等维持人体内环境的稳定。此外，下丘脑还可以通过分泌神经激素调节垂体前、后叶的活动，刺激或抑制垂体激素的释放。

垂体

垂体是一个内分泌腺，通过漏斗与下丘脑相连。漏斗是位于视交叉与乳头体之间的细柄状结构（图 3.45、3.46）。垂体位于脑底部的蝶鞍内（图 3.45～3.49），这种保护性的位置关系显示出垂体的重要性。垂体有时被称为主腺，因为其可以通过 6 种主要激素的作用来控制和调节许多其他腺体的功能。下丘脑可向垂体发出信号以刺激或抑制激素的产生。垂体可分为前

叶（腺垂体）和后叶（神经垂体）（图 3.46）。前叶能合成和释放 6 种激素：生长激素（GH）、催乳素（PRL）、卵泡刺激素（FSH）、黄体生成素（LH）、促肾上腺皮质激素（ACTH）和促甲状腺激素（TSH）。这 6 种激素有助于调节其他影响生长、血压、代谢、体温调节、生殖腺及应激反应的内分泌腺的功能。后叶并不直接产生激素，但可以释放 2 种下丘脑合成的激素进入血液循环。这 2 种激素分别为抗利尿激素（ADH，又称血管升压素）以及催产素。

上丘脑

上丘脑位于间脑最后部，包括后连合和松果体。松果体为内分泌结构，分泌的褪黑素是一种 5- 羟色胺衍生物类激素，有助于调节昼夜节律。褪黑素也与生殖性激素黄体生成素和卵泡刺激素的调节有关。松果体位于中脑顶部、第三脑室后方、胼胝体压部下方。松果体有时可钙化，此特点有利于在 CT 扫描和颅侧位成像时发现并识别该结构（图 3.29、3.30、3.45、3.46、3.50、3.51）。

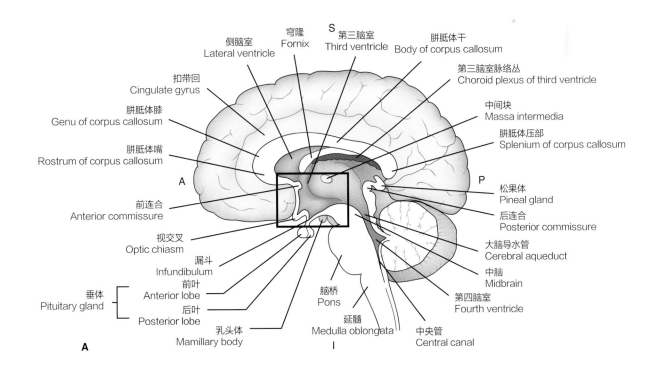

图 3.45　下丘脑（A）和下丘脑核团（B），矢状面观

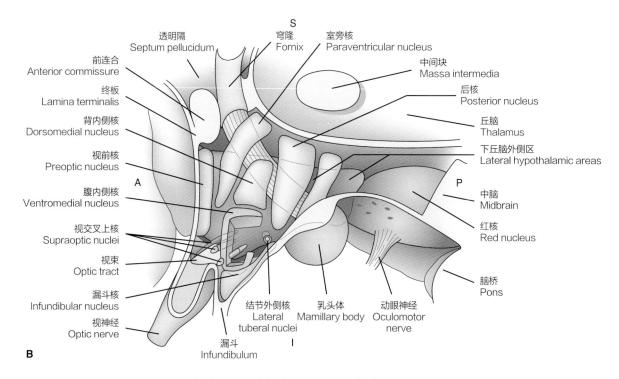

图 3.45（续）　下丘脑（A）和下丘脑核团（B），矢状面观

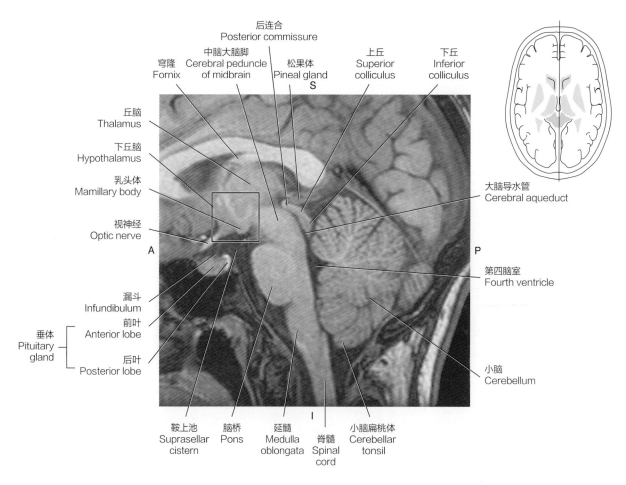

图 3.46　脑干，T1 加权 MRI，正中矢状位

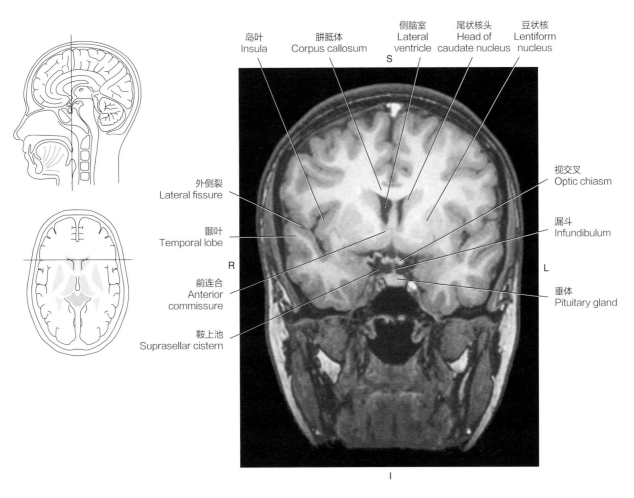

岛叶
Insula

胼胝体
Corpus callosum

侧脑室
Lateral ventricle

尾状核头
Head of caudate nucleus

豆状核
Lentiform nucleus

外侧裂
Lateral fissure

颞叶
Temporal lobe

前连合
Anterior commissure

鞍上池
Suprasellar cistern

视交叉
Optic chiasm

漏斗
Infundibulum

垂体
Pituitary gland

图 3.47　垂体和视交叉，T1 加权 MRI，冠状位

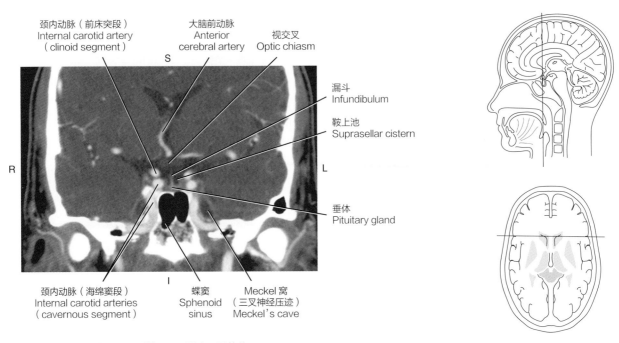

颈内动脉（前床突段）
Internal carotid artery
（clinoid segment）

大脑前动脉
Anterior cerebral artery

视交叉
Optic chiasm

漏斗
Infundibulum

鞍上池
Suprasellar cistern

垂体
Pituitary gland

颈内动脉（海绵窦段）
Internal carotid arteries
（cavernous segment）

蝶窦
Sphenoid sinus

Meckel 窝
（三叉神经压迹）
Meckel's cave

图 3.48　垂体，CT 重建，冠状位

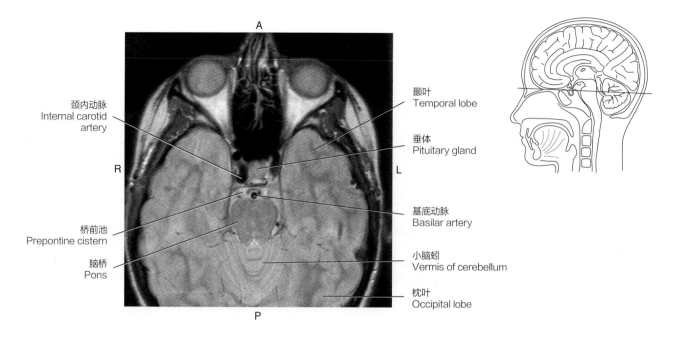

图 3.49　垂体，质子密度加权 MRI，轴位

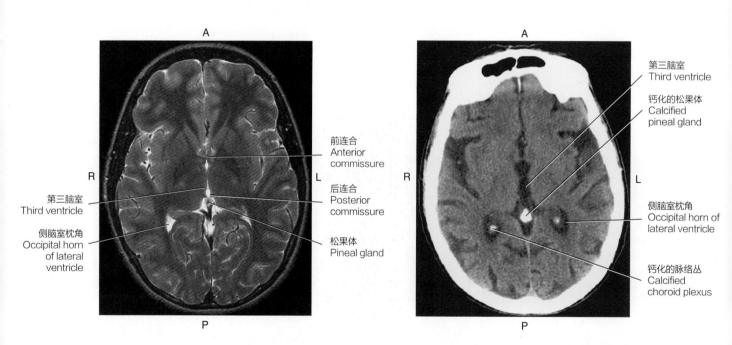

图 3.50　松果体，T2 加权 MRI，轴位

图 3.51　钙化的松果体，CT，轴位

边缘系统

边缘系统是由一系列相互连接的脑结构和位于颞叶内侧面内部或附近的纤维束形成的复合体，内有联系中脑、基底核和大脑半球深方其他区域的重要神经通路（图 3.52~3.57）。这些结构共同作用以调控人体的行为、情绪方面的功能。需要特别注意的是，边缘系统与攻击或顺从行为、性行为、学习、记忆及一般情绪反应密切相关。边缘系统的脑结构包括海马、杏仁核、嗅束、穹隆、扣带回和乳头体。海马旁回为颞叶内侧缘的向内卷曲的结构，从冠状面上观察，形似海马（图 3.57）。海马旁回内有海马和杏仁核，二者是与记忆和情绪功能相关的重要结构。海马在短期记忆向长期记忆转化中具有重要作用。杏仁核为杏仁状灰质团块，位于海马旁回深方、海马前方（图 3.40、3.52~3.54）。杏仁核可协调自主神经和内分泌系统的活动，与决策、情绪处理、攻击行为、性行为等关系密切。嗅束在额叶下方走行，与杏仁核相联系，以便将嗅觉信息传递至边缘系统（图 3.52、3.56）。边缘系统通过位于大脑半球边缘的纤维束与其他脑内重要结构相整合。最易识别的边缘系统纤维束为穹隆。穹隆是位于胼胝体压部下方的弓形结构，构成了透明

隔的下缘。穹隆可以特异性地将海马与其他脑功能区相整合（图 3.45、3.46、3.52、3.55、3.57）。扣带回位于两侧大脑半球的内侧缘、胼胝体上方（图 3.52、3.55、3.57），此区被认为是脑内的情绪调控中枢，因此在边缘系统中具有重要作用。乳头体为下丘脑后部底面上的两个圆形结构，与记忆及动机有关。乳头体通过穹隆接受来自海马的信息传入，并发出纤维止于丘脑前核群及中脑的管周灰质（图 3.45、3.46、3.52、3.53）。

▶ 海马损伤可导致记忆障碍。高清的海马区 MRI 影像可用于评估与海马硬化相关的痴呆或癫痫患者。

▶ 杏仁核可参与学习并可帮助判定环境线索和经历是否有益或是否危险。杏仁核异常对行为影响巨大，并与许多神经精神疾病及神经发育紊乱关系密切。杏仁核功能失调可引起冒险行为、不当的社会行为以及焦虑增多。

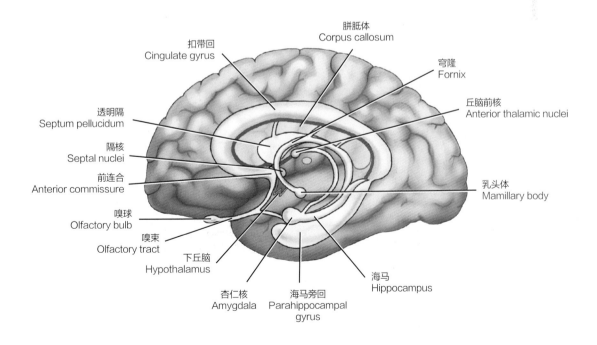

扣带回 Cingulate gyrus
胼胝体 Corpus callosum
穹隆 Fornix
丘脑前核 Anterior thalamic nuclei
透明隔 Septum pellucidum
隔核 Septal nuclei
前连合 Anterior commissure
乳头体 Mamillary body
嗅球 Olfactory bulb
嗅束 Olfactory tract
下丘脑 Hypothalamus
杏仁核 Amygdala
海马旁回 Parahippocampal gyrus
海马 Hippocampus

图 3.52 脑内边缘系统，侧面观

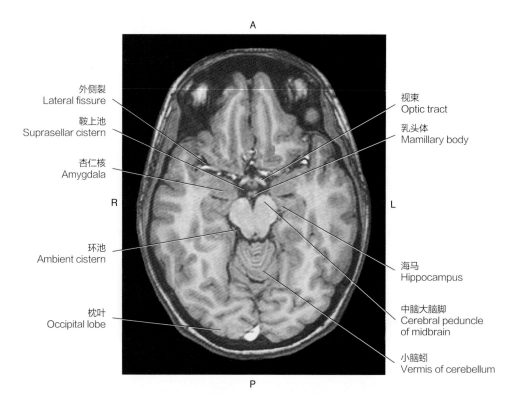

外侧裂
Lateral fissure

鞍上池
Suprasellar cistern

杏仁核
Amygdala

视束
Optic tract

乳头体
Mamillary body

环池
Ambient cistern

海马
Hippocampus

枕叶
Occipital lobe

中脑大脑脚
Cerebral peduncle
of midbrain

小脑蚓
Vermis of cerebellum

图 3.53　海马和杏仁核，T1 加权 MRI，轴位

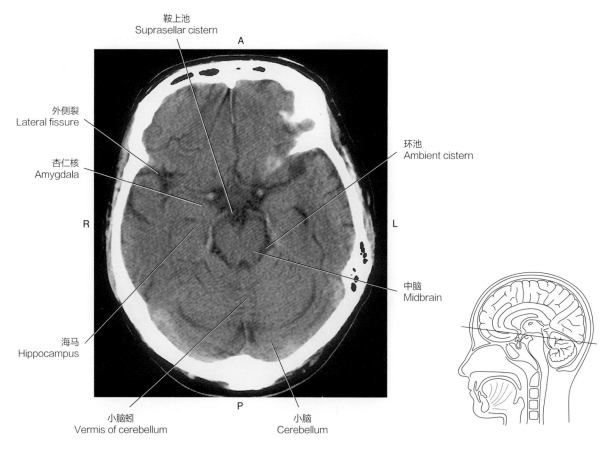

鞍上池
Suprasellar cistern

外侧裂
Lateral fissure

杏仁核
Amygdala

环池
Ambient cistern

中脑
Midbrain

海马
Hippocampus

小脑蚓
Vermis of cerebellum

小脑
Cerebellum

图 3.54　海马和杏仁核，CT，轴位

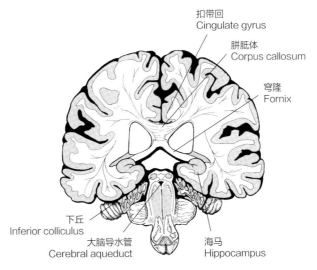

图 3.55 海马和穹隆，冠状面观

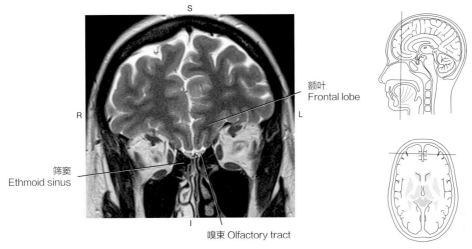

图 3.56 嗅束，T2 加权 MRI，冠状位

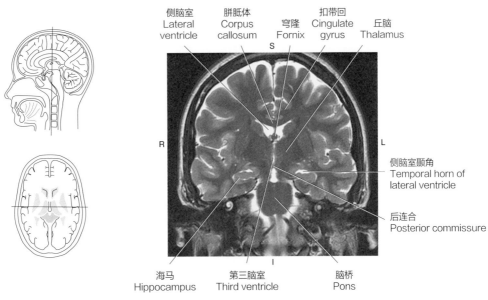

图 3.57 穹隆、扣带回和海马，T2 加权 MRI，冠状位

脑干

　　脑干相对较小，但有大量的运动核和感觉核聚集在此，因此脑干对脑正常行使功能至关重要。12对脑神经中，10对脑神经的始核或终核位于脑干。脑

干分为中脑、脑桥和延髓3个部分（图3.45、3.46、3.58、3.59）。被盖位于脑干中央，是脑干的3个部分均具有的结构，此区具有整合功能，如复杂运动模式的整合、呼吸和心血管运动的整合、意识的调节（图3.60）。被盖的核心结构为网状结构，此区含有脑神经核及出

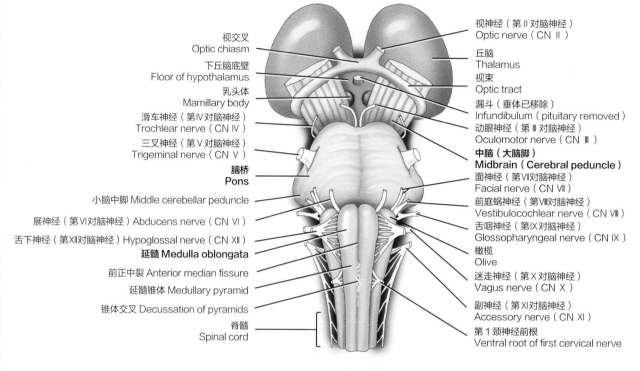

视交叉 Optic chiasm
下丘脑底壁 Floor of hypothalamus
乳头体 Mamillary body
滑车神经（第IV对脑神经）Trochlear nerve（CN IV）
三叉神经（第V对脑神经）Trigeminal nerve（CN V）
脑桥 Pons
小脑中脚 Middle cerebellar peduncle
展神经（第VI对脑神经）Abducens nerve（CN VI）
舌下神经（第XII对脑神经）Hypoglossal nerve（CN XII）
延髓 Medulla oblongata
前正中裂 Anterior median fissure
延髓锥体 Medullary pyramid
锥体交叉 Decussation of pyramids
脊髓 Spinal cord

视神经（第II对脑神经）Optic nerve（CN II）
丘脑 Thalamus
视束 Optic tract
漏斗（垂体已移除）Infundibulum（pituitary removed）
动眼神经（第III对脑神经）Oculomotor nerve（CN III）
中脑（大脑脚）Midbrain（Cerebral peduncle）
面神经（第VII对脑神经）Facial nerve（CN VII）
前庭蜗神经（第VIII对脑神经）Vestibulocochlear nerve（CN VIII）
舌咽神经（第IX对脑神经）Glossopharyngeal nerve（CN IX）
橄榄 Olive
迷走神经（第X对脑神经）Vagus nerve（CN X）
副神经（第XI对脑神经）Accessory nerve（CN XI）
第1颈神经前根 Ventral root of first cervical nerve

图 3.58　脑干及脑神经，前面观

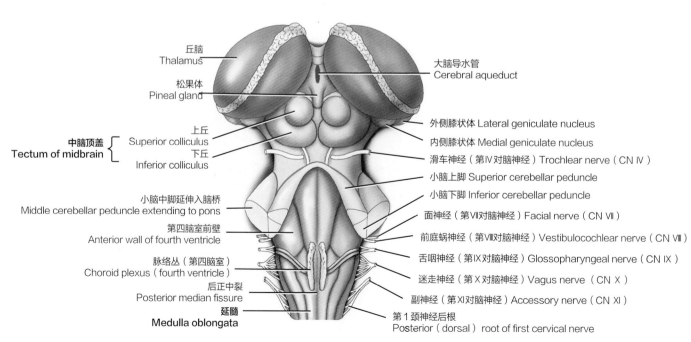

丘脑 Thalamus
松果体 Pineal gland
中脑顶盖 Tectum of midbrain
上丘 Superior colliculus
下丘 Inferior colliculus
小脑中脚延伸入脑桥 Middle cerebellar peduncle extending to pons
第四脑室前壁 Anterior wall of fourth ventricle
脉络丛（第四脑室）Choroid plexus（fourth ventricle）
后正中裂 Posterior median fissure
延髓 Medulla oblongata

大脑导水管 Cerebral aqueduct
外侧膝状体 Lateral geniculate nucleus
内侧膝状体 Medial geniculate nucleus
滑车神经（第IV对脑神经）Trochlear nerve（CN IV）
小脑上脚 Superior cerebellar peduncle
小脑下脚 Inferior cerebellar peduncle
面神经（第VII对脑神经）Facial nerve（CN VII）
前庭蜗神经（第VIII对脑神经）Vestibulocochlear nerve（CN VIII）
舌咽神经（第IX对脑神经）Glossopharyngeal nerve（CN IX）
迷走神经（第X对脑神经）Vagus nerve（CN X）
副神经（第XI对脑神经）Accessory nerve（CN XI）
第1颈神经后根 Posterior（dorsal）root of first cervical nerve

图 3.59　脑干，后面观

入脑的上、下行传导束。整体上看，脑干为大脑皮质、小脑和脊髓间的通道（图3.61）。

中脑

中脑位于脑桥上方、颅中窝和颅后窝的连接处，为脑干中最小的部分。中脑主要由大量的神经纤维束组成，分为2个主要部分：大脑脚和顶盖（四叠体）（图3.58~3.60）。中脑内有大脑导水管穿过，连通第三脑室和第四脑室，管内含有脑脊液。顶盖位于大脑导水管后方，构成中脑的顶部（或称背侧面）（图3.58~3.60）。顶盖包括4个圆形的小突起，称为丘。上面的一对称为上丘，为视觉反射中枢，可协调眼球与头颈部的运动；下面的一对称为下丘，为听觉传导通路的中继站，可向丘脑传递听觉信息（图3.46、3.59~3.65）。大脑导水管前方为两个粗大的大脑脚（图3.46、3.58、3.60、3.62~3.65），这些绳状的纤维束主要由内囊纤维直接延伸而来的轴突组成，从大脑皮质延伸至脊髓（图3.46、3.60、3.63~3.65）。大

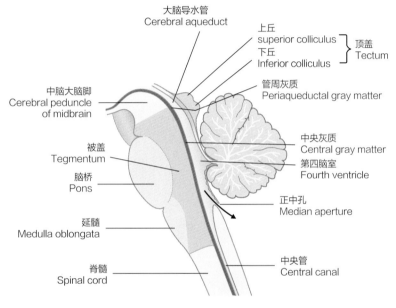

图3.60　脑干被盖，矢状面观

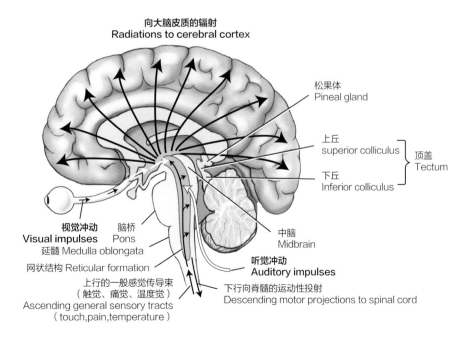

图3.61　脑干网状结构，矢状面观

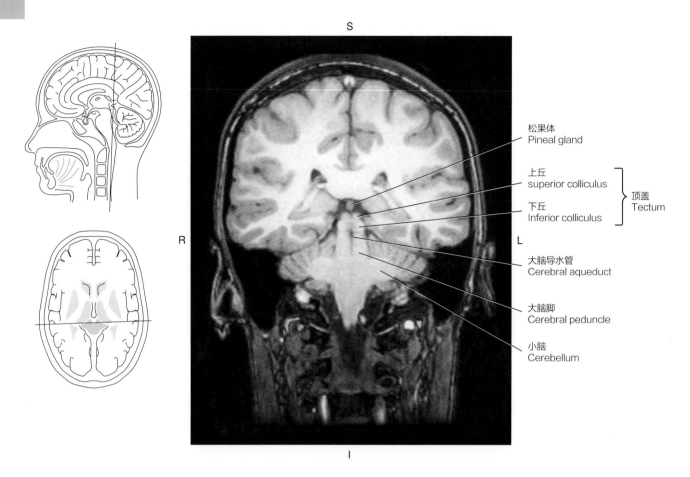

图 3.62　中脑，T1 加权 MRI，冠状位

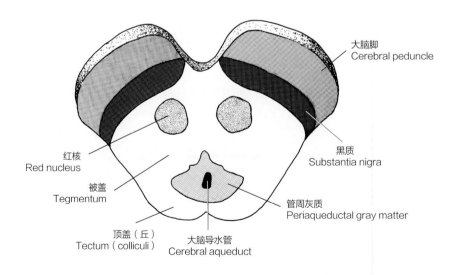

图 3.63　中脑及大脑脚，轴面观

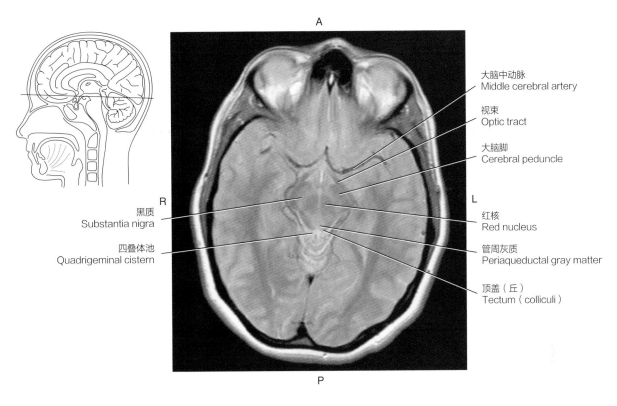

图 3.64 大脑脚及红核，质子密度加权 MRI，轴位

A

大脑中动脉
Middle cerebral artery

视束
Optic tract

大脑脚
Cerebral peduncle

R

L

黑质
Substantia nigra

红核
Red nucleus

四叠体池
Quadrigeminal cistern

管周灰质
Periaqueductal gray matter

顶盖（丘）
Tectum（colliculi）

P

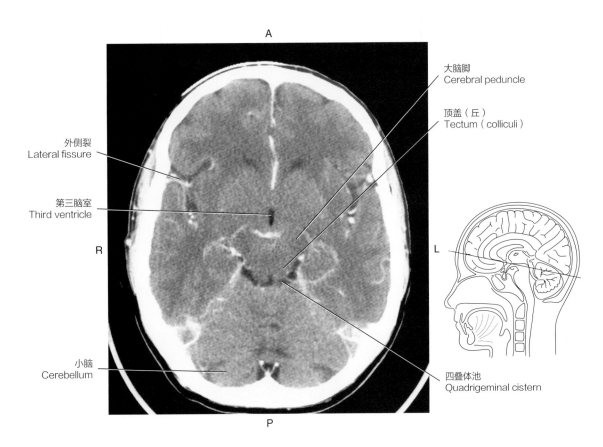

A

大脑脚
Cerebral peduncle

顶盖（丘）
Tectum（colliculi）

外侧裂
Lateral fissure

第三脑室
Third ventricle

R

L

小脑
Cerebellum

四叠体池
Quadrigeminal cistern

P

图 3.65 大脑脚及顶盖，CT，轴位

脑脚因为含有黑色素沉积的黑质结构而更加醒目。黑质为一厚层细胞，含有黑色素（图3.63、3.64）。黑质与多巴胺的产生有关，多巴胺为一种脑内神经递质，可以易化运动的产生、调控脑的奖赏系统。红核位于中脑被盖的上丘水平，含有大量的运动纤维束，为大脑半球与小脑间的中继站（图3.63、3.64）。红核与运

> 帕金森病是一种神经系统变性疾病，可引起震颤及运动障碍，由中脑黑质中分泌多巴胺的神经元缺失引起。

> 多巴胺为一种神经递质，在行为的奖赏和激励中起着重要作用。大多数奖赏（如食物、性、毒品等）能够刺激脑内多巴胺的释放。多巴胺可能有助于缓解抑郁、集中注意力或增加动力。因此，多巴胺水平过高或过低，均可能导致注意力难以集中、无法专注于工作等情况。

动的协调及平衡觉有关。中脑被盖的另一部分为围绕在大脑导水管周围的管周灰质，此区接受有关痛觉、温度觉的信息传入，并向大脑传递（图3.60、3.63、3.64）。

脑桥
脑桥是一个卵圆形的膨大结构，位于中脑和延髓之间。脑桥位于颅底斜坡的后方、小脑的前方，形成一个向前的明显凸出。脑桥一词恰当地说明了脑桥纤维是脊髓与大脑皮质以及小脑皮质之间的中继桥梁（图3.46、3.58、3.60、3.61、3.66~3.69）。

延髓
延髓从脑桥延伸至枕骨大孔，并在枕骨大孔处与脊髓相延续（图3.45、3.46）。延髓包含了脑和脊髓间的所有纤维束，是调节人体内部活动的重要中枢。这些中枢与心律、呼吸节律及血压的控制密切相关。延髓前、后面的正中央分别有前、后正中裂（图3.58、3.59）。前、后正中裂将延髓分为左右对称的两部分。在延髓前正中裂两侧各有一纤维束，称为延髓锥体

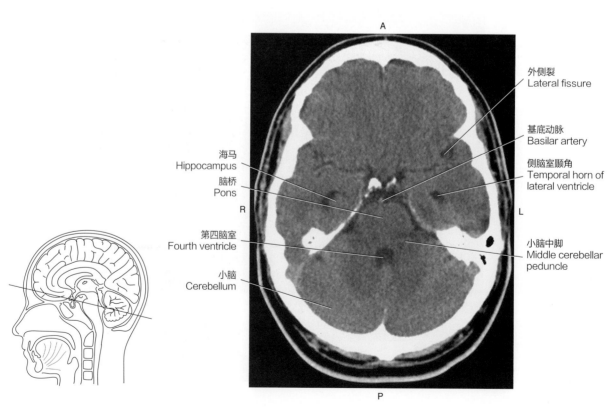

图3.66　脑桥，CT，轴位

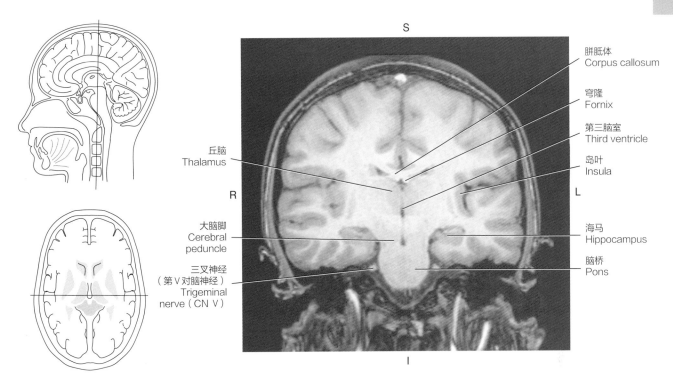

S

丘脑
Thalamus

大脑脚
Cerebral
peduncle

三叉神经
（第Ⅴ对脑神经）
Trigeminal
nerve（CN Ⅴ）

R

L

胼胝体
Corpus callosum

穹隆
Fornix

第三脑室
Third ventricle

岛叶
Insula

海马
Hippocampus

脑桥
Pons

I

图 3.67　脑桥，T1 加权 MRI，冠状位

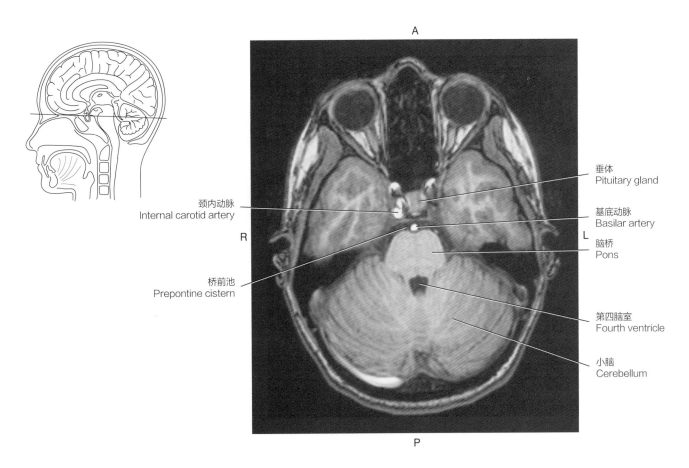

A

颈内动脉
Internal carotid artery

桥前池
Prepontine cistern

R

L

垂体
Pituitary gland

基底动脉
Basilar artery

脑桥
Pons

第四脑室
Fourth ventricle

小脑
Cerebellum

P

图 3.68　脑桥和小脑，T1 加权 MRI，轴位

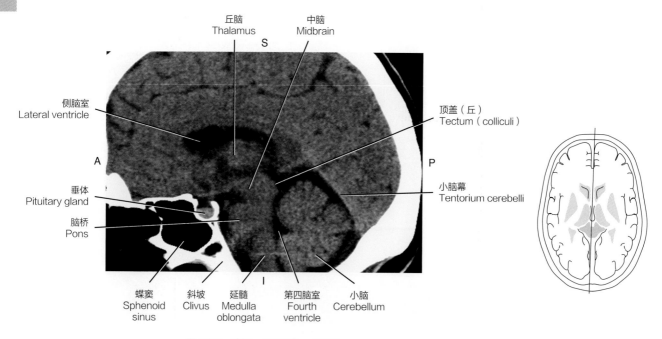

丘脑
Thalamus

中脑
Midbrain

S

侧脑室
Lateral ventricle

顶盖（丘）
Tectum（colliculi）

A

P

垂体
Pituitary gland

小脑幕
Tentorium cerebelli

脑桥
Pons

I

蝶窦
Sphenoid sinus

斜坡
Clivus

延髓
Medulla oblongata

第四脑室
Fourth ventricle

小脑
Cerebellum

图 3.69　脑桥，CT 重建，矢状位

（图 3.58、3.70、3.71）。延髓锥体内的纤维可以调控随意运动。在延髓锥体下部，大部分神经纤维交叉至对侧（图 3.58）。此交叉在一定程度上说明了为何一侧大脑控制对侧身体。在两侧延髓的外侧面各有 1 个卵圆形隆起，称为橄榄，其深方的核团与来自内耳的声音冲动的调节、身体平衡及运动协调有关（图 3.58、3.70~3.72）。

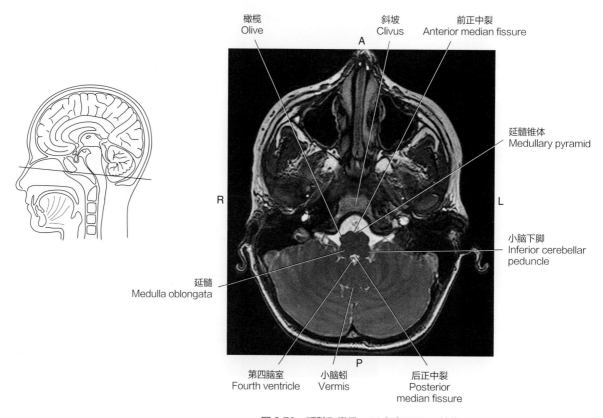

橄榄
Olive

斜坡
Clivus

前正中裂
Anterior median fissure

A

延髓锥体
Medullary pyramid

R

L

小脑下脚
Inferior cerebellar peduncle

延髓
Medulla oblongata

第四脑室
Fourth ventricle

小脑蚓
Vermis

后正中裂
Posterior median fissure

P

图 3.70　延髓和橄榄，T2 加权 MRI，轴位

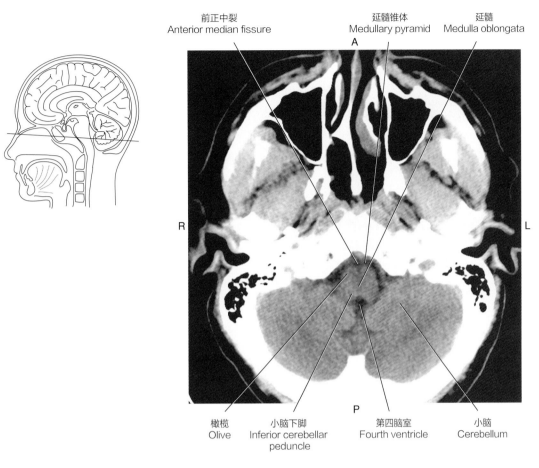

前正中裂
Anterior median fissure

延髓锥体
Medullary pyramid

延髓
Medulla oblongata

A

R

L

P

橄榄
Olive

小脑下脚
Inferior cerebellar
peduncle

第四脑室
Fourth ventricle

小脑
Cerebellum

图 3.71　延髓和橄榄，CT，轴位

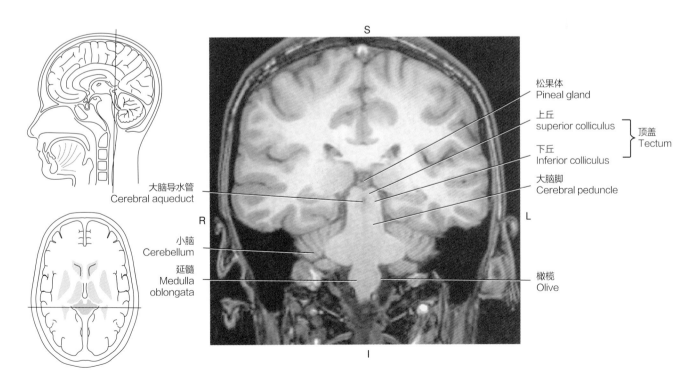

S

松果体
Pineal gland

上丘
superior colliculus

下丘
Inferior colliculus

顶盖
Tectum

大脑脚
Cerebral peduncle

大脑导水管
Cerebral aqueduct

R

L

小脑
Cerebellum

延髓
Medulla
oblongata

橄榄
Olive

I

图 3.72　延髓和橄榄，T1 加权 MRI，冠状位

小脑

　　小脑位于颅后窝，在脑干的后方（图3.73）。小脑为运动协调中枢。尽管小脑并不具有发起实际运动的功能，但其通过脑干与大脑相联系并参与执行各种运动功能，包括维持肌张力、保持姿势、维持平衡及运动协调。小脑具有两个半球，小脑半球的外形引人注目，灰质褶皱使小脑半球形似菜花，小脑中线结构为蚓，连接左、右小脑半球（图3.53、3.54、3.73、3.74）。在小脑半球的下面有两个圆形的隆起，称为小脑扁桃体（图3.75、3.76）。

　　小脑脚是3对连接小脑和脑干的神经纤维束（图3.59）。小脑上脚连接小脑和中脑，小脑中脚连接小脑和脑桥，小脑下脚则将延髓与小脑相连（图3.74、3.77~3.79）。所有出入小脑的信息均经过小脑脚。

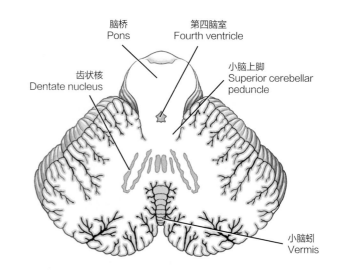

图 3.74　经小脑水平切面观

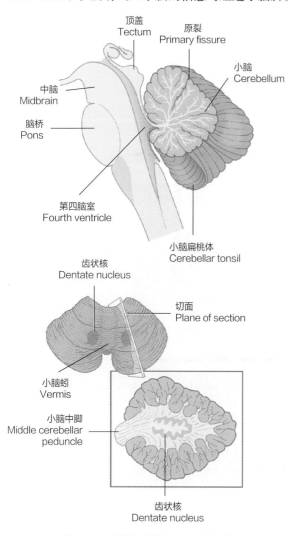

图 3.73　小脑及小脑中脚，正中矢状面观

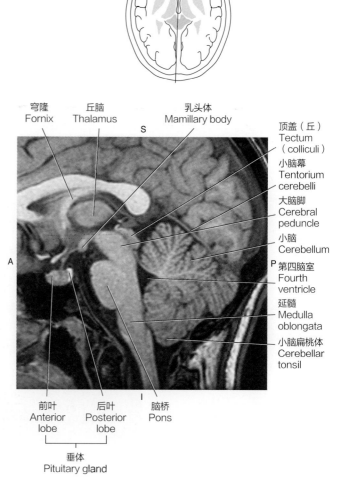

图 3.75　小脑，T1 加权 MRI，矢状位

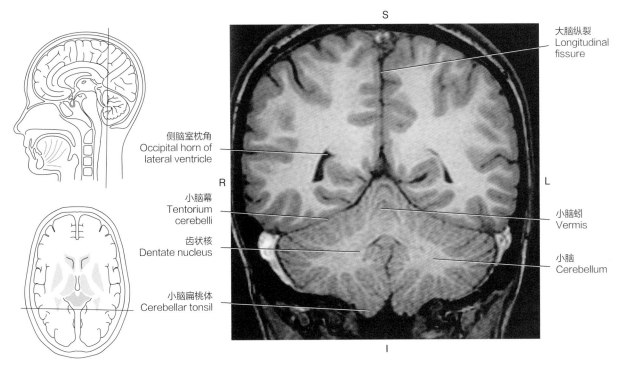

图 3.76　小脑和齿状核，T1 加权 MRI，冠状位

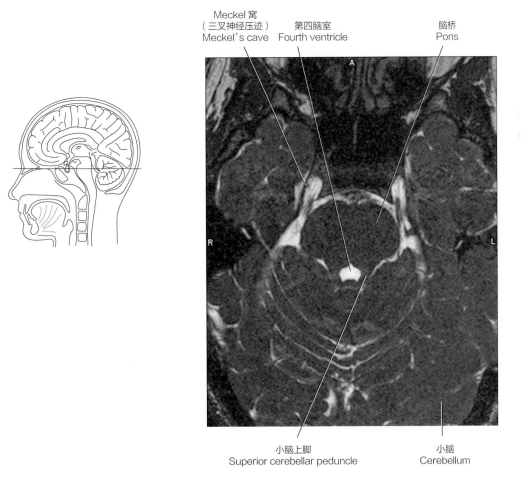

图 3.77　小脑上脚，T2 加权 MRI，轴位

　　在每侧小脑半球中央的深方，有一组核团，称为小脑核，其中位于最外侧的、最大的核团为齿状核（图 3.73、3.74、3.76）。齿状核纤维经小脑上脚投射到丘脑，再由丘脑发出纤维到大脑皮质中央前回躯体运动区，影响运动的调控。

脑干和小脑经枕骨大孔向下移位或形成疝，称为小脑扁桃体疝或 Arnold-Chiari 畸形。

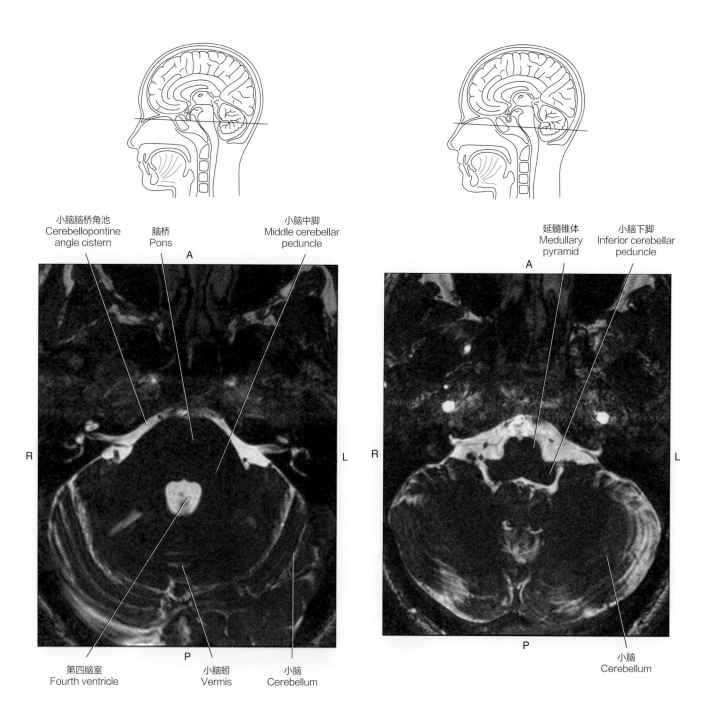

图 3.78　小脑中脚，T2 加权 MRI，轴位

图 3.79　小脑下脚，T2 加权 MRI，轴位

脑血管系统

脑的血液供应很独特。与身体其他部位的动脉相比，脑动脉壁薄而脆弱，因此易发生动脉瘤和脑卒中。由于脑静脉缺少静脉瓣，所以血液不能保证单向流动，因此身体其他部位血液中的病原体可以进入脑中，反之亦然。脑内的毛细血管也与身体其他部位的毛细血管不同，它们不允许其腔内的某些分子进入周围脑组织。这种独特的不通透性，称为血脑屏障。血脑屏障可以阻止大多数造影剂进入脑组织。病理因素可以破坏血脑屏障的完整性，使造影剂得以由血管进入周围脑组织。然而，脑内也有一些结构没有血脑屏障，因此，当使用造影剂时，这些结构自然就能得到增强。在应用造影剂后，垂体、漏斗、松果体、脉络丛、鼻咽部和鼻旁窦黏膜、静脉及脑膜等结构的显示均会有不同程度的增强。

动脉供应

脑的血液供应主要来自 2 对动脉及其分支，即颈内动脉和椎动脉，它们分别构成脑前部和后部的循环（图 3.80）。脑的动脉供应变异很多。本章重点介绍不同断面上最常见的解剖结构（图 3.80~3.103）。

颈内动脉 颈内动脉为额叶、顶叶、颞叶和眶部结构供血。此动脉起自颈部的颈总动脉分叉处，可以分为 7 段（表 3.1，图 3.85、3.86），上升至颅底后进入颞骨颈动脉管（图 3.80、3.82、3.83）。颈内动脉在海绵窦内先转向前，然后向上、向后穿过硬脑膜，呈 S 形走行（此处称为颈内动脉虹吸部），最后到达脑的底部（图 3.80、3.85~3.87）。颈内动脉穿出海绵窦时，在前床突下方发出眼动脉（图 3.80、3.85），之后颈内动脉沿视交叉侧面走行，分支形成大脑前动脉和更粗大的大脑中动脉（表 3.1、3.2，图 3.80、3.81、3.84~3.88）。

大脑前动脉及其分支为额叶前部及顶叶内侧面供血（图 3.84）。大脑前动脉主要分为水平段（A1）、垂直段（A2）和远侧段（A3）（图 3.84~3.88）。水平段从颈内动脉分叉处延伸至前交通动脉。前交通动脉在视交叉前方连接两侧大脑前动脉（图 3.87~3.89）。垂直段为水平段的延伸，向上朝胼胝体嘴方向走行。垂直段主要分支为眶额动脉、额极动脉、胼胝体缘动脉及压部动脉（图 3.84、3.85）。远侧段绕胼胝体膝呈弧形走行，延续为胼胝体周动脉（表 3.1、3.2，图 3.80、3.84）。

大脑中动脉是最粗大的脑动脉，为颈内动脉的直接延续。大脑中动脉发出许多分支，为大脑外侧面的大部分、岛叶、颞叶前外侧面、几乎全部的基底核以及内囊的后肢及前肢供血（图 3.80、3.81）。大脑中动脉主要分为 4 段：水平段（M1）、岛叶段（M2）、岛盖段（M3）和皮质段（M4）（表 3.1、3.2，图 3.81、3.85~3.91）。水平段起自颈内动脉的分叉处，向外行向岛叶，分支形成外侧豆纹动脉，为豆状核、部分内囊及尾状核供血（图 3.81）。岛叶段沿岛叶走行，并与岛盖段相延续。岛盖段自外侧裂浅出至脑表面，离开外侧裂后则延续为皮质段。皮质段分出上、下两组皮质支，为几乎整个大脑半球的表面供血。

表 3.1　颈内动脉、大脑前动脉及大脑中动脉的分段

动脉	分段	位置
颈内动脉（ICA）	颈段（C1）	颈总动脉分叉处至颞骨颈动脉管外口
	岩部段（C2）	颞骨岩部内，颈动脉管外口至破裂孔
	破裂孔段（C3）	破裂孔上方弯向海绵窦
	海绵窦段（C4）	海绵窦内
	前床突段（C5）	出海绵窦，于蝶骨前床突附近进入蛛网膜下隙
	眼动脉段（前床突上段）（C6）	从前床突段延伸至后交通动脉（PCoA）起始处
	交通段（终段）（C7）	从后交通动脉起始处至颈内动脉分支形成大脑前、中动脉处
大脑前动脉（ACA）	水平段（交通前段）（A1）	颈内动脉末端至与前交通动脉（ACoA）的连接处
	垂直段（交通后段）（A2）	从与前交通动脉的连接处，经大脑纵裂向上，至胼胝体缘动脉起始处
	远侧段（A3）	从胼胝体缘动脉发出处延续为胼胝体周动脉
大脑中动脉（MCA）	水平段（M1）	颈内动脉分叉处至外侧裂底
	岛叶段（M2）	于外侧裂内向上绕经岛叶
	岛盖段（M3）	向下外走行至外侧裂外
	皮质段（M4）	出外侧裂至皮质

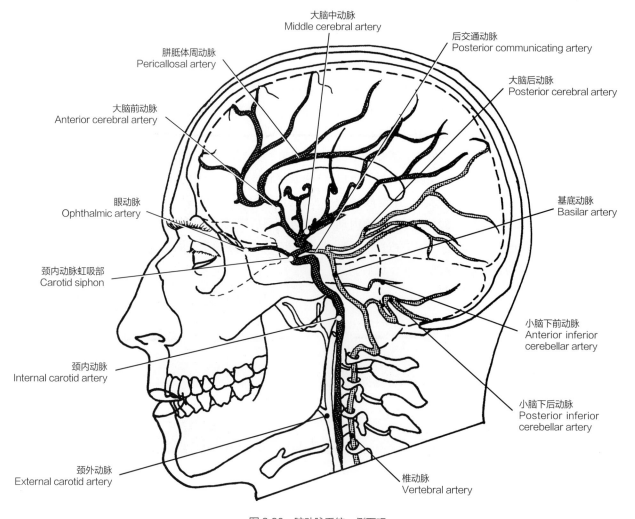

图 3.80　脑动脉系统，侧面观

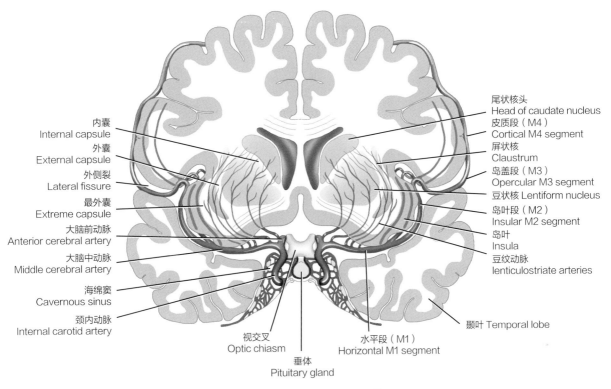

内囊
Internal capsule

外囊
External capsule

外侧裂
Lateral fissure

最外囊
Extreme capsule

大脑前动脉
Anterior cerebral artery

大脑中动脉
Middle cerebral artery

海绵窦
Cavernous sinus

颈内动脉
Internal carotid artery

尾状核头
Head of caudate nucleus

皮质段（M4）
Cortical M4 segment

屏状核
Claustrum

岛盖段（M3）
Opercular M3 segment

豆状核 Lentiform nucleus

岛叶段（M2）
Insular M2 segment

岛叶
Insula

豆纹动脉
lenticulostriate arteries

颞叶 Temporal lobe

视交叉
Optic chiasm

垂体
Pituitary gland

水平段（M1）
Horizontal M1 segment

图 3.81　颈内动脉和大脑中动脉，冠状面观

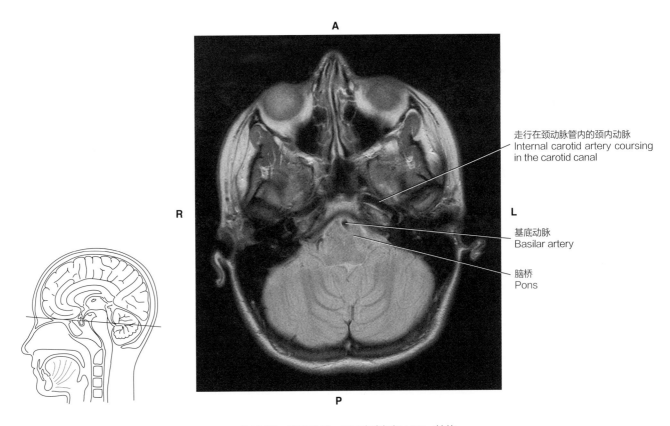

走行在颈动脉管内的颈内动脉
Internal carotid artery coursing
in the carotid canal

基底动脉
Basilar artery

脑桥
Pons

图 3.82　颈动脉管，质子密度加权 MRI，轴位

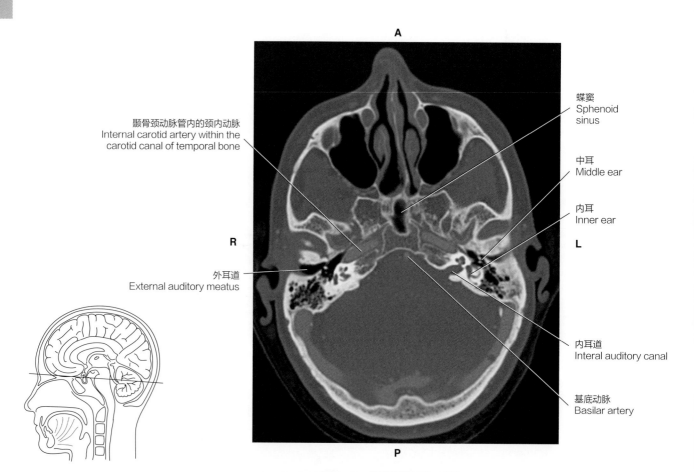

A

R　　　　　　　　　　　　　　　　　**L**

颞骨颈动脉管内的颈内动脉
Internal carotid artery within the
carotid canal of temporal bone

外耳道
External auditory meatus

蝶窦
Sphenoid
sinus

中耳
Middle ear

内耳
Inner ear

内耳道
Interal auditory canal

基底动脉
Basilar artery

P

图 3.83　颈动脉管，CT，轴位

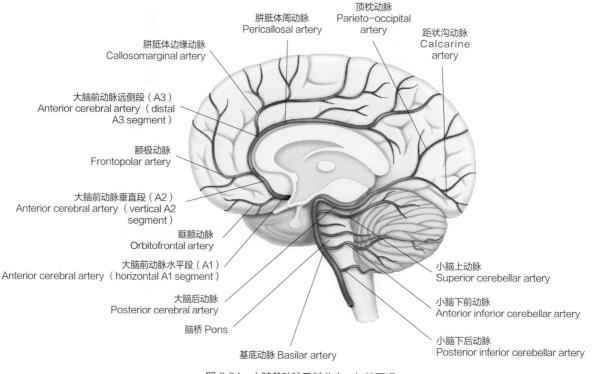

胼胝体周动脉
Pericallosal artery

顶枕动脉
Parieto-occipital
artery

胼胝体边缘动脉
Callosomarginal artery

距状沟动脉
Calcarine
artery

大脑前动脉远侧段（A3）
Anterior cerebral artery（distal
A3 segment）

额极动脉
Frontopolar artery

大脑前动脉垂直段（A2）
Anterior cerebral artery（vertical A2
segment）

眶额动脉
Orbitofrontal artery

大脑前动脉水平段（A1）
Anterior cerebral artery（horizontal A1 segment）

大脑后动脉
Posterior cerebral artery

脑桥 Pons

基底动脉 Basilar artery

小脑上动脉
Superior cerebellar artery

小脑下前动脉
Anterior inferior cerebellar artery

小脑下后动脉
Posterior inferior cerebellar artery

图 3.84　大脑前动脉及其分支，矢状面观

表 3.2　颈内动脉分支	
动脉	**供血区域**
眼动脉	眼球、眶、头皮额部、额窦、筛窦
大脑前动脉（ACA）	额叶前部、顶叶内侧面、尾状核头、内囊前肢、苍白球前部
大脑中动脉（MCA）	大脑外侧面、岛叶、颞叶前外侧面、几乎全部基底核以及内囊的后肢及前肢

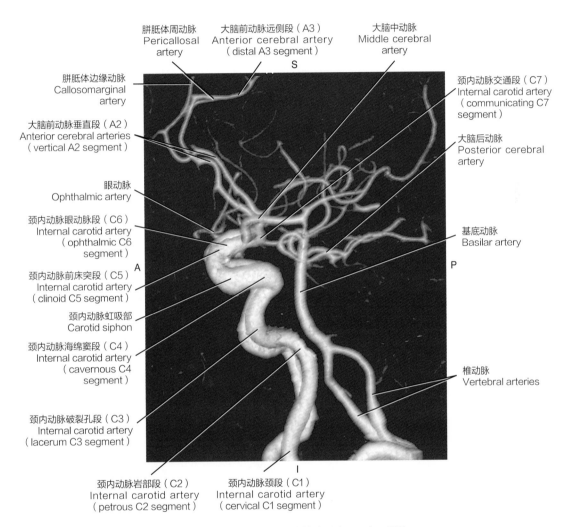

图 3.85　脑动脉，CT 血管造影（CTA），侧位

　　腔隙性脑卒中或腔隙性脑梗死由供应大脑深部结构（如基底核和内囊）的动脉阻塞引起。大脑中动脉的分支豆纹动脉为这一区域供血。任何一支豆纹动脉阻塞都会导致腔隙性脑梗死，这也使该区域成为脑卒中最多发的区域。

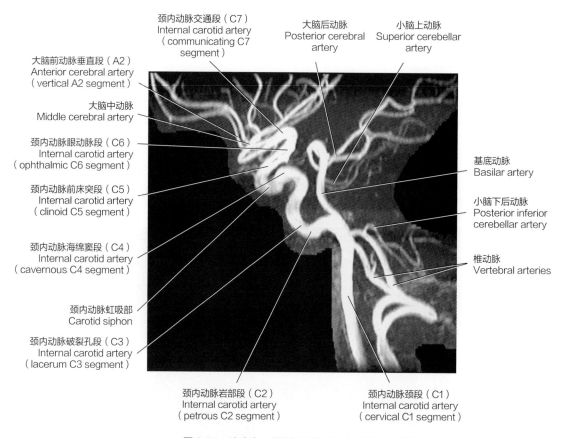

颈内动脉交通段（C7）
Internal carotid artery
（communicating C7
segment）

大脑后动脉
Posterior cerebral
artery

小脑上动脉
Superior cerebellar
artery

大脑前动脉垂直段（A2）
Anterior cerebral artery
（vertical A2 segment）

大脑中动脉
Middle cerebral artery

颈内动脉眼动脉段（C6）
Internal carotid artery
（ophthalmic C6 segment）

颈内动脉前床突段（C5）
Internal carotid artery
（clinoid C5 segment）

颈内动脉海绵窦段（C4）
Internal carotid artery
（cavernous C4 segment）

颈内动脉虹吸部
Carotid siphon

颈内动脉破裂孔段（C3）
Internal carotid artery
（lacerum C3 segment）

基底动脉
Basilar artery

小脑下后动脉
Posterior inferior
cerebellar artery

椎动脉
Vertebral arteries

颈内动脉岩部段（C2）
Internal carotid artery
（petrous C2 segment）

颈内动脉颈段（C1）
Internal carotid artery
（cervical C1 segment）

图 3.86　脑动脉，磁共振血管成像（MRA），侧位

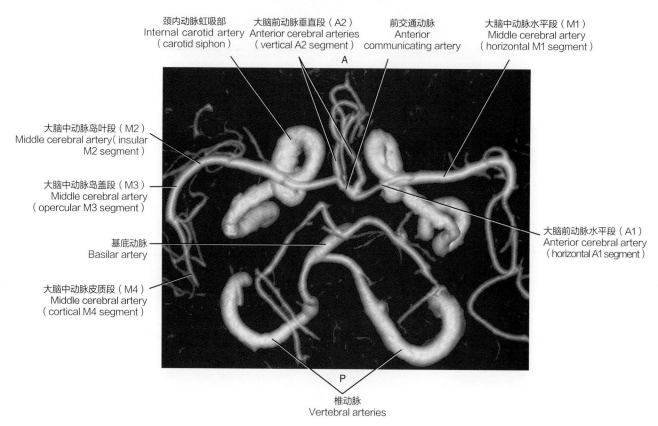

颈内动脉虹吸部
Internal carotid artery
（carotid siphon）

大脑前动脉垂直段（A2）
Anterior cerebral arteries
（vertical A2 segment）

前交通动脉
Anterior
communicating artery

大脑中动脉水平段（M1）
Middle cerebral artery
（horizontal M1 segment）

大脑中动脉岛叶段（M2）
Middle cerebral artery（insular
M2 segment）

大脑中动脉岛盖段（M3）
Middle cerebral artery
（opercular M3 segment）

基底动脉
Basilar artery

大脑中动脉皮质段（M4）
Middle cerebral artery
（cortical M4 segment）

大脑前动脉水平段（A1）
Anterior cerebral artery
（horizontal A1 segment）

椎动脉
Vertebral arteries

图 3.87　颈内动脉，CT 血管造影（CTA），颅尖下位

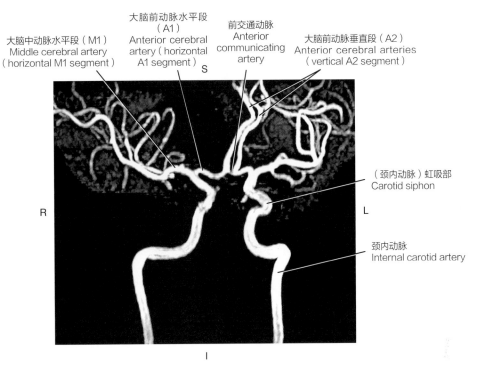

大脑中动脉水平段（M1）
Middle cerebral artery
（horizontal M1 segment）

大脑前动脉水平段
（A1）
Anterior cerebral
artery（horizontal
A1 segment）

前交通动脉
Anterior
communicating
artery

大脑前动脉垂直段（A2）
Anterior cerebral arteries
（vertical A2 segment）

（颈内动脉）虹吸部
Carotid siphon

颈内动脉
Internal carotid artery

图 3.88 大脑前动脉，MRA，斜冠状位

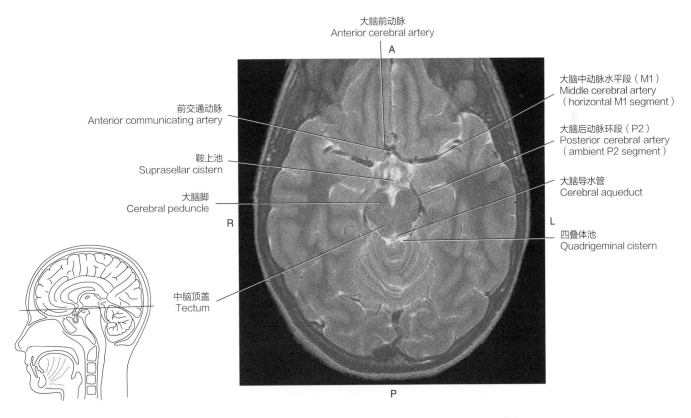

大脑前动脉
Anterior cerebral artery

大脑中动脉水平段（M1）
Middle cerebral artery
（horizontal M1 segment）

前交通动脉
Anterior communicating artery

大脑后动脉环段（P2）
Posterior cerebral artery
（ambient P2 segment）

鞍上池
Suprasellar cistern

大脑导水管
Cerebral aqueduct

大脑脚
Cerebral peduncle

四叠体池
Quadrigeminal cistern

中脑顶盖
Tectum

图 3.89 前交通动脉和大脑中动脉，T2 加权 MRI，轴位

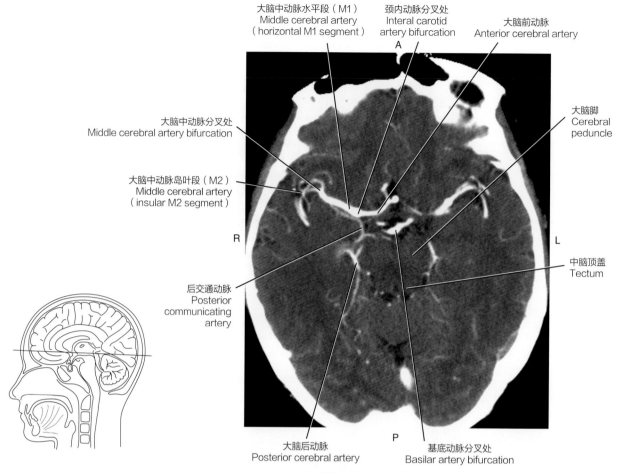

图 3.90　大脑中动脉，CT，轴位

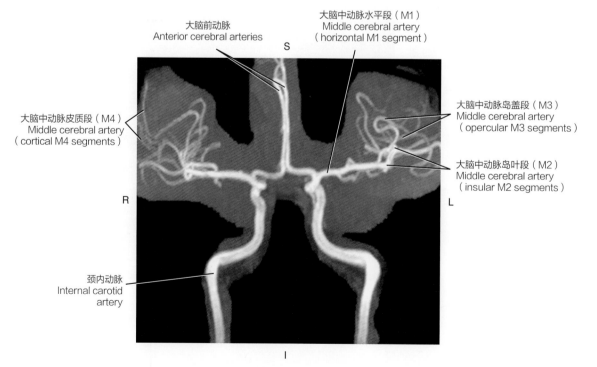

图 3.91　大脑中动脉，MRA，前位

椎动脉　椎动脉起自颈部的锁骨下动脉，垂直向上穿过颈椎横突孔。椎动脉可以分为 4 段（表 3.3）。椎动脉绕寰枕关节弯曲走行，经枕骨大孔进入颅腔（图 3.92）。两侧椎动脉沿延髓表面走行，在脑桥腹侧面汇合成一条基底动脉（图 3.80、3.82~3.87、3.92~3.100）。椎动脉及基底动脉发出几对较小的动脉，为小脑、脑桥、颞叶的下面和内侧面以及枕叶供血，4 对主要动脉自下而上依次为小脑下后动脉（posterior inferior cerebellar artery，PICA）、小脑下前动脉（anterior inferior cerebellar artery，AICA）、小脑上动脉（superior cerebellar artery，SCA）和大脑后动脉（posterior cerebellar artery，PCA）。在小脑下前动脉和小脑上动脉之间有许多细小的脑桥动脉穿支（图 3.92B、3.94~3.97）。大脑后动脉可以分为 4 段：交通前段或大脑脚段（P1）、环段（P2）、四叠体段（P3）和距状沟段（P4）（图 3.94）。交通前段较短，从基底动脉分叉处向外延伸至后交通动脉（图 3.92C）。后交通动脉连接颈内动脉和大脑后动脉（图 3.92A 和 C，3.94、3.99、3.100）。环段在环池内向后绕中脑走行，而后延续为四叠体池内的四叠体段。距状沟段位于枕叶内侧面。大脑后动脉的远端常有许多分支，其中包括几支颞叶动脉和枕叶动脉（表 3.3、3.4，图

动静脉畸形（arteriovenous malformation，AVM）是最常见的先天性血管畸形，由缠结扩张的动静脉团组成，通常伴有动静脉分流。到 40 岁时约 40% 的动静脉畸形患者会出现出血症状。

脑血管系统的病理改变是颅内神经功能障碍的常见原因。脑需要源源不断的氧和葡萄糖，而这依赖于脑血管系统的稳定供应。影响脑血管系统的疾病或损伤均可导致脑部血供不足。血供阻断超过几分钟就会导致邻近脑组织坏死。

3.94、3.101、3.102）。

Willis 环　Willis 环又称大脑动脉环，是供应脑的 4 条主要动脉（2 条椎动脉和 2 条颈内动脉）之间的极其重要的吻合。Willis 环由大脑前动脉、大脑后动脉、前交通动脉、后交通动脉和颈内动脉组成。此环主要位于脑底部的鞍上池。很多人存在 Willis 环的变异。Willis 环可以在脑血流阻塞时在两侧大脑半球间提供侧支循环（图 3.94、3.98~3.103）。

表 3.3　椎动脉和大脑后动脉的分段		
动脉	分段	位置
椎动脉（VA）	骨外段（V1）	锁骨下动脉至第 6 颈椎
	横突孔段（V2）	第 6 颈椎至第 1 颈椎
	脊髓外段（V3）	第 1 颈椎至枕骨大孔
	硬膜内段（V4）	在斜坡后方向内上走行，与对侧椎动脉汇合形成基底动脉
大脑后动脉（PCA）	交通前段（P1）	从基底动脉分叉处延伸至后交通动脉
	环段（P2）	环池内，绕经大脑脚
	四叠体段（P3）	四叠体池内
	距状沟段（P4）	枕叶内侧面距状沟内

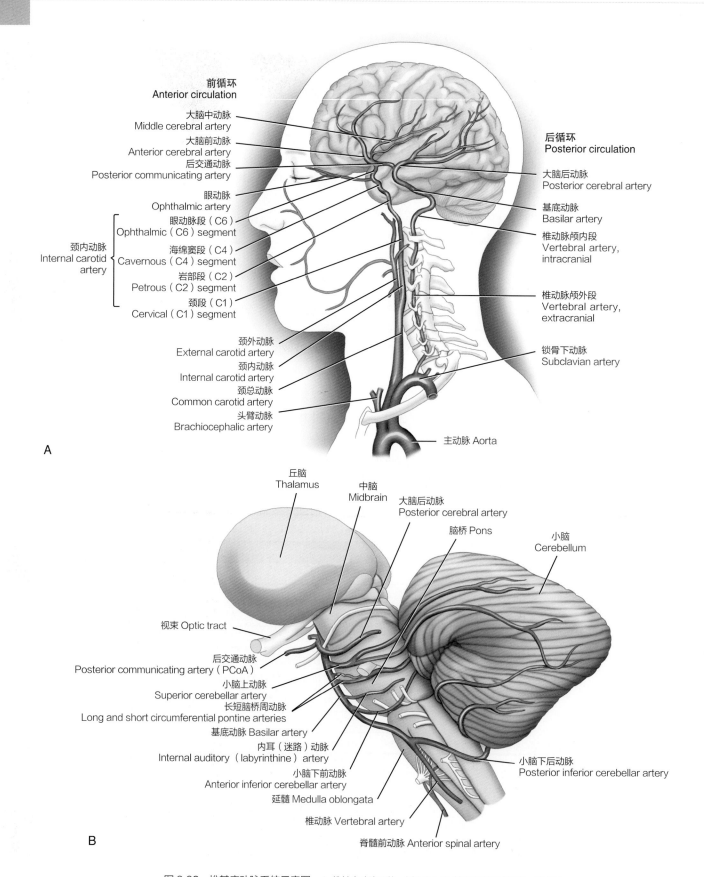

前循环
Anterior circulation

大脑中动脉
Middle cerebral artery

大脑前动脉
Anterior cerebral artery

后交通动脉
Posterior communicating artery

眼动脉
Ophthalmic artery

颈内动脉
Internal carotid
artery

眼动脉段（C6）
Ophthalmic（C6）segment

海绵窦段（C4）
Cavernous（C4）segment

岩部段（C2）
Petrous（C2）segment

颈段（C1）
Cervical（C1）segment

颈外动脉
External carotid artery

颈内动脉
Internal carotid artery

颈总动脉
Common carotid artery

头臂动脉
Brachiocephalic artery

后循环
Posterior circulation

大脑后动脉
Posterior cerebral artery

基底动脉
Basilar artery

椎动脉颅内段
Vertebral artery,
intracranial

椎动脉颅外段
Vertebral artery,
extracranial

锁骨下动脉
Subclavian artery

主动脉 Aorta

A

丘脑
Thalamus

中脑
Midbrain

大脑后动脉
Posterior cerebral artery

脑桥 Pons

小脑
Cerebellum

视束 Optic tract

后交通动脉
Posterior communicating artery（PCoA）

小脑上动脉
Superior cerebellar artery

长短脑桥周动脉
Long and short circumferential pontine arteries

基底动脉 Basilar artery

内耳（迷路）动脉
Internal auditory（labyrinthine）artery

小脑下前动脉
Anterior inferior cerebellar artery

延髓 Medulla oblongata

椎动脉 Vertebral artery

脊髓前动脉 Anterior spinal artery

小脑下后动脉
Posterior inferior cerebellar artery

B

图 3.92　椎基底动脉系统示意图。A. 椎基底动脉系统，侧面观；B. 基底动脉及其分支，侧面观

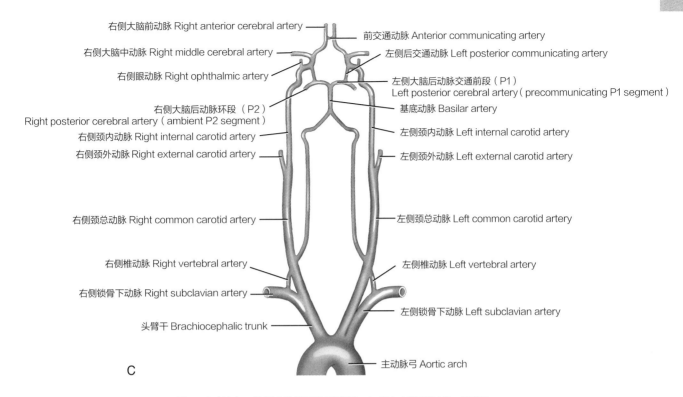

右侧大脑前动脉 Right anterior cerebral artery

前交通动脉 Anterior communicating artery

右侧大脑中动脉 Right middle cerebral artery

左侧后交通动脉 Left posterior communicating artery

右侧眼动脉 Right ophthalmic artery

左侧大脑后动脉交通前段（P1）
Left posterior cerebral artery（precommunicating P1 segment）

右侧大脑后动脉环段（P2）
Right posterior cerebral artery（ambient P2 segment）

基底动脉 Basilar artery

右侧颈内动脉 Right internal carotid artery

左侧颈内动脉 Left internal carotid artery

右侧颈外动脉 Right external carotid artery

左侧颈外动脉 Left external carotid artery

右侧颈总动脉 Right common carotid artery

左侧颈总动脉 Left common carotid artery

右侧椎动脉 Right vertebral artery

左侧椎动脉 Left vertebral artery

右侧锁骨下动脉 Right subclavian artery

左侧锁骨下动脉 Left subclavian artery

头臂干 Brachiocephalic trunk

主动脉弓 Aortic arch

C

图 3.92（续）　椎基底动脉系统示意图。C. 颈内动脉及椎动脉，前面观

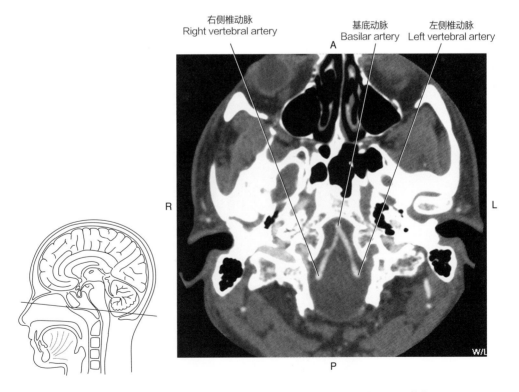

右侧椎动脉
Right vertebral artery

基底动脉
Basilar artery

左侧椎动脉
Left vertebral artery

图 3.93　椎动脉和基底动脉，CT，轴位

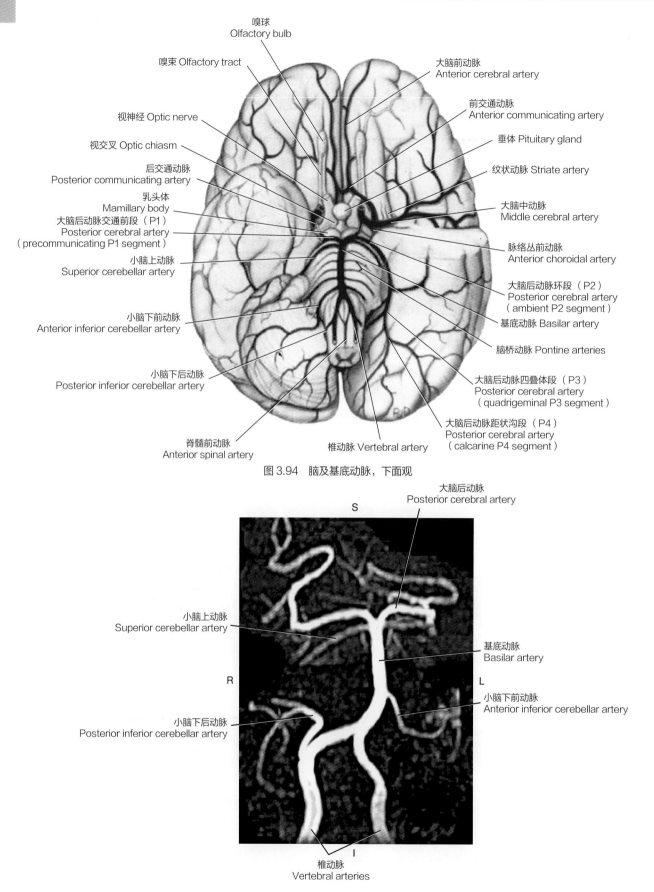

嗅球
Olfactory bulb

嗅束 Olfactory tract

大脑前动脉
Anterior cerebral artery

视神经 Optic nerve

前交通动脉
Anterior communicating artery

视交叉 Optic chiasm

垂体 Pituitary gland

后交通动脉
Posterior communicating artery

纹状动脉 Striate artery

乳头体
Mamillary body
大脑后动脉交通前段（P1）
Posterior cerebral artery
（precommunicating P1 segment）

大脑中动脉
Middle cerebral artery

脉络丛前动脉
Anterior choroidal artery

小脑上动脉
Superior cerebellar artery

大脑后动脉环段（P2）
Posterior cerebral artery
（ambient P2 segment）

小脑下前动脉
Anterior inferior cerebellar artery

基底动脉 Basilar artery

脑桥动脉 Pontine arteries

小脑下后动脉
Posterior inferior cerebellar artery

大脑后动脉四叠体段（P3）
Posterior cerebral artery
（quadrigeminal P3 segment）

大脑后动脉距状沟段（P4）
Posterior cerebral artery
（calcarine P4 segment）

脊髓前动脉
Anterior spinal artery

椎动脉 Vertebral artery

图 3.94　脑及基底动脉，下面观

大脑后动脉
Posterior cerebral artery

S

小脑上动脉
Superior cerebellar artery

基底动脉
Basilar artery

R

L

小脑下前动脉
Anterior inferior cerebellar artery

小脑下后动脉
Posterior inferior cerebellar artery

I

椎动脉
Vertebral arteries

图 3.95　椎动脉及基底动脉，MRA，斜冠状位

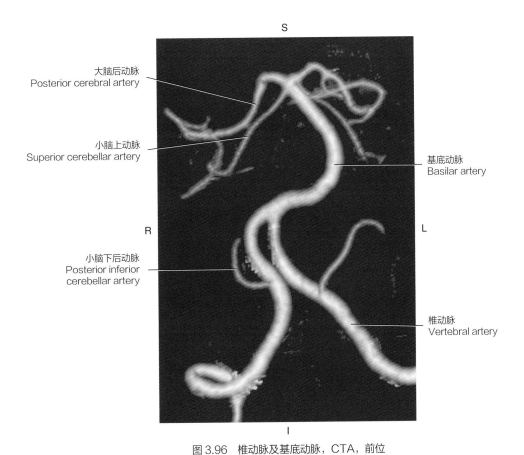

大脑后动脉
Posterior cerebral artery

小脑上动脉
Superior cerebellar artery

基底动脉
Basilar artery

小脑下后动脉
Posterior inferior
cerebellar artery

椎动脉
Vertebral artery

S

R

L

I

图 3.96　椎动脉及基底动脉，CTA，前位

S

大脑后动脉
Posterior cerebral artery

小脑上动脉
Superior cerebellar artery

脑桥动脉
Pontine artery

小脑下前动脉
Anterior inferior cerebellar artery

基底动脉
Basilar artery

枕髁
Occipital condyle

椎动脉
Vertebral artery

第 1 颈椎
C_1

颈内动脉颈段（C_1）
Internal carotid artery
（cervical C_1 segment）

第 2 颈椎
C_2

R

L

I

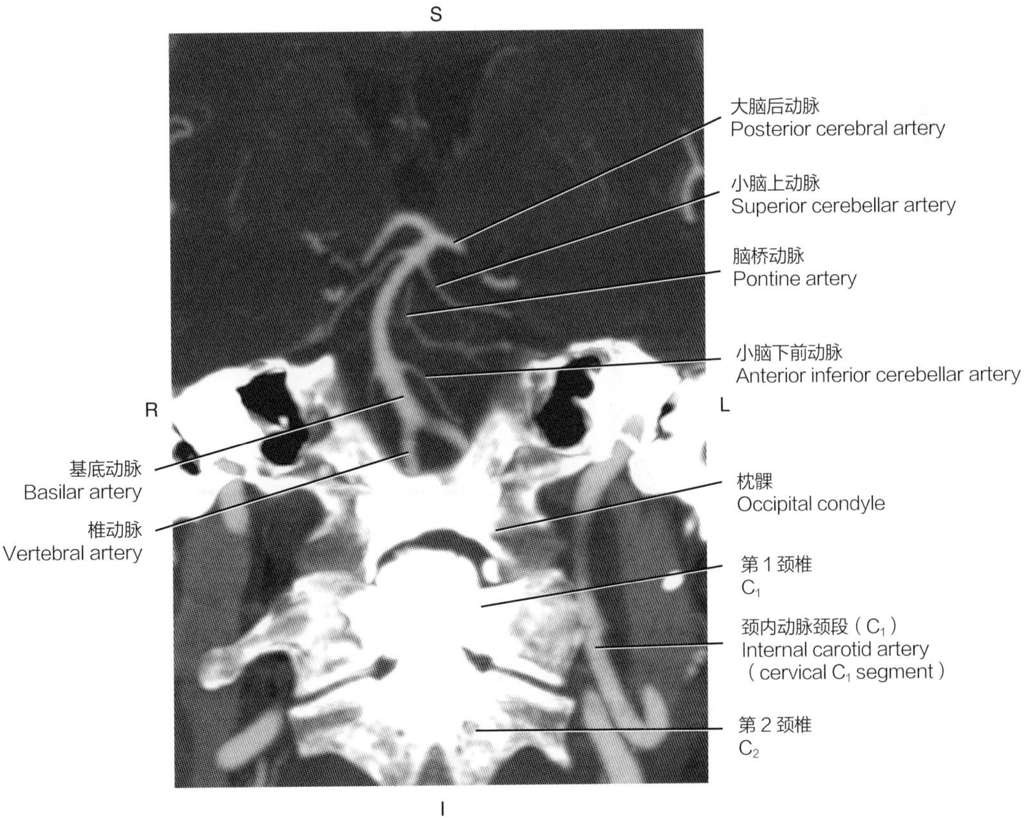

图 3.97　椎动脉及基底动脉，CT 重建，冠状位

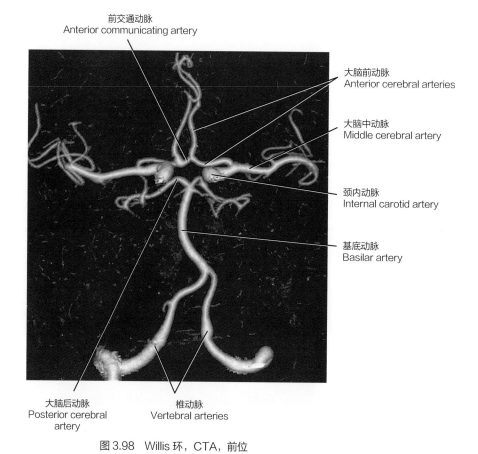

前交通动脉
Anterior communicating artery

大脑前动脉
Anterior cerebral arteries

大脑中动脉
Middle cerebral artery

颈内动脉
Internal carotid artery

基底动脉
Basilar artery

大脑后动脉
Posterior cerebral
artery

椎动脉
Vertebral arteries

图 3.98　Willis 环，CTA，前位

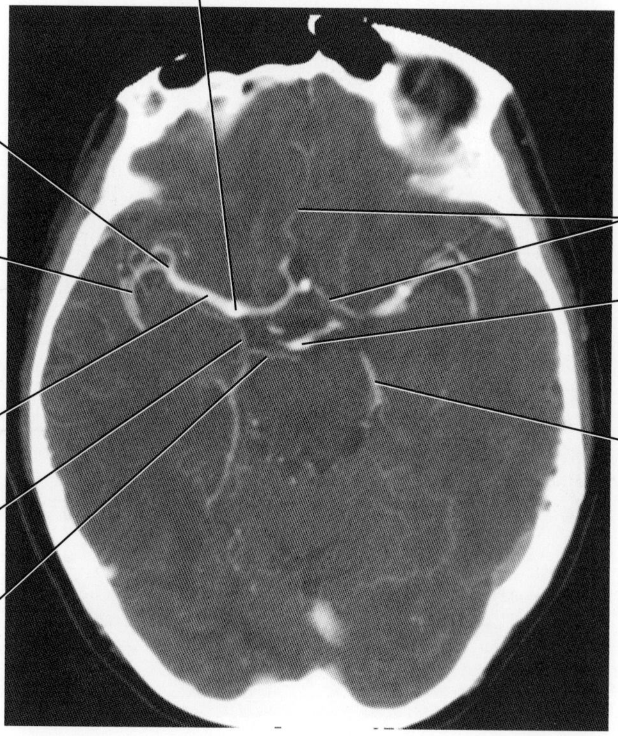

颈内动脉
Internal carotid artery

A

大脑中动脉分叉处
Middle cerebral artery bifurcation

大脑中动脉岛叶段（M2）
Insular（M2）segment

大脑前动脉
Anterior cerebral arteries

R

L

大脑中动脉水平段（M1）
Middle cerebral artery
（horizontal M1 segment）

基底动脉分叉处
Basilar artery bifurcation

后交通动脉
Posterior communicating
artery（PCoA）

大脑后动脉环段（P2）
Posterior cerebral artery
（ambient P2 segment）

大脑后动脉交通前段（P1）
Posterior cerebral artery
（precommunicating P1
segment）

P

图 3.99　后交通动脉，CT，轴位

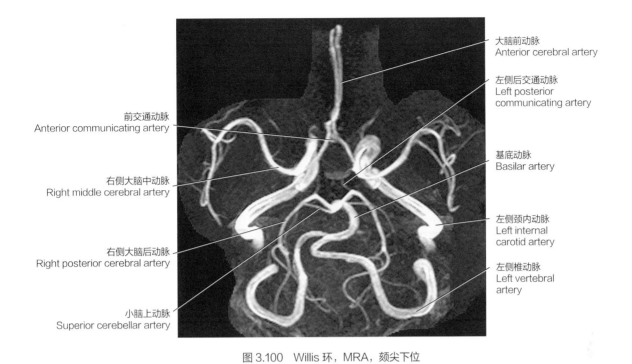

图 3.100 Willis 环，MRA，颏尖下位

大脑前动脉
Anterior cerebral artery

左侧后交通动脉
Left posterior
communicating artery

前交通动脉
Anterior communicating artery

基底动脉
Basilar artery

右侧大脑中动脉
Right middle cerebral artery

左侧颈内动脉
Left internal
carotid artery

右侧大脑后动脉
Right posterior cerebral artery

左侧椎动脉
Left vertebral
artery

小脑上动脉
Superior cerebellar artery

大脑后动脉环段（P2）
Posterior cerebral artery
（ambient P2 segment）

中脑
Midbrain

大脑后动脉交通前段（P1）
Posterior cerebral artery
（precommunicating P1 segment）

大脑中动脉水平段（M1）
Middle cerebral artery
（horizontal M1 segment）

鞍上池
Suprasellar cistern

脚间池
Interpeduncular cistern

环池
Ambient cistern

四叠体池
Quadrigeminal cistern

A

R

L

P

图 3.101 大脑中动脉和后动脉，T2 加权 MRI，轴位

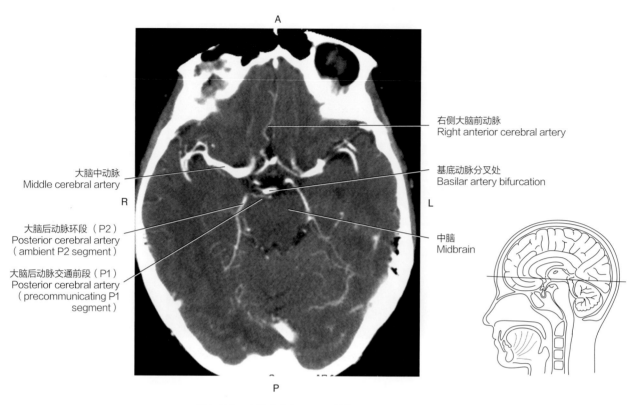

图 3.102　大脑后动脉，CT，轴位

右侧大脑前动脉
Right anterior cerebral artery

基底动脉分叉处
Basilar artery bifurcation

中脑
Midbrain

大脑中动脉
Middle cerebral artery

大脑后动脉环段（P2）
Posterior cerebral artery
（ambient P2 segment）

大脑后动脉交通前段（P1）
Posterior cerebral artery
（precommunicating P1
segment）

表 3.4　椎动脉和基底动脉的分支	
动脉	供血区域
小脑下后动脉（PICA）	小脑下部
小脑下前动脉（AICA）	小脑下部和前部
脑桥动脉	脑桥
小脑上动脉（SCA）	小脑上部、部分中脑、脑桥
大脑后动脉（PCA）	枕叶和颞叶

前交通动脉
Anterior communicating artery

大脑前动脉
Anterior cerebral artery

颈内动脉
Internal carotid artery

大脑中动脉
Middle cerebral artery

后交通动脉
Posterior communicating artery

大脑后动脉
Posterior cerebral artery

小脑上动脉 Superior cerebellar artery

脑桥动脉
Pontine artery

基底动脉
Basilar artery

内耳（迷路）动脉
Internal auditory（labyrinthine）artery

小脑下前动脉
Anterior inferior cerebellar artery

椎动脉
Vertebral artery

小脑下后动脉
Posterior inferior cerebellar artery

脊髓前动脉
Anterior spinal artery

图 3.103　Willis 环，下面观

静脉回流

脑及其被膜的静脉系统主要包括硬脑膜窦、皮质浅静脉及大脑的深静脉。

硬脑膜窦　硬脑膜窦是位于硬脑膜内的大静脉。头部所有静脉均回流至硬脑膜窦，并最终汇入颈内静脉。7 个主要的硬脑膜窦分别为上矢状窦、下矢状窦、直窦、横窦、乙状窦、海绵窦、岩上窦和岩下窦（图 3.104、3.105）。上矢状窦位于大脑纵裂中，在大脑镰和颅盖之间，起于鸡冠，沿大脑镰上缘走行，终于枕内隆起（图 3.3、3.104~3.108）。下矢状窦较上矢状窦小得多，也在大脑纵裂中，于大脑镰游离缘下方向后走行（图 3.3、3.104、3.105、3.107）。下矢状窦与大脑大静脉汇合后形成直窦。直窦沿大脑镰和小脑幕交界处向后纵行延伸（图 3.3、3.104、3.105、3.107~3.109）。上矢状窦、横窦和直窦汇合处形成了较大的窦汇（图 3.3、3.104、3.105、3.109、3.110）。窦汇沿小脑幕与颅盖骨附着处向外侧延伸为横窦（图 3.3、3.110~3.112），横窦途经小脑幕时延续为乙状窦。S 形的乙状窦在颅后窝内前行，汇入颈内静脉的颈静脉球（图 3.104、3.105、3.110、3.112）。

海绵窦位于蝶骨体及蝶鞍两侧，由大量相互连通的静脉组成。海绵窦包裹着颈内动脉及第Ⅲ ~ Ⅵ对脑神经。每侧海绵窦接收来自眼上静脉和眼下静脉的回流，并通过岩上窦、岩下窦与横窦相交通（图 3.104、3.112、3.113~3.117）。

皮质浅静脉和深静脉　皮质浅静脉位于大脑半球的表面，负责大脑皮质及部分白质的静脉回流。这些浅静脉回流入硬脑膜窦，并且与深静脉间有大量的吻合支（图 3.118）。

大脑的深静脉主要收集脑白质的静脉回流，包括纹状体静脉、透明隔静脉、大脑内静脉、基底静脉（Rosenthal 静脉）和大脑大静脉（Galen 静脉）（图 3.104~3.123）。纹状体静脉走行于丘脑和尾状核之间的沟内，并接收二者的静脉回流。透明隔静脉向后走行穿过透明隔，与纹状体静脉汇合后，在室间孔下方形成成对的大脑内静脉（图 3.104、3.105、3.122）。基底静脉弯曲向后走行，绕大脑脚和四叠体汇入大脑大静脉，接收颞叶内侧和基底核的静脉回流。每侧大脑内静脉在第三脑室下方向后走行，与胼胝体下方成对的基底静脉汇合，形成一个静脉短干——大脑大静脉。不成对的大脑大静脉（Galen 静脉）为一条短的中线血管，走行于胼胝体压部和松果体之间，与下矢状窦汇合形成直窦。所有的大脑静脉均要逐渐回流入某个硬脑膜窦，最终注入颈内静脉（图 3.104、3.105、3.107~3.109、3.118~3.123）。

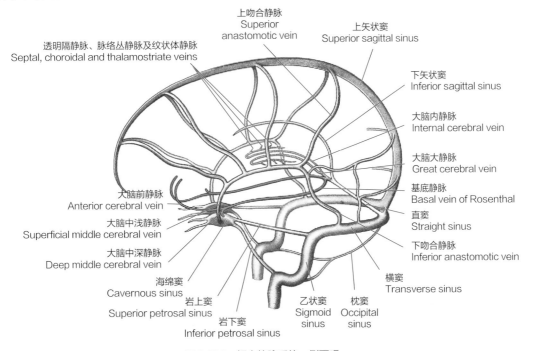

图 3.104　颅内静脉系统，侧面观

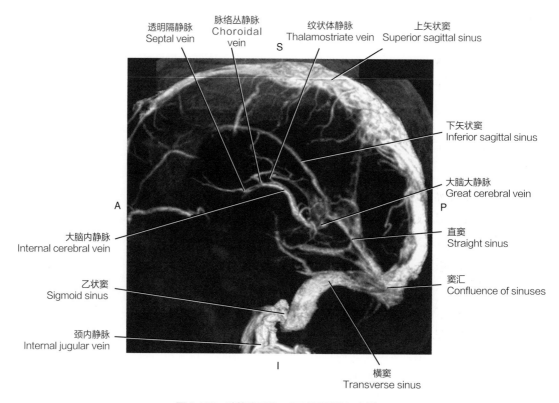

透明隔静脉
Septal vein

脉络丛静脉
Choroidal
vein

纹状体静脉
Thalamostriate vein

上矢状窦
Superior sagittal sinus

S

下矢状窦
Inferior sagittal sinus

大脑大静脉
Great cerebral vein

大脑内静脉
Internal cerebral vein

A

P

直窦
Straight sinus

乙状窦
Sigmoid sinus

窦汇
Confluence of sinuses

颈内静脉
Internal jugular vein

I

横窦
Transverse sinus

图 3.105　脑静脉系统，CT 静脉造影，侧位

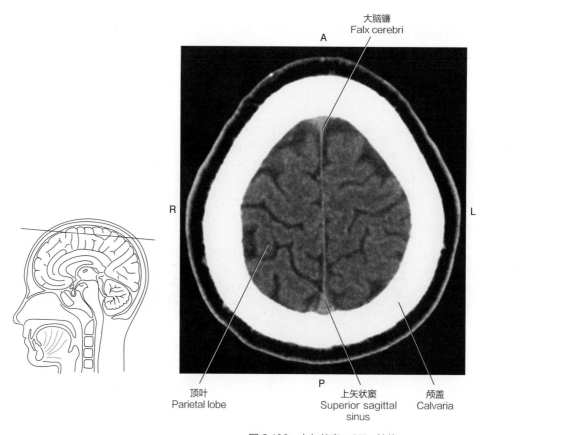

大脑镰
Falx cerebri

A

R

L

顶叶
Parietal lobe

P

上矢状窦
Superior sagittal
sinus

颅盖
Calvaria

图 3.106　上矢状窦，CT，轴位

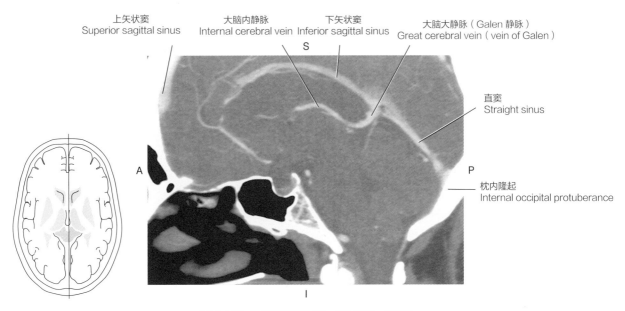

图 3.107　下矢状窦和直窦，CT 重建，矢状位

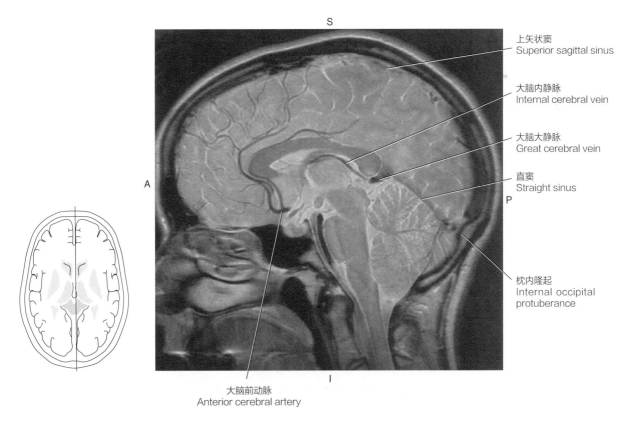

图 3.108　大脑内静脉，T2 加权 MRI，正中矢状位

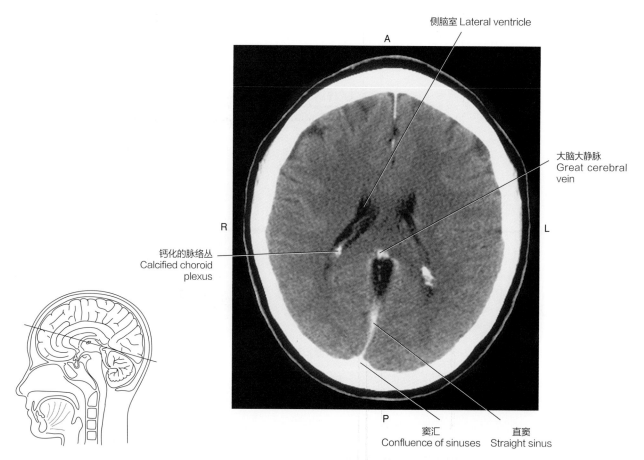

图 3.109　直窦，CT，轴位

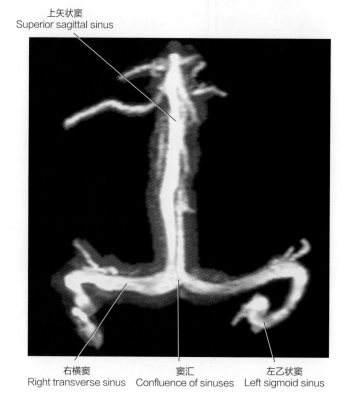

图 3.110　横窦和乙状窦，MRI，冠状位

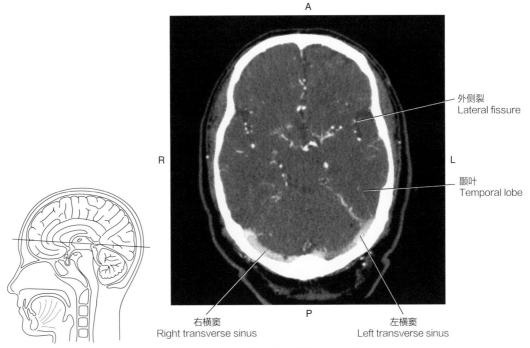

图 3.111 横窦，CT，轴位

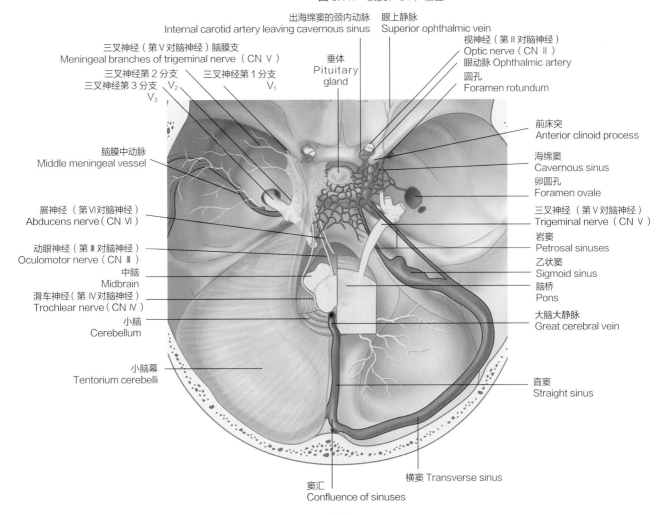

图 3.112 硬脑膜窦，水平面观

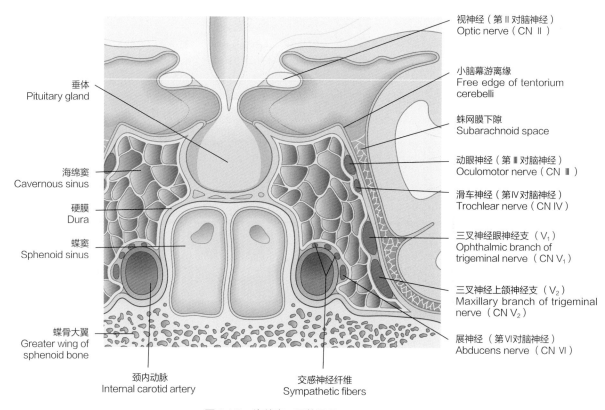

垂体
Pituitary gland

海绵窦
Cavernous sinus

硬膜
Dura

蝶窦
Sphenoid sinus

蝶骨大翼
Greater wing of
sphenoid bone

颈内动脉
Internal carotid artery

交感神经纤维
Sympathetic fibers

视神经（第Ⅱ对脑神经）
Optic nerve（CN Ⅱ）

小脑幕游离缘
Free edge of tentorium
cerebelli

蛛网膜下隙
Subarachnoid space

动眼神经（第Ⅲ对脑神经）
Oculomotor nerve（CN Ⅲ）

滑车神经（第Ⅳ对脑神经）
Trochlear nerve（CN Ⅳ）

三叉神经眼神经支（V_1）
Ophthalmic branch of
trigeminal nerve（CN V_1）

三叉神经上颌神经支（V_2）
Maxillary branch of trigeminal
nerve（CN V_2）

展神经（第Ⅵ对脑神经）
Abducens nerve（CN Ⅵ）

图 3.113　海绵窦，冠状面观

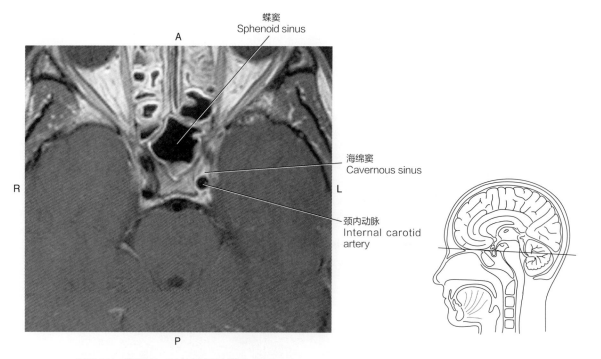

蝶窦
Sphenoid sinus

海绵窦
Cavernous sinus

颈内动脉
Internal carotid
artery

图 3.114　海绵窦，T1 加权 MRI 增强，轴位

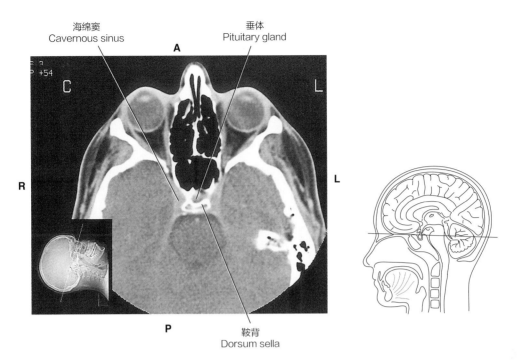

海绵窦
Cavernous sinus

垂体
Pituitary gland

A

C

P +54

L

R

L

P

鞍背
Dorsum sella

图 3.115 海绵窦，CT 增强，轴位

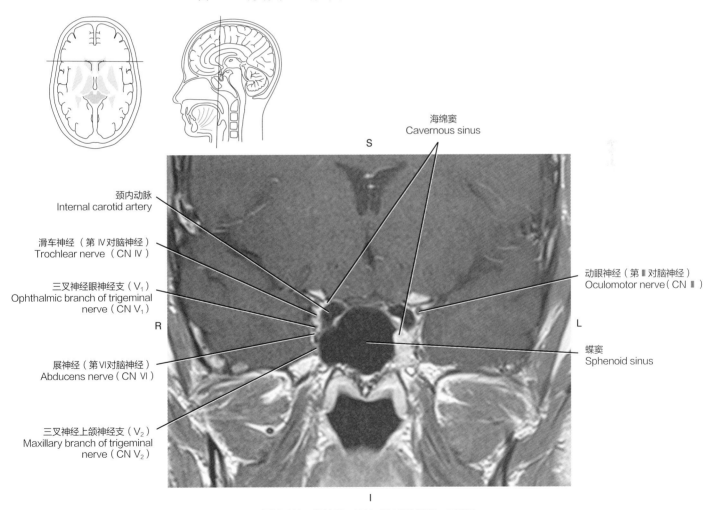

海绵窦
Cavernous sinus

S

颈内动脉
Internal carotid artery

滑车神经（第 IV 对脑神经）
Trochlear nerve（CN IV）

三叉神经眼神经支（V₁）
Ophthalmic branch of trigeminal
nerve（CN V₁）

R

动眼神经（第 III 对脑神经）
Oculomotor nerve（CN III）

L

展神经（第 VI 对脑神经）
Abducens nerve（CN VI）

蝶窦
Sphenoid sinus

三叉神经上颌神经支（V₂）
Maxillary branch of trigeminal
nerve（CN V₂）

I

图 3.116 海绵窦，T1 加权 MRI 增强，冠状位

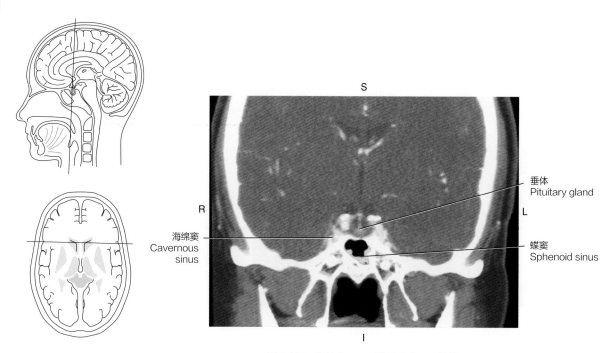

图 3.117 海绵窦，CT 增强重建，冠状位

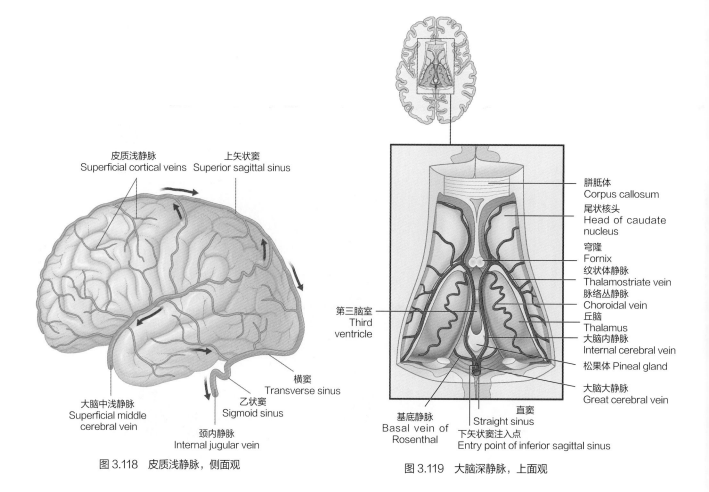

图 3.118 皮质浅静脉，侧面观

图 3.119 大脑深静脉，上面观

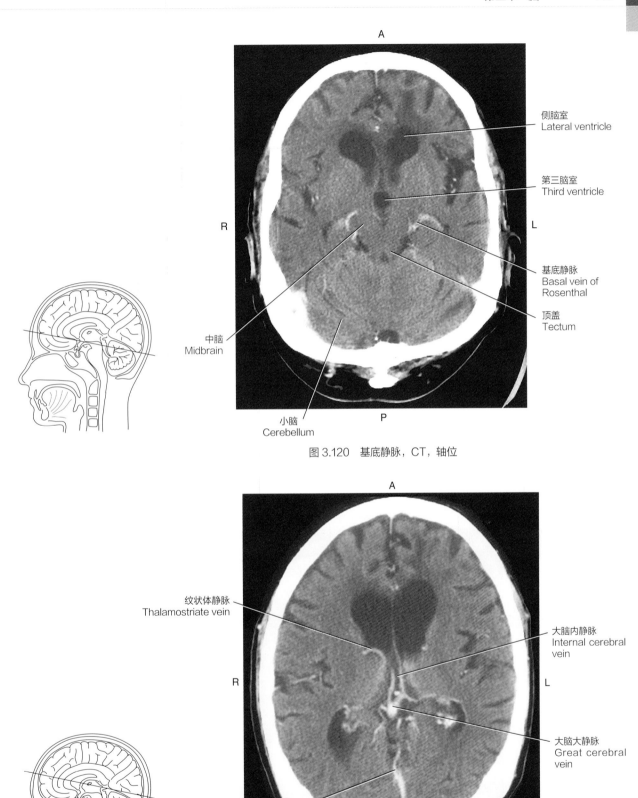

图 3.120　基底静脉，CT，轴位

侧脑室
Lateral ventricle

第三脑室
Third ventricle

基底静脉
Basal vein of
Rosenthal

顶盖
Tectum

中脑
Midbrain

小脑
Cerebellum

纹状体静脉
Thalamostriate vein

大脑内静脉
Internal cerebral
vein

大脑大静脉
Great cerebral
vein

直窦
Straight sinus

图 3.121　大脑内静脉及纹状体静脉，CT，轴位

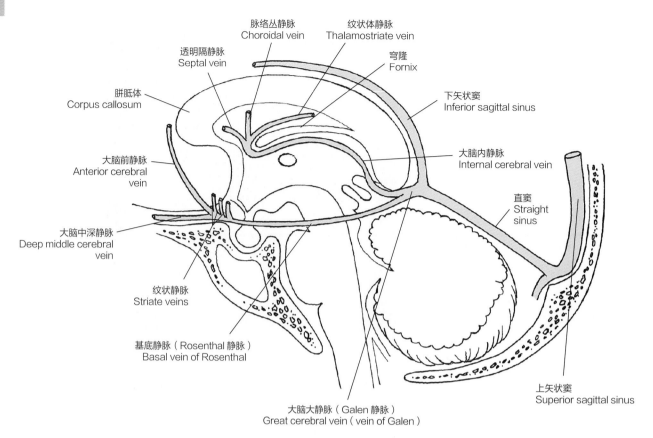

脉络丛静脉
Choroidal vein

纹状体静脉
Thalamostriate vein

透明隔静脉
Septal vein

穹隆
Fornix

胼胝体
Corpus callosum

下矢状窦
Inferior sagittal sinus

大脑前静脉
Anterior cerebral
vein

大脑内静脉
Internal cerebral vein

直窦
Straight
sinus

大脑中深静脉
Deep middle cerebral
vein

纹状静脉
Striate veins

基底静脉（Rosenthal 静脉）
Basal vein of Rosenthal

上矢状窦
Superior sagittal sinus

大脑大静脉（Galen 静脉）
Great cerebral vein（vein of Galen）

图 3.122　大脑深静脉，矢状面观示

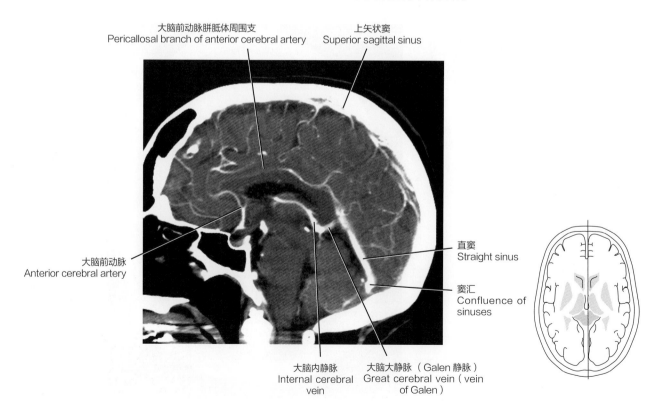

大脑前动脉胼胝体周围支
Pericallosal branch of anterior cerebral artery

上矢状窦
Superior sagittal sinus

大脑前动脉
Anterior cerebral
artery

直窦
Straight sinus

窦汇
Confluence of
sinuses

大脑内静脉
Internal cerebral
vein

大脑大静脉（Galen 静脉）
Great cerebral vein（vein
of Galen）

图 3.123　大脑深静脉，CT 重建，矢状位

脑神经

脑神经共有 12 对，根据其与脑相连的部位从前向后顺序编号。除第 Ⅰ 和第 Ⅱ 对脑神经外，其余的脑神经都由脑干发出（图 3.58、3.59、3.124）。每对脑神经都对应着特定的功能（表 3.5）。识别毗邻的标志性脑结构对于定位脑神经的起始部尤为重要。

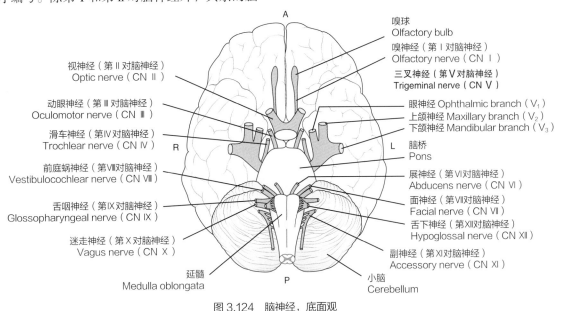

图 3.124　脑神经，底面观

表 3.5　脑神经			
脑神经	类型	孔（裂）	作用
嗅神经（Ⅰ）	感觉性	筛骨筛板的筛孔	嗅觉
视神经（Ⅱ）	感觉性	视神经孔	视觉
动眼神经（Ⅲ）	运动性	眶上裂	上直肌、下直肌、内直肌、下斜肌、上睑提肌的运动
滑车神经（Ⅳ）	运动性	眶上裂	上斜肌的运动
三叉神经（Ⅴ） 眼神经 V$_1$ 上颌神经 V$_2$ 下颌神经 V$_3$	混合性 感觉性 感觉性 混合性	三叉神经压迹 眶上裂 圆孔 卵圆孔	头面部感觉以及咀嚼肌和舌骨上肌群的运动 角膜、虹膜、头皮、眼睑、泪器、鼻腔、前额、筛窦、额窦、鼻的感觉，上唇、上颌、牙齿、上颌窦、腭的感觉， 咀嚼肌和舌骨上肌群的运动 下颌和牙齿、颞下颌关节、腮腺和舌下腺、舌前 2/3 的感觉
展神经（Ⅵ）	运动性	眶上裂	外直肌的运动
面神经（Ⅶ） 颞支 颧支 颊支 下颌支 颈支	混合性	内耳道、面神经管、茎乳孔	面肌的运动；舌前 2/3 的味觉、口底和腭的感觉；外耳道的感觉；泪腺、腮腺、舌下腺和下颌下腺的分泌
前庭蜗神经（Ⅷ） 前庭支 蜗支	感觉性	内耳道	前庭器的平衡觉 耳蜗的听觉
舌咽神经（Ⅸ） 第 1 组 第 2 组 第 3 组	混合性	颈静脉孔	舌咽部肌肉的吞咽运动 舌后 1/3 的味觉 中耳的痛觉和温度觉 颈动脉窦和颈动脉体的感觉
迷走神经（Ⅹ）	混合性	颈静脉孔	咽喉肌的运动 气管、支气管、消化道平滑肌的运动，心脏起搏和冠状动脉的收缩 外耳道和颅后窝硬脑膜的感觉
副神经（Ⅺ） 颅根 脊髓根	运动性	颈静脉孔	咽和腭的运动 胸锁乳突肌和斜方肌的运动
舌下神经（Ⅻ）	运动性	舌下神经管	舌肌的运动

嗅神经（第 I 对脑神经）

嗅神经司嗅觉，嗅细胞分布于上鼻甲的表面和鼻中隔上部，这些细胞的轴突汇合成 18~20 个小神经束，统称为嗅丝。嗅丝穿过筛骨筛板上的筛孔，与位于颅前窝的嗅球形成突触。从嗅球发出左、右嗅束，沿着额叶下面延伸至海马旁回，与边缘系统相互作用（图 3.124~3.127）。每条嗅神经都由 3 层脑膜包绕。

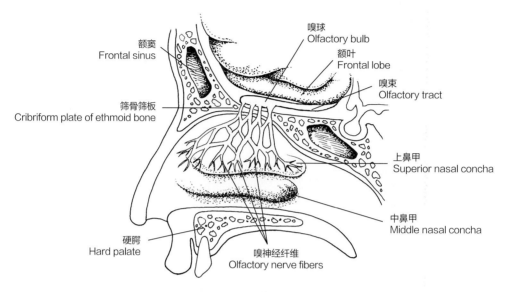

图 3.125　嗅神经，矢状面观

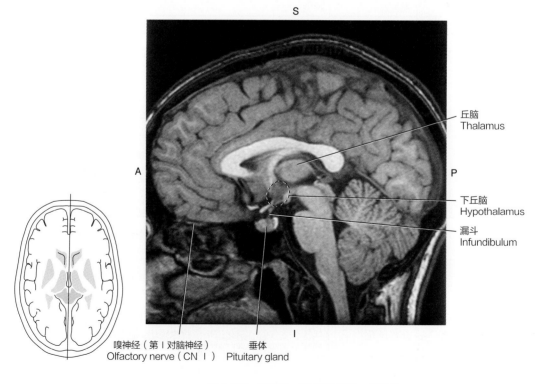

图 3.126　嗅神经，T1 加权 MRI，矢状位

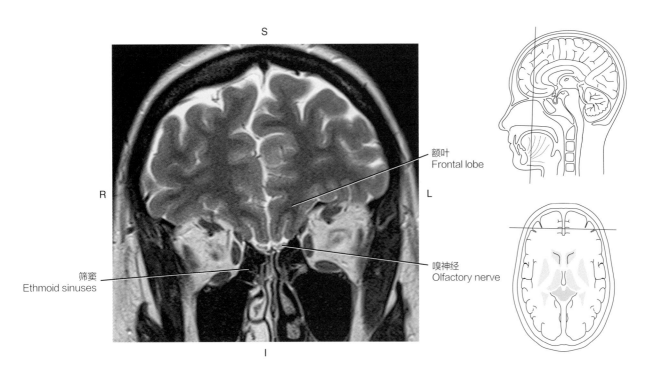

图 3.127　嗅神经，T2 加权 MRI，冠状位

视神经（第 II 对脑神经）

视神经司视觉，起于视网膜，向眼球后方汇集（图 3.128、3.129）。这些神经纤维汇合成粗大的视神经，向后内侧穿过视神经管进入颅中窝，在漏斗的前方与对侧视神经形成视交叉（图 3.44、3.58、3.128、3.130）。在视交叉处，来自视网膜内侧的神经纤维交叉到对侧，而来自视网膜外侧的神经纤维仍位于同侧（图 3.129），这种内侧神经纤维的交叉形成了双眼视觉。在视交叉之后，视神经延伸为视束，继而绕中脑走行，止于间脑背外侧（图 3.15、3.53、3.129）。视觉传导通路继而后行，由后丘脑（外侧膝状体）发出轴突形成视辐射（图 3.129、3.131）。

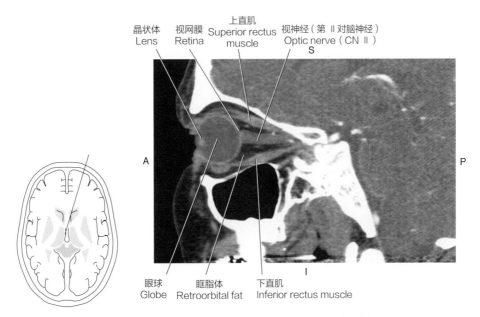

图 3.128　视神经，CT 重建，斜矢状位

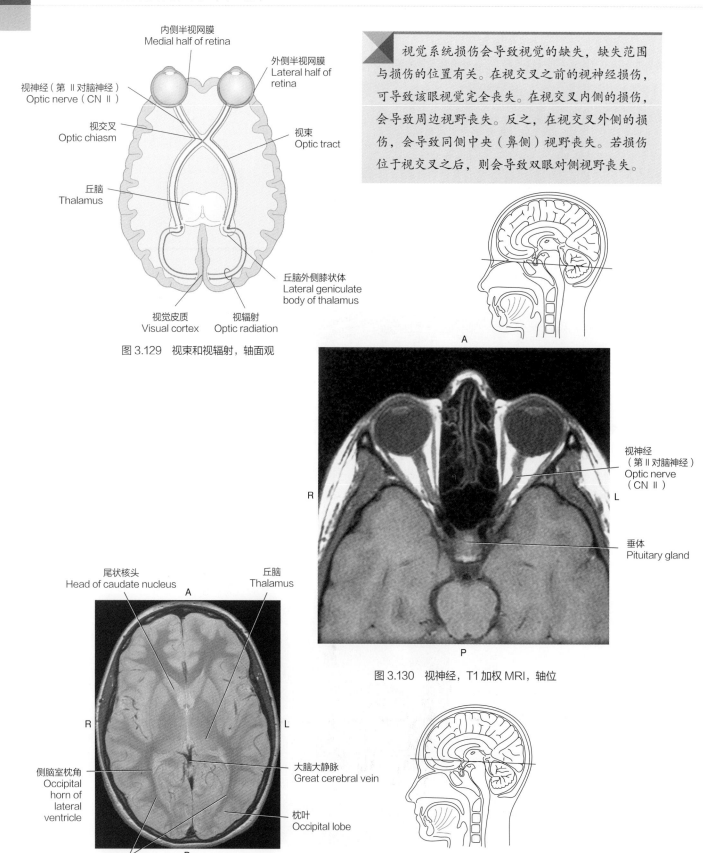

内侧半视网膜
Medial half of retina

外侧半视网膜
Lateral half of retina

视神经（第Ⅱ对脑神经）
Optic nerve（CN Ⅱ）

视交叉
Optic chiasm

视束
Optic tract

丘脑
Thalamus

丘脑外侧膝状体
Lateral geniculate body of thalamus

视觉皮质
Visual cortex

视辐射
Optic radiation

图 3.129　视束和视辐射，轴面观

视觉系统损伤会导致视觉的缺失，缺失范围与损伤的位置有关。在视交叉之前的视神经损伤，可导致该眼视觉完全丧失。在视交叉内侧的损伤，会导致周边视野丧失。反之，在视交叉外侧的损伤，会导致同侧中央（鼻侧）视野丧失。若损伤位于视交叉之后，则会导致双眼对侧视野丧失。

A

视神经（第Ⅱ对脑神经）
Optic nerve（CN Ⅱ）

垂体
Pituitary gland

R

L

P

图 3.130　视神经，T1 加权 MRI，轴位

尾状核头
Head of caudate nucleus

丘脑
Thalamus

A

R

L

侧脑室枕角
Occipital horn of lateral ventricle

大脑大静脉
Great cerebral vein

枕叶
Occipital lobe

P

视辐射
Optic radiations

图 3.131　视辐射，质子密度加权 MRI，轴位

动眼神经（第Ⅲ对脑神经）

动眼神经支配除外直肌和上斜肌以外的眼外肌（图 3.132、3.133），控制眼球的运动。该神经发自中脑，向前进入脚间池，于后交通动脉外侧穿过海绵窦顶部，从海绵窦外侧壁，走行至颈内动脉的外上方（图 3.134）。通过眶上裂入眶后，分为上、下两支，支配上直肌、内直肌和下直肌，以及下斜肌和上睑提肌（图 3.132~3.136）。

滑车神经（第Ⅳ对脑神经）

滑车神经仅支配眼的上斜肌，是唯一发自脑干后面的脑神经（图 3.59、3.132、3.137）。该神经发自中脑被盖，从其后面浅出，绕脑干向前走行，在动眼神经下方与之伴行进入海绵窦。通过眶上裂进入眶，最终分布于上斜肌（图 3.132、3.134、3.136、3.137）。

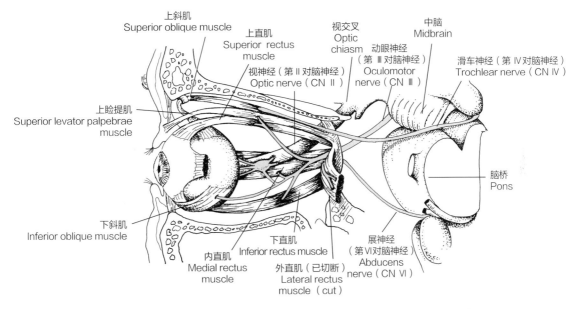

图 3.132　动眼神经、滑车神经和展神经，矢状面观

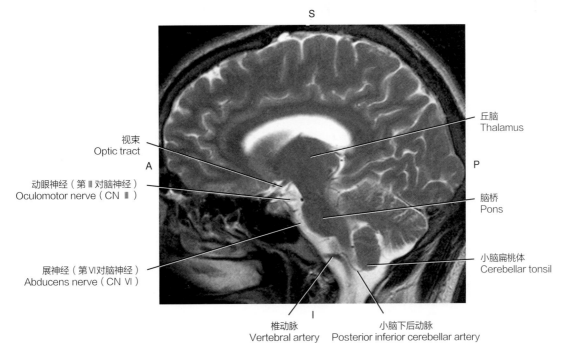

图 3.133　动眼神经和展神经，T2 加权 MRI，矢状位

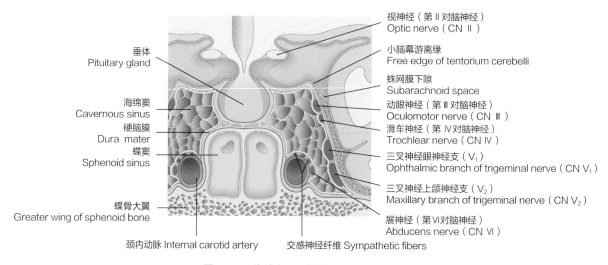

视神经（第Ⅱ对脑神经）
Optic nerve（CN Ⅱ）

垂体
Pituitary gland

小脑幕游离缘
Free edge of tentorium cerebelli

蛛网膜下隙
Subarachnoid space

海绵窦
Cavernous sinus

动眼神经（第Ⅲ对脑神经）
Oculomotor nerve（CN Ⅲ）

硬脑膜
Dura mater

滑车神经（第Ⅳ对脑神经）
Trochlear nerve（CN Ⅳ）

蝶窦
Sphenoid sinus

三叉神经眼神经支（V₁）
Ophthalmic branch of trigeminal nerve（CN V₁）

三叉神经上颌神经支（V₂）
Maxillary branch of trigeminal nerve（CN V₂）

蝶骨大翼
Greater wing of sphenoid bone

展神经（第Ⅵ对脑神经）
Abducens nerve（CN Ⅵ）

颈内动脉 Internal carotid artery

交感神经纤维 Sympathetic fibers

图 3.134　海绵窦，冠状面观

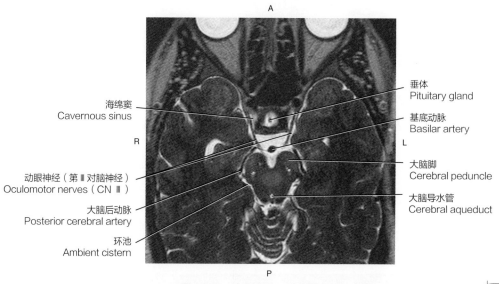

海绵窦
Cavernous sinus

垂体
Pituitary gland

基底动脉
Basilar artery

动眼神经（第Ⅲ对脑神经）
Oculomotor nerves（CN Ⅲ）

大脑脚
Cerebral peduncle

大脑后动脉
Posterior cerebral artery

大脑导水管
Cerebral aqueduct

环池
Ambient cistern

图 3.135　动眼神经，T2 加权 MRI，轴位

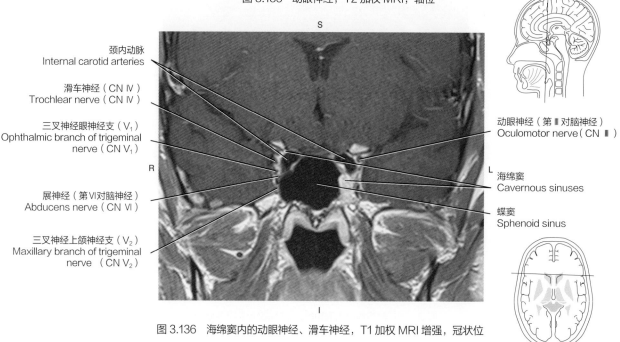

颈内动脉
Internal carotid arteries

滑车神经（CN Ⅳ）
Trochlear nerve（CN Ⅳ）

三叉神经眼神经支（V₁）
Ophthalmic branch of trigeminal nerve（CN V₁）

动眼神经（第Ⅲ对脑神经）
Oculomotor nerve（CN Ⅲ）

展神经（第Ⅵ对脑神经）
Abducens nerve（CN Ⅵ）

海绵窦
Cavernous sinuses

蝶窦
Sphenoid sinus

三叉神经上颌神经支（V₂）
Maxillary branch of trigeminal nerve（CN V₂）

图 3.136　海绵窦内的动眼神经、滑车神经，T1 加权 MRI 增强，冠状位

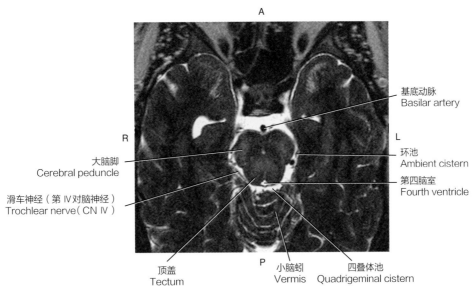

图 3.137 滑车神经，T2 加权 MRI，轴位

三叉神经（第Ⅴ对脑神经）

三叉神经是人体最大的脑神经，有 3 个主要分支：眼神经、上颌神经和下颌神经（图 3.138）。三叉神经是面部主要的感觉神经，包含头部的感觉纤维和支配咀嚼肌的运动纤维。三叉神经从小脑中脚和脑桥之间发出（图 3.58），在三叉神经根分成三叉之前进入 Meckel 窝（三叉神经压迹）形成三叉神经节，有硬脑膜覆盖，蛛网膜下隙在此形成三叉神经池，池内充满脑脊液（图 3.138~3.141）。第 1 个分支为眼神经（V_1），走行于海绵窦外侧壁，通过眶上裂进入眶，分支支配泪器、角膜、虹膜、前额、筛窦、额窦以及鼻的感觉（图 3.134、3.138）。第 2 个分支为上颌神经（V_2），沿海绵窦外侧壁走行，从圆孔出颅（图 3.134、3.138）。其分支继续穿过眶下裂至眶下孔。上颌神经支配颊、腭、鼻侧面、上颌与上牙以及上颌窦的感觉。第 3 个分支为下颌神经（V_3），为既支配运动又支配感觉的混合性神经，经卵圆孔出颅。下颌神经支配咀嚼肌的运动，以及舌的前 2/3、外耳道、下颌与下牙、腮腺、舌下腺的感觉（图 3.138~3.141）。

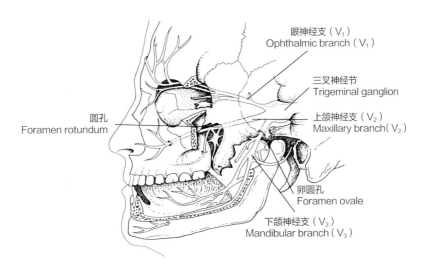

图 3.138 三叉神经，矢状面观

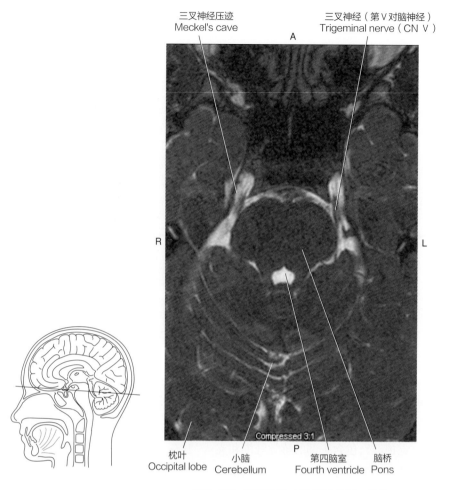

三叉神经压迹
Meckel's cave

三叉神经（第Ⅴ对脑神经）
Trigeminal nerve（CN Ⅴ）

A

R

L

P

Compressed 3:1

枕叶
Occipital lobe

小脑
Cerebellum

第四脑室
Fourth ventricle

脑桥
Pons

图 3.139　三叉神经，T2 加权 MRI，轴位

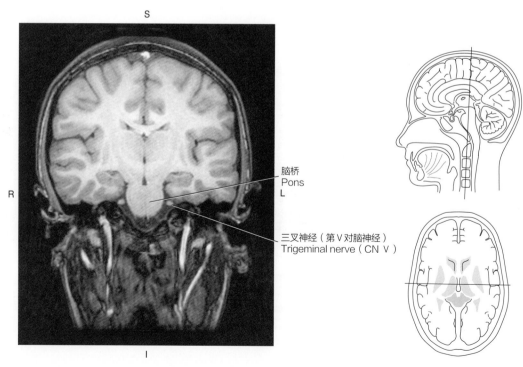

S

R

L

I

脑桥
Pons

三叉神经（第Ⅴ对脑神经）
Trigeminal nerve（CN Ⅴ）

图 3.140　三叉神经，T1 加权 MRI，冠状位

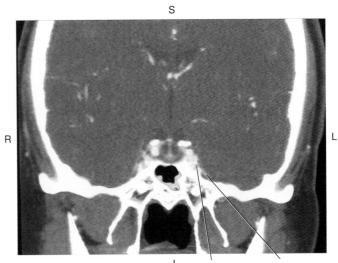

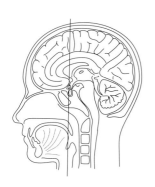

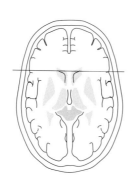

图 3.141　Meckel 窝（三叉神经压迹），CT 重建，冠状位

三叉神经痛是一种累及三叉神经的 1 个或多个分支的神经综合征，其特征是突发剧痛，可持续数秒至数分钟。疼痛可由说话、吃饭、饮水或只是碰到面部而触发。通常认为是邻近的动脉或静脉压迫三叉神经所致，其他原因包括脑桥小脑角池内肿瘤、创伤、感染和多发性硬化症。治疗方案包括使用镇痛药、神经阻滞麻醉、外科手术如神经根切断术。

展神经（第 VI 对脑神经）

　　展神经为支配眼球外直肌的运动性神经。起自脑桥下部近中线处，纤维上行经桥前池进入海绵窦。在所有经海绵窦的脑神经中，展神经位于最内侧，经眶上裂出颅后支配外直肌（图 3.132~3.134、3.136、3.142）。

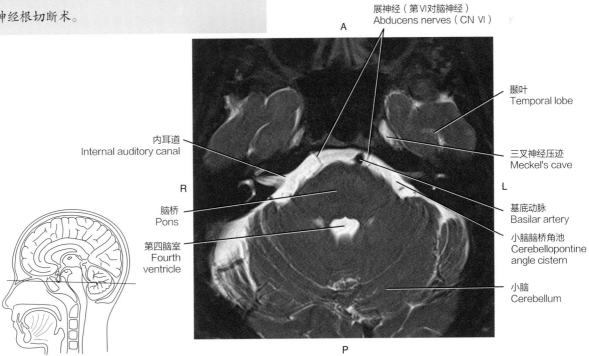

图 3.142　展神经，T2 加权 MRI，轴位

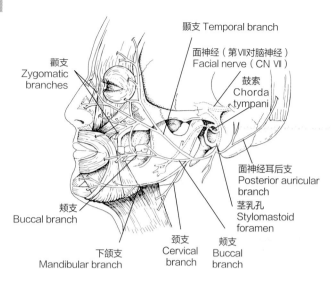

图 3.143 面神经分支，矢状面观

特发性面神经麻痹（Bell 麻痹）是一种短暂性面神经瘫痪。普遍认为病毒感染造成的面神经发炎、肿胀可能是面瘫的原因。症状包括面肌无力、抽搐、眼睑或口角下垂、眼泪外溢和流涎。

面神经（第Ⅶ对脑神经）

面神经在脑桥下部从橄榄和小脑下脚间的隐窝处发出 2 个独立的根，于前庭蜗神经前方进入颞骨内耳道（图 3.58、3.143）。面神经穿过颞骨进入面神经管，经茎乳孔出颅后穿腮腺走行（见第二章"颞骨"部分）。在腮腺内，面神经分为 5 组终支：颞支、颧支、颊支、下颌支和颈支。面神经除支配面肌、泪腺、腮腺、舌下腺和下颌下腺外，还管理舌前 2/3 的味觉（图 3.143、3.145~3.147）。

前庭蜗神经（第Ⅷ对脑神经）

前庭蜗神经从脑桥延髓沟出脑干，于面神经后方进入内耳道（图 3.58、3.144）。前庭蜗神经由前庭支和蜗支两部分组成，前庭支传导来自半规管的平衡觉冲动，蜗支传导来自耳蜗的听觉冲动，并可分离和辨别高频和低频的声音（图 3.144~4.146）。

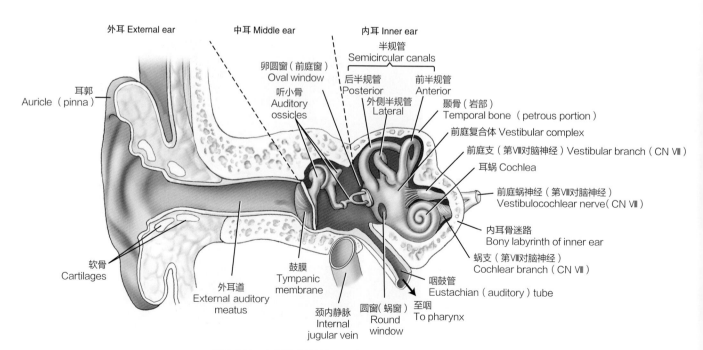

图 3.144 内耳前庭蜗神经，冠状面观

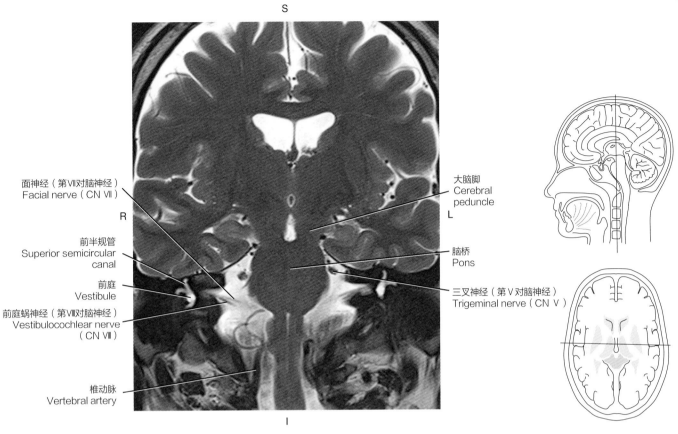

面神经（第Ⅶ对脑神经）
Facial nerve（CN Ⅶ）

前半规管
Superior semicircular canal

前庭
Vestibule

前庭蜗神经（第Ⅷ对脑神经）
Vestibulocochlear nerve（CN Ⅷ）

椎动脉
Vertebral artery

大脑脚
Cerebral peduncle

脑桥
Pons

三叉神经（第Ⅴ对脑神经）
Trigeminal nerve（CN Ⅴ）

图 3.145　面神经和前庭蜗神经，T2 加权 MRI，冠状位

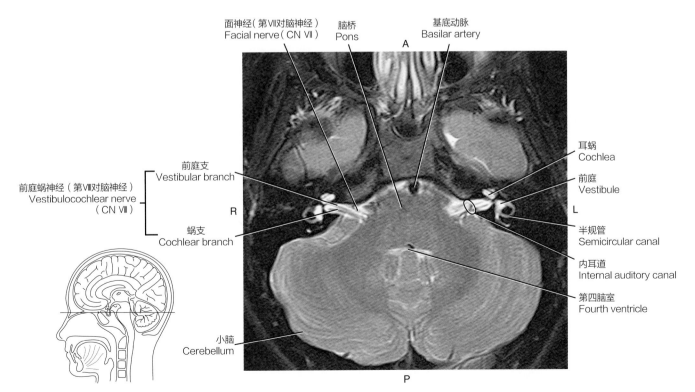

面神经（第Ⅶ对脑神经）
Facial nerve（CN Ⅶ）

脑桥
Pons

基底动脉
Basilar artery

前庭蜗神经（第Ⅷ对脑神经）
Vestibulocochlear nerve（CN Ⅷ）

前庭支
Vestibular branch

蜗支
Cochlear branch

耳蜗
Cochlea

前庭
Vestibule

半规管
Semicircular canal

内耳道
Internal auditory canal

第四脑室
Fourth ventricle

小脑
Cerebellum

图 3.146　面神经和前庭蜗神经，T2 加权 MRI，轴位

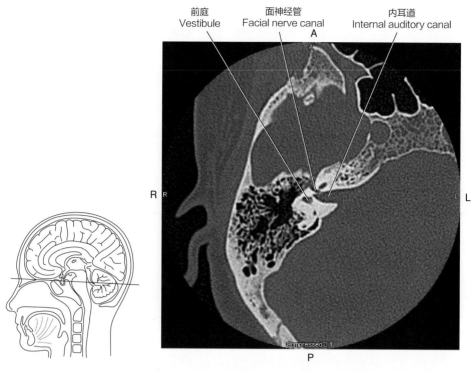

图 3.147　内耳道，CT，轴位

舌咽神经（第IX对脑神经）

　　舌咽神经的运动纤维支配与吞咽相关的骨骼肌，其感觉纤维可分为 3 组：第 1 组分布于舌后 1/3，第 2 组传导中耳的痛、温觉，第 3 组传导颈动脉窦和颈动脉体的感觉。颈动脉窦位于颈内动脉的起始膨大处，内含压力感受器，可感受动脉血压变化。颈动脉体是位于颈总动脉分叉处的细小的神经血管结构，内含化学感受器，可感受血液中化学成分的变化（见第五章"颈动脉"部分）。舌咽神经的根丝于橄榄和小脑下脚之间出延髓（图 3.58），经颈静脉孔出颅并行至舌根（图 3.148~3.150）。

迷走神经（第X对脑神经）

　　在拉丁语中，迷走即"漫游"的意思，迷走神经如同"漫游"般自脑干下行，广泛分布于颈部、胸部和腹部。迷走神经以 8~10 个根丝起自延髓部橄榄和小脑下脚之间，最终汇合成 2 个神经根经颈静脉孔出颅（图 3.58）。在颈部于颈动脉鞘内下行，继而入胸腔和腹腔。在颈部，迷走神经于锁骨下动脉和头臂静脉之间穿入胸廓上口，分别经左、右主支气管后方下

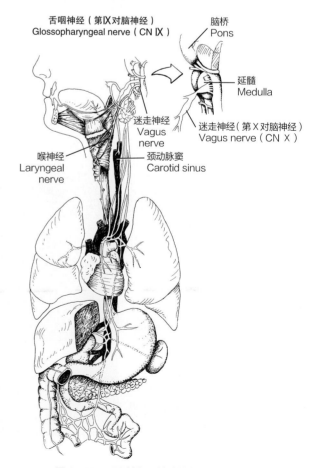

图 3.148　舌咽神经和迷走神经

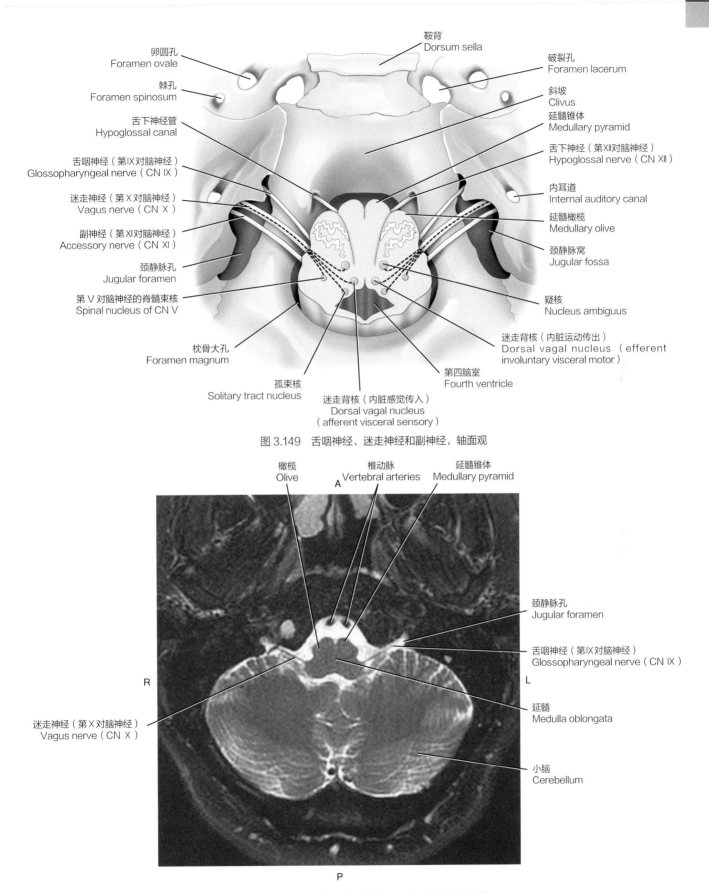

图 3.149　舌咽神经、迷走神经和副神经，轴面观

图 3.150　颈静脉孔、舌咽神经和迷走神经，T2 加权 MRI，轴位

行至膈。迷走神经有众多分支，广泛分布于颅后窝硬脑膜、耳郭、外耳道、咽、软腭、喉、心、胃、肝、十二指肠和胰等结构（图3.148~3.151）。

迷走神经支配胃肠道、肺和心的大部分副交感神经的活动。迷走神经可以引发神经递质乙酰胆碱的释放和催乳素、抗利尿激素、催产素等激素的释放，从而影响消化、代谢和松弛反应，也可能延缓免疫应答。迷走神经反应较强的人在压力、创伤或疾病后恢复得更快。

迷走神经兴奋会导致心率和（或）血压降低，这通常是对胃肠道疾病或其他可能引起情绪紧张的刺激的应答。当血液循环变化足够大时，心输出量急剧下降会导致脑灌注不足，从而发生血管迷走神经性晕厥。

副神经（第XI对脑神经）

副神经有2个根：颅根和脊髓根。2个根汇成1个主干，经颈静脉孔出颅。颅根的多个根丝起自延髓，并汇入迷走神经（图3.58），这些纤维支配咽部和腭部的骨骼肌。脊髓根的多个根丝起自颈髓外侧，支配颈部的胸锁乳突肌和背部的斜方肌（图3.149、3.151、3.152）。

舌下神经（第XII对脑神经）

舌下神经支配除腭舌肌外的所有舌肌。若干根丝起自延髓橄榄和锥体之间（图3.58），汇成一个主干后经椎动脉后方穿过枕骨的舌下神经管出颅（图3.149）。在颅底下方，舌下神经从外侧跨过颈总动脉分叉处进入口底，支配舌肌（图3.151~3.153）。

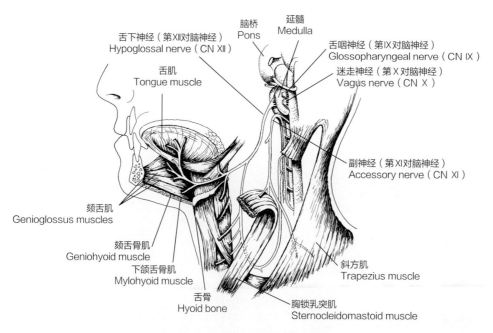

图3.151　副神经和舌下神经，矢状面观

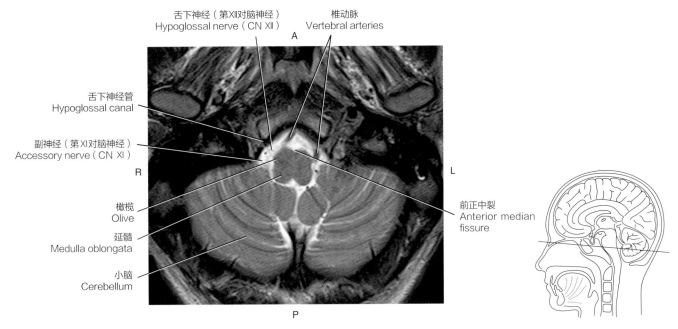

图 3.152 副神经和舌下神经，T2 加权 MRI，轴位

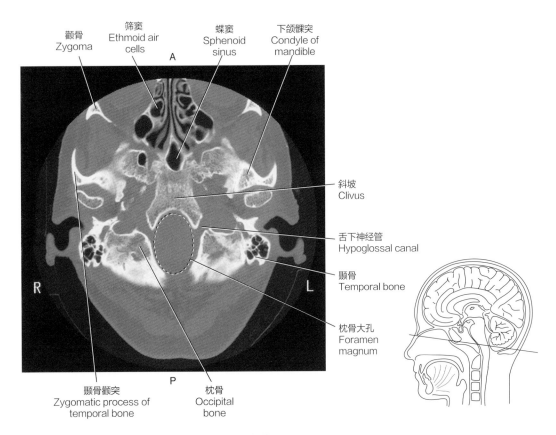

图 3.153 枕髁和舌下神经管，CT，轴位

参考文献

Frank, G. (2012). *Merrill's atlas of radiographic positions and radiologic procedures* (12th ed.). St. Louis: Mosby.

Osborn, A. G. (2016). *Diagnostic imaging: Brain* (3rd ed.). Philadelphia: Elsevier.

Som, P. M., & Curtin, H. D. (2012). *Head and neck imaging* (5th ed.). St. Louis: Mosby.

Standring, S. (2012). *Gray's anatomy* (41st ed.). New York: Elsevier.

第四章
脊柱与脊髓

When you suffer an attack of nerves you're being attacked by the nervous system.What chance has a man got against a system?

当你的神经出了问题时，你的整个神经系统都在攻击你，一个人对抗一个系统，胜算能有多大？

Russell Hoban（1925—），
美国作家和插画家

脊柱保护着那些脆弱的分别负责周围感觉和躯体运动的感觉神经和运动神经。感觉或运动功能的丧失可由该区域正常解剖结构中任何一种的损伤或者病变引起（图 4.1）。

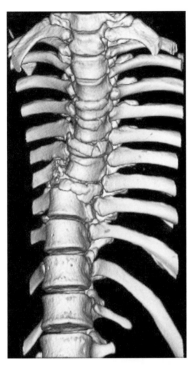

图 4.1　胸椎创伤后骨折

目　标

- 理解典型椎骨的结构
- 理解寰椎、枢椎、胸椎、骶骨和尾骨的非典型结构
- 理解并描述脊柱韧带的功能
- 理解脊柱肌肉群并阐明其作用
- 描述脊髓和脊神经的成分
- 描述脊神经形成的 4 个神经丛及其支配结构
- 理解脊髓和脊柱的血管

纲　要

脊柱

　　脊柱是一个非常重要的结构，它支持身体的重量，协助保持姿势并保护脆弱的脊髓和脊神经。脊柱由 33 块椎骨组成，可以分成颈段、胸段、腰段、骶段和尾段。脊柱的自然弯曲可以增加脊柱的灵活性并使压力分散到整个脊柱。颈曲和腰曲凸向前，形成前凸曲线；而胸曲和骶曲凸向后，形成脊柱的后凸曲线（图 4.2）。

　　脊柱后凸是一种脊柱疾病，即脊柱胸段发生过度后凸或向前卷曲。更严重的情况是脊柱后凸随着时间的推移而发展，导致过度驼背而使脊髓受压，从而出现神经系统症状。脊柱后凸可发生在任何年龄段，但最常见于有骨质疏松状况的老年妇女。老年人脊柱后凸的其他原因包括退行性关节炎和强直性脊柱炎，这两种疾病可导致椎体前部塌陷。在儿童中发现的脊柱后凸主要为姿势性脊柱后凸、Scheuermann 脊柱后凸和先天性脊柱后凸这 3 种类型。其原因包括脊柱旁肌肉和韧带薄弱、椎体的异常楔形改变，以及出生前椎体发育异常。

　　脊柱的异常侧向弯曲被称为脊柱侧凸。脊柱侧凸可由脊柱先天性骨质异常、青春期生长异常以及成年后发生的脊柱退行性变化或损伤引起。脊柱侧凸极少有疼痛感，侧凸程度小的情况不需要治疗，而较大程度的脊柱侧凸需要佩戴支具或进行手术干预以恢复正常姿势。

　　各部分椎骨的形状和大小各异，但典型的椎骨主要由椎体（前部）和椎弓（后部）组成。圆柱形的椎体位于前方，作用是支持身体重量（图 4.3、4.4）。脊椎从上到下椎体逐渐增大。椎体的上、下表面的骨密质称为椎体终板（图 4.5、4.6）。位于后方环状的椎弓与椎体的侧面相连，椎体与椎弓围成的空间称作椎孔（图 4.4、4.6）。椎孔连接形成椎管，椎管容纳和保护脊髓。椎弓由椎弓根（2 个）、椎弓板（2 个）、棘突（1 个）、横突（2 个）、上关节突（2 个）和下关节突（2 个）组成（图 4.3~4.6）。两个椎弓根从椎体发出与椎弓板汇合，继续向后内方向延伸形成棘突。横突约从椎弓根与椎弓板结合处向外侧伸出（图 4.3、4.4）。椎弓根的上、下表面凹陷形成椎骨切迹

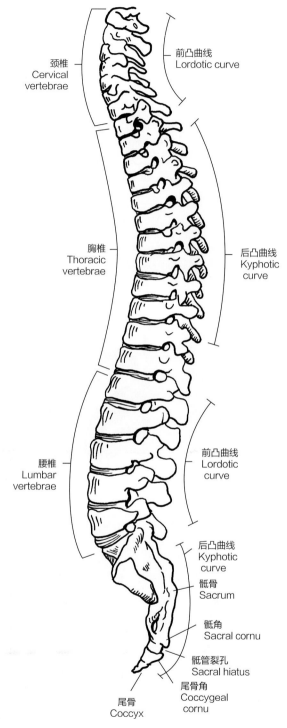

图 4.2　脊柱，侧面观

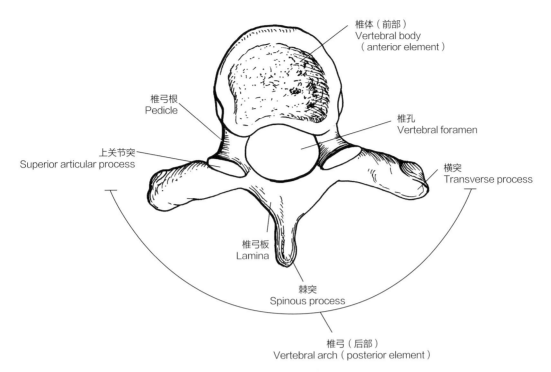

椎体（前部）
Vertebral body
（anterior element）

椎弓根
Pedicle

椎孔
Vertebral foramen

上关节突
Superior articular process

横突
Transverse process

椎弓板
Lamina

棘突
Spinous process

椎弓（后部）
Vertebral arch（posterior element）

图 4.3　典型椎骨，上面观

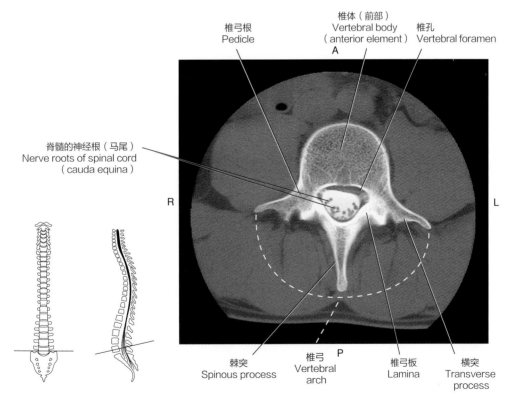

椎弓根
Pedicle

椎体（前部）
Vertebral body
（anterior element）

椎孔
Vertebral foramen

脊髓的神经根（马尾）
Nerve roots of spinal cord
（cauda equina）

棘突
Spinous process

椎弓
Vertebral arch

椎弓板
Lamina

横突
Transverse process

图 4.4　腰椎，CT，轴位

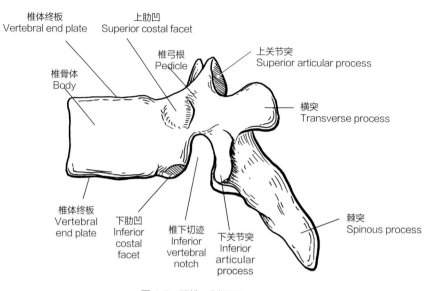

椎体终板
Vertebral end plate

上肋凹
Superior costal facet

椎弓根
Pedicle

上关节突
Superior articular process

椎骨体
Body

横突
Transverse process

椎体终板
Vertebral end plate

下肋凹
Inferior costal facet

椎下切迹
Inferior vertebral notch

下关节突
Inferior articular process

棘突
Spinous process

图4.5　颈椎，侧面观

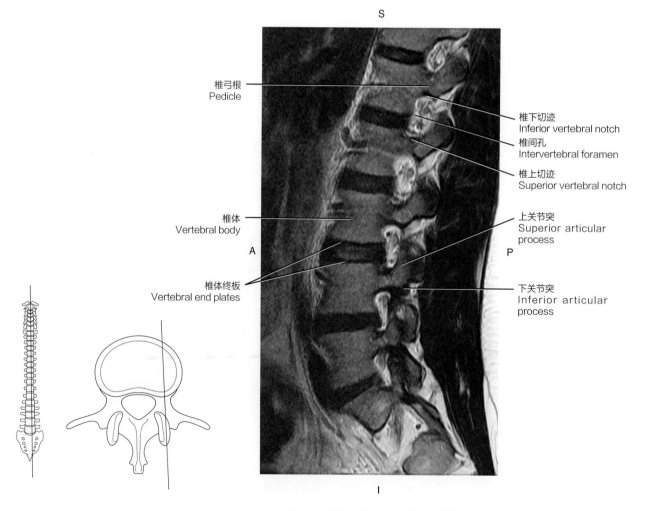

椎弓根
Pedicle

椎下切迹
Inferior vertebral notch

椎间孔
Intervertebral foramen

椎上切迹
Superior vertebral notch

椎体
Vertebral body

上关节突
Superior articular process

椎体终板
Vertebral end plates

下关节突
Inferior articular process

图4.6　腰椎，T2 加权 MRI，矢状位

（图 4.5、4.6）。相邻椎骨的上、下切迹围成椎间孔，其间有血管和神经走行（图 4.6）。从椎弓根与椎弓板结合处发出的椎骨上、下关节突与相邻椎骨形成关节突关节（椎间关节）。这些关节为身体提供额外的支撑并使脊柱能够运动(图 4.7~4.10）。关节间部是连接上、下椎间关节的细小骨段，是椎骨最薄弱、易损的部分。

椎体之间被具有减震作用的软骨性椎间盘分隔。椎间盘由中间柔软的半凝胶状髓核和周围的纤维环组成。髓核在出生时含有高达 85% 的水分，随着年龄增长水分含量逐渐减少。构成纤维环的纤维层层环绕，中心处容纳髓核。椎间盘与前纵韧带和后纵韧带相连，有助于提高脊柱的稳定性（图 4.9~4.12）。

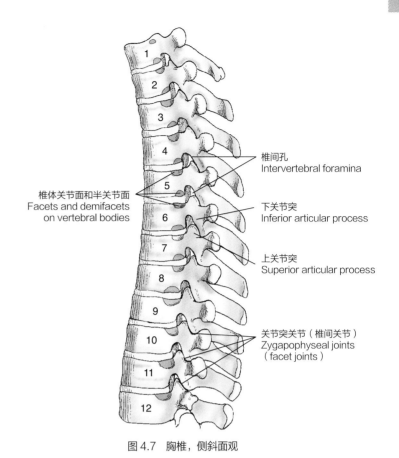

椎间孔
Intervertebral foramina

椎体关节面和半关节面
Facets and demifacets
on vertebral bodies

下关节突
Inferior articular process

上关节突
Superior articular process

关节突关节（椎间关节）
Zygapophyseal joints
（facet joints）

图 4.7　胸椎，侧斜面观

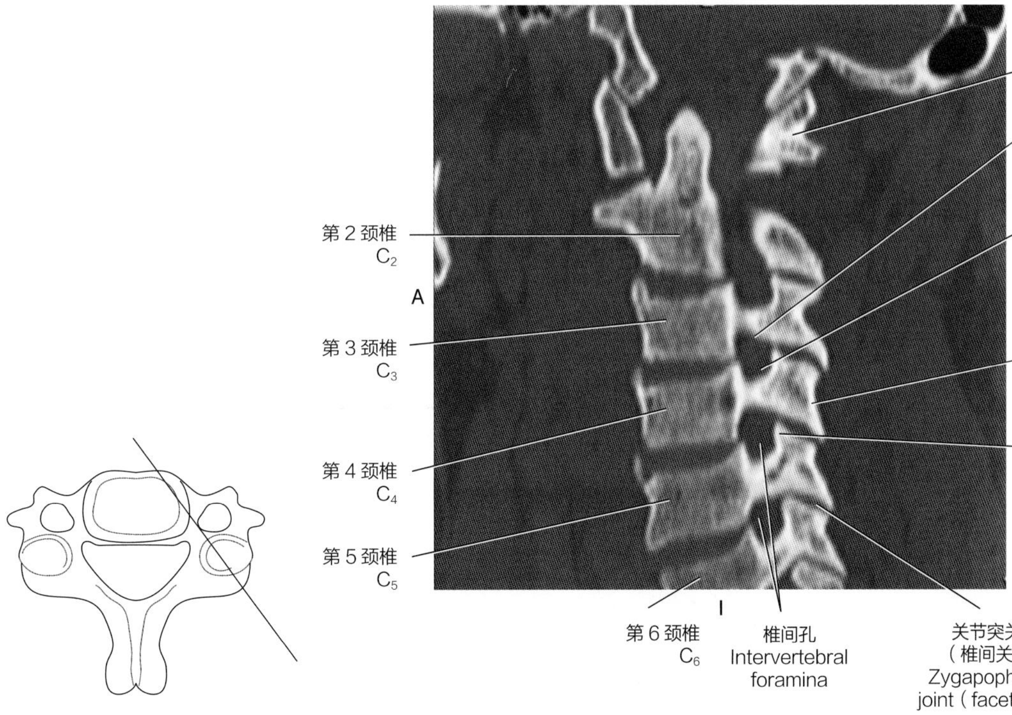

S

第 1 颈椎
C₁

椎下切迹
Inferior vertebral notch

椎上切迹
Superior vertebral notch

第 2 颈椎
C₂

A

P

第 3 颈椎
C₃

下关节突
Inferior articular process

第 4 颈椎
C₄

上关节突
Superior articular process

第 5 颈椎
C₅

I

第 6 颈椎
C₆

椎间孔
Intervertebral
foramina

关节突关节
（椎间关节）
Zygapophyseal
joint（facet joint）

图 4.8　颈椎关节突关节，CT 重建，矢状斜位

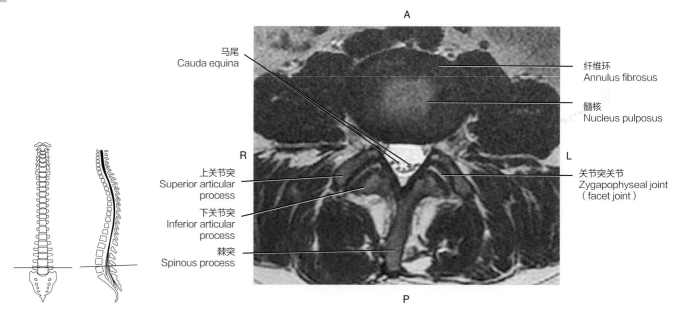

图 4.9　带有椎间盘和关节突关节的腰椎，T2 加权 MRI，轴位

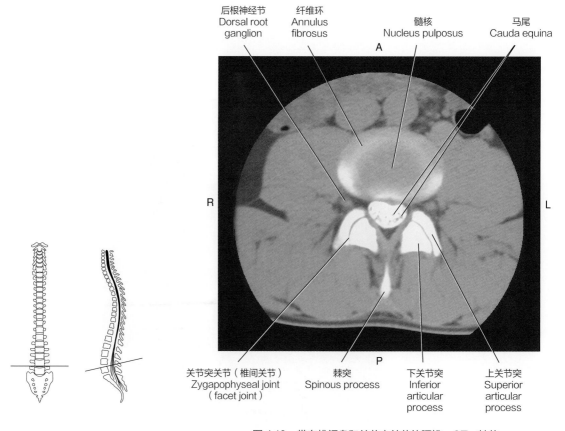

图 4.10　带有椎间盘和关节突关节的腰椎，CT，轴位

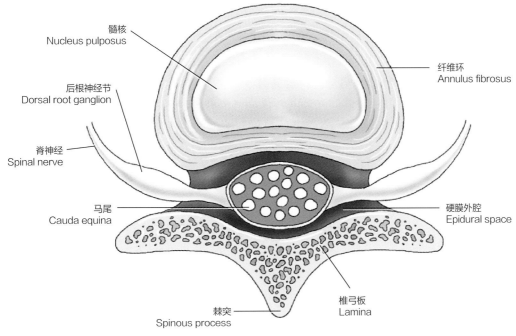

髓核
Nucleus pulposus

后根神经节
Dorsal root ganglion

脊神经
Spinal nerve

马尾
Cauda equina

棘突
Spinous process

纤维环
Annulus fibrosus

硬膜外腔
Epidural space

椎弓板
Lamina

图 4.11　椎间盘，轴面观

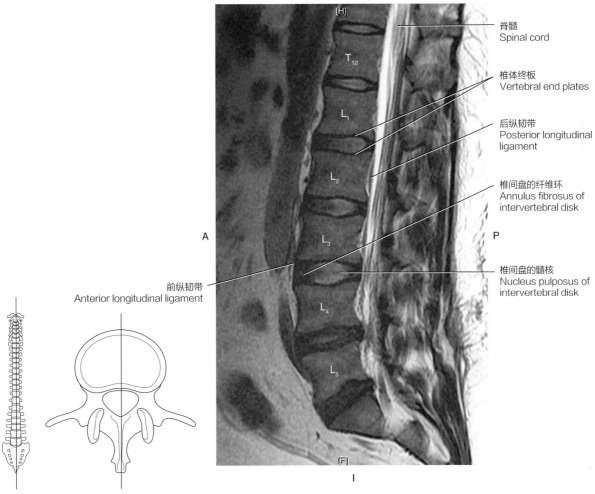

脊髓
Spinal cord

椎体终板
Vertebral end plates

后纵韧带
Posterior longitudinal ligament

椎间盘的纤维环
Annulus fibrosus of intervertebral disk

椎间盘的髓核
Nucleus pulposus of intervertebral disk

前纵韧带
Anterior longitudinal ligament

图 4.12　椎间盘，T2 加权 MRI，矢状位

颈椎

　　颈椎共有 7 块，形状、大小各异。颈椎是脊柱活动最灵活的部分。每块颈椎的横突上都有一个横突孔（图 4.13、4.14），内有椎动脉和椎静脉通过。第 1 颈椎承托头部，称为寰椎。寰椎的上关节突较大，与颅骨的枕髁形成寰枕关节。寰椎是无椎体、无棘突的

环状结构，由 1 个前弓、1 个后弓和 2 个大的侧块组成（图 4.13~4.15）。侧块参与构成颅骨与脊柱之间唯一的承重关节。

　　第 2 颈椎称为枢椎，有齿突从椎体向上伸出。齿突伸入到椎孔前部，与寰椎前弓形成关节，是寰椎转动的枢轴（图 4.14~4.19）。椎体的上表面、

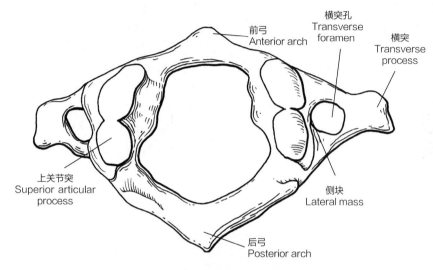

图 4.13　第 1 颈椎（寰椎），上面观

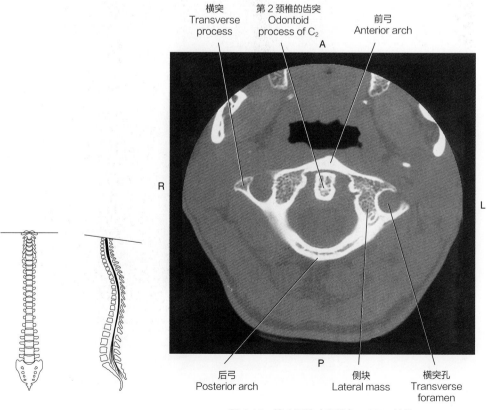

图 4.14　第 1 颈椎（寰椎），CT，轴位

齿突的外侧是上关节突，与寰椎形成寰枢关节（图 4.15~4.17、4.19~4.21）。枢椎的棘突是颈后沟内可以触到的第一个突起。

第 3~6 颈椎（C_3~C_6）具有独特的分叉棘突（图 4.22、4.23）。第 7 颈椎（隆椎）的棘突长且无分叉。

这一棘突很容易在颈根后方触及（图 4.24~4.26）。C_3~C_7 还有一个独特之处是椎体钩。这些钩状突起位于椎体上端的椎体终板两侧，侧缘向上弯曲。椎体钩有助于防止颈椎侧向移动（图 4.15、4.17、4.20、4.22）。

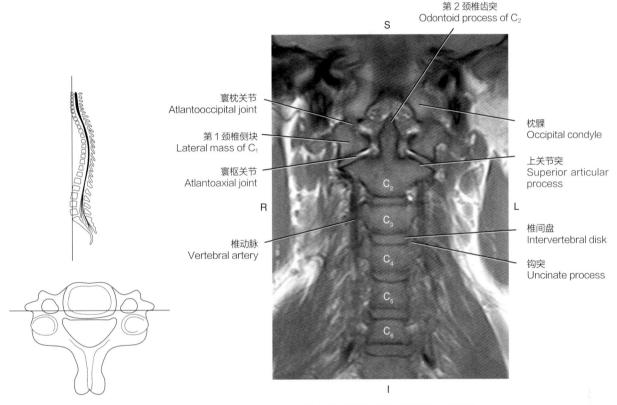

图 4.15 颈椎，T1 加权 MRI，冠状位

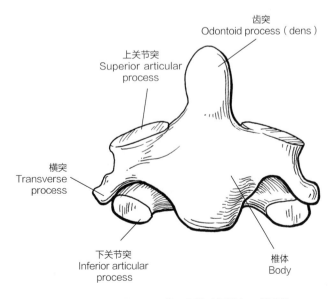

图 4.16 第 2 颈椎（枢椎），前面观

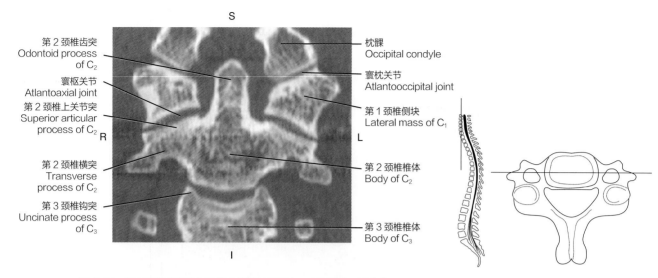

图 4.17　第 1 颈椎（寰椎）和第 2 颈椎（枢椎），CT 重建，冠状位

第 2 颈椎齿突
Odontoid process
of C₂

寰枢关节
Atlantoaxial joint

第 2 颈椎上关节突
Superior articular
process of C₂

第 2 颈椎横突
Transverse
process of C₂

第 3 颈椎钩突
Uncinate process
of C₃

枕髁
Occipital condyle

寰枕关节
Atlantooccipital joint

第 1 颈椎侧块
Lateral mass of C₁

第 2 颈椎椎体
Body of C₂

第 3 颈椎椎体
Body of C₃

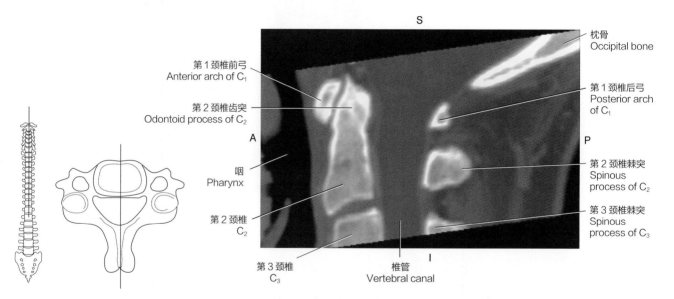

图 4.18　第 1 颈椎（寰椎）和第 2 颈椎（枢椎），CT 重建，矢状位

第 1 颈椎前弓
Anterior arch of C₁

第 2 颈椎齿突
Odontoid process of C₂

咽
Pharynx

第 2 颈椎
C₂

第 3 颈椎
C₃

椎管
Vertebral canal

枕骨
Occipital bone

第 1 颈椎后弓
Posterior arch
of C₁

第 2 颈椎棘突
Spinous process
of C₂

第 3 颈椎棘突
Spinous process
of C₃

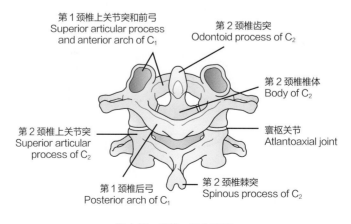

图 4.19　颈椎，后上面观

第 1 颈椎上关节突和前弓
Superior articular process
and anterior arch of C₁

第 2 颈椎齿突
Odontoid process of C₂

第 2 颈椎椎体
Body of C₂

寰枢关节
Atlantoaxial joint

第 2 颈椎上关节突
Superior articular
process of C₂

第 1 颈椎后弓
Posterior arch of C₁

第 2 颈椎棘突
Spinous process of C₂

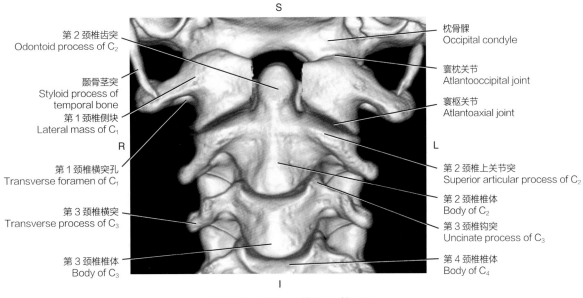

第 2 颈椎齿突
Odontoid process of C₂

颞骨茎突
Styloid process of
temporal bone

第 1 颈椎侧块
Lateral mass of C₁

第 1 颈椎横突孔
Transverse foramen of C₁

第 3 颈椎横突
Transverse process of C₃

第 3 颈椎椎体
Body of C₃

枕骨髁
Occipital condyle

寰枕关节
Atlantooccipital joint

寰枢关节
Atlantoaxial joint

第 2 颈椎上关节突
Superior articular process of C₂

第 2 颈椎椎体
Body of C₂

第 3 颈椎钩突
Uncinate process of C₃

第 4 颈椎椎体
Body of C₄

图 4.20　颈椎，三维 CT，前面观

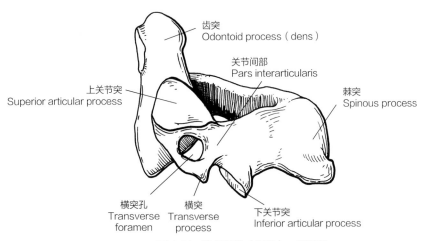

齿突
Odontoid process（dens）

关节间部
Pars interarticularis

棘突
Spinous process

上关节突
Superior articular process

横突孔
Transverse foramen

横突
Transverse process

下关节突
Inferior articular process

图 4.21　第 2 颈椎（枢椎），侧面观

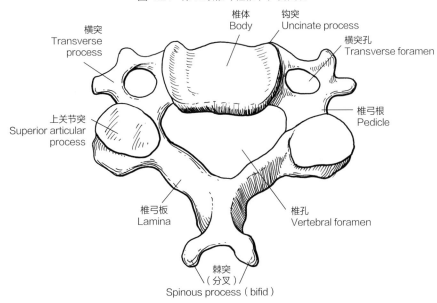

横突
Transverse process

椎体
Body

钩突
Uncinate process

横突孔
Transverse foramen

上关节突
Superior articular process

椎弓根
Pedicle

椎弓板
Lamina

椎孔
Vertebral foramen

棘突
（分叉）
Spinous process（bifid）

图 4.22　带有分叉棘突的颈椎，上面观

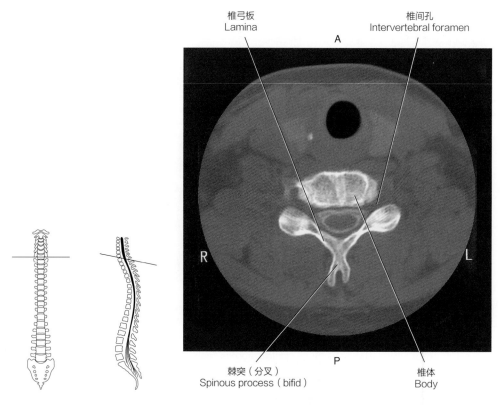

椎弓板
Lamina

椎间孔
Intervertebral foramen

A

R　　　　　　　L

P

棘突（分叉）
Spinous process（bifid）

椎体
Body

图 4.23　带有分叉棘突的颈椎，CT，轴位

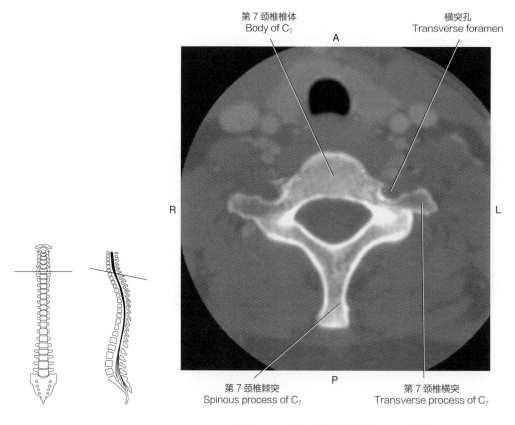

第 7 颈椎椎体
Body of C₇

横突孔
Transverse foramen

A

R　　　　　　　L

P

第 7 颈椎棘突
Spinous process of C₇

第 7 颈椎横突
Transverse process of C₇

图 4.24　第 7 颈椎（隆椎），CT，轴位

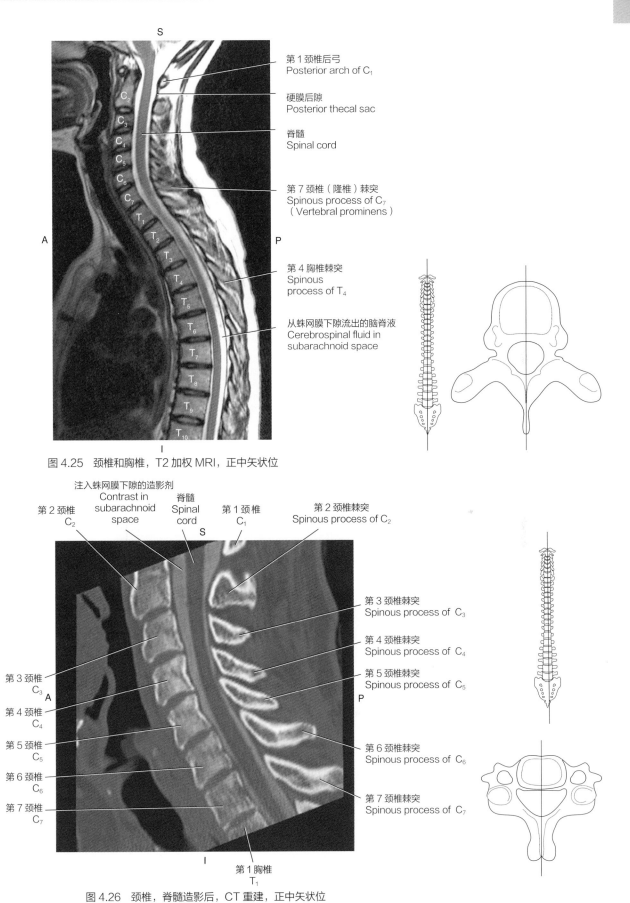

S

第 1 颈椎后弓
Posterior arch of C_1

硬膜后隙
Posterior thecal sac

脊髓
Spinal cord

第 7 颈椎（隆椎）棘突
Spinous process of C_7
（Vertebral prominens）

A

P

第 4 胸椎棘突
Spinous
process of T_4

从蛛网膜下隙流出的脑脊液
Cerebrospinal fluid in
subarachnoid space

I

图 4.25　颈椎和胸椎，T2 加权 MRI，正中矢状位

注入蛛网膜下隙的造影剂
Contrast in
subarachnoid
space

第 2 颈椎
C_2

脊髓
Spinal
cord

第 1 颈椎
C_1

第 2 颈椎棘突
Spinous process of C_2

S

第 3 颈椎
C_3

第 4 颈椎
C_4

第 5 颈椎
C_5

第 6 颈椎
C_6

第 7 颈椎
C_7

A

P

第 3 颈椎棘突
Spinous process of C_3

第 4 颈椎棘突
Spinous process of C_4

第 5 颈椎棘突
Spinous process of C_5

第 6 颈椎棘突
Spinous process of C_6

第 7 颈椎棘突
Spinous process of C_7

I

第 1 胸椎
T_1

图 4.26　颈椎，脊髓造影后，CT 重建，正中矢状位

胸椎

脊柱胸段由 12 块椎骨组成。胸椎具有椎骨的典型特征，但胸椎的椎体和横突还具有 2 对特殊的肋骨关节面（肋凹），可与肋骨形成关节，其中一对位于椎体，另一对位于横突。肋骨头与椎体形成肋头关节，而肋结节与椎骨横突形成肋横突关节。典型胸椎的棘突长且细，向下伸至下方椎骨的椎弓上方（图 4.7、4.25、4.27~4.29）。

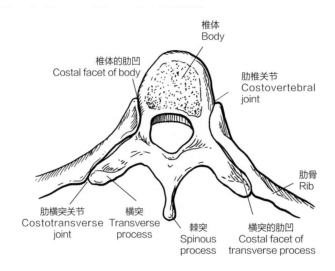

图 4.27　胸椎，上面观

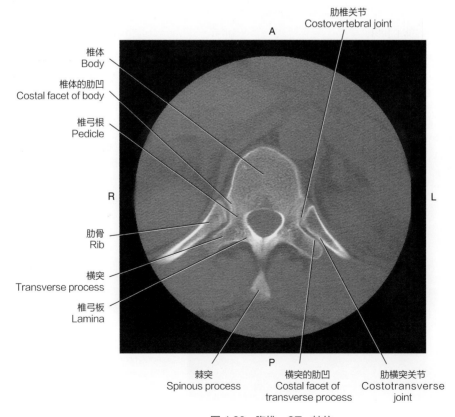

图 4.28　胸椎，CT，轴位

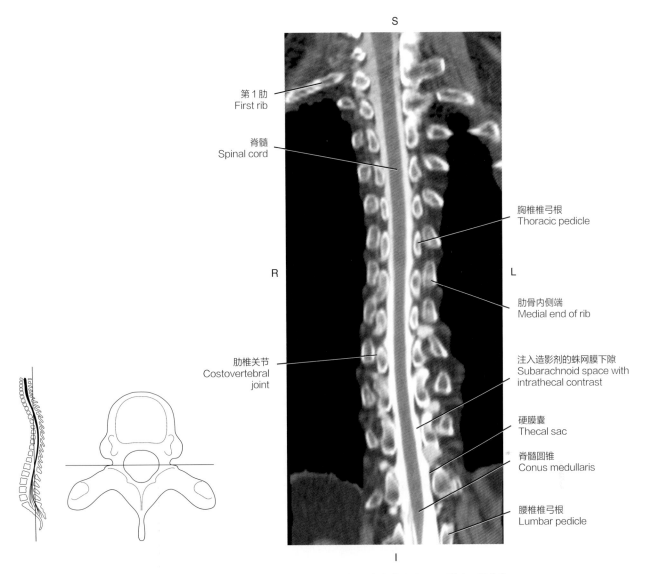

第 1 肋
First rib

脊髓
Spinal cord

胸椎椎弓根
Thoracic pedicle

肋骨内侧端
Medial end of rib

肋椎关节
Costovertebral joint

注入造影剂的蛛网膜下隙
Subarachnoid space with intrathecal contrast

硬膜囊
Thecal sac

脊髓圆锥
Conus medullaris

腰椎椎弓根
Lumbar pedicle

图 4.29　胸椎，囊内造影后，CT 重建，冠状位

腰椎

脊柱腰段由 5 块椎骨组成。腰椎粗大的椎体从上到下逐渐增大（图 4.30）。第 5 腰椎是最大的腰椎，以硕大的横突为特征。整个躯干上部的重量由第 5 腰椎通过第 5 腰椎和第 1 骶椎之间的椎间盘传导至骶骨基部（图 4.9、4.10、4.31~4.35）。

单侧或双侧关节间部的应力性骨折或缺陷称为椎骨脱离（spondylolysis，亦称为脊椎滑脱、椎骨峡部裂）。椎骨脱离最常见于第 5 腰椎水平，是青少年运动员腰痛的一个常见原因。双侧椎骨脱离可能导致脊椎前移，即一个椎体相对于另一个椎体前滑。第 2 颈椎的关节间部发生的骨折，通常是头部过伸所致，俗称绞刑吏骨折。

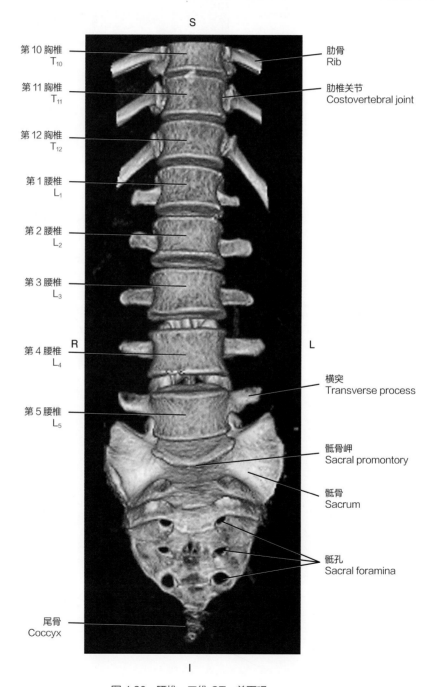

图 4.30　腰椎，三维 CT，前面观

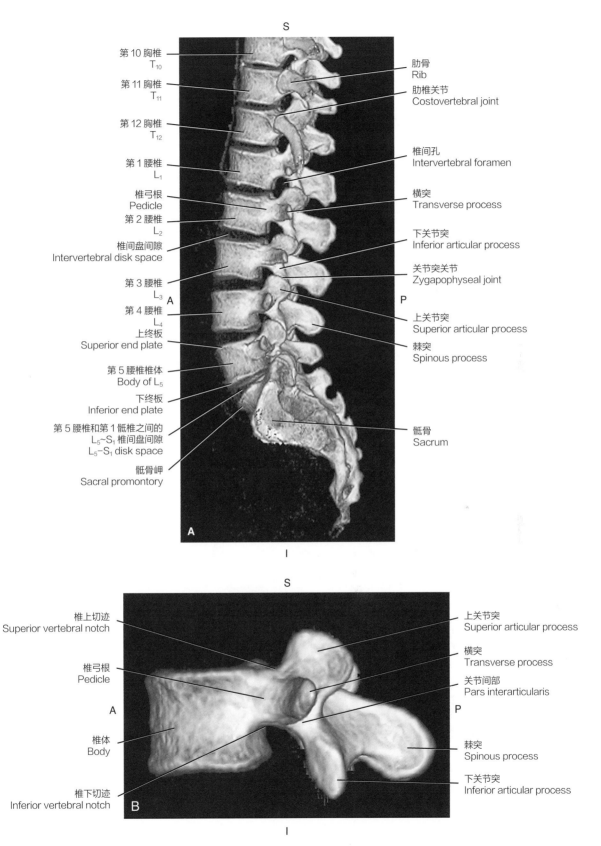

S

第 10 胸椎 T₁₀	肋骨 Rib
第 11 胸椎 T₁₁	肋椎关节 Costovertebral joint
第 12 胸椎 T₁₂	椎间孔 Intervertebral foramen
第 1 腰椎 L₁	横突 Transverse process
椎弓根 Pedicle	
第 2 腰椎 L₂	下关节突 Inferior articular process
椎间盘间隙 Intervertebral disk space	关节突关节 Zygapophyseal joint

第 10 胸椎
T₁₀

第 11 胸椎
T₁₁

第 12 胸椎
T₁₂

第 1 腰椎
L₁

椎弓根
Pedicle

第 2 腰椎
L₂

椎间盘间隙
Intervertebral disk space

第 3 腰椎
L₃

第 4 腰椎
L₄

上终板
Superior end plate

第 5 腰椎椎体
Body of L₅

下终板
Inferior end plate

第 5 腰椎和第 1 骶椎之间的
L₅~S₁ 椎间盘间隙
L₅–S₁ disk space

骶骨岬
Sacral promontory

肋骨
Rib

肋椎关节
Costovertebral joint

椎间孔
Intervertebral foramen

横突
Transverse process

下关节突
Inferior articular process

关节突关节
Zygapophyseal joint

上关节突
Superior articular process

棘突
Spinous process

骶骨
Sacrum

A

P

A

I

S

椎上切迹
Superior vertebral notch

椎弓根
Pedicle

椎体
Body

椎下切迹
Inferior vertebral notch

上关节突
Superior articular process

横突
Transverse process

关节间部
Pars interarticularis

棘突
Spinous process

下关节突
Inferior articular process

A

P

B

I

图 4.31　A. 脊柱腰（骶）段，三维 CT，侧面观；B. 腰椎，三维 CT，侧面观

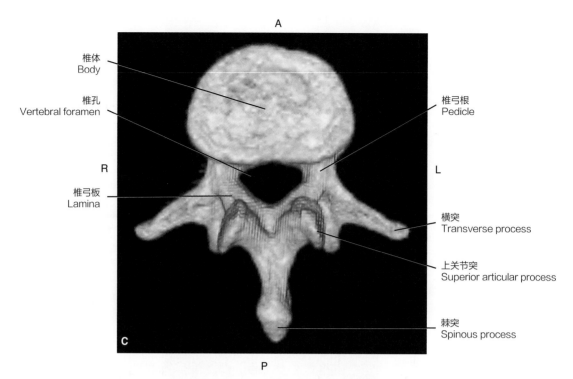

A

椎体
Body

椎孔
Vertebral foramen

R

椎弓板
Lamina

C

P

椎弓根
Pedicle

L

横突
Transverse process

上关节突
Superior articular process

棘突
Spinous process

图 4.31（续）　C. 腰椎，三维 CT，上面观

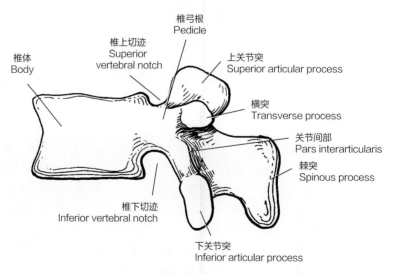

椎弓根
Pedicle

椎上切迹
Superior
vertebral notch

椎体
Body

上关节突
Superior articular process

横突
Transverse process

关节间部
Pars interarticularis

棘突
Spinous process

椎下切迹
Inferior vertebral notch

下关节突
Inferior articular process

图 4.32　腰椎，侧面观

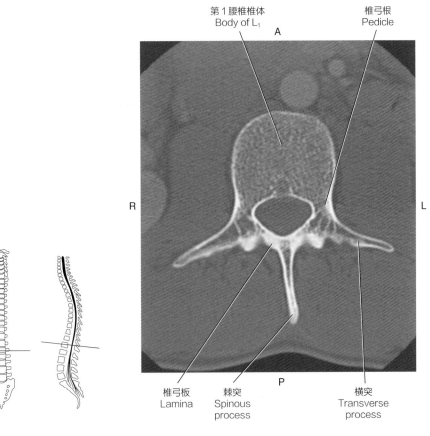

第1腰椎椎体
Body of L₁

椎弓根
Pedicle

椎弓板
Lamina

棘突
Spinous
process

横突
Transverse
process

图 4.33　腰椎，CT，轴位

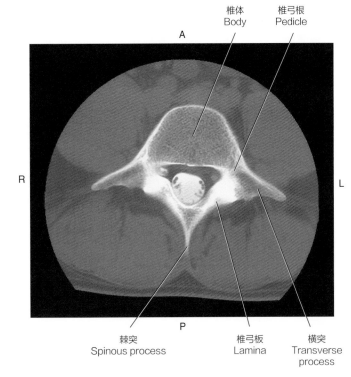

椎体
Body

椎弓根
Pedicle

棘突
Spinous process

椎弓板
Lamina

横突
Transverse
process

图 4.34　第 5 腰椎（中间体），CT，轴位

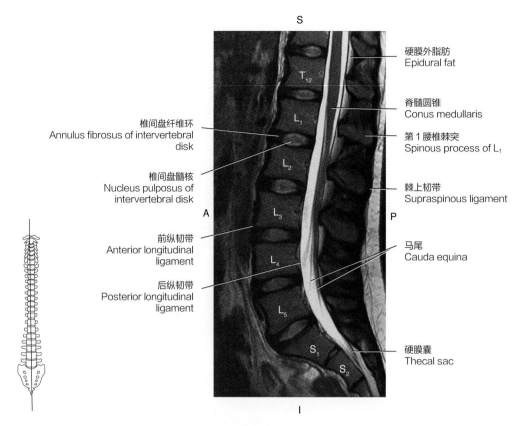

图 4.35　脊椎腰段，T2 加权 MRI，正中矢状位

骶骨和尾骨

脊柱的骶段由 5 块椎骨组成，骶椎融合形成骶骨。骶椎的横突合并形成侧块（翼）。侧块与髂骨形成骶髂关节。侧块上的骶孔有神经穿过（图 4.30、4.36、4.37）。侧块构成了骶管的外侧边界，而骶管是椎管的延续。三角形的骶管终止于骶骨裂孔，并与上面 4 对骶孔相通，供 $S_1 \sim S_4$ 的神经根通过（图 4.38）。第 1 骶椎的前面有一个突出的嵴，称为骶骨岬（图

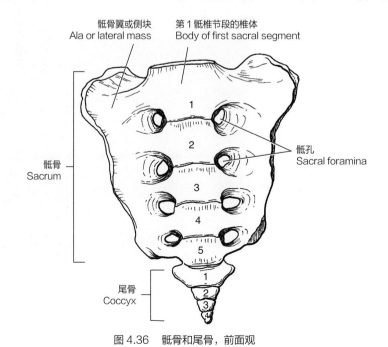

图 4.36　骶骨和尾骨，前面观

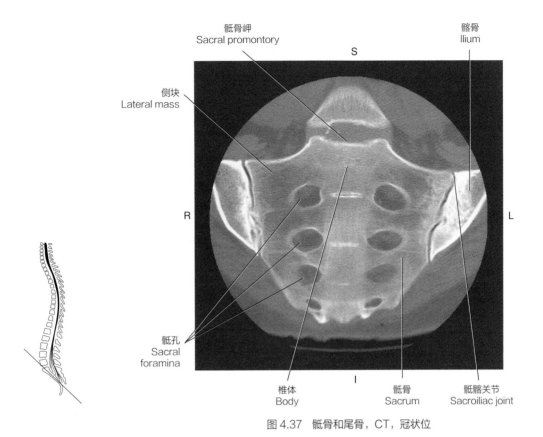

图 4.37 骶骨和尾骨，CT，冠状位

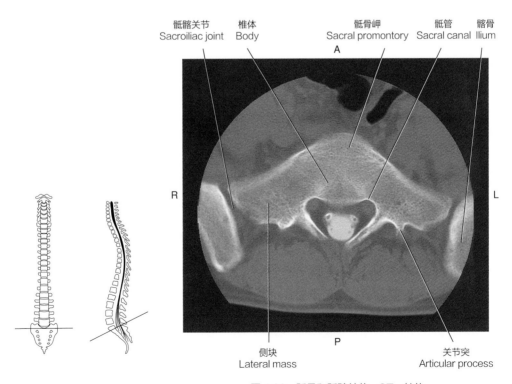

图 4.38 骶骨和骶髂关节，CT，轴位

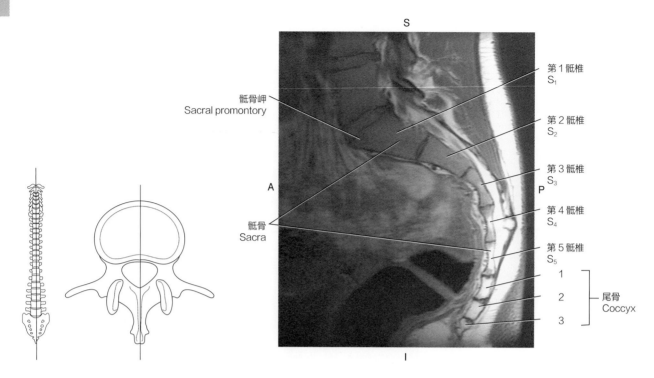

图 4.39　骶骨，T1 加权 MRI，矢状位

4.38、4.39），是分隔腹腔和盆腔的骨性标志。第 5
骶椎的棘突缺失，留下的开口称为骶管裂孔（图 4.2）。
第 5 骶椎的下关节突位于骶管裂孔的侧面，向下延伸
为骶角。由 3~5 个尾椎融合而成的尾骨位于第 5 骶椎
下方（图 4.36、4.39）。第 1 尾椎的上方突起称作尾
骨角，与骶角之间有韧带附着，为骶尾关节提供额外
的支撑。尾骨是脊柱的最下部。

韧带

　　脊柱颈段有一些韧带和膜性结构，用于连接颈椎
和颅骨，在保护颈部和头部的同时，使其能够活动。
齿突尖韧带是连接齿突顶点和斜坡下缘的中线结构
（图 4.40~4.42）。翼状韧带是两条坚实的韧带，从
齿突的两侧斜行向上至枕髁的外侧缘，限制头部的转
动和弯曲（图 4.34、4.44）。寰椎横韧带延伸穿过第
1 颈椎椎间孔后在齿突后方形成一根兜索。横韧带发
出小束纵行纤维向上附着于斜坡的后下面并向下附着
于枢椎椎体。横韧带将第 2 颈椎的齿突固定在第 1 颈
椎前弓上（图 4.43~4.46）。从冠状面看，横韧带呈
十字形，也称为十字韧带。

　　除上述韧带之外，脊柱的枕骨下区还有寰枕膜和
覆膜加固。寰枕膜由前、后两个部分组成，连接寰椎
的椎弓和枕骨。寰枕前膜从寰椎前弓走行至枕骨底前
缘，实际是前纵韧带向上的延伸（图 4.40）。寰枕膜
后部从第 1 颈椎的后弓延伸到枕骨，封闭颅骨和第 1
颈椎之间的椎管后部（图 4.40~4.42）。覆膜是一条
宽韧带，从枕骨的斜坡延伸至枢椎椎体后部，覆盖齿
突、横韧带、尖韧带和翼状韧带。覆膜形成椎管的
前界并与后纵韧带相延续（图 4.40~4.42）。

　　颈部还有一条重要的韧带是项韧带，它是颈后部
肌肉的附着点。这一条宽韧带从枕外隆凸伸展至颈椎
的棘突（图 4.40~4.42）。项韧带向下延续成棘上韧带。
棘上韧带是一条较窄的纤维束，从第 7 颈椎至低位腰
椎之间延伸至棘突的顶点。棘间韧带在两个相邻棘突
之间延伸，贯穿整个脊柱（图 4.47~4.49）。

　　一些韧带有封闭和保护脊椎的作用，可共同维持
脊柱的稳定性。其中两条较大的韧带是前、后纵韧带
（图 4.47）。前纵韧带是一条较宽的纤维带，从第 1
颈椎沿着各椎体的前面向下延伸至骶骨。该韧带连接
椎体的前面和椎间盘，可以保持关节的稳定性和防止
脊柱过度后伸。此韧带的胸段较颈段和腰段厚，可为

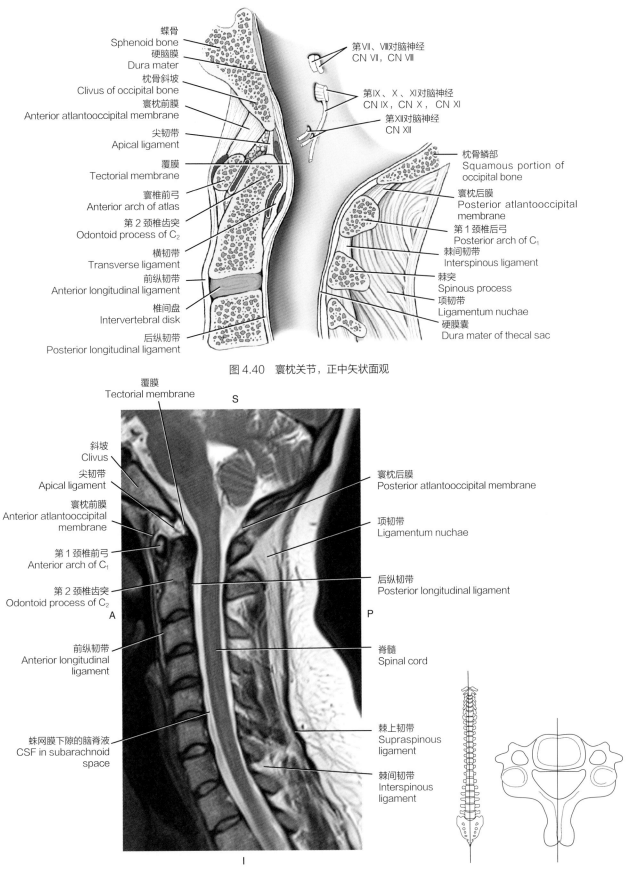

蝶骨
Sphenoid bone

硬脑膜
Dura mater

枕骨斜坡
Clivus of occipital bone

寰枕前膜
Anterior atlantooccipital membrane

尖韧带
Apical ligament

覆膜
Tectorial membrane

寰椎前弓
Anterior arch of atlas

第2颈椎齿突
Odontoid process of C₂

横韧带
Transverse ligament

前纵韧带
Anterior longitudinal ligament

椎间盘
Intervertebral disk

后纵韧带
Posterior longitudinal ligament

第VII、VIII对脑神经
CN VII，CN VIII

第IX、X、XI对脑神经
CN IX，CN X，CN XI

第XII对脑神经
CN XII

枕骨鳞部
Squamous portion of occipital bone

寰枕后膜
Posterior atlantooccipital membrane

第1颈椎后弓
Posterior arch of C₁

棘间韧带
Interspinous ligament

棘突
Spinous process

项韧带
Ligamentum nuchae

硬膜囊
Dura mater of thecal sac

图 4.40 寰枕关节，正中矢状面观

覆膜
Tectorial membrane

斜坡
Clivus

尖韧带
Apical ligament

寰枕前膜
Anterior atlantooccipital membrane

第1颈椎前弓
Anterior arch of C₁

第2颈椎齿突
Odontoid process of C₂

前纵韧带
Anterior longitudinal ligament

蛛网膜下隙的脑脊液
CSF in subarachnoid space

S

A

P

I

寰枕后膜
Posterior atlantooccipital membrane

项韧带
Ligamentum nuchae

后纵韧带
Posterior longitudinal ligament

脊髓
Spinal cord

棘上韧带
Supraspinous ligament

棘间韧带
Interspinous ligament

图 4.41 带有脊椎韧带的颈椎，T2 加权 MRI，正中矢状位

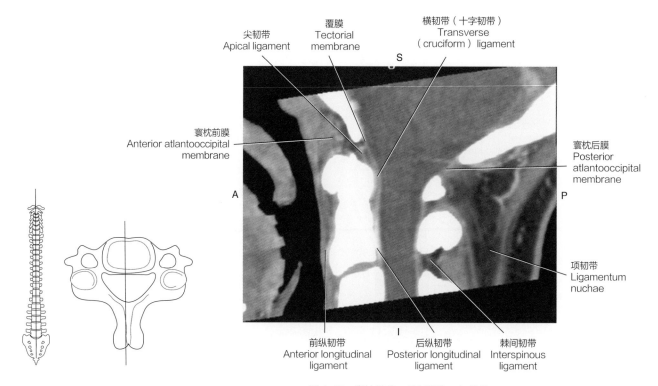

尖韧带
Apical ligament

覆膜
Tectorial
membrane

横韧带（十字韧带）
Transverse
（cruciform）ligament

寰枕前膜
Anterior atlantooccipital
membrane

寰枕后膜
Posterior
atlantooccipital
membrane

项韧带
Ligamentum
nuchae

前纵韧带
Anterior longitudinal
ligament

后纵韧带
Posterior longitudinal
ligament

棘间韧带
Interspinous
ligament

图 4.42　寰枕关节，CT 重建，矢状位

胸椎提供更多的支撑。后纵韧带较窄并且比前纵韧带薄弱，位于椎管内并沿着椎体后面走行（图 4.47~4.53）。与前纵韧带不同，后纵韧带仅仅附着在椎间盘和相邻椎骨的边缘。此韧带与各椎体中部之间被硬膜外间隙的脂肪分隔开，椎体静脉可以由此处通过。后纵韧带从第 2 颈椎开始，沿整个脊柱下行。该韧带有助于防止髓核向后突出和脊柱的过度前屈。

黄韧带是位于棘突两侧的坚实韧带（由黄色的弹性组织构成），连接相邻的椎弓板，维持脊柱的正常弯曲（图 4.47~4.53）。

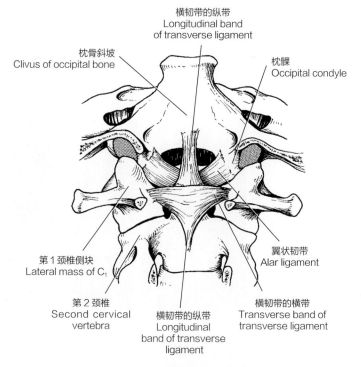

横韧带的纵带
Longitudinal band
of transverse ligament

枕骨斜坡
Clivus of occipital bone

枕髁
Occipital condyle

第 1 颈椎侧块
Lateral mass of C₁

第 2 颈椎
Second cervical
vertebra

横韧带的纵带
Longitudinal
band of transverse
ligament

翼状韧带
Alar ligament

横韧带的横带
Transverse band of
transverse ligament

图 4.43　翼状韧带，后面观

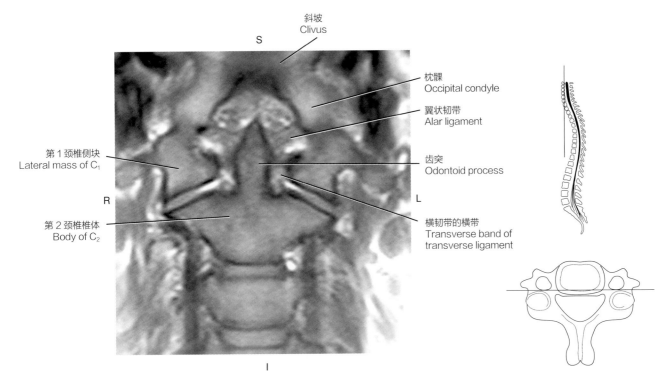

图 4.44 翼状韧带，T1 加权 MRI，冠状位

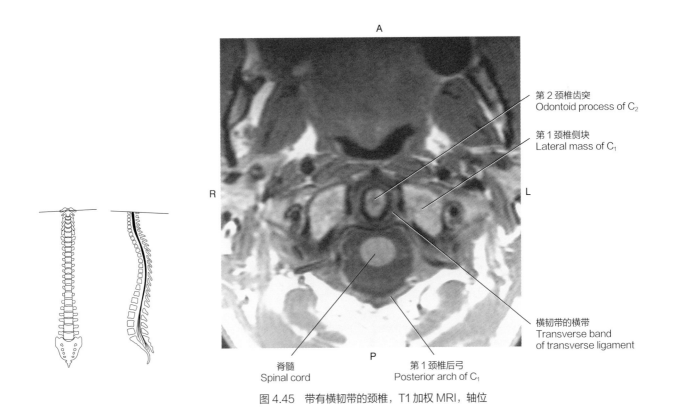

图 4.45 带有横韧带的颈椎，T1 加权 MRI，轴位

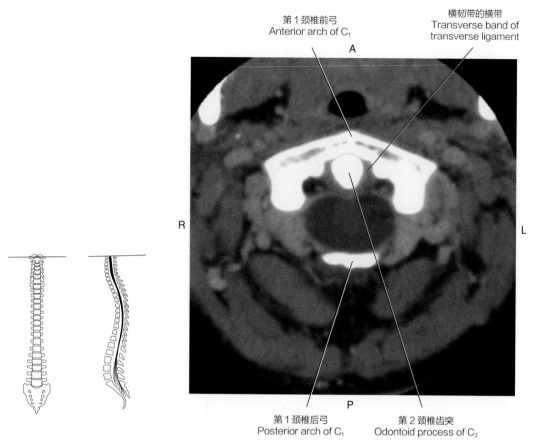

第1颈椎前弓
Anterior arch of C₁

横韧带的横带
Transverse band of
transverse ligament

A

R

L

P

第1颈椎后弓
Posterior arch of C₁

第2颈椎齿突
Odontoid process of C₂

图 4.46　第 1、第 2 颈椎和横韧带，CT，轴位

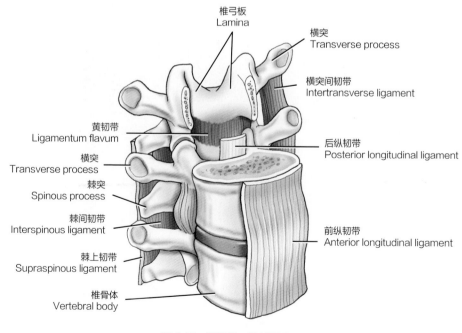

椎弓板
Lamina

横突
Transverse process

横突间韧带
Intertransverse ligament

黄韧带
Ligamentum flavum

后纵韧带
Posterior longitudinal ligament

横突
Transverse process

棘突
Spinous process

棘间韧带
Interspinous ligament

前纵韧带
Anterior longitudinal ligament

棘上韧带
Supraspinous ligament

椎骨体
Vertebral body

图 4.47　脊韧带，前斜面观

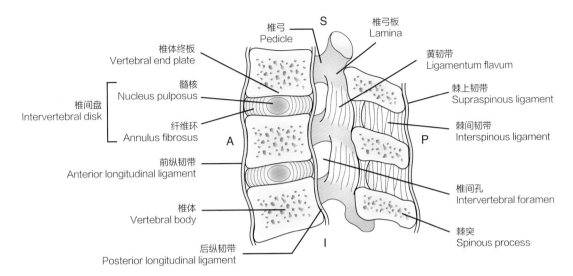

椎体终板
Vertebral end plate

椎弓
Pedicle

S

椎弓板
Lamina

黄韧带
Ligamentum flavum

髓核
Nucleus pulposus

棘上韧带
Supraspinous ligament

椎间盘
Intervertebral disk

纤维环
Annulus fibrosus

棘间韧带
Interspinous ligament

A

P

前纵韧带
Anterior longitudinal ligament

椎间孔
Intervertebral foramen

椎体
Vertebral body

棘突
Spinous process

后纵韧带
Posterior longitudinal ligament

I

图 4.48　脊韧带，矢状面观

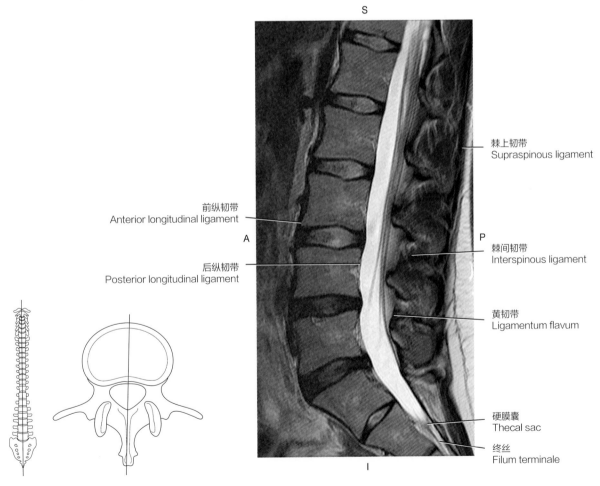

S

棘上韧带
Supraspinous ligament

前纵韧带
Anterior longitudinal ligament

A

P

棘间韧带
Interspinous ligament

后纵韧带
Posterior longitudinal ligament

黄韧带
Ligamentum flavum

硬膜囊
Thecal sac

终丝
Filum terminale

I

图 4.49　带有脊韧带的腰椎，T2 加权 MRI，正中矢状位

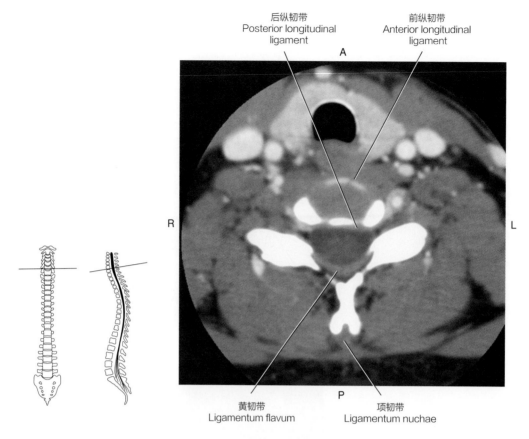

后纵韧带
Posterior longitudinal
ligament

前纵韧带
Anterior longitudinal
ligament

A

R　　　　　　　　　　L

P

黄韧带
Ligamentum flavum

项韧带
Ligamentum nuchae

图 4.50　带有脊韧带的颈椎，CT，轴位

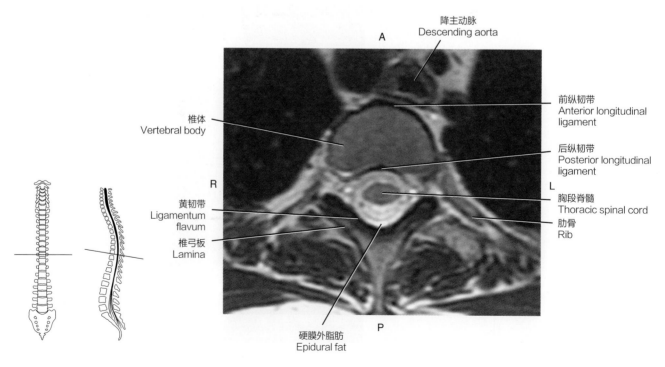

降主动脉
Descending aorta

A

前纵韧带
Anterior longitudinal
ligament

后纵韧带
Posterior longitudinal
ligament

胸段脊髓
Thoracic spinal cord

肋骨
Rib

椎体
Vertebral body

R　　　　　　　　　　L

黄韧带
Ligamentum
flavum

椎弓板
Lamina

硬膜外脂肪
Epidural fat

P

图 4.51　带有脊韧带的胸椎，T2 加权 MRI，轴位

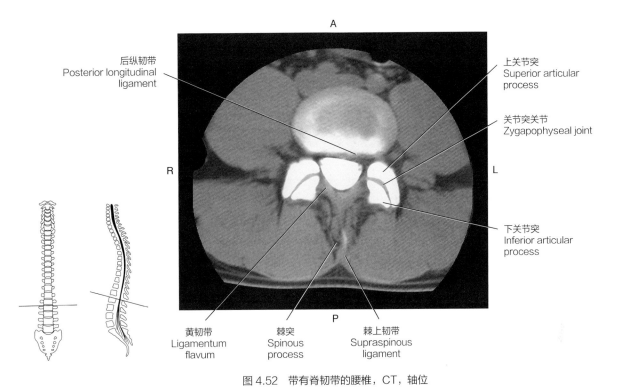

图 4.52　带有脊韧带的腰椎，CT，轴位

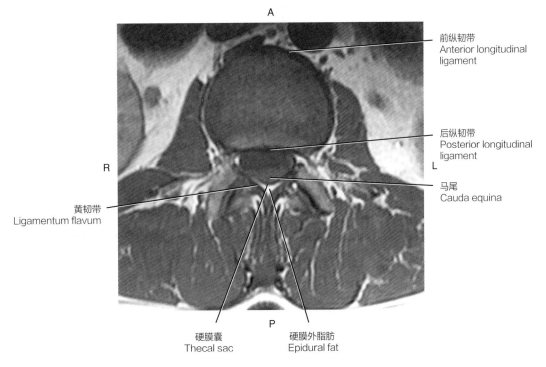

图 4.53　带有脊韧带的腰椎，T1 加权 MRI，轴位

肌

背肌可以分为3层（群）：浅层（夹肌）、中层（竖脊肌肌群）和深层（横突棘肌肌群）。这些肌群分布于脊柱全长，按照其位置可以分成头部、颈部、胸部和腰部几个区域（表4.1）。

浅层

夹肌位于颈椎和上胸椎的外侧和后方，这些条带状的肌始于第7颈椎到第6胸椎的棘突以及项韧带的下部。浅层肌分头部和颈部，即头夹肌和颈夹肌；头夹肌止于颞骨的乳突，颈夹肌止于第1~第3颈椎的横突（图4.54~4.58）。它们共同作用可以伸展头部和颈部。

表4.1　脊柱肌		
肌	**起点**	**止点**
夹肌		
头夹肌	项韧带和第7颈椎到第4胸椎棘突	颞骨乳突和枕骨侧面
颈夹肌	第3~6胸椎棘突	第1~3（或4）颈椎横突
竖脊肌		
髂肋肌		
颈髂肋肌 胸髂肋肌 腰髂肋肌	以宽肌腱始于髂嵴后部、骶骨以及骶骨与下腰椎的棘突和棘上韧带	肌纤维上行至第4~7颈椎横突和第7~12低位肋骨的肋角
最长肌		
头最长肌 颈最长肌 胸最长肌	以宽肌腱始于髂嵴的后部、骶骨以及骶骨与下腰椎的棘突和棘上韧带 肌纤维上行至颞骨乳突和颈胸椎横突，以及低位肋骨的肋角内侧	
棘肌		
头棘肌 颈棘肌 胸棘肌	以宽肌腱始于髂嵴的后部、骶骨以及骶骨与下腰椎的棘突和棘上韧带	肌纤维上行至枕骨，以及颈椎和上部胸椎棘突 可与头半棘肌融合
横突棘肌		
半棘肌		
头半棘肌 颈半棘肌 胸半棘肌	颈椎和胸椎的横突	肌纤维跨越4~6个椎骨，向内上方行至枕骨和颈胸椎棘突
多裂肌	骶骨、髂骨、第1胸椎到第5腰椎的横突以及第4~7颈椎的关节突	肌纤维跨越4~6个椎骨，向内上方行至棘突
回旋肌	椎骨横突，在胸段较发达	肌纤维向内上方行至同一椎骨的椎弓板与横突的结合处或上一椎骨的棘突

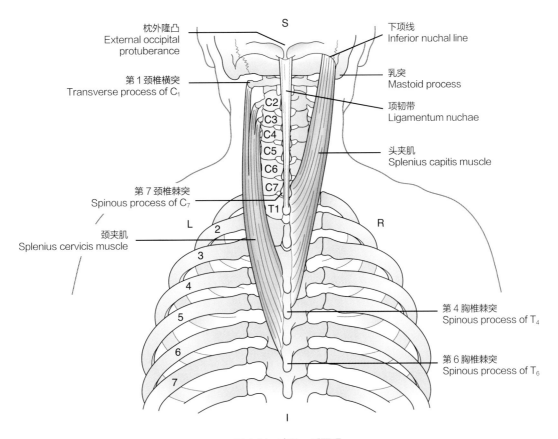

图 4.54　夹肌，后面观

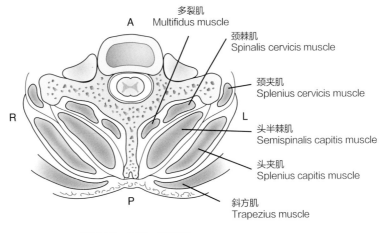

图 4.55　夹肌，轴面观

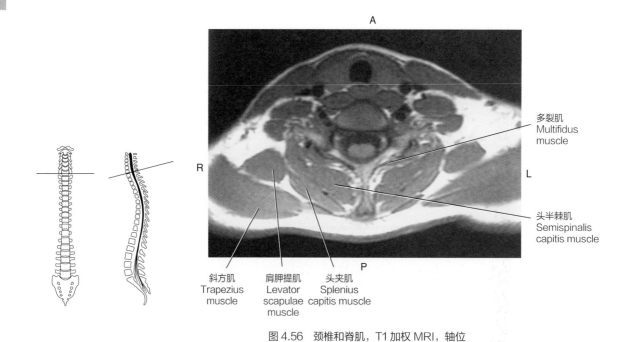

图 4.56　颈椎和脊肌，T1 加权 MRI，轴位

多裂肌
Multifidus
muscle

头半棘肌
Semispinalis
capitis muscle

斜方肌
Trapezius
muscle

肩胛提肌
Levator
scapulae
muscle

头夹肌
Splenius
capitis muscle

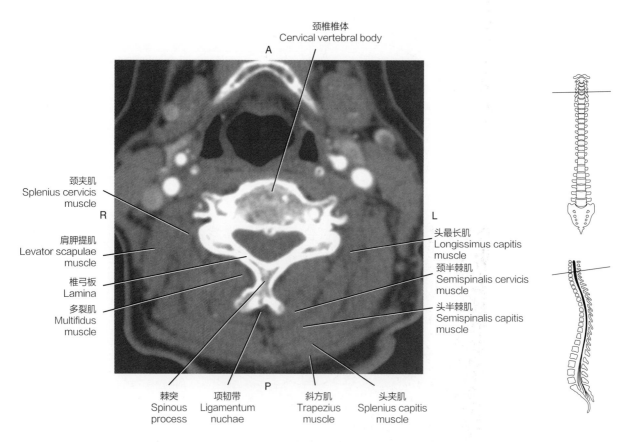

颈椎椎体
Cervical vertebral body

颈夹肌
Splenius cervicis
muscle

肩胛提肌
Levator scapulae
muscle

椎弓板
Lamina

多裂肌
Multifidus
muscle

头最长肌
Longissimus capitis
muscle

颈半棘肌
Semispinalis cervicis
muscle

头半棘肌
Semispinalis capitis
muscle

棘突
Spinous
process

项韧带
Ligamentum
nuchae

斜方肌
Trapezius
muscle

头夹肌
Splenius capitis
muscle

图 4.57　颈椎和脊肌，CT，轴位

中层

中层肌，竖脊肌肌群由大块肌组成，在脊柱两侧形成明显的突起。竖脊肌是脊柱的主要伸肌，垂直排列成3个肌束：髂肋肌（外侧束）、最长肌（中间束）和棘肌（正中束）（图4.58、4.59）。这一肌群共同起自位于髂嵴后部、骶骨以及下腰椎棘突的一个宽肌

腱。髂肋肌上行并渐次止于下位肋的肋角和第7颈椎到第4颈椎的横突上。最长肌上行并止于胸椎和颈椎的横突尖、下位肋的肋角内侧以及乳突处。较窄的棘肌从上腰椎和下胸椎的棘突延伸到上胸椎和颈椎的棘突，以及枕骨（图4.58~4.63）。棘肌在胸段最明显，在颈段缺如或与颈段的头半棘肌融合在一起。

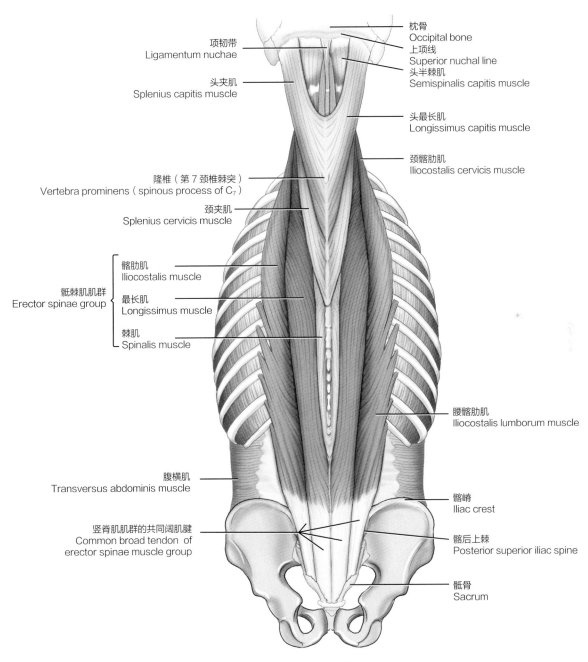

项韧带
Ligamentum nuchae

头夹肌
Splenius capitis muscle

隆椎（第7颈椎棘突）
Vertebra prominens（spinous process of C₇）

颈夹肌
Splenius cervicis muscle

骶棘肌肌群
Erector spinae group

髂肋肌
Iliocostalis muscle

最长肌
Longissimus muscle

棘肌
Spinalis muscle

腹横肌
Transversus abdominis muscle

竖脊肌肌群的共同阔肌腱
Common broad tendon of erector spinae muscle group

枕骨
Occipital bone

上项线
Superior nuchal line

头半棘肌
Semispinalis capitis muscle

头最长肌
Longissimus capitis muscle

颈髂肋肌
Iliocostalis cervicis muscle

腰髂肋肌
Iliocostalis lumborum muscle

髂嵴
Iliac crest

髂后上棘
Posterior superior iliac spine

骶骨
Sacrum

图4.58　骶棘肌肌群，后面观

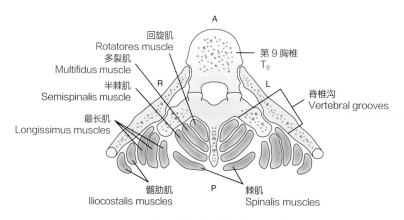

图 4.59　胸段骶棘肌肌群，轴面观

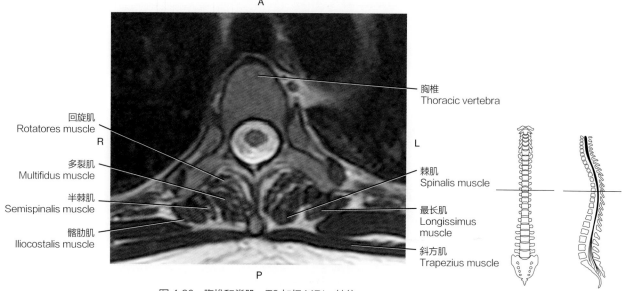

图 4.60　胸椎和脊肌，T2 加权 MRI，轴位

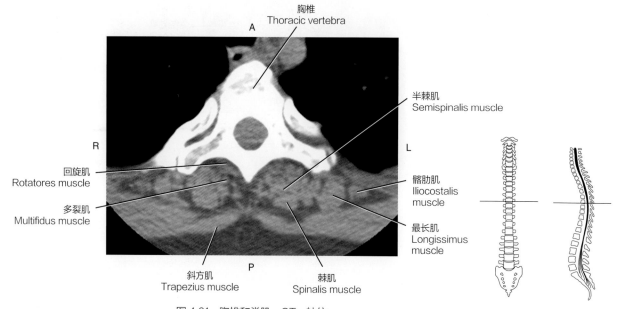

图 4.61　胸椎和脊肌，CT，轴位

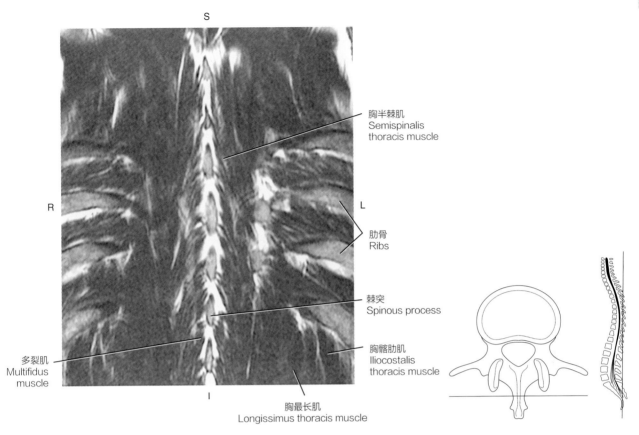

图 4.62 胸椎和脊肌，T1 加权 MRI，冠状位

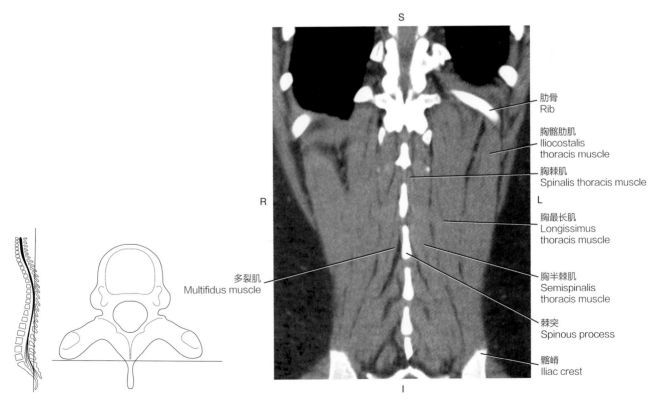

图 4.63 腰椎和脊肌，CT 重建，冠状位

深层

横突棘肌由位于椎骨横突和棘突之间的沟内的一些短肌组成，可以分为半棘肌、多裂肌和回旋肌，其主要功能是弯曲和旋转脊柱（图 4.59~4.64）。半棘肌始于胸椎和颈椎的横突，止于枕骨以及胸椎与颈椎的棘突。半棘肌为颈后部最大的肌。多裂肌由延伸至脊椎全长的许多纤维束组成，其在腰部最明显。最深处的横突棘肌是回旋肌，其将椎弓板和下一节椎骨的横突连接起来，这一肌群在胸部最发达。

还有两个在脊柱腰段常见的肌是腰方肌和腰大肌，但它们被归为腹肌（图 4.65~4.68）。关于这些肌的详细信息请参见第七章。

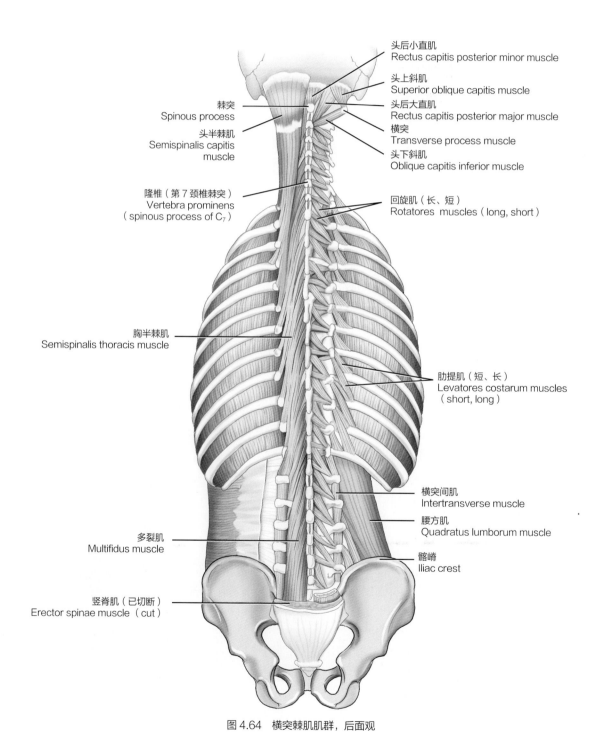

棘突
Spinous process

头半棘肌
Semispinalis capitis muscle

隆椎（第7颈椎棘突）
Vertebra prominens
（spinous process of C7）

胸半棘肌
Semispinalis thoracis muscle

多裂肌
Multifidus muscle

竖脊肌（已切断）
Erector spinae muscle（cut）

头后小直肌
Rectus capitis posterior minor muscle

头上斜肌
Superior oblique capitis muscle

头后大直肌
Rectus capitis posterior major muscle

横突
Transverse process muscle

头下斜肌
Oblique capitis inferior muscle

回旋肌（长、短）
Rotatores muscles（long, short）

肋提肌（短、长）
Levatores costarum muscles
（short, long）

横突间肌
Intertransverse muscle

腰方肌
Quadratus lumborum muscle

髂嵴
Iliac crest

图 4.64　横突棘肌肌群，后面观

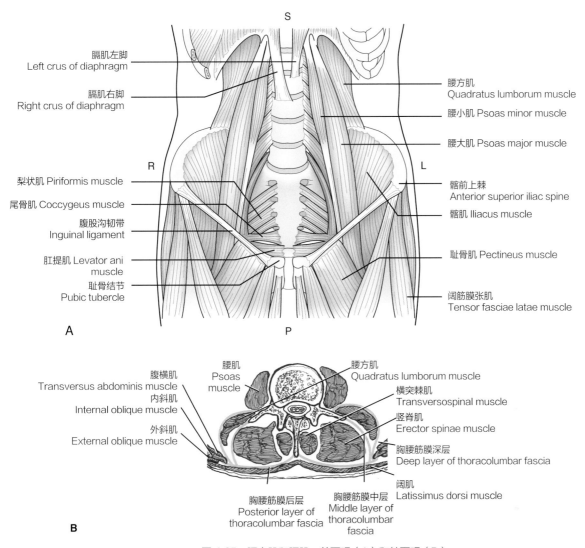

图 4.65　腰方肌和腰肌，前面观（A）和轴面观（B）

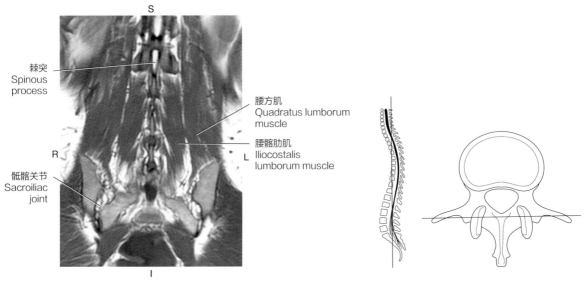

图 4.66　腰方肌，T1 加权 MRI，冠状位

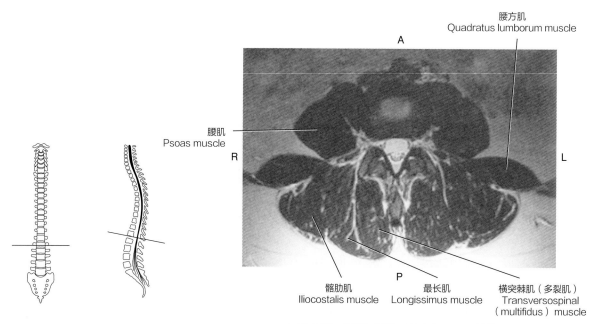

图 4.67　腰椎和脊肌，T2 加权 MRI，轴位

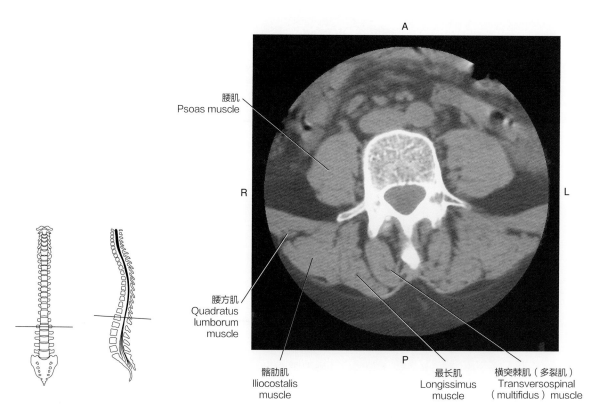

图 4.68　腰椎和脊肌，CT，轴位

脊髓

脊膜

脊髓全长都由脊髓被膜形成的硬膜囊包裹，囊内有脑脊液，保护着精巧易损的脊髓（图 4.69）。脊膜被膜与脑被膜相延续，都可分为 3 层：硬膜、蛛网膜和软膜。硬脊膜是坚韧的最外层，延伸至大约第 2 骶椎水平，形成硬膜囊（图 4.29、4.49、4.69~4.72）。硬膜囊前方紧贴着后纵韧带，被含脂肪和血管的硬膜外隙与脊柱分隔开。硬脊膜包绕每根脊神经，延伸至

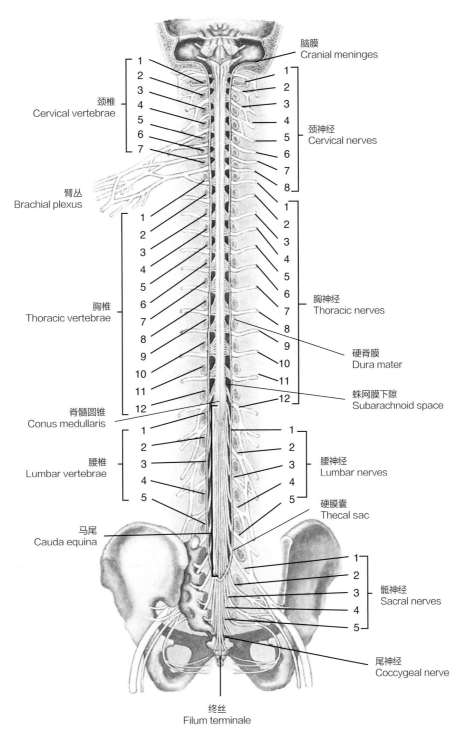

脑膜
Cranial meninges

颈椎
Cervical vertebrae

颈神经
Cervical nerves

臂丛
Brachial plexus

胸椎
Thoracic vertebrae

胸神经
Thoracic nerves

硬脊膜
Dura mater

蛛网膜下隙
Subarachnoid space

脊髓圆锥
Conus medullaris

腰椎
Lumbar vertebrae

腰神经
Lumbar nerves

硬膜囊
Thecal sac

马尾
Cauda equina

骶神经
Sacral nerves

尾神经
Coccygeal nerve

终丝
Filum terminale

图 4.69　脊膜、硬膜囊、脊髓后面观示意图

椎间孔，称神经根硬脊膜鞘。

蛛网膜是附着于硬脊膜内表面的透明薄膜，其与硬脊膜之间的潜在腔隙称为硬膜下隙。蛛网膜通过许多细丝状结构与软脊膜相连，因形似蛛网而得名。蛛网膜与其深方软脊膜之间的空隙为蛛网膜下隙，其间充满脑脊液和脊髓的供血血管（图4.69~4.74）。软脊膜富含血管、紧贴着脊髓。在脊髓末端，约 L_1 水平处，软脊膜延续成一条细长的丝状结构，称为终丝。终丝经蛛网膜下隙下降到达硬膜囊下端，在此处由硬脊膜加固。终丝离开硬膜囊后经骶管裂孔出骶管并附于尾骨，将脊髓锚定于尾

骨上（图4.49、4.69、4.70）。此外，软脊膜向两侧延伸，在脊髓两侧形成的成对的齿状韧带，附于硬脊膜上，可防止脊髓在硬膜囊内的侧向移动。齿状韧带在脊柱内位于脊神经的前、后根之间（图4.75）。

> 患水痘后，带状疱疹病毒可在脊髓前角潜伏数年。当被重新激活后，病毒会攻击周围神经的后根，并在受累感觉神经分布区产生痛性皮疹，此即带状疱疹。

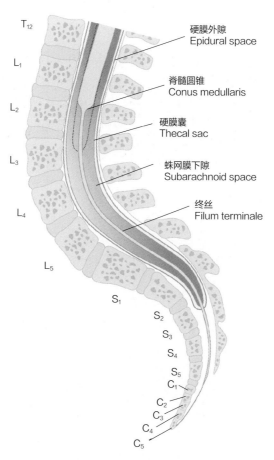

图4.70　硬膜囊、脊髓圆锥、终丝，正中矢状面观

硬膜外隙
Epidural space

脊髓圆锥
Conus medullaris

硬膜囊
Thecal sac

蛛网膜下隙
Subarachnoid space

终丝
Filum terminale

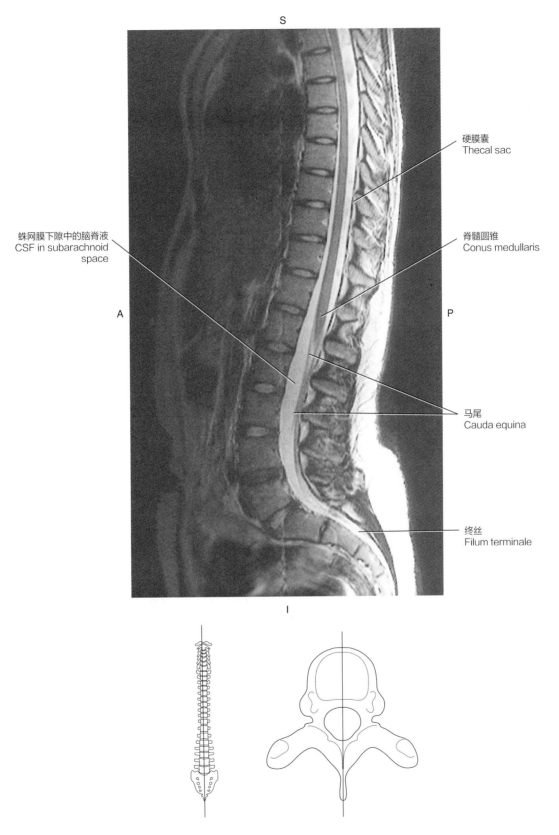

图 4.71 硬膜囊、脊髓圆锥、终丝，T2 加权 MRI，正中矢状位

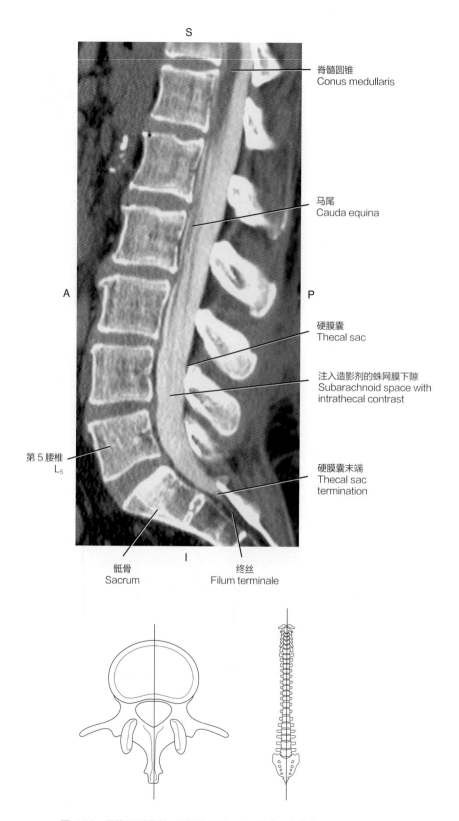

S

脊髓圆锥
Conus medullaris

马尾
Cauda equina

硬膜囊
Thecal sac

注入造影剂的蛛网膜下隙
Subarachnoid space with
intrathecal contrast

A　　　　　　P

硬膜囊末端
Thecal sac
termination

第5腰椎
L₅

骶骨
Sacrum

I

终丝
Filum terminale

图 4.72　腰椎及硬膜囊，脊髓造影后，CT 重建，矢状位

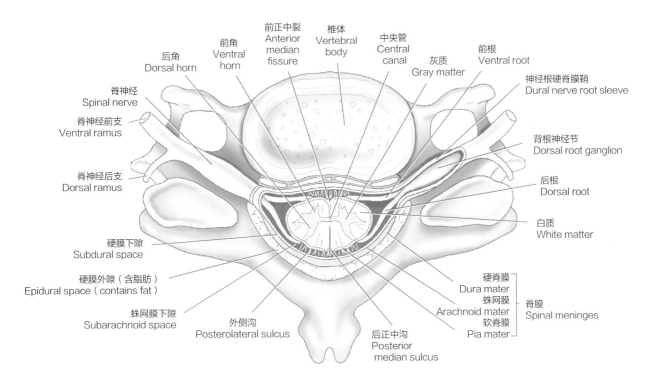

后角
Dorsal horn

前角
Ventral
horn

前正中裂
Anterior
median
fissure

椎体
Vertebral
body

中央管
Central
canal

灰质
Gray matter

前根
Ventral root

脊神经
Spinal nerve

神经根硬脊膜鞘
Dural nerve root sleeve

脊神经前支
Ventral ramus

背根神经节
Dorsal root ganglion

脊神经后支
Dorsal ramus

后根
Dorsal root

硬膜下隙
Subdural space

白质
White matter

硬膜外隙（含脂肪）
Epidural space（contains fat）

硬脊膜
Dura mater
蛛网膜
Arachnoid mater
软脊膜
Pia mater

脊膜
Spinal meninges

蛛网膜下隙
Subarachnoid space

外侧沟
Posterolateral sulcus

后正中沟
Posterior
median sulcus

图 4.73　脊膜、硬膜间隙和脊髓，轴面观

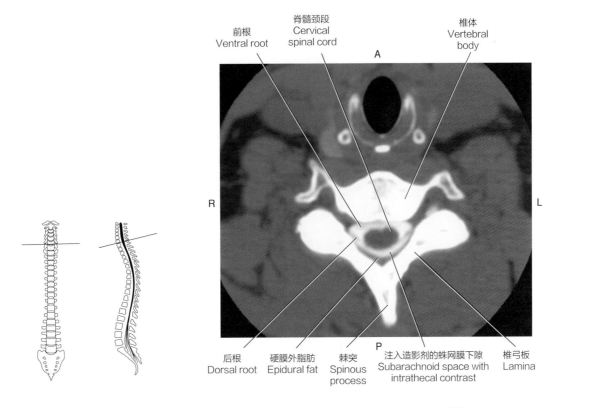

前根
Ventral root

脊髓颈段
Cervical
spinal cord

椎体
Vertebral
body

后根
Dorsal root

硬膜外脂肪
Epidural fat

棘突
Spinous
process

注入造影剂的蛛网膜下隙
Subarachnoid space with
intrathecal contrast

椎弓板
Lamina

图 4.74　颈椎，脊髓造影后，CT，轴位

脊髓和神经根

脊髓相当于连接脑和躯体的巨大神经束，始于脑干延髓下缘，延伸至大约第1腰椎水平。脊髓下端逐渐变细呈圆锥状，称为脊髓圆锥（图4.69~4.72、4.76~4.79）。脊髓圆锥是脊髓的最下端，平对 T_{12}~L_1 水平。在脊髓的末端，神经根继续向下呈束状延伸，形如马的尾巴，故称马尾，脊神经从腰椎间孔和骶孔陆续穿出（图4.69、4.76、4.77、4.80、4.81）。

脊髓延续了延髓的前正中裂和后正中沟，贯穿脊髓的全长。脊髓前正中裂平均深度为3mm；后正中沟较浅，与前正中裂一起将脊髓分成对称的左右两半。在前正中裂、后正中沟的两侧各有一条浅沟，分别称为前、后外侧沟，是脊神经根进出脊髓的位置（图4.73）。

脊髓由白质和灰质组成。白质（有髓神经纤维轴突）位于脊髓外围，体量较灰质更大。灰质由神经细胞构成，贯穿脊髓全长，包围着中央管。脊髓中心的中央管含脑脊液并与脑室相通（图4.73、4.82~4.91）。在脊髓的横断面上，灰质呈蝴蝶形，两个向后的突起称为后角，两个向前的突起称为前角（图4.73）。后角含神经元和来自躯干、四肢经后根在后外侧沟处进入脊髓的感觉神经纤维（图4.74、4.78、4.79、4.88、4.91），后者也称为传入（感觉）神经根。后根上的椭圆形膨大称为背根神经节，位于椎间孔处，内含感觉神经元的胞体（图4.73、4.84~4.91）。前角内有传出（运动）神经元胞体，传出（运动）神经根经前根出脊髓分布于全身（图4.78、4.79、4.83、4.84、4.88）。在椎间孔外，前、后根立即融合形成31对脊神经，自上而下分别为8对颈神经、12对胸神经、5对腰神经、5对骶神经、1对尾神经（图4.76、4.88、4.91~4.93）。每条脊神经在皮肤上对应特定的区域，如皮区（图4.94）。

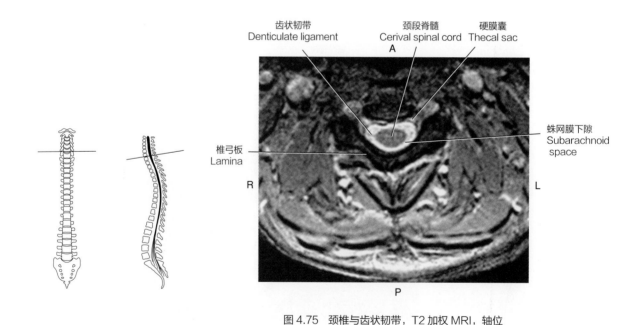

图 4.75　颈椎与齿状韧带，T2 加权 MRI，轴位

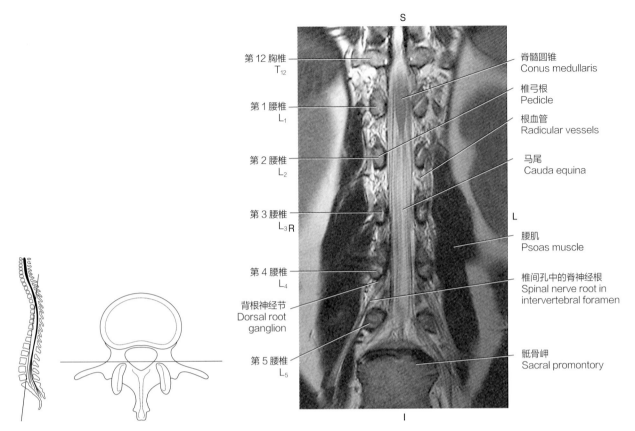

第 12 胸椎 T12
第 1 腰椎 L1
第 2 腰椎 L2
第 3 腰椎 L3 R
第 4 腰椎 L4
背根神经节 Dorsal root ganglion
第 5 腰椎 L5

脊髓圆锥 Conus medullaris
椎弓根 Pedicle
根血管 Radicular vessels
马尾 Cauda equina
腰肌 Psoas muscle
椎间孔中的脊神经根 Spinal nerve root in intervertebral foramen
骶骨岬 Sacral promontory

图 4.76 脊髓、脊髓圆锥和马尾，T2 加权 MRI，冠状位

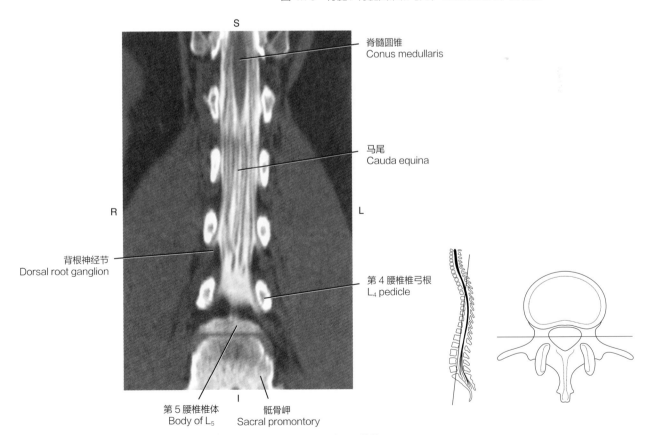

背根神经节 Dorsal root ganglion
第 5 腰椎椎体 Body of L5
骶骨岬 Sacral promontory

脊髓圆锥 Conus medullaris
马尾 Cauda equina
第 4 腰椎椎弓根 L4 pedicle

图 4.77 造影后的脊髓、脊髓圆锥和马尾，CT 重建，冠状位

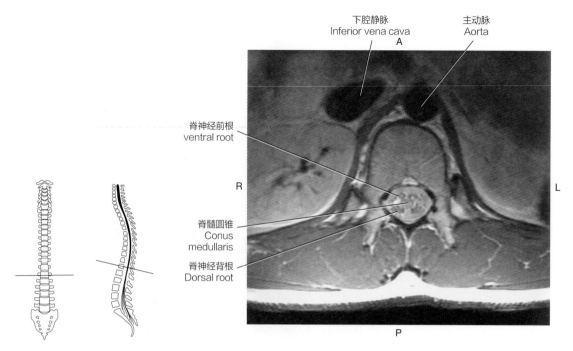

图 4.78　脊髓圆锥，T1 加权 MRI，轴位

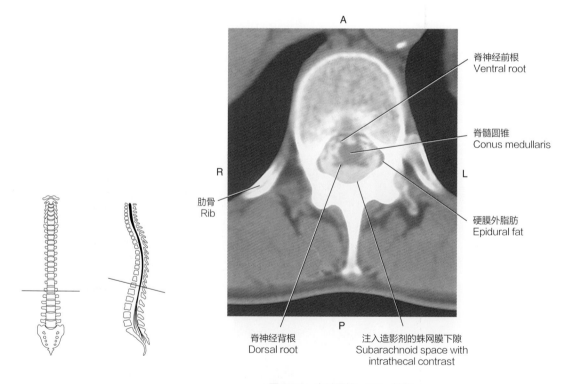

图 4.79　脊髓圆锥，CT，轴位

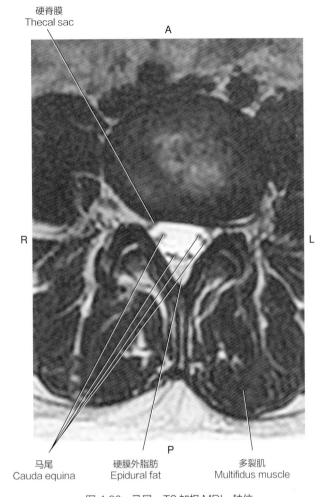

硬脊膜
Thecal sac

A

R

L

马尾
Cauda equina

硬膜外脂肪
Epidural fat

多裂肌
Multifidus muscle

P

图 4.80 马尾，T2 加权 MRI，轴位

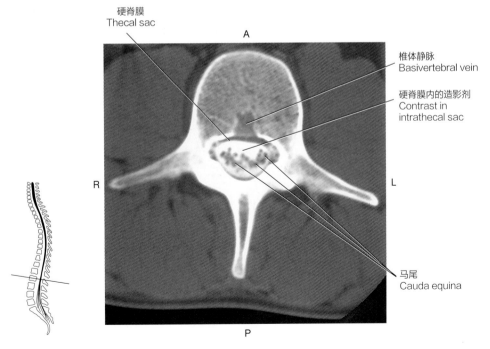

硬脊膜
Thecal sac

A

椎体静脉
Basivertebral vein

硬脊膜内的造影剂
Contrast in
intrathecal sac

R

L

马尾
Cauda equina

P

图 4.81 马尾，CT，轴位

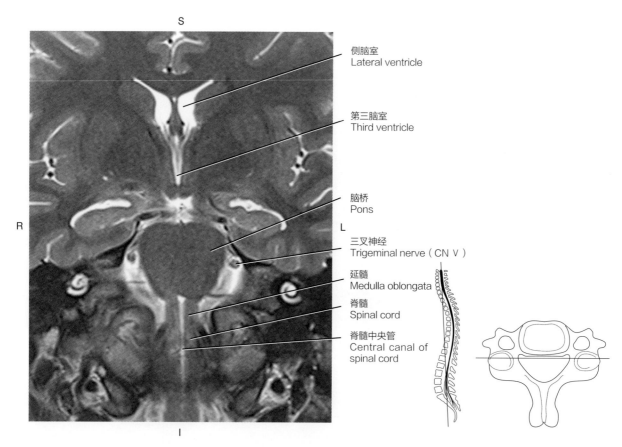

图 4.82 脑、脊髓（含脊髓中央管），T2 加权 MRI，冠状位

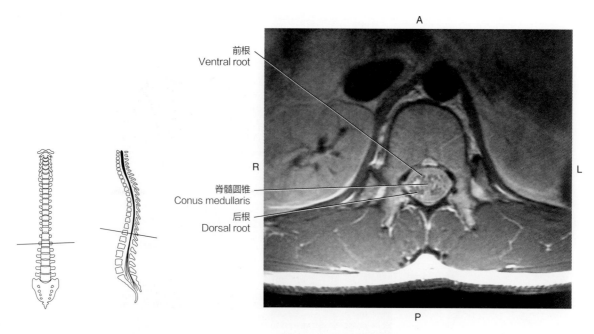

图 4.83 脊髓（含脊神经前根、后根），T1 加权 MRI，轴位

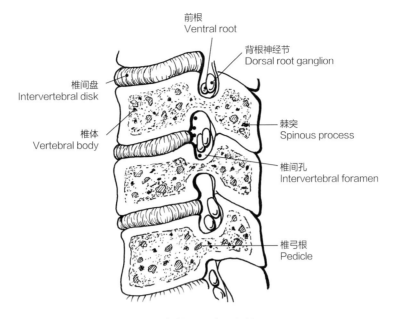

前根
Ventral root

背根神经节
Dorsal root ganglion

椎间盘
Intervertebral disk

椎体
Vertebral body

棘突
Spinous process

椎间孔
Intervertebral foramen

椎弓根
Pedicle

图 4.84　脊柱（含椎间孔），矢状面观

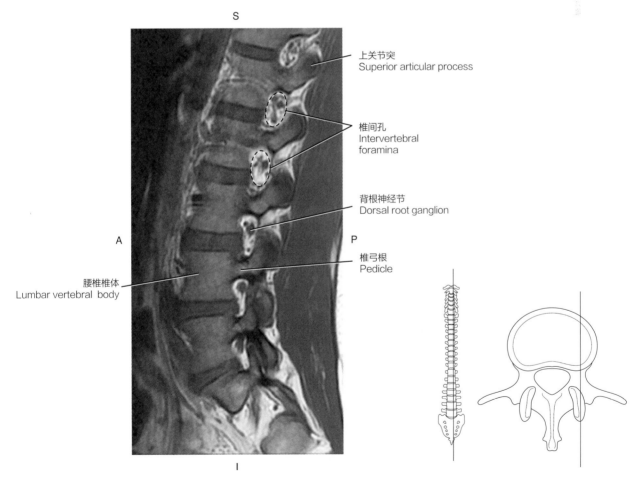

上关节突
Superior articular process

椎间孔
Intervertebral
foramina

背根神经节
Dorsal root ganglion

椎弓根
Pedicle

腰椎椎体
Lumbar vertebral body

图 4.85　腰椎（含有椎间孔），T1 加权 MRI，矢状位

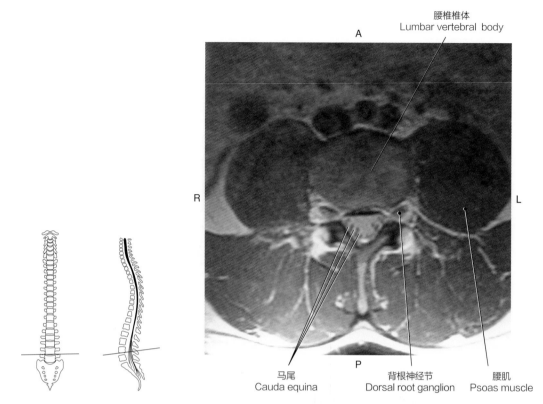

图 4.86　腰椎（含背根神经节），T1 加权 MRI，轴位

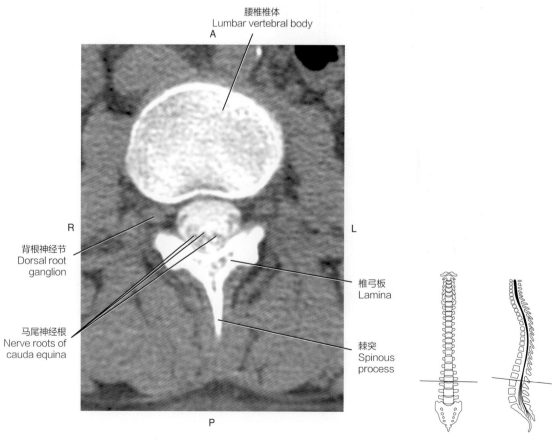

图 4.87　腰椎（含背根神经节），脊髓造影后，CT，轴位

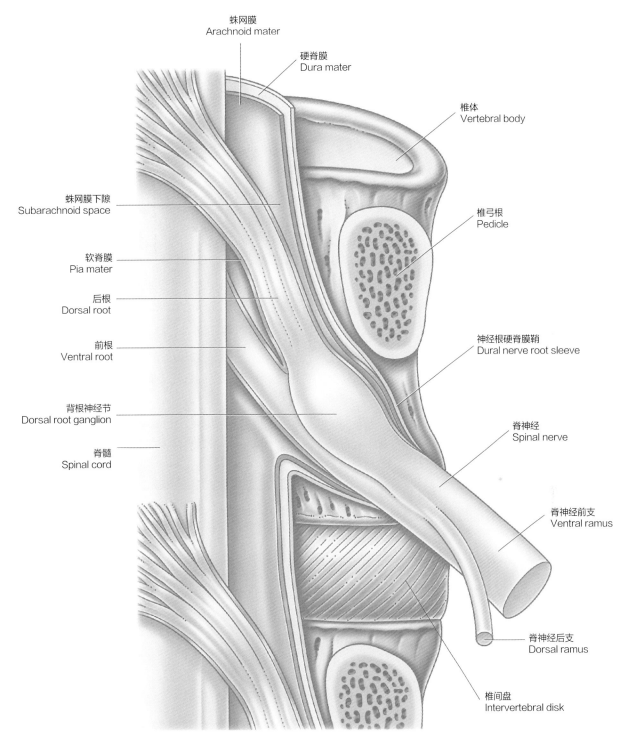

蛛网膜
Arachnoid mater

硬脊膜
Dura mater

椎体
Vertebral body

蛛网膜下隙
Subarachnoid space

椎弓根
Pedicle

软脊膜
Pia mater

后根
Dorsal root

神经根硬脊膜鞘
Dural nerve root sleeve

前根
Ventral root

背根神经节
Dorsal root ganglion

脊神经
Spinal nerve

脊髓
Spinal cord

脊神经前支
Ventral ramus

脊神经后支
Dorsal ramus

椎间盘
Intervertebral disk

图 4.88　神经根、硬脊膜鞘，冠状面观

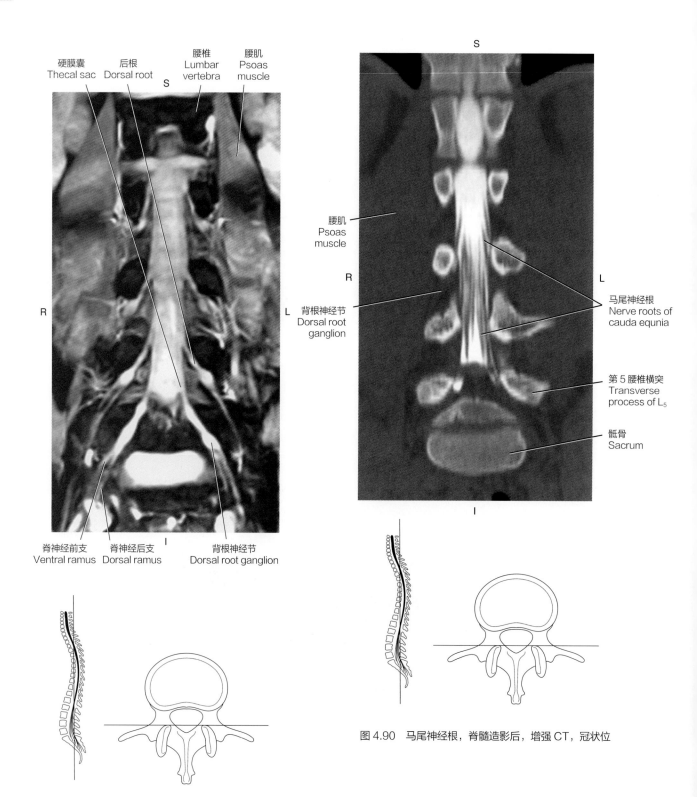

图 4.89　硬脊膜神经根鞘和背根神经节，T2 加权 MRI，冠状位

图 4.90　马尾神经根，脊髓造影后，增强 CT，冠状位

硬膜囊
Thecal sac

后根
Dorsal root

腰椎
Lumbar vertebra

腰肌
Psoas muscle

背根神经节
Dorsal root ganglion

脊神经前支
Ventral ramus

脊神经后支
Dorsal ramus

背根神经节
Dorsal root ganglion

腰肌
Psoas muscle

马尾神经根
Nerve roots of cauda equina

第 5 腰椎横突
Transverse process of L₅

骶骨
Sacrum

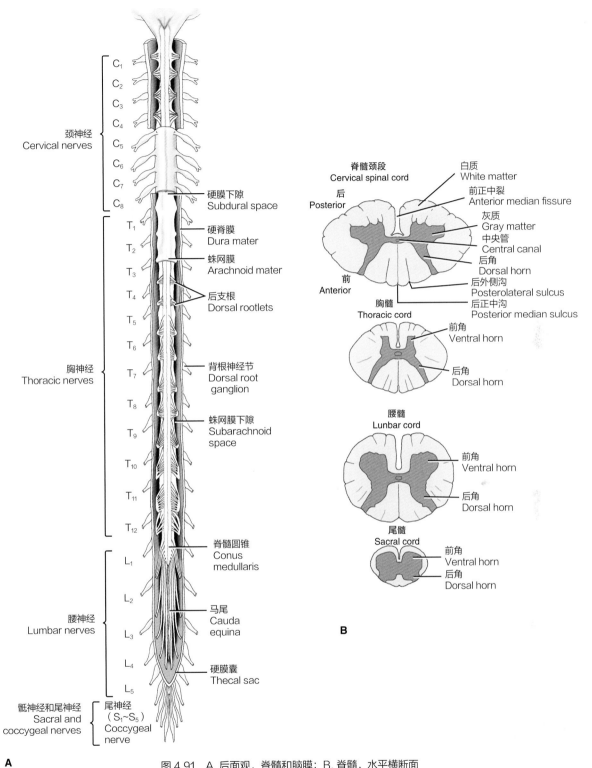

图 4.91　A. 后面观，脊髓和脑膜；B. 脊髓，水平横断面

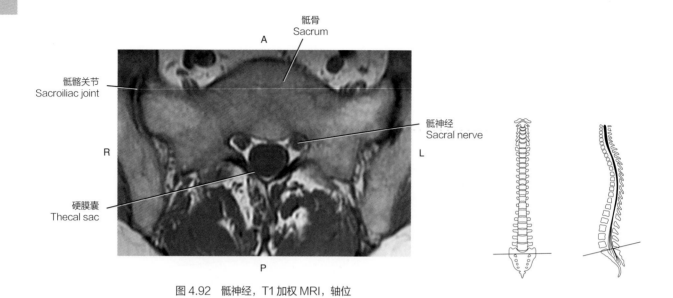

图 4.92　骶神经，T1 加权 MRI，轴位

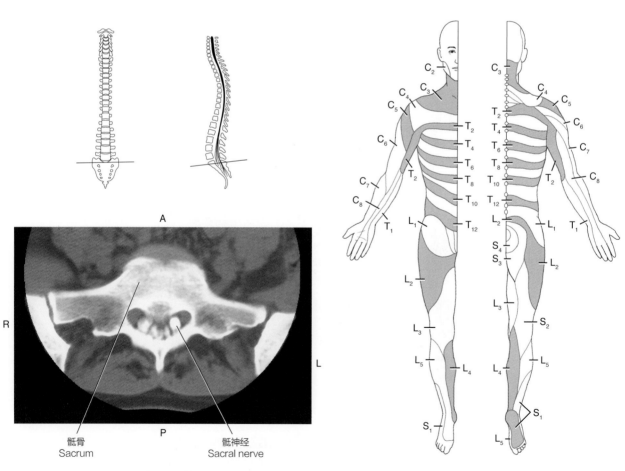

图 4.93　骶椎（含神经），CT，轴位

图 4.94　脊神经在皮肤表面的分布示意图，前面观（左）、后面观（右）

神经丛

分布至肢体的神经元胞体聚集形成了 2 个脊髓膨大区域：颈膨大，平对 C_3~C_7 颈椎水平；腰骶膨大，平对下段胸椎。因灰质与白质比例不同，脊髓在不同水平横断面上的大小和形态差别明显（图 4.91、4.95~4.100）。

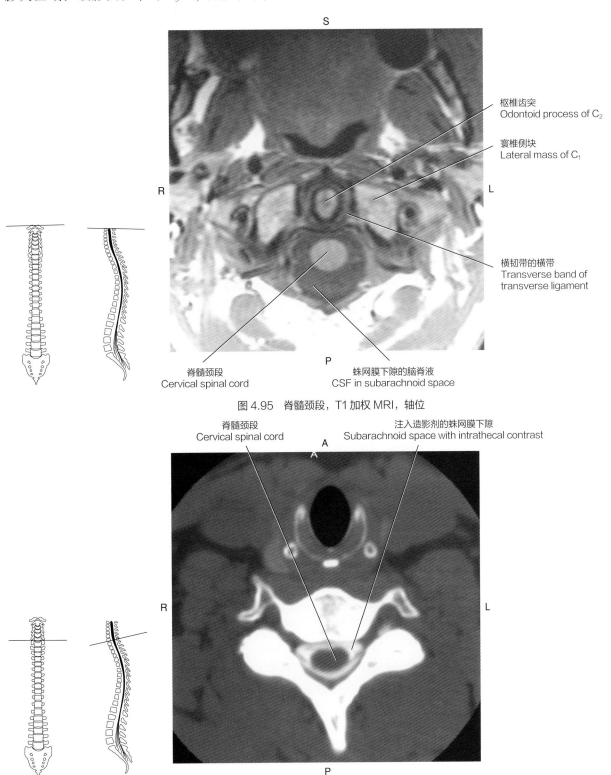

枢椎齿突
Odontoid process of C_2

寰椎侧块
Lateral mass of C_1

横韧带的横带
Transverse band of transverse ligament

脊髓颈段
Cervical spinal cord

蛛网膜下隙的脑脊液
CSF in subarachnoid space

图 4.95　脊髓颈段，T1 加权 MRI，轴位

脊髓颈段
Cervical spinal cord

注入造影剂的蛛网膜下隙
Subarachnoid space with intrathecal contrast

图 4.96　脊髓颈段，脊髓造影后，CT，轴位

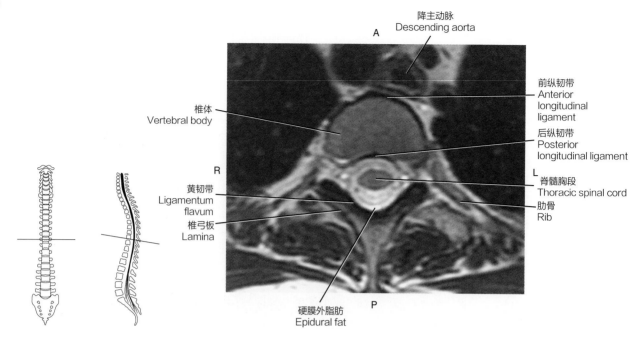

图 4.97　脊髓胸段，T1 加权 MRI，轴位

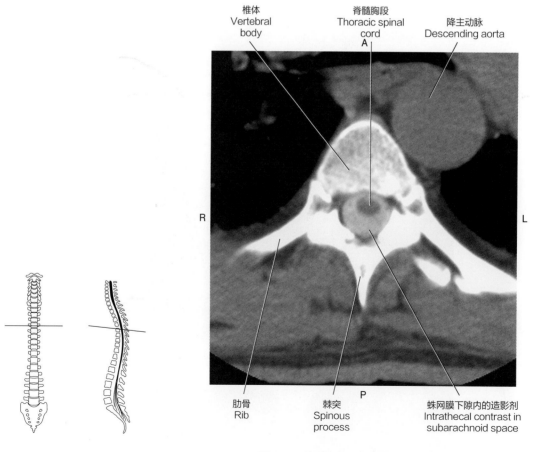

图 4.98　脊髓胸段，脊髓造影后，CT，轴位

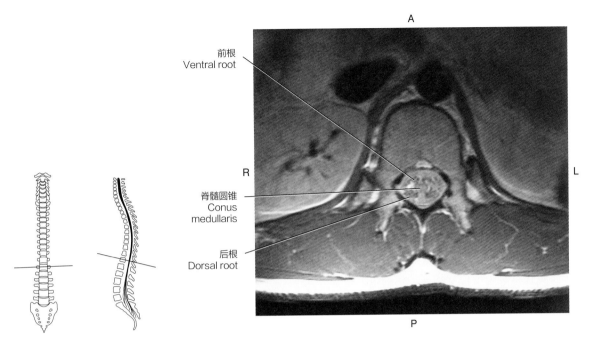

图 4.99 T$_{12}$ 水平的脊髓圆锥，T1 加权 MRI，轴位

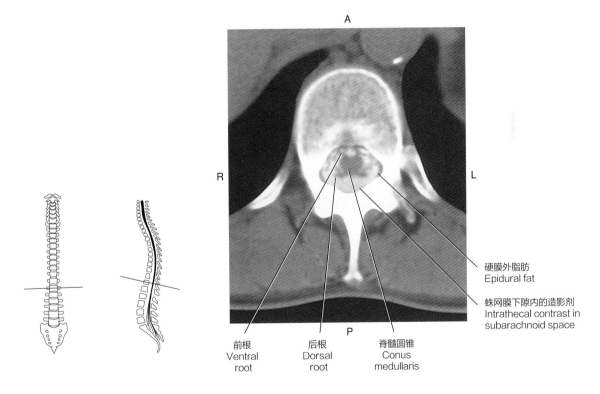

图 4.100 T$_{12}$ 水平的脊髓圆锥，脊髓造影后，CT，轴位

脊神经从椎间孔穿出后，随即分为前支和后支，二者都含运动纤维和感觉纤维（图4.101）。后支向背侧延伸，支配躯干背部的皮肤和肌肉。第2~12胸神经前支形成肋间神经，支配躯干前部和外侧的皮肤和肌肉。其余脊神经的前支交织形成神经丛，支配四肢的肌肉运动和皮肤感觉。主要有四大神经丛：颈丛、臂丛、腰丛和骶丛（图4.102）。

颈丛

颈丛由第1~4颈神经前支组成，支配颈部、颜面下部、耳郭下部、头皮侧面和上胸部。膈神经是颈丛的主要肌支，由第3、4颈神经支和第5颈神经的部分前支组成。膈神经垂直下行至颈部，经胸廓上口继续向下行至膈下（图4.102~4.106）。

> 支配膈肌的膈神经由来自C_3~C_5节段的运动纤维组成。颈部脊柱骨折的首要风险是在C_1~C_4节段出现的损伤可能引起呼吸肌麻痹，造成呼吸困难和语言功能受损。

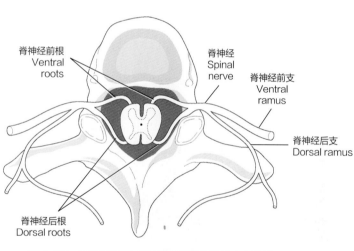

图4.101　脊神经前、后支在脊髓横断面的分布示意图

脊神经前根
Ventral
roots

脊神经
Spinal
nerve

脊神经前支
Ventral
ramus

脊神经后支
Dorsal ramus

脊神经后根
Dorsal roots

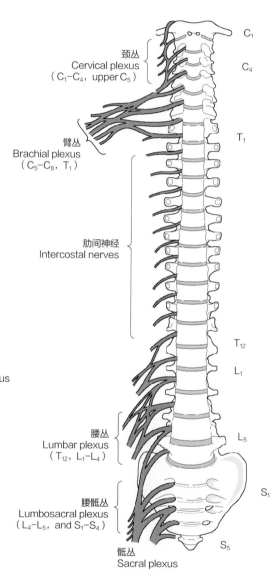

颈丛
Cervical plexus
（C_1–C_4, upper C_5）

臂丛
Brachial plexus
（C_5–C_8, T_1）

肋间神经
Intercostal nerves

腰丛
Lumbar plexus
（T_{12}, L_1–L_4）

腰骶丛
Lumbosacral plexus
（L_4–L_5, and S_1–S_4）

骶丛
Sacral plexus

图4.102　主要神经丛，前面观

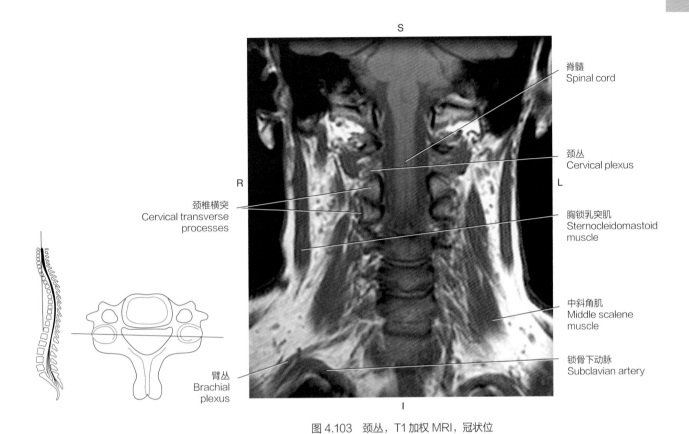

脊髓
Spinal cord

颈丛
Cervical plexus

颈椎横突
Cervical transverse processes

胸锁乳突肌
Sternocleidomastoid muscle

中斜角肌
Middle scalene muscle

锁骨下动脉
Subclavian artery

臂丛
Brachial plexus

图 4.103 颈丛，T1 加权 MRI，冠状位

乳突气房
Mastoid air cells

枕髁
Occipital condyle

C_1 横突
Transverse process of C_1

颈丛
Cervical plexus

关节突关节
Zygapophyseal joint

神经根（腹侧）
Nerve rootlets（ventral）

脊髓颈段
Cervical spinal cord

颈椎横突
Cervical transverse processes

第 1 肋骨
First rib

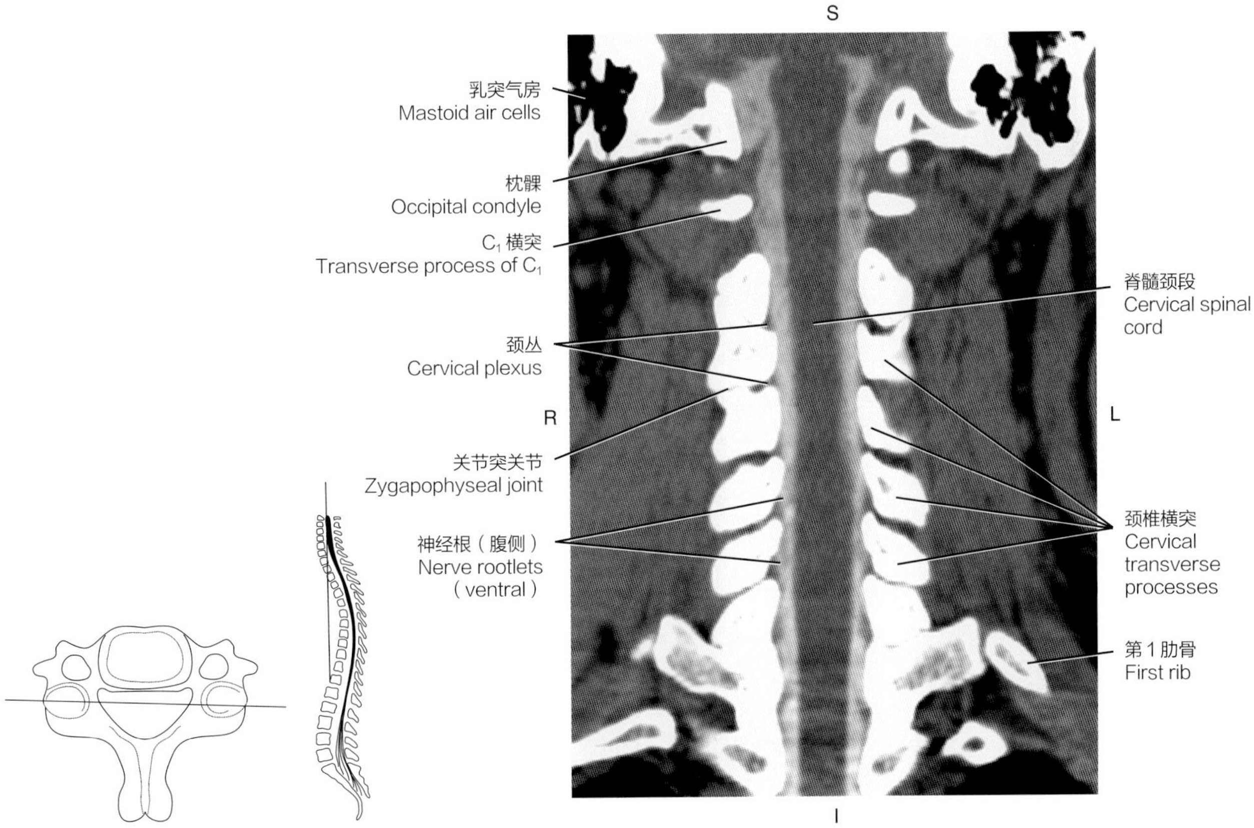

图 4.104 颈丛，CT 重建，冠状位

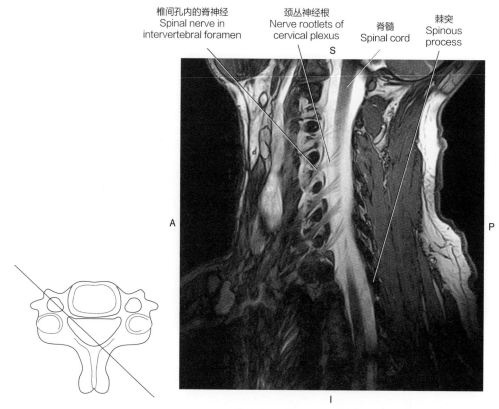

椎间孔内的脊神经
Spinal nerve in
intervertebral foramen

颈丛神经根
Nerve rootlets of
cervical plexus

脊髓
Spinal cord

棘突
Spinous
process

图 4.105　颈丛，T2 加权 MRI，矢状斜位

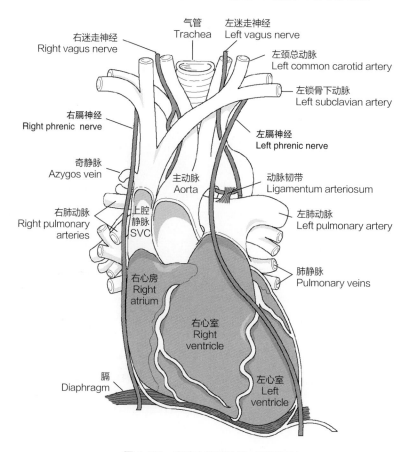

右迷走神经
Right vagus nerve

气管
Trachea

左迷走神经
Left vagus nerve

左颈总动脉
Left common carotid artery

左锁骨下动脉
Left subclavian artery

右膈神经
Right phrenic nerve

左膈神经
Left phrenic nerve

奇静脉
Azygos vein

主动脉
Aorta

动脉韧带
Ligamentum arteriosum

右肺动脉
Right pulmonary
arteries

上腔
静脉
SVC

左肺动脉
Left pulmonary artery

右心房
Right
atrium

肺静脉
Pulmonary veins

右心室
Right
ventricle

左心室
Left
ventricle

膈
Diaphragm

图 4.106　胸腔内的膈神经，冠状面观

臂丛

臂丛由第 5~8 颈神经和第 1 胸神经的 5 条前支组成，大而复杂。臂丛于锁骨下动脉后方向肩部腋窝走行（图 4.107~4.109）。臂丛的神经根在前、中斜角肌之间穿出，形成上、中、下 3 个神经干。神经干继续向外侧和下方走行，在锁骨后形成 3 束。这 3 束向腋窝继续延伸形成 5 条终支：肌皮神经、腋神经、正中神经、桡神经和尺神经，支配除斜方肌和肩胛提肌以外的上肢和肩部的肌肉（图 4.107~4.115）。

> 双下肢截瘫是颈膨大与腰骶膨大之间的脊髓横断所致。如果横断发生在第 3 颈神经水平以上，则将导致四肢截瘫。

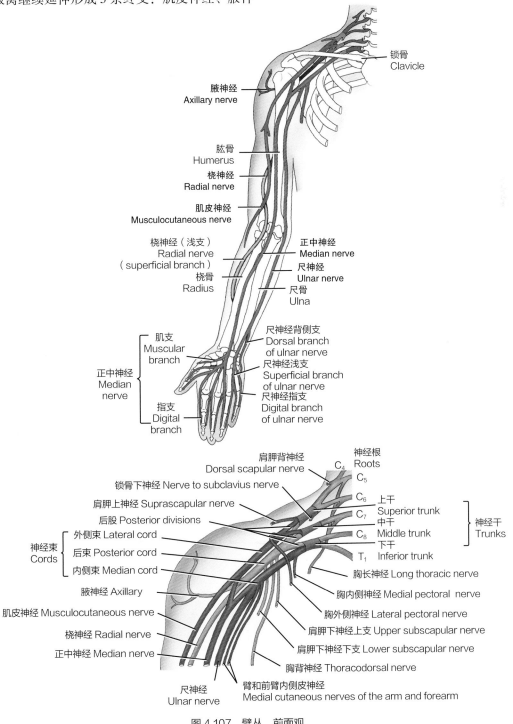

锁骨　Clavicle
腋神经　Axillary nerve
肱骨　Humerus
桡神经　Radial nerve
肌皮神经　Musculocutaneous nerve
桡神经（浅支）　Radial nerve（superficial branch）
桡骨　Radius
正中神经　Median nerve
尺神经　Ulnar nerve
尺骨　Ulna
肌支　Muscular branch
正中神经　Median nerve
指支　Digital branch
尺神经背侧支　Dorsal branch of ulnar nerve
尺神经浅支　Superficial branch of ulnar nerve
尺神经指支　Digital branch of ulnar nerve

肩胛背神经　Dorsal scapular nerve
锁骨下神经　Nerve to subclavius nerve
肩胛上神经　Suprascapular nerve
后股　Posterior divisions
外侧束　Lateral cord
后束　Posterior cord
内侧束　Median cord
神经束　Cords
腋神经　Axillary
肌皮神经　Musculocutaneous nerve
桡神经　Radial nerve
正中神经　Median nerve
尺神经　Ulnar nerve
臂和前臂内侧皮神经　Medial cutaneous nerves of the arm and forearm

神经根　Roots
C_4
C_5
C_6　上干　Superior trunk
C_7
C_8　中干　Middle trunk
T_1　下干　Inferior trunk
神经干　Trunks
胸长神经　Long thoracic nerve
胸内侧神经　Medial pectoral nerve
胸外侧神经　Lateral pectoral nerve
肩胛下神经上支　Upper subscapular nerve
肩胛下神经下支　Lower subscapular nerve
胸背神经　Thoracodorsal nerve

图 4.107　臂丛，前面观

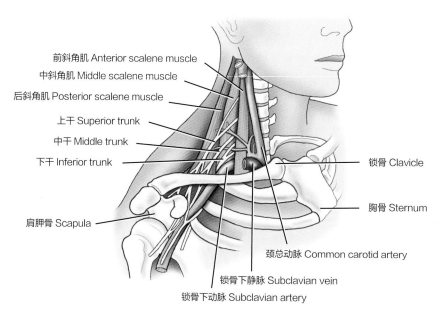

前斜角肌 Anterior scalene muscle

中斜角肌 Middle scalene muscle

后斜角肌 Posterior scalene muscle

上干 Superior trunk

中干 Middle trunk

下干 Inferior trunk

肩胛骨 Scapula

锁骨 Clavicle

胸骨 Sternum

颈总动脉 Common carotid artery

锁骨下静脉 Subclavian vein

锁骨下动脉 Subclavian artery

图 4.108　臂丛，前斜面观

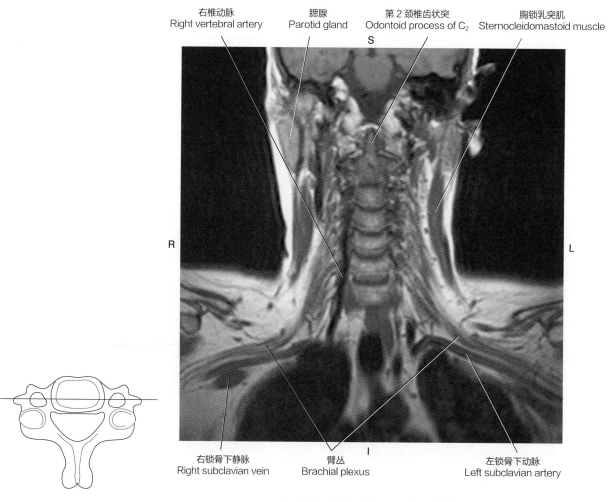

右椎动脉
Right vertebral artery

腮腺
Parotid gland

第 2 颈椎齿状突
Odontoid process of C$_2$

胸锁乳突肌
Sternocleidomastoid muscle

右锁骨下静脉
Right subclavian vein

臂丛
Brachial plexus

左锁骨下动脉
Left subclavian artery

图 4.109　臂丛，T1 加权 MRI，冠状位

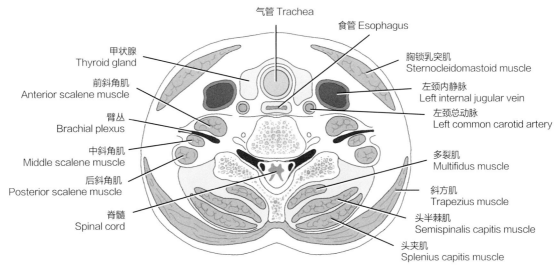

图 4.110　臂丛，轴面观

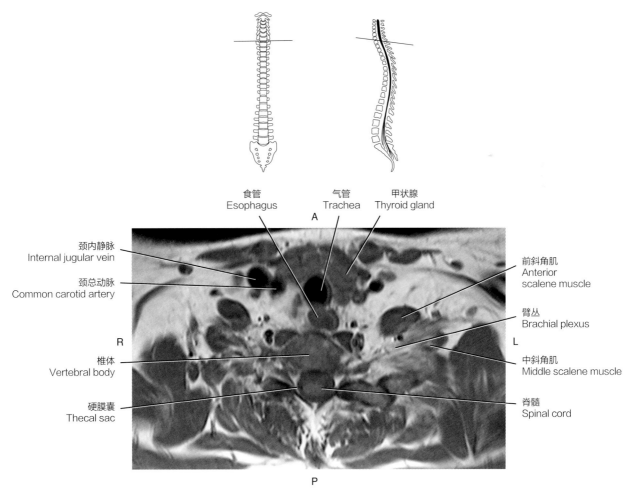

图 4.111　臂丛，T1 加权 MRI，轴位

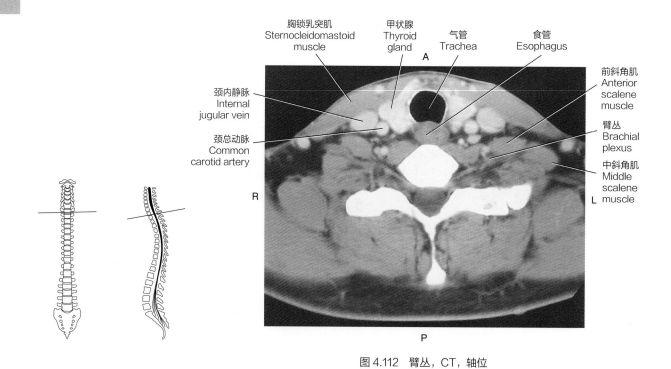

胸锁乳突肌
Sternocleidomastoid
muscle

甲状腺
Thyroid
gland

气管
Trachea

食管
Esophagus

颈内静脉
Internal
jugular vein

颈总动脉
Common
carotid artery

前斜角肌
Anterior
scalene
muscle

臂丛
Brachial
plexus

中斜角肌
Middle
scalene
muscle

A

R

L

P

图 4.112   臂丛，CT，轴位

S

第 2 颈椎齿状突
Odontoid process of C$_2$

腮腺
Parotid gland

R

L

胸锁乳突肌
Sternocleidomastoid
muscle

中斜角肌
Middle scalene
muscle

臂丛
Brachial
plexus

C$_2$
C$_3$
C$_4$
C$_5$
C$_6$
C$_7$
T$_1$

I

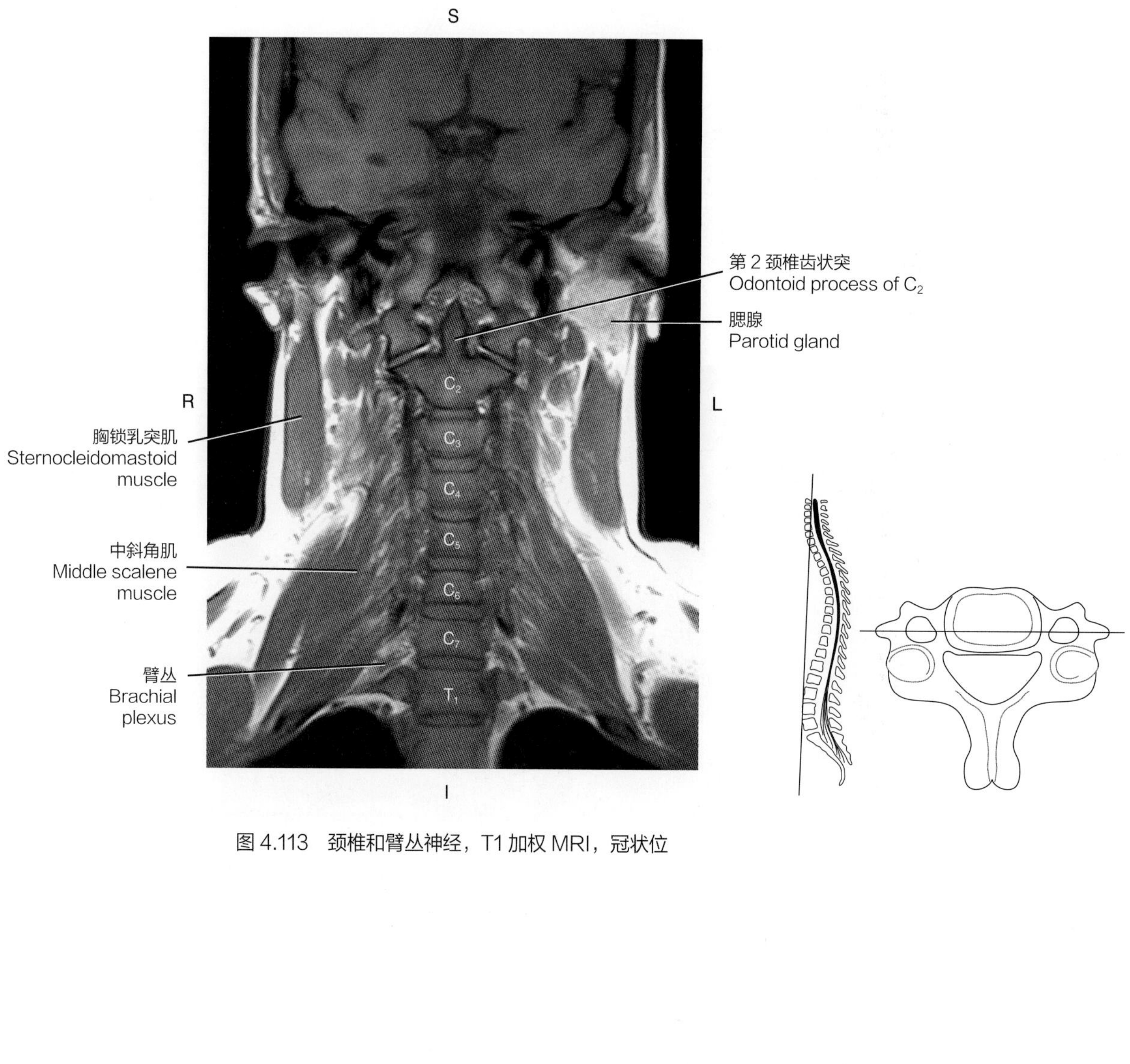

图 4.113   颈椎和臂丛神经，T1 加权 MRI，冠状位

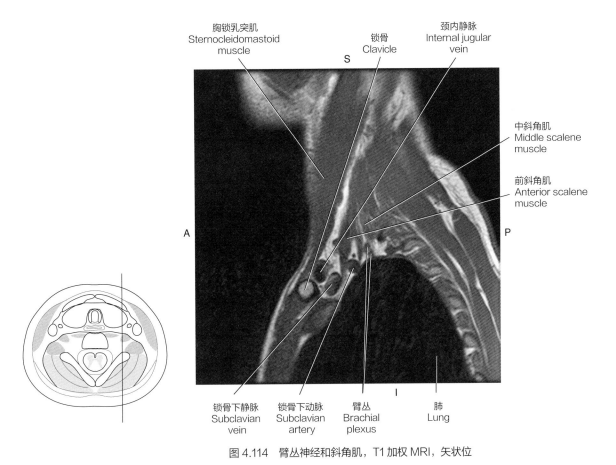

胸锁乳突肌
Sternocleidomastoid
muscle

锁骨
Clavicle

颈内静脉
Internal jugular
vein

中斜角肌
Middle scalene
muscle

前斜角肌
Anterior scalene
muscle

S

A

P

I

锁骨下静脉
Subclavian
vein

锁骨下动脉
Subclavian
artery

臂丛
Brachial
plexus

肺
Lung

图 4.114 臂丛神经和斜角肌，T1 加权 MRI，矢状位

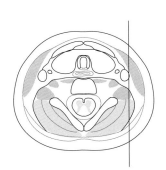

胸大肌
Pectoralis
major

锁骨
Clavicle

前锯肌
Serratus
anterior
muscle

斜方肌
Trapezius
muscle

冈上肌
Supraspinatus
muscle

S

A

P

I

锁骨下静脉
Subclavian
vein

锁骨下动脉
Subclavian
artery

臂丛
Brachial plexus

图 4.115 臂丛，T1 加权 MRI，矢状位

腰丛

腰丛由第12胸神经及第1~4腰神经的6条前支组成。腰丛位于后腹壁，在腰大肌和腰椎横突之间。一般来说，它支配腹部下部、盆部和大腿的前、内侧肌群。股神经是腰丛最大的分支，从腹股沟韧带深方下行（图4.116）。股神经在小转子水平分为几支，其中最大的分支是隐神经，伴行大隐静脉沿小腿内侧下降到踝部。隐神经的支配区主要为小腿前部、部分踝和部分足部。（图4.117~4.119）

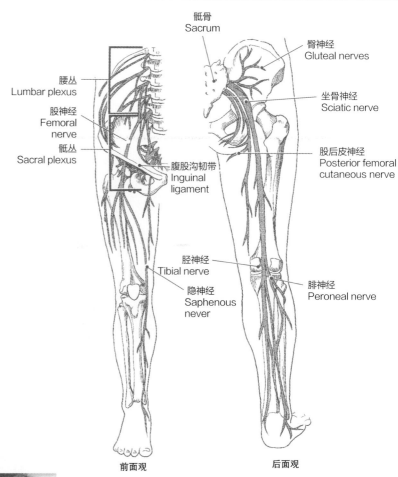

图 4.116　腰骶神经丛，前、后面观

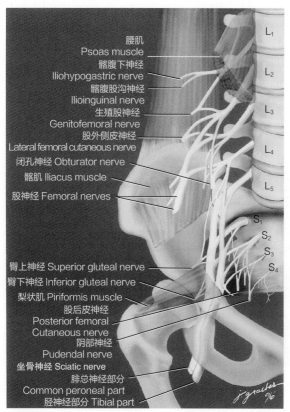

图 4.117　腰骶神经丛，前面观

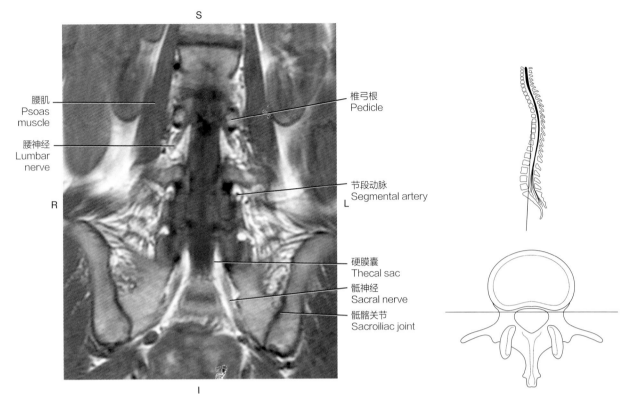

腰肌
Psoas
muscle

腰神经
Lumbar
nerve

椎弓根
Pedicle

节段动脉
Segmental artery

硬膜囊
Thecal sac

骶神经
Sacral nerve

骶髂关节
Sacroiliac joint

图 4.118　腰丛，T1 加权 MRI，冠状位

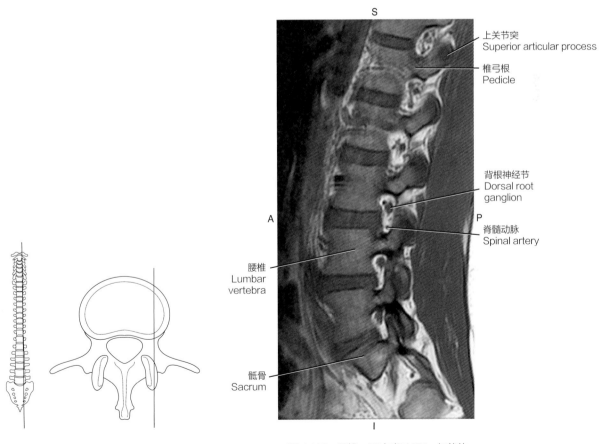

上关节突
Superior articular process

椎弓根
Pedicle

背根神经节
Dorsal root
ganglion

脊髓动脉
Spinal artery

腰椎
Lumbar
vertebra

骶骨
Sacrum

图 4.119　腰椎，T1 加权 MRI，矢状位

骶丛

骶丛起源于第4~5腰神经和第1~4骶神经的前支，支配区为臀部、大腿后部和足部。这些神经在骶孔前方汇集成大而扁平的神经束。神经丛的大部分延伸到大腿部形成人体最大的神经——坐骨神经。

坐骨神经通过坐骨大孔出骨盆，并沿着大腿后部继续下降，然后分为胫神经和腓神经，支配下肢后部。骶丛紧贴于骨盆后外侧壁，位于梨状肌和髂内血管之间、骶髂关节的前面（图4.116、4.117、图4.120~4.124）。

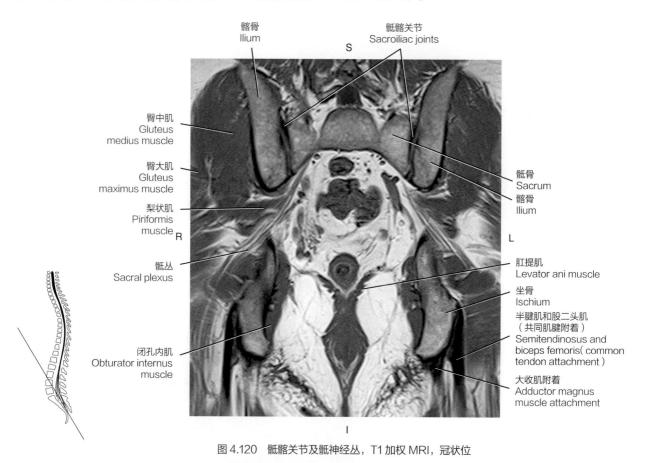

髂骨
Ilium

骶髂关节
Sacroiliac joints

S

臀中肌
Gluteus
medius muscle

臀大肌
Gluteus
maximus muscle

梨状肌
Piriformis
muscle

骶骨
Sacrum

髂骨
Ilium

R

L

骶丛
Sacral plexus

肛提肌
Levator ani muscle

坐骨
Ischium

半腱肌和股二头肌
（共同肌腱附着）
Semitendinosus and
biceps femoris(common
tendon attachment)

闭孔内肌
Obturator internus
muscle

大收肌附着
Adductor magnus
muscle attachment

I

图4.120　骶髂关节及骶神经丛，T1加权MRI，冠状位

A

骶骨
Sacrum

骶髂关节
Sacroiliac
joint

R

L

骶神经
Sacral
nerve

硬膜囊
Thecal sac

P

图4.121　骶骨及骶神经，T1加权MRI，轴位

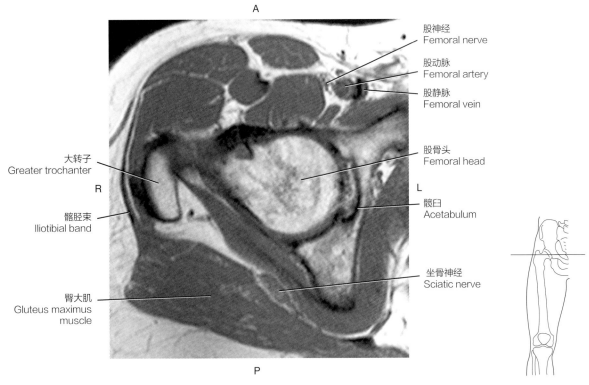

图 4.122　右股骨头和坐骨神经，T1 加权 MRI，轴位

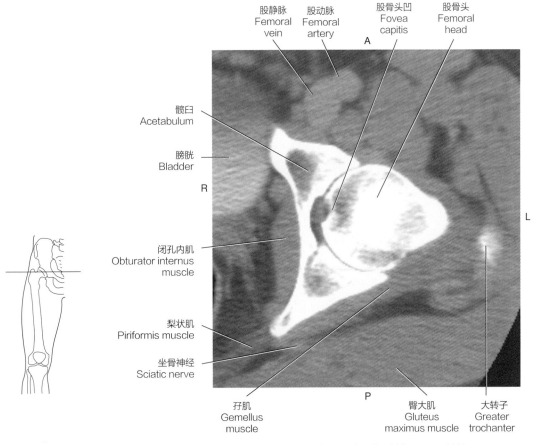

图 4.123　左股骨头和坐骨神经，CT，轴位

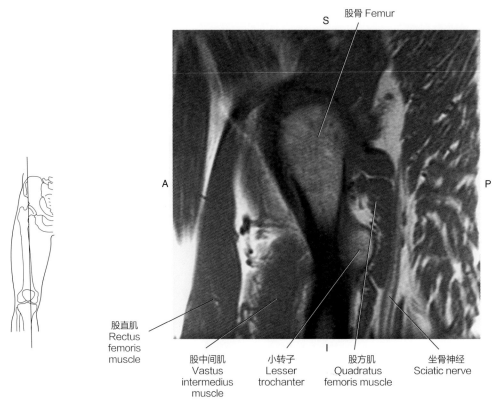

图 4.124　坐骨神经，T1 加权 MRI，矢状位

标注（图中）：
- 股骨 Femur
- S
- A
- P
- I
- 股直肌 Rectus femoris muscle
- 股中间肌 Vastus intermedius muscle
- 小转子 Lesser trochanter
- 股方肌 Quadratus femoris muscle
- 坐骨神经 Sciatic nerve

脊髓的血管

脊髓的动脉

脊髓的血液由 1 条脊髓前动脉、1 对脊髓后动脉和脊髓的节段性动脉分支供应。脊髓前动脉由椎动脉的 2 个小分支汇合而成，位于基底动脉尾侧（图 4.125）。它走行在脊髓前正中裂中并贯穿脊髓全长，供应脊髓的腹侧 2/3（图 4.125~4.127）。脊髓后动脉起自椎动脉或小脑下后动脉，沿脊髓的背面下行，供应脊髓的背侧 1/3（图 4.128）。脊髓前、后动脉之间和 2 条脊髓后动脉之间在脊髓表面有多处吻合。

节段性动脉发自降主动脉背侧，供应脊柱和脊髓，在胸部称为肋间动脉，在腰骶部称为腰动脉，这些血管延伸到椎间孔并发出脊髓支（图 4.128~4.131）。

脊髓支发出前支和后支进入椎管壁，然后分为前、后根动脉伴脊神经前根和后根进入脊髓（图 4.128）。前、后根动脉分别为脊髓前、后动脉补充血液。最粗大的根动脉是大前根动脉（Adamkiewicz 动脉），从下胸段或上腰段发出，通常起于第 12 胸椎到第 3 腰椎之间（图 4.125、4.127）。该血管是脊髓前动脉的主要补充来源，是脊髓下 2/3 区域的主要血供来源。

大前根动脉（Adamkiewicz 动脉）为脊髓下 2/3 的主要血供来源，因此大前根动脉的损伤可能导致下肢瘫痪。

Anterior view

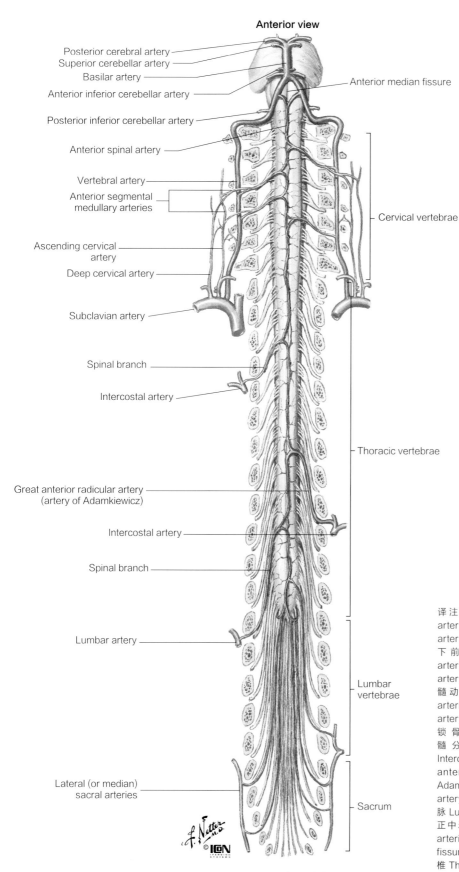

Posterior cerebral artery
Superior cerebellar artery
Basilar artery
Anterior inferior cerebellar artery
Posterior inferior cerebellar artery
Anterior spinal artery
Vertebral artery
Anterior segmental medullary arteries
Ascending cervical artery
Deep cervical artery
Subclavian artery
Spinal branch
Intercostal artery
Great anterior radicular artery (artery of Adamkiewicz)
Intercostal artery
Spinal branch
Lumbar artery
Lateral (or median) sacral arteries

Anterior median fissure
Cervical vertebrae
Thoracic vertebrae
Lumbar vertebrae
Sacrum

译注：大脑后动脉 Posterior cerebral artery；小脑上动脉 Superior cerebellar artery；基底动脉 Basilar artery；小脑下前动脉 Anterior inferior cerebellar artery；脊髓前动脉 Anterior spinal artery；椎动脉 Vertebral artery；前节段髓动脉 Anterior segmental medullary arteries；颈升动脉 Ascending cervical artery；颈深动脉 Deep cervical artery；锁骨下动脉 Subclavian artery；脊髓分支 Spinal branch；肋间动脉 Intercostal artery；大前根动脉 Great anterior radicular artery (artery of Adamkiewicsz)；肋间动脉 Intercostal artery；脊髓分支 Spinal branch；腰动脉 Lumbar artery；骶外侧动脉（或骶正中动脉）Lateral (or median) sacral arteries；前正中裂 Anterior median fissure；颈椎 Cervical vertebrae；胸椎 Thoracic vertebrae；腰椎 Lumbar vertebrae；骶骨 Sacrum

图4.125　脊髓动脉，前面观

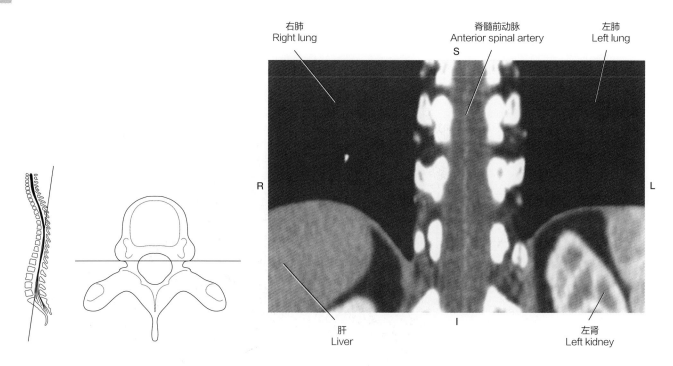

图 4.126　脊髓前动脉，CT 重建，冠状位

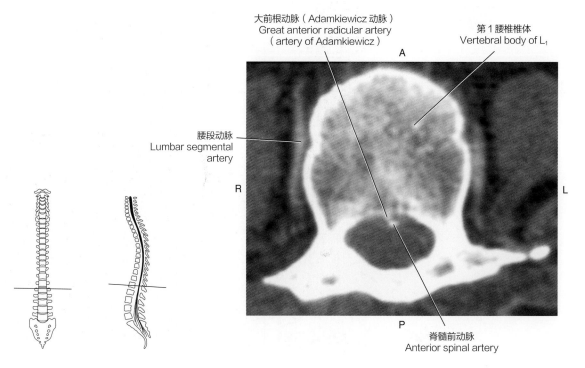

图 4.127　脊髓前动脉和大前根动脉（Adamkiewicz 动脉），CT，轴位

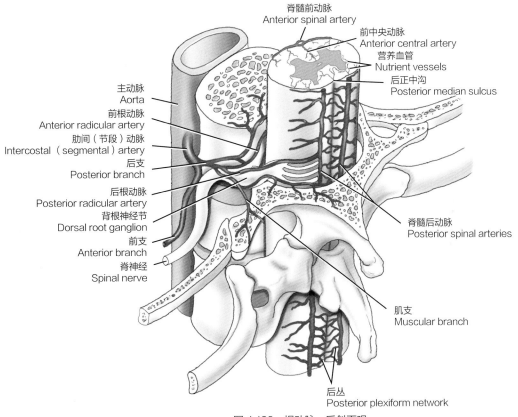

脊髓前动脉
Anterior spinal artery

前中央动脉
Anterior central artery

营养血管
Nutrient vessels

后正中沟
Posterior median sulcus

主动脉
Aorta

前根动脉
Anterior radicular artery

肋间（节段）动脉
Intercostal（segmental）artery

后支
Posterior branch

后根动脉
Posterior radicular artery

背根神经节
Dorsal root ganglion

前支
Anterior branch

脊神经
Spinal nerve

脊髓后动脉
Posterior spinal arteries

肌支
Muscular branch

后丛
Posterior plexiform network

图 4.128　根动脉，后斜面观

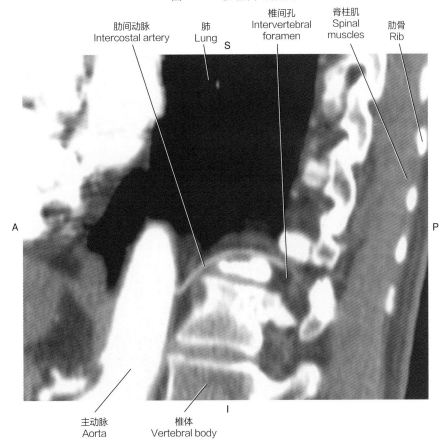

肋间动脉
Intercostal artery

肺
Lung

椎间孔
Intervertebral foramen

脊柱肌
Spinal muscles

肋骨
Rib

主动脉
Aorta

椎体
Vertebral body

图 4.129　主动脉和肋间动脉，CT 重建，冠状斜位

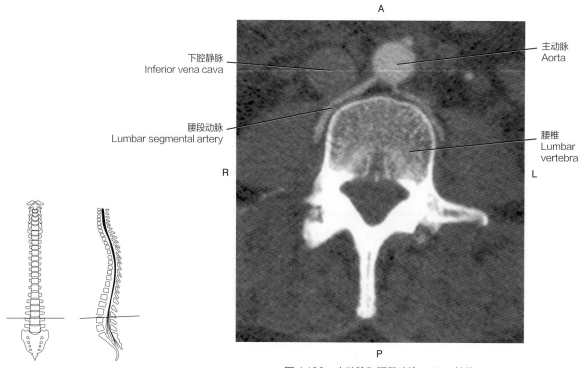

图 4.130　主动脉和腰段动脉，CT，轴位

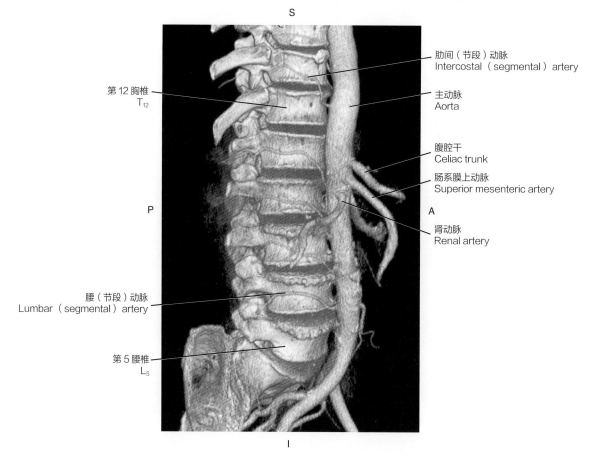

图 4.131　腰椎、主动脉和腰段动脉，三维 CT，前斜面观

脊髓的静脉

脊髓的静脉　脊髓的静脉引流与其动脉具有相同的节段性。脊髓中央的灰质分别由位于前正中裂和后正中沟的前、后中央静脉引流（图 4.132）。周边的白质由位于软膜内环绕脊髓排列的辐射状小静脉引流。这些小静脉收集静脉血引流入位于脊髓前正中裂和后正中沟的前、后正中静脉，后二者由脊髓前、后表面软脊膜内的纵行静脉管汇合而成（图 4.132）。前、后正中静脉汇入前、后根静脉，与腹神经根、背神经根平行，最终汇入椎间静脉，后者与脊神经伴行穿过椎间孔。

脊柱的静脉　脊柱的静脉是由椎内侧和外侧静脉丛构成的庞大静脉网络，按照其所在的脊柱位置来命名（图 4.132~4.135）。椎内静脉丛位于椎管内的硬膜外隙，分为前、后两个静脉丛。椎外静脉丛位于

脊柱外表面，没有静脉瓣，与椎静脉、颅内静脉窦相交通。它也可分为前、后两个静脉丛。椎外前静脉丛沿椎体前方走行，椎外后静脉丛沿椎弓后方走行（图 4.133）。椎外前、后静脉丛的前部通过椎体静脉网相互交通。椎体静脉从椎体后方钻出椎骨，较粗大（图 4.132、4.133、4.136、4.137）。椎内、外静脉丛与根静脉均汇入椎间静脉，再注入椎静脉、肋间静脉、腰静脉和骶静脉。

> 因为椎静脉丛缺乏静脉瓣，所以腹内压升高（例如咳嗽或过度用力时）可能导致血液倒流至脊柱的椎体静脉或者硬脑膜窦内。这为肿瘤或者其他病变传播到中枢神经系统提供了潜在路径。

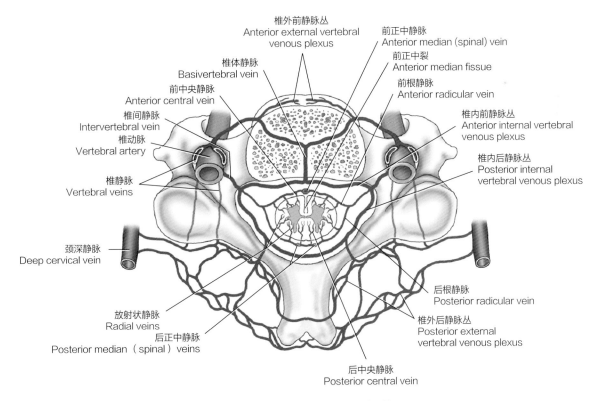

图 4.132　脊柱和脊髓静脉回流，轴面观

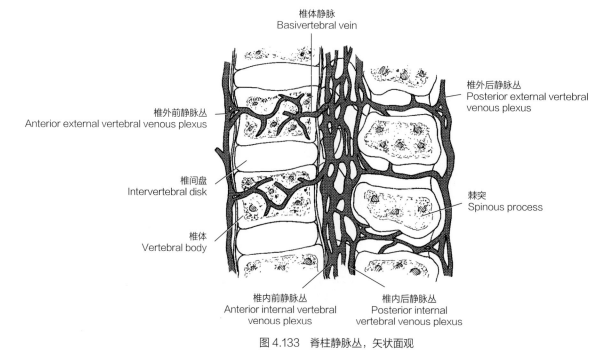

椎体静脉
Basivertebral vein

椎外后静脉丛
Posterior external vertebral
venous plexus

椎外前静脉丛
Anterior external vertebral venous plexus

椎间盘
Intervertebral disk

棘突
Spinous process

椎体
Vertebral body

椎内前静脉丛
Anterior internal vertebral
venous plexus

椎内后静脉丛
Posterior internal
vertebral venous plexus

图 4.133　脊柱静脉丛，矢状面观

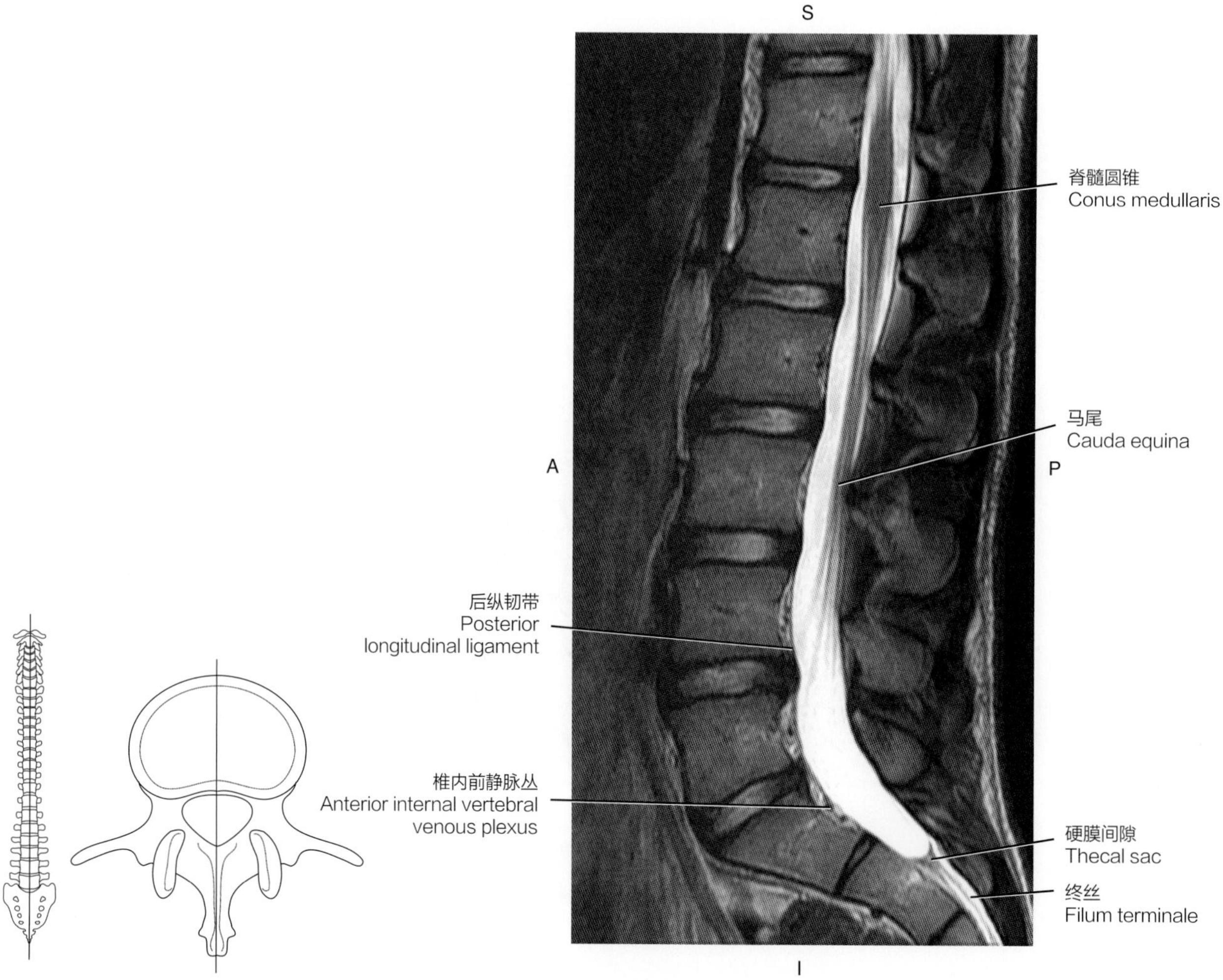

S

A

P

I

脊髓圆锥
Conus medullaris

马尾
Cauda equina

后纵韧带
Posterior
longitudinal ligament

硬膜间隙
Thecal sac

椎内前静脉丛
Anterior internal vertebral
venous plexus

终丝
Filum terminale

图 4.134　脊柱腰段（含内前静脉丛），T2 加权 MRI，矢状位

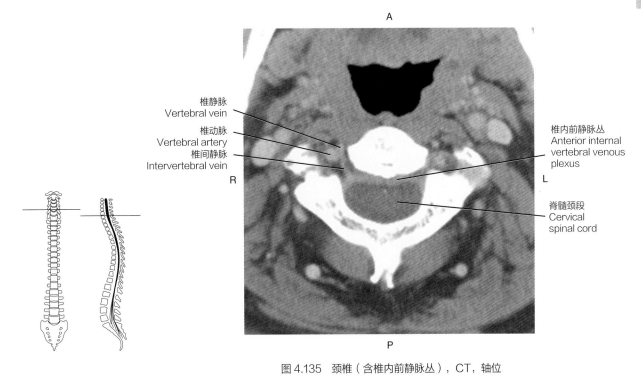

椎静脉
Vertebral vein

椎动脉
Vertebral artery

椎间静脉
Intervertebral vein

椎内前静脉丛
Anterior internal vertebral venous plexus

脊髓颈段
Cervical spinal cord

图 4.135　颈椎（含椎内前静脉丛），CT，轴位

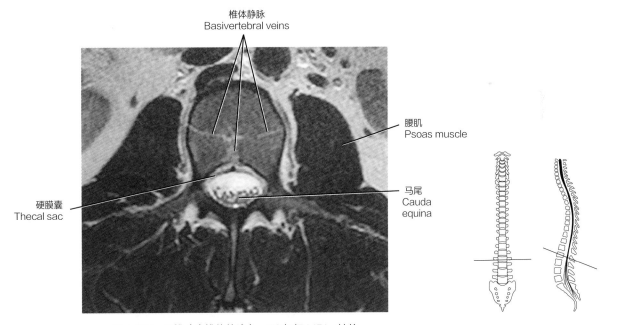

椎体静脉
Basivertebral veins

腰肌
Psoas muscle

硬膜囊
Thecal sac

马尾
Cauda equina

图 4.136　腰椎（含椎体静脉），T2 加权 MRI，轴位

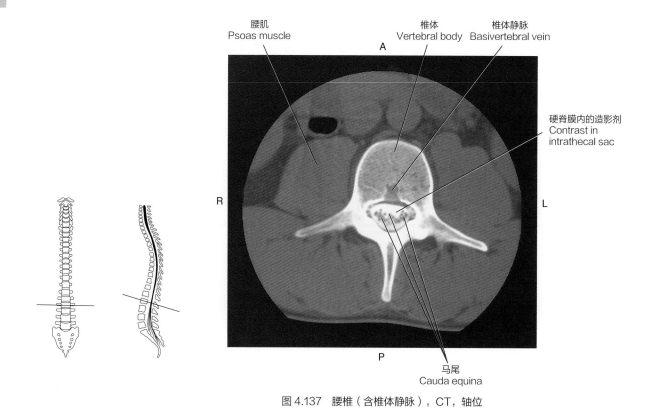

图 4.137   腰椎（含椎体静脉），CT，轴位

参考文献

Anderson, M. W., & Fox, M. G. (2017). *Sectional anatomy by MRI and CT* (4th ed.). Philadelphia: Elsevier.

Frank, G. (2012). *Merrill's atlas of radiographic positions and radiologic procedures* (12th ed.). St. Louis: Mosby.

Haaga, J. R., & Boll, D. T. (2017). *CT and MRI of the whole body* (6th ed.). Philadelphia: Elsevier.

Larsen, W. J. (2002). *Anatomy: Development, function, clinical correlations*. Philadelphia: Saunders.

Palastanga, N. (2002). *Anatomy and human movement: Structure and function* (4th ed.). Boston: Butterworth-Heinemann.

Ross, J. S., & Moore, K. R. (2015). *Diagnostic imaging: Spine* (3rd ed.). Philadelphia: Elsevier.

Som, P. M., & Curtin, H. D. (2011). *Head and neck imaging* (5th ed.). St. Louis: Elsevier.

Standring, S. (2012). *Gray's anatomy, the anatomical basis of clinical practice* (41st ed.). New York: Elsevier.

Stark, D. D., & Bradley, W. G. (1999). *Magnetic resonance imag-ing* (3rd ed.). St. Louis: Mosby.

Weir, J., & Abrahams, P. H. (2011). *Imaging atlas of human anatomy* (4th ed.). London: Elsevier.

第五章
颈部

A sharp tongue and a dull mind are usually found in the same head.

毒舌利齿常与愚钝头脑共存于同一脑袋。

——谚语

颈部区域较小却拥有大量的解剖结构，而医学影像学的新进展提高了对这些颈部结构的辨识能力（图 5.1）。

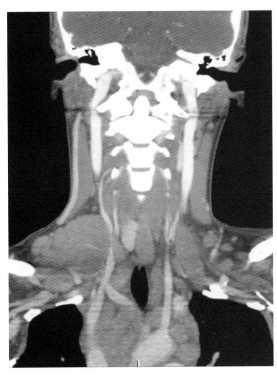

图 5.1　CT 冠状位重建，可见大范围颈淋巴结肿大

目　标

- 列出咽的 3 个分部
- 列出并识别喉软骨
- 辨别并描述食管和气管
- 辨别唾液腺并叙述其功能
- 描述甲状腺的位置和功能
- 列出颈部淋巴结区域
- 辨别筋膜平面和筋膜间隙
- 辨别咽肌
- 叙述颈部三角和划分它们的肌群
- 描述颈部主要血管的走行

纲　要

器官

颈部结构由结缔组织和肌肉组织相互连接组成，主要位于颈部的前部和中部，包括咽、喉、食管、气管、唾液腺和淋巴结。

咽

咽是一个长约 12 cm 的漏斗形肌性管道，是呼吸系统和消化系统的共用开口。咽上端起自颅底，下端延续至食管。咽分为 3 个部分：鼻咽、口咽和喉咽（图 5.2~5.5）。

鼻咽是咽最上方的部分，是鼻腔的延续并同样覆有鼻黏膜，鼻咽的呼吸功能是容许空气从鼻腔通向喉。鼻咽的后方是颅底斜坡和上颈段脊柱，下方是硬腭后方肌性突出部、软腭并延伸至腭垂水平（腭垂是软腭后缘的突出部）（图 5.2~5.7）。鼻咽顶部和后壁的一簇淋巴组织称为咽扁桃体，俗称咽淋巴腺（图

5.2~5.5）。下鼻甲的后方，鼻咽侧壁上有咽鼓管的开口。咽鼓管又称 Eustachian 管，连通中耳和鼻咽（图 5.2；参见第二章"颞骨"部分）。

口咽是口腔向后的延续，位于软腭和舌骨水平之间（图 5.2、5.4、5.5、5.8、5.9），通过会厌与喉隔开。口咽部可见另外两对淋巴组织：腭扁桃体位于口咽侧壁，较小的舌扁桃体位于舌根处（图 5.2、5.3、5.5、5.9）。这些扁桃体共同发起免疫系统的防御机制，抵抗进入鼻咽和口咽的病原体。在舌根与会厌的结合处有 1 对小袋状的凹陷称为会厌谷，这是咽部异物滞留的常见部位（图 5.2~5.5、5.10~5.12）。

狭窄的喉咽延续自口咽，位于舌骨与喉口和食管之间（图 5.2~5.5），在环状软骨水平延续至食管。喉咽前壁喉两侧的一对凹陷称为梨状隐窝或梨状窦，此隐窝将食物从喉口导入食管（图 5.3、5.12~5.17）。喉咽常被称作下咽部。

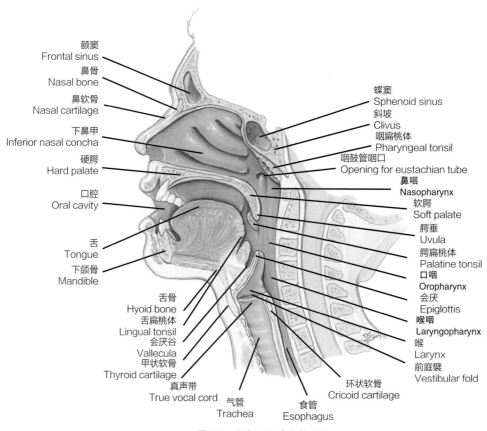

图 5.2　颈部，正中矢状面观

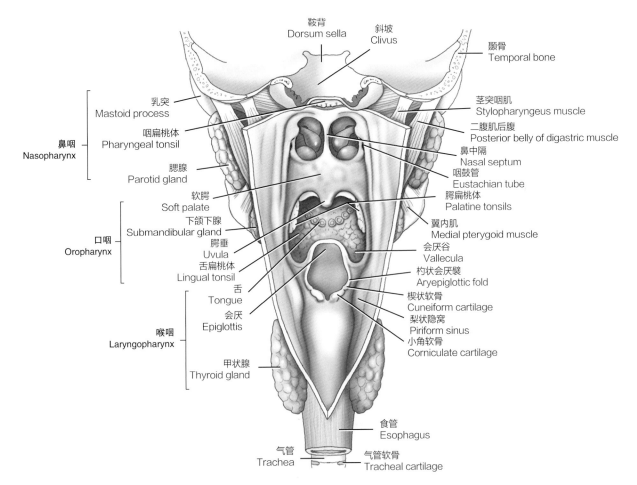

鞍背
Dorsum sella

斜坡
Clivus

颞骨
Temporal bone

乳突
Mastoid process

鼻咽
Nasopharynx

咽扁桃体
Pharyngeal tonsil

腮腺
Parotid gland

茎突咽肌
Stylopharyngeus muscle

二腹肌后腹
Posterior belly of digastric muscle

鼻中隔
Nasal septum

咽鼓管
Eustachian tube

腭扁桃体
Palatine tonsils

翼内肌
Medial pterygoid muscle

会厌谷
Vallecula

杓状会厌襞
Aryepiglottic fold

楔状软骨
Cuneiform cartilage

梨状隐窝
Piriform sinus

小角软骨
Corniculate cartilage

软腭
Soft palate

下颌下腺
Submandibular gland

腭垂
Uvula

舌扁桃体
Lingual tonsil

舌
Tongue

会厌
Epiglottis

甲状腺
Thyroid gland

口咽
Oropharynx

喉咽
Laryngopharynx

食管
Esophagus

气管
Trachea

气管软骨
Tracheal cartilage

图 5.3　咽，后面观

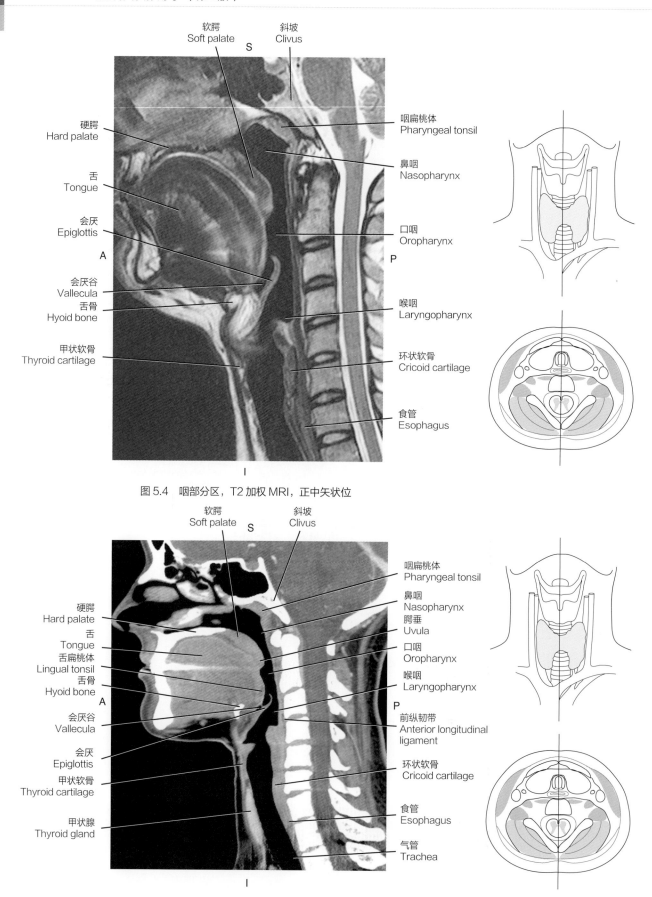

软腭　Soft palate
斜坡　Clivus
S
硬腭　Hard palate
舌　Tongue
会厌　Epiglottis
A
会厌谷　Vallecula
舌骨　Hyoid bone
甲状软骨　Thyroid cartilage
咽扁桃体　Pharyngeal tonsil
鼻咽　Nasopharynx
口咽　Oropharynx
P
喉咽　Laryngopharynx
环状软骨　Cricoid cartilage
食管　Esophagus
I

图 5.4　咽部分区，T2 加权 MRI，正中矢状位

软腭　Soft palate
斜坡　Clivus
S
硬腭　Hard palate
舌　Tongue
舌扁桃体　Lingual tonsil
舌骨　Hyoid bone
A
会厌谷　Vallecula
会厌　Epiglottis
甲状软骨　Thyroid cartilage
甲状腺　Thyroid gland
咽扁桃体　Pharyngeal tonsil
鼻咽　Nasopharynx
腭垂　Uvula
口咽　Oropharynx
喉咽　Laryngopharynx
P
前纵韧带　Anterior longitudinal ligament
环状软骨　Cricoid cartilage
食管　Esophagus
气管　Trachea
I

图 5.5　咽部，CT 重建，矢状位

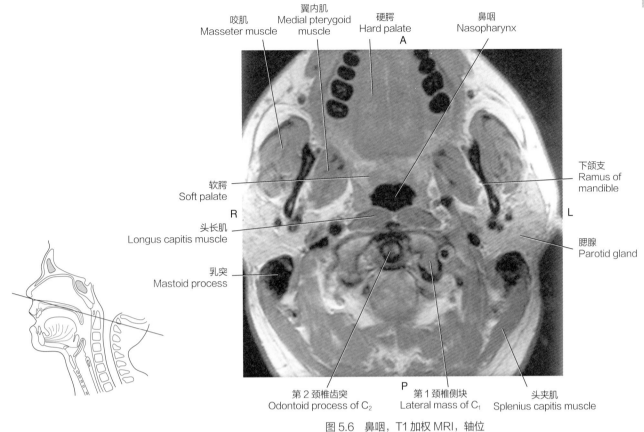

咬肌
Masseter muscle

翼内肌
Medial pterygoid
muscle

硬腭
Hard palate

鼻咽
Nasopharynx

软腭
Soft palate

头长肌
Longus capitis muscle

乳突
Mastoid process

下颌支
Ramus of
mandible

腮腺
Parotid gland

第 2 颈椎齿突
Odontoid process of C$_2$

第 1 颈椎侧块
Lateral mass of C$_1$

头夹肌
Splenius capitis muscle

图 5.6　鼻咽，T1 加权 MRI，轴位

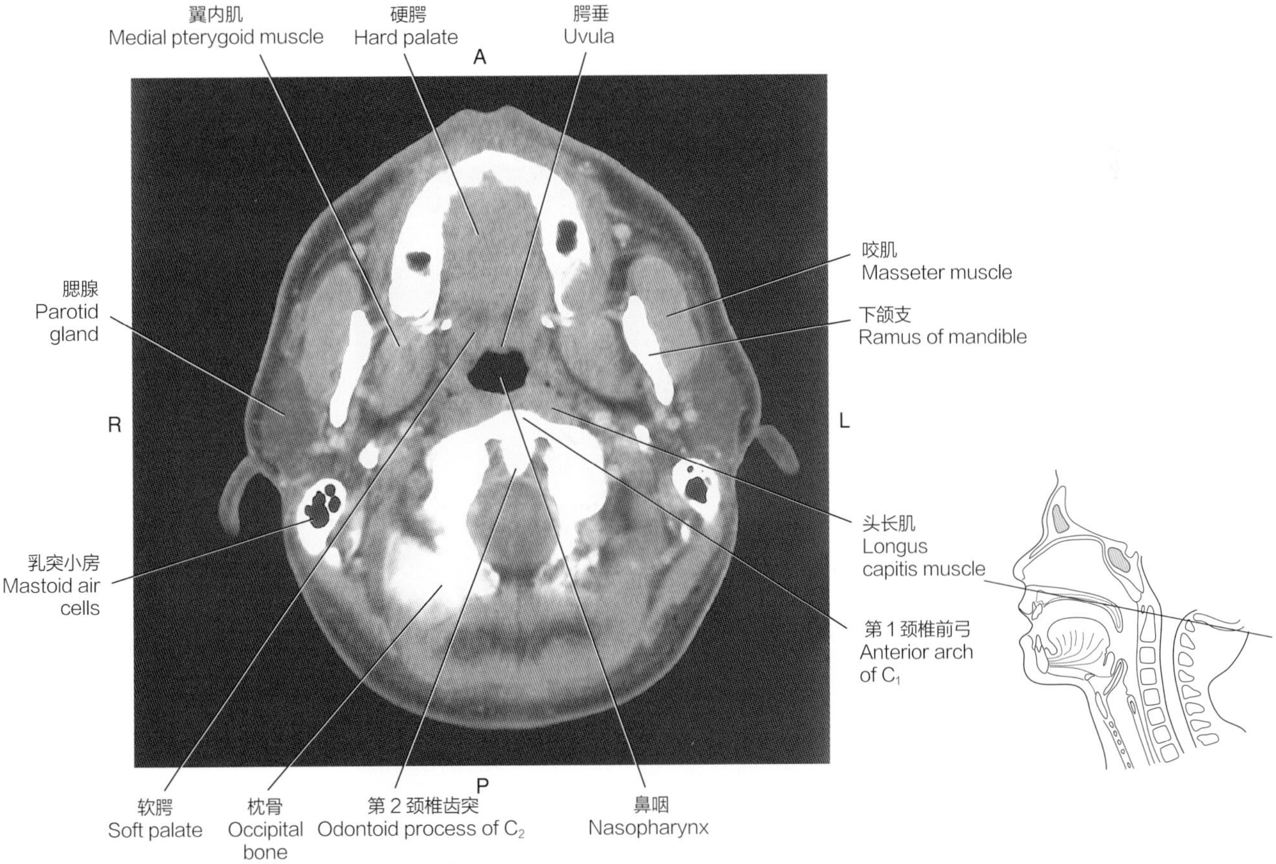

翼内肌
Medial pterygoid muscle

硬腭
Hard palate

腭垂
Uvula

腮腺
Parotid
gland

咬肌
Masseter muscle

下颌支
Ramus of mandible

头长肌
Longus
capitis muscle

乳突小房
Mastoid air
cells

第 1 颈椎前弓
Anterior arch
of C$_1$

软腭
Soft palate

枕骨
Occipital
bone

第 2 颈椎齿突
Odontoid process of C$_2$

鼻咽
Nasopharynx

图 5.7　鼻咽，CT，轴位

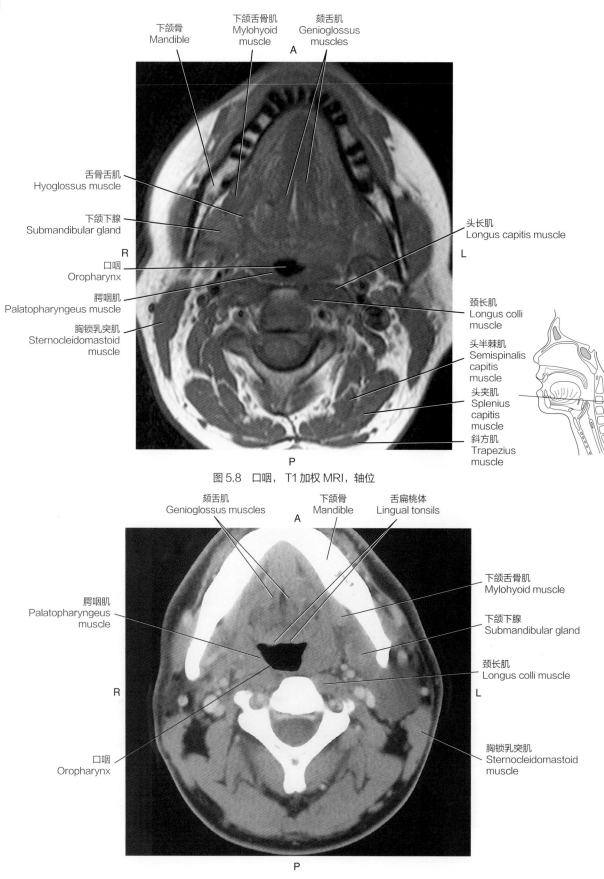

下颌骨
Mandible

下颌舌骨肌
Mylohyoid
muscle

颏舌肌
Genioglossus
muscles

A

舌骨舌肌
Hyoglossus muscle

下颌下腺
Submandibular gland

R

口咽
Oropharynx

腭咽肌
Palatopharyngeus muscle

胸锁乳突肌
Sternocleidomastoid
muscle

头长肌
Longus capitis muscle

L

颈长肌
Longus colli
muscle

头半棘肌
Semispinalis
capitis
muscle

头夹肌
Splenius
capitis
muscle

斜方肌
Trapezius
muscle

P

图 5.8　口咽，T1 加权 MRI，轴位

颏舌肌
Genioglossus muscles

下颌骨
Mandible

舌扁桃体
Lingual tonsils

A

腭咽肌
Palatopharyngeus
muscle

R

口咽
Oropharynx

下颌舌骨肌
Mylohyoid muscle

下颌下腺
Submandibular gland

颈长肌
Longus colli muscle

L

胸锁乳突肌
Sternocleidomastoid
muscle

P

图 5.9　口咽，CT，轴位

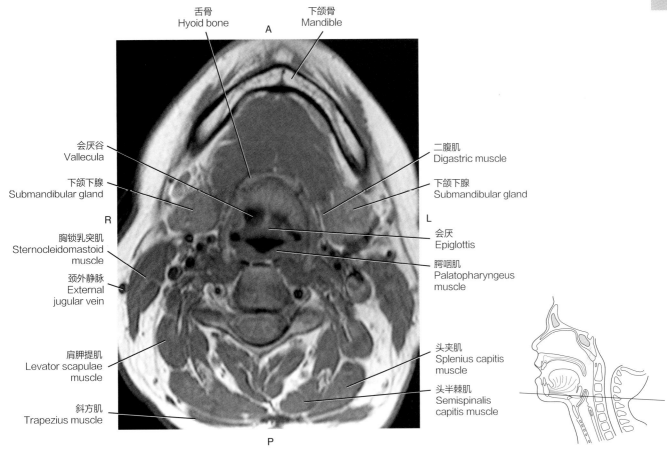

图 5.10 会厌谷，T1 加权 MRI，轴位

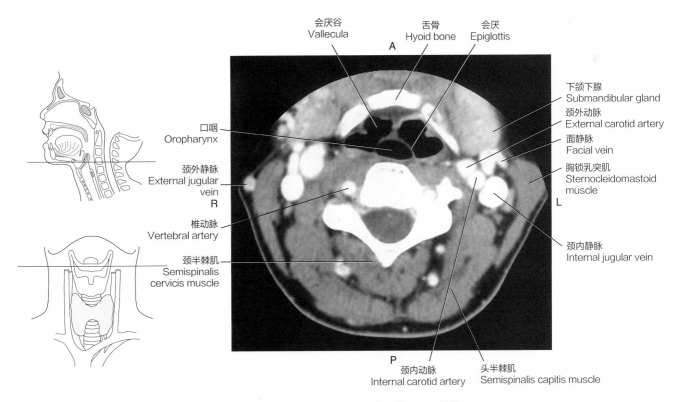

图 5.11 会厌谷，CT，轴位

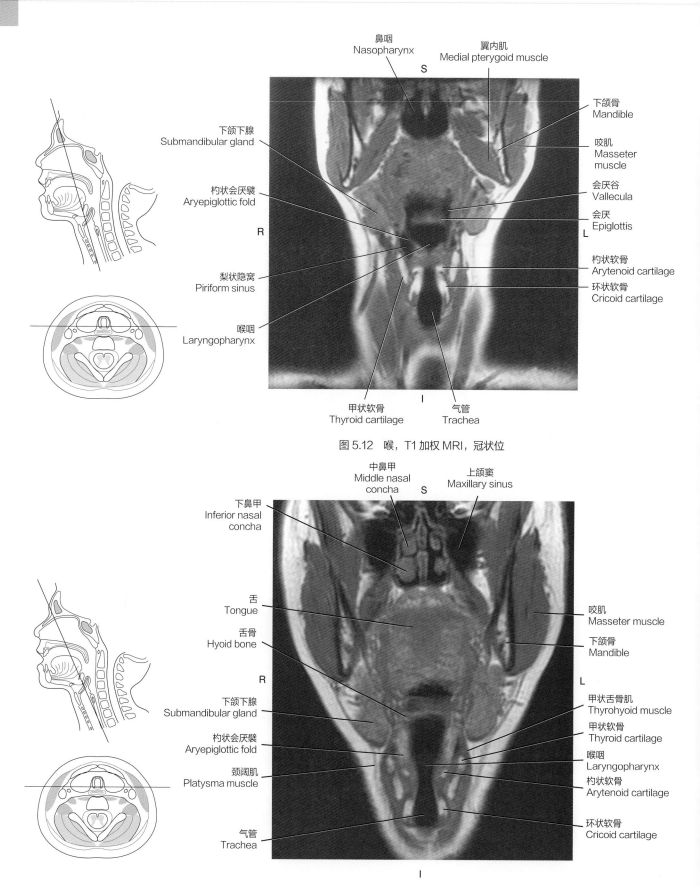

鼻咽
Nasopharynx

翼内肌
Medial pterygoid muscle

下颌下腺
Submandibular gland

杓状会厌襞
Aryepiglottic fold

梨状隐窝
Piriform sinus

喉咽
Laryngopharynx

下颌骨
Mandible

咬肌
Masseter muscle

会厌谷
Vallecula

会厌
Epiglottis

杓状软骨
Arytenoid cartilage

环状软骨
Cricoid cartilage

甲状软骨
Thyroid cartilage

气管
Trachea

图 5.12　喉，T1 加权 MRI，冠状位

中鼻甲
Middle nasal concha

上颌窦
Maxillary sinus

下鼻甲
Inferior nasal concha

舌
Tongue

舌骨
Hyoid bone

下颌下腺
Submandibular gland

杓状会厌襞
Aryepiglottic fold

颈阔肌
Platysma muscle

气管
Trachea

咬肌
Masseter muscle

下颌骨
Mandible

甲状舌骨肌
Thyrohyoid muscle

甲状软骨
Thyroid cartilage

喉咽
Laryngopharynx

杓状软骨
Arytenoid cartilage

环状软骨
Cricoid cartilage

图 5.13　喉咽，T1 加权 MRI，冠状位

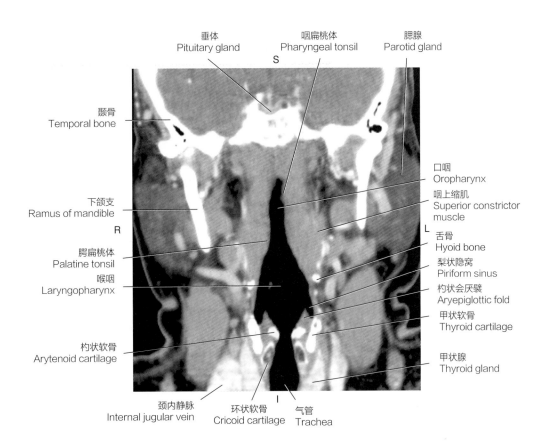

垂体
Pituitary gland

咽扁桃体
Pharyngeal tonsil

腮腺
Parotid gland

S

颞骨
Temporal bone

下颌支
Ramus of mandible

R

腭扁桃体
Palatine tonsil

喉咽
Laryngopharynx

杓状软骨
Arytenoid cartilage

口咽
Oropharynx

咽上缩肌
Superior constrictor muscle

L

舌骨
Hyoid bone

梨状隐窝
Piriform sinus

杓状会厌襞
Aryepiglottic fold

甲状软骨
Thyroid cartilage

甲状腺
Thyroid gland

颈内静脉
Internal jugular vein

环状软骨
Cricoid cartilage

气管
Trachea

I

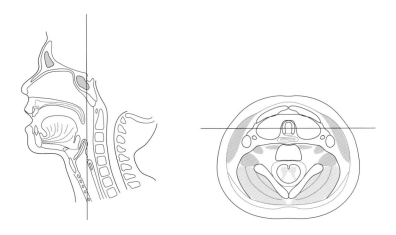

图 5.14　梨状隐窝，CT 重建，冠状位

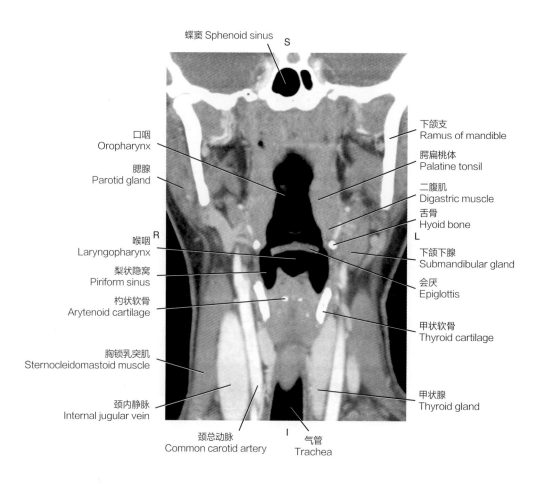

蝶窦 Sphenoid sinus

S

口咽
Oropharynx

腮腺
Parotid gland

喉咽
Laryngopharynx

梨状隐窝
Piriform sinus

杓状软骨
Arytenoid cartilage

胸锁乳突肌
Sternocleidomastoid muscle

颈内静脉
Internal jugular vein

颈总动脉
Common carotid artery

气管
Trachea

R

L

I

下颌支
Ramus of mandible

腭扁桃体
Palatine tonsil

二腹肌
Digastric muscle

舌骨
Hyoid bone

下颌下腺
Submandibular gland

会厌
Epiglottis

甲状软骨
Thyroid cartilage

甲状腺
Thyroid gland

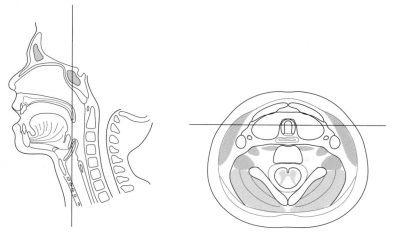

图 5.15　会厌，CT 重建，冠状位

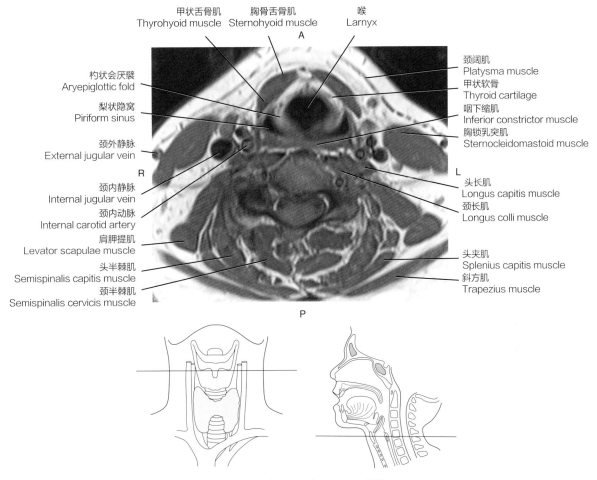

甲状舌骨肌
Thyrohyoid muscle

胸骨舌骨肌
Sternohyoid muscle

喉
Larnyx

A

杓状会厌襞
Aryepiglottic fold

梨状隐窝
Piriform sinus

颈外静脉
External jugular vein

R

颈内静脉
Internal jugular vein

颈内动脉
Internal carotid artery

肩胛提肌
Levator scapulae muscle

头半棘肌
Semispinalis capitis muscle

颈半棘肌
Semispinalis cervicis muscle

颈阔肌
Platysma muscle

甲状软骨
Thyroid cartilage

咽下缩肌
Inferior constrictor muscle

胸锁乳突肌
Sternocleidomastoid muscle

L

头长肌
Longus capitis muscle

颈长肌
Longus colli muscle

头夹肌
Splenius capitis muscle

斜方肌
Trapezius muscle

P

图 5.16 喉咽，T1 加权 MRI，轴位

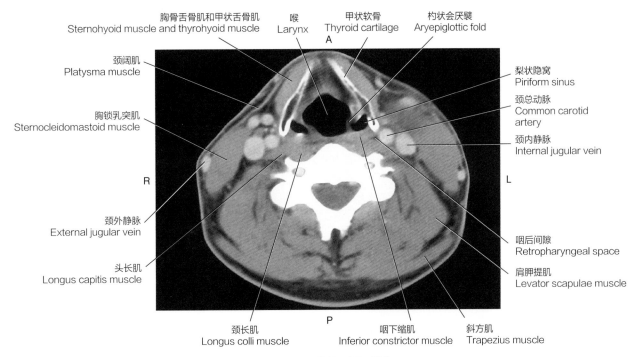

胸骨舌骨肌和甲状舌骨肌
Sternohyoid muscle and thyrohyoid muscle

喉
Larynx

甲状软骨
Thyroid cartilage

杓状会厌襞
Aryepiglottic fold

A

颈阔肌
Platysma muscle

胸锁乳突肌
Sternocleidomastoid muscle

R

颈外静脉
External jugular vein

头长肌
Longus capitis muscle

梨状隐窝
Piriform sinus

颈总动脉
Common carotid artery

颈内静脉
Internal jugular vein

L

咽后间隙
Retropharyngeal space

肩胛提肌
Levator scapulae muscle

颈长肌
Longus colli muscle

咽下缩肌
Inferior constrictor muscle

斜方肌
Trapezius muscle

P

图 5.17 喉咽，CT，轴位

喉

喉是包裹并保护声带的软骨性框架，常被称为喉头（voice box），起于喉咽、续于气管，允许气流进入气管，标志着纯粹的呼吸道的开始。喉的外部框架由9块软骨组成，位于第3~6颈椎。这些软骨借韧带彼此相连，并借由许多肌肉而运动。3块不成对的软骨是甲状软骨、会厌软骨和环状软骨；3对成对的软骨是杓状软骨、小角软骨和楔状软骨（图5.18~5.21）。甲状软骨最大，位于最上方，由左、右2块甲状软骨板构成，两板在前方结合，呈盾甲状保护声带（图5.16~5.20、5.22、5.23）。甲状软骨板的后方有上、下2个突起，分别称为甲状软骨上角和甲状软骨下角。

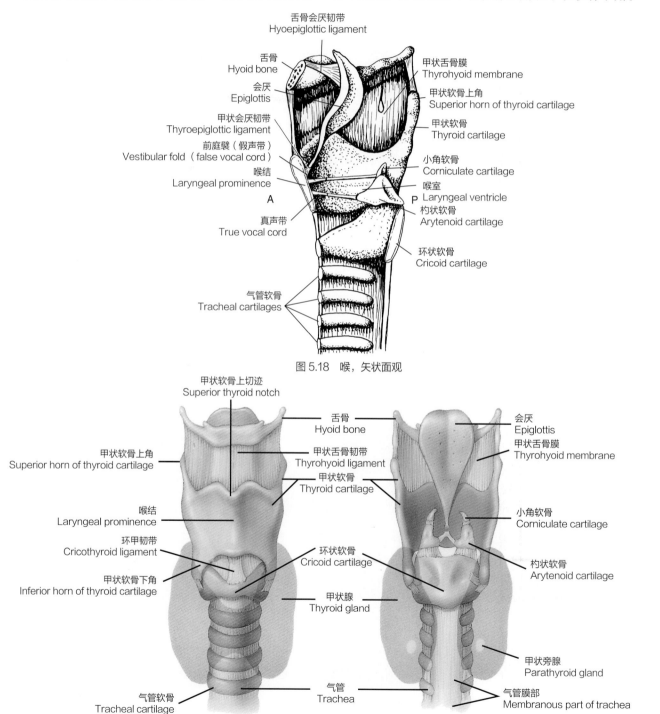

图 5.18　喉，矢状面观

图 5.19　喉，前、后面观

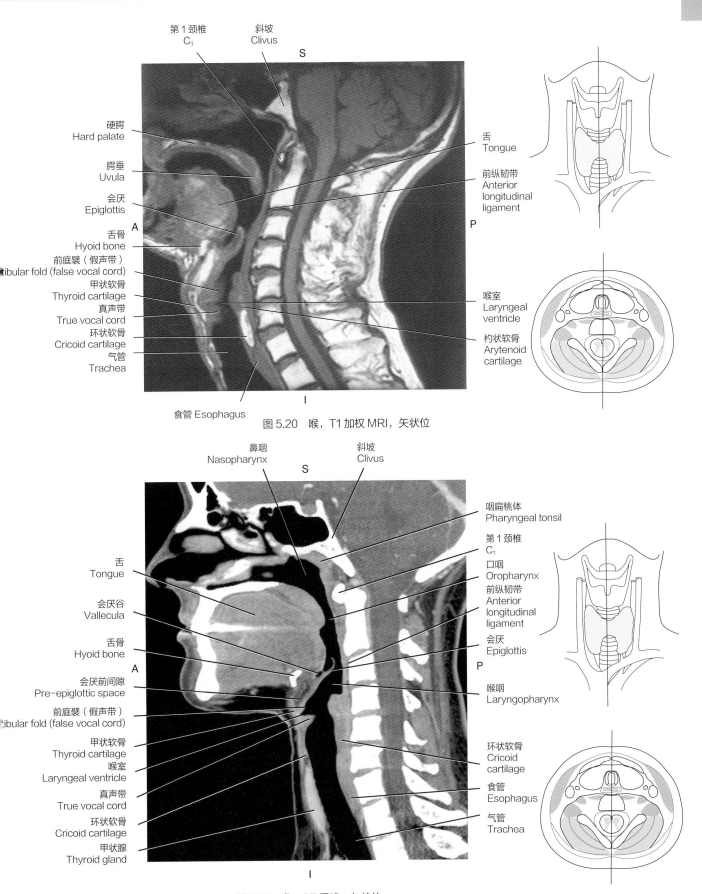

第 1 颈椎
C₁

斜坡
Clivus

S

硬腭
Hard palate

腭垂
Uvula

会厌
Epiglottis

A

舌骨
Hyoid bone

前庭襞（假声带）
tibular fold (false vocal cord)

甲状软骨
Thyroid cartilage

真声带
True vocal cord

环状软骨
Cricoid cartilage

气管
Trachea

舌
Tongue

前纵韧带
Anterior longitudinal ligament

P

喉室
Laryngeal ventricle

杓状软骨
Arytenoid cartilage

I

食管 Esophagus

图 5.20 喉，T1 加权 MRI，矢状位

鼻咽
Nasopharynx

斜坡
Clivus

S

舌
Tongue

会厌谷
Vallecula

舌骨
Hyoid bone

A

会厌前间隙
Pre-epiglottic space

前庭襞（假声带）
tibular fold (false vocal cord)

甲状软骨
Thyroid cartilage

喉室
Laryngeal ventricle

真声带
True vocal cord

环状软骨
Cricoid cartilage

甲状腺
Thyroid gland

咽扁桃体
Pharyngeal tonsil

第 1 颈椎
C₁

口咽
Oropharynx

前纵韧带
Anterior longitudinal ligament

会厌
Epiglottis

P

喉咽
Laryngopharynx

环状软骨
Cricoid cartilage

食管
Esophagus

气管
Trachea

I

图 5.21 喉，CT 重建，矢状位

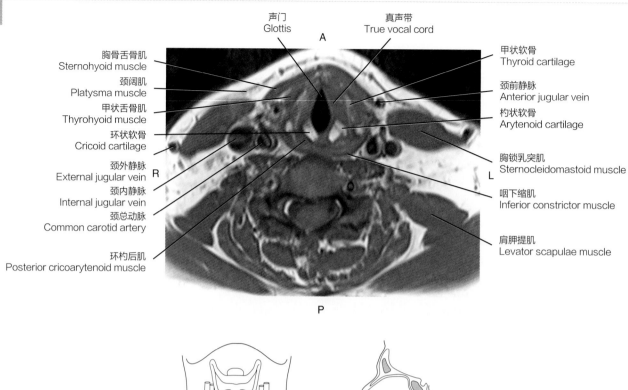

声门
Glottis

真声带
True vocal cord

A

胸骨舌骨肌
Sternohyoid muscle

颈阔肌
Platysma muscle

甲状舌骨肌
Thyrohyoid muscle

环状软骨
Cricoid cartilage

颈外静脉
External jugular vein

颈内静脉
Internal jugular vein

颈总动脉
Common carotid artery

环杓后肌
Posterior cricoarytenoid muscle

甲状软骨
Thyroid cartilage

颈前静脉
Anterior jugular vein

杓状软骨
Arytenoid cartilage

胸锁乳突肌
Sternocleidomastoid muscle

咽下缩肌
Inferior constrictor muscle

肩胛提肌
Levator scapulae muscle

R

L

P

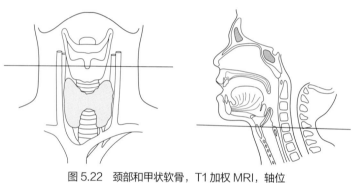

图 5.22　颈部和甲状软骨，T1 加权 MRI，轴位

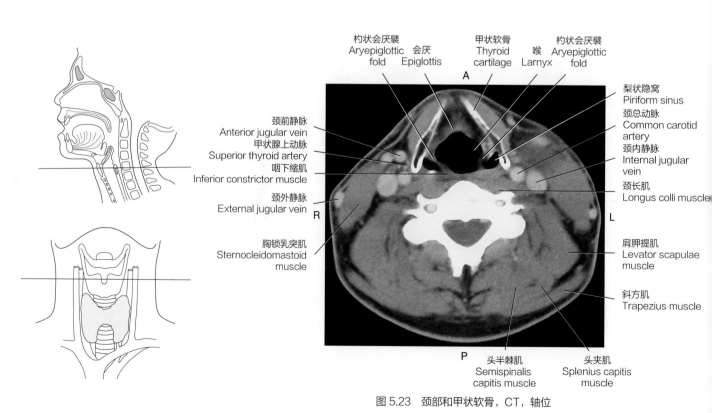

杓状会厌襞
Aryepiglottic fold

会厌
Epiglottis

甲状软骨
Thyroid cartilage

喉
Larnyx

杓状会厌襞
Aryepiglottic fold

A

颈前静脉
Anterior jugular vein

甲状腺上动脉
Superior thyroid artery

咽下缩肌
Inferior constrictor muscle

颈外静脉
External jugular vein

胸锁乳突肌
Sternocleidomastoid muscle

梨状隐窝
Piriform sinus

颈总动脉
Common carotid artery

颈内静脉
Internal jugular vein

颈长肌
Longus colli muscle

肩胛提肌
Levator scapulae muscle

斜方肌
Trapezius muscle

R

L

P

头半棘肌
Semispinalis capitis muscle

头夹肌
Splenius capitis muscle

图 5.23　颈部和甲状软骨，CT，轴位

两板前部结合形成的直角突起通常称为喉结（又称亚当的苹果）。两板在喉结上方的区域不结合，形成甲状软骨上切迹。喉结的后方是会厌软骨的附着处（图5.18）。树叶状的会厌软骨与其他喉软骨不同，它富有弹性且可以活动。它还覆有黏膜，在舌的后面突向后上方，借由甲状会厌韧带和舌骨会厌韧带与甲状软骨和舌骨相连。吞咽时会厌向后弯折盖住喉口以防液态或固态食物进入呼吸道(图5.18 ~ 5.21、5.24、5.25)。成对的杓状软骨形似锥体，位于喉后部的环状软骨之上（图5.18、5.19、5.26、5.27）。形似小兽角的小角软骨富有弹性，与杓状软骨的上面构成关节（图5.18、5.19）。这些软骨参与声带发声的运动。纤细弯曲的楔状软骨位于杓状软骨外侧与会厌软骨之间的杓状会厌襞内（图5.3）。环状软骨呈完整的指环状，构成喉的基底。环状软骨后部较前部宽，其余喉软骨坐落于其上。环状软骨是喉与气管的结合部并标志着食管的起始（图5.2、5.12、5.19~5.21、5.28、5.29）。

喉的内部结构包括真假声带和杓状会厌襞。真假

细菌或病毒感染性会厌炎所致的喉头水肿（急性会厌炎）可能非常凶险，这种情况可能导致声门堵塞，造成窒息和死亡。

声带由两对始于杓状软骨、止于甲状软骨板后面的韧带形成，两对韧带间由称为喉室的空隙隔开（图5.18、5.20、5.21）。上方的一对韧带称为前庭襞，因其不直接涉及发声又称为假声带。下方一对参与发声的韧带称为真声带（图5.18、5.20、5.21、5.26、5.27）。发声时真声带伸向中线呈闭合状，平静呼吸时声带呈放松状态，两侧声带之间出现的缝隙称为声门（图5.26、5.27、5.30、5.31）。声门是喉中最直接参与发声的部分。杓状会厌襞自杓状软骨侧缘连至会厌下缘，构成喉口的外侧缘。在杓状会厌襞外侧，喉与甲状软骨之间有一对黏膜凹陷——梨状隐窝，其内侧缘形成喉的侧壁（图5.3、5.12、5.14 ~ 5.17）。

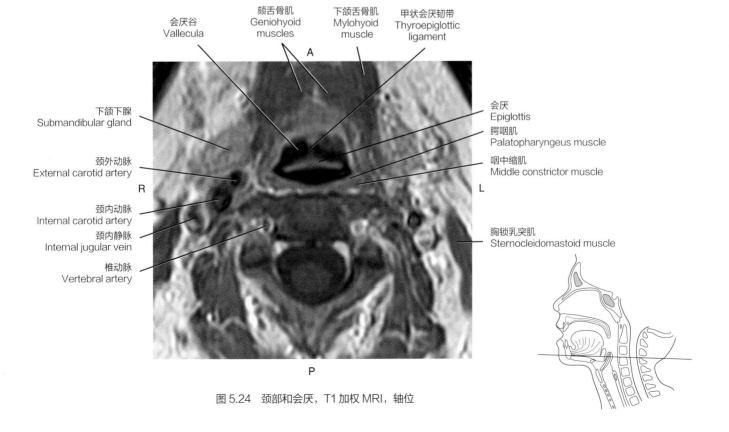

图 5.24　颈部和会厌，T1 加权 MRI，轴位

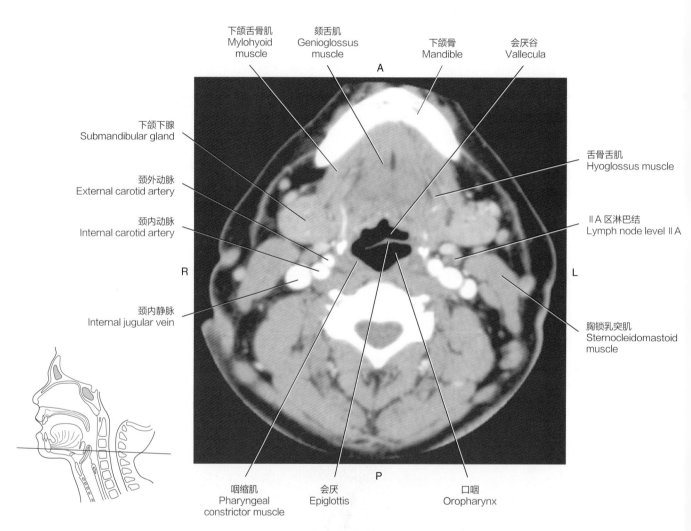

下颌舌骨肌
Mylohyoid
muscle

颏舌肌
Genioglossus
muscle

下颌骨
Mandible

会厌谷
Vallecula

下颌下腺
Submandibular gland

颈外动脉
External carotid artery

颈内动脉
Internal carotid artery

颈内静脉
Internal jugular vein

舌骨舌肌
Hyoglossus muscle

ⅡA区淋巴结
Lymph node level ⅡA

胸锁乳突肌
Sternocleidomastoid
muscle

咽缩肌
Pharyngeal
constrictor muscle

会厌
Epiglottis

口咽
Oropharynx

A

R

L

P

图 5.25　颈部和会厌，CT，轴位

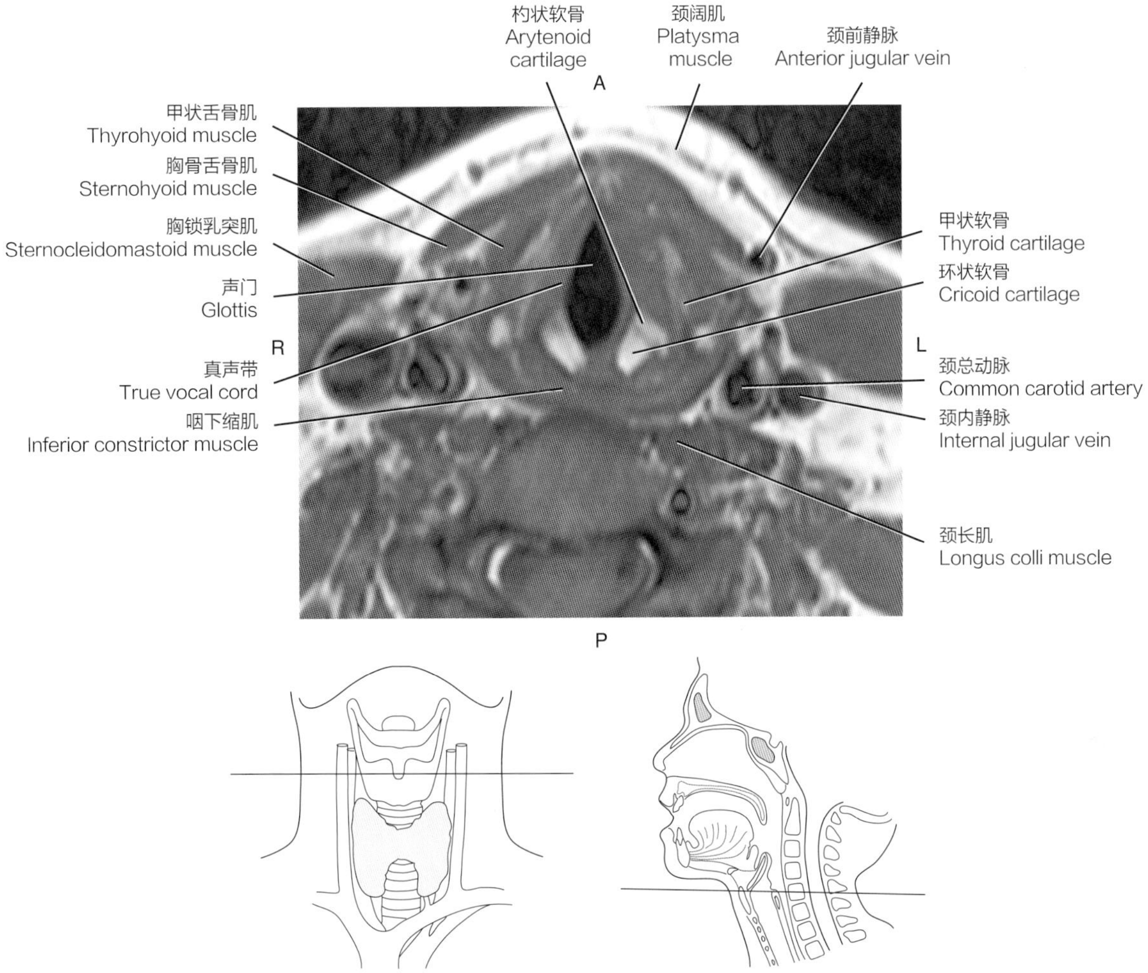
杓状软骨
Arytenoid cartilage
颈阔肌
Platysma muscle
颈前静脉
Anterior jugular vein
A
甲状舌骨肌
Thyrohyoid muscle
胸骨舌骨肌
Sternohyoid muscle
胸锁乳突肌
Sternocleidomastoid muscle
声门
Glottis
R
真声带
True vocal cord
咽下缩肌
Inferior constrictor muscle
甲状软骨
Thyroid cartilage
环状软骨
Cricoid cartilage
L
颈总动脉
Common carotid artery
颈内静脉
Internal jugular vein
颈长肌
Longus colli muscle
P

图 5.26　喉、声带和杓状软骨，T1 加权 MRI，轴位

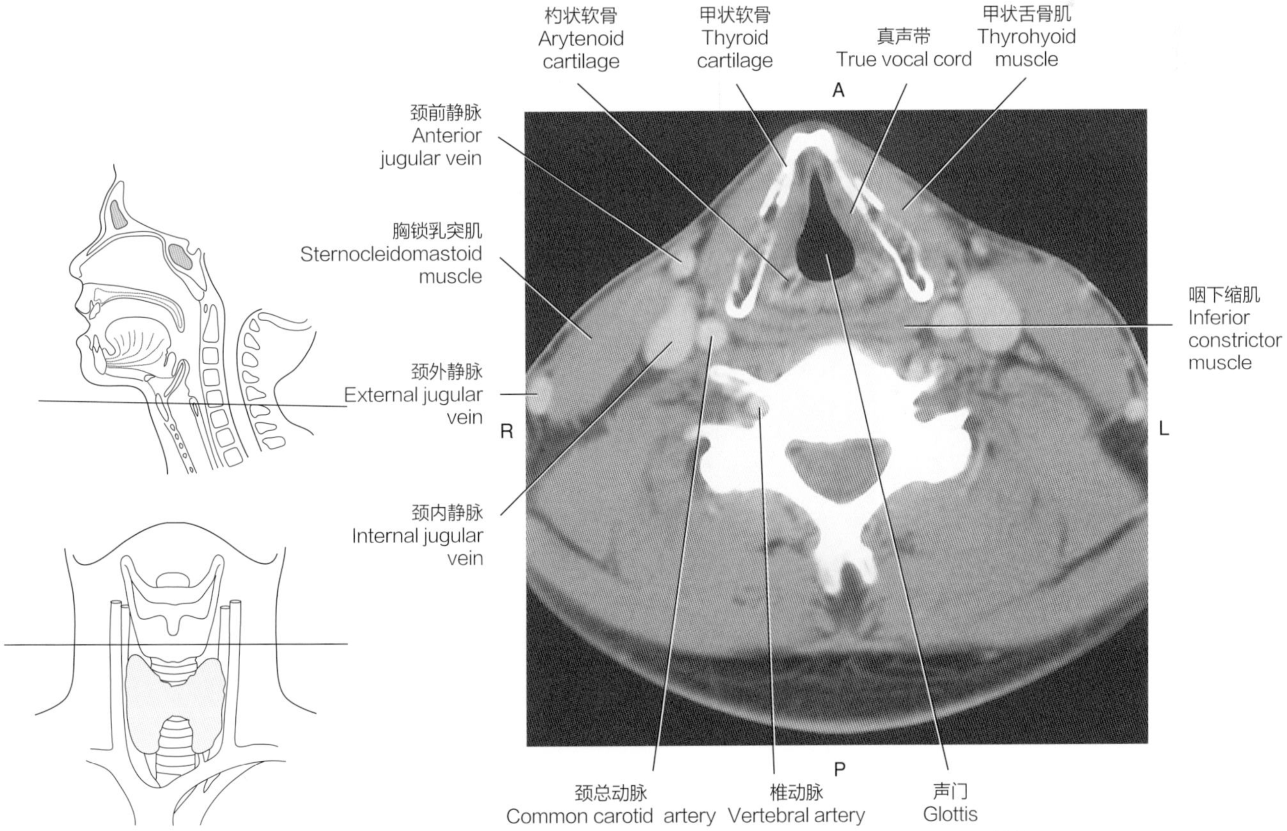
杓状软骨
Arytenoid cartilage
甲状软骨
Thyroid cartilage
真声带
True vocal cord
甲状舌骨肌
Thyrohyoid muscle
A
颈前静脉
Anterior jugular vein
胸锁乳突肌
Sternocleidomastoid muscle
颈外静脉
External jugular vein
R
颈内静脉
Internal jugular vein
咽下缩肌
Inferior constrictor muscle
L
P
颈总动脉
Common carotid artery
椎动脉
Vertebral artery
声门
Glottis

图 5.27　喉、声带和杓状软骨，CT，轴位

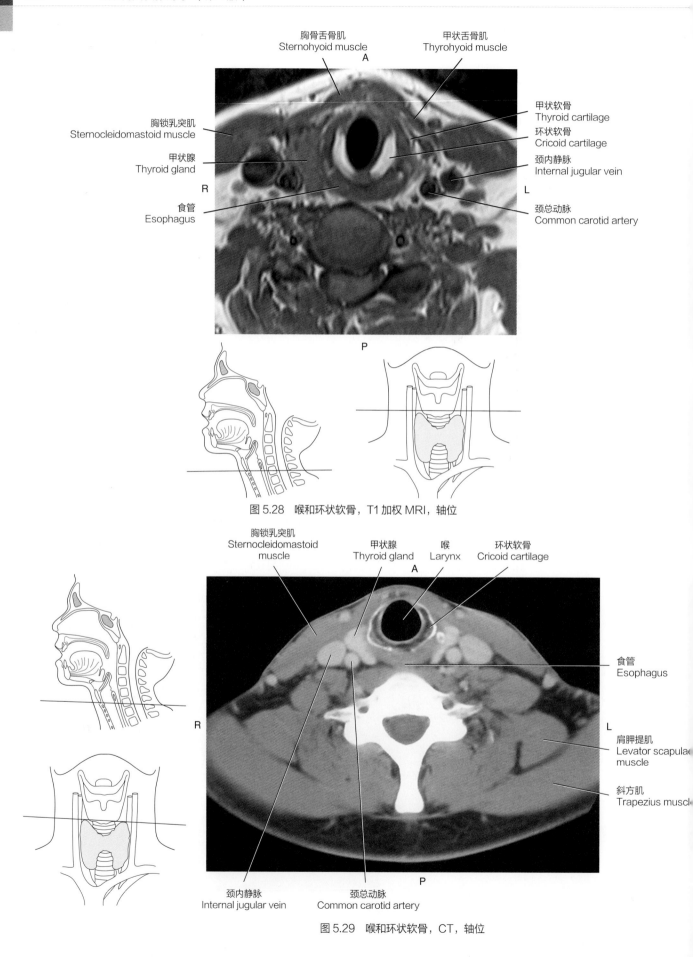

胸骨舌骨肌
Sternohyoid muscle

甲状舌骨肌
Thyrohyoid muscle

A

胸锁乳突肌
Sternocleidomastoid muscle

甲状软骨
Thyroid cartilage

环状软骨
Cricoid cartilage

甲状腺
Thyroid gland

颈内静脉
Internal jugular vein

R

L

食管
Esophagus

颈总动脉
Common carotid artery

P

图 5.28　喉和环状软骨，T1 加权 MRI，轴位

胸锁乳突肌
Sternocleidomastoid
muscle

甲状腺
Thyroid gland

喉
Larynx

环状软骨
Cricoid cartilage

A

食管
Esophagus

R

L

肩胛提肌
Levator scapulae
muscle

斜方肌
Trapezius muscl

颈内静脉
Internal jugular vein

颈总动脉
Common carotid artery

P

图 5.29　喉和环状软骨，CT，轴位

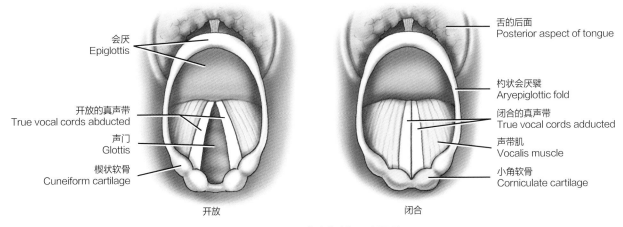

会厌
Epiglottis

舌的后面
Posterior aspect of tongue

杓状会厌襞
Aryepiglottic fold

开放的真声带
True vocal cords abducted

闭合的真声带
True vocal cords adducted

声门
Glottis

声带肌
Vocalis muscle

楔状软骨
Cuneiform cartilage

小角软骨
Corniculate cartilage

开放

闭合

图 5.30　开、闭状态的声门，上面观

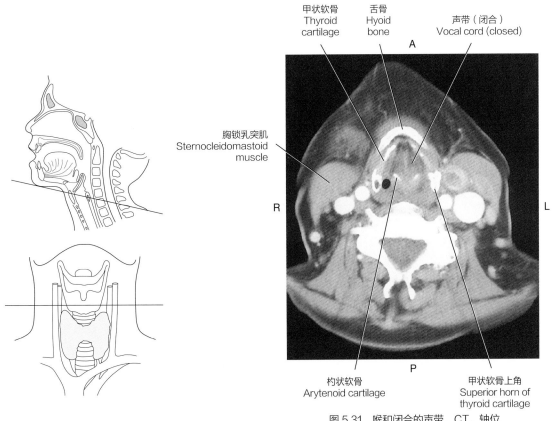

甲状软骨
Thyroid
cartilage

舌骨
Hyoid
bone

声带（闭合）
Vocal cord (closed)

胸锁乳突肌
Sternocleidomastoid
muscle

杓状软骨
Arytenoid cartilage

甲状软骨上角
Superior horn of
thyroid cartilage

图 5.31　喉和闭合的声带，CT，轴位

食管与气管

食管是一条从喉咽向下延伸至胃贲门的肌性管道（图 5.32 ～ 5.34），起自环状软骨后方，在气管与脊柱前纵韧带之间下行穿过胸腔（图 5.20、5.21），然后经膈的食管裂孔进入腹腔延续至胃（图 5.32）。食管具有两处狭窄区域（或称括约肌）：食管括约肌和贲门括约肌。食管括约肌位于食管入口处，可防止空气进入食管，下端的贲门括约肌则可防止食物从胃向食管反流。

气管延续自喉，通向两肺，在食管前方并紧贴食管（图 5.2、5.20、5.21、5.32 ～ 5.34）。气管为一条弹性管道，在 16 ～ 20 个 C 形软骨的加强下成为保持开放的气道。软骨后方则由有弹性的结缔组织封闭以便于食物通过食管。气管大约在 T_5 水平气管隆嵴处分为左、右主支气管。

气管切开术是现今最常用的外科手术之一，也是最早记载下来的手术之一，可以上溯至 3500 年前。其手术过程是在颈部切开气管并于第 2、第 3 气管软骨环间插入气管插管来建立外科式气道。

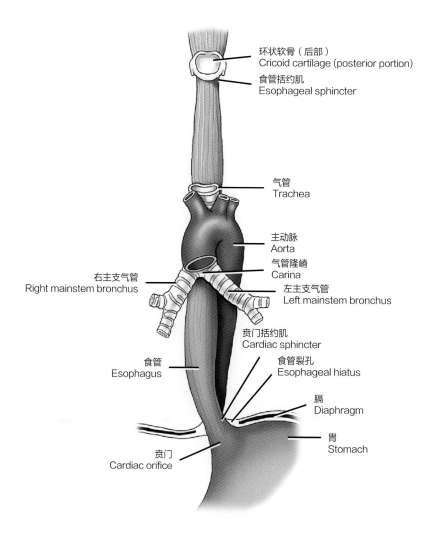

图 5.32　食管，前面观

环状软骨（后部）
Cricoid cartilage (posterior portion)

食管括约肌
Esophageal sphincter

气管
Trachea

主动脉
Aorta

气管隆嵴
Carina

右主支气管
Right mainstem bronchus

左主支气管
Left mainstem bronchus

贲门括约肌
Cardiac sphincter

食管裂孔
Esophageal hiatus

食管
Esophagus

膈
Diaphragm

胃
Stomach

贲门
Cardiac orifice

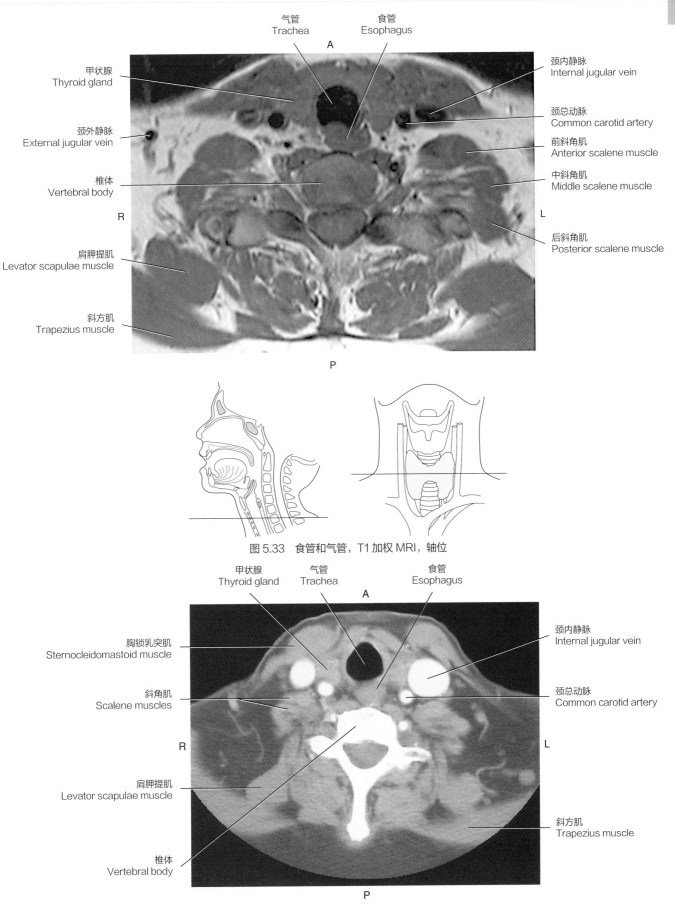

气管
Trachea

食管
Esophagus

A

甲状腺
Thyroid gland

颈内静脉
Internal jugular vein

颈外静脉
External jugular vein

颈总动脉
Common carotid artery

前斜角肌
Anterior scalene muscle

椎体
Vertebral body

中斜角肌
Middle scalene muscle

R

L

肩胛提肌
Levator scapulae muscle

后斜角肌
Posterior scalene muscle

斜方肌
Trapezius muscle

P

图 5.33 食管和气管，T1 加权 MRI，轴位

甲状腺
Thyroid gland

气管
Trachea

食管
Esophagus

A

胸锁乳突肌
Sternocleidomastoid muscle

颈内静脉
Internal jugular vein

斜角肌
Scalene muscles

颈总动脉
Common carotid artery

R

L

肩胛提肌
Levator scapulae muscle

椎体
Vertebral body

斜方肌
Trapezius muscle

P

图 5.34 食管和气管，CT，轴位

唾液腺

唾液腺是外分泌腺，它们分泌唾液并通过导管排入口腔。超过750个小唾液腺散布于口腔和咽喉，可见于口腔、腭、鼻旁窦、咽、气管和支气管的黏膜内。小唾液腺由辅助产生唾液的黏液腺和浆液腺组成。每日可产生多达1L的唾液以助消化。唾液还可保护牙齿免受细菌侵袭，湿润食物以利吞咽。

大唾液腺有3对：腮腺、下颌下腺和舌下腺（图5.35）。每对唾液腺的细胞组成各具特点，分泌的唾液性状亦略有不同。最大的一对是腮腺，位于耳前，嵌在下颌支与胸锁乳突肌之间（图5.36～5.39）。腮腺从外耳道水平向下延伸至下颌角，其形态因内含脂肪组织及腺内淋巴结而与其他唾液腺不同。腮腺管（Stenson管）自腺体前缘发出，沿颧弓下方前行，于平对上颌第二磨牙处进入口腔（图5.36、5.37）。

下颌下腺毗邻下颌骨后部，从下颌角延伸至舌骨（图5.40～5.42）。下颌下腺管（Wharton管）在紧邻牙齿后方的舌系带两侧开口于口腔（图5.43）。舌系带是一条从口底伸至舌底面、位于中线的小黏膜皱襞。舌下腺最小，在舌的下方，位于口底（图5.43、5.44）。多条（10～20条）舌下腺导管（Rivinus管）呈线状开口于口底，一些舌下腺导管汇聚成Bartholin管，后者可汇入下颌下腺管或者紧邻下颌下腺管（图5.35）。

> 腮腺炎病毒经常攻击唾液腺，最常攻击的是腮腺。腮腺炎病毒感染的好发年龄为5～9岁。得益于有效的腮腺炎疫苗，其发病率已经显著下降。

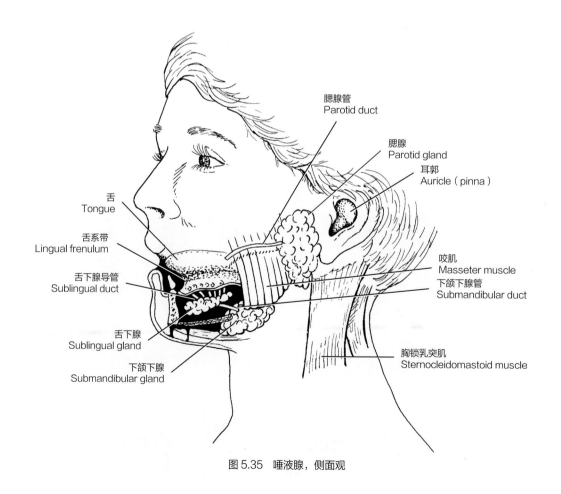

图5.35　唾液腺，侧面观

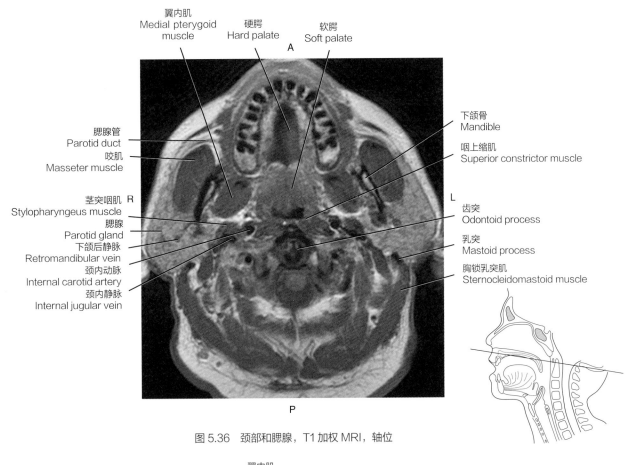

翼内肌
Medial pterygoid
muscle

硬腭
Hard palate

软腭
Soft palate

A

腮腺管
Parotid duct

咬肌
Masseter muscle

茎突咽肌
Stylopharyngeus muscle

腮腺
Parotid gland

下颌后静脉
Retromandibular vein

颈内动脉
Internal carotid artery

颈内静脉
Internal jugular vein

R

L

下颌骨
Mandible

咽上缩肌
Superior constrictor muscle

齿突
Odontoid process

乳突
Mastoid process

胸锁乳突肌
Sternocleidomastoid muscle

P

图 5.36　颈部和腮腺，T1 加权 MRI，轴位

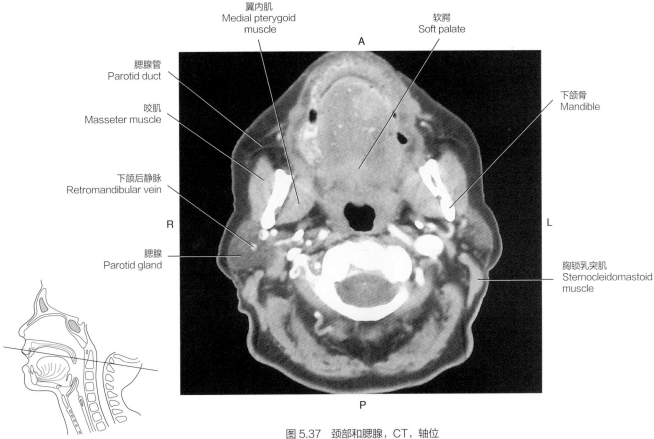

翼内肌
Medial pterygoid
muscle

软腭
Soft palate

A

腮腺管
Parotid duct

咬肌
Masseter muscle

下颌后静脉
Retromandibular vein

R

L

腮腺
Parotid gland

下颌骨
Mandible

胸锁乳突肌
Sternocleidomastoid
muscle

P

图 5.37　颈部和腮腺，CT，轴位

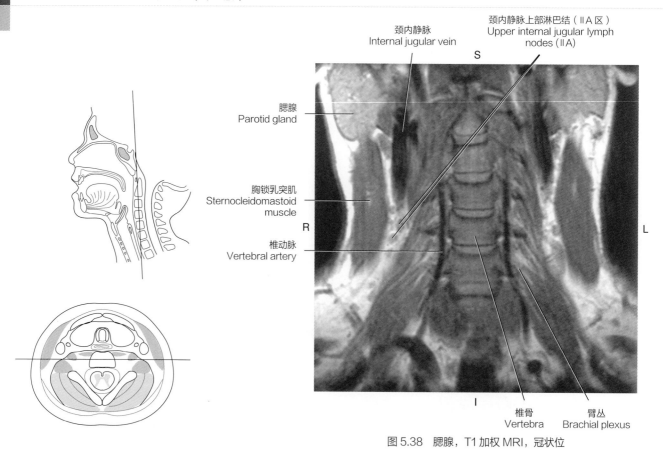

颈内静脉
Internal jugular vein

颈内静脉上部淋巴结（ⅡA区）
Upper internal jugular lymph
nodes（ⅡA）

腮腺
Parotid gland

胸锁乳突肌
Sternocleidomastoid
muscle

椎动脉
Vertebral artery

椎骨
Vertebra

臂丛
Brachial plexus

图 5.38　腮腺，T1 加权 MRI，冠状位

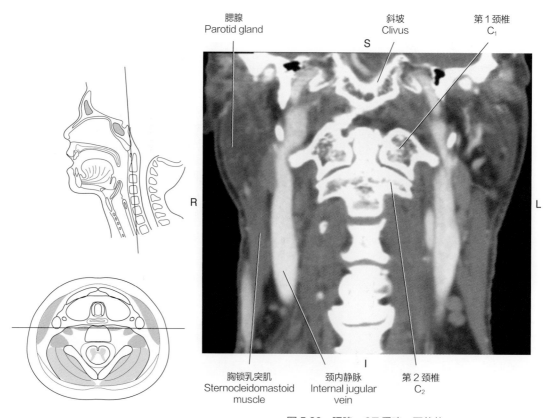

腮腺
Parotid gland

斜坡
Clivus

第 1 颈椎
C₁

胸锁乳突肌
Sternocleidomastoid
muscle

颈内静脉
Internal jugular
vein

第 2 颈椎
C₂

图 5.39　腮腺，CT 重建，冠状位

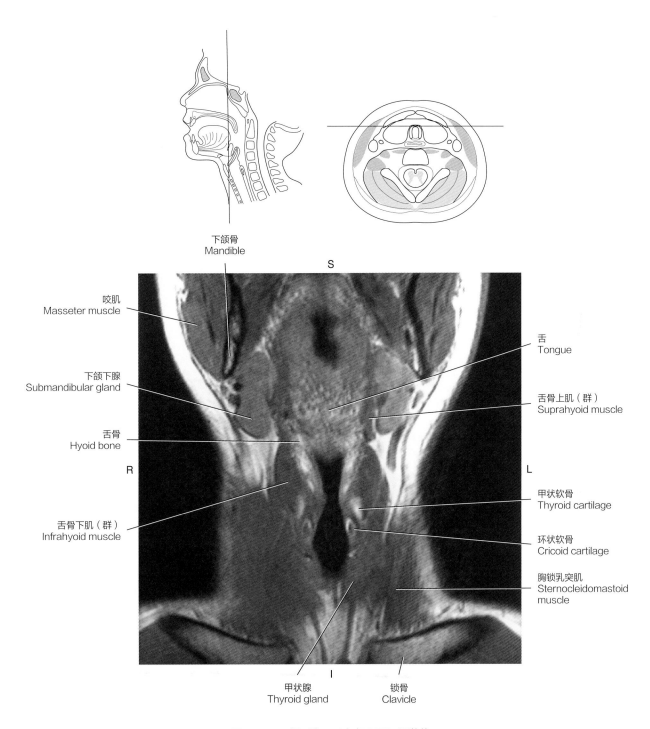

下颌骨
Mandible

S

咬肌
Masseter muscle

舌
Tongue

下颌下腺
Submandibular gland

舌骨上肌（群）
Suprahyoid muscle

舌骨
Hyoid bone

R

L

甲状软骨
Thyroid cartilage

舌骨下肌（群）
Infrahyoid muscle

环状软骨
Cricoid cartilage

胸锁乳突肌
Sternocleidomastoid
muscle

甲状腺
Thyroid gland

I

锁骨
Clavicle

图 5.40 下颌下腺，T1 加权 MRI，冠状位

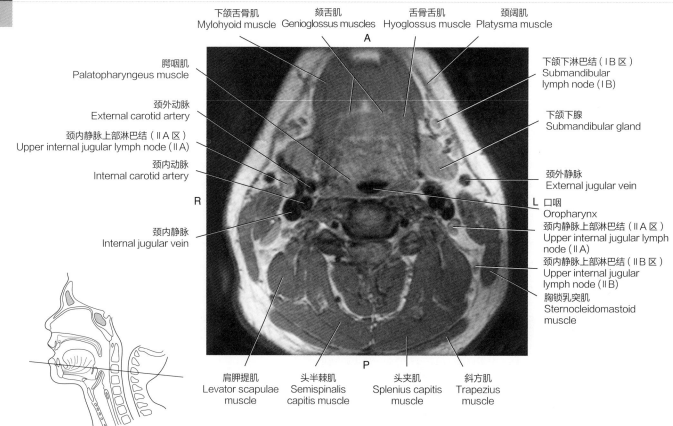

图 5.41　颈部和下颌下腺，T1 加权 MRI，轴位

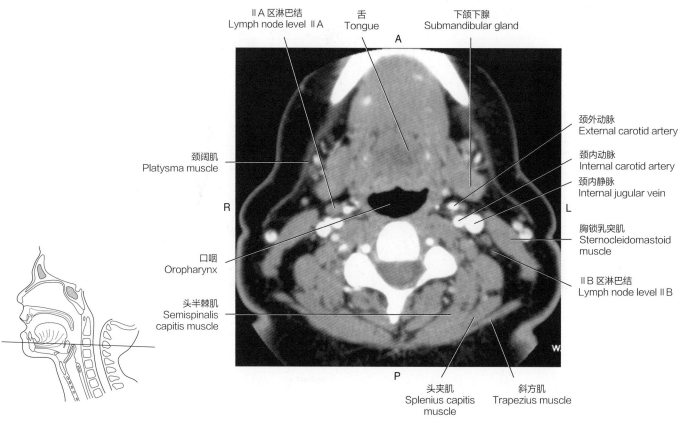

图 5.42　颈部和下颌下腺，CT，轴位

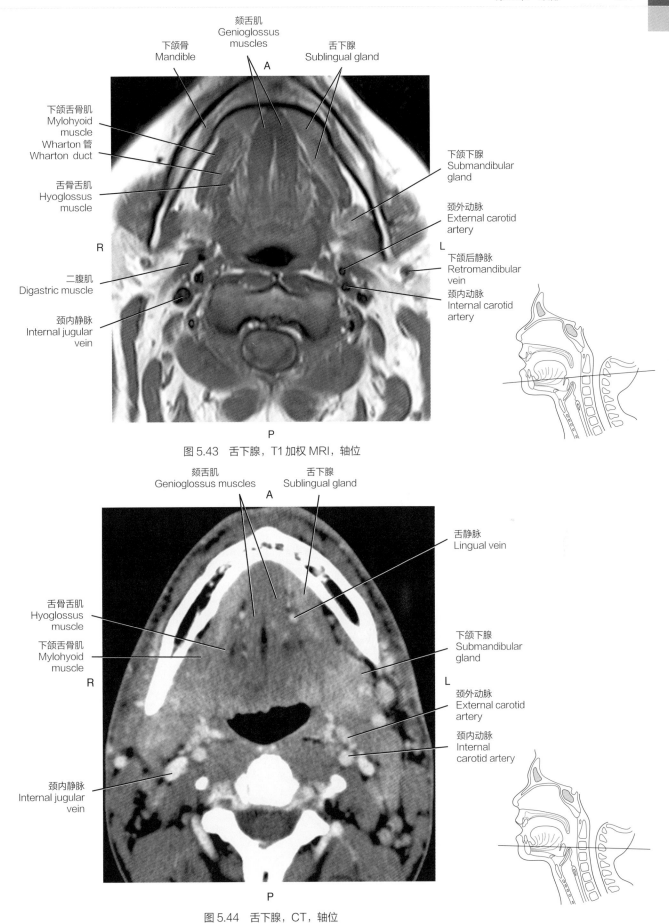

图 5.43 舌下腺，T1 加权 MRI，轴位

图 5.44 舌下腺，CT，轴位

甲状腺

甲状腺是一个内分泌腺，位于环状软骨水平。它由一对侧叶和在前方将它们连在一起的峡组成（图5.45、5.46）。在横断面上，甲状腺呈楔形抱于气管两侧（图5.47、5.48）。甲状腺可分泌甲状腺素（T4）、三碘甲状腺原氨酸（T3）和降钙素，影响全身几乎每个细胞。甲状腺素和三碘甲状腺原氨酸可以刺激细胞代谢，对于身体正常生长是必不可少的。降钙素能降低血钙水平，促进骨质形成。与钙磷代谢有关的还有甲状旁腺分泌的甲状旁腺素（PTH）。甲状旁腺位于甲状腺侧叶后表面，一般有4个（图5.45）。

甲状腺结节是甲状腺内甲状腺细胞异常生长形成的小肿块，大多是良性的，但也有小部分为癌性的。甲状腺结节经常在体格检查或CT、MRI和超声检查时被偶然发现，可为实质性的，亦可是内含液体的。大多数结节无症状，但有些则可引发甲状腺功能亢进或甲状腺功能减退等。细针抽吸可以用来采集结节细胞进行活体组织检查，以判定结节是否为癌性的。大多数良性结节无须治疗。

甲状腺功能减退即甲状腺素产生不足。最常见的原因是一种自身免疫性疾病——桥本甲状腺炎，亦称慢性淋巴细胞性甲状腺炎或自身免疫性甲状腺炎。患桥本甲状腺炎时，机体会将甲状腺视为外来物而进行攻击。疾病症状包括疲乏、对冷敏感、体重增加、循环不良、皮肤干涩、脱发、抑郁和消化不良。

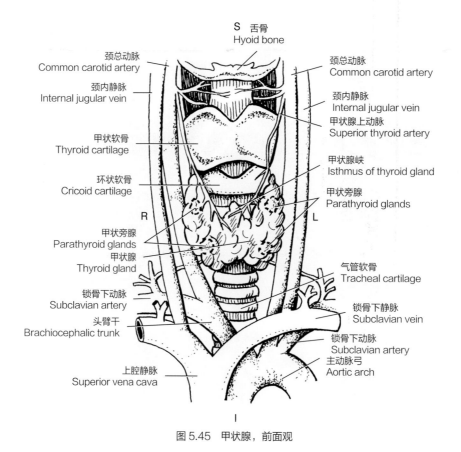

图 5.45　甲状腺，前面观

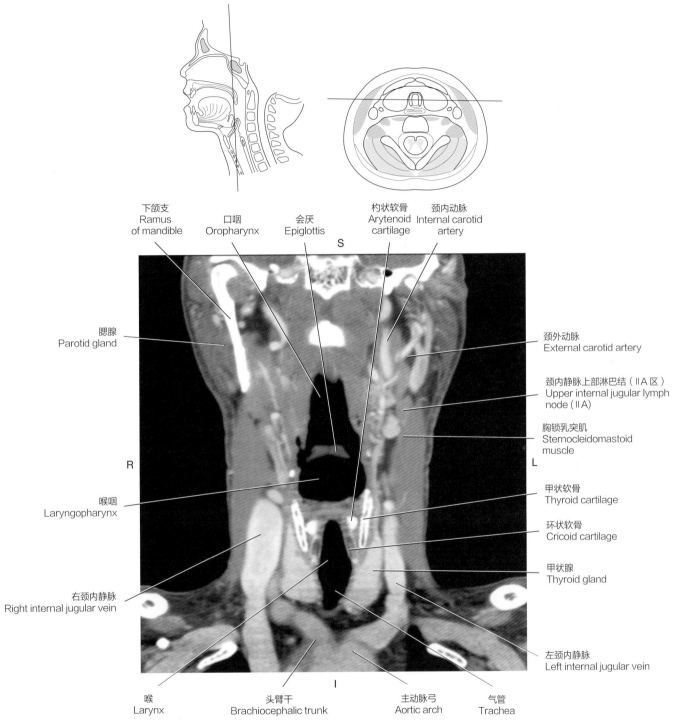

下颌支
Ramus
of mandible

口咽
Oropharynx

会厌
Epiglottis

杓状软骨
Arytenoid
cartilage

颈内动脉
Internal carotid
artery

腮腺
Parotid gland

颈外动脉
External carotid artery

颈内静脉上部淋巴结（ⅡA区）
Upper internal jugular lymph
node（ⅡA）

胸锁乳突肌
Sternocleidomastoid
muscle

喉咽
Laryngopharynx

甲状软骨
Thyroid cartilage

环状软骨
Cricoid cartilage

甲状腺
Thyroid gland

右颈内静脉
Right internal jugular vein

左颈内静脉
Left internal jugular vein

喉
Larynx

头臂干
Brachiocephalic trunk

主动脉弓
Aortic arch

气管
Trachea

图 5.46　甲状腺，CT 重建，冠状位

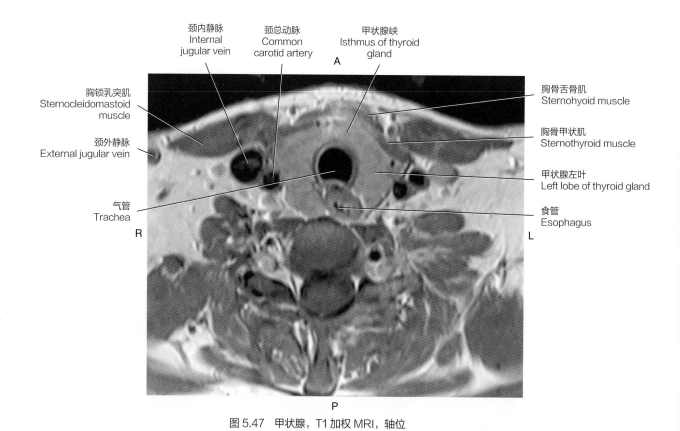

颈内静脉 Internal jugular vein
颈总动脉 Common carotid artery
甲状腺峡 Isthmus of thyroid gland
A
胸锁乳突肌 Sternocleidomastoid muscle
颈外静脉 External jugular vein
气管 Trachea
R
胸骨舌骨肌 Sternohyoid muscle
胸骨甲状肌 Sternothyroid muscle
甲状腺左叶 Left lobe of thyroid gland
食管 Esophagus
L
P

图 5.47　甲状腺，T1 加权 MRI，轴位

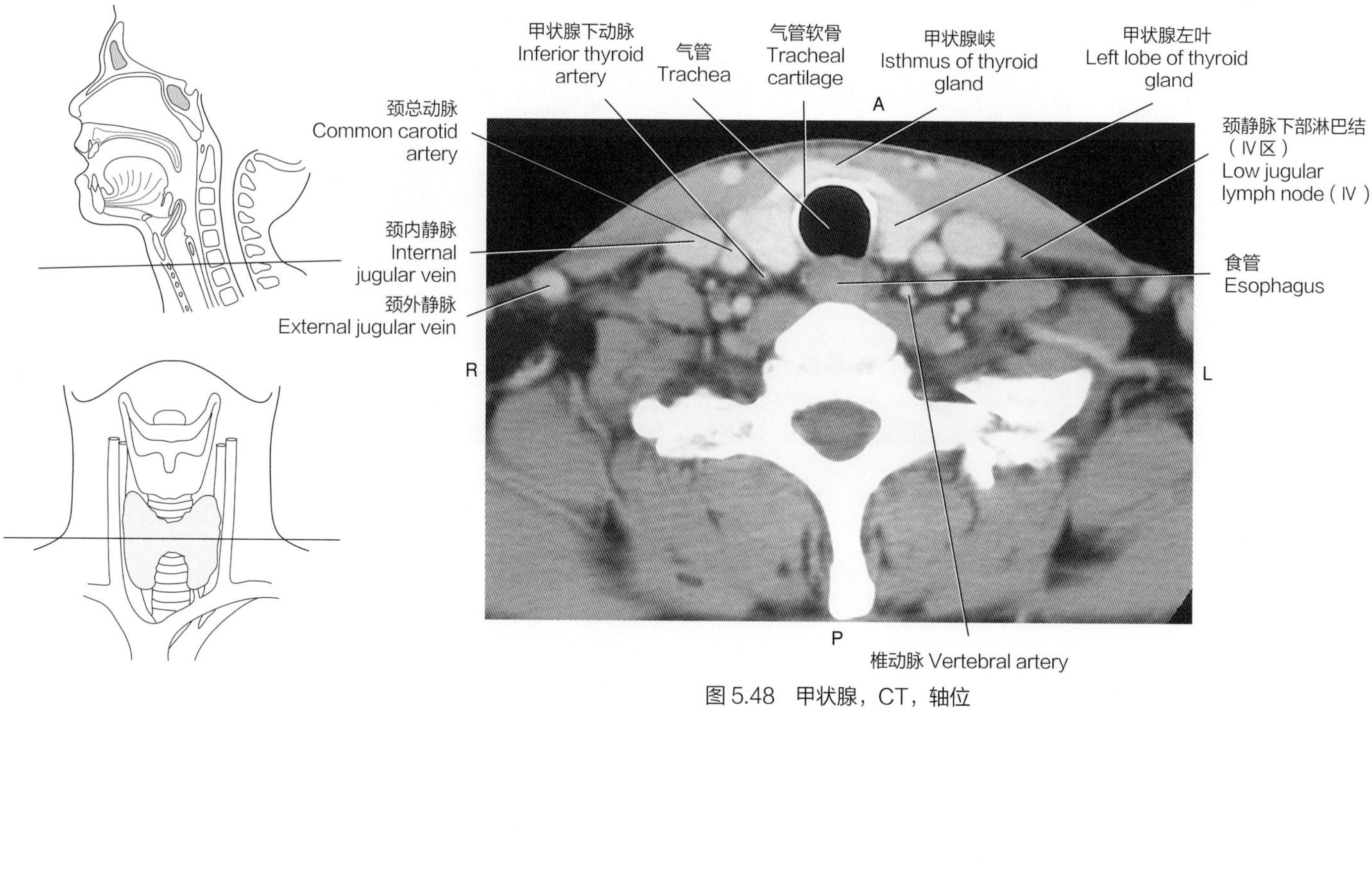

甲状腺下动脉 Inferior thyroid artery
气管 Trachea
气管软骨 Tracheal cartilage
甲状腺峡 Isthmus of thyroid gland
甲状腺左叶 Left lobe of thyroid gland
颈总动脉 Common carotid artery
颈内静脉 Internal jugular vein
颈外静脉 External jugular vein
A
颈静脉下部淋巴结（Ⅳ区） Low jugular lymph node（Ⅳ）
食管 Esophagus
R
L
P
椎动脉 Vertebral artery

图 5.48　甲状腺，CT，轴位

颈淋巴结

颈部具有丰富的淋巴网，其中淋巴结的数目约占全身的 40%。据估算，全身共约有 800 个淋巴结，其中约 300 个位于相对狭小的头颈部。在身体各个部位，淋巴结沿淋巴系统的管道聚集。淋巴管道将淋巴从组织间隙运至局部淋巴结，后者在淋巴注入静脉血之前过滤其中有害的外来微粒。在头颈部，淋巴结成群分布于下颌骨下缘、耳前、耳后或深布于颈部大血管旁（图 5.49、5.50），收集头皮与面部皮肤、鼻腔、口腔、咽、气管、食管上部、甲状腺和唾液腺的淋巴。可以将这些颈部淋巴结分为 7 个平面或区域，以便在临床上和外科手术中辨识（图 5.25、5.42、5.49 ~ 5.51，表 5.1）。

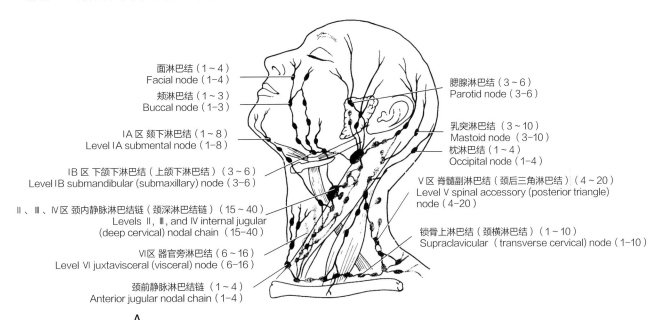

面淋巴结（1 ~ 4）
Facial node（1-4）

颊淋巴结（1 ~ 3）
Buccal node（1-3）

IA 区 颏下淋巴结（1 ~ 8）
Level IA submental node（1-8）

IB 区 下颌下淋巴结（上颌下淋巴结）（3 ~ 6）
Level IB submandibular (submaxillary) node（3-6）

Ⅱ、Ⅲ、Ⅳ区 颈内静脉淋巴结链（颈深淋巴结链）（15 ~ 40）
Levels Ⅱ, Ⅲ, and Ⅳ internal jugular (deep cervical) nodal chain（15-40）

Ⅵ区 器官旁淋巴结（6 ~ 16）
Level Ⅵ juxtavisceral (visceral) node（6-16）

颈前静脉淋巴结链（1 ~ 4）
Anterior jugular nodal chain（1-4）

腮腺淋巴结（3 ~ 6）
Parotid node（3-6）

乳突淋巴结（3 ~ 10）
Mastoid node（3-10）

枕淋巴结（1 ~ 4）
Occipital node（1-4）

Ⅴ区 脊髓副淋巴结（颈后三角淋巴结）（4 ~ 20）
Level Ⅴ spinal accessory (posterior triangle) node（4-20）

锁骨上淋巴结（颈横淋巴结）（1 ~ 10）
Supraclavicular (transverse cervical) node（1-10）

A

下颌下腺后缘
Posterior boundary of submandibular gland

颈静脉窝
Jugular fossa

舌骨下缘
Lower border of hyoid

环状软骨下缘
Lower margin of cricoid cartilage

右颈总动脉
Right common carotid artery

胸骨柄上缘
Top manubrium

颈内静脉
Internal jugular vein

IA　IB　IIA　IIB　III　VA　VB　VI　IV　VII

B

图 5.49　A. 头颈部淋巴结，斜位观；B. 颈部淋巴结分区

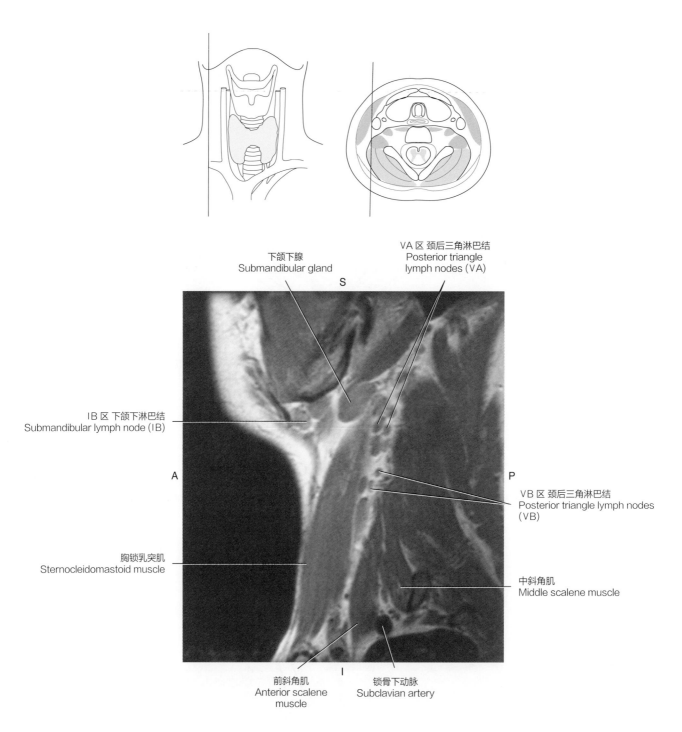

下颌下腺
Submandibular gland

VA 区 颈后三角淋巴结
Posterior triangle
lymph nodes（VA）

S

IB 区 下颌下淋巴结
Submandibular lymph node（IB）

A

P

VB 区 颈后三角淋巴结
Posterior triangle lymph nodes
（VB）

胸锁乳突肌
Sternocleidomastoid muscle

中斜角肌
Middle scalene muscle

I

前斜角肌
Anterior scalene
muscle

锁骨下动脉
Subclavian artery

图 5.50　淋巴结，T1 加权 MRI，矢状位

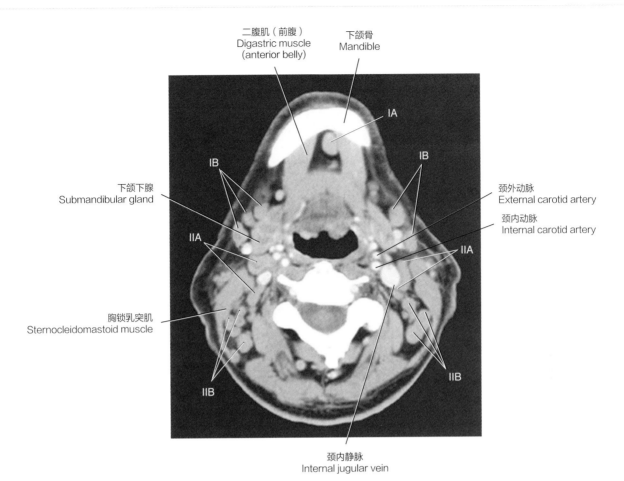

图 5.51　以分区标识的颈部淋巴结病变，CT，轴位

表 5.1　基于影像学划分的颈部淋巴结分区	
淋巴结	位置
Ⅰ区 颏下淋巴结和下颌下淋巴结	舌骨与下颌体之间，下颌下腺后缘的前方
ⅠA 区 颏下淋巴结	两侧二腹肌前腹内侧缘之间
ⅠB 区 下颌下淋巴结	ⅠA 区淋巴结的外侧，下颌下腺后部的前方
Ⅱ区 颈内静脉上部淋巴结	位于颈内静脉上 1/3，从颅底延续至舌骨水平，下颌下腺后方，胸锁乳突肌前方
ⅡA 区	位于颈内静脉内侧、外侧、前方、后方
ⅡB 区	位于颈内静脉后方但被脂肪层隔开
Ⅲ区 颈中部淋巴结	从颈动脉分叉或舌骨处向下延续至环状软骨下缘，胸锁乳突肌的前方
Ⅳ区 颈下部淋巴结	从环状软骨下缘延续至锁骨水平，颈动脉的外侧
Ⅴ区 颈后三角淋巴结	前界为胸锁乳突肌，后界为斜方肌，下界为锁骨
ⅤA 区	Ⅴ区上部的淋巴结，从颅底到环状软骨下缘
ⅤB 区	Ⅴ区下部的淋巴结，从环状软骨下缘至锁骨
Ⅵ区 脏器上淋巴结	从舌骨到胸骨柄上缘，两侧颈动脉之间
Ⅶ区 纵隔上淋巴结	从胸骨柄上缘到头臂静脉，两侧颈总动脉之间
锁骨上淋巴结	锁骨处或锁骨下方，颈动脉外侧
咽后淋巴结	咽后方，外至颈内动脉内侧，从颅底延续至舌骨

筋膜间隙

颈部的结构根据其与舌骨的位置关系，可以分为位于舌骨上区和舌骨下区的结构。蹄铁状的舌骨位于颈前部、甲状软骨的上方、下颌骨的下方，它构成了舌的基座（图5.2、5.11、5.19、5.20）。舌骨上区从颅底延续至舌骨，舌骨下区从舌骨延续至锁骨。包裹各区解剖结构的深层次颈筋膜将舌骨上区和舌骨下区进一步分隔，形成一些间隔或者潜在的间隙，称为筋膜间隙。舌骨上区的间隙有7个，舌骨下区的间隙有1个，还有4个间隙纵贯颈部全长（包括舌骨上区和舌骨下区）。筋膜间隙总结如下。

舌骨上区内的间隙

· 咽旁间隙 (parapharyngeal space, PPS)

· 咽黏膜间隙 (pharyngeal mucosal space, PMS)

· 咀嚼肌间隙 (masticator space, MS)

· 腮腺间隙 (parotid space, PS)

· 颈动脉间隙 (carotid space, CS)

· 咽后间隙 (retropharyngeal space, RPS)，包括危险间隙 (danger space, DS)

· 椎周间隙 (perivertebral space, PVS)，包括椎前间隙 (prevertebral space) 和椎旁间隙 (paraspinal space)

舌骨下区内的间隙

· 脏器间隙 (visceral space, VS)

纵贯舌骨上区和舌骨下区的间隙

· 颈动脉间隙 (carotid space, CS)

· 咽后间隙 (retropharyngeal space, RPS)

· 椎周间隙 (perivertebral space, PVS)

· 颈后三角间隙 (posterior cervical space, PCS)

每个间隔或间隙的形态或大小均与其内特有的解剖结构的病理改变相关。了解这些间隔内的解剖结构能够提高对病变沿颈部软组织结构蔓延情况的预判能力，有助于进行更精准的手术干预（图5.52 ~ 5.55）。

这些筋膜间隙见图5.53 ~ 5.69，表5.2对其进行了较深入的描述。

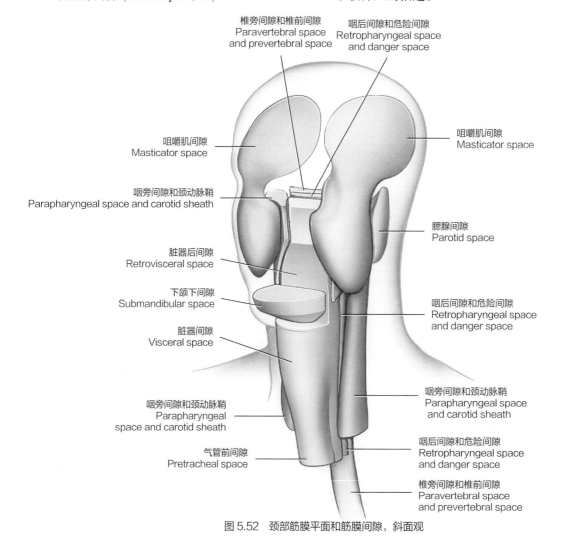

图 5.52　颈部筋膜平面和筋膜间隙，斜面观

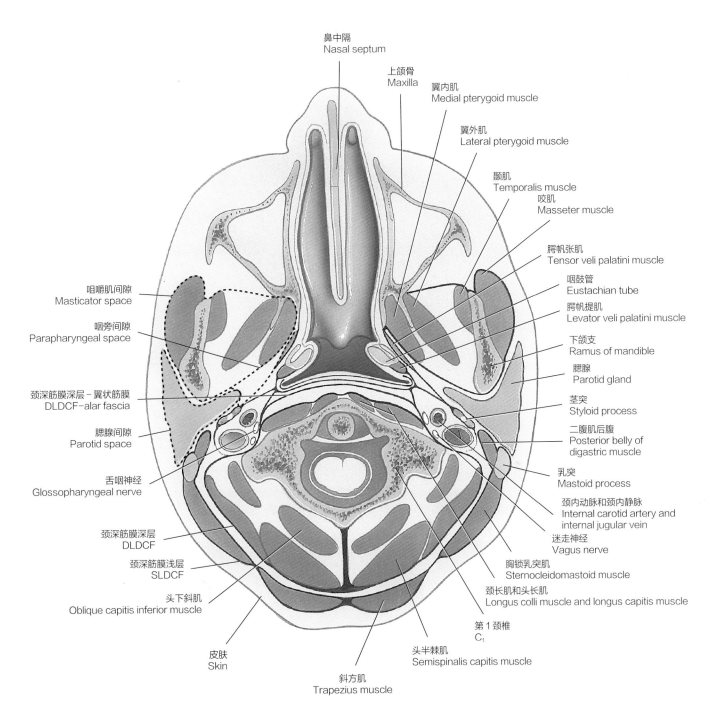

鼻中隔
Nasal septum

上颌骨
Maxilla

翼内肌
Medial pterygoid muscle

翼外肌
Lateral pterygoid muscle

颞肌
Temporalis muscle
咬肌
Masseter muscle

腭帆张肌
Tensor veli palatini muscle

咽鼓管
Eustachian tube

腭帆提肌
Levator veli palatini muscle

下颌支
Ramus of mandible

腮腺
Parotid gland

茎突
Styloid process

二腹肌后腹
Posterior belly of
digastric muscle

乳突
Mastoid process

颈内动脉和颈内静脉
Internal carotid artery and
internal jugular vein

迷走神经
Vagus nerve

胸锁乳突肌
Sternocleidomastoid muscle

颈长肌和头长肌
Longus colli muscle and longus capitis muscle

第 1 颈椎
C₁

咀嚼肌间隙
Masticator space

咽旁间隙
Parapharyngeal space

颈深筋膜深层 – 翼状筋膜
DLDCF–alar fascia

腮腺间隙
Parotid space

舌咽神经
Glossopharyngeal nerve

颈深筋膜深层
DLDCF

颈深筋膜浅层
SLDCF

头下斜肌
Oblique capitis inferior muscle

皮肤
Skin

斜方肌
Trapezius muscle

头半棘肌
Semispinalis capitis muscle

图 5.53 颈部 C₁ 水平，轴面观。
DLDCF—颈深筋膜深层；SLDCF—颈深筋膜浅层

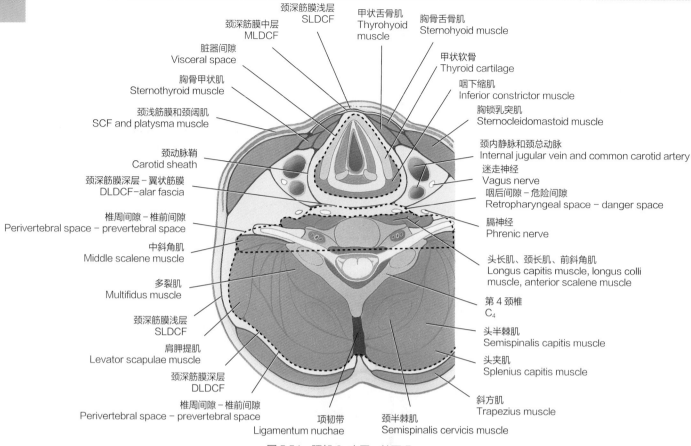

颈深筋膜浅层
SLDCF

颈深筋膜中层
MLDCF

甲状舌骨肌
Thyrohyoid muscle

胸骨舌骨肌
Sternohyoid muscle

脏器间隙
Visceral space

甲状软骨
Thyroid cartilage

胸骨甲状肌
Sternothyroid muscle

咽下缩肌
Inferior constrictor muscle

颈浅筋膜和颈阔肌
SCF and platysma muscle

胸锁乳突肌
Sternocleidomastoid muscle

颈动脉鞘
Carotid sheath

颈内静脉和颈总动脉
Internal jugular vein and common carotid artery

颈深筋膜深层－翼状筋膜
DLDCF-alar fascia

迷走神经
Vagus nerve

椎周间隙－椎前间隙
Perivertebral space - prevertebral space

咽后间隙－危险间隙
Retropharyngeal space - danger space

中斜角肌
Middle scalene muscle

膈神经
Phrenic nerve

多裂肌
Multifidus muscle

头长肌、颈长肌、前斜角肌
Longus capitis muscle, longus colli muscle, anterior scalene muscle

颈深筋膜浅层
SLDCF

第4颈椎
C₄

肩胛提肌
Levator scapulae muscle

头半棘肌
Semispinalis capitis muscle

颈深筋膜深层
DLDCF

头夹肌
Splenius capitis muscle

椎周间隙－椎前间隙
Perivertebral space - prevertebral space

斜方肌
Trapezius muscle

项韧带
Ligamentum nuchae

颈半棘肌
Semispinalis cervicis muscle

图 5.54　颈部 C₄ 水平，轴面观。
DLDCF—颈深筋膜深层；MLDCF—颈深筋膜中层；SCF—颈浅筋膜；SLDCF—颈深筋膜浅层

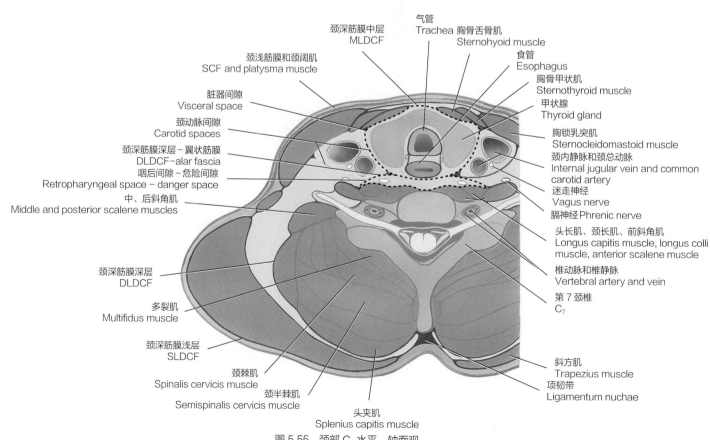

颈深筋膜中层
MLDCF

气管
Trachea

胸骨舌骨肌
Sternohyoid muscle

颈浅筋膜和颈阔肌
SCF and platysma muscle

食管
Esophagus

脏器间隙
Visceral space

胸骨甲状肌
Sternothyroid muscle

颈动脉间隙
Carotid spaces

甲状腺
Thyroid gland

颈深筋膜深层－翼状筋膜
DLDCF-alar fascia

胸锁乳突肌
Sternocleidomastoid muscle

咽后间隙－危险间隙
Retropharyngeal space - danger space

颈内静脉和颈总动脉
Internal jugular vein and common carotid artery

中、后斜角肌
Middle and posterior scalene muscles

迷走神经
Vagus nerve

膈神经 Phrenic nerve

头长肌、颈长肌、前斜角肌
Longus capitis muscle, longus colli muscle, anterior scalene muscle

颈深筋膜深层
DLDCF

椎动脉和椎静脉
Vertebral artery and vein

多裂肌
Multifidus muscle

第7颈椎
C₇

颈深筋膜浅层
SLDCF

斜方肌
Trapezius muscle

颈棘肌
Spinalis cervicis muscle

项韧带
Ligamentum nuchae

颈半棘肌
Semispinalis cervicis muscle

头夹肌
Splenius capitis muscle

图 5.55　颈部 C₇ 水平，轴面观。
DLDCF—颈深筋膜深层；MLDCF—颈深筋膜中层；SCF—颈浅筋膜；SLDCF—颈深筋膜浅层

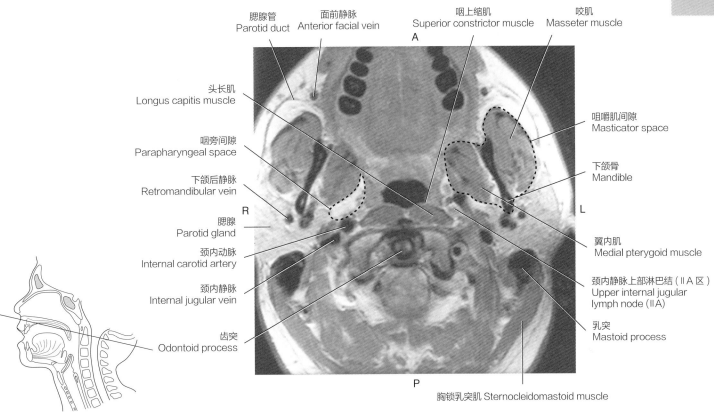

腮腺管 Parotid duct
面前静脉 Anterior facial vein
咽上缩肌 Superior constrictor muscle
咬肌 Masseter muscle
头长肌 Longus capitis muscle
咀嚼肌间隙 Masticator space
咽旁间隙 Parapharyngeal space
下颌骨 Mandible
下颌后静脉 Retromandibular vein
腮腺 Parotid gland
翼内肌 Medial pterygoid muscle
颈内动脉 Internal carotid artery
颈内静脉 Internal jugular vein
颈内静脉上部淋巴结（ⅡA区）Upper internal jugular lymph node（ⅡA）
齿突 Odontoid process
乳突 Mastoid process
A
R
L
P
胸锁乳突肌 Sternocleidomastoid muscle

图 5.56 颈部和腮腺，T1 加权 MRI，轴位

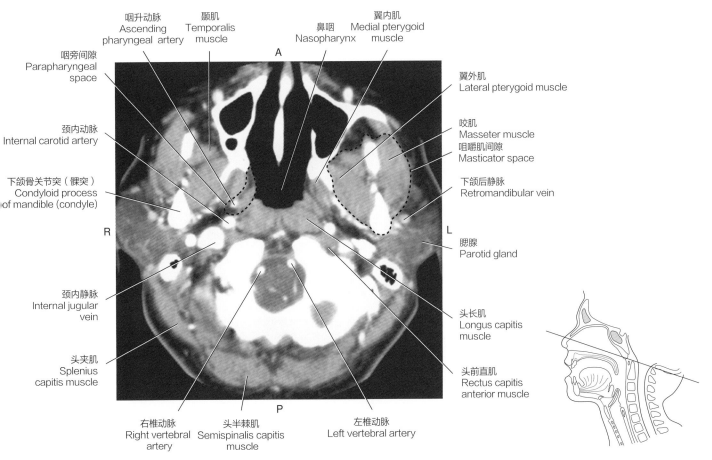

咽升动脉 Ascending pharyngeal artery
颞肌 Temporalis muscle
鼻咽 Nasopharynx
翼内肌 Medial pterygoid muscle
咽旁间隙 Parapharyngeal space
翼外肌 Lateral pterygoid muscle
颈内动脉 Internal carotid artery
咬肌 Masseter muscle
咀嚼肌间隙 Masticator space
下颌骨关节突（髁突）Condyloid process of mandible (condyle)
下颌后静脉 Retromandibular vein
腮腺 Parotid gland
颈内静脉 Internal jugular vein
头长肌 Longus capitis muscle
头夹肌 Splenius capitis muscle
头前直肌 Rectus capitis anterior muscle
右椎动脉 Right vertebral artery
头半棘肌 Semispinalis capitis muscle
左椎动脉 Left vertebral artery
A
R
L
P

图 5.57 颈部和腮腺，CT，轴位

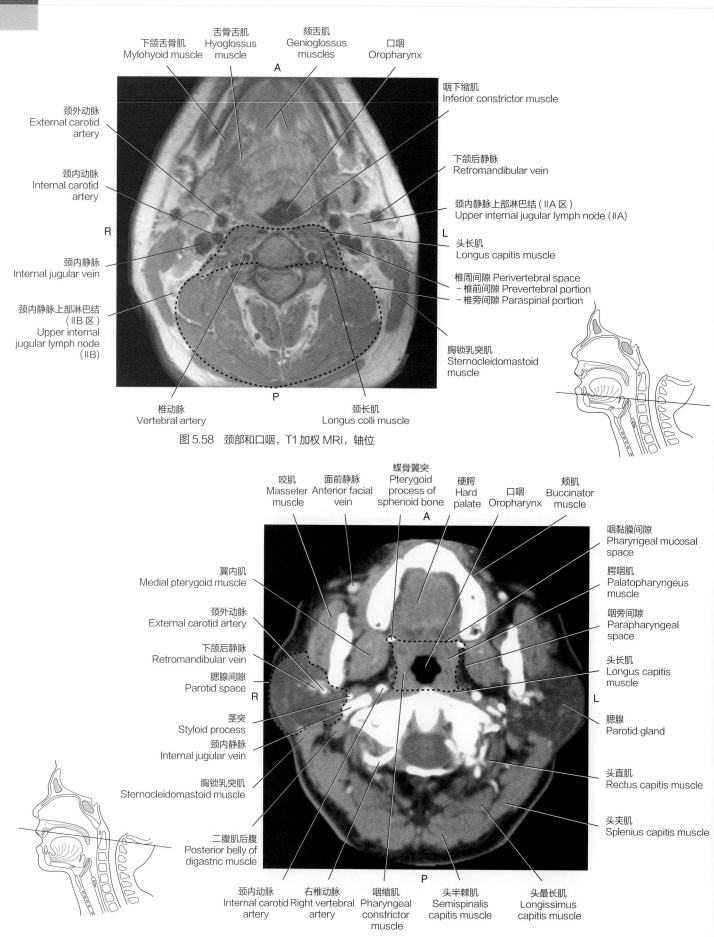

图 5.58　颈部和口咽，T1 加权 MRI，轴位

图 5.59　颈部和口咽，CT，轴位

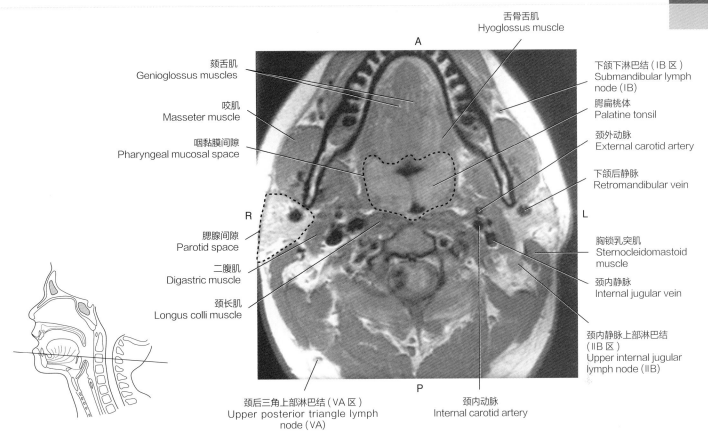

图 5.60 颈部和肿大的腭扁桃体，T1 加权 MRI，轴位

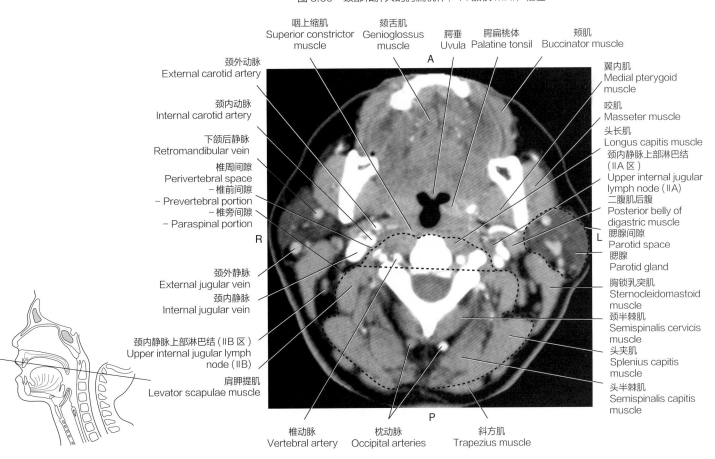

图 5.61 颈部和腭垂，CT，轴位

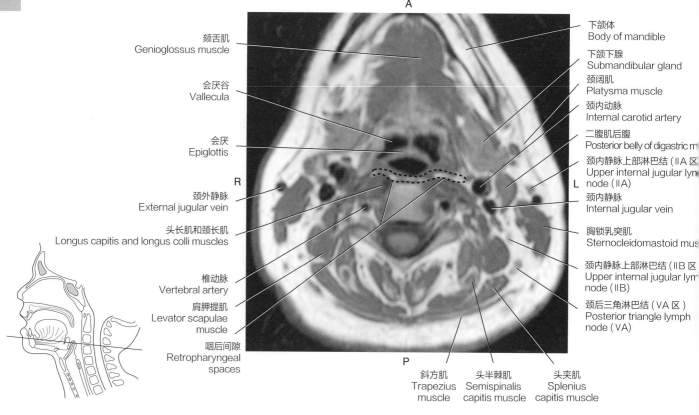

图 5.62　颈部和会厌，T1 加权 MRI，轴位

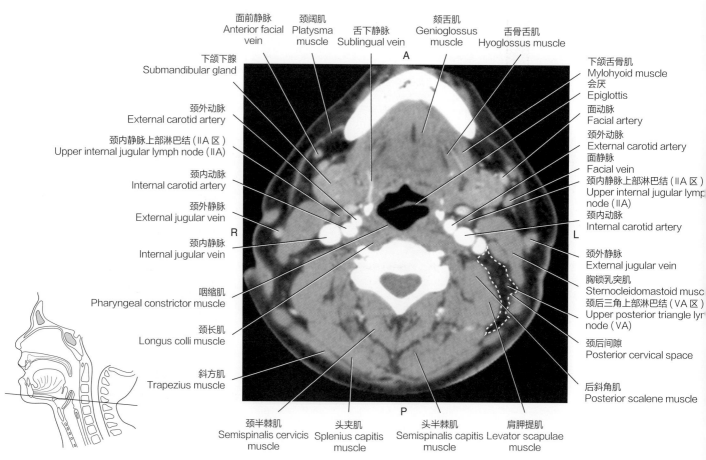

图 5.63　颈部和会厌，CT，轴位

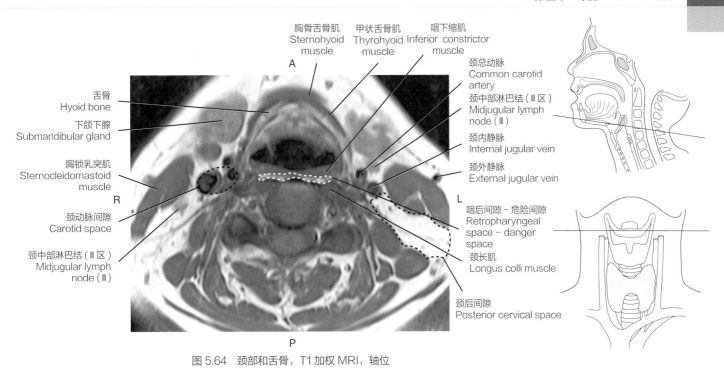

图 5.64　颈部和舌骨，T1 加权 MRI，轴位

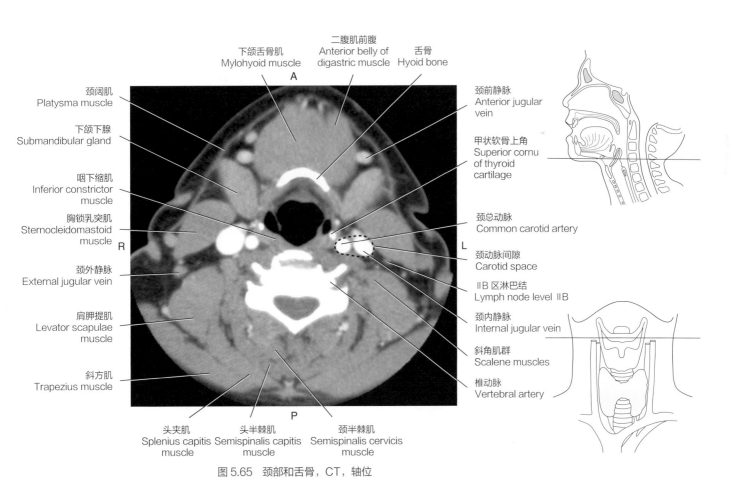

图 5.65　颈部和舌骨，CT，轴位

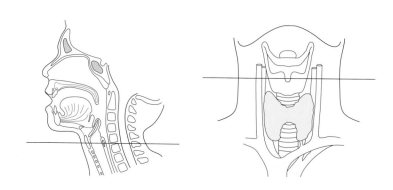

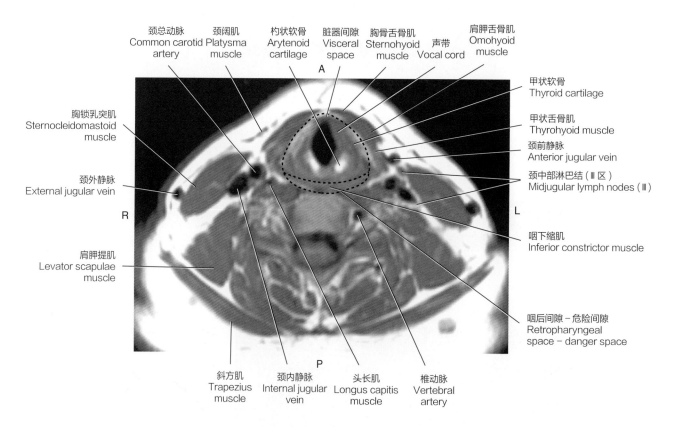

图 5.66　颈部和甲状软骨，T1 加权 MRI，轴位

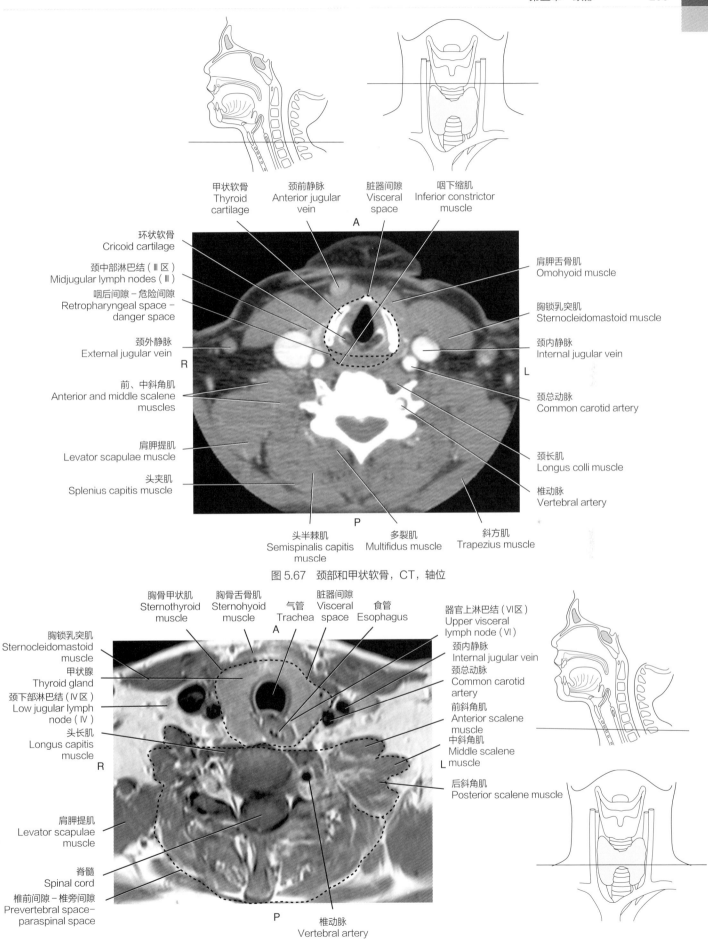

甲状软骨
Thyroid cartilage

颈前静脉
Anterior jugular vein

脏器间隙
Visceral space

咽下缩肌
Inferior constrictor muscle

环状软骨
Cricoid cartilage

颈中部淋巴结（Ⅲ区）
Midjugular lymph nodes（Ⅲ）

咽后间隙－危险间隙
Retropharyngeal space – danger space

颈外静脉
External jugular vein

前、中斜角肌
Anterior and middle scalene muscles

肩胛提肌
Levator scapulae muscle

头夹肌
Splenius capitis muscle

肩胛舌骨肌
Omohyoid muscle

胸锁乳突肌
Sternocleidomastoid muscle

颈内静脉
Internal jugular vein

颈总动脉
Common carotid artery

颈长肌
Longus colli muscle

椎动脉
Vertebral artery

A

R

L

P

头半棘肌
Semispinalis capitis muscle

多裂肌
Multifidus muscle

斜方肌
Trapezius muscle

图 5.67 颈部和甲状软骨，CT，轴位

胸骨甲状肌
Sternothyroid muscle

胸骨舌骨肌
Sternohyoid muscle

气管
Trachea

脏器间隙
Visceral space

食管
Esophagus

器官上淋巴结（Ⅵ区）
Upper visceral lymph node（Ⅵ）

胸锁乳突肌
Sternocleidomastoid muscle

甲状腺
Thyroid gland

颈下部淋巴结（Ⅳ区）
Low jugular lymph node（Ⅳ）

头长肌
Longus capitis muscle

肩胛提肌
Levator scapulae muscle

脊髓
Spinal cord

椎前间隙－椎旁间隙
Prevertebral space– paraspinal space

颈内静脉
Internal jugular vein

颈总动脉
Common carotid artery

前斜角肌
Anterior scalene muscle

中斜角肌
Middle scalene muscle

后斜角肌
Posterior scalene muscle

A

R

L

P

椎动脉
Vertebral artery

图 5.68 颈部和甲状腺，T1 加权 MRI，轴位

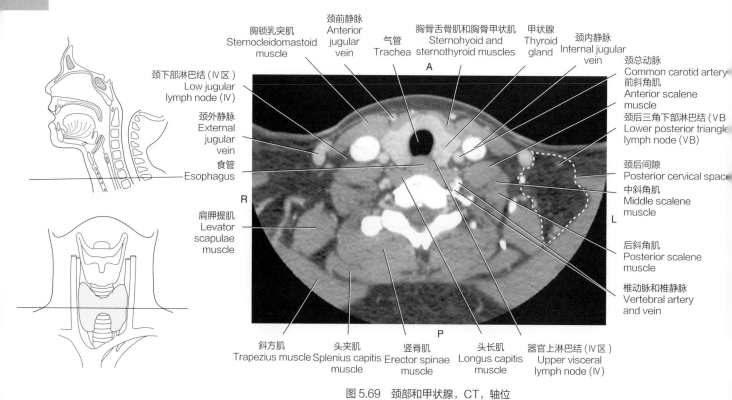

图 5.69　颈部和甲状腺，CT，轴位

表 5.2　舌骨上、下区的间隙及其内容物	
间隙	内容物
舌骨上区的间隙	
咽旁间隙	脂肪、小唾液腺、部分翼静脉丛
咽黏膜间隙	咽黏膜表面；咽扁桃体、腭扁桃体、舌扁桃体；黏膜下小唾液腺
咀嚼肌间隙	下颌体后部与下颌支；咬肌、颞肌、翼内肌、翼外肌；三叉神经的下颌神经（脑神经 V₃）
腮腺间隙	腮腺；面神经（脑神经Ⅶ）；颈外动脉分支；腮腺内淋巴结
颈动脉间隙	舌骨上区：颈内动脉、颈内静脉、脑神经Ⅸ～Ⅻ 舌骨下区：颈总动脉、颈内静脉、迷走神经干（脑神经Ⅹ）
咽后间隙	
●危险间隙	内、外侧咽后淋巴结，脂肪
椎周间隙	
●椎前间隙	颈椎椎体和椎间盘；颈长肌、头长肌、斜角肌；椎动脉和椎静脉；臂丛；膈神经
●椎旁间隙	颈椎后部；椎旁肌
贯穿舌骨上、下区的间隙	
颈动脉间隙	见上方
咽后间隙	见上方
椎周间隙	见上方
颈后三角间隙	脂肪；脊髓副淋巴结；副神经（脑神经Ⅺ）
舌骨下区的间隙	
脏器间隙	甲状腺和甲状旁腺；食管；气管旁淋巴结；喉返神经；喉和气管

肌

颈部有许多肌。独立的肌难以一一区分，因为它们的边界在断面上似乎都混杂在一起。本节只着重介绍颈部最大、最重要的肌。

咽肌和舌肌

咽肌包括环形的咽缩肌和内层的纵行咽提肌（表5.3）。3块相互重叠的咽缩肌（咽上缩肌、咽中缩肌和咽下缩肌）负责收缩咽壁并形成蠕动波推动吞咽。内层纵行的3块咽提肌分别为茎突咽肌、腭咽肌和咽鼓管咽肌，都与吞咽和讲话时上提咽喉有关（图5.70～5.74）。舌外肌包括颏舌肌、舌骨舌肌、茎突舌肌和腭舌肌，负责改变舌的位置（图5.70～5.76）。

表5.3　咽肌			
名称	起点	止点	作用
外层肌（环状肌）			
咽上缩肌	·翼突钩、下颌骨后端、舌的侧面	·（枕骨）咽结节、枕骨、咽的中缝	均可收缩咽壁，在吞咽时形成蠕动波
咽中缩肌	·茎突舌骨韧带、舌骨	·咽的中缝	
咽下缩肌	·甲状软骨和环状软骨的侧面	·咽的中缝	
内层肌（纵行肌）			
茎突咽肌	·下颌骨颏棘	·甲状软骨后缘和上缘	均可在吞咽和讲话时上提咽喉
腭咽肌	·硬腭、腭腱膜	·咽和食管两侧、甲状软骨的后缘	
咽鼓管咽肌	·咽鼓管软骨部	·与腭咽肌融合	
舌外肌			
颏舌肌	·下颌骨颏棘	·舌腹侧面、舌骨前部	·舌向前运动
舌骨舌肌	·舌骨大角和舌骨体	·舌底部侧面	·舌向后运动
茎突舌肌	·颞骨茎突	·舌侧缘	·舌向上、向后运动
腭舌肌	·腭腱膜的口腔面	·舌边和舌背	·上提舌后部

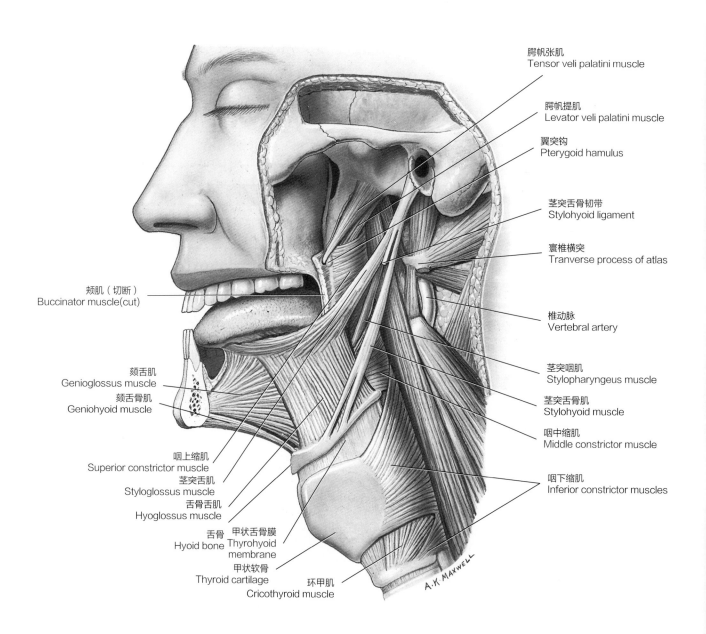

图 5.70　咽肌和舌肌，矢状面观

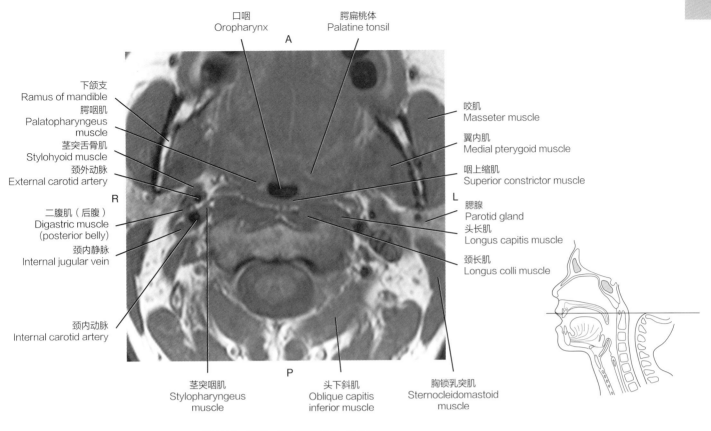

口咽
Oropharynx

腭扁桃体
Palatine tonsil

A

下颌支
Ramus of mandible

腭咽肌
Palatopharyngeus muscle

茎突舌骨肌
Stylohyoid muscle

颈外动脉
External carotid artery

R

二腹肌（后腹）
Digastric muscle (posterior belly)

颈内静脉
Internal jugular vein

颈内动脉
Internal carotid artery

咬肌
Masseter muscle

翼内肌
Medial pterygoid muscle

咽上缩肌
Superior constrictor muscle

L

腮腺
Parotid gland

头长肌
Longus capitis muscle

颈长肌
Longus colli muscle

茎突咽肌
Stylopharyngeus muscle

头下斜肌
Oblique capitis inferior muscle

胸锁乳突肌
Sternocleidomastoid muscle

P

图 5.71 咽肌，T1 加权 MRI，轴位

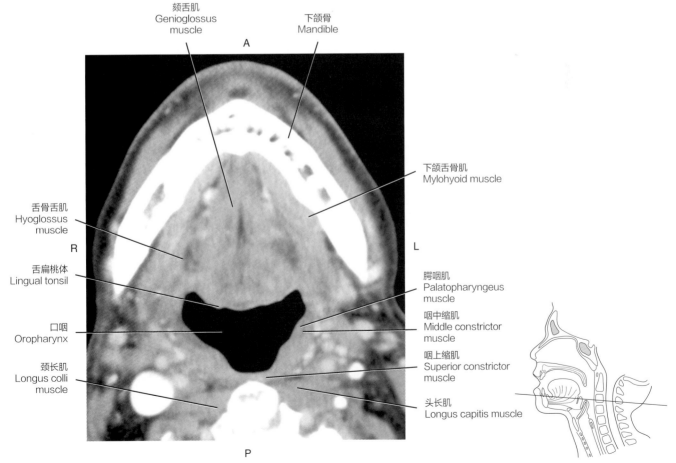

颏舌肌
Genioglossus muscle

下颌骨
Mandible

A

下颌舌骨肌
Mylohyoid muscle

舌骨舌肌
Hyoglossus muscle

R

舌扁桃体
Lingual tonsil

口咽
Oropharynx

颈长肌
Longus colli muscle

L

腭咽肌
Palatopharyngeus muscle

咽中缩肌
Middle constrictor muscle

咽上缩肌
Superior constrictor muscle

头长肌
Longus capitis muscle

P

图 5.72 咽肌，CT，轴位

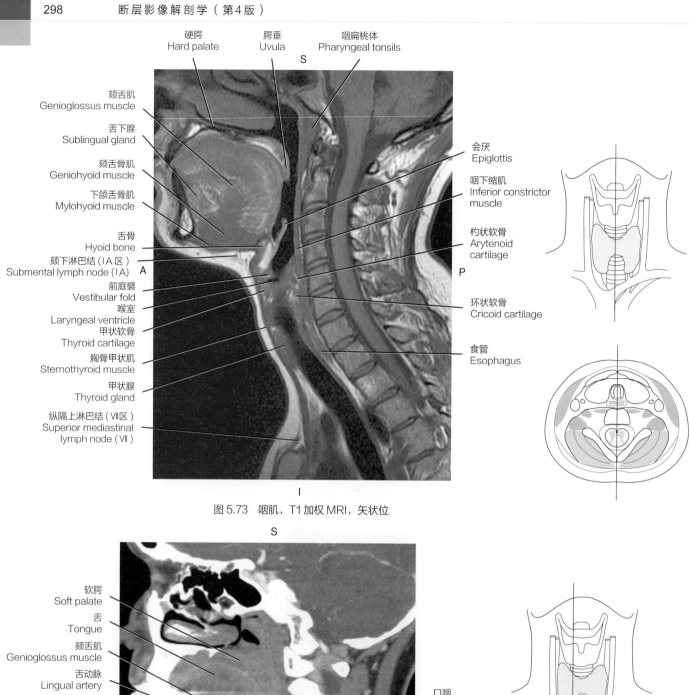

硬腭
Hard palate

腭垂
Uvula

咽扁桃体
Pharyngeal tonsils

颏舌肌
Genioglossus muscle

舌下腺
Sublingual gland

颏舌骨肌
Geniohyoid muscle

下颌舌骨肌
Mylohyoid muscle

舌骨
Hyoid bone

颏下淋巴结（IA区）
Submental lymph node（IA）

前庭襞
Vestibular fold

喉室
Laryngeal ventricle

甲状软骨
Thyroid cartilage

胸骨甲状肌
Sternothyroid muscle

甲状腺
Thyroid gland

纵隔上淋巴结（Ⅶ区）
Superior mediastinal
lymph node（Ⅶ）

会厌
Epiglottis

咽下缩肌
Inferior constrictor
muscle

杓状软骨
Arytenoid
cartilage

环状软骨
Cricoid cartilage

食管
Esophagus

图 5.73　咽肌，T1 加权 MRI，矢状位

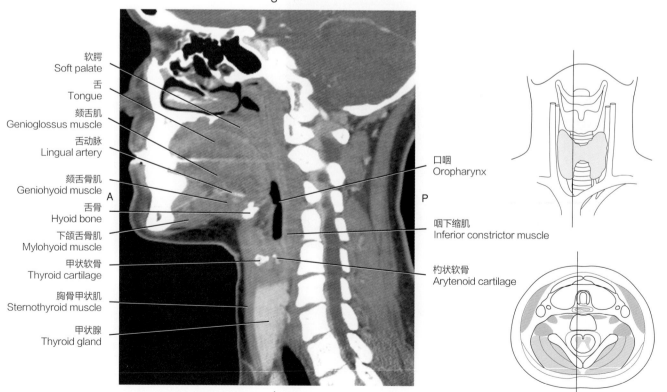

软腭
Soft palate

舌
Tongue

颏舌肌
Genioglossus muscle

舌动脉
Lingual artery

颏舌骨肌
Geniohyoid muscle

舌骨
Hyoid bone

下颌舌骨肌
Mylohyoid muscle

甲状软骨
Thyroid cartilage

胸骨甲状肌
Sternothyroid muscle

甲状腺
Thyroid gland

口咽
Oropharynx

咽下缩肌
Inferior constrictor muscle

杓状软骨
Arytenoid cartilage

图 5.74　咽肌，CT 重建，矢状位

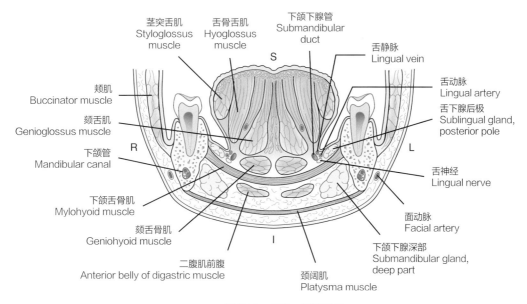

茎突舌肌
Styloglossus
muscle

舌骨舌肌
Hyoglossus
muscle

下颌下腺管
Submandibular
duct

舌静脉
Lingual vein

颊肌
Buccinator muscle

颏舌肌
Genioglossus muscle

下颌管
Mandibular canal

下颌舌骨肌
Mylohyoid muscle

颏舌骨肌
Geniohyoid muscle

二腹肌前腹
Anterior belly of digastric muscle

颈阔肌
Platysma muscle

下颌下腺深部
Submandibular gland, deep part

面动脉
Facial artery

舌神经
Lingual nerve

舌下腺后极
Sublingual gland, posterior pole

舌动脉
Lingual artery

S　R　L　I

图 5.75　舌肌，冠状面观

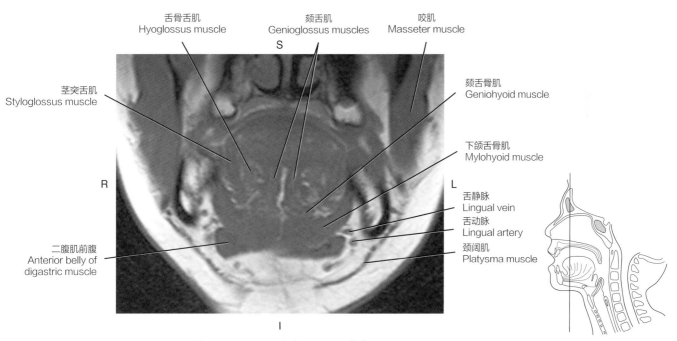

舌骨舌肌
Hyoglossus muscle

颏舌肌
Genioglossus muscles

咬肌
Masseter muscle

茎突舌肌
Styloglossus muscle

颏舌骨肌
Geniohyoid muscle

下颌舌骨肌
Mylohyoid muscle

舌静脉
Lingual vein

舌动脉
Lingual artery

颈阔肌
Platysma muscle

二腹肌前腹
Anterior belly of
digastric muscle

S　R　L　I

图 5.76　舌肌，T1 加权 MRI，冠状位

颈前三角的肌

通常以胸锁乳突肌为界将颈部分为两个区域——颈前三角和颈后三角。胸锁乳突肌前内侧的结构属于颈前三角，其后方的结构则属于颈后三角。胸锁乳突肌是一块起于胸骨和锁骨、止于颞骨乳突尖的宽带状肌，可以左右摆动头部和侧屈颈部（图5.77、5.78）。颈阔肌是在颈前部可见的最表浅的肌，薄而宽阔，起自覆盖胸大肌、三角肌表面的筋膜及皮肤，向上延伸至下颌的下部，被认为是控制面部表情的主要肌肉（图5.62、5.63、5.79）。

颈前三角的其他肌被认为是喉部的肌，分为舌骨上肌群和舌骨下肌群（图5.77、5.78）。这些肌群依据其与舌骨的位置关系而命名。舌骨上肌群和舌骨下肌群负责运动舌骨和喉。舌骨上肌群（二腹肌、下颌舌骨肌、茎突舌骨肌、颏舌骨肌）连接舌骨与颞骨和下颌骨，能在吞咽和说话时上提舌骨、口底与舌（图5.70、5.75、5.76、5.78）。舌骨下肌群（甲状舌骨肌、胸骨舌骨肌、胸骨甲状肌、肩胛舌骨肌）因呈条带状而被称为带状肌（图5.78），向下延伸止于胸骨、甲状软骨和肩胛骨，主要作用为下拉舌骨（表5.4，图5.54～5.69）。

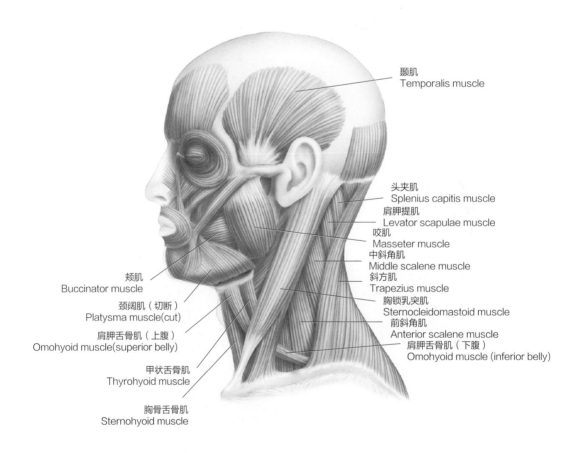

图5.77　胸锁乳突肌和颈前三角、颈后三角的肌，侧面观

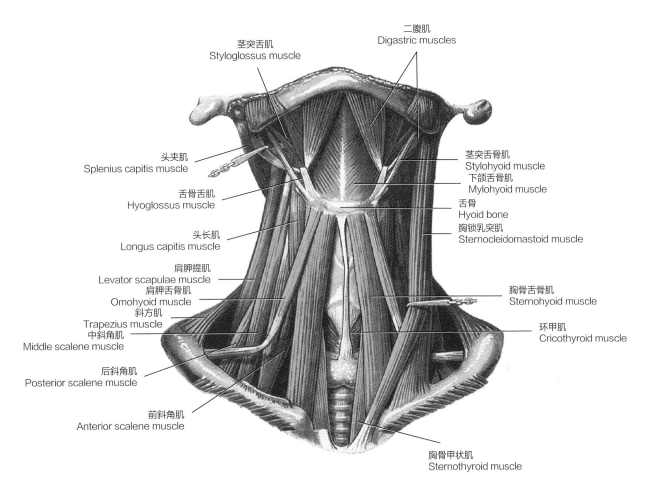

图 5.78　舌骨上、下区的颈肌，前面观

表5.4　颈肌			
名称	起点	止点	作用
颈前部——颈前三角			
颈阔肌	·胸大肌、三角肌表面的皮肤和筋膜	·下颌骨底部和颜面下部皮肤	·改变表情
胸锁乳突肌			
胸骨头肌 锁骨头肌	·胸骨柄上部 ·锁骨的胸骨端	·乳突、上项线的外侧半	·屈曲头颈
舌骨下肌群			
甲状舌骨肌 胸骨舌骨肌 胸骨甲状肌 肩胛舌骨肌	·甲状软骨 ·胸骨柄上缘和锁骨内侧部 ·胸骨柄和第1肋软骨内侧端 ·肩胛骨上缘	·舌骨下外侧缘 ·舌骨 ·甲状软骨 ·舌骨下外侧缘	·下拉舌骨，上提喉 ·下拉舌骨 ·下拉喉 ·下拉舌骨和喉
舌骨上肌群			
二腹肌 下颌舌骨肌 茎突舌骨肌 颏舌骨肌	·后腹—颞骨乳突切迹 　前腹—下颌骨下缘 ·下颌体 ·颞骨茎突 ·颏联合	·以两肌腹间的中间腱附着于舌骨上 ·颏联合和舌骨 ·舌骨上表面 ·舌骨体	·张开下颌（讲话肌） ·上提口底 ·舌骨向后、向上运动 ·张开下颌
椎前肌			
头长肌 颈长肌	·C_3~C_6的横突前结节 ·C_4~T_3的椎体、C_3~C_6的横突前结节	·枕骨基底部 ·C_1前弓、C_5~C_6的横突前结节、C_2~C_4椎体前部	·屈曲头部 ·屈曲颈部，旋转和侧屈颈部
颈后部——颈后三角			
斜角肌 　前斜角肌 　中斜角肌 　后斜角肌	 ·C_3~C_6的横突前结节 ·C_2~C_7的横突后结节 ·C_4~C_6的横突后结节	 ·第1肋斜角肌结节 ·第1肋 ·第2肋	 ·上提第1肋，屈曲颈椎 ·上提第1肋，屈曲颈椎 ·侧屈头部，旋转头颈
斜方肌	·枕骨和C_7~T_{12}的棘突	·锁骨、肩峰、肩胛冈	·上提肩胛骨
肩胛提肌	·上4个颈椎横突	·肩胛骨脊柱缘	·上提肩胛骨
头夹肌	·下部颈椎、上部胸椎	·枕骨	·仰头
颈夹肌	·T_1~T_6的棘突和项韧带	·C_1~C_4的横突后结节	·仰头

颈后三角的肌

颈后三角的肌包括斜方肌、头夹肌、肩胛提肌以及前、中、后斜角肌。斜方肌是颈后部的一块表浅的肌，可以上提肩胛骨，起于枕骨和C_7~T_{12}椎骨棘突，止于锁骨、肩峰和肩胛冈（图5.79、5.80）。紧靠斜方肌前方的头夹肌起于下部颈椎和上部胸椎，止于枕骨，作用是仰头（图4.54、5.54、5.55）。肩胛提肌位于颈部的后外侧，起于上4个颈椎横突，止于肩胛骨的脊柱缘，作用是上提肩胛骨（图5.77、5.78、5.80）。斜角肌群（前、中、后斜角肌）位于颈部前外侧，这些肌起自颈椎横突，止于第1、第2肋。它们共同上提第1、第2肋和前屈颈部。前、中斜角肌可以用作臂丛的解剖标志，因为臂丛穿经两肌之间（图5.77、5.78）。这些肌列于表5.4内，并在图5.53～5.69中标出。颈部另外两群重要的肌是竖脊肌和横突棘肌，已在第四章讨论过了。

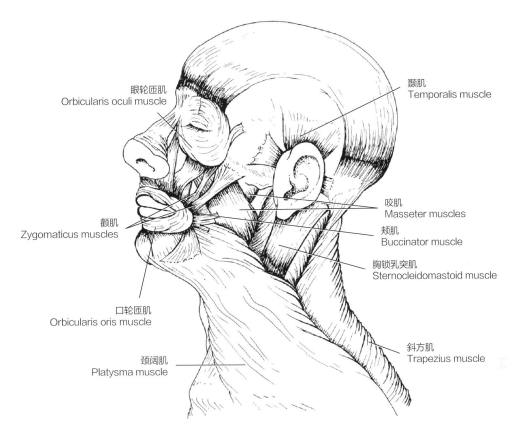

图 5.79　颈部浅层肌，侧面观

眼轮匝肌
Orbicularis oculi muscle

颞肌
Temporalis muscle

颧肌
Zygomaticus muscles

咬肌
Masseter muscles

颊肌
Buccinator muscle

胸锁乳突肌
Sternocleidomastoid muscle

口轮匝肌
Orbicularis oris muscle

颈阔肌
Platysma muscle

斜方肌
Trapezius muscle

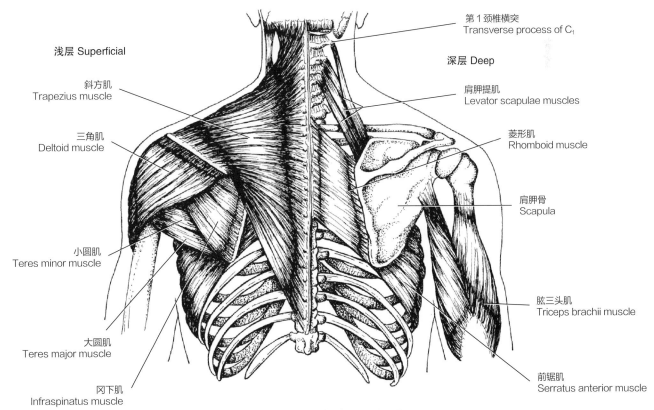

图 5.80　斜方肌和肩胛提肌，后面观

浅层 Superficial

深层 Deep

第 1 颈椎横突
Transverse process of C$_1$

斜方肌
Trapezius muscle

肩胛提肌
Levator scapulae muscles

三角肌
Deltoid muscle

菱形肌
Rhomboid muscle

肩胛骨
Scapula

小圆肌
Teres minor muscle

肱三头肌
Triceps brachii muscle

大圆肌
Teres major muscle

冈下肌
Infraspinatus muscle

前锯肌
Serratus anterior muscle

血管结构

颅外的血管包括颈动脉、椎动脉和颈静脉等（表5.5、5.6）。这些血管主要位于颈外侧部（图5.81 ~ 5.86）。可在图5.56 ~ 5.69中辨识这些血管结构。

颈动脉

右颈总动脉在胸锁关节后方发自头臂干，左颈总动脉从主动脉弓直接发出（图5.81）。颈总动脉位于颈内静脉内侧，在 C_3 ~ C_4 水平分叉成颈内动脉和颈外动脉。颈总动脉分叉处的表面有颈动脉体，这个小神经血管结构是一种化学感受器，可感受血液化学成分的变化以调节血氧水平和血液 pH 值（图5.82）。颈内动脉沿颈部垂直上行，通过颞骨颈动脉管进入颅底。其起始处的膨大称为颈动脉窦，内含压力感受器，可应对动脉血压的变化（图5.82）。颈内动脉在颈部无分支，但在头部有分支供应眶和脑。颈外动脉沿颈部上行，穿过腮腺，至颞下颌关节水平分叉为其终支，供应面部和颈部。其分支包括甲状腺上动脉、舌动脉、面动脉、枕动脉、耳后动脉和咽升动脉（图5.81 ~ 5.85，表5.5）。颈外动脉与颈内动脉的位置关系在其上行时有所变化，颈外动脉在较低水平位于颈内动脉的前内侧，在较高水平则位于颈内动脉的前外侧（图5.56 ~ 5.69）。

> 颈动脉体瘤是头颈部最常见的副神经节瘤，常发生于颈动脉分叉内侧部的动脉外膜，最常见的表现是颈前三角内可触及无症状的颈部包块。当肿瘤增大并压迫颈动脉和周围神经时，可能出现疼痛、舌肌轻瘫、声音嘶哑、霍纳综合征和吞咽困难等症状。颈动脉体瘤可以采用手术治疗或者放射治疗。

椎动脉

椎动脉是锁骨下动脉的分支，在颈部穿经 C_6~C_1 的颈椎横突孔上行，然后进入枕骨大孔，两侧椎动脉合并为一支基底动脉。椎动脉和基底动脉供应脑的后部（图5.57 ~ 5.69、5.82 ~ 5.85）。

表5.5　颈部动脉		
颈部动脉	**发出部位**	**分支**
颈总动脉		颈内动脉和颈外动脉
左颈总动脉 　右颈总动脉	主动脉弓 头臂干	
颈内动脉	颈总动脉	眼动脉、大脑前动脉、大脑中动脉
颈外动脉	颈总动脉	甲状腺上动脉、舌动脉、面动脉、枕动脉、耳后动脉和咽升动脉
椎动脉	锁骨下动脉	小脑下后动脉

表5.6　颈部静脉		
颈部静脉	**注入**	**属支**
颈内静脉	锁骨下静脉	岩下窦、面静脉、舌静脉、咽静脉、甲状腺上静脉、甲状腺中静脉，通常还有枕静脉
颈外静脉	锁骨下静脉	下颌后静脉、颈前静脉、颞静脉、上颌静脉，偶尔有枕静脉
椎静脉	头臂静脉	椎内静脉丛、椎外静脉丛以及颈部的深静脉

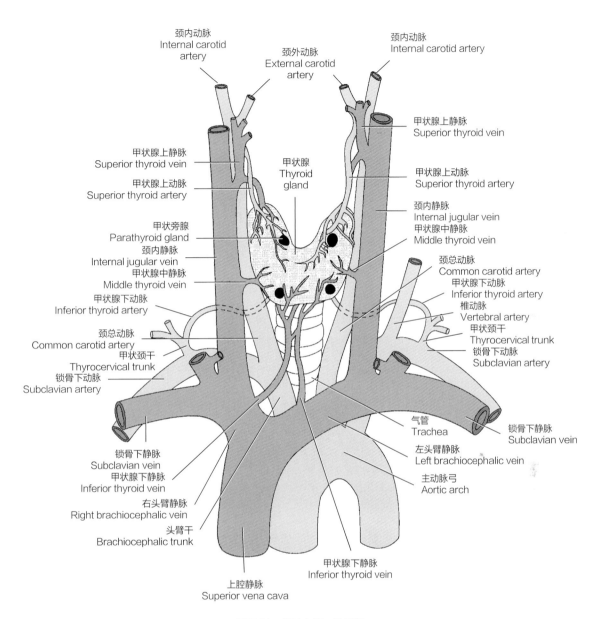

颈内动脉
Internal carotid
artery

颈外动脉
External carotid
artery

颈内动脉
Internal carotid artery

甲状腺上静脉
Superior thyroid vein

甲状腺上静脉
Superior thyroid vein

甲状腺
Thyroid
gland

甲状腺上动脉
Superior thyroid artery

甲状腺上动脉
Superior thyroid artery

颈内静脉
Internal jugular vein
甲状腺中静脉
Middle thyroid vein

甲状旁腺
Parathyroid gland
颈内静脉
Internal jugular vein
甲状腺中静脉
Middle thyroid vein

颈总动脉
Common carotid artery
甲状腺下动脉
Inferior thyroid artery
椎动脉
Vertebral artery
甲状颈干
Thyrocervical trunk
锁骨下动脉
Subclavian artery

甲状腺下动脉
Inferior thyroid artery

颈总动脉
Common carotid artery
甲状颈干
Thyrocervical trunk
锁骨下动脉
Subclavian artery

气管
Trachea

锁骨下静脉
Subclavian vein

左头臂静脉
Left brachiocephalic vein

主动脉弓
Aortic arch

锁骨下静脉
Subclavian vein
甲状腺下静脉
Inferior thyroid vein

右头臂静脉
Right brachiocephalic vein

头臂干
Brachiocephalic trunk

甲状腺下静脉
Inferior thyroid vein

上腔静脉
Superior vena cava

图 5.81　颅外血管，前面观

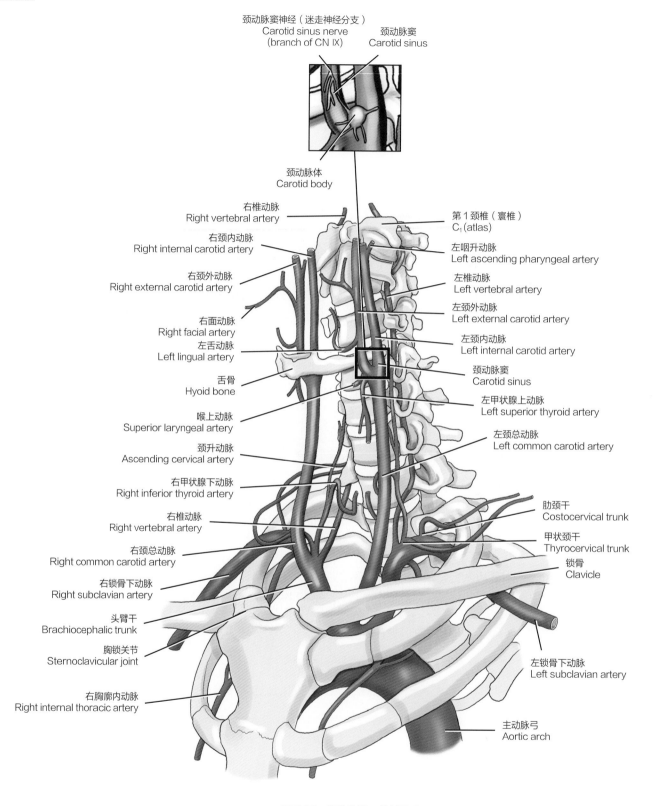

颈动脉窦神经（迷走神经分支）
Carotid sinus nerve
(branch of CN IX)

颈动脉窦
Carotid sinus

颈动脉体
Carotid body

右椎动脉
Right vertebral artery

右颈内动脉
Right internal carotid artery

右颈外动脉
Right external carotid artery

右面动脉
Right facial artery

左舌动脉
Left lingual artery

舌骨
Hyoid bone

喉上动脉
Superior laryngeal artery

颈升动脉
Ascending cervical artery

右甲状腺下动脉
Right inferior thyroid artery

右椎动脉
Right vertebral artery

右颈总动脉
Right common carotid artery

右锁骨下动脉
Right subclavian artery

头臂干
Brachiocephalic trunk

胸锁关节
Sternoclavicular joint

右胸廓内动脉
Right internal thoracic artery

第1颈椎（寰椎）
C₁ (atlas)

左咽升动脉
Left ascending pharyngeal artery

左椎动脉
Left vertebral artery

左颈外动脉
Left external carotid artery

左颈内动脉
Left internal carotid artery

颈动脉窦
Carotid sinus

左甲状腺上动脉
Left superior thyroid artery

左颈总动脉
Left common carotid artery

肋颈干
Costocervical trunk

甲状颈干
Thyrocervical trunk

锁骨
Clavicle

左锁骨下动脉
Left subclavian artery

主动脉弓
Aortic arch

图 5.82　颅外动脉，前斜面观

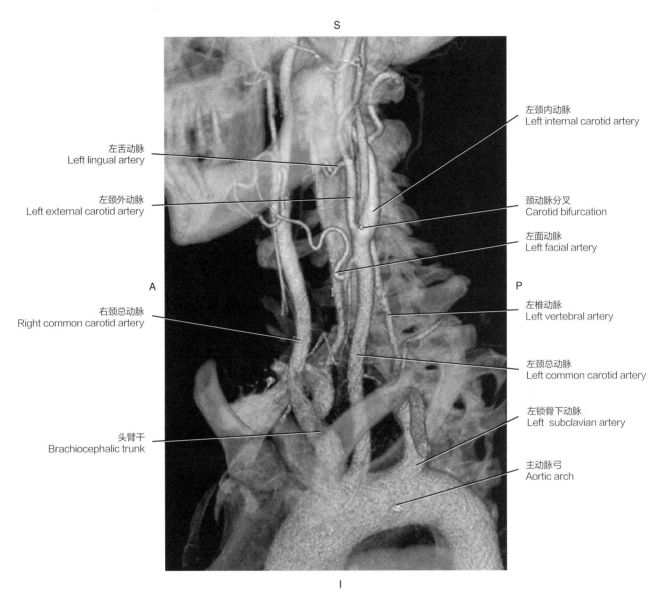

S

左舌动脉
Left lingual artery

左颈外动脉
Left external carotid artery

A

右颈总动脉
Right common carotid artery

头臂干
Brachiocephalic trunk

左颈内动脉
Left internal carotid artery

颈动脉分叉
Carotid bifurcation

左面动脉
Left facial artery

P

左椎动脉
Left vertebral artery

左颈总动脉
Left common carotid artery

左锁骨下动脉
Left subclavian artery

主动脉弓
Aortic arch

I

图 5.83　颅外动脉，三维 CTA，前斜位

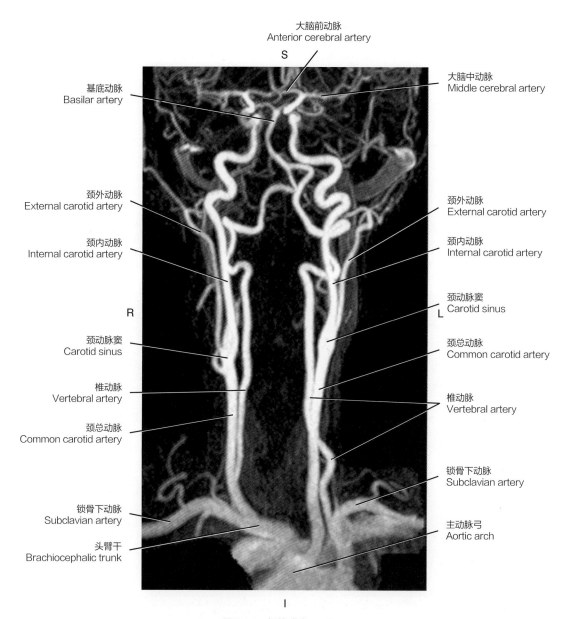

大脑前动脉
Anterior cerebral artery

S

基底动脉
Basilar artery

大脑中动脉
Middle cerebral artery

颈外动脉
External carotid artery

颈外动脉
External carotid artery

颈内动脉
Internal carotid artery

颈内动脉
Internal carotid artery

颈动脉窦
Carotid sinus

R

L

颈动脉窦
Carotid sinus

颈总动脉
Common carotid artery

椎动脉
Vertebral artery

椎动脉
Vertebral artery

颈总动脉
Common carotid artery

锁骨下动脉
Subclavian artery

锁骨下动脉
Subclavian artery

主动脉弓
Aortic arch

头臂干
Brachiocephalic trunk

I

图 5.84 颅外动脉，MRA

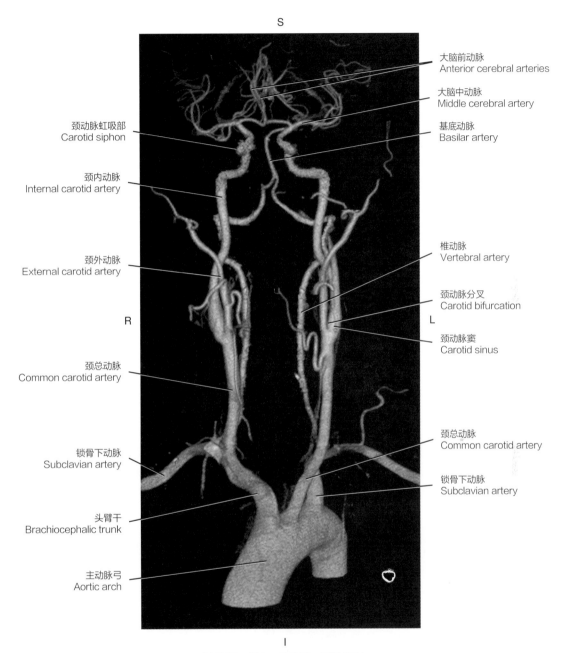

S

大脑前动脉
Anterior cerebral arteries

大脑中动脉
Middle cerebral artery

基底动脉
Basilar artery

颈动脉虹吸部
Carotid siphon

颈内动脉
Internal carotid artery

椎动脉
Vertebral artery

颈外动脉
External carotid artery

颈动脉分叉
Carotid bifurcation

颈动脉窦
Carotid sinus

颈总动脉
Common carotid artery

R

L

颈总动脉
Common carotid artery

锁骨下动脉
Subclavian artery

锁骨下动脉
Subclavian artery

头臂干
Brachiocephalic trunk

主动脉弓
Aortic arch

I

图 5.85　颅内、外动脉，三维 CTA

颈静脉和椎静脉

颈内静脉通常是颈部最大的血管结构，收集脑、面部浅层和颈部的血液（表5.6）。颈内静脉始于颅后窝的颈静脉孔，沿颈部外侧下行，与锁骨下静脉汇合形成头臂静脉（图5.81、5.86）。颈内静脉通常行于颈总动脉外侧，在颈部较高水平则位于颈内动脉后方（图5.56～5.69）。颈内静脉的属支包括岩下窦、面静脉、舌静脉、咽静脉、甲状腺上静脉和甲状腺中静脉，通常也包括枕静脉。其中面静脉一般可在其引流面部前外侧区域时被辨识出来（图5.86）。

颈外静脉起于下颌角附近，在皮下跨过胸锁乳突肌，注入锁骨下静脉。颈外静脉的属支包括下颌后静脉和颈前静脉，偶尔还有枕静脉。下颌后静脉收集面部外侧区域的血液，向下穿过腮腺。颈前静脉约始于舌骨水平，收集下唇的血液，此静脉经胸锁乳突肌深方汇入颈外静脉的终端。这些颈部的静脉可在图5.56～5.69中辨识。

椎静脉与椎动脉伴行于颈椎横突孔内，收集脊髓颈段和颅后面的血液（图5.53、5.54、5.61、5.69，也可参见图4.132），椎静脉从后方注入头臂静脉。这些血管结构可在图5.54～5.69中辨识。

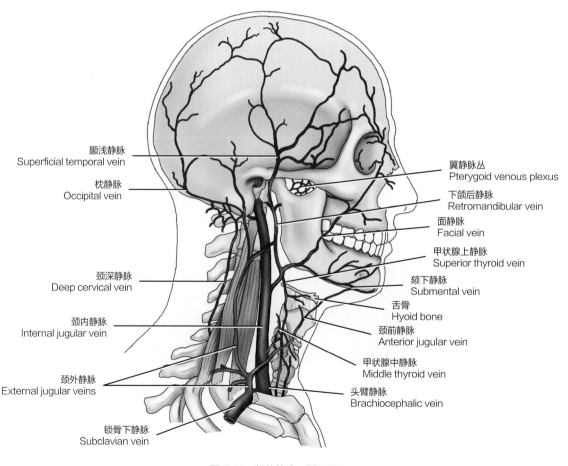

颞浅静脉　Superficial temporal vein
枕静脉　Occipital vein
颈深静脉　Deep cervical vein
颈内静脉　Internal jugular vein
颈外静脉　External jugular veins
锁骨下静脉　Subclavian vein
翼静脉丛　Pterygoid venous plexus
下颌后静脉　Retromandibular vein
面静脉　Facial vein
甲状腺上静脉　Superior thyroid vein
颏下静脉　Submental vein
舌骨　Hyoid bone
颈前静脉　Anterior jugular vein
甲状腺中静脉　Middle thyroid vein
头臂静脉　Brachiocephalic vein

图5.86　颅外静脉，侧面观

参考文献

Applegate, E. (2010). *The anatomy and physiology learning system* (4th ed.). St. Louis: Saunders.

Fehrenback, M. J., & Herring, S. W. (2017). *Illustrated anatomy of the head and neck* (5th ed.). St. Louis: Elsevier.

Frank, G. (2012). *Merrill's atlas of radiographic positions and radiologic procedures* (12th ed.). St. Louis: Mosby.

Haaga, J. R., & Boll, D. T. (2017). *CT and MRI of the whole body* (6th ed.). Philadelphia: Elsevier.

Larsen, W. J. (2002). *Anatomy: Development, function, clinical correlations*. Philadelphia: Saunders.

Mosby. (2012). *Mosby's medical, nursing, and allied health dictionary* (8th ed.). St. Louis: Mosby.

Ryan, S., & McNicholas, M. (2010). *Anatomy for diagnostic imaging* (3rd ed.). Philadelphia: Saunders.

Seidel, H. M., Ball, J. W., & Dains, J. E., et al. (2010). *Mosby's guide to physical examination* (7th ed.). St. Louis: Mosby.

Som, P. M., & Curtin, H. D. (2011). *Head and neck imaging* (5th ed.). St. Louis: Mosby.

Standring, S. (2012). *Gray's anatomy: The anatomical basis of clinical practice* (41st ed.). New York: Elsevier.

第六章
胸部

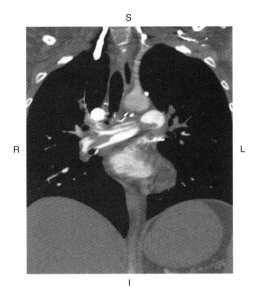

图 6.1 伴肺部血栓的胸廓，CT 重建，冠状位

Anyone who would attempt to operate on the heart should lose the respect of his colleagues.

试图对心脏进行手术的任何人，都会失去其同事们的尊重。

–Christian Albert Theodor Billroth, 1881

胸腔内众多结构处于持续的活动中。虽然生理性的活动使清晰成像困难，但对胸腔解剖学和生理学知识的透彻了解，能够提升胸腔诊断成像技术 (图 6.1)。本章将从纲要列举的这些内容展示不同断层的解剖结构。

目 标

- 描述组成骨性胸廓的结构
- 定义胸廓上口和胸廓下口
- 理解胸膜的作用和分层
- 辨别并描述肺的结构
- 辨别肺主支气管及其分支
- 列出纵隔结构并描述它们的毗邻关系

- 辨别心脏结构，解释心内的血液循环
- 辨别大血管，并描述其分支、属支的分布
- 区分肺动脉和肺静脉的位置及其功能
- 辨别冠状动脉和心的静脉
- 描述参与呼吸活动的肌的位置及作用
- 列出并描述乳房的层次

纲 要

胸廓

胸廓具有保护其内脏器和协助呼吸运动的功能，由胸椎、胸骨、肋骨和肋软骨共同构成（图 6.2）。12 块胸椎形成了胸廓后界，胸廓前界位于前正中线，由胸骨构成。胸骨可分为胸骨柄、胸骨体和剑突三部分（图 6.3、6.4）。呈三角形的胸骨柄位于胸骨最上部，与第 1 肋、第 2 肋及锁骨相连。胸骨的锁切迹与锁骨构成胸锁关节（图 6.5）。颈静脉切迹可在体表扪及，位于胸骨柄上缘，平对第 2 ～ 3 胸椎水平。胸骨柄与胸骨体成角度连结，连结处微凸称为胸骨角，胸骨角平对第 4 ～ 5 胸椎水平。胸骨体狭长，外侧缘有肋切迹，分别与第 3 ～ 7 肋软骨相连（图 6.2、6.6、6.7）。剑突较小，位于胸骨下端，为腹直肌、腹横肌等肌肉的附着处（图 6.4、6.8）。

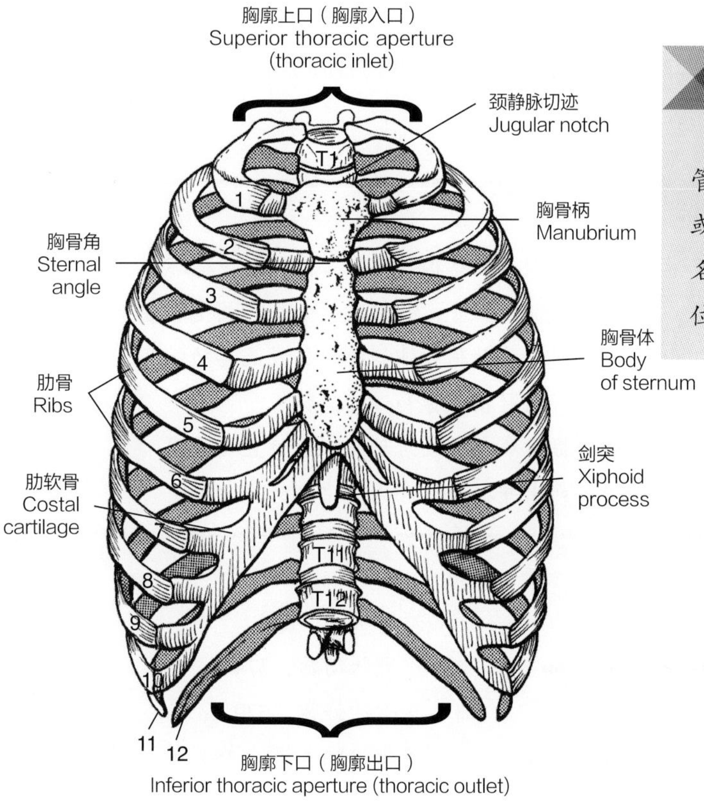
胸廓上口（胸廓入口）
Superior thoracic aperture
(thoracic inlet)
颈静脉切迹
Jugular notch
胸骨柄
Manubrium
胸骨角
Sternal
angle
胸骨体
Body
of sternum
肋骨
Ribs
剑突
Xiphoid
process
肋软骨
Costal
cartilage
T1
T11
T12
1
2
3
4
5
6
7
8
9
10
11
12
胸廓下口（胸廓出口）
Inferior thoracic aperture (thoracic outlet)

图 6.2 胸廓，前面观

胸廓外侧壁由 12 对肋构成，相邻两肋之间的间隙称为肋间隙，12 对肋后端均与胸椎相连。肋骨由肋头、肋颈、肋结节和肋体构成（图 6.7、6.8）。肋头的关节面与椎体相连，构成肋头关节；肋结节的关节面与椎体横突构成肋横突关节（图 6.7）。上 7 对肋（真肋）的前端由肋软骨与胸骨相连，下 5 对肋不直接与胸骨相连，称为假肋。第 8 ～ 10 肋的肋软骨与上位第 7 肋的肋软骨相连。第 11、第 12 肋仅与胸椎相连，称浮肋，且只有椎骨端和胸骨端，无肋结节和肋颈（图 6.2）。

胸廓开口

骨性胸廓有两个开口。胸廓上口（即胸廓入口），由第 1 胸椎、第 1 肋与肋软骨及胸骨柄构成，是血管、神经及脏器从颈部进入胸腔的通道。胸廓下口（即胸廓出口），其孔径更大，由第 12 胸椎、第 12 肋、肋弓和剑胸结合构成（图 6.2、6.5、6.8）。

胸廓出口综合征

胸廓出口综合征 (TOS) 是臂丛和锁骨下血管通过胸廓出口时遭受压迫，引起颈、肩、臂或手部疼痛和感觉异常的综合征。此综合征的名称颇有争议，因为病理学改变的部位实际上位于胸廓入口。

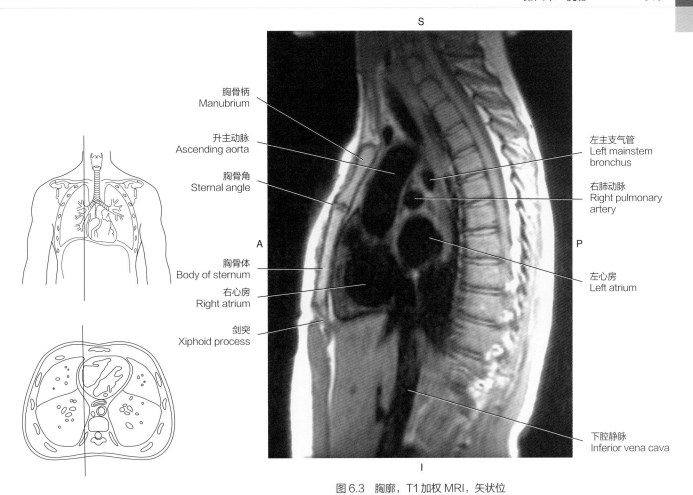

胸骨柄
Manubrium

升主动脉
Ascending aorta

胸骨角
Sternal angle

胸骨体
Body of sternum

右心房
Right atrium

剑突
Xiphoid process

左主支气管
Left mainstem bronchus

右肺动脉
Right pulmonary artery

左心房
Left atrium

下腔静脉
Inferior vena cava

图 6.3 胸廓，T1 加权 MRI，矢状位

胸骨柄
Manubrium

肺动脉干
Pulmonary trunk

胸骨角
Sternal angle

胸骨体
Body of sternum

右心室
Right ventricle

剑突
Xiphoid process

左主支气管
Left mainstem bronchus

降主动脉
Descending aorta

胸椎
Thoracic vertebra

左心房
Left atrium

左心室
Left ventricle

图 6.4 胸骨，CT 重建，矢状位

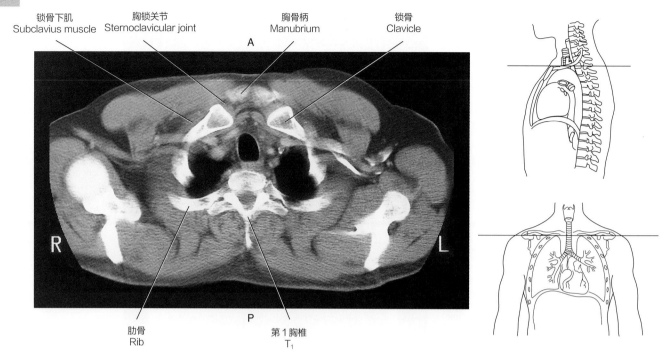

锁骨下肌　Subclavius muscle
胸锁关节　Sternoclavicular joint
胸骨柄　Manubrium
锁骨　Clavicle
A
R
L
P
肋骨　Rib
第1胸椎　T₁

图6.5　胸廓上口，CT，轴位

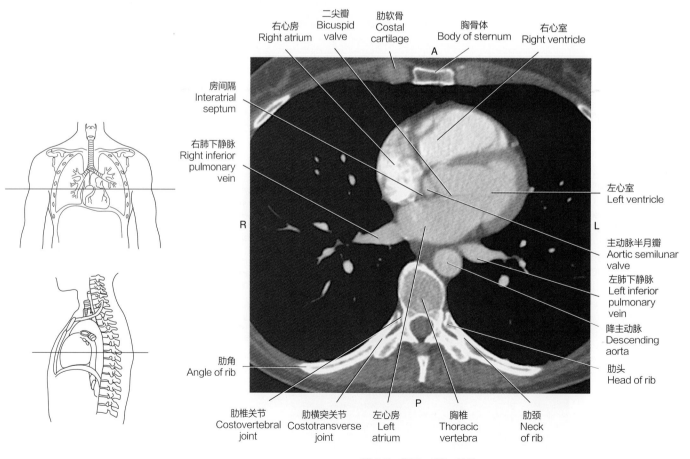

右心房　Right atrium
二尖瓣　Bicuspid valve
肋软骨　Costal cartilage
胸骨体　Body of sternum
右心室　Right ventricle
房间隔　Interatrial septum
右肺下静脉　Right inferior pulmonary vein
A
R
L
左心室　Left ventricle
主动脉半月瓣　Aortic semilunar valve
左肺下静脉　Left inferior pulmonary vein
降主动脉　Descending aorta
肋头　Head of rib
肋角　Angle of rib
肋椎关节　Costovertebral joint
肋横突关节　Costotransverse joint
左心房　Left atrium
胸椎　Thoracic vertebra
肋颈　Neck of rib
P

图6.6　胸骨，CT，轴位

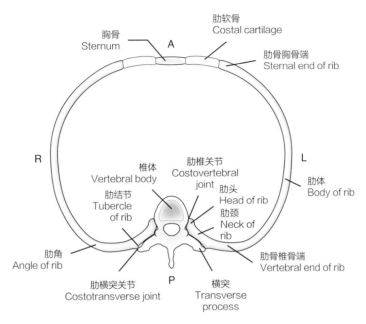

图 6.7　肋椎关节和肋横突关节，轴面观

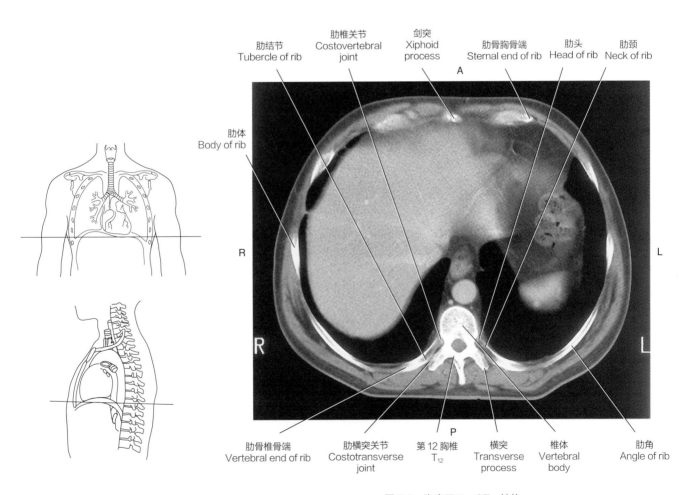

图 6.8　胸廓下口，CT，轴位

胸膜腔

　　两肺各自位于一侧胸膜腔内，胸膜腔由一层浆膜（即胸膜）围成。胸膜可分为两层：外层是壁胸膜，被覆于胸壁内和膈上，可随呼吸活动而移动；内层是脏胸膜，贴附于肺表面，并伸入叶间裂内，覆于各个肺叶表面。两层胸膜均可分泌少量浆液，在呼吸活动时起润滑作用（图6.9、6.10）。胸膜腔深部的凹陷或隐窝是肋纵隔隐窝和肋膈隐窝。在前方，肋纵隔隐窝位于纵隔与肋软骨移行处；在下方，肋膈隐窝位于膈与肋移行处。这些隐窝可扩大胸膜腔，吸气时肺可部分进入其中（图6.9、6.10）。

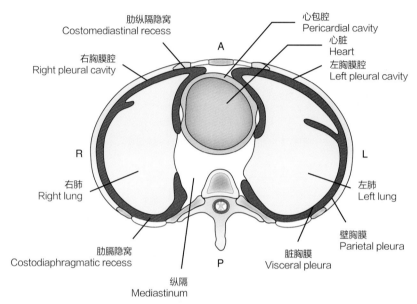

图6.9　胸膜，轴位断面观

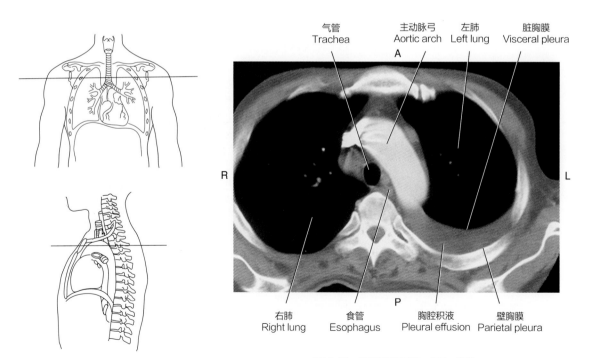

图6.10　肺伴胸腔积液，CT，轴位

肺

肺是呼吸器官，由海绵状的肺实质组成，肺的表面被覆脏胸膜。肺像较大的圆锥体，尖端朝上，肺尖可齐或略高于第1肋，宽阔呈半月形凹陷的肺底（或称膈面）位于膈上（图6.11~6.13）。两肺均有与纵隔相邻的纵隔面（或称内侧面），与胸腔内侧壁相邻的面为肋面。两肺还有下缘、前缘和后缘，下缘延伸至胸膜腔的肋膈隐窝，前缘延伸至胸膜腔的肋纵隔隐窝（图6.13）。

在肺底的内侧界和外侧界有两个突出的角。内侧角称为心膈沟，外侧角称为肋膈沟（图6.11、6.12）。肺借叶间裂分为不同肺叶，胸膜可延伸至裂内。右肺分为3叶（上叶、中叶、下叶），而左叶只分为上叶和下叶（图6.11~6.15）。斜裂将右肺下叶与中叶及上叶分开，斜裂因其方向（由后上斜向前下）而得名（图6.11、6.13）。水平裂将右肺上叶与中叶分开（图6.11~6.13、6.15A）。左肺斜裂将肺分为上叶和下叶（图6.11、6.12）。左肺上叶内侧面有一个大的切迹，称为心切迹，在它的前下方有一个舌状突出部分称为左肺小舌（图6.11、6.15B）。肺内侧面有一个开口称为肺门，肺门是主支气管、血管、淋巴管和神经等进出肺之处，这些结构统称为肺根（图6.15~6.17）。

> 肺囊性纤维化包括一系列广泛的病理过程，其特征是肺实质内出现"空洞"或异常的含气囊腔。

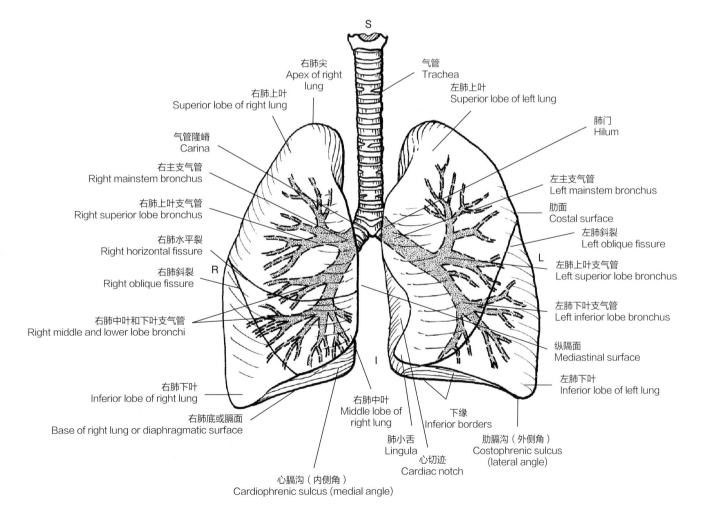

图6.11　支气管树，前面观

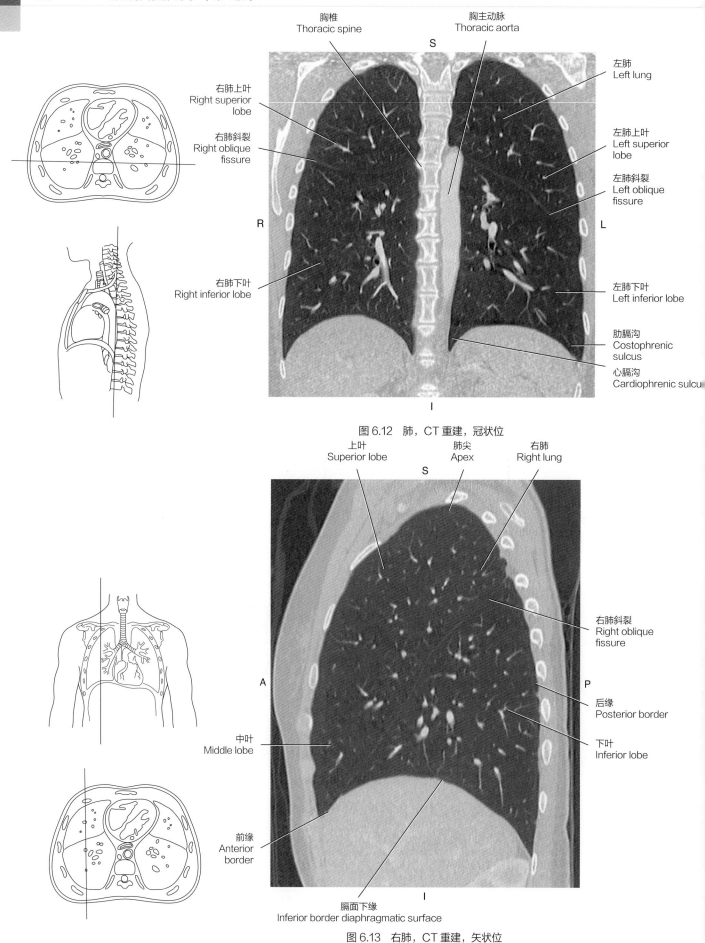

胸椎
Thoracic spine

胸主动脉
Thoracic aorta

S

右肺上叶
Right superior lobe

右肺斜裂
Right oblique fissure

左肺
Left lung

左肺上叶
Left superior lobe

左肺斜裂
Left oblique fissure

R

L

右肺下叶
Right inferior lobe

左肺下叶
Left inferior lobe

肋膈沟
Costophrenic sulcus

心膈沟
Cardiophrenic sulcu

I

图 6.12　肺，CT 重建，冠状位

上叶
Superior lobe

肺尖
Apex

右肺
Right lung

S

右肺斜裂
Right oblique fissure

A

P

后缘
Posterior border

中叶
Middle lobe

下叶
Inferior lobe

前缘
Anterior border

膈面下缘
Inferior border diaphragmatic surface

I

图 6.13　右肺，CT 重建，矢状位

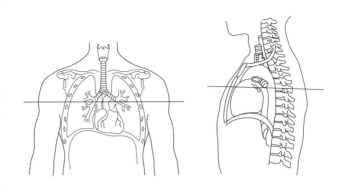

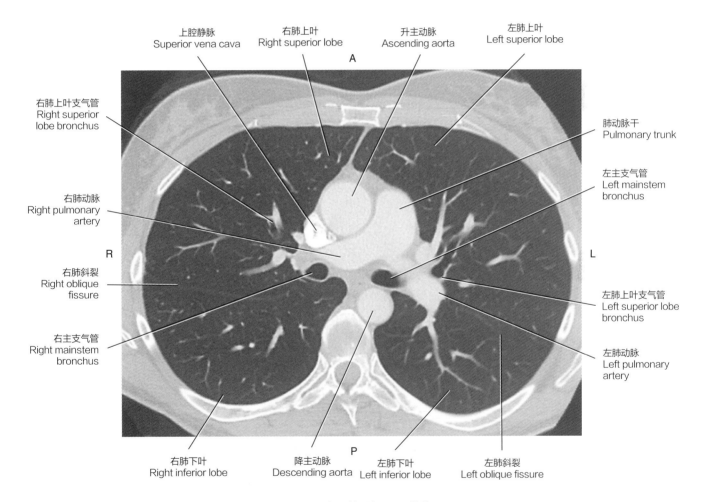

上腔静脉
Superior vena cava

右肺上叶
Right superior lobe

升主动脉
Ascending aorta

左肺上叶
Left superior lobe

右肺上叶支气管
Right superior
lobe bronchus

右肺动脉
Right pulmonary
artery

右肺斜裂
Right oblique
fissure

右主支气管
Right mainstem
bronchus

肺动脉干
Pulmonary trunk

左主支气管
Left mainstem
bronchus

左肺上叶支气管
Left superior lobe
bronchus

左肺动脉
Left pulmonary
artery

右肺下叶
Right inferior lobe

降主动脉
Descending aorta

左肺下叶
Left inferior lobe

左肺斜裂
Left oblique fissure

图 6.14　肺和叶间裂，CT，轴位

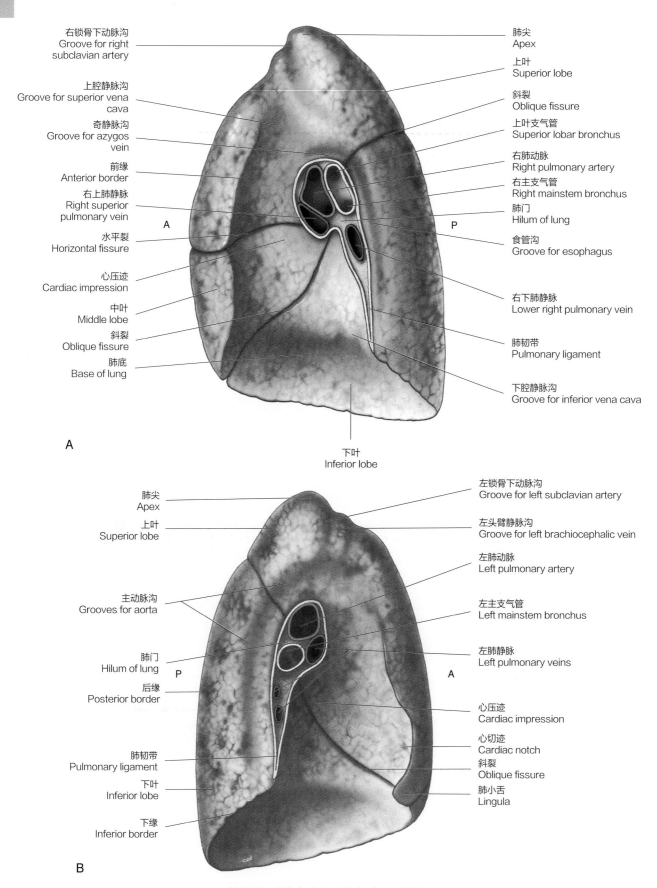

右锁骨下动脉沟
Groove for right subclavian artery

上腔静脉沟
Groove for superior vena cava

奇静脉沟
Groove for azygos vein

前缘
Anterior border

右上肺静脉
Right superior pulmonary vein

水平裂
Horizontal fissure

心压迹
Cardiac impression

中叶
Middle lobe

斜裂
Oblique fissure

肺底
Base of lung

A

P

A

肺尖
Apex

上叶
Superior lobe

斜裂
Oblique fissure

上叶支气管
Superior lobar bronchus

右肺动脉
Right pulmonary artery

右主支气管
Right mainstem bronchus

肺门
Hilum of lung

食管沟
Groove for esophagus

右下肺静脉
Lower right pulmonary vein

肺韧带
Pulmonary ligament

下腔静脉沟
Groove for inferior vena cava

下叶
Inferior lobe

肺尖
Apex

上叶
Superior lobe

主动脉沟
Grooves for aorta

肺门
Hilum of lung

后缘
Posterior border

肺韧带
Pulmonary ligament

下叶
Inferior lobe

下缘
Inferior border

P

A

B

左锁骨下动脉沟
Groove for left subclavian artery

左头臂静脉沟
Groove for left brachiocephalic vein

左肺动脉
Left pulmonary artery

左主支气管
Left mainstem bronchus

左肺静脉
Left pulmonary veins

心压迹
Cardiac impression

心切迹
Cardiac notch

斜裂
Oblique fissure

肺小舌
Lingula

图 6.15　右肺（A）和左肺（B），内侧面观

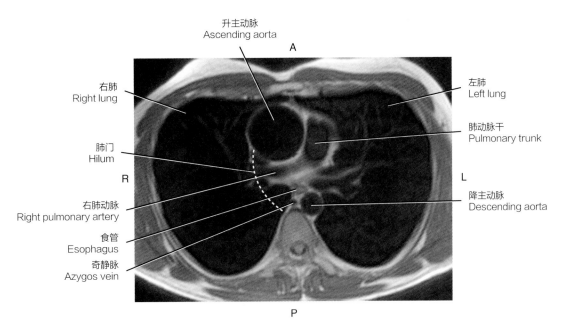

图 6.16　肺（肺门处），T1 加权 MRI，轴位

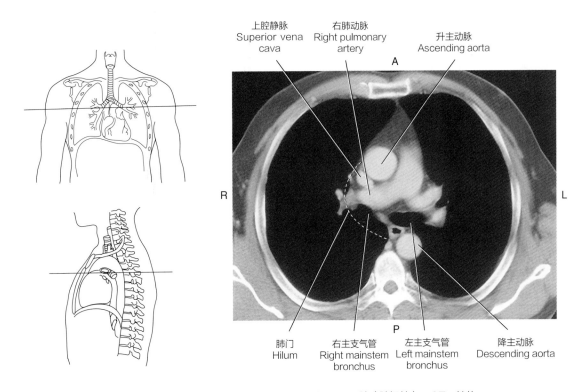

图 6.17　肺（肺门处），CT，轴位

支气管

　　气管约在第5胸椎水平分为左、右主支气管，此处通常被称为气管隆嵴（图6.11）。与左主支气管相比，右主支气管短而粗，走行较直。主支气管在肺门处入肺分为次级支气管（或称肺叶支气管）。次级支气管按肺叶划分，右肺有3个分支（上叶、中叶和下叶支气管），左肺有两个分支（上叶、下叶支气管）（图6.11、6.18~6.20）。次级支气管可再分为三级支气管（或称肺段支气管），分布于每一个支气管肺段（图6.21、6.22，表6.1）。每侧肺一般可分为10个支气管肺段。每个支气管肺段的功能相对独立，临床上可以肺段为单位进行手术切除。支气管树反复分支为小支气管，再反复分为细支气管。每个细支气管大约反复分支23次后，到达支气管树的终末——肺泡，肺泡是呼吸系统的功能单位。肺泡壁是肺泡与毛细血管进行气体交换的场所（图6.23）。

　　肺组织的结构和功能的基本单位称为次级肺小叶。它是肺组织最小的组成部分，周围环绕结缔组织，大小为1~2 cm。次级肺小叶由3~5个腺泡组成，包括参与气体交换的肺泡、终末细支气管以及位于次级肺小叶中心的动脉。次级肺小叶周围是由结缔组织、静脉和淋巴管构成的肺间隔（图6.23、6.24）。高分辨率CT可以显示次级肺小叶，有助于根据次级肺小叶内的病理改变识别肺间质疾病。

　　在美国，肺癌在男性和女性中均是癌症相关死亡的首要原因。大约1/4的癌症相关死亡是肺癌导致的。根据美国癌症协会的数据，肺癌相关死亡人数超过了结肠癌、乳腺癌和前列腺癌相关死亡人数的总和。肺癌多发于老年人，平均发病诊断年龄为70岁。总体来说，男性一生中患肺癌的概率为1/14，女性一生中患肺癌的概率为1/17。

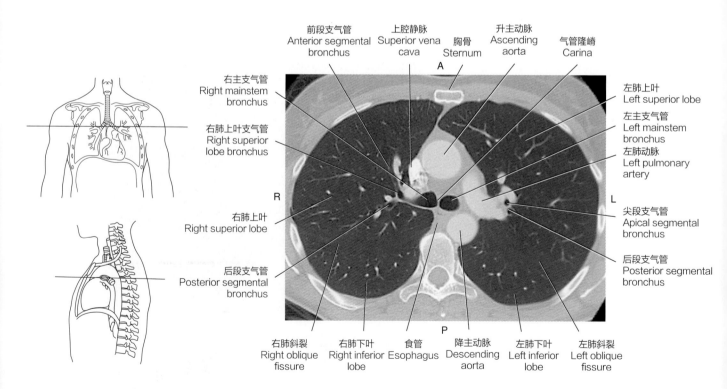

图6.18　主支气管，CT，轴位

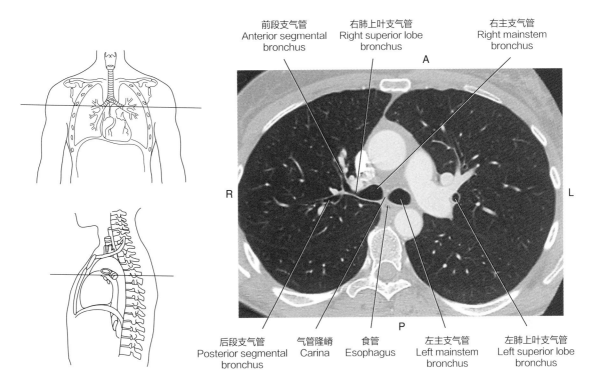

前段支气管
Anterior segmental
bronchus

右肺上叶支气管
Right superior lobe
bronchus

右主支气管
Right mainstem
bronchus

后段支气管
Posterior segmental
bronchus

气管隆嵴
Carina

食管
Esophagus

左主支气管
Left mainstem
bronchus

左肺上叶支气管
Left superior lobe
bronchus

图 6.19　左肺上叶支气管，CT，轴位

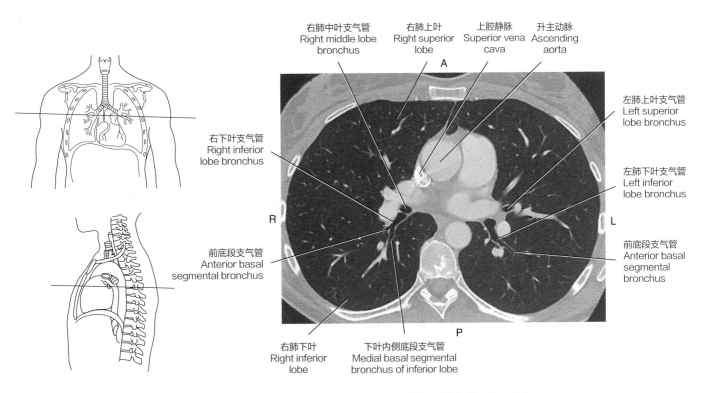

右肺中叶支气管
Right middle lobe
bronchus

右肺上叶
Right superior
lobe

上腔静脉
Superior vena
cava

升主动脉
Ascending
aorta

左肺上叶支气管
Left superior
lobe bronchus

右下叶支气管
Right inferior
lobe bronchus

左肺下叶支气管
Left inferior
lobe bronchus

前底段支气管
Anterior basal
segmental bronchus

前底段支气管
Anterior basal
segmental
bronchus

右肺下叶
Right inferior
lobe

下叶内侧底段支气管
Medial basal segmental
bronchus of inferior lobe

图 6.20　右肺下叶支气管，CT，轴位

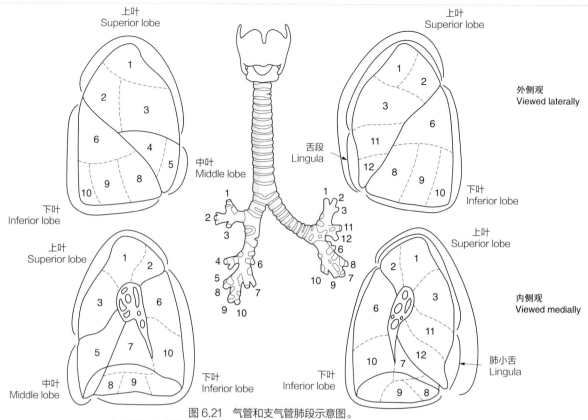

图 6.21　气管和支气管肺段示意图。
1—尖段；2—后段；3—前段；4—外侧段；5—内侧段；6—上段；7—内侧底段；
8—前底段；9—外侧底段；10—后底段；11—上舌段；12—下舌段

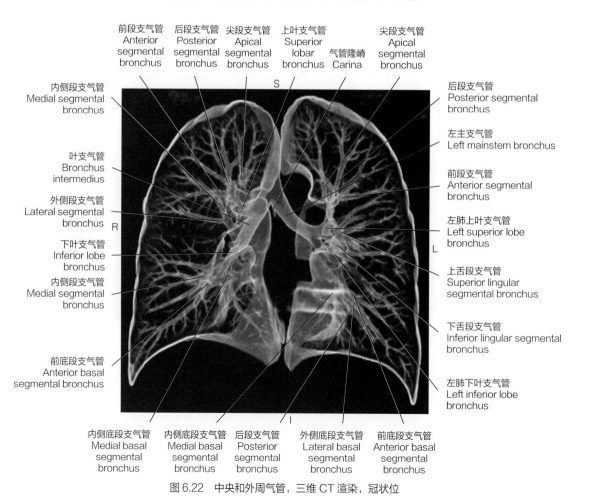

图 6.22　中央和外周气管，三维 CT 渲染，冠状位

表 6.1 支气管肺段		
肺叶	右肺	左肺
上叶	尖段（1） 后段（2） 前段（3）	尖段（1） 后段（2） 前段（3） 上舌段（11） 下舌段（12）
中叶	外侧段（4） 内侧段（5）	无
下叶	上段（6） 内侧底段（7） 前底段（8） 外侧底段（9） 后底段（10）	上段（6） 内侧底段（7） 前底段（8） 外侧底段（9） 后底段（10）

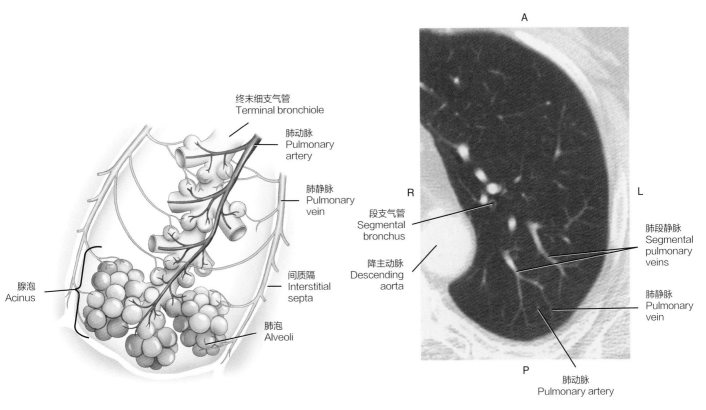

图 6.23　次级肺小叶，轴面观

图 6.24　次级肺小叶，CT，轴位

纵隔

纵隔位于胸腔中线，是两侧胸膜腔之间的区域。纵隔向上可至胸廓上口，下界为膈，前界为胸骨，后界为脊柱胸段。为了便于描述纵隔结构，可将纵隔划分为若干区。以胸骨角至 $T_4 \sim T_5$ 间的椎间盘为假想平面，将纵隔分为上纵隔和下纵隔。上纵隔位于纵隔的上部，其内有胸腺，此区域是各结构出入胸腔的通道。下纵隔可分为前纵隔、中纵隔和后纵隔（图 6.25）。前纵隔位于胸骨体与心包之间。中纵隔为心包、心及出入心的大血管所在的部位。后纵隔位于心包和下 8 个胸椎之间。纵隔内有胸腺、气管、食管、淋巴结、胸导管、心脏、大血管和各种神经（表 6.2）。

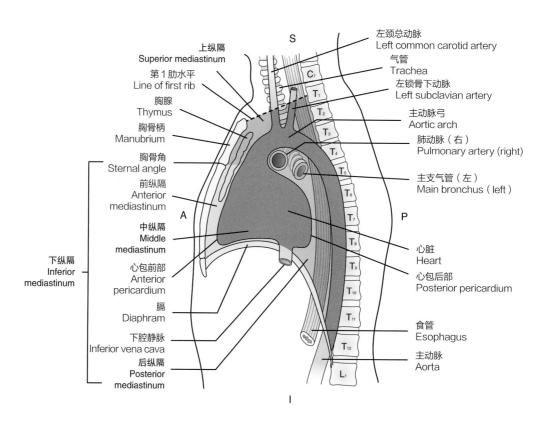

图 6.25　纵隔的分布，矢状面观

表 6.2　纵隔的分区		
分布	位置	内部结构
上纵隔	位于胸骨柄与 $T_1 \sim T_4$ 胸椎之间；上界为胸廓上口，下界为胸骨角至 $T_4 \sim T_5$ 椎间盘之间的平面	胸腺、主动脉弓、上腔静脉、迷走神经、膈神经、淋巴结、气管上段、食管和胸导管
下纵隔	位于上纵隔下方，可分为前纵隔、中纵隔和后纵隔	
前纵隔	位于胸骨体和心包之间	胸腺下部、脂肪、淋巴结、胸廓内动脉纵隔支
中纵隔	为纤维心包所围成的部分	心包、心脏、升主动脉、上腔静脉下部、气管杈和主支气管、出入心脏的大血管、淋巴结
后纵隔	位于纤维心包与 $T_4 \sim T_{12}$ 椎体之间	食管下段、降主动脉、奇静脉和半奇静脉、胸导管、淋巴结

胸腺

胸腺是由淋巴组织构成的腺体，有两叶，呈三角形。位于纵隔上部，紧贴胸骨柄后方（图 6.26～6.28）。胸腺是建立细胞免疫的主要淋巴器官。T 淋巴细胞作为干细胞随血液迁移至胸腺并在此贮存、分化和成熟。胸腺能分泌淋巴细胞发育和成熟所必需的胸腺素。胸腺在青春期最大，成年后逐渐变小。

幼儿时期的胸腺甚为发达，新生儿期的胸腺甚至比心脏还大，但青春期后随着年龄的增长胸腺开始萎缩、变小，最终为纵隔脂肪所替代。

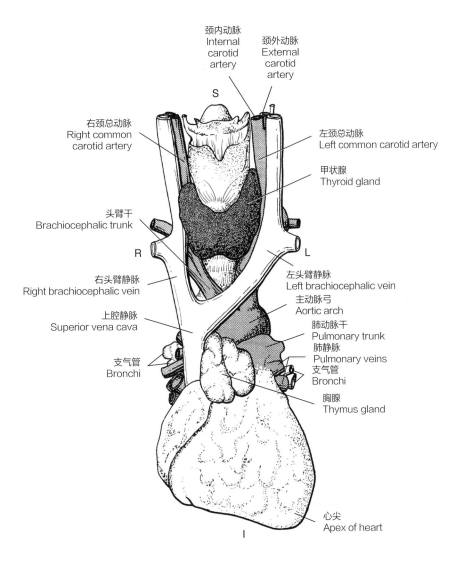

图 6.26　胸腺，前面观

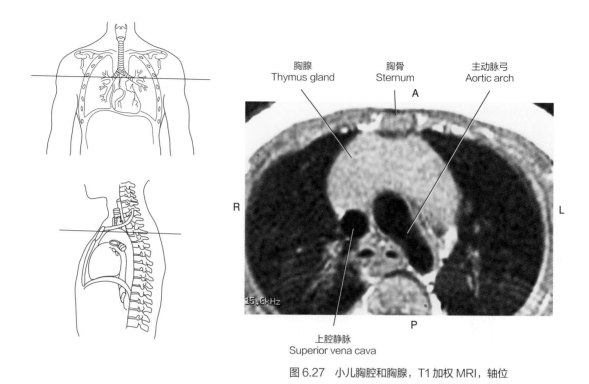

胸腺
Thymus gland

胸骨
Sternum

主动脉弓
Aortic arch

A

R

L

上腔静脉
Superior vena cava

P

图 6.27　小儿胸腔和胸腺，T1 加权 MRI，轴位

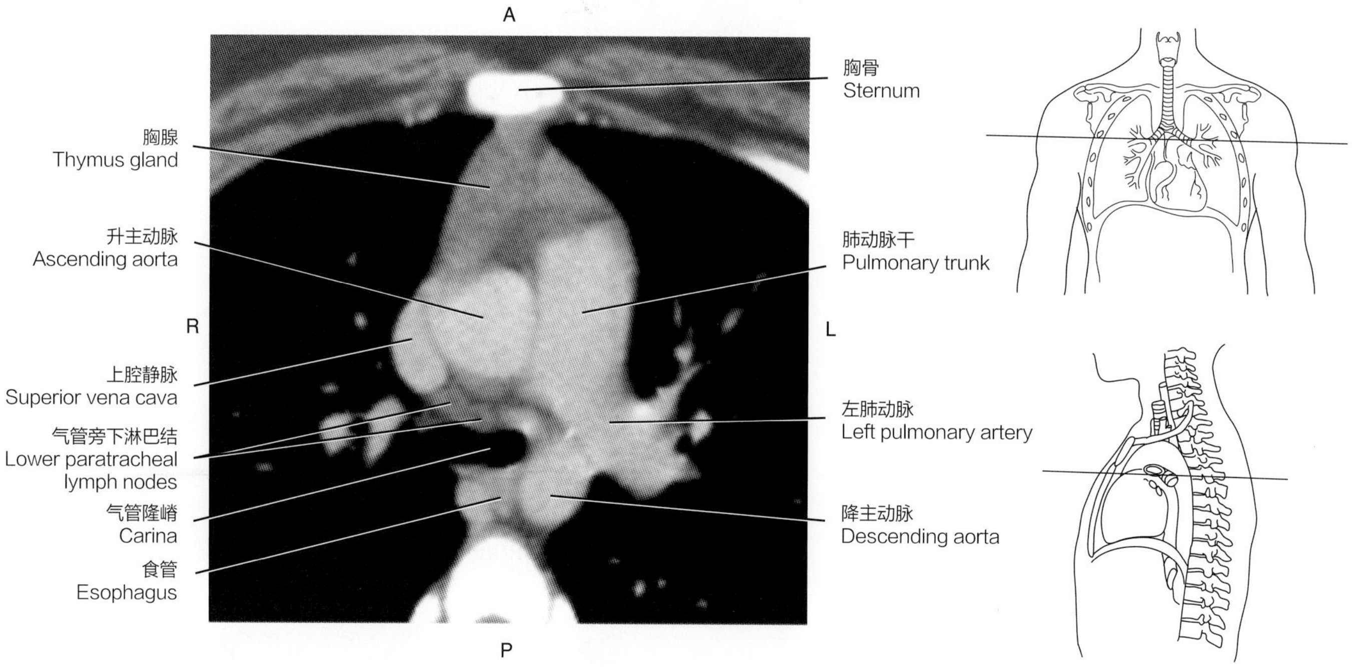

A

胸骨
Sternum

胸腺
Thymus gland

升主动脉
Ascending aorta

肺动脉干
Pulmonary trunk

R

L

上腔静脉
Superior vena cava

左肺动脉
Left pulmonary artery

气管旁下淋巴结
Lower paratracheal
lymph nodes

气管隆嵴
Carina

降主动脉
Descending aorta

食管
Esophagus

P

图 6.28　胸腺，CT，轴位

气管和食管

气管走行于纵隔内，全程位于食管前方。气管由16～20个C形的气管软骨环构成，气管是空气进出的通道，保持开放状态，气管壁具有一定的舒缩性。气管软骨的后壁缺口由弹性结缔组织封闭，有利于食团顺利下行。从横断面上看，气管呈含气的圆形，直至气管权处（图6.10、6.11、6.18、6.25）。食管的横断面呈椭圆形，在纵隔内下降，通过膈的食管裂孔进入腹腔（图6.29、6.30）。

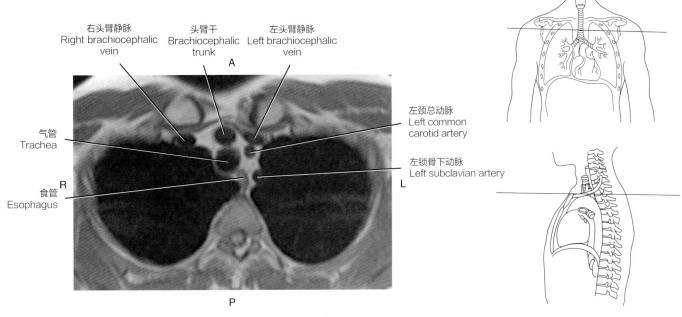

图6.29 气管和食管，T1加权MRI，轴位

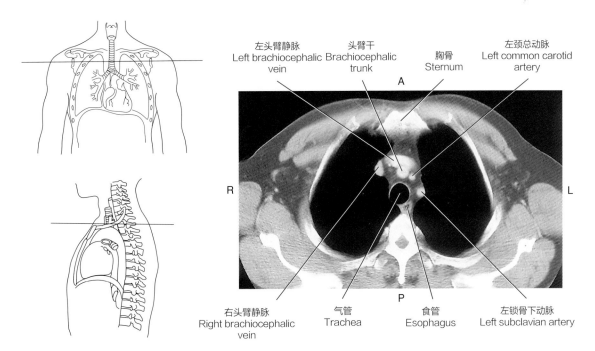

图6.30 气管和食管，CT，轴位

淋巴系统

淋巴结

纵隔内的淋巴结沿大血管、食管、支气管和气管隆嵴聚集成簇分布。根据纵隔淋巴结的分布位置，可将其分为 14 群局部淋巴结，以用于临床肺癌分期的划分（图 6.31，表 6.3）。在横断面上很难看到淋巴管和淋巴结，除非是不正常的肿大（图 6.28、6.32、6.33）。

> 锁骨上淋巴结通常又被称为前哨淋巴结，因为在临床诊断过程中，锁骨上淋巴结肿大提示胸腔或腹腔可能存在恶性病变。

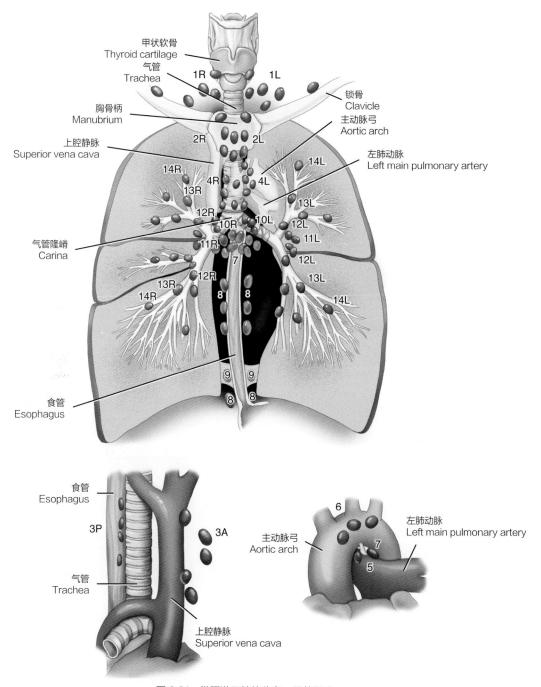

图 6.31　纵隔淋巴结的分布，冠状面观。

1—最高位纵隔淋巴结；2—气管旁上淋巴结；3—血管前淋巴结和气管后淋巴结；4—气管旁下淋巴结（包括奇静脉淋巴结）；5—主动脉弓下淋巴结；6—主动脉弓旁淋巴结；7—隆嵴下淋巴结；8—食管旁淋巴结；9—肺韧带淋巴结；10—肺门淋巴结；11—叶间淋巴结；12—肺叶淋巴结；13—肺段淋巴结；14—肺亚段淋巴结

表 6.3　国际肺癌协会 2009 版淋巴结分组
锁骨上淋巴结（第 1 组）
第 1 组：沿颈根部、锁骨上和颈静脉切迹排列，以气管为界分为左、右两组，即 1L 和 1R
1L—左侧，分布于环状软骨下缘至锁骨和胸骨柄上缘
1R—右侧，分布于环状软骨下缘至锁骨和胸骨柄上缘
纵隔上淋巴结（第 2~4 组）
第 2 组：气管旁上淋巴结；以气管侧缘为界分为左、右两组，即 2L 和 2R
2L—左侧：上界，左肺尖至胸骨柄上缘；下界，主动脉弓上缘
2R—右侧：上界，右肺尖至胸骨柄上缘；下界，左头臂静脉与气管交叉处
第 3 组：血管前淋巴结（位于血管前方）和气管后淋巴结（位于气管后方）
3A—血管前淋巴结：右界，从肺尖至气管隆嵴水平，胸骨后至上腔静脉前缘；左界，从肺尖至气管隆嵴水平，胸骨后至左颈总动脉
3P—气管后淋巴结：从肺尖至气管隆嵴水平
第 4 组：气管旁下淋巴结；以气管为界分为左右两组，即 4L 和 4R
4L—左侧：上界，主动脉弓上缘；下界，左肺动脉主干上缘
4R—右侧：上界，左头臂静脉末端汇合处；下界，奇静脉末端下缘
主动脉淋巴结（第 5~6 组）
第 5 组：主动脉弓下淋巴结；沿肺动脉韧带外侧分布
5—主动脉弓下淋巴结（主动脉肺动脉窗）：上界，主动脉弓下缘；下界，左肺动脉主干上缘
第 6 组：主动脉弓旁淋巴结；沿升主动脉和主动脉弓前外侧分布
6—主动脉弓旁淋巴结（升主动脉或膈神经）：上界，主动脉弓上缘；下界，主动脉弓下缘
纵隔下淋巴结（第 7~9 组）
第 7 组：隆嵴下淋巴结；位于气管杈下
7—右侧，沿中段支气管下缘分布；左侧，沿下叶支气管上缘分布
第 8 组：食管旁淋巴结；位于隆嵴淋巴结下方，毗邻食管壁
8—右侧：上界，中段支气管下缘；下界，肺叶间区域。左侧：上界，下叶支气管上缘；下界，肺叶间区域
第 9 组：肺韧带淋巴结
9—上界，下肺静脉；下界，膈
肺门、肺叶和肺亚段淋巴结（第 10~14 组）
第 10 组：肺门淋巴结；毗邻主支气管和肺门血管
10—右侧：上界，奇静脉下缘；下界，叶间区域。左侧：上界，肺动脉上缘；下界，叶间区域
第 11 组：叶间淋巴结；分布于肺叶支气管起始处之间
11—上界，右侧上叶支气管与中段支气管之间；下界，右侧中叶支气管与下叶支气管之间
第 12 组：肺叶淋巴结；毗邻肺叶支气管
第 13 组：肺段淋巴结；毗邻肺段支气管
第 14 组：肺亚段淋巴结；毗邻肺亚段支气管

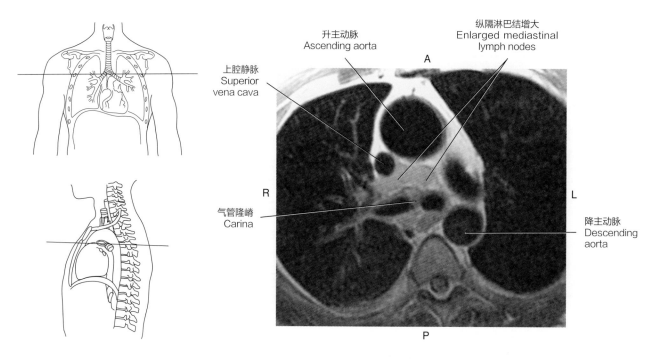

图 6.32　胸腔淋巴结增大，T1 加权 MRI，轴位

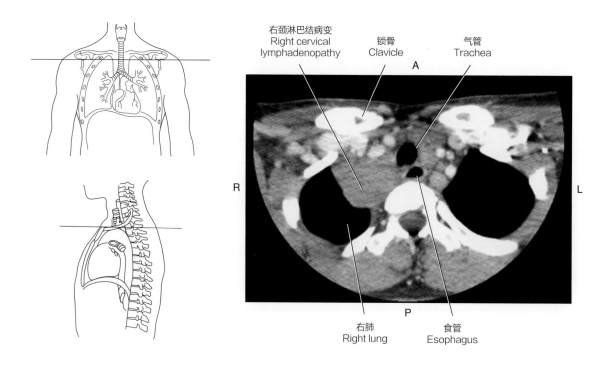

图 6.33　胸腔淋巴结增大，CT，轴位

淋巴管

淋巴系统由淋巴管网组成，淋巴管网可将淋巴液（过剩的组织间液）由组织运送至血液循环。小淋巴管（毛细淋巴管）伴随动脉和静脉分布于全身各处。淋巴管逐渐变粗，最终汇合成淋巴导管，即胸导管和右淋巴导管。胸导管是淋巴系统主要的淋巴管，引流膈以上左侧半身及膈以下所有区域的淋巴（图6.34 ~

6.36）。胸导管起自膈下第2腰椎高度，穿过膈的主动脉裂孔进入胸腔。胸导管源于腹腔的乳糜池，乳糜池呈囊状膨大，由腰干和肠干汇合而成（图6.34）。胸导管向上走行进入胸腔，经胸主动脉与奇静脉之间，在锁骨水平注入左锁骨下静脉。右淋巴导管较小，引流右侧上半身的淋巴，由多条淋巴干在右锁骨附近汇合而成。右淋巴导管注入右锁骨下静脉（图6.34）。

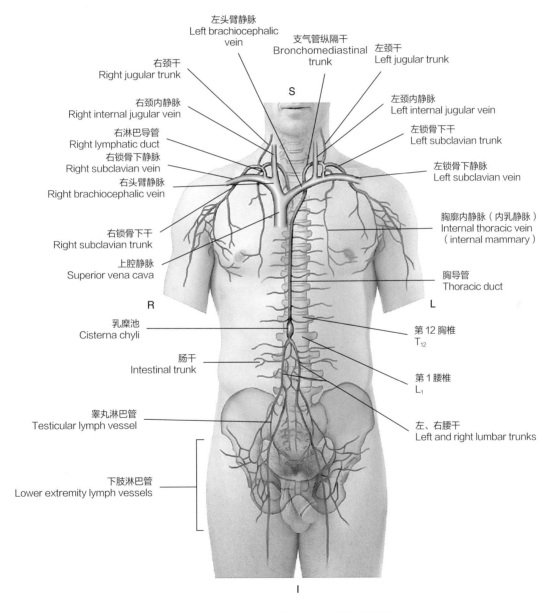

图6.34　胸导管和右淋巴导管，前面观

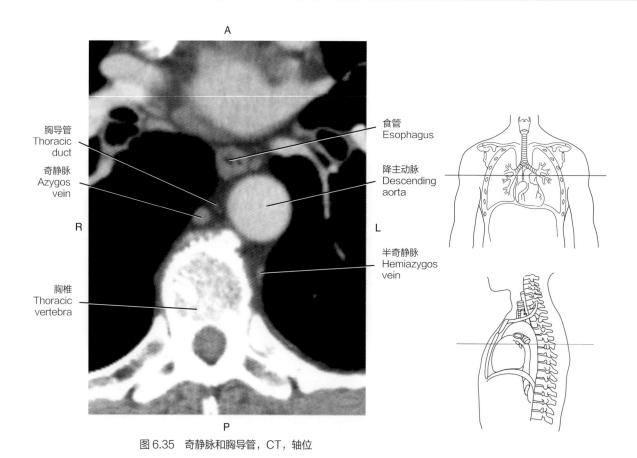

图6.35　奇静脉和胸导管，CT，轴位

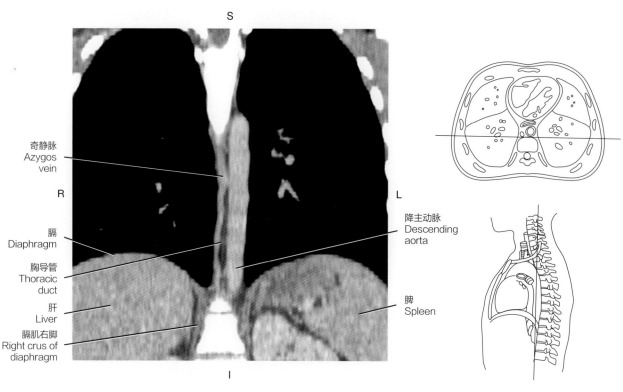

图6.36　胸导管，CT重建，冠状位

心脏及其血液循环

表面标志

心是一个中空的、四腔室的肌性器官,位于中纵隔内。心脏与握紧的拳头大小相仿,斜位于胸腔内,约 1/3 位于正中线的右侧,2/3 位于正中线的左侧,其外形近似圆锥体(图 6.37)。心的表面可分为心底、心尖、三面(胸肋面、膈面和肺面)、四缘(右缘、下缘、左缘和上缘)。宽大的心底(后面)位于心脏的后上方,由左、右心房(主要是左心房)构成,此处有大血管出入。心尖由左心室构成,朝向左前下方,位于第 5 肋间隙锁骨中线内侧。胸肋面(前面)大部分由右心房和右心室构成,余下小部分由左心室构成。膈面(下面)位于膈中心腱上,主要由左右心室构成,小部分由右心房构成。肺面(左面)主要由左心室构成,位于左肺心切迹内侧。心缘在影像学资料中代表着心血管轮廓的边界,包括:右缘,由右心房构成,位于上腔静脉与下腔静脉之间;左缘,由心尖或左心室构成;上缘,由左心房和右心房构成;下缘,主要由右心室构成,小部分由左心室构成(图 6.37 ~ 6.39)。

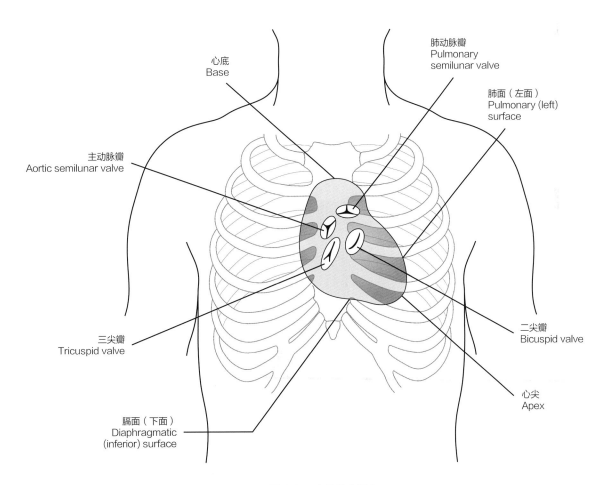

图 6.37　心的体表标志

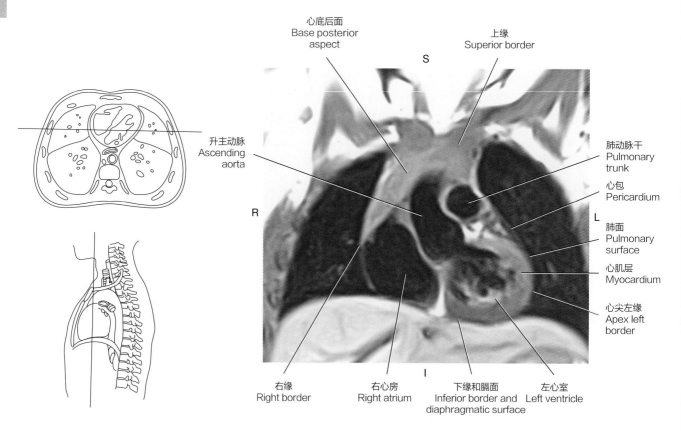

心底后面
Base posterior aspect

上缘
Superior border

升主动脉
Ascending aorta

肺动脉干
Pulmonary trunk

心包
Pericardium

肺面
Pulmonary surface

心肌层
Myocardium

心尖左缘
Apex left border

右缘
Right border

右心房
Right atrium

下缘和膈面
Inferior border and diaphragmatic surface

左心室
Left ventricle

图 6.38　心表面和心缘，T1 加权 MRI，冠状位

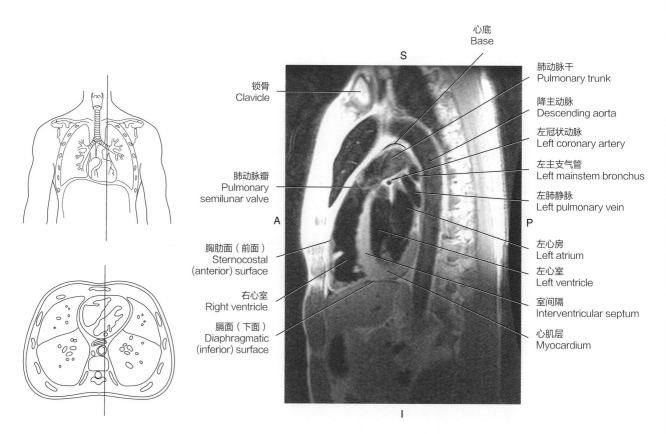

心底
Base

锁骨
Clavicle

肺动脉干
Pulmonary trunk

降主动脉
Descending aorta

左冠状动脉
Left coronary artery

左主支气管
Left mainstem bronchus

左肺静脉
Left pulmonary vein

肺动脉瓣
Pulmonary semilunar valve

胸肋面（前面）
Sternocostal (anterior) surface

右心室
Right ventricle

膈面（下面）
Diaphragmatic (inferior) surface

左心房
Left atrium

左心室
Left ventricle

室间隔
Interventricular septum

心肌层
Myocardium

图 6.39　心表面和心缘，T1 加权 MRI，矢状位

心包

心和出入心的大血管的根部包被于心包囊内（图6.40～6.42）。纤维心包与膈的中心腱愈着，下腔静脉穿过此部。纤维心包的内面是双层的浆膜，称浆膜心包。浆膜心包分为壁层和脏层，壁层衬覆在纤维心包的内面，脏层（心外膜）紧贴心脏及出入心的大血管的根部的外面。脏层与壁层之间的潜在腔隙称为心包腔，内含少量浆液，起润滑作用，可减少心脏搏动时心包间的摩擦。胚胎发育时，心脏嵌入浆膜心包导致其形成的转折称心包反折。心包反折在出入心的大血管处形成两个潜在腔隙：心包斜窦和心包横窦。两个心包窦内的腔隙称为隐窝（图6.43，表6.4）。这些腔隙含有液体，可能被误判为囊性病变或淋巴结病变。心包壁层与心壁之间是一层心外膜脂肪，在心脏入口和出口、冠状血管以及各个心腔之间的间沟中更为明显。胸腔内，心包壁层外面有纵隔脂肪（图6.40～6.42）。

心包炎是心包的炎性病变，通常起病突然，病程可持续数月。临床症状包括剧烈的胸部尖锐疼痛，可随咳嗽和吞咽而加剧，平卧时呼吸困难。心包炎患者多见于20～50岁的男性。虽然心包炎的病因很多，但心包炎通常为（病毒、细菌、真菌或寄生虫）感染的并发症。如果不治疗，心包炎可能发展为另外一种危及生命的疾病——心脏压塞，心脏压塞是心包腔内的渗出液迅速聚集所致，可明显地压迫心脏、严重影响心脏的舒缩功能。心包炎的治疗取决于其病因，治疗药物包括止痛药、抗生素和抗炎药。

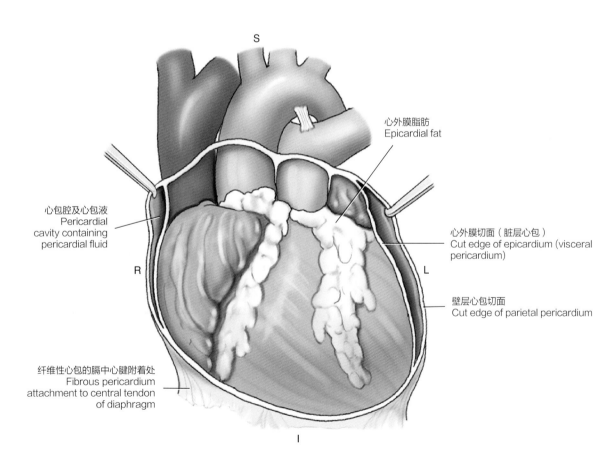

心外膜脂肪
Epicardial fat

心包腔及心包液
Pericardial cavity containing pericardial fluid

心外膜切面（脏层心包）
Cut edge of epicardium (visceral pericardium)

壁层心包切面
Cut edge of parietal pericardium

纤维性心包的膈中心腱附着处
Fibrous pericardium attachment to central tendon of diaphragm

图6.40　心包，前面观

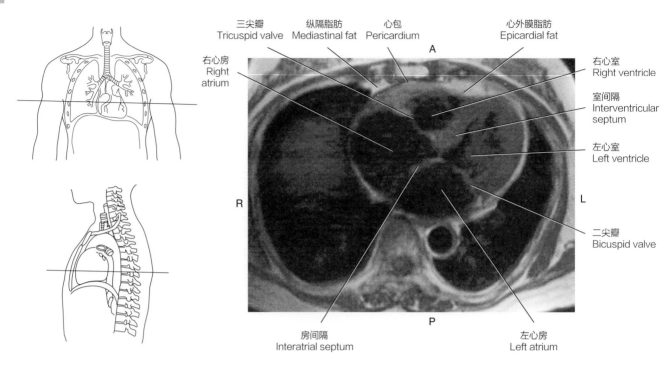

图 6.41　心包和心脏，T1 加权 MRI，轴位

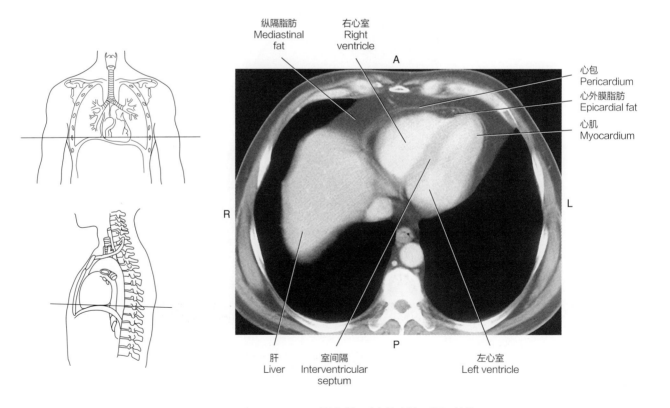

图 6.42　心包和心脏，CT，轴位

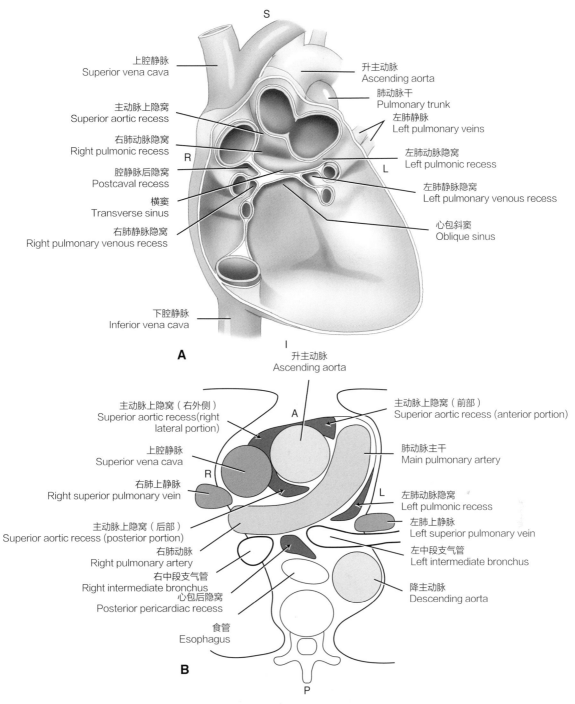

图 6.43　心包窦和隐窝，前面观（A）和轴面观（B）

表 6.4　心包窦和隐窝	
心包横窦	位于升主动脉和肺动脉干后方，延伸至左心房
主动脉上隐窝	位于升主动脉和肺动脉干前方，部分包绕升主动脉
主动脉下隐窝	位于升主动脉右外侧与右心房之间，在主动脉之后、左心房之前
肺动脉隐窝	右侧：右肺动脉近端的下方 左侧：左肺动脉下方，左肺上静脉的上方
心包斜窦	位于左心房之后、心包横窦下方
心包后隐窝	自右肺动脉后方向上方延伸，位于中段支气管内侧

心壁

心壁由3层结构组成：①心外膜，为心壁的外层，较薄，即心包的脏层；②心肌层，是较厚的中层，由强有力的心肌组成；③心内膜，较薄，为衬覆于心内面的内皮细胞层（图6.39、6.42、6.44）。内皮细胞层也被覆于心瓣膜上，与血管内皮相延续。心脏共可分为4个腔室：左心房、右心房、左心室和右心室。两个位于上方、收集血液的心腔称为心房，中间被房间隔分开（图6.6、6.41、6.44）。胚胎发育时，房间隔有一个卵圆形开口，即卵圆孔。在胎儿时期的肺发育阶段，血液经此孔从右心房流向左心房；出生后卵圆孔闭锁，成人房间隔上留有一个卵圆形凹陷，称为卵圆窝（图6.44）。两个位于下方、泵出血液的心腔称为心室，中间被室间隔分开（图6.39、6.41、6.42、6.44）。心表面的沟，可作为心腔的表面分界。冠状沟（房室沟）将心房和心室分开。心室被心表面的两条压迹或沟分开，这两条位于心前面和后面的沟，即前室间沟和后室间沟（图6.45）。

心腔

右心房构成心右缘，体内静脉血经上、下腔静脉返回右心房，心肌内的静脉血经心静脉和冠状窦注入右心房（图6.44）。右心耳由胚胎时期的肌性附件演化而来，朝向左上方突出，覆盖于主动脉根部（图6.45）。右心室位于膈上，构成心前面的大部。右心房静脉血液进入右心室，心室收缩使血液进入肺动脉干，并流至两肺。心室内面突出的圆锥形肌性隆起称为乳头肌，其将三尖瓣尖连于右心室（图6.44）。左心房位于右心房后方，构成心脏的最后面。左心耳也由胚胎时期的肌性附件演化而来，突向左前方，覆盖心上表面（图6.45）。肺内的动脉血流入4条肺静脉（每侧2条）后直接注入左心房。左心室构成心尖、左缘及心下面的大部。动脉血经左心房流入左心室，由左心室搏出至主动脉，然后分布至体循环各处。左心室壁的厚度约为右心室壁厚度的3倍，这表明血液随体循环分布至身体远端需要强大的动力（图6.46～6.66）。从心室壁突出的两组乳头肌连接左心室的二尖瓣（图6.44、6.52、6.65、6.66）。

关于心腔的离轴面成像请参阅第384页。

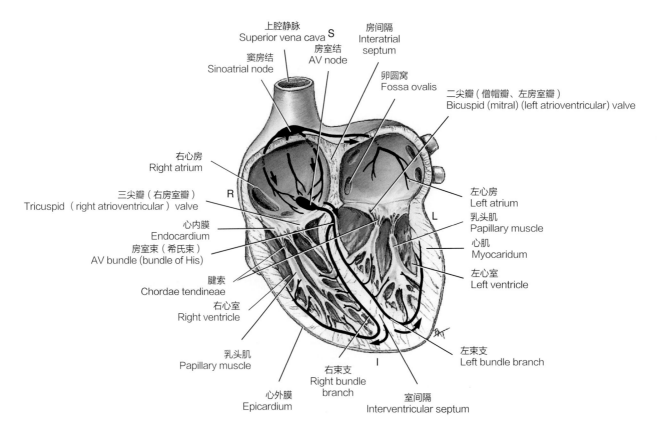

图6.44　心壁、心室和传导系统，冠状面观

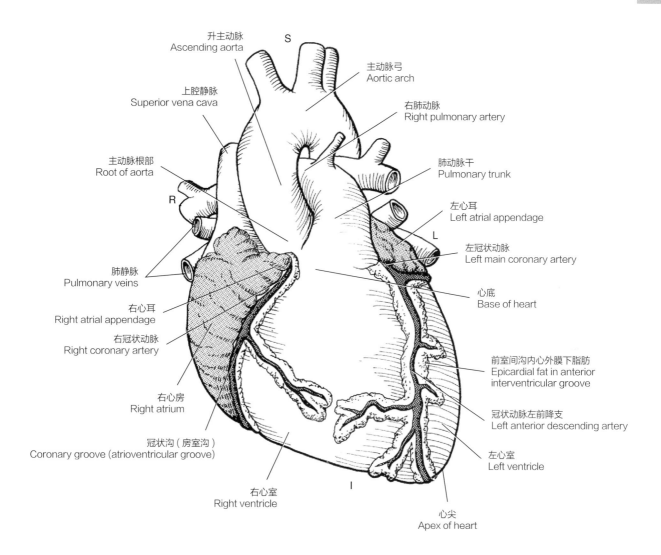

图 6.45　心表面，前面观

心传导系统

心传导系统属于电信号传导通路，产生电冲动并传导至整个心肌，用以维持心率、刺激心脏收缩及泵血。心肌电冲动沿起始于窦房结的心内特殊神经传导通路传导。窦房结是一群特殊的心肌纤维，又称心脏的"起搏器"。窦房结位于右心房上部的心外膜下。

窦房结产生的电冲动传至左心房和右心房，使心房收缩，血液流入心室。房室结将来自窦房结的电冲动传至心室，房室结位于房间隔的后下部，靠近冠状窦开口处，将冲动传至沿室间隔分布的房室束（希氏束）。随后房室束将电冲动传至左束支和右束支，促使心室收缩，并使血液流入体循环和肺循环（图 6.44）。

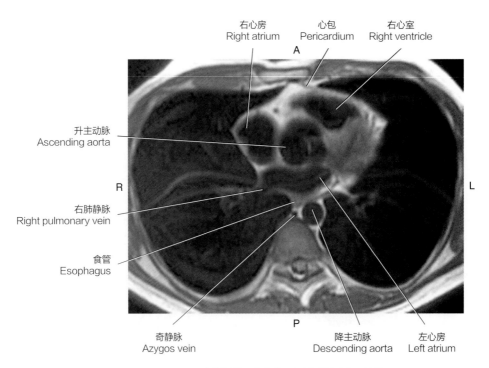

右心房
Right atrium

心包
Pericardium

右心室
Right ventricle

A

升主动脉
Ascending aorta

R

L

右肺静脉
Right pulmonary vein

食管
Esophagus

P

奇静脉
Azygos vein

降主动脉
Descending aorta

左心房
Left atrium

图 6.46　右心室，T1 加权 MRI，轴位

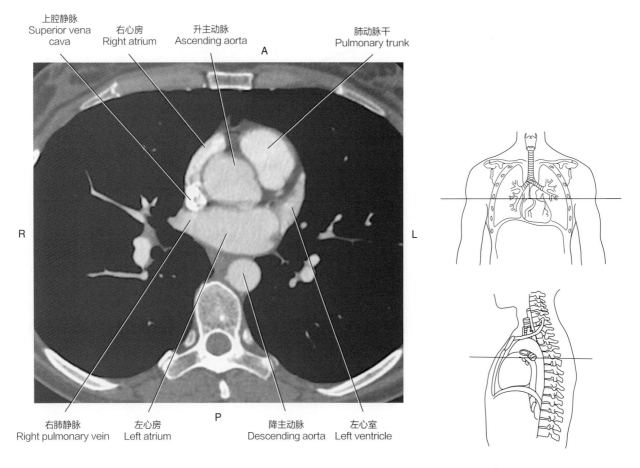

上腔静脉
Superior vena
cava

右心房
Right atrium

升主动脉
Ascending aorta

肺动脉干
Pulmonary trunk

A

R

L

右肺静脉
Right pulmonary vein

左心房
Left atrium

P

降主动脉
Descending aorta

左心室
Left ventricle

图 6.47　右心室，CT，轴位

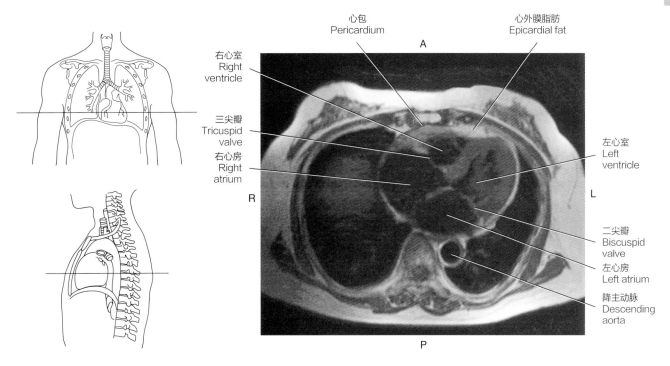

图 6.48　左心房，T1 加权 MRI，轴位

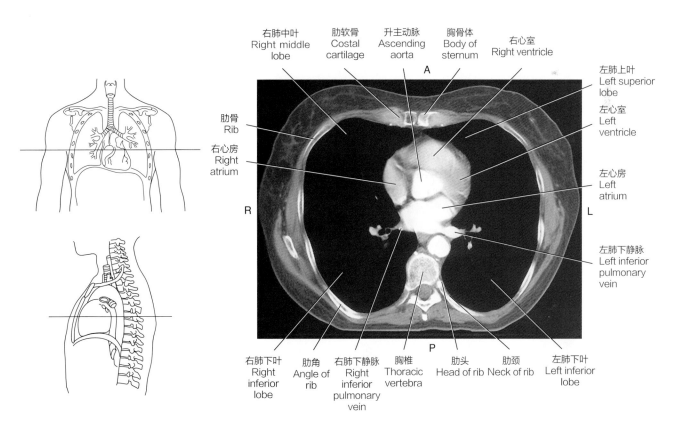

图 6.49　左心房，CT，轴位

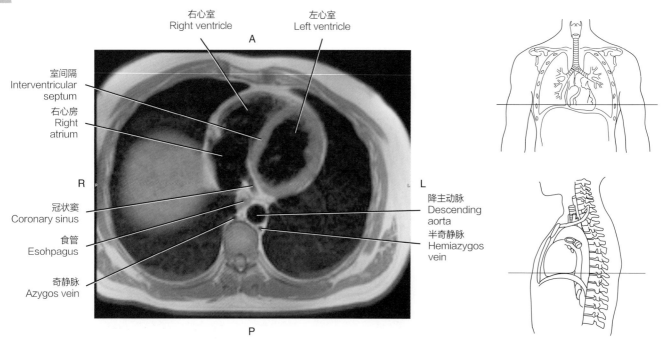

右心室
Right ventricle

左心室
Left ventricle

室间隔
Interventricular
septum

右心房
Right
atrium

冠状窦
Coronary sinus

食管
Esohpagus

奇静脉
Azygos vein

降主动脉
Descending
aorta

半奇静脉
Hemiazygos
vein

图 6.50　右心房，T1 加权 MRI，轴位

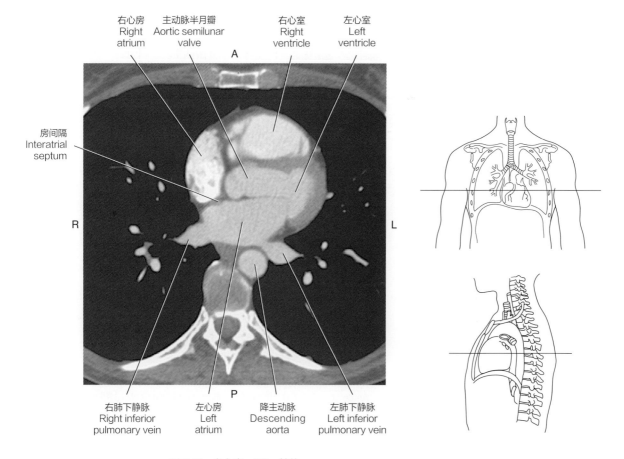

右心房
Right
atrium

主动脉半月瓣
Aortic semilunar
valve

右心室
Right
ventricle

左心室
Left
ventricle

房间隔
Interatrial
septum

右肺下静脉
Right inferior
pulmonary vein

左心房
Left
atrium

降主动脉
Descending
aorta

左肺下静脉
Left inferior
pulmonary vein

图 6.51　右心房，CT，轴位

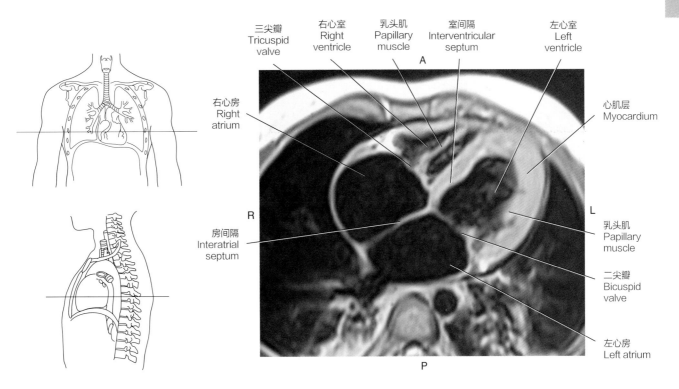

图 6.52　心脏四腔室，T1 加权 MRI，轴位

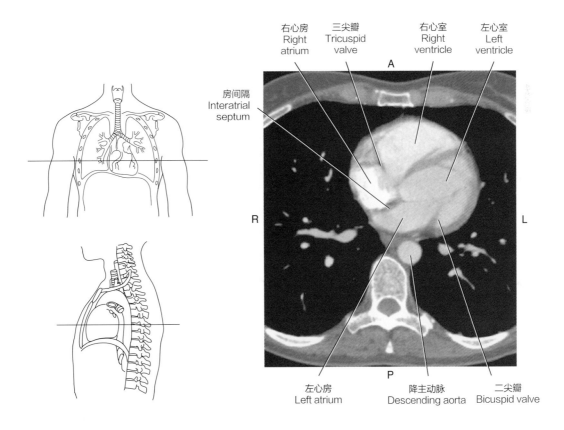

图 6.53　心脏四腔室，CT，轴位

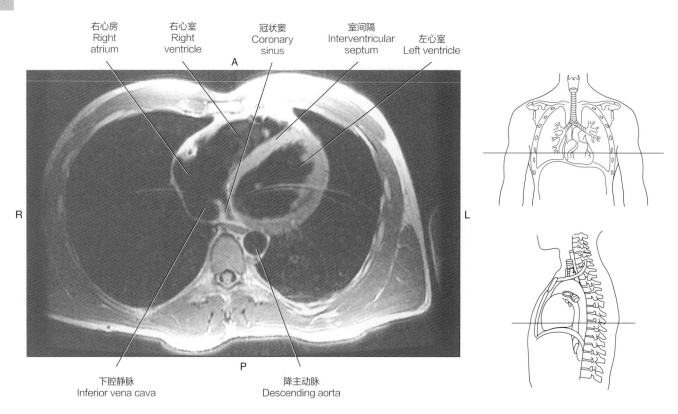

图 6.54　心室，T1 加权 MRI，轴位

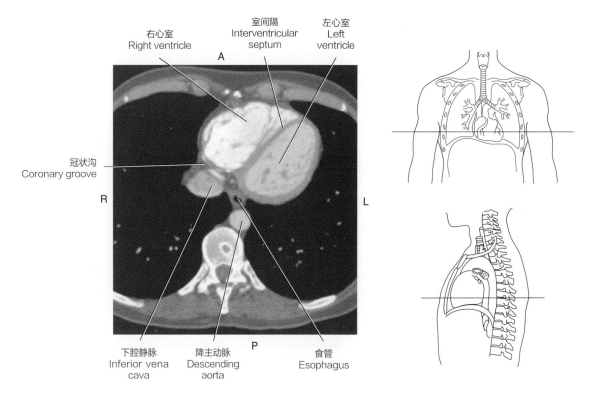

图 6.55　心室，CT，轴位

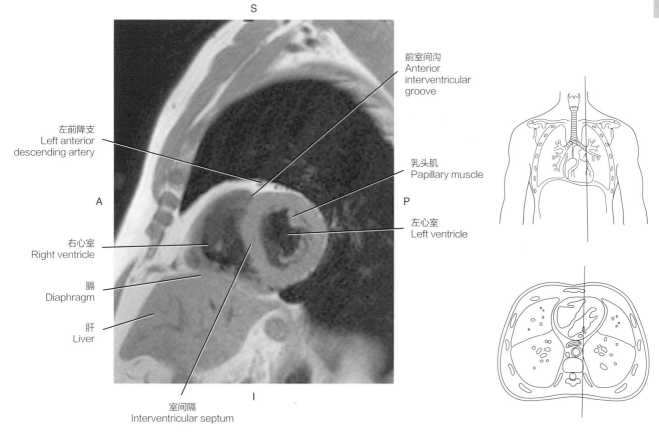

图 6.56 心室，T1 加权 MRI，矢状位

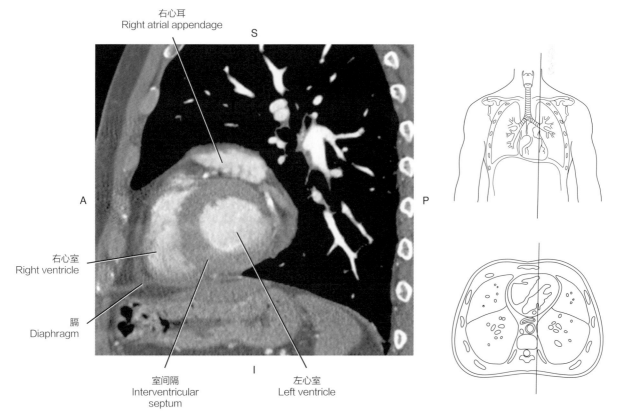

图 6.57 心室，CT 重建，矢状位

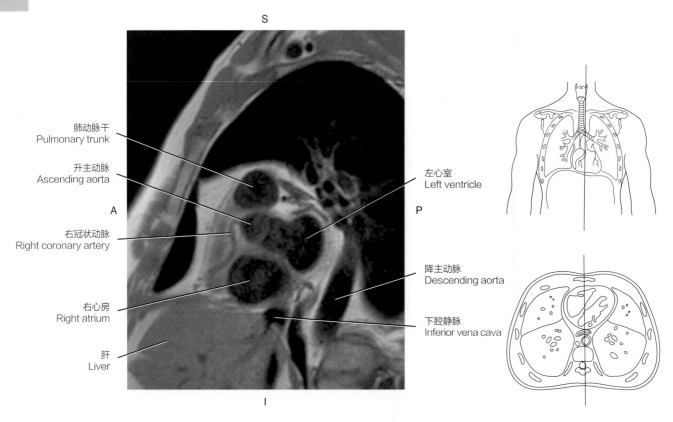

图 6.58　心脏（显示肺动脉干），T1 加权 MRI，矢状位

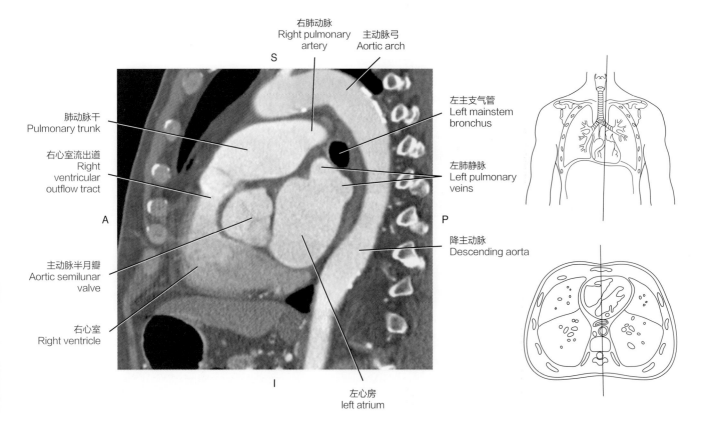

图 6.59　心脏（显示肺动脉干），CT 重建，矢状位

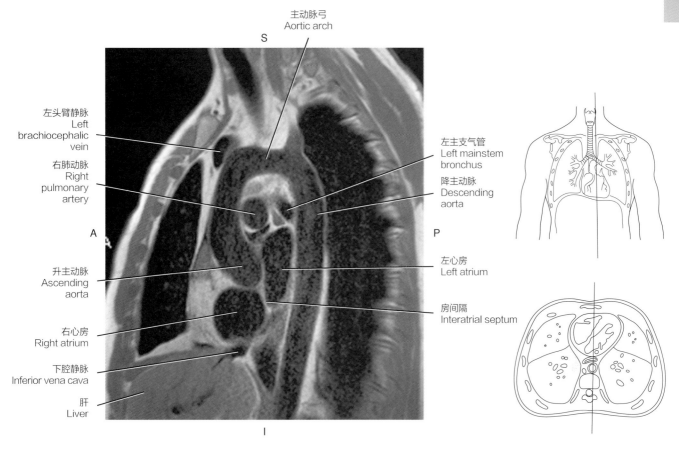

图 6.60 心脏（显示左心房），T1 加权 MRI，矢状位

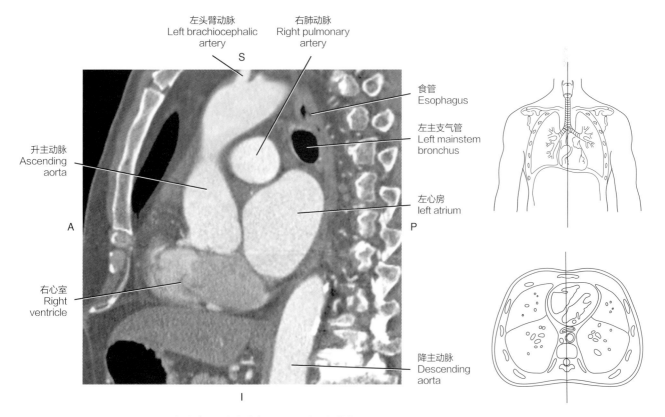

图 6.61 心脏（显示左心房），CT 重建，矢状位

心脏瓣膜

心脏内有 4 套瓣膜，其作用是保持心脏内血液呈单向流动。瓣膜可分为两组：房室瓣和半月瓣（图 6.44、6.62）。

房室瓣　在两个心室入口处可见房室瓣，其作用是防止心脏收缩时房室间的血液回流。这些瓣膜由瓣叶组成，瓣叶通过被称为腱索的细纤维条索连于乳头肌。右房室瓣由 3 片瓣叶组成，称为三尖瓣。左房室瓣由 2 片瓣叶组成，称为二尖瓣（僧帽瓣）（图 6.44、6.52、6.53、6.63）。

半月瓣　半月瓣位于心室与大血管的连接处，分隔心室和循环系统。此类瓣膜由 3 片半月形的瓣组成，因此被称为半月瓣，可防止心室舒张时血液回流入心室。肺动脉瓣位于右心室和肺动脉的连接处，主动脉瓣位于左心室和升主动脉的连接处（图 6.62、6.63、6.65、6.66）。

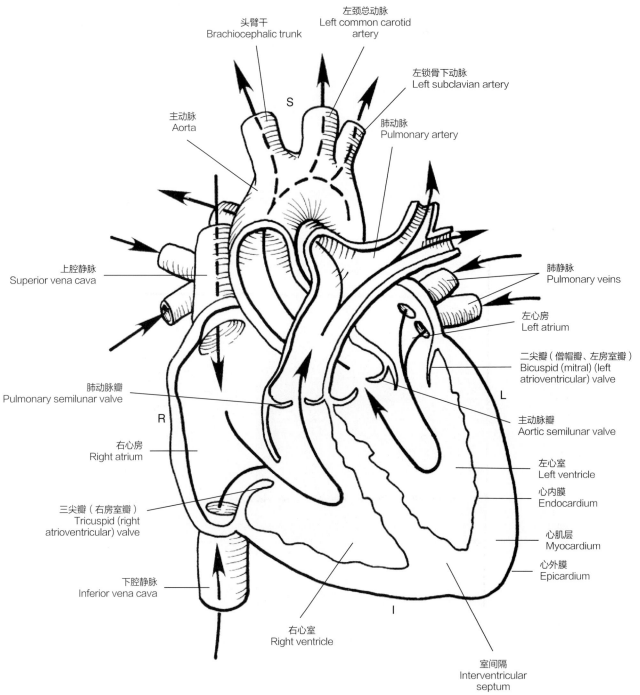

图 6.62　心脏（显示四心腔及心瓣膜），冠状面观

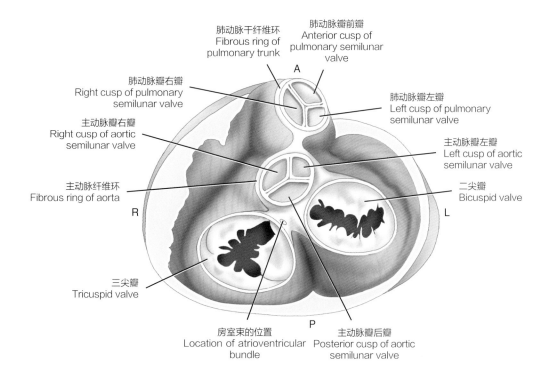

图 6.63　心脏瓣膜，上面观

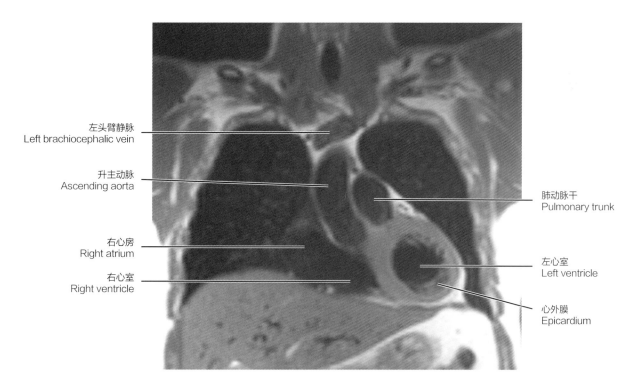

图 6.64　心脏，T1 加权 MRI，冠状位

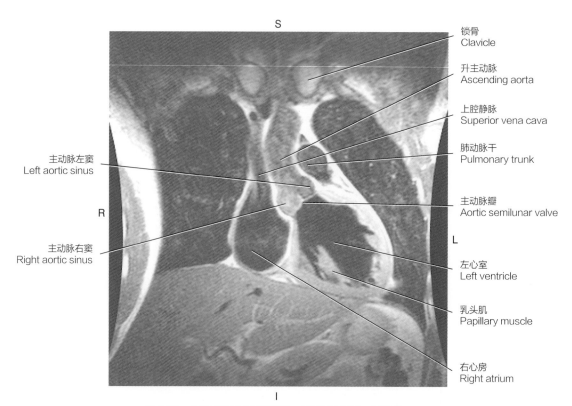

图 6.65　心脏（显示主动脉瓣），T1 加权 MRI，冠状位

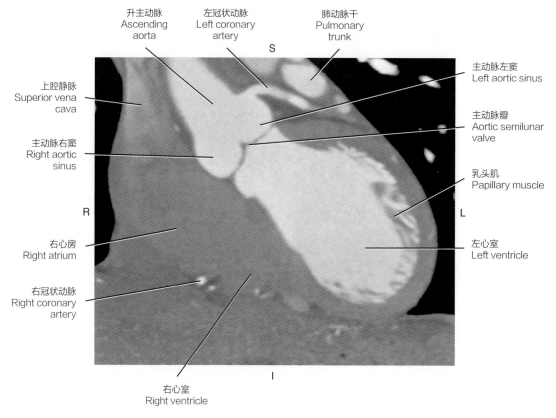

图 6.66　心脏（显示主动脉瓣），CT 重建，冠状位

大血管

血液通过大血管进出心脏，大血管包括主动脉、肺动脉、肺静脉以及上腔静脉和下腔静脉（图6.67、6.68）。主动脉是人体最大的动脉，分为升主动脉、主动脉弓和降主动脉。升主动脉由左心室发出，其起始部（主动脉根部）有3个向外膨大或突出的内腔（称为主动脉窦），根据其对应的主动脉瓣分别称为主动脉左窦、主动脉右窦、主动脉后窦。右冠状动脉起自主动脉右窦，左冠状动脉起自主动脉左窦（图6.65～6.69）。主动脉后窦由于没有血管起始，又称为无冠窦。升主动脉弯向上后，移行为主动脉弓，跨过右肺动脉和左主支气管（图6.59、6.60、6.67、6.68、6.70～6.74）。主动脉弓的顶端约在T_3水平。主动脉弓在左支气管和肺动脉干后方、T_4椎体左侧移行为降主动脉（图6.59、6.60、6.72～6.74）。降主动脉在胸腔沿脊柱的略偏左前方下降，经膈的主动脉裂孔进入腹腔。降主动脉的胸腔段通常称为胸主动脉，降主动脉的腹腔段通常称为腹主动脉。

肺动脉的主干——肺动脉干，完全位于心包内。

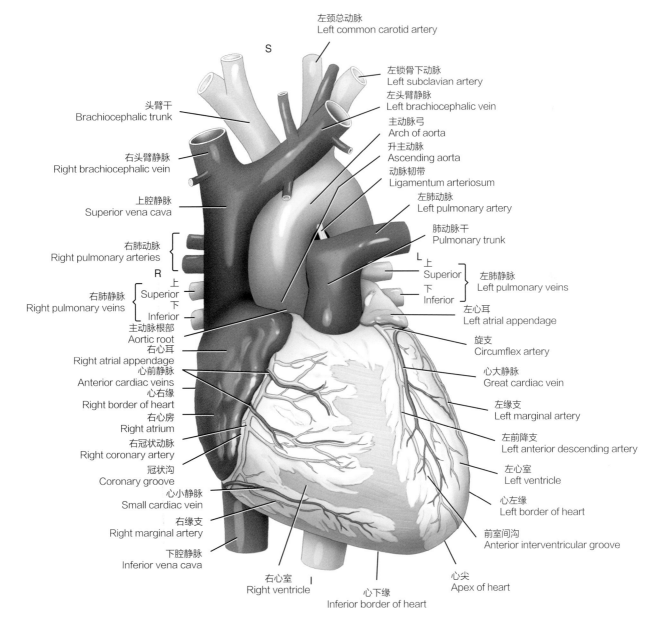

图6.67　心脏和大血管，前面观

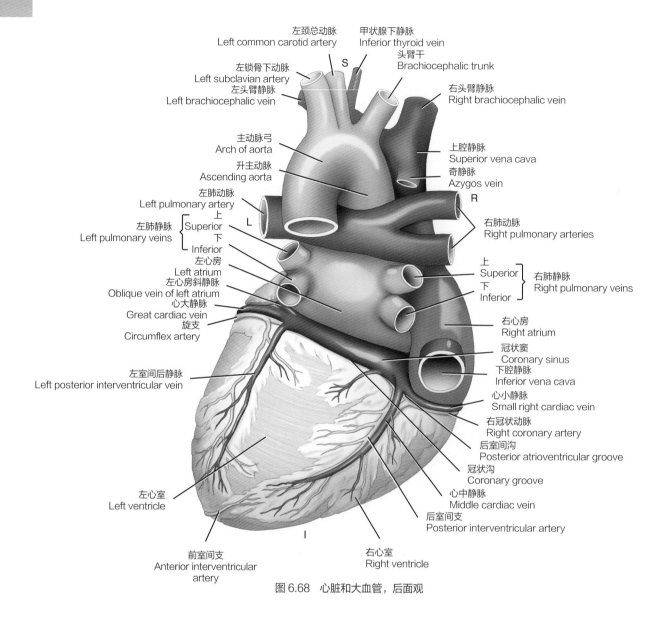

左颈总动脉
Left common carotid artery

甲状腺下静脉
Inferior thyroid vein

头臂干
Brachiocephalic trunk

左锁骨下动脉
Left subclavian artery

左头臂静脉
Left brachiocephalic vein

右头臂静脉
Right brachiocephalic vein

主动脉弓
Arch of aorta

升主动脉
Ascending aorta

上腔静脉
Superior vena cava

奇静脉
Azygos vein

左肺动脉
Left pulmonary artery

左肺静脉
Left pulmonary veins
上 Superior
下 Inferior

右肺动脉
Right pulmonary arteries

左心房
Left atrium

右肺静脉
Right pulmonary veins
上 Superior
下 Inferior

左心房斜静脉
Oblique vein of left atrium

心大静脉
Great cardiac vein

旋支
Circumflex artery

右心房
Right atrium

冠状窦
Coronary sinus

下腔静脉
Inferior vena cava

左室间后静脉
Left posterior interventricular vein

心小静脉
Small right cardiac vein

右冠状动脉
Right coronary artery

后室间沟
Posterior atrioventricular groove

冠状沟
Coronary groove

左心室
Left ventricle

心中静脉
Middle cardiac vein

后室间支
Posterior interventricular artery

前室间支
Anterior interventricular artery

右心室
Right ventricle

图 6.68 心脏和大血管，后面观

肺动脉干起自右心室，在升主动脉前方向左后上方斜行，在胸骨角水平（T_4）分为左、右肺动脉（图 6.67、6.68、6.75 ~ 6.78）。肺动脉干起始处稍膨大，肺动脉干的管壁与肺动脉瓣的瓣膜之间所形成的内腔称为肺动脉窦（图 6.69）。肺动脉干通过纤维性的条索——动脉韧带与主动脉弓相连，动脉韧带是胎儿发育时期联通肺循环与体循环的重要血管（动脉导管）闭锁后的遗迹（图 6.67、6.75）。右肺动脉横向走行在升主动脉和上腔静脉后方、食管和右主支气管前方，进入右肺门（图 6.15 A、6.67、6.75）。然后它分为两支，较低的分支供应中、下叶，较高的分支供应上叶（图 6.75 ~ 6.80）。左肺动脉比右肺动脉短且细，是最上

方的血管。它向左横行，弓形跨过左主支气管，在后者上方进入左肺门（图 6.15B、6.75 ~ 6.82）。在肺内，每条肺动脉在主支气管后外侧下降并分为肺叶动脉和肺段动脉，然后继续分支并与支气管的各级分支伴行（图 6.75、6.76 ~ 6.82）。

位于肺动脉下方的是 4 条肺静脉，每侧 2 条（上、下），出肺门后均注入左心房（图 6.67、6.68、6.75、6.76、6.79 ~ 6.86）。肺静脉起自肺泡壁上由肺静脉与肺动脉的毛细血管吻合成的毛细血管网。各个肺叶内的静脉性毛细血管最终汇合成单一的静脉干：右肺有 3 条静脉干，左肺有 2 条静脉干。右肺中叶与上叶的静脉往往汇合，最终形成 2 条静脉干出右肺门后进

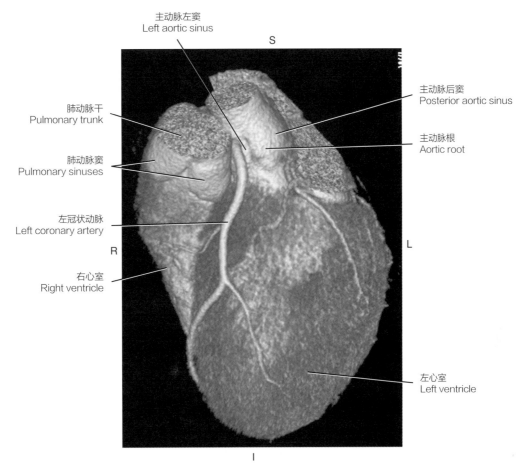

主动脉左窦
Left aortic sinus

S

肺动脉干
Pulmonary trunk

肺动脉窦
Pulmonary sinuses

左冠状动脉
Left coronary artery

R

右心室
Right ventricle

主动脉后窦
Posterior aortic sinus

主动脉根
Aortic root

L

左心室
Left ventricle

I

图 6.69　肺动脉干和左心室，三维 CT

入左心房。右上肺静脉收集右肺上叶、中叶的血液，走行在右肺动脉前方和下方、上腔静脉后方（图 6.79、6.80、6.83、6.84）。右下肺静脉收集右肺下叶的血液，从后方跨过右心房注入左心房（图 6.75、6.76、6.81、6.82、6.87 ~ 6.89）。左上肺静脉收集左肺上叶的血液，走行在左主支气管的前方和下方，注入左心房（图 6.81、6.90 ~ 6.92）。左下肺静脉收集左肺下叶的血液，在气管前方注入左心房（图 6.75、6.76、6.79、6.81、6.85、6.86、6.90 ~ 6.92）。肺静脉的走行较肺动脉更水平，最终连于左心房。在肺门处，肺静脉位于肺动脉的前下方，而后者位于气管的前方（图 6.75、6.78、6.87）。

上、下腔静脉是人体最大的静脉。上腔静脉由左、右头臂静脉在右侧第 1 肋软骨后方汇合而成，收集头、颈、胸和上肢的血液（图 6.26、6.34）。其在降主动脉的后方和侧方向下走行，注入右心房上部（图 6.65、6.67、6.68、6.70 ~ 6.73）。下腔静脉由左、右髂总静脉在盆腔内汇合而成，在腹主动脉右侧、脊柱前方向上走行进入腹腔，穿过膈的腔静脉孔后立刻注入右心房的下部（图 6.81、6.93、6.94）。

肺动脉或其分支的阻塞称为肺栓塞。这种情况会阻止血液流向肺泡，如不及时处理，数小时即可造成肺泡的永久性塌陷。肺栓塞通常由下肢血栓形成引起。

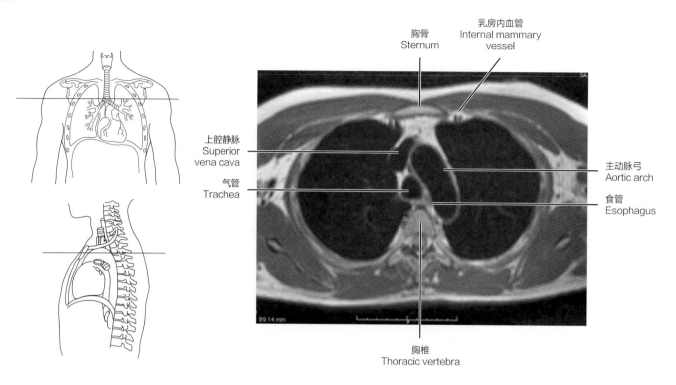

图 6.70　胸部（显示主动脉弓），T1 加权 MRI，轴位

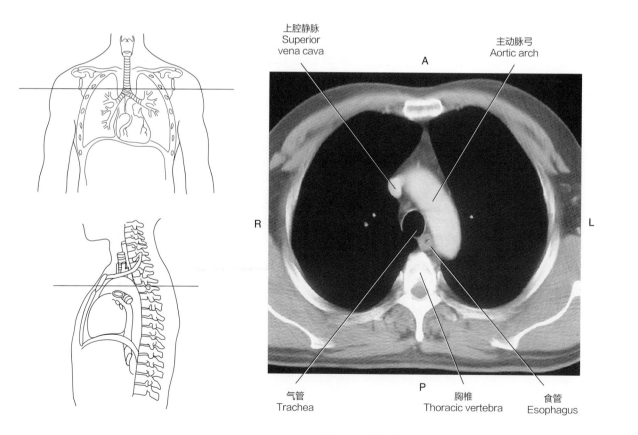

图 6.71　胸部（显示主动脉弓），CT，轴位

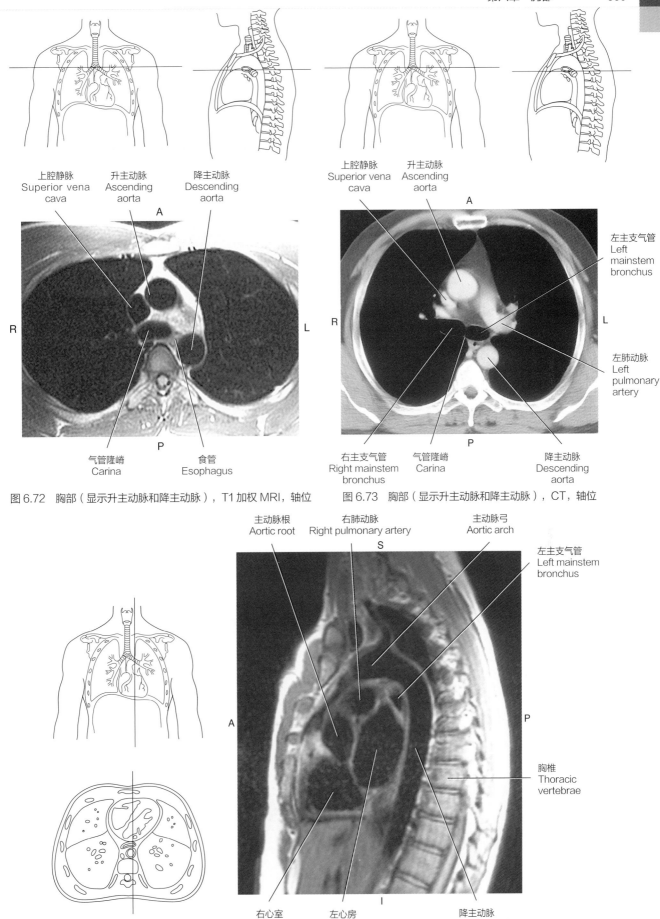

上腔静脉
Superior vena cava

升主动脉
Ascending aorta

降主动脉
Descending aorta

气管隆嵴
Carina

食管
Esophagus

图 6.72　胸部（显示升主动脉和降主动脉），T1 加权 MRI，轴位

上腔静脉
Superior vena cava

升主动脉
Ascending aorta

左主支气管
Left mainstem bronchus

左肺动脉
Left pulmonary artery

右主支气管
Right mainstem bronchus

气管隆嵴
Carina

降主动脉
Descending aorta

图 6.73　胸部（显示升主动脉和降主动脉），CT，轴位

主动脉根
Aortic root

右肺动脉
Right pulmonary artery

主动脉弓
Aortic arch

左主支气管
Left mainstem bronchus

胸椎
Thoracic vertebrae

右心室
Right ventricle

左心房
Left atrium

降主动脉
Descending aorta

图 6.74　主动脉弓和降主动脉，T1 加权 MRI，矢状位

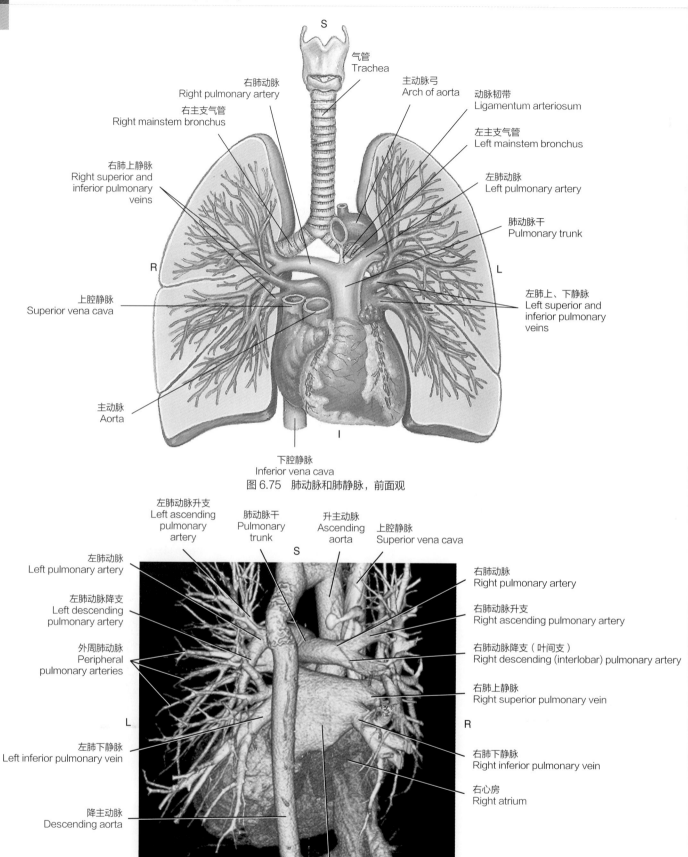

图 6.75　肺动脉和肺静脉，前面观

图 6.76　肺动脉和肺静脉，三维 CT，后面观

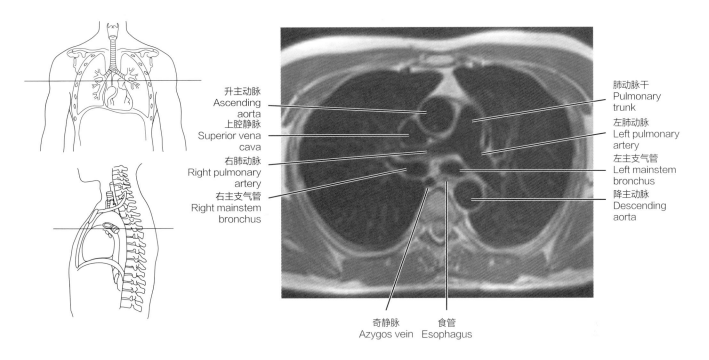

升主动脉
Ascending
aorta

上腔静脉
Superior vena
cava

右肺动脉
Right pulmonary
artery

右主支气管
Right mainstem
bronchus

肺动脉干
Pulmonary
trunk

左肺动脉
Left pulmonary
artery

左主支气管
Left mainstem
bronchus

降主动脉
Descending
aorta

奇静脉   食管
Azygos vein   Esophagus

图 6.77 胸部（显示肺动脉干），T1 加权 MRI，轴位

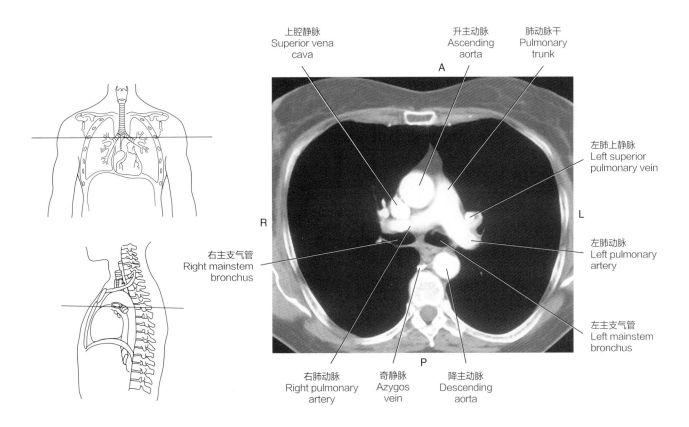

上腔静脉
Superior vena
cava

升主动脉
Ascending
aorta

肺动脉干
Pulmonary
trunk

左肺上静脉
Left superior
pulmonary vein

右主支气管
Right mainstem
bronchus

左肺动脉
Left pulmonary
artery

左主支气管
Left mainstem
bronchus

右肺动脉   奇静脉   降主动脉
Right pulmonary   Azygos   Descending
artery   vein   aorta

图 6.78 胸部（显示肺动脉干），CT，轴位

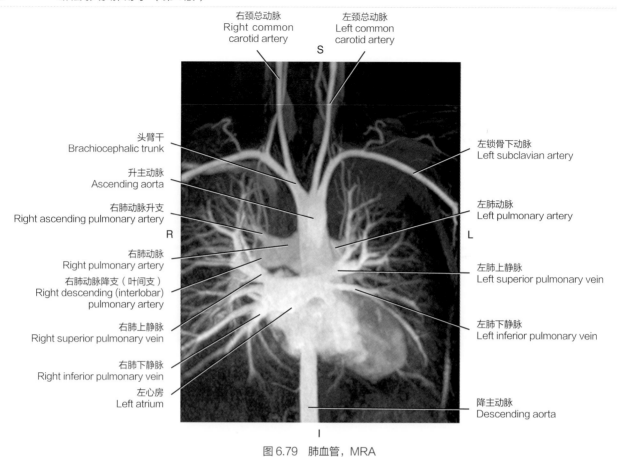

右颈总动脉
Right common
carotid artery

左颈总动脉
Left common
carotid artery

S

头臂干
Brachiocephalic trunk

升主动脉
Ascending aorta

右肺动脉升支
Right ascending pulmonary artery

右肺动脉
Right pulmonary artery

右肺动脉降支（叶间支）
Right descending (interlobar)
pulmonary artery

右肺上静脉
Right superior pulmonary vein

右肺下静脉
Right inferior pulmonary vein

左心房
Left atrium

R

L

左锁骨下动脉
Left subclavian artery

左肺动脉
Left pulmonary artery

左肺上静脉
Left superior pulmonary vein

左肺下静脉
Left inferior pulmonary vein

降主动脉
Descending aorta

I

图 6.79　肺血管，MRA

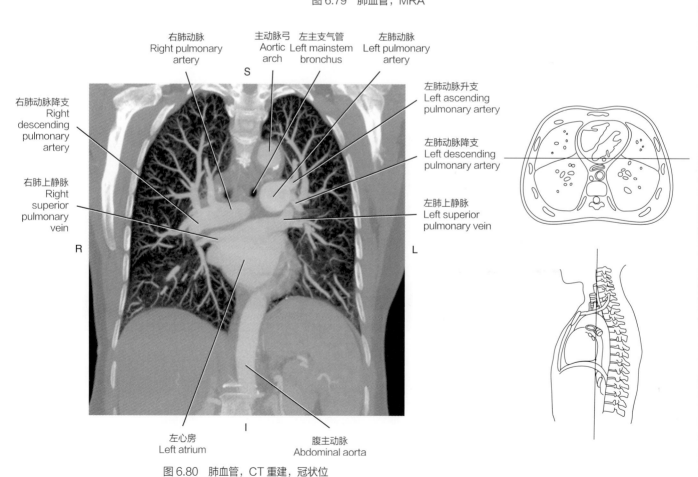

右肺动脉
Right pulmonary
artery

主动脉弓
Aortic
arch

左主支气管
Left mainstem
bronchus

左肺动脉
Left pulmonary
artery

S

右肺动脉降支
Right
descending
pulmonary
artery

右肺上静脉
Right
superior
pulmonary
vein

R

L

左肺动脉升支
Left ascending
pulmonary artery

左肺动脉降支
Left descending
pulmonary artery

左肺上静脉
Left superior
pulmonary vein

左心房
Left atrium

腹主动脉
Abdominal aorta

I

图 6.80　肺血管，CT 重建，冠状位

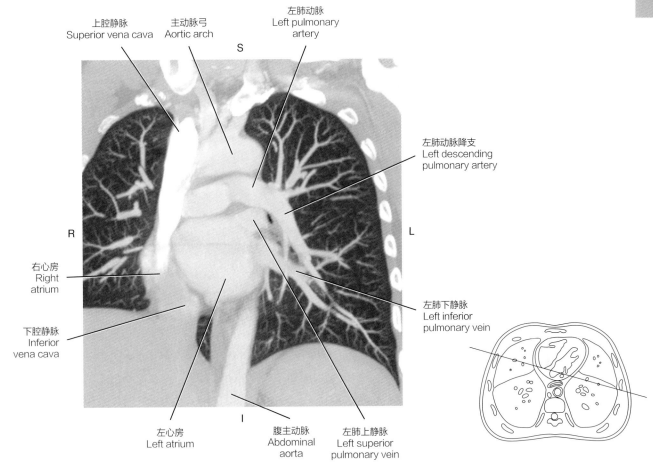

图 6.81　左肺血管，CT 重建，斜冠状位

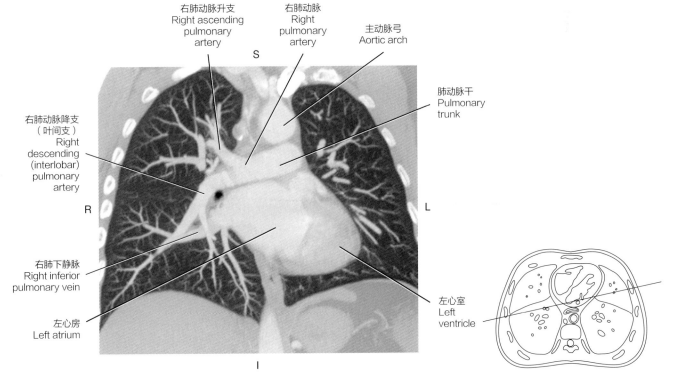

图 6.82　右肺血管，CT 重建，斜冠状位

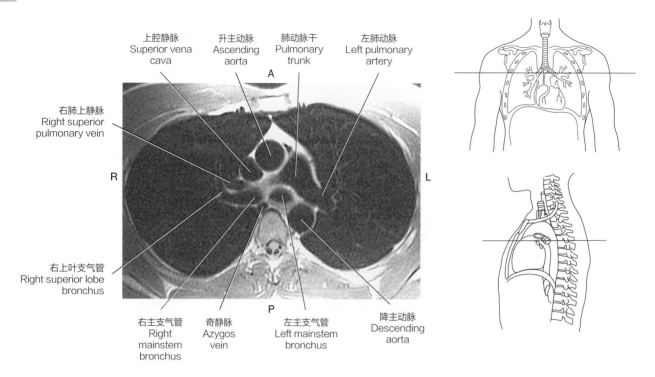

图 6.83　胸部（显示右肺上静脉），T1 加权 MRI，轴位

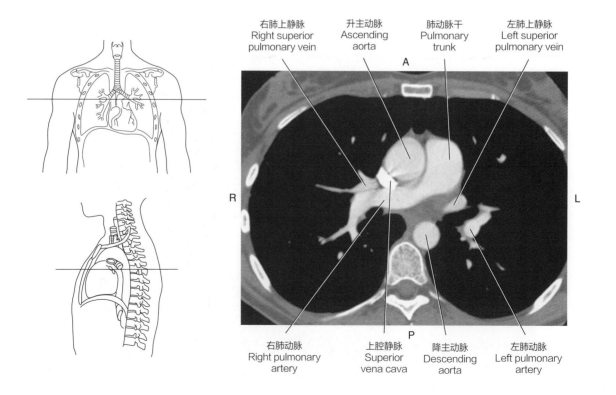

图 6.84　胸部（显示左、右肺上静脉），CT，轴位

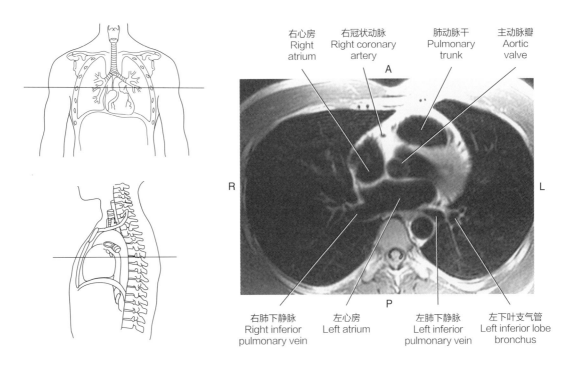

右心房 Right atrium　右冠状动脉 Right coronary artery　肺动脉干 Pulmonary trunk　主动脉瓣 Aortic valve

A

R　　L

右肺下静脉 Right inferior pulmonary vein　左心房 Left atrium　左肺下静脉 Left inferior pulmonary vein　左下叶支气管 Left inferior lobe bronchus

P

图 6.85　胸部（显示左、右肺下静脉），T1 加权 MRI，轴位

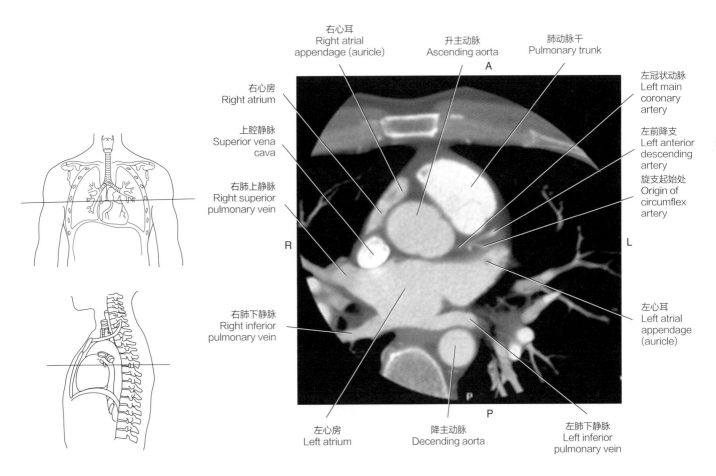

右心耳 Right atrial appendage (auricle)　升主动脉 Ascending aorta　肺动脉干 Pulmonary trunk

右心房 Right atrium

上腔静脉 Superior vena cava

右肺上静脉 Right superior pulmonary vein

右肺下静脉 Right inferior pulmonary vein

A

R　　L

左冠状动脉 Left main coronary artery

左前降支 Left anterior descending artery

旋支起始处 Origin of circumflex artery

左心耳 Left atrial appendage (auricle)

左心房 Left atrium　降主动脉 Decending aorta　左肺下静脉 Left inferior pulmonary vein

P

图 6.86　胸部（显示左、右肺下静脉），CT，轴位

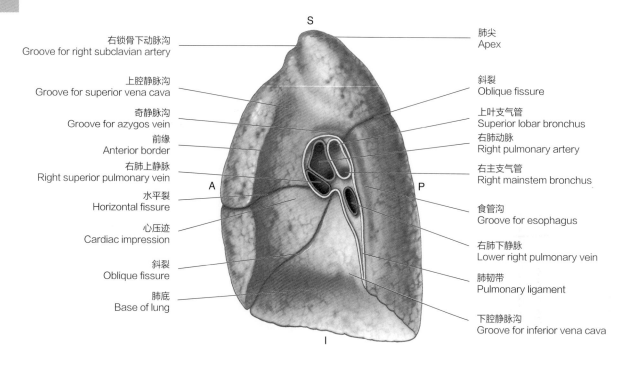

右锁骨下动脉沟
Groove for right subclavian artery

上腔静脉沟
Groove for superior vena cava

奇静脉沟
Groove for azygos vein

前缘
Anterior border

右肺上静脉
Right superior pulmonary vein

水平裂
Horizontal fissure

心压迹
Cardiac impression

斜裂
Oblique fissure

肺底
Base of lung

肺尖
Apex

斜裂
Oblique fissure

上叶支气管
Superior lobar bronchus

右肺动脉
Right pulmonary artery

右主支气管
Right mainstem bronchus

食管沟
Groove for esophagus

右肺下静脉
Lower right pulmonary vein

肺韧带
Pulmonary ligament

下腔静脉沟
Groove for inferior vena cava

图 6.87　右肺，内侧面

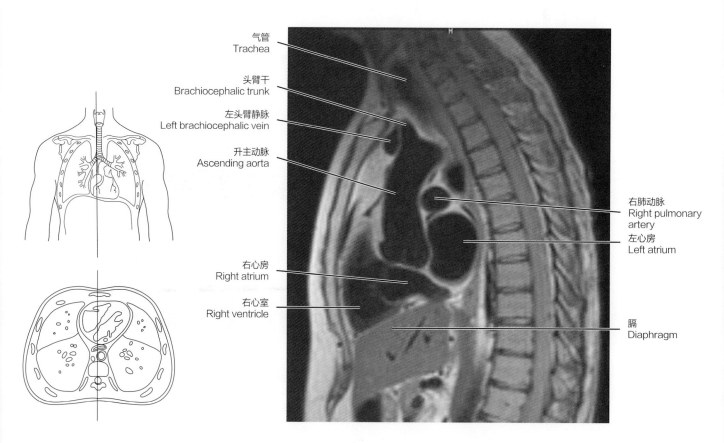

气管
Trachea

头臂干
Brachiocephalic trunk

左头臂静脉
Left brachiocephalic vein

升主动脉
Ascending aorta

右心房
Right atrium

右心室
Right ventricle

右肺动脉
Right pulmonary artery

左心房
Left atrium

膈
Diaphragm

图 6.88　右纵隔及膈，T1 加权 MRI，矢状位

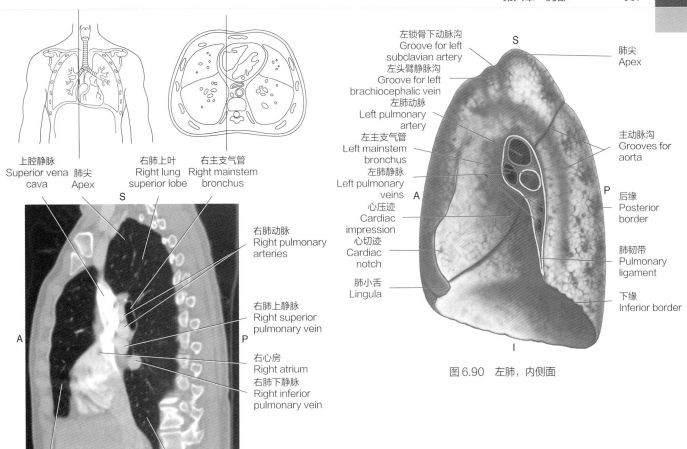

上腔静脉
Superior vena cava

肺尖
Apex

右肺上叶
Right lung superior lobe

右主支气管
Right mainstem bronchus

右肺动脉
Right pulmonary arteries

右肺上静脉
Right superior pulmonary vein

右心房
Right atrium

右肺下静脉
Right inferior pulmonary vein

右肺中叶
Right middle lobe

右肺下叶
Right inferior lobe

图 6.89　右纵隔及肺血管，CT 重建，矢状位

左锁骨下动脉沟
Groove for left subclavian artery

左头臂静脉沟
Groove for left brachiocephalic vein

左肺动脉
Left pulmonary artery

左主支气管
Left mainstem bronchus

左肺静脉
Left pulmonary veins

心压迹
Cardiac impression

心切迹
Cardiac notch

肺小舌
Lingula

肺尖
Apex

主动脉沟
Grooves for aorta

后缘
Posterior border

肺韧带
Pulmonary ligament

下缘
Inferior border

图 6.90　左肺，内侧面

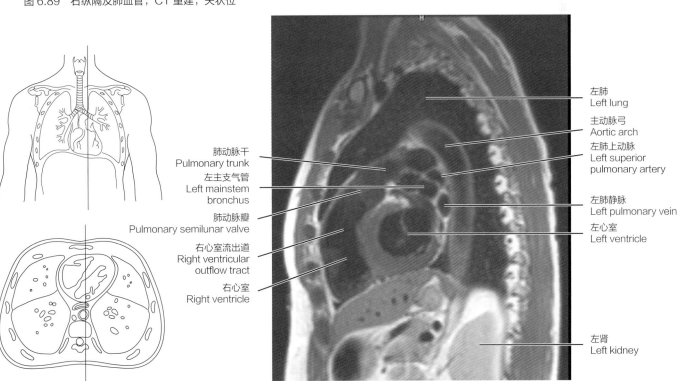

肺动脉干
Pulmonary trunk

左主支气管
Left mainstem bronchus

肺动脉瓣
Pulmonary semilunar valve

右心室流出道
Right ventricular outflow tract

右心室
Right ventricle

左肺
Left lung

主动脉弓
Aortic arch

左肺上动脉
Left superior pulmonary artery

左肺静脉
Left pulmonary vein

左心室
Left ventricle

左肾
Left kidney

图 6.91　左纵隔，T1 加权 MRI，矢状位

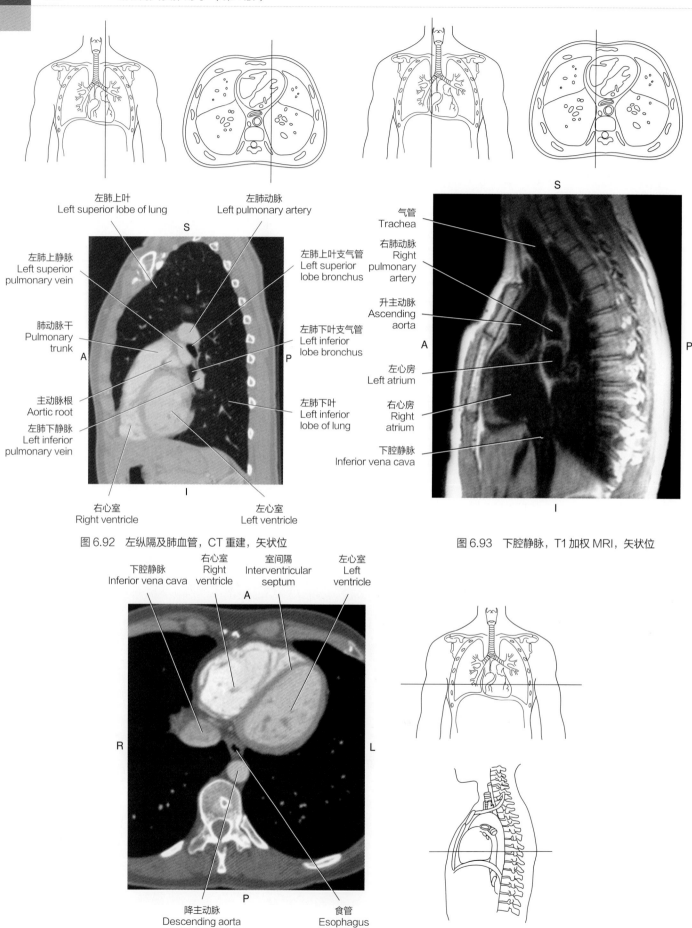

左肺上叶
Left superior lobe of lung

左肺动脉
Left pulmonary artery

左肺上静脉
Left superior
pulmonary vein

左肺上叶支气管
Left superior
lobe bronchus

肺动脉干
Pulmonary
trunk

左肺下叶支气管
Left inferior
lobe bronchus

主动脉根
Aortic root

左肺下叶
Left inferior
lobe of lung

左肺下静脉
Left inferior
pulmonary vein

右心室
Right ventricle

左心室
Left ventricle

图 6.92　左纵隔及肺血管，CT 重建，矢状位

气管
Trachea

右肺动脉
Right
pulmonary
artery

升主动脉
Ascending
aorta

左心房
Left atrium

右心房
Right
atrium

下腔静脉
Inferior vena cava

图 6.93　下腔静脉，T1 加权 MRI，矢状位

下腔静脉
Inferior vena cava

右心室
Right
ventricle

室间隔
Interventricular
septum

左心室
Left
ventricle

降主动脉
Descending aorta

食管
Esophagus

图 6.94　下腔静脉，CT，轴位

心内的血液循环

外周组织内含氧量低的血液经上、下腔静脉进入右心房。右心房收缩，将血液通过三尖瓣（右房室瓣）排入右心室。右心室将血液通过肺动脉半月瓣泵入肺动脉，进入肺内。含氧量高的血液通过肺静脉返回心脏，进入左心房。左心房通过二尖瓣（僧帽瓣）将血液排入左心室，左心室再将血液通过主动脉瓣泵入主动脉，然后送至全身（图6.62）。

主动脉弓的分支

主动脉弓主要有3个分支：头臂干、左颈总动脉和左锁骨下动脉（图6.95）。头臂干（无名动脉）是起自主动脉弓的第一条重要血管，也是其最大的分支。它向上斜行至右胸锁关节的上缘，然后分支为右颈总动脉和右锁骨下动脉（图6.95~6.97）。右颈总动脉沿气管外侧上行至 C₄ 水平，然后分为右颈外动脉和右颈内动脉。右锁骨下动脉经锁骨后进入腋区，移行为右腋动脉。左颈总动脉是主动脉弓的第二个分支，起自左胸锁关节后方，向上走行并于气管左侧进入颈部，至 C₄ 水平分支为左颈外动脉和左颈内动脉（图6.26）。左锁骨下动脉于左颈总动脉后方起自主动脉弓，弯向侧方并进入腋区，移行为左腋动脉（图6.95~6.101）。颈总动脉为头颈部供血，锁骨下动脉为上肢供血。左、右胸廓内动脉（内乳动脉）于颈根部起自相应的锁骨下动脉，走行于肋后、胸骨侧方，为胸前部供血（图5.82、6.97~6.100）。

> 在心脏冠状动脉较大血管狭窄时，胸廓内动脉常作为冠状动脉搭桥术（CABG）的搭桥移植物。例如，胸廓内动脉常被移植到左前降支以重建心肌血运。在降主动脉阻塞时，胸廓内动脉成为锁骨下动脉与髂外动脉之间的重要吻合。

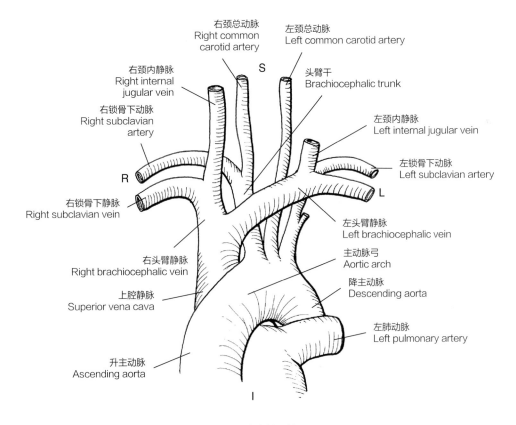

图6.95 大血管，前面观

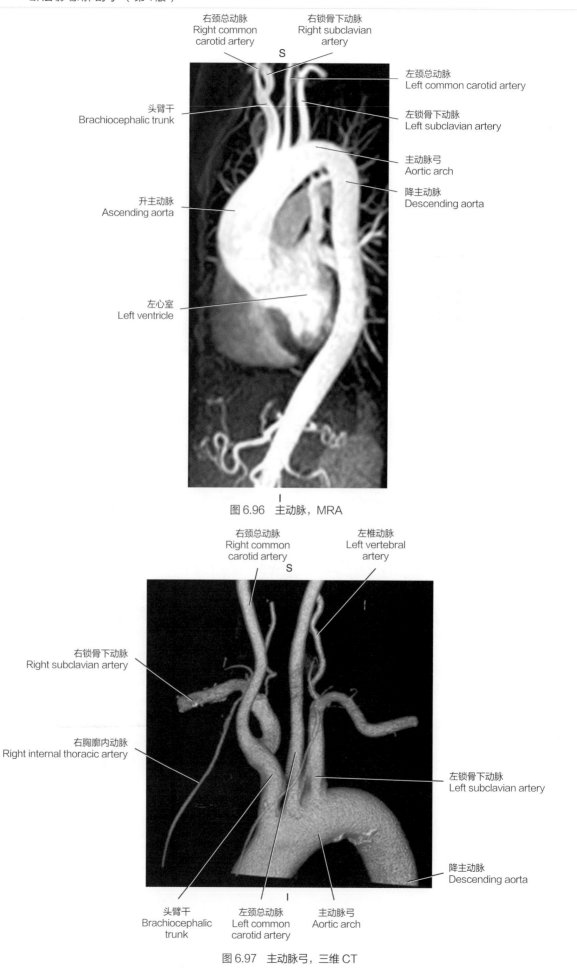

右颈总动脉
Right common
carotid artery

右锁骨下动脉
Right subclavian
artery

S

左颈总动脉
Left common carotid artery

头臂干
Brachiocephalic trunk

左锁骨下动脉
Left subclavian artery

主动脉弓
Aortic arch

升主动脉
Ascending aorta

降主动脉
Descending aorta

左心室
Left ventricle

I

图 6.96　主动脉，MRA

右颈总动脉
Right common
carotid artery

左椎动脉
Left vertebral
artery

S

右锁骨下动脉
Right subclavian artery

右胸廓内动脉
Right internal thoracic artery

左锁骨下动脉
Left subclavian artery

降主动脉
Descending aorta

I

头臂干
Brachiocephalic
trunk

左颈总动脉
Left common
carotid artery

主动脉弓
Aortic arch

图 6.97　主动脉弓，三维 CT

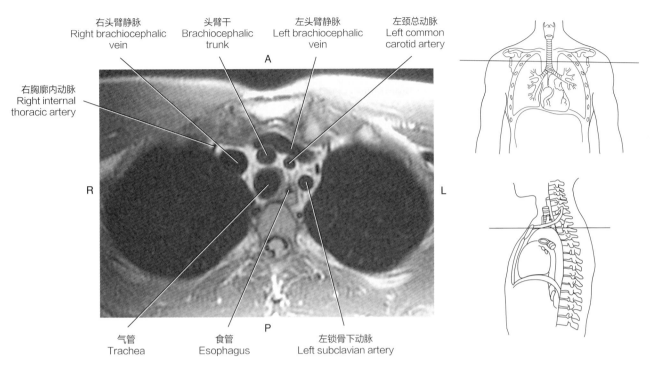

右头臂静脉
Right brachiocephalic
vein

头臂干
Brachiocephalic
trunk

左头臂静脉
Left brachiocephalic
vein

左颈总动脉
Left common
carotid artery

右胸廓内动脉
Right internal
thoracic artery

气管
Trachea

食管
Esophagus

左锁骨下动脉
Left subclavian artery

图 6.98　胸部（显示主动脉弓各分支及头臂静脉），T1 加权 MRI，轴位

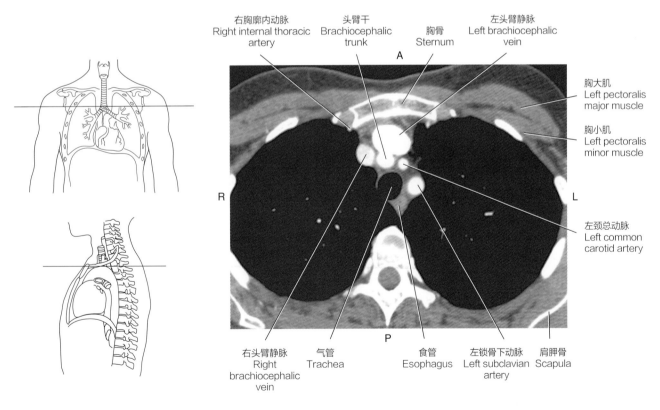

右胸廓内动脉
Right internal thoracic
artery

头臂干
Brachiocephalic
trunk

胸骨
Sternum

左头臂静脉
Left brachiocephalic
vein

胸大肌
Left pectoralis
major muscle

胸小肌
Left pectoralis
minor muscle

左颈总动脉
Left common
carotid artery

右头臂静脉
Right
brachiocephalic
vein

气管
Trachea

食管
Esophagus

左锁骨下动脉
Left subclavian
artery

肩胛骨
Scapula

图 6.99　胸部（显示主动脉弓各分支及头臂静脉），CT，轴位

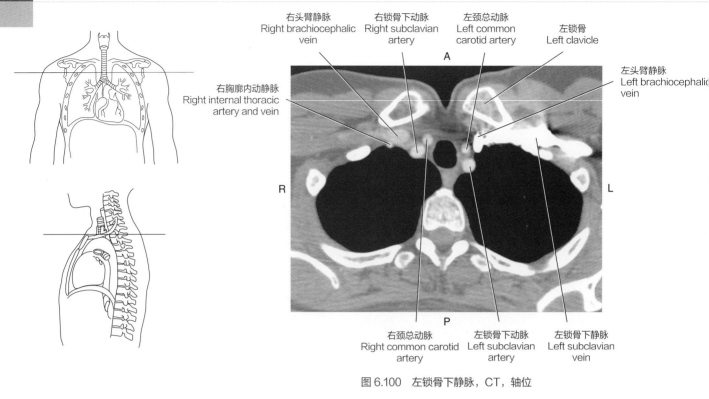

右头臂静脉 Right brachiocephalic vein
右锁骨下动脉 Right subclavian artery
左颈总动脉 Left common carotid artery
左锁骨 Left clavicle
右胸廓内动静脉 Right internal thoracic artery and vein
左头臂静脉 Left brachiocephalic vein

右颈总动脉 Right common carotid artery
左锁骨下动脉 Left subclavian artery
左锁骨下静脉 Left subclavian vein

图 6.100　左锁骨下静脉，CT，轴位

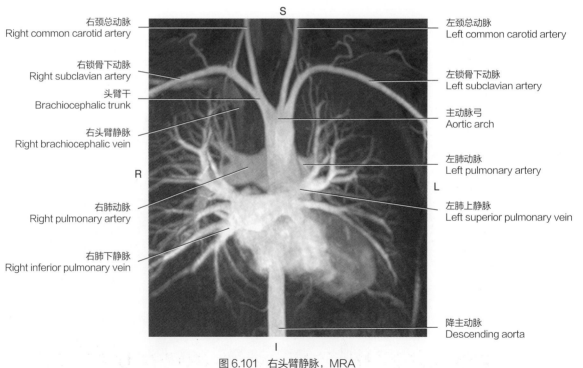

右颈总动脉 Right common carotid artery
左颈总动脉 Left common carotid artery
右锁骨下动脉 Right subclavian artery
左锁骨下动脉 Left subclavian artery
头臂干 Brachiocephalic trunk
主动脉弓 Aortic arch
右头臂静脉 Right brachiocephalic vein
左肺动脉 Left pulmonary artery
右肺动脉 Right pulmonary artery
左肺上静脉 Left superior pulmonary vein
右肺下静脉 Right inferior pulmonary vein
降主动脉 Descending aorta

图 6.101　右头臂静脉，MRA

上腔静脉的属支

　　上腔静脉通过颈内静脉、颈外静脉收集头颈部血液，并通过锁骨下静脉收集上肢血液（图 6.95、6.101、6.102）。锁骨下静脉续于腋静脉，走行于锁骨后方，收集颈外静脉的血液后，在胸锁关节后方与颈内静脉汇合成头臂静脉。左头臂静脉跨过中线，走行于主动脉分支前方，然后在右侧第 1 肋软骨后方与右头臂静脉汇合（图 6.60、6.98、6.99）。左、右头臂静脉汇合成上腔静脉，注入右心房（图 6.67、6.68、6.95、6.98~6.102）。

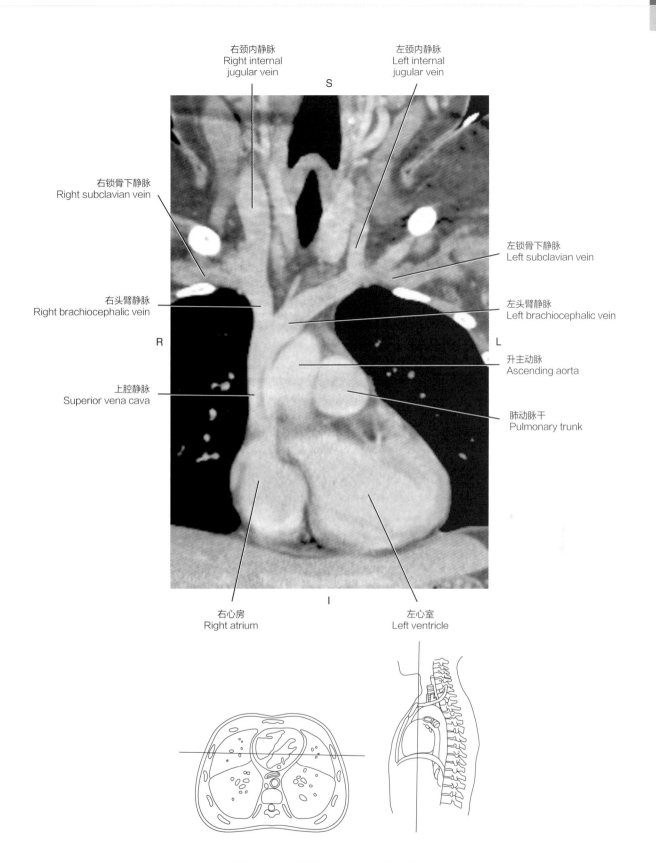

右颈内静脉
Right internal
jugular vein

左颈内静脉
Left internal
jugular vein

S

右锁骨下静脉
Right subclavian vein

左锁骨下静脉
Left subclavian vein

右头臂静脉
Right brachiocephalic vein

左头臂静脉
Left brachiocephalic vein

R

L

升主动脉
Ascending aorta

上腔静脉
Superior vena cava

肺动脉干
Pulmonary trunk

I

右心房
Right atrium

左心室
Left ventricle

图 6.102　上腔静脉属支，CT 重建，冠状位

冠脉循环

　　冠脉循环可为心肌持续提供氧和营养物质。冠脉循环由供血动脉和回流静脉组成。冠脉循环的血管在发育过程中常存在变异，故其在心脏的分布模式也不尽相同。

> 仅向心肌供血就需要每次搏出心脏总容量10%的血液。

冠状动脉

　　左、右冠状动脉是升主动脉最早发出的血管（图6.103、6.104）。右冠状动脉起自主动脉根部（右主

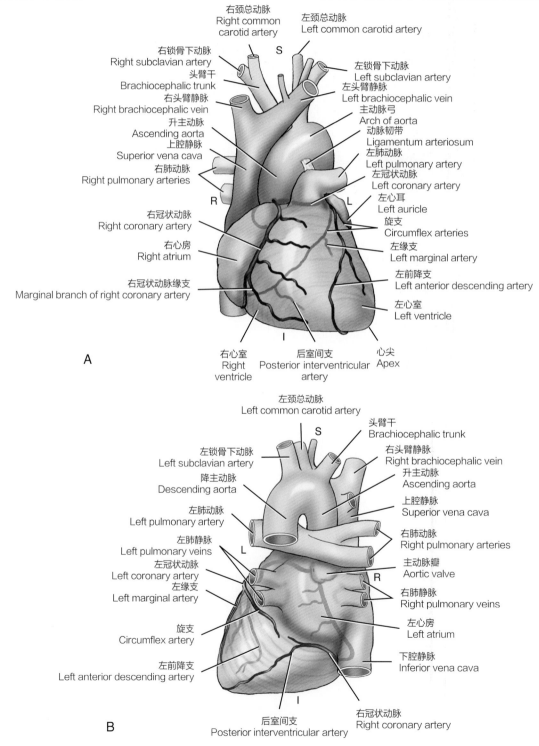

图 6.103　心脏（显示冠状血管），前面观（A）和后面观（B）

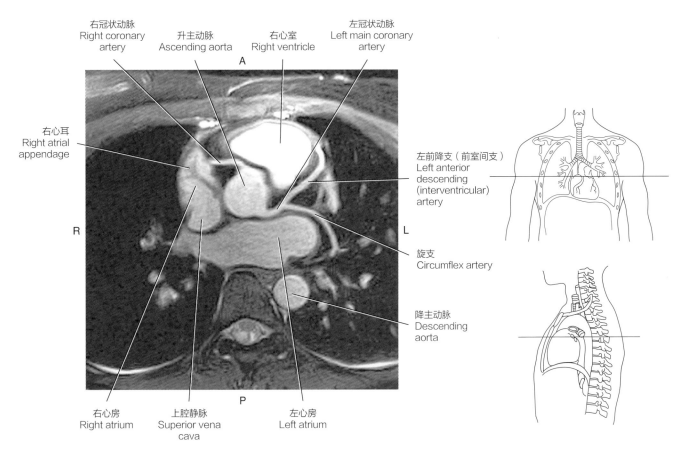

右冠状动脉
Right coronary artery

升主动脉
Ascending aorta

右心室
Right ventricle

左冠状动脉
Left main coronary artery

右心耳
Right atrial appendage

左前降支（前室间支）
Left anterior descending (interventricular) artery

旋支
Circumflex artery

降主动脉
Descending aorta

右心房
Right atrium

上腔静脉
Superior vena cava

左心房
Left atrium

A

R

L

P

图 6.104　心脏（显示右冠状动脉），MRA，轴位

动脉窦），向前行于肺动脉干和右心房之间，向下进入冠状沟（图 6.104、6.105）。当右冠状动脉到达膈面时发出绕向心尖的右缘支，然后转向左，进入后室间沟，发出后室间支（后降支）。后室间支继续沿着后室间沟下行至心尖，通常在此处与左冠状动脉的左前降支吻合（图 6.103）。右冠状动脉及其分支为右心房、右心室、室间隔、窦房结（SA）和房室结（AV），以及部分的左心房和左心室供血（图 6.104 ~ 6.108）。左冠状动脉起自左主动脉窦，在肺动脉干和左心房间向左走行，到达冠状沟（图 6.103、6.104）后分为旋支和左前降支（前室间支）（图 6.104、6.105）。旋支绕心左缘至心后面，发出左缘支，后

者斜行至心尖。左前降支沿前室间沟向心尖方向下行，至膈面与后降支吻合。左前降支沿途发出斜行的分支，为室间隔（包括房室束）以及大部分左心室和左心房供血（图 6.105 ~ 6.117）。

许多男性死于冠状动脉左前降支阻塞所致的心肌梗死，因此，这支动脉被戏称为"寡妇制造者"。左前降支的供应范围可达左心室的 55%，是为心脏供血的关键血管。如果阻塞发生于左前降支的起始部，那么其余心前壁的供血血管也会发生阻塞。这将导致严重的心脏病发作，并常引起猝死。

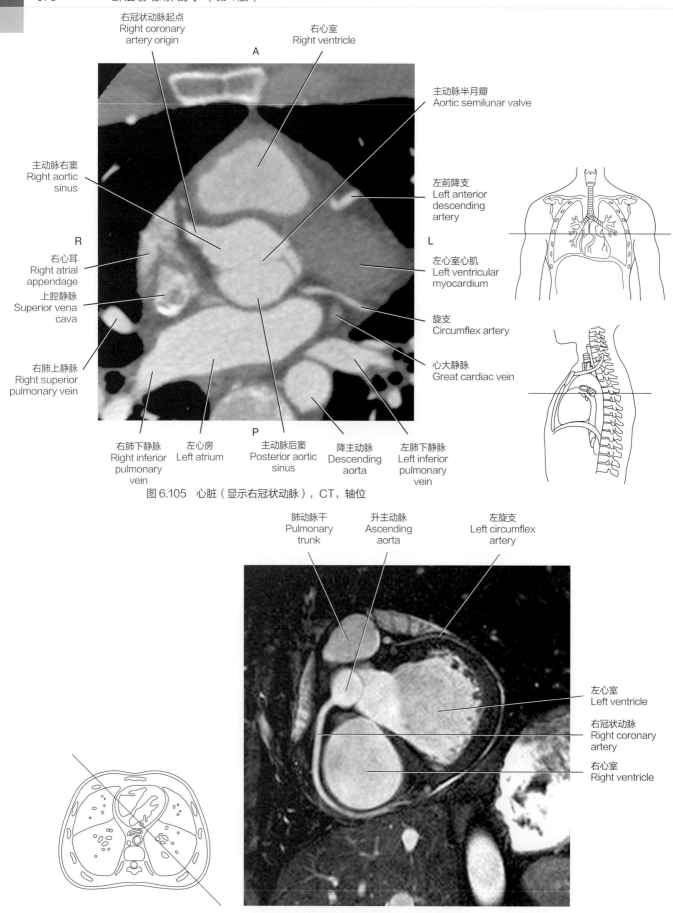

右冠状动脉起点
Right coronary
artery origin

右心室
Right ventricle

A

主动脉半月瓣
Aortic semilunar valve

主动脉右窦
Right aortic
sinus

左前降支
Left anterior
descending
artery

R

右心耳
Right atrial
appendage

L

左心室心肌
Left ventricular
myocardium

上腔静脉
Superior vena
cava

旋支
Circumflex artery

右肺上静脉
Right superior
pulmonary vein

心大静脉
Great cardiac vein

右肺下静脉
Right inferior
pulmonary
vein

左心房
Left atrium

P

主动脉后窦
Posterior aortic
sinus

降主动脉
Descending
aorta

左肺下静脉
Left inferior
pulmonary
vein

图 6.105　心脏（显示右冠状动脉），CT，轴位

肺动脉干
Pulmonary
trunk

升主动脉
Ascending
aorta

左旋支
Left circumflex
artery

左心室
Left ventricle

右冠状动脉
Right coronary
artery

右心室
Right ventricle

图 6.106　心脏（显示右冠状动脉），MRA

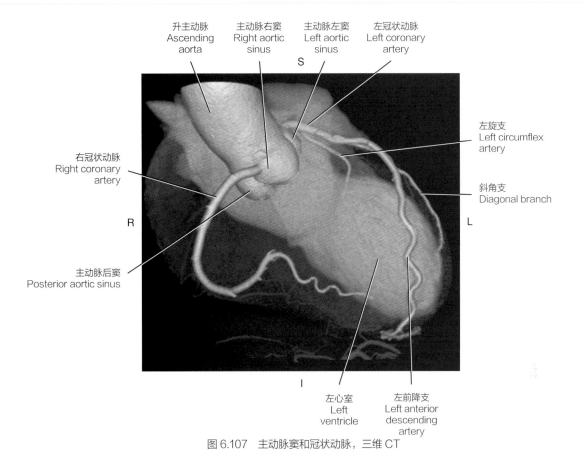

升主动脉
Ascending aorta

主动脉右窦
Right aortic sinus

主动脉左窦
Left aortic sinus

左冠状动脉
Left coronary artery

左旋支
Left circumflex artery

斜角支
Diagonal branch

右冠状动脉
Right coronary artery

主动脉后窦
Posterior aortic sinus

左心室
Left ventricle

左前降支
Left anterior descending artery

图 6.107　主动脉窦和冠状动脉，三维 CT

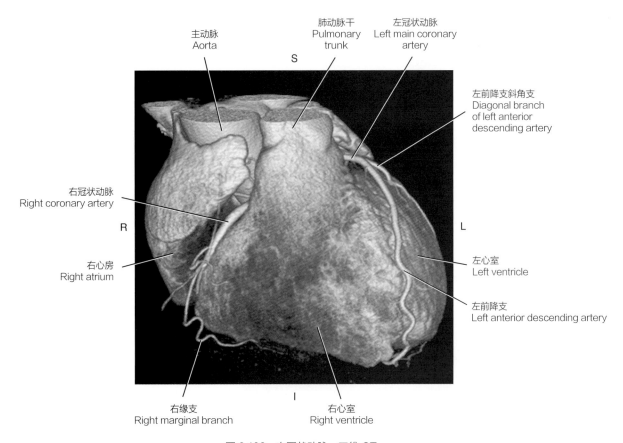

主动脉
Aorta

肺动脉干
Pulmonary trunk

左冠状动脉
Left main coronary artery

左前降支斜角支
Diagonal branch of left anterior descending artery

右冠状动脉
Right coronary artery

右心房
Right atrium

左心室
Left ventricle

左前降支
Left anterior descending artery

右缘支
Right marginal branch

右心室
Right ventricle

图 6.108　右冠状动脉，三维 CT

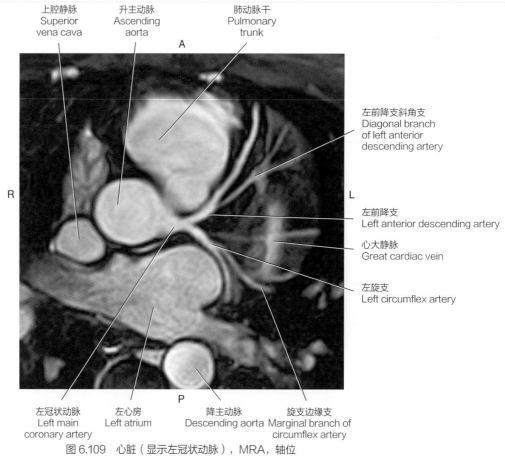

上腔静脉
Superior
vena cava

升主动脉
Ascending
aorta

肺动脉干
Pulmonary
trunk

A

左前降支斜角支
Diagonal branch
of left anterior
descending artery

左前降支
Left anterior descending artery

心大静脉
Great cardiac vein

左旋支
Left circumflex artery

R

L

左冠状动脉
Left main
coronary artery

左心房
Left atrium

P

降主动脉
Descending aorta

旋支边缘支
Marginal branch of
circumflex artery

图 6.109　心脏（显示左冠状动脉），MRA，轴位

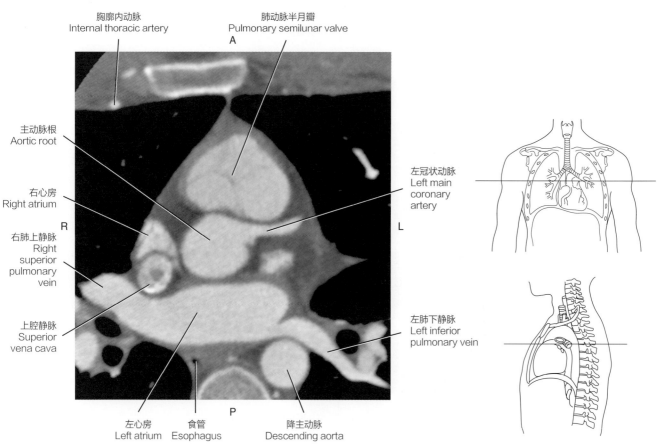

胸廓内动脉
Internal thoracic artery

肺动脉半月瓣
Pulmonary semilunar valve

A

主动脉根
Aortic root

右心房
Right atrium

右肺上静脉
Right
superior
pulmonary
vein

上腔静脉
Superior
vena cava

R

L

左冠状动脉
Left main
coronary artery

左肺下静脉
Left inferior
pulmonary vein

左心房
Left atrium

食管
Esophagus

P

降主动脉
Descending aorta

图 6.110　心脏（显示左冠状动脉），CT，轴位

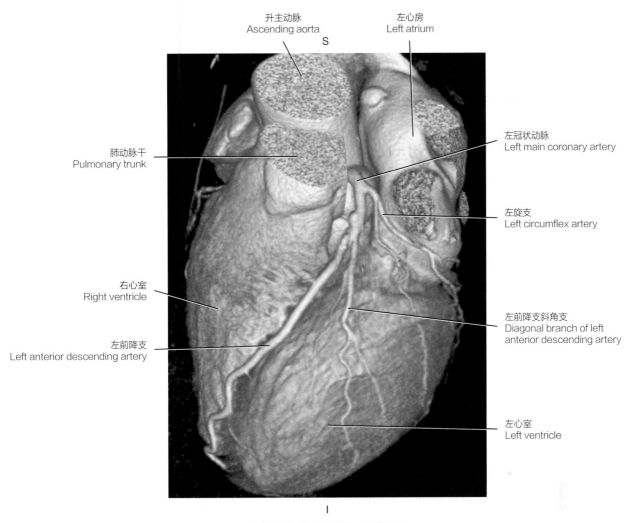

升主动脉
Ascending aorta

左心房
Left atrium

S

肺动脉干
Pulmonary trunk

左冠状动脉
Left main coronary artery

左旋支
Left circumflex artery

右心室
Right ventricle

左前降支斜角支
Diagonal branch of left
anterior descending artery

左前降支
Left anterior descending artery

左心室
Left ventricle

I

图 6.111　左冠状动脉，三维 CT

心的静脉

　　心的静脉血大部分汇入冠状窦，冠状窦行于冠状沟后部，紧邻下腔静脉的左侧注入右心房（图 6.118）。冠状窦是一个宽阔的静脉管道，位于心后面的冠状沟内，是心的静脉主干（图 6.114、6.115、6.118、6.119）。其属支主要包括心大静脉、心中静脉、心小静脉、左心室后静脉以及左心房斜静脉（图 6.67、6.68）。心大静脉是冠状窦的主要属支，起自心尖附近，在前室间沟内与前室间支向上伴行至心室底（图 6.118），收集来自左心室后静脉和左缘静脉的静脉血注入冠状窦。心小静脉（心右静脉）走行于右心房和右心室间的冠状沟内，注入冠状窦右端，收集右心房和右心室的静脉血。心中静脉（心后静脉）起自心尖，沿后室间沟上行至心底，在心小静脉的注入点附近注入冠状窦，收集两个心室后面的静脉血。左心室后静脉收集左心室后壁的静脉血，沿左心室膈面走行，注入心大静脉或冠状窦（图 6.119）。左心房斜静脉是一条小静脉，它斜向下绕过左心房后壁，注入冠状窦左端。两条小的心前静脉直接注入右心房（图 6.118）。

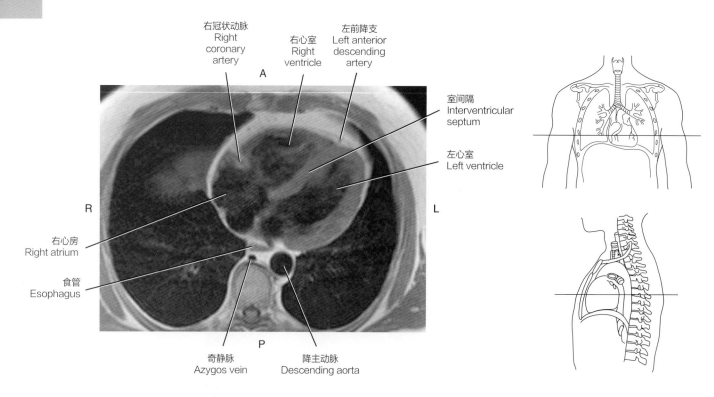

图 6.112　心脏（显示左前降支），T1 加权 MRI，轴位

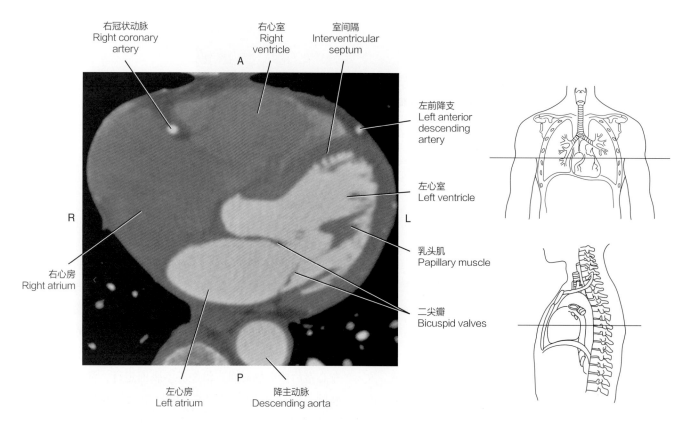

图 6.113　心脏（显示左前降支），CT，轴位

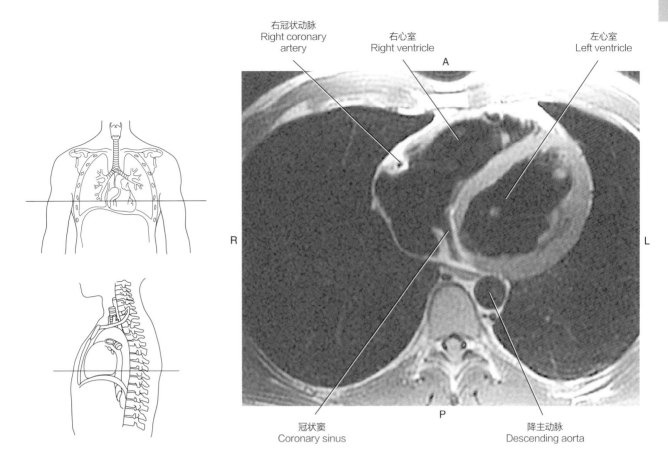

图 6.114 心脏（显示冠状窦），T1 加权 MRI，轴位

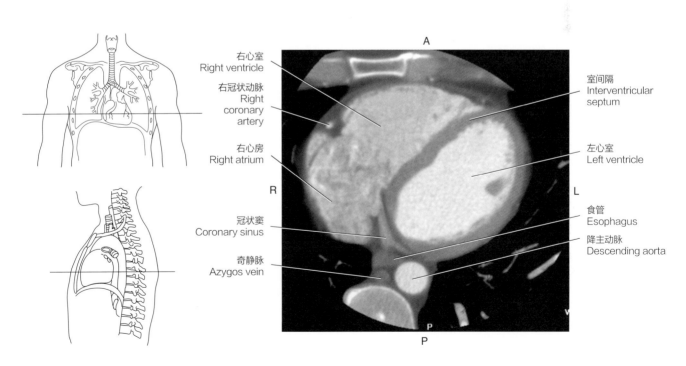

图 6.115 心脏（显示冠状窦），CT，轴位

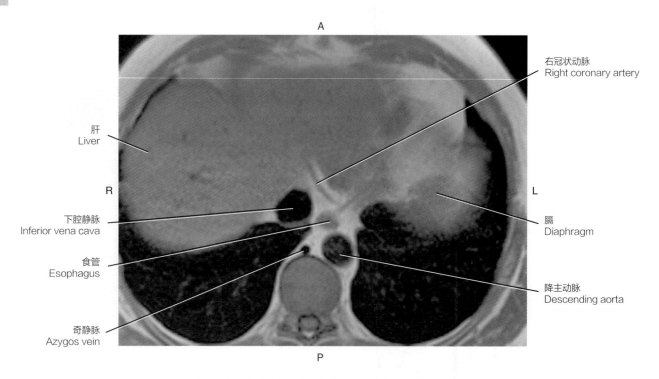

图 6.116　心脏（显示右冠状动脉），T1 加权 MRI，轴位

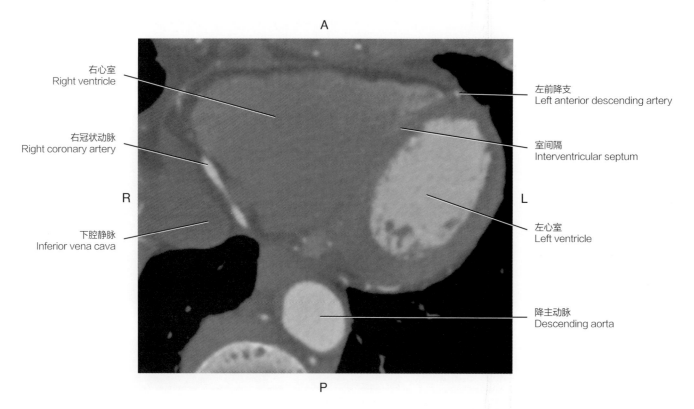

图 6.117　心脏（显示右冠状动脉），CT，轴位

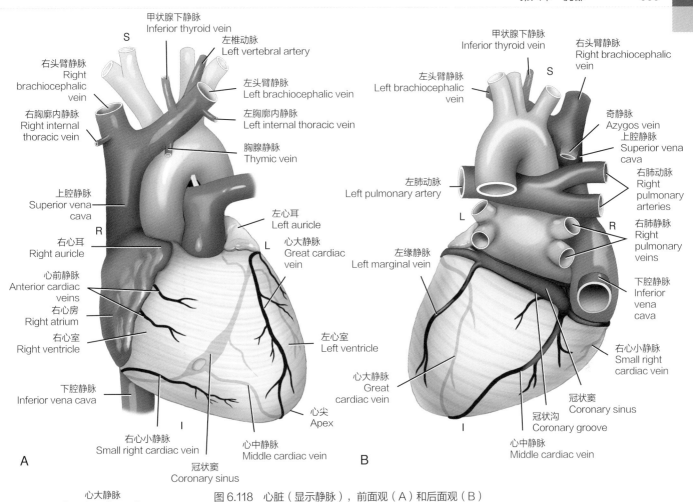

图 6.118　心脏（显示静脉），前面观（A）和后面观（B）

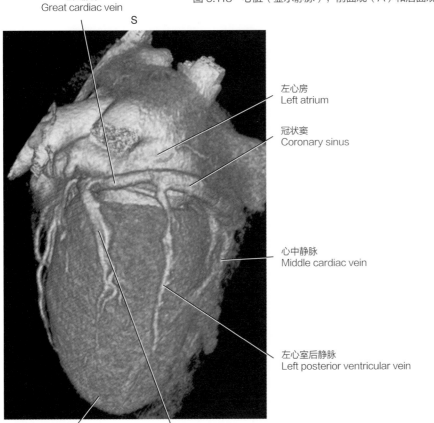

图 6.119　心脏（显示冠状窦），三维 CT

离轴心脏成像

为了规范心脏断层成像的命名，美国心脏协会建议所有心脏成像方式使用相同的术语定义断层成像平面。第一个建议称："所有的心脏成像应使用左心室长轴来定义、定向并显示心脏，且选定的平面应与长轴呈90°。"第二个建议称："所有成像模式中使用的90°定向心脏切面的名称应为垂直长轴切面、水平长轴切面和短轴切面，分别对应于传统二维超声心动图所用的短轴平面、心尖两腔平面和心尖四腔平面。"（图6.120）本书将通篇遵照这些建议来标注心切面。在心脏离轴成像中，每一帧连续切面都将为下一切面提供参照，并根据其固有短轴和长轴按逻辑方法得到心脏的90°切面观。在检查过程中有多种方法可以获得心切面，这里提供的只是其中一种。为获得垂直长轴（VLA）视图，可直接经左心房和左心室、平行于室间隔设置一个斜冠状位切面（图6.121 ~ 6.123），此切面十分接近血管造影中的右前斜投影和超声心动图中的心尖两腔平面。而通过一个将左心室、二尖瓣和左心房平分的斜冠状位图像，可获得水平长轴（HLA）视图（图6.124 ~ 6.126）。HLA视图展示了心脏的4个腔，与超声心

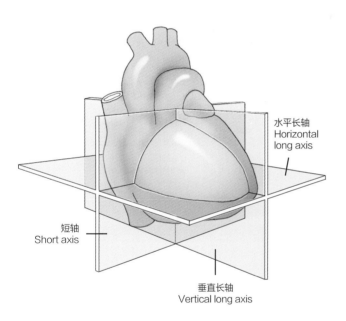

图6.120　心的离轴面

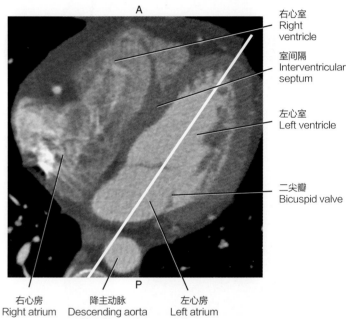

图6.121　心脏，设定垂直长轴成像，CT，轴位

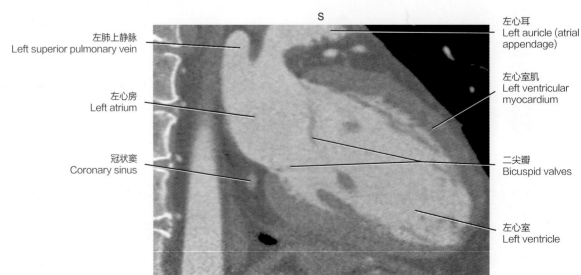

图6.122　心脏，CT，垂直长轴位

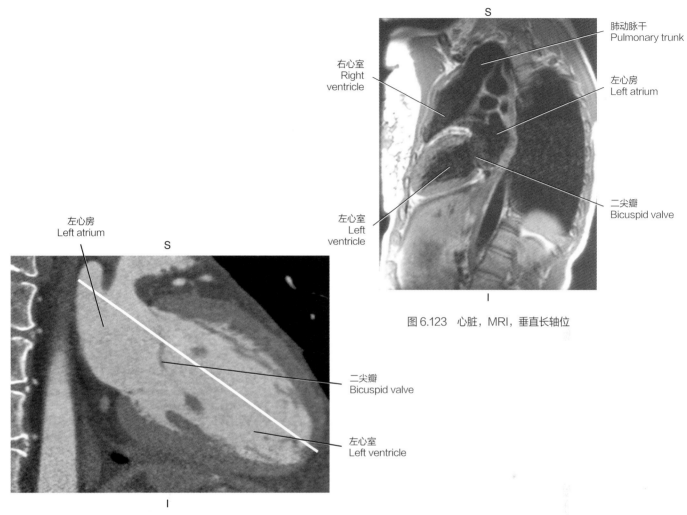

右心室
Right
ventricle

肺动脉干
Pulmonary trunk

左心房
Left atrium

左心室
Left
ventricle

二尖瓣
Bicuspid valve

图 6.123 心脏，MRI，垂直长轴位

左心房
Left atrium

二尖瓣
Bicuspid valve

左心室
Left ventricle

图 6.124 心脏，设定水平长轴成像，CT，垂直长轴位

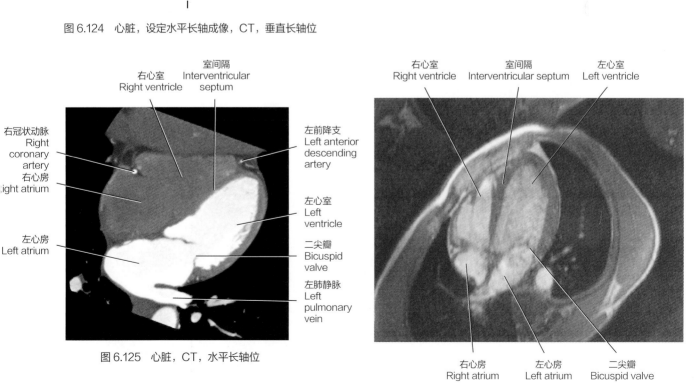

右心室
Right ventricle

室间隔
Interventricular
septum

右冠状动脉
Right
coronary
artery
右心房
Right atrium

左前降支
Left anterior
descending
artery

左心室
Left
ventricle

二尖瓣
Bicuspid
valve

左心房
Left atrium

左肺静脉
Left pulmonary
vein

图 6.125 心脏，CT，水平长轴位

右心室
Right ventricle

室间隔
Interventricular septum

左心室
Left ventricle

右心房
Right atrium

左心房
Left atrium

二尖瓣
Bicuspid valve

图 6.126 心脏，MRI，水平长轴位

动图中的心尖四腔平面对应。利用 HLA 视图建立一个垂直于室间隔并穿过左、右心室的斜面，可获得短轴（SA）视图（图 6.127 ~ 6.133）。根据腔室内的血液流动方向，左、右心室都有称为入口和出口的区域，入口代表心房和心室间的血液流动，出口代表心室和肺循环或体循环之间的血液流动。右心室的入口包括三尖瓣，出口包括肺动脉半月瓣。右心室流出道（RVOT）平面可用于观察肺动脉瓣，并区分左心室和肺动脉（图 6.134 ~ 6.136）。左心室的入口包括二尖瓣，出口包括主动脉。通常情况下，左心室流出道（LVOT）平面一般用于观察二尖瓣和主动脉瓣，以及左心房、左心室和升主动脉（图 6.137 ~ 6.139）。

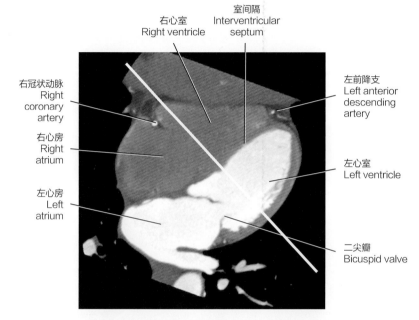

图 6.127　心脏，设定短轴成像，CT，水平长轴位

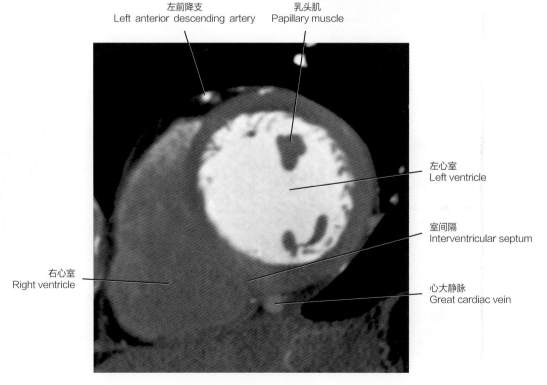

图 6.128　心脏，CT，短轴位

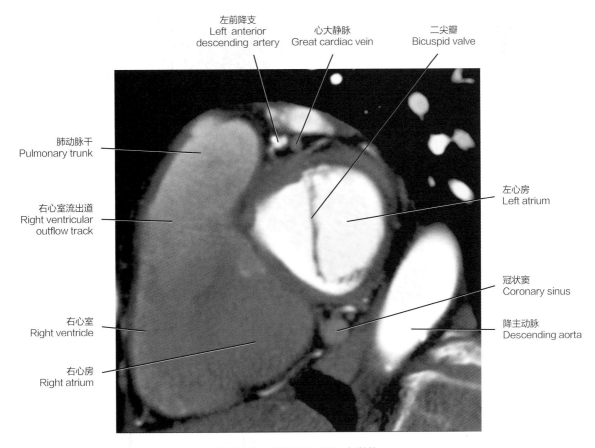

左前降支
Left anterior
descending artery

心大静脉
Great cardiac vein

二尖瓣
Bicuspid valve

肺动脉干
Pulmonary trunk

右心室流出道
Right ventricular
outflow track

左心房
Left atrium

右心室
Right ventricle

冠状窦
Coronary sinus

右心房
Right atrium

降主动脉
Descending aorta

图 6.129　肺动脉干，CT，短轴位

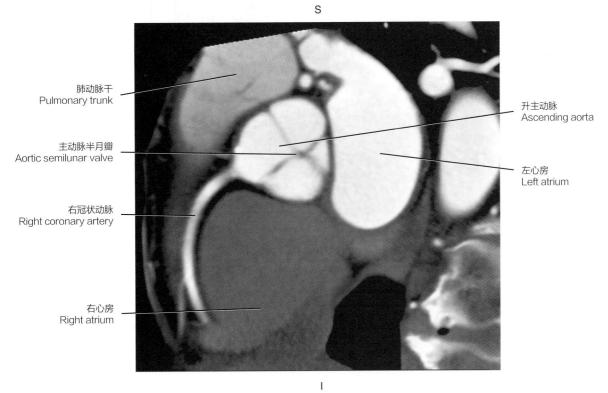

S

肺动脉干
Pulmonary trunk

升主动脉
Ascending aorta

主动脉半月瓣
Aortic semilunar valve

左心房
Left atrium

右冠状动脉
Right coronary artery

右心房
Right atrium

I

图 6.130　左心房，CT，短轴位

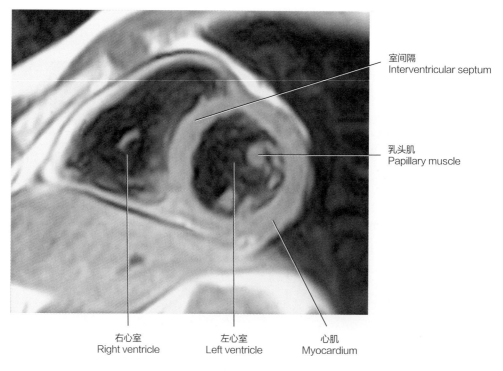

室间隔
Interventricular septum

乳头肌
Papillary muscle

右心室
Right ventricle

左心室
Left ventricle

心肌
Myocardium

图 6.131　心室，MRI，短轴位

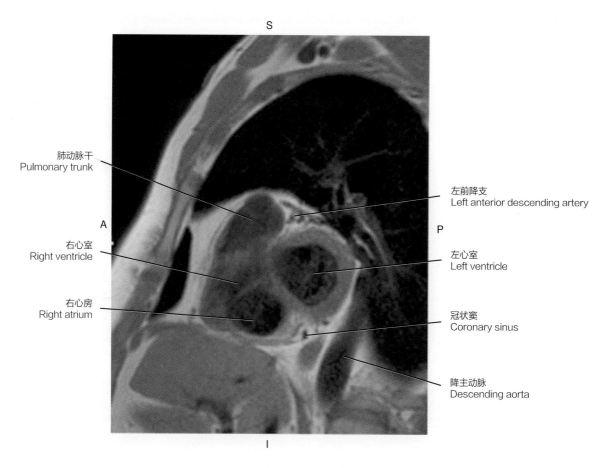

肺动脉干
Pulmonary trunk

右心室
Right ventricle

右心房
Right atrium

左前降支
Left anterior descending artery

左心室
Left ventricle

冠状窦
Coronary sinus

降主动脉
Descending aorta

图 6.132　肺动脉干，MRI，短轴位

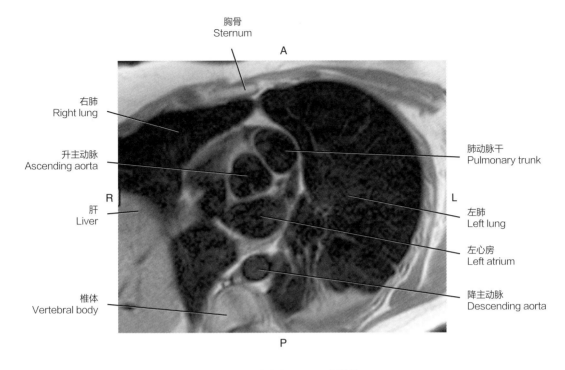

胸骨
Sternum

A

右肺
Right lung

升主动脉
Ascending aorta

肝
Liver

R

椎体
Vertebral body

肺动脉干
Pulmonary trunk

左肺
Left lung

左心房
Left atrium

降主动脉
Descending aorta

L

P

图 6.133 左心房，MRI，短轴位

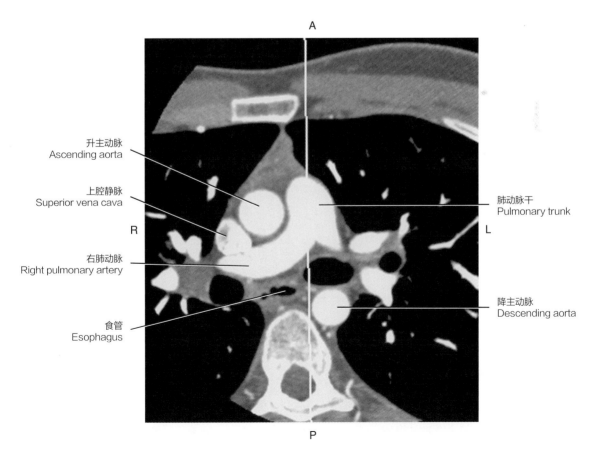

A

升主动脉
Ascending aorta

上腔静脉
Superior vena cava

R

右肺动脉
Right pulmonary artery

食管
Esophagus

肺动脉干
Pulmonary trunk

L

降主动脉
Descending aorta

P

图 6.134 肺动脉干，CT，轴位，用于右心室流出道成像

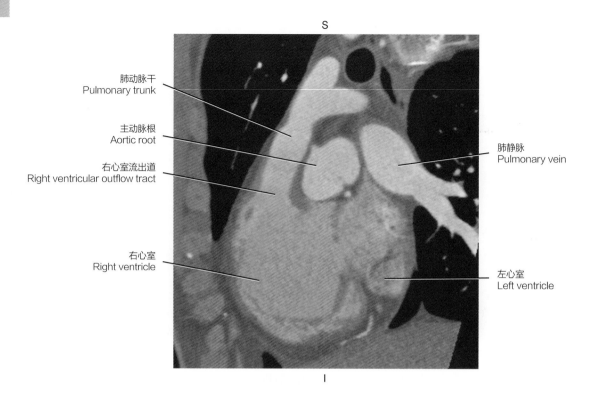

图 6.135　右心室流出道，CT

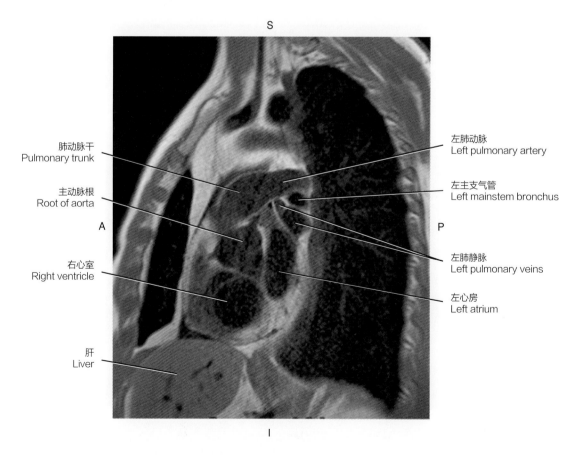

图 6.136　右心室流出道，MRI

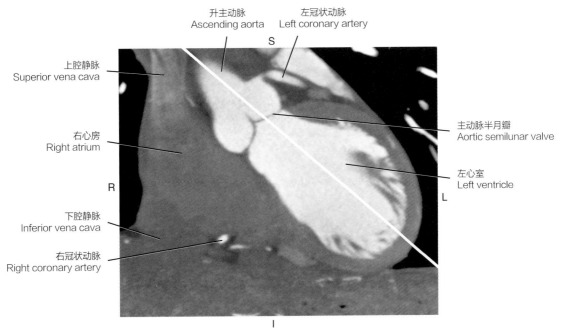

升主动脉
Ascending aorta

左冠状动脉
Left coronary artery

上腔静脉
Superior vena cava

右心房
Right atrium

主动脉半月瓣
Aortic semilunar valve

左心室
Left ventricle

下腔静脉
Inferior vena cava

右冠状动脉
Right coronary artery

图 6.137　心脏，CT，冠状位，用于左心室流出道成像

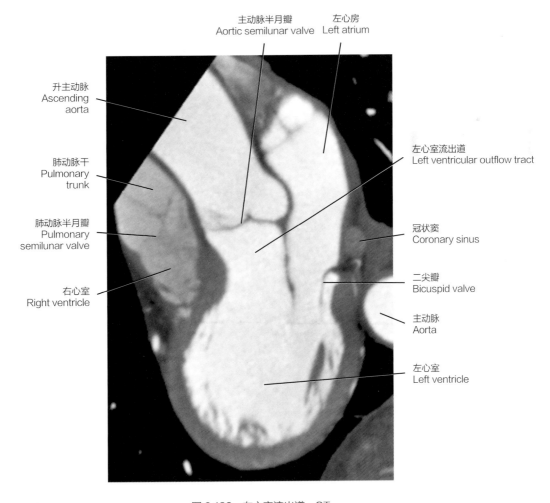

主动脉半月瓣
Aortic semilunar valve

左心房
Left atrium

升主动脉
Ascending
aorta

肺动脉干
Pulmonary
trunk

肺动脉半月瓣
Pulmonary
semilunar valve

右心室
Right ventricle

左心室流出道
Left ventricular outflow tract

冠状窦
Coronary sinus

二尖瓣
Bicuspid valve

主动脉
Aorta

左心室
Left ventricle

图 6.138　左心室流出道，CT

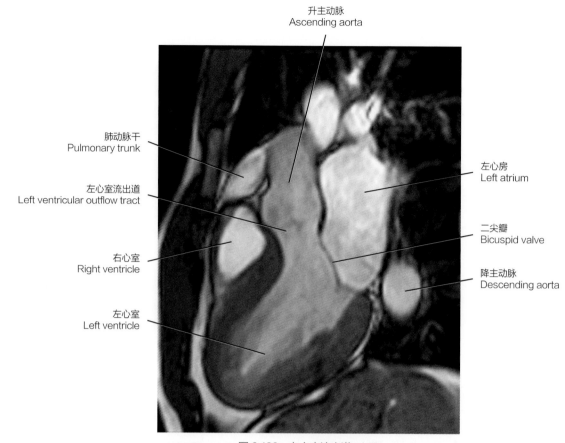

升主动脉
Ascending aorta

肺动脉干
Pulmonary trunk

左心室流出道
Left ventricular outflow tract

右心室
Right ventricle

左心室
Left ventricle

左心房
Left atrium

二尖瓣
Bicuspid valve

降主动脉
Descending aorta

图 6.139　左心室流出道，MRI

奇静脉系统

　　奇静脉系统提供了上、下腔静脉间的侧支循环，可分为奇静脉和半奇静脉（图 6.140），主要收集大部分胸后壁、支气管、心包和食管的血液。较大的奇静脉沿脊柱右侧上行，而半奇静脉沿脊柱左侧上行。半奇静脉上行至 $T_7 \sim T_9$ 处，于主动脉后方向右越过脊柱前方，注入奇静脉。奇静脉呈弓形勾绕右肺门，从后方注入下腔静脉（图 6.35、6.140 ~ 6.144）。

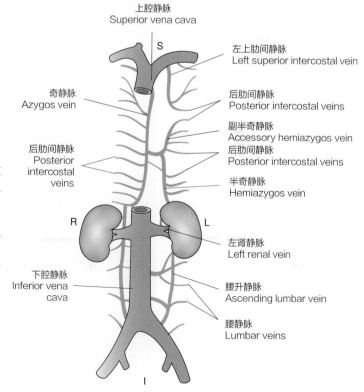

上腔静脉
Superior vena cava

奇静脉
Azygos vein

后肋间静脉
Posterior
intercostal
veins

下腔静脉
Inferior vena
cava

左上肋间静脉
Left superior intercostal vein

后肋间静脉
Posterior intercostal veins

副半奇静脉
Accessory hemiazygos vein

后肋间静脉
Posterior intercostal veins

半奇静脉
Hemiazygos vein

左肾静脉
Left renal vein

腰升静脉
Ascending lumbar vein

腰静脉
Lumbar veins

图 6.140　奇静脉系统，前面观

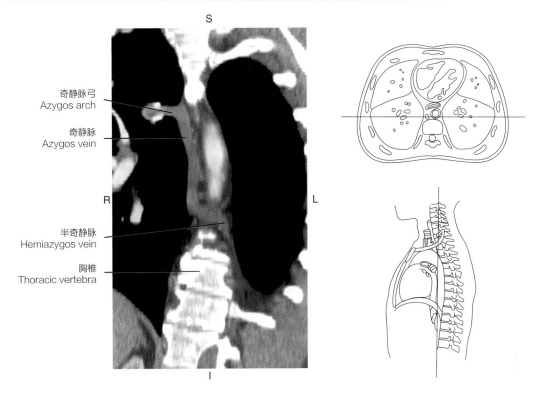

奇静脉弓
Azygos arch

奇静脉
Azygos vein

半奇静脉
Hemiazygos vein

胸椎
Thoracic vertebra

图 6.141　奇静脉，CT 重建，冠状位

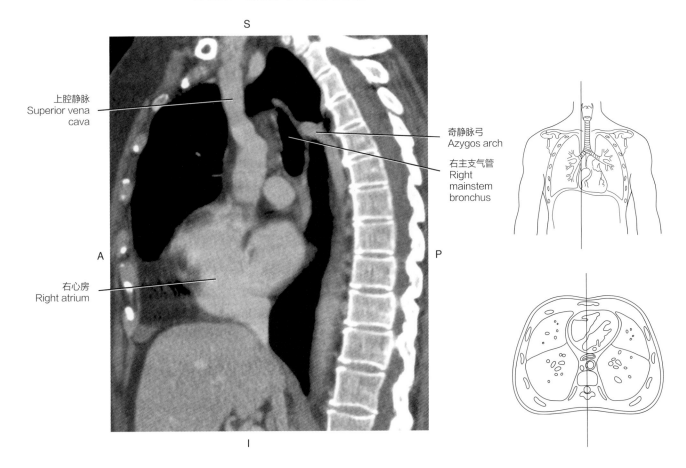

上腔静脉
Superior vena
cava

右心房
Right atrium

奇静脉弓
Azygos arch

右主支气管
Right
mainstem
bronchus

图 6.142　奇静脉弓，CT 重建，矢状位

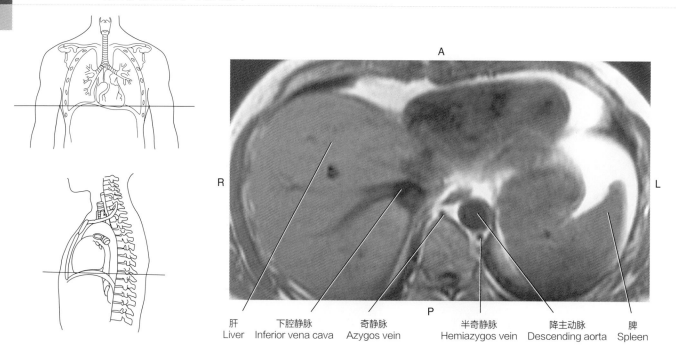

A

R　　　　　　　　　　　　　　　　　　　　　L

P

| 肝
Liver | 下腔静脉
Inferior vena cava | 奇静脉
Azygos vein | 半奇静脉
Hemiazygos vein | 降主动脉
Descending aorta | 脾
Spleen |

图 6.143　腹部（含奇静脉及半奇静脉），T1 加权 MRI，轴位

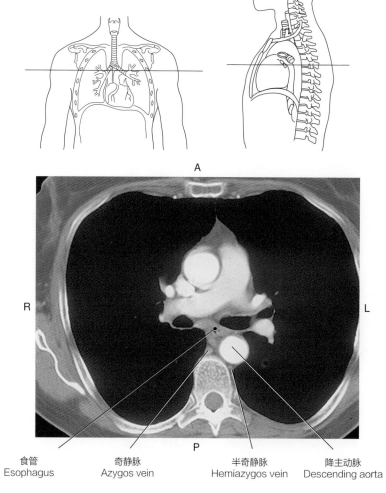

A

R　　　　　　　　　　　　　　　　　　　　　L

P

| 食管
Esophagus | 奇静脉
Azygos vein | 半奇静脉
Hemiazygos vein | 降主动脉
Descending aorta |

图 6.144　胸部（含奇静脉及半奇静脉），CT，轴位

肌

与呼吸相关的肌

与呼吸相关的肌包括肋间肌、上后锯肌、下后锯肌、肋提肌和膈（表6.5）。肋间隙由3层肋间肌（肋间外肌、肋间内肌、肋间最内肌）充填（图6.145~6.147）。这些肌协同作用，上提肋并扩张胸腔，同时使肋间隙保持一定的刚性。上后锯肌起于C_7~T_2，止于第2~5肋，可协助用力吸气，而下后锯肌起于T_{11}~L_2，止于第9~12肋，起辅助用力呼气的作用（图6.148~6.150）。肋提肌起自C_7和T_1~T_{11}的横突，向外下斜行止于下一肋的肋结节和肋角之间（图6.148），起提肋的作用。膈向上膨隆呈穹隆状，覆盖整个胸腔下口，分隔胸腔和腹腔（图6.151、6.152）。膈为主要的吸气肌，收缩时穹顶下移并变平，可纵向扩大胸腔容积。膈的肌纤维汇聚于其中央的中心腱，后者位于心包下方并部分与心包融合。膈通过两个称为膈脚的腱性结构附着于腰椎（图6.151、6.153~6.155）。右膈脚起自L_1~L_3的前面，而左膈脚起自L_1~L_2的相应部位。左、右膈脚在腹主动脉的腹侧相连形成内侧弓状韧带。膈上有3个孔裂可使相应血管和器官从胸腔进入腹腔。主动脉裂孔有降主动脉、奇静脉和胸导管通过。腔静脉孔有下腔静脉和右膈神经通过。食管裂孔有食管和迷走神经通过（图6.151、6.152）。

表6.5　与呼吸相关的肌			
名称	起点	起点	作用
肋间肌	肋下缘	下一肋上缘	在呼吸过程中固定肋间隙，并上提肋以助吸气
上后锯肌	C_7~T_2棘突和棘上韧带	第2~5肋后面	辅助用力吸气
下后锯肌	T_{11}~L_2棘突和棘上韧带	第9~12肋后面	辅助用力呼气
肋提肌	C_7和T_1~T_{11}横突	肋结节到肋角间	提肋
膈	剑突、肋缘，腰大肌和腰方肌筋膜，L_1~L_3腰椎	膈中心腱	下压腹腔脏器，扩大胸腔容积以助吸气

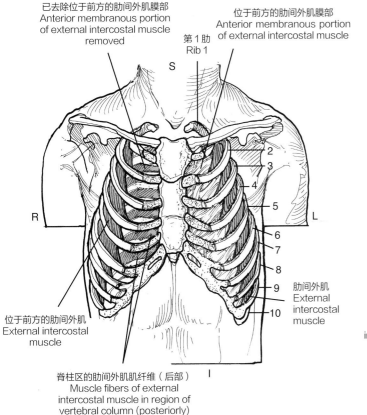

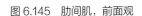

图6.145　肋间肌，前面观

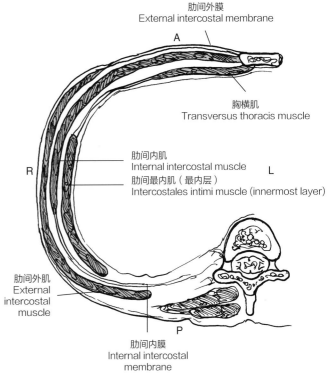

图6.146　肋间内肌，轴面观

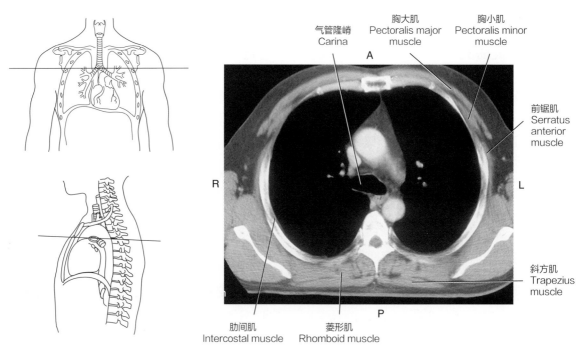

图 6.147　胸部（显示胸肌），气管隆嵴水平，CT，轴位

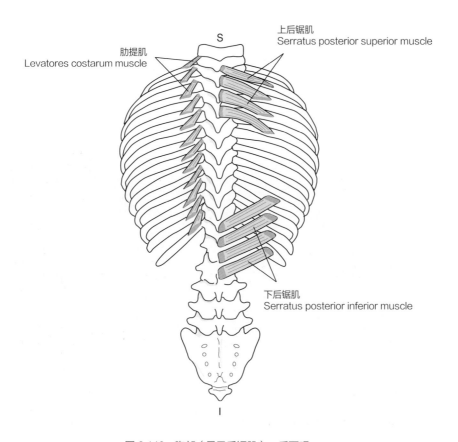

图 6.148　胸部（显示后锯肌），后面观

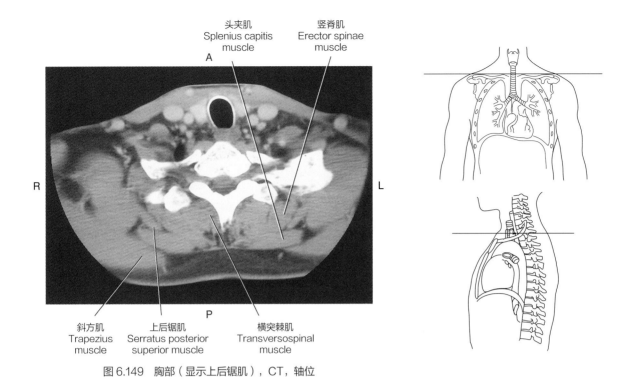

图 6.149　胸部（显示上后锯肌），CT，轴位

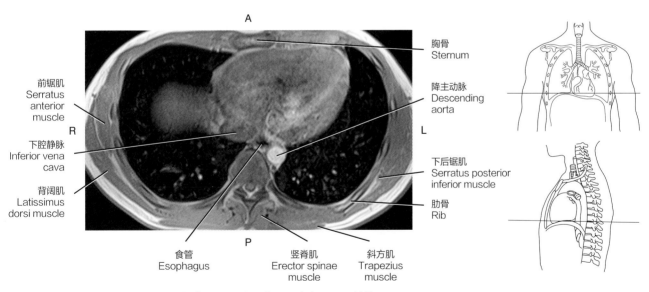

图 6.150　胸部（显示下后锯肌），T1 加权 MRI，轴位

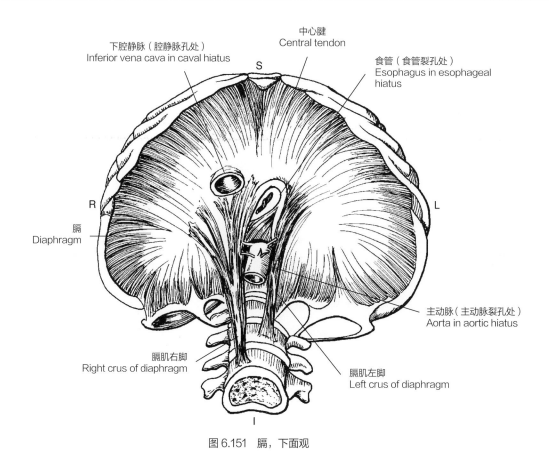

下腔静脉（腔静脉孔处）
Inferior vena cava in caval hiatus

中心腱
Central tendon

食管（食管裂孔处）
Esophagus in esophageal hiatus

膈
Diaphragm

主动脉（主动脉裂孔处）
Aorta in aortic hiatus

膈肌右脚
Right crus of diaphragm

膈肌左脚
Left crus of diaphragm

图 6.151　膈，下面观

右头臂静脉
Right brachiocephalic vein

左头臂静脉
Left brachiocephalic vein

上腔静脉
Superior vena cava

主动脉弓
Aortic arch

肺动脉干
Pulmonary trunk

右心房
Right atrium

前锯肌
Serratus anterior muscle

下腔静脉
Inferior vena cava

左心室
Left ventricle

腔静脉孔
Caval hiatus

膈
Diaphragm

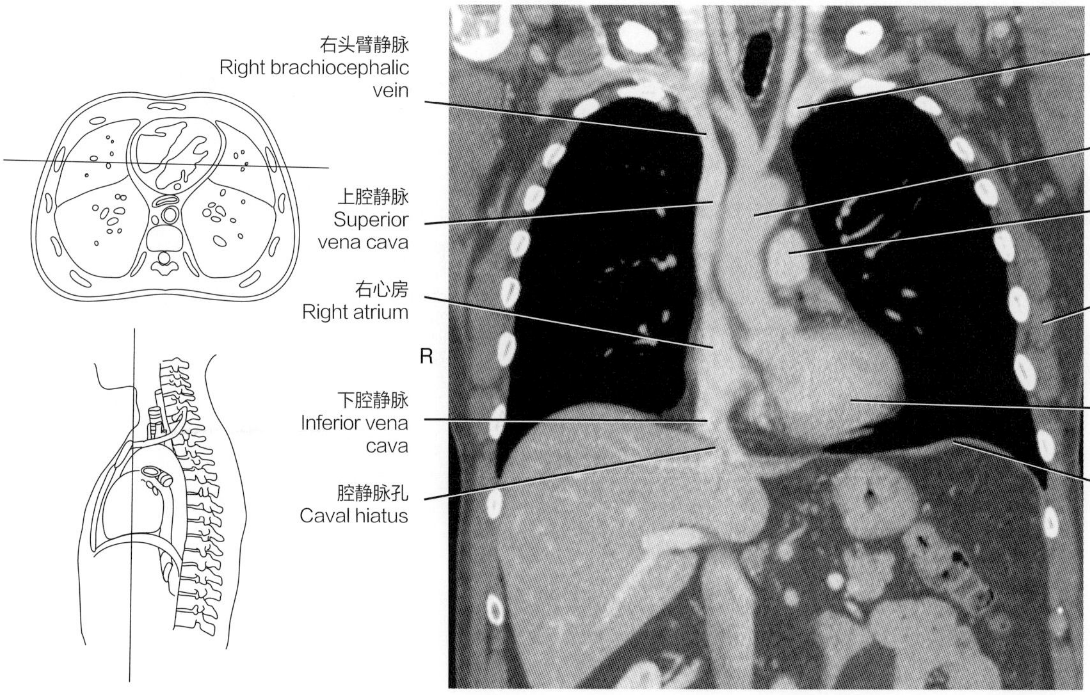

图 6.152　前锯肌，CT 重建，冠状位

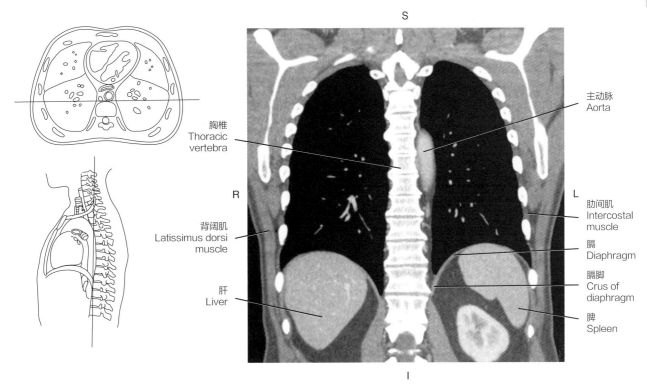

图 6.153 膈，CT 重建，冠状位

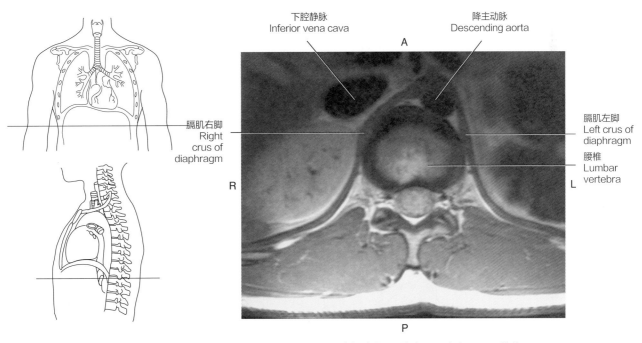

图 6.154 腹部（显示膈脚），T1 加权 MRI，轴位

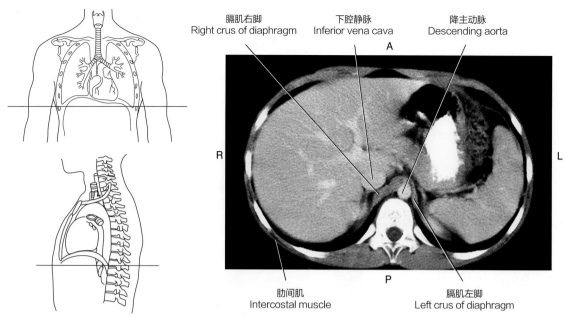

图 6.155　胸部（显示膈脚），CT，轴位

连结上肢及前外侧胸壁的肌

　　胸部前外侧区的肌包括胸大肌、胸小肌、锁骨下肌和前锯肌。与上肢的运动有关的肌，如胸大肌、锁骨下肌和前锯肌，也有辅助呼吸的作用（图 6.156，表 6.6）。例如，胸大肌、胸小肌位于胸前，主要作用为运动上肢，但深吸气时胸大肌可扩张胸腔，辅助吸气（图 6.147、6.156）。锁骨下肌较小，呈三角形，位于锁骨与第 1 肋之间，本身起稳定锁骨和下降肩部

的作用（图 6.5），但与胸大肌、胸小肌联合运动还可上提肋、扩张胸腔，对辅助吸气有重要作用。此外，前锯肌也可辅助呼吸。前锯肌位于胸廓外侧，自肩胛骨内侧缘连于第 1～8 肋的外侧面。前锯肌的主要作用是外旋和前伸肩胛骨使其紧贴胸廓，此外还可上提肋以助吸气（图 6.152、6.156；也可参考第九章，肌和肌腱）。

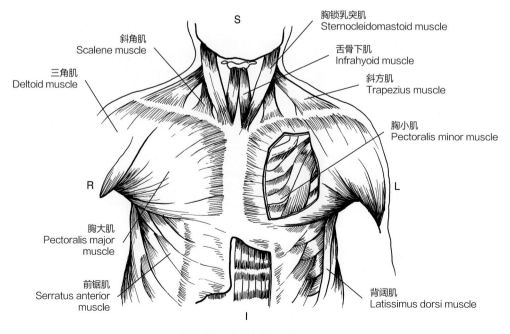

图 6.156　胸部各肌，前面观

表6.6	前外侧胸壁肌		
名称	起点	止点	作用
胸大肌	锁骨的内侧半、胸骨和第1~6肋软骨	肱骨结节间沟、三角肌粗隆	使肩关节屈、内收和内旋，以及辅助吸气
胸小肌	第3~5肋的前面	肩胛骨喙突	拉肩胛骨向前下方，协助前锯肌
锁骨下肌	第1肋及肋软骨	锁骨下面	压肩，吸气时辅助胸肌
前锯肌	上8肋或上9肋的肋角	肩胛骨内侧缘	使肩胛骨下角外旋，拉肩胛骨向前

乳房

　　女性乳房（乳腺），位于胸大肌表面的皮下组织内。通常来说，乳房位于胸骨旁线到腋中线之间，平第2~7肋。为便于检查，一般将乳房分为4个象限（上内、上外、下外、下内）以及腋尾（图6.157）。乳房包括3层组织：皮下层、腺体层、乳腺后层（图6.158）。皮下层包括皮肤和皮下脂肪。腺体层包括乳腺组织、输乳管以及结缔组织。乳腺组织包括15~20个以乳头为中心呈放射状排列的乳腺小叶。这些乳腺小叶包埋于脂肪和结缔组织中，如此形成了乳房的轮廓。每个乳腺小叶有1条分泌管（输乳管）开口于乳头。乳腺的皮肤和胸肌筋膜之间连有穿过腺体层的结缔组织束，称为乳房悬韧带

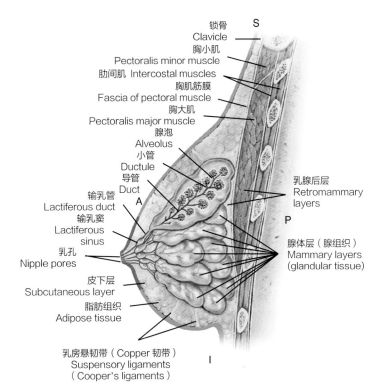

图6.158　女性乳房，矢状面观

或Cooper韧带，对乳腺起支持作用。乳腺后层包含肌肉、深层结缔组织以及乳腺后脂肪（图6.159、6.160）。

　　腋窝淋巴结引流乳房、上肢和胸壁的淋巴，通常聚集在腋血管周围、胸肌边缘及腋窝后缘。

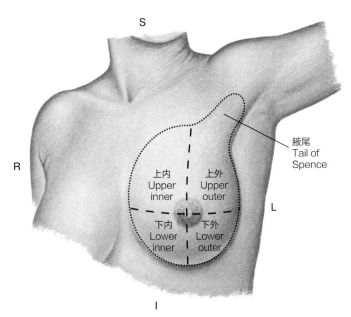

图6.157　左侧乳房，前面观

S

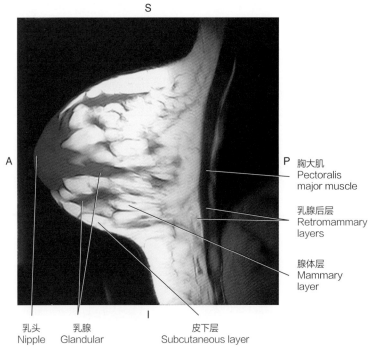

A   P 胸大肌
                                                                        Pectoralis
                                                                        major muscle

                                                                        乳腺后层
                                                                        Retromammary
                                                                        layers

                                                                        腺体层
                                                                        Mammary
                                                                        layer

I

乳头　　乳腺　　　　　　　　皮下层
Nipple　Glandular　　　　　Subcutaneous layer

图 6.159　女性乳房，T1 加权 MRI，矢状位

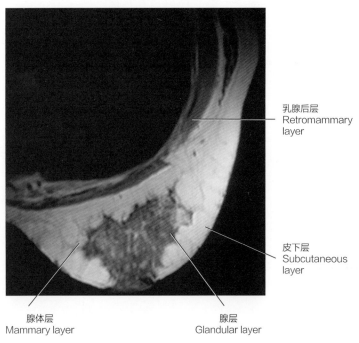

乳腺后层
Retromammary
layer

皮下层
Subcutaneous
layer

腺体层　　　　　　　　　　　腺层
Mammary layer　　　　　　 Glandular layer

图 6.160　女性乳房，T1 加权 MRI，轴位

参考文献

Anderson, M. W., & Fox, M. G. (2017). Sectional anatomy by MRI and CT (4th ed.). Philadelphia: Elsevier.

Applegate, E. (2009). The sectional anatomy learning system (3rd ed.). Philadelphia: Saunders.

Boxt, L. M., & Abbara, S. (2016). The requisites: Cardiac imaging (4th ed.). Philadelphia: Elsevier.

Cerqueira, M. D., Weissman, N. J., & Dilsizian, V., et al. (2002). Standardized myocardial segmentation and nomenclature for tomographic imaging of the heart: A statement for healthcare professionals from the Cardiac Imaging Committee of the Council on Clinical Cardiology of the American Heart Association. Circulation, 105, 539.

El-Sherief, A. H., Lau, C. T., & Wu, C. C., et al. (2014). International Association for the Study of Lung Cancer (IASLC) lymph node map: Radiologic review with CT illustration. Radiographics, 34(6), 1680-1691.

Frank, G. (2012). Merrill's atlas of radiographic positions and radiologic procedures (12th ed.). St. Louis: Mosby.

Haaga, J. R., & Boll, D. T. (2017). CT and MRI of the whole body (6th ed.). Philadelphia: Elsevier.

Larsen, W. J. (2002). Anatomy: Development, function, clinical correlations. Philadelphia: Saunders.

Manning, W. J., & Pennel, D. J. (2010). Cardiovascular magnetic resonance (2nd ed.). Philadelphia: Saunders.

Palastanga, N. (2002). Anatomy and human movement: Structure and function (4th ed.). Boston: Butterworth-Heinemann.

Seidel, H. M., Ball, J. W., & Dains, J. E., et al. (2010). Mosby's guide to physical examination (7th ed.). St. Louis: Mosby.

Standring, S. (2012). Gray's anatomy, the anatomical basis of clinical practice (41st ed.). New York: Elsevier.

Weir, J., & Abrahams, P. H. (2011). Imaging atlas of human anatomy (4th ed.). London: Elsevier.

第七章
腹部

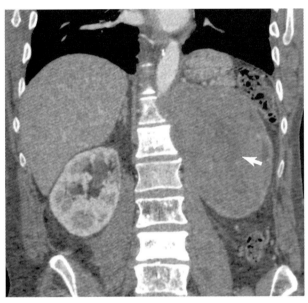

图7.1 腹部,示左肾实质内有大异质性团块(白色箭头),CT重建,冠状位

A man's liver is his carburetor.
肝是人的"化油器"。

——佚名

腹腔容纳许多重要的结构,这些结构具有许多功能。因此,腹部断层影像对于其内器官和系统的可视化诊疗至关重要(图7.1)。

目 标

- 列出腹腔的结构并区分腹膜内位、外位器官
- 描述腹膜间隙和腹膜后间隙
- 描述肝的分叶、分段和血管分支
- 定义胆道系统的结构
- 说明胰和脾的功能和位置
- 辨别泌尿系统的结构

- 列出并辨别胃和肠的结构
- 辨别腹主动脉的分支及其供应范围
- 辨别下腔静脉的属支及其引流范围
- 列出腹部的肌并描述其功能
- 列出肝门静脉的属支并描述血液在肝门静脉系统内的流动

纲 要

腹腔

腹腔是位于膈和骶骨岬之间的区域（图7.2）。腹腔和盆腔通常按照四分法或九分法进行分区（见第一章）。腹腔内容物包括肝、胆囊和胆道系统、胰、脾、肾上腺、肾、输尿管、胃、肠和血管结构。

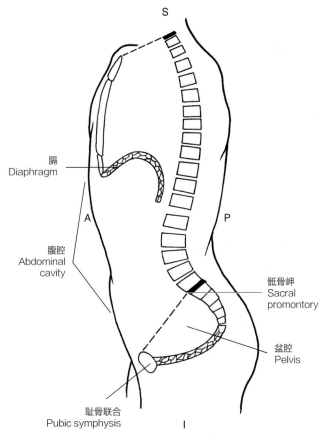

图 7.2　腹腔，矢状面观

腹膜

腹壁内衬的薄层浆膜称为腹膜。此膜可分为两层：衬于腹壁的壁腹膜和覆盖器官的脏腹膜（图7.3）。两层腹膜间有薄层润滑性的浆液，可减少器官在相对移动时产生的摩擦。腹膜形成的腔内包含如下器官：肝（裸区除外）、胆囊、脾、胃、卵巢和大部分肠管（图7.4、7.5）。男性腹膜腔是一个封闭的腔体，但女性的腹膜腔则通过输卵管、子宫和阴道与外界相通(图7.6)。腹膜腔包括大腹膜腔和小腹膜腔（网膜囊）。大腹膜腔位于腹前壁的内面和腹腔脏器表面之间，由壁层和脏层腹膜围成，并通过网膜孔（Winslow孔）与小腹膜腔相通（图7.3）。小腹膜腔主要位于胃后壁和腹后壁之间（图7.3、7.7~7.9）。

腹膜的许多皱襞延伸至器官之间，有助于器官保持其适当位置，同时包绕着进入每个部位的血管和神经。腹膜的这些皱襞或双层腹膜形成的结构被称为肠系膜、网膜和腹膜韧带。肠系膜是双层的腹膜，包围肠管并将其系连于腹壁上，还为血管、淋巴管和神经提供到达小肠的通道。网膜是与胃相连的系膜或双层腹膜。正常网膜在常规扫描中通常不可见，只有当出现积液时才能观察到（图7.7、7.10）。大网膜是一个富含脂肪的腹膜褶皱，从胃大弯垂下，将胃与脾和横结肠连接在一起，而小网膜将十二指肠和胃小弯附连于肝上（图7.10~7.13）。

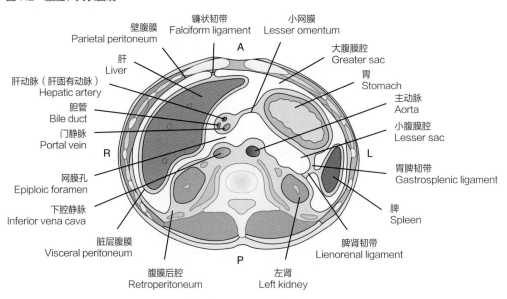

图 7.3　腹部，示大腹膜腔、小腹膜腔、腹膜韧带，轴面观

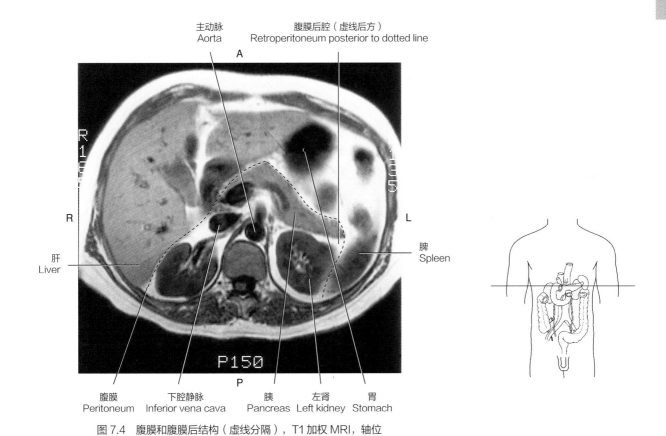

图 7.4 腹膜和腹膜后结构（虚线分隔），T1 加权 MRI，轴位

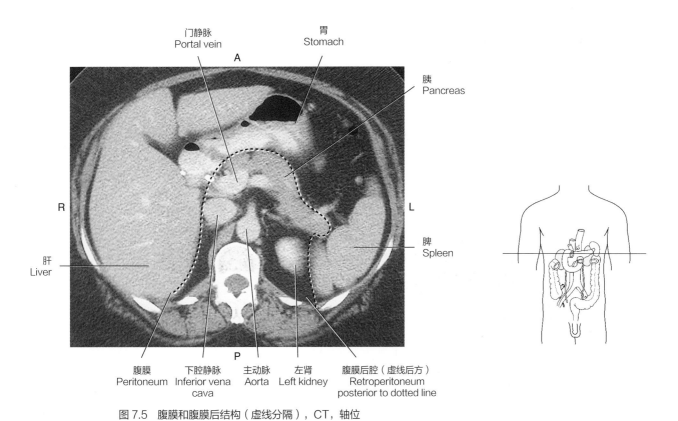

图 7.5 腹膜和腹膜后结构（虚线分隔），CT，轴位

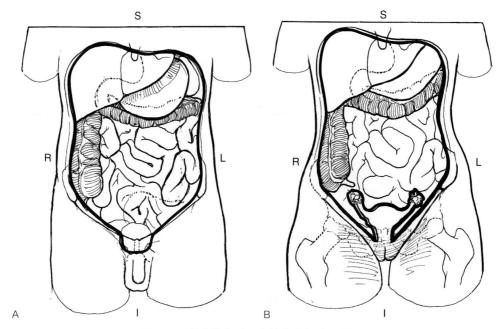

图 7.6　男性腹膜（A）和女性腹膜（B），前面观

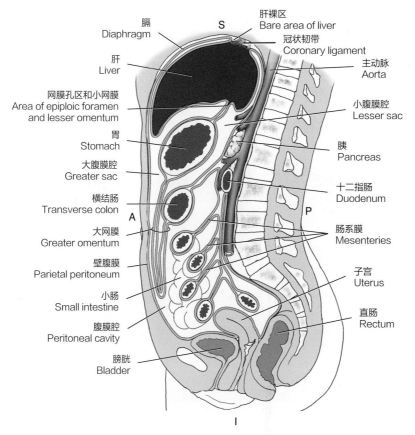

图 7.7　腹膜和腹膜腔，矢状面观

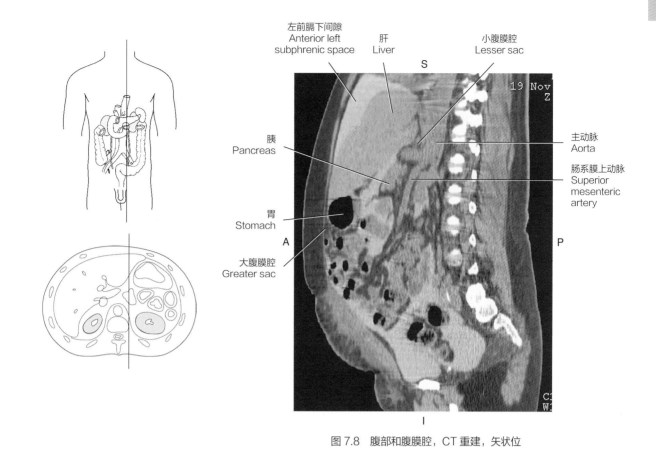

左前膈下间隙
Anterior left
subphrenic space

肝
Liver

小腹膜腔
Lesser sac

胰
Pancreas

主动脉
Aorta

肠系膜上动脉
Superior
mesenteric
artery

胃
Stomach

大腹膜腔
Greater sac

图 7.8　腹部和腹膜腔，CT 重建，矢状位

十二指肠
Duodenum

肝
Liver

小腹膜腔
Lesser sac

大腹膜腔
Greater sac

胃
Stomach

前膈下间隙
Anterior subphrenic
space

胆囊
Gallbladder

胰
Pancreas

肠系膜上动脉
Superior
mesenteric
artery

右肝下间隙
Right subhepatic
space

下腔静脉
Inferior
vena cava

主动脉
Aorta

肾
Kidney

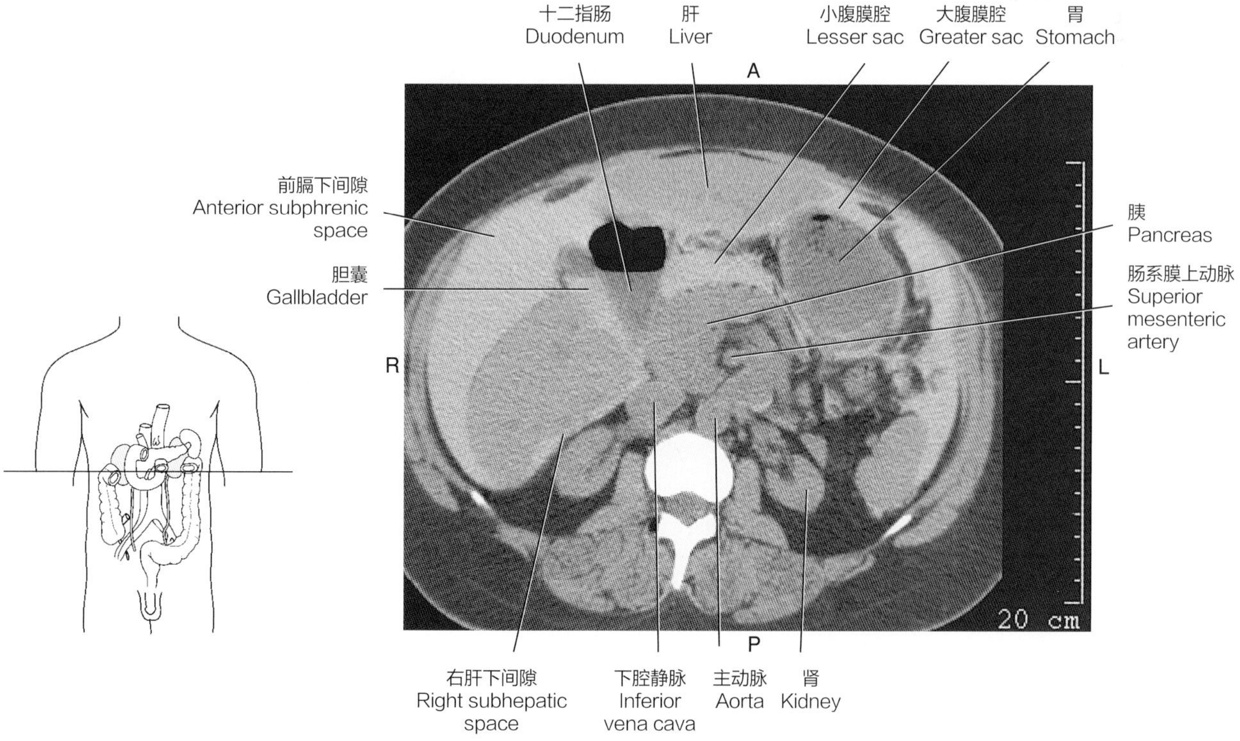

图 7.9　腹部和腹膜腔，CT 重建，轴位

大多数腹膜韧带的作用是使一个器官与另一个器官或腹壁相连。这些腹膜韧带不是通常意义上的韧带，而是连接特定部位的系膜结构，并以其相连部位命名。作为腹膜韧带的大网膜可以分成3个部分：胃结肠韧带、胃脾韧带和胃膈韧带。这些韧带将胃大网膜连接到横结肠、脾、胃大弯、胃底、膈和食管上（图7.3、7.11、7.12）。小网膜包括肝胃韧带和肝十二指肠韧带，将胃与十二指肠连接到肝（图7.10）。肝特有的韧带是肝圆韧带、镰状韧带和冠状韧带。肝圆韧带是左脐静脉的残留物，在镰状韧带的游离下缘内走行，连于

脐。镰状韧带从肝延伸到腹前壁和膈，并形成一个将肝从解剖学上分为左、右两叶的平面。镰状韧带是将肝上面连接到膈和上腹壁的支撑结构（图7.14、7.15）。冠状韧带围绕着肝的上极，将肝连接到膈上，形成肝裸区的边缘（图7.7、7.16）。更多腹膜韧带的相关描述见表7.1。

> 腹膜腔的炎症称为腹膜炎。急性腹膜炎最常见的原因是肠道穿孔引起的感染渗漏。

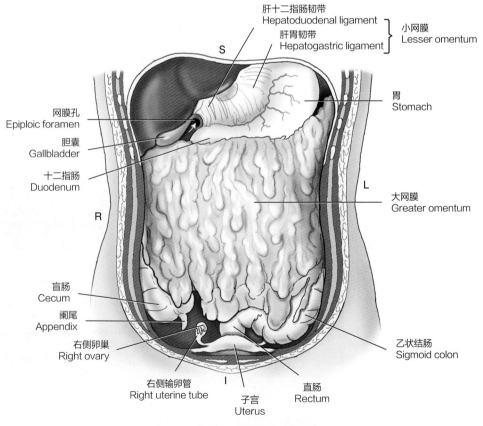

图 7.10　肠系膜和腹膜韧带，前面观

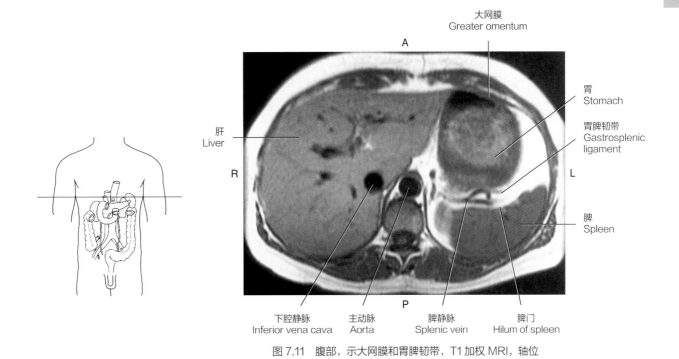

图 7.11　腹部，示大网膜和胃脾韧带，T1 加权 MRI，轴位

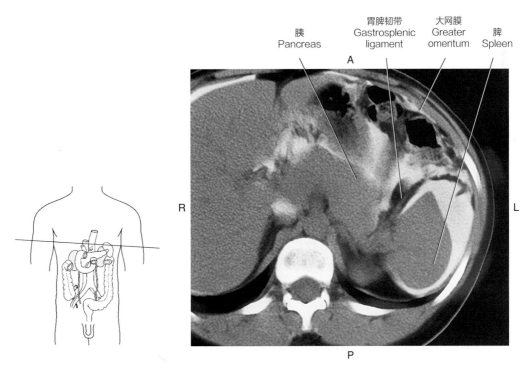

图 7.12　腹部，因血液积聚而显示出大网膜和胃脾韧带，CT，轴位

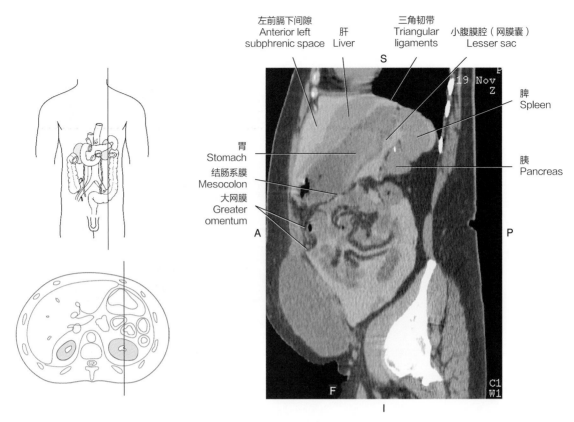

图 7.13　腹部，示大网膜和腹膜腔，CT 重建，矢状位

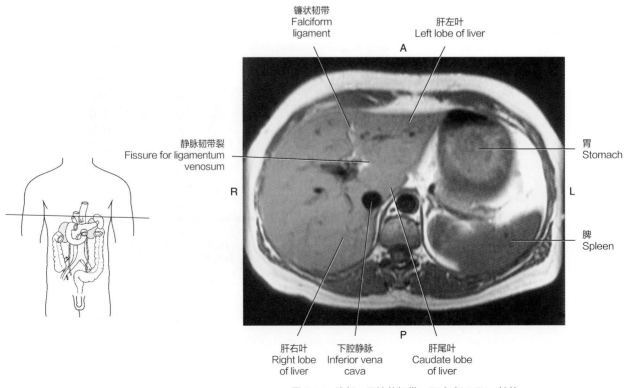

图 7.14　腹部，示镰状韧带，T1 加权 MRI，轴位

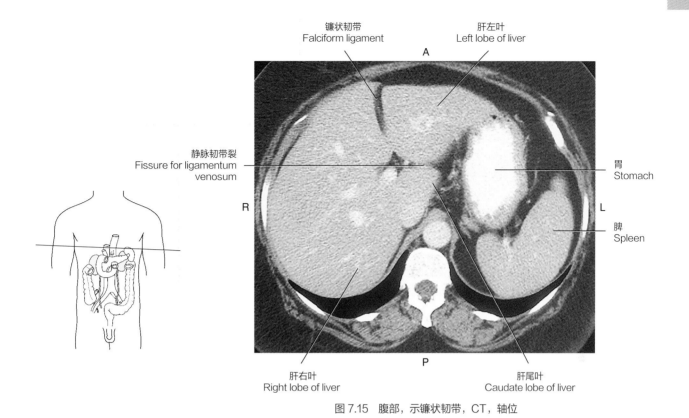

镰状韧带
Falciform ligament

肝左叶
Left lobe of liver

A

静脉韧带裂
Fissure for ligamentum
venosum

R

胃
Stomach

L

脾
Spleen

肝右叶
Right lobe of liver

P

肝尾叶
Caudate lobe of liver

图 7.15　腹部，示镰状韧带，CT，轴位

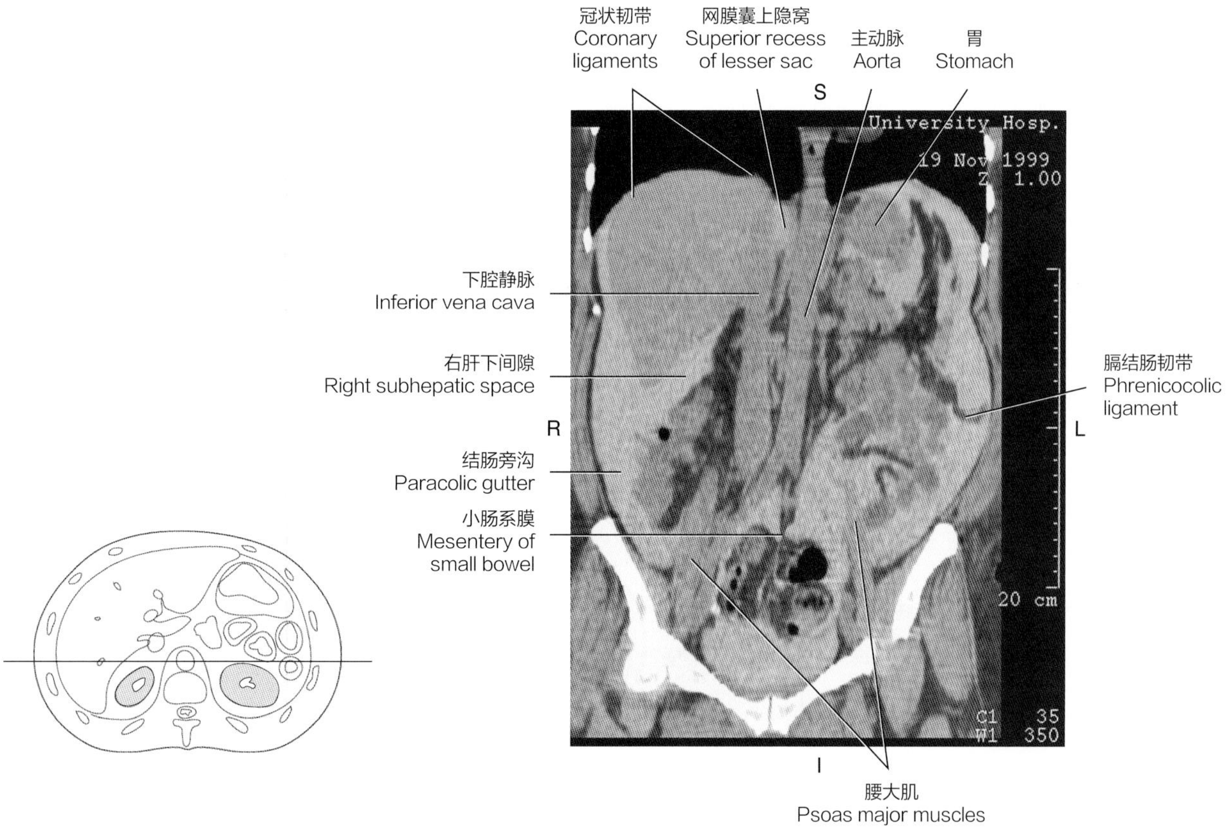

冠状韧带
Coronary
ligaments

网膜囊上隐窝
Superior recess
of lesser sac

主动脉
Aorta

胃
Stomach

S

University Hosp.
19 Nov 1999
Z 1.00

下腔静脉
Inferior vena cava

右肝下间隙
Right subhepatic space

R

L

膈结肠韧带
Phrenicocolic
ligament

结肠旁沟
Paracolic gutter

小肠系膜
Mesentery of
small bowel

20 cm

I

C1　35
W1　350

腰大肌
Psoas major muscles

图 7.16　肝和冠状韧带，CT 重建，冠状位

表 7.1　腹膜韧带

名称	位置
胃结肠韧带	大网膜似围裙下垂的部分，连于横结肠
胃脾韧带	大网膜的左侧部，将胃大弯和胃底连于脾门
脾肾韧带	连接脾和肾
胃膈韧带	大网膜的上部，连接于膈、胃底后面和食管
肝肾韧带	连接肝和肾
肝食管韧带	连接肝和食管
肝胃韧带	连接肝和胃小弯
肝十二指肠韧带	连接肝和十二指肠的上部
镰状韧带	从肝延伸到腹前壁和膈
肝圆韧带	位于肝镰状韧带的游离下缘，是左脐静脉的遗迹
冠状韧带	围绕肝裸区的一圈腹膜
左、右三角韧带	肝冠状韧带向左、右两侧延伸的汇合处
膈结肠韧带	连接结肠左曲和膈

腹膜腔

　　腹膜腔内有一些潜在的腔隙，由从内脏延伸到腹壁的腹膜褶皱围成。这些间隙可分为结肠上区和结肠下区（图 7.17）。结肠上区位于横结肠上方，包含左、右膈下间隙和左、右肝下间隙。膈下间隙位于膈与肝前部之间。膈下间隙又以镰状韧带为界分为左、右肝下间隙（图 7.18、7.19）。肝下间隙位于肝后下部和腹腔脏器之间。右肝下间隙位于肝和右肾之间，内含

Morison 陷凹（肝肾隐窝），此处为患者仰卧位时腹腔的最低点，因此腹腔积液常聚于此（图 7.20、7.21）。

　　横结肠下方是结肠下区，由左、右结肠下隙和左、右结肠旁沟组成。左、右结肠下隙以小肠系膜相隔。左、右结肠旁沟是位于升结肠和降结肠外侧面的槽状空隙（图 7.17、7.22，表 7.2）。右结肠旁沟较深，故也是腹腔积液的常见部位。左、右结肠旁沟与盆腔相通。

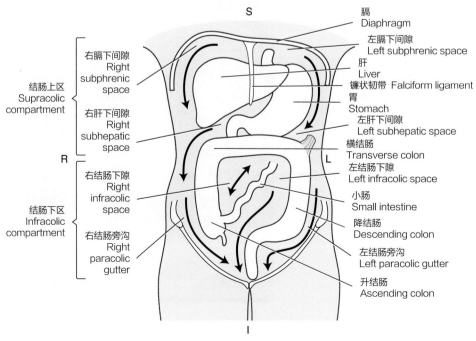

图 7.17　腹膜腔，前面观

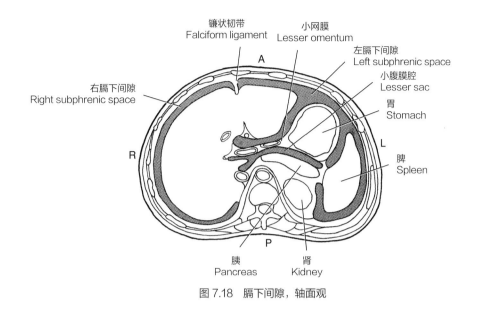

图 7.18 膈下间隙，轴面观

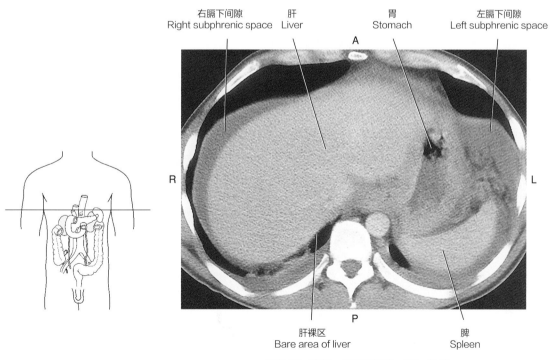

图 7.19 腹部，示膈下间隙，CT，轴位

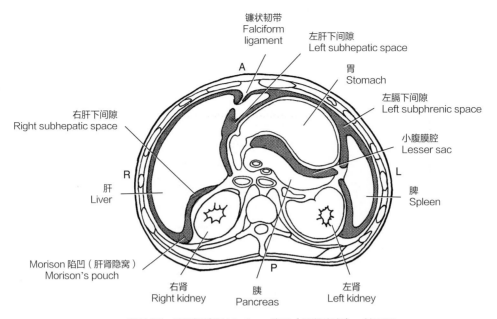

图 7.20　肝下间隙和 Morison 陷凹（肝肾隐窝），轴面观

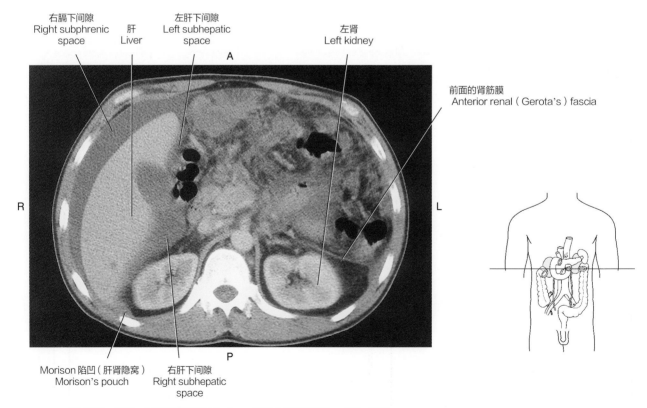

图 7.21　腹部，示肝下间隙和 Morison 陷凹（肝肾隐窝），CT，轴位

第七章　腹部　415

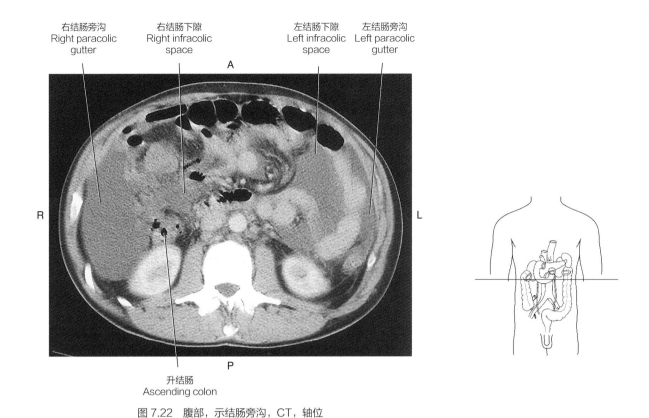

图 7.22　腹部，示结肠旁沟，CT，轴位

表 7.2　腹膜腔和腹膜后间隙	
腔隙名称	位置
腹膜腔	
结肠上区	位于横结肠上方
膈下间隙	位于膈与肝前面之间
右和左	左、右膈下间隙以肝镰状韧带为分界
肝下间隙	位于肝的后下方
右	位于肝右叶和右肾之间，包含 Morison 陷凹（肝肾隐窝）
左	位于肝左叶与左肾之间，包含小网膜
结肠下区	位于横结肠下方
结肠下隙	
右和左	以小肠系膜为界
结肠旁沟	
右	位于升结肠和右侧腹壁之间
左	位于降结肠和左侧腹壁之间
腹膜后间隙	
肾旁间隙	
肾旁前间隙	肾筋膜（Gerota 筋膜）前部与腹膜后表面之间
肾旁后间隙	肾筋膜（Gerota 筋膜）后部与腹后壁肌肉之间
肾周间隙	
右和左	肾和肾上腺周围，被肾筋膜（Gerota 筋膜）完全包裹

腹膜后腔

很多位于腹膜后方的结构，其前部被腹膜覆盖，被认为位于腹膜后腔，包括一些腹腔和盆腔的结构，如肾、输尿管、肾上腺、胰、十二指肠、主动脉、下腔静脉、膀胱、子宫和前列腺。此外，升结肠、降结肠以及大部分十二指肠也位于腹膜后腔（图 7.3~7.5）。

腹膜后间隙

腹膜后腔可以划分为一些空间或间隙，包括肾旁前间隙、肾旁后间隙和左、右肾周间隙（图 7.23）。肾旁前间隙位于肾筋膜（Gerota 筋膜）的前表面和腹膜后层之间，其内结构包含升结肠、降结肠、胰和十二指肠的腹膜后部分。肾旁后间隙位于肾筋膜和腹壁的肌肉之间，此空间内没有实质性器官，只有脂肪和血管（图 7.24、7.25）。左、右肾周间隙是直接位于肾周围的区域，被肾筋膜完全包裹。肾周间隙内含肾、肾上腺、淋巴结、血管和肾周脂肪；肾周脂肪将肾上腺与肾分隔开并为肾提供缓冲（图 7.26，表 7.2）。

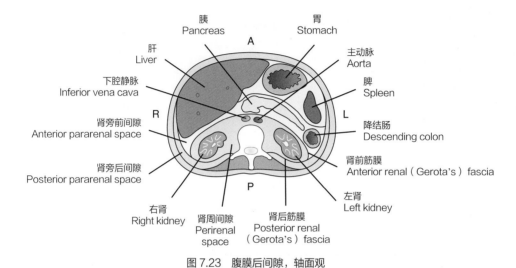

图 7.23　腹膜后间隙，轴面观

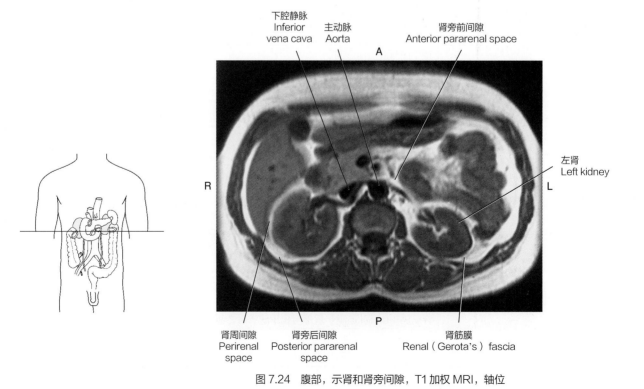

图 7.24　腹部，示肾和肾旁间隙，T1 加权 MRI，轴位

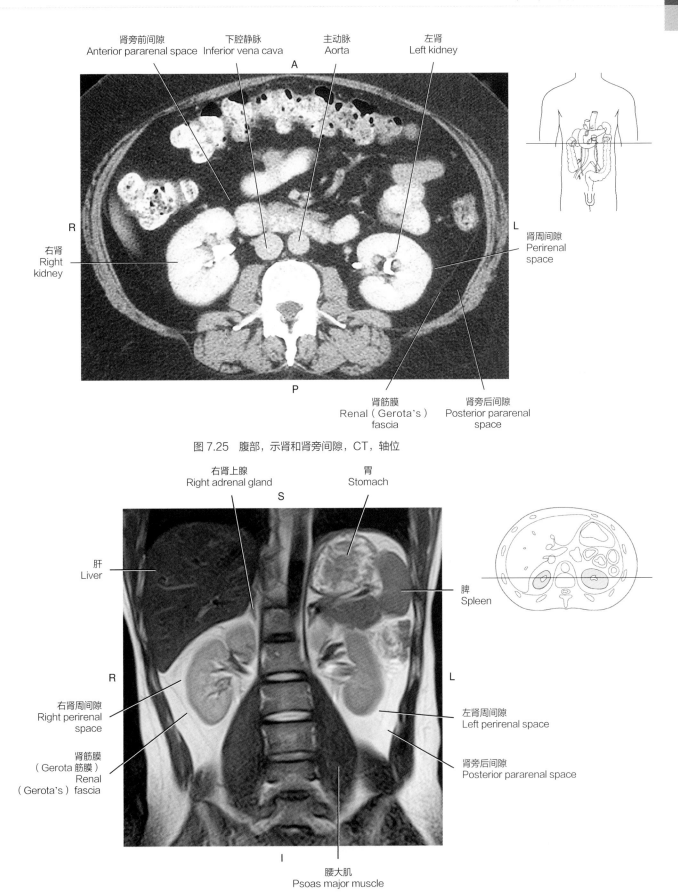

肾旁前间隙
Anterior pararenal space

下腔静脉
Inferior vena cava

主动脉
Aorta

左肾
Left kidney

A

R

L

右肾
Right kidney

肾周间隙
Perirenal space

P

肾筋膜
Renal（Gerota's）fascia

肾旁后间隙
Posterior pararenal space

图 7.25　腹部，示肾和肾旁间隙，CT，轴位

右肾上腺
Right adrenal gland

胃
Stomach

S

肝
Liver

脾
Spleen

R

L

右肾周间隙
Right perirenal space

左肾周间隙
Left perirenal space

肾筋膜
（Gerota 筋膜）
Renal
（Gerota's）fascia

肾旁后间隙
Posterior pararenal space

I

腰大肌
Psoas major muscle

图 7.26　肾周间隙，T2 加权 MRI，冠状位

肝

肝是一个大型、复杂的器官，具有许多功能，包括代谢调节、血液调节和胆汁生成。它是腹部最大的器官，占据右季肋区和腹上区的大部分，有时延伸到左季肋区和脐区。肝上面、右侧和前面与膈右侧毗邻（图 7.27）；内侧面与胃、十二指肠和横结肠毗邻；下面与结肠肝曲毗邻；后面与右肾毗邻（图 7.28、7.29）。肝被坚韧的结缔组织囊（Glisson 囊）包裹，这使柔软的肝组织能维持一定的形状和稳定性。肝几乎完全被腹膜覆盖，但胆囊窝、下腔静脉沟和位于冠状韧带上、下两层之间的肝裸区除外。肝通过左、右三角韧带连接到膈，后者是冠状韧带的延续（图 7.7、7.16、7.28）。

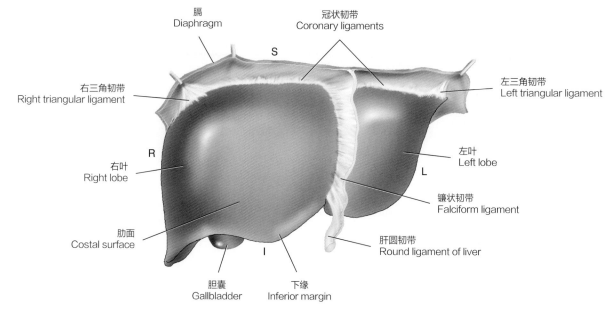

图 7.27　肝，前面观

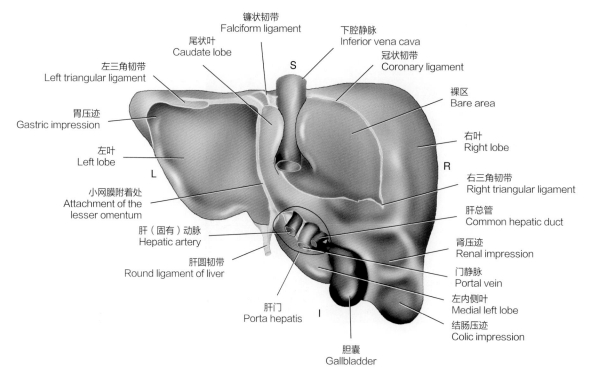

图 7.28　肝，后面观

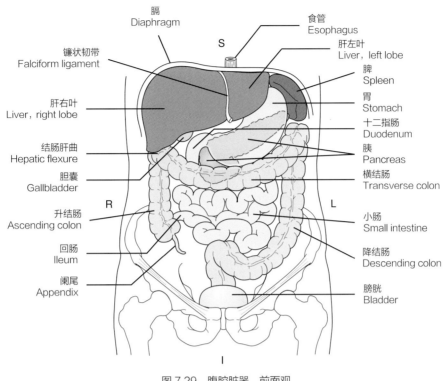

图 7.29 腹腔脏器，前面观

表面解剖

肝可以依据表面解剖划分为数个肝叶或根据血液供应划分为若干肝段。依据表面解剖，肝通常可分为4叶，即左叶、右叶、尾状叶和方叶。左叶位于肝最前部，可越过中线延伸至右侧。右叶是4叶中最大者，由叶间裂与左叶分隔开。最小的叶是尾状叶，位于肝后下部，下腔静脉与静脉韧带之间。方叶位于左叶的前下方，胆囊与肝圆韧带之间。肝门位于肝的内下部，是众多管道进出肝的中心位置（图 7.27~7.34）。

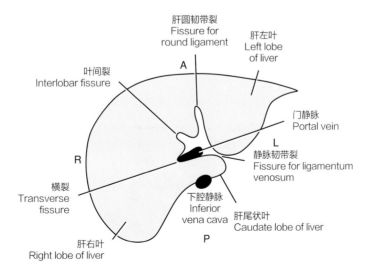

图 7.30 肝，示肝裂，轴面观

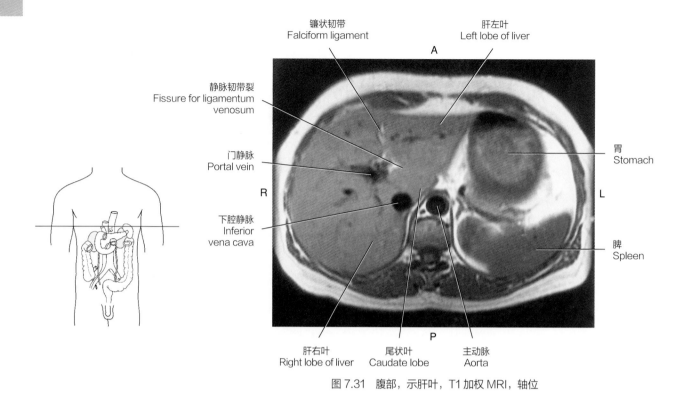

图 7.31　腹部，示肝叶，T1 加权 MRI，轴位

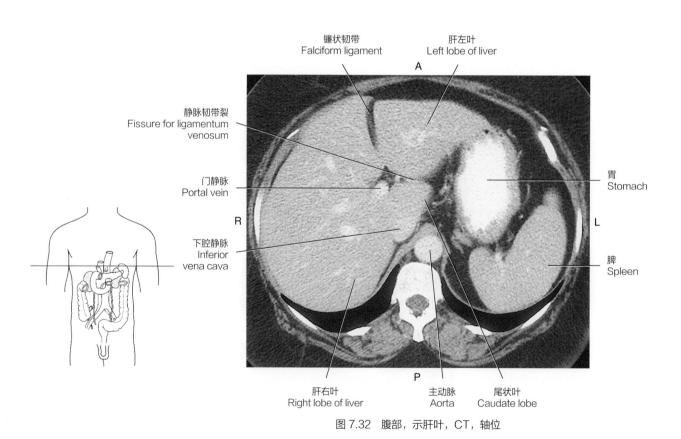

图 7.32　腹部，示肝叶，CT，轴位

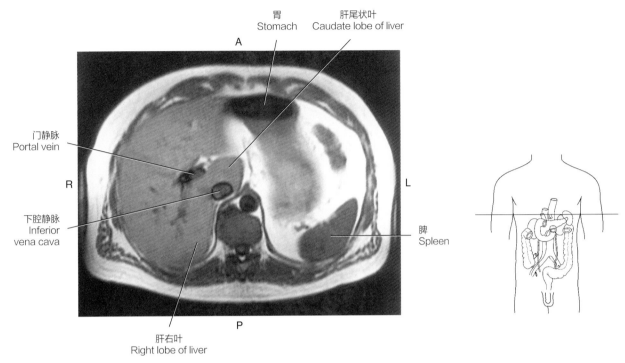

图 7.33　肝，示尾状叶，T1 加权 MRI，轴位

　　肝内有几个主要的沟或裂，可以用于界定肝叶或肝段的边界。肝圆韧带裂将肝左叶分成左内段和左外段。静脉韧带裂分隔尾状叶与左叶。横裂（肝门）内有门静脉左、右支的水平部走行。叶间裂是胆囊窝至肝中静脉汇入下腔静脉处的假想连线，分隔肝的左、右两叶（图 7.30）。

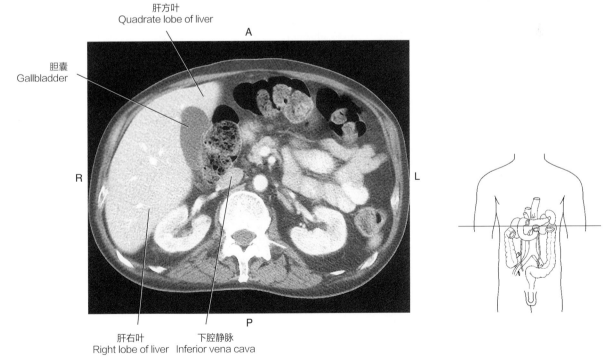

图 7.34　肝，示方叶，CT，轴位

分段解剖

目前多根据肝的血管供应情况，将肝分成8个段，以利于手术切除。根据法国解剖学家Couinaud的观点，肝可以根据门静脉分支和肝静脉属支分为若干段。3条主要的肝静脉将肝纵向分为4个节段（图7.35）。肝中静脉将肝分为左、右两叶，肝右叶由肝右静脉分为前、后2个节段，肝左叶由肝左静脉分为内、外2个节段。每个节段再被门静脉左、右支横向细分成上、下两部，从而形成8个肝段。每个肝段在功能上都相对独立，有各自的肝动脉、门静脉和胆管的分支，并由1条肝静脉属支收纳回流（图7.36~7.49）。

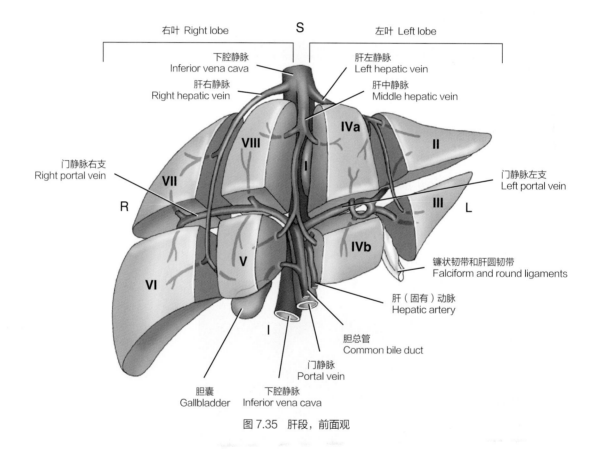

图 7.35   肝段，前面观

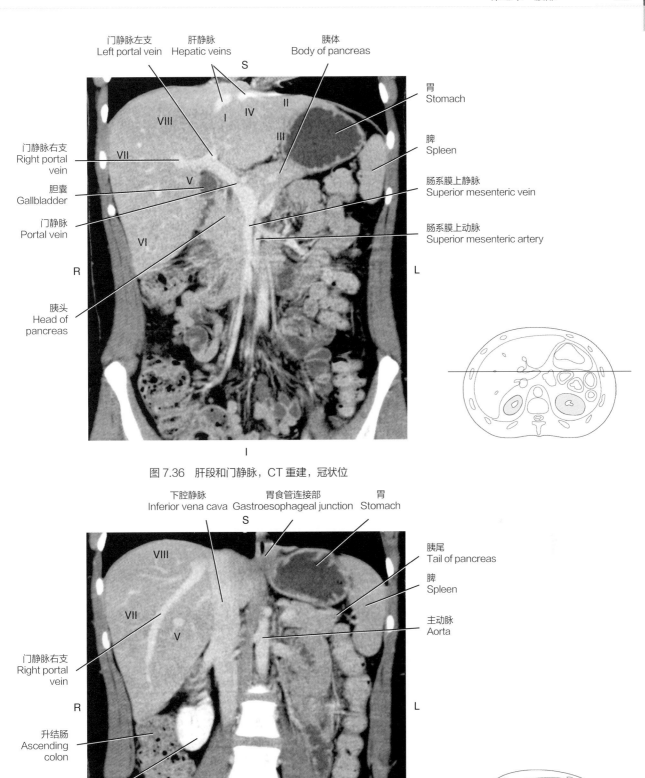

图 7.36　肝段和门静脉，CT 重建，冠状位

图 7.37　肝段，CT 重建，冠状位

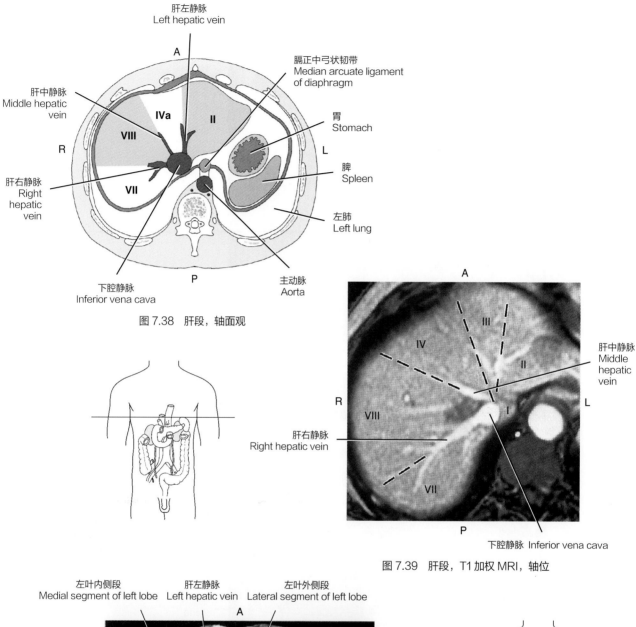

肝左静脉
Left hepatic vein

A

膈正中弓状韧带
Median arcuate ligament
of diaphragm

肝中静脉
Middle hepatic
vein

IVa

II

胃
Stomach

VIII

R

L

脾
Spleen

肝右静脉
Right
hepatic
vein

VII

左肺
Left lung

下腔静脉
Inferior vena cava

P

主动脉
Aorta

图 7.38　肝段，轴面观

A

III

IV

II

肝中静脉
Middle
hepatic
vein

R

VIII

I

L

肝右静脉
Right hepatic vein

VII

P

下腔静脉 Inferior vena cava

图 7.39　肝段，T1 加权 MRI，轴位

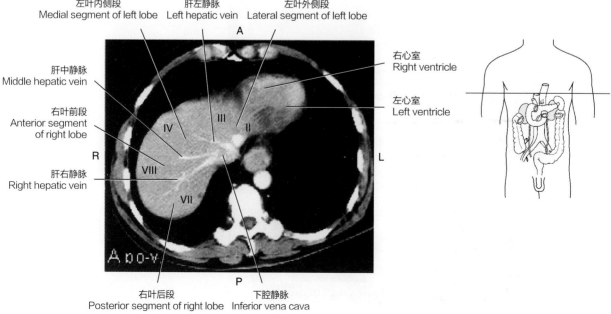

左叶内侧段
Medial segment of left lobe

肝左静脉
Left hepatic vein

左叶外侧段
Lateral segment of left lobe

A

右心室
Right ventricle

肝中静脉
Middle hepatic vein

III

左心室
Left ventricle

右叶前段
Anterior segment
of right lobe

IV

II

R

VIII

L

肝右静脉
Right hepatic vein

VII

P

右叶后段
Posterior segment of right lobe

下腔静脉
Inferior vena cava

图 7.40　肝段，CT，轴位

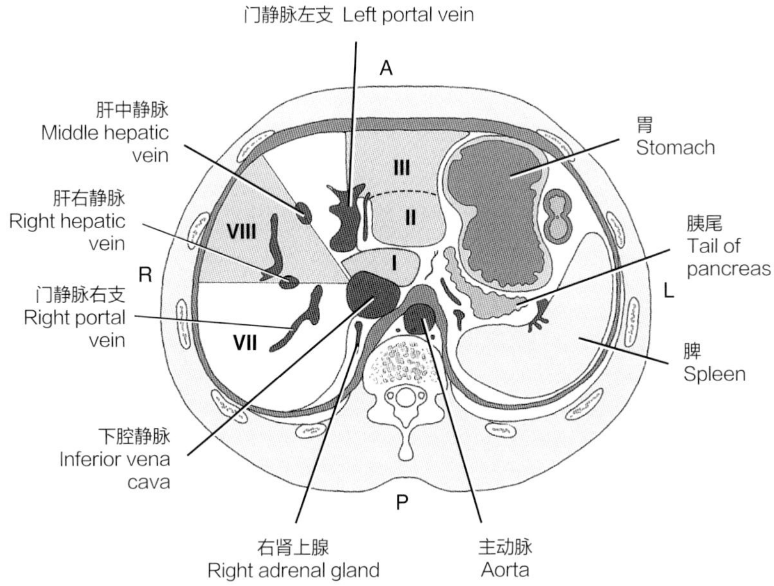

门静脉左支 Left portal vein

A

肝中静脉
Middle hepatic
vein

肝右静脉
Right hepatic
vein

门静脉右支
Right portal
vein

R

下腔静脉
Inferior vena
cava

胃
Stomach

胰尾
Tail of
pancreas

L

脾
Spleen

III

II

VIII

I

VII

P

右肾上腺
Right adrenal gland

主动脉
Aorta

图 7.41　肝段，轴面观

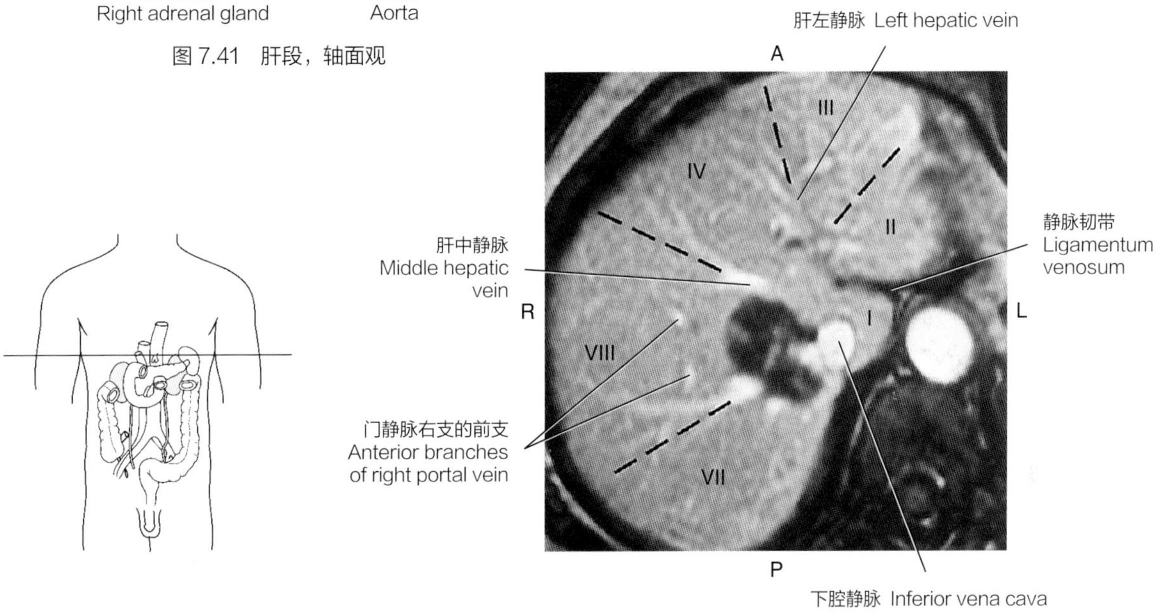

肝左静脉 Left hepatic vein

A

肝中静脉
Middle hepatic
vein

R

门静脉右支的前支
Anterior branches
of right portal vein

III

IV

II

静脉韧带
Ligamentum
venosum

I

L

VIII

VII

P

下腔静脉 Inferior vena cava

图 7.42　肝段，T1 加权 MRI，轴位

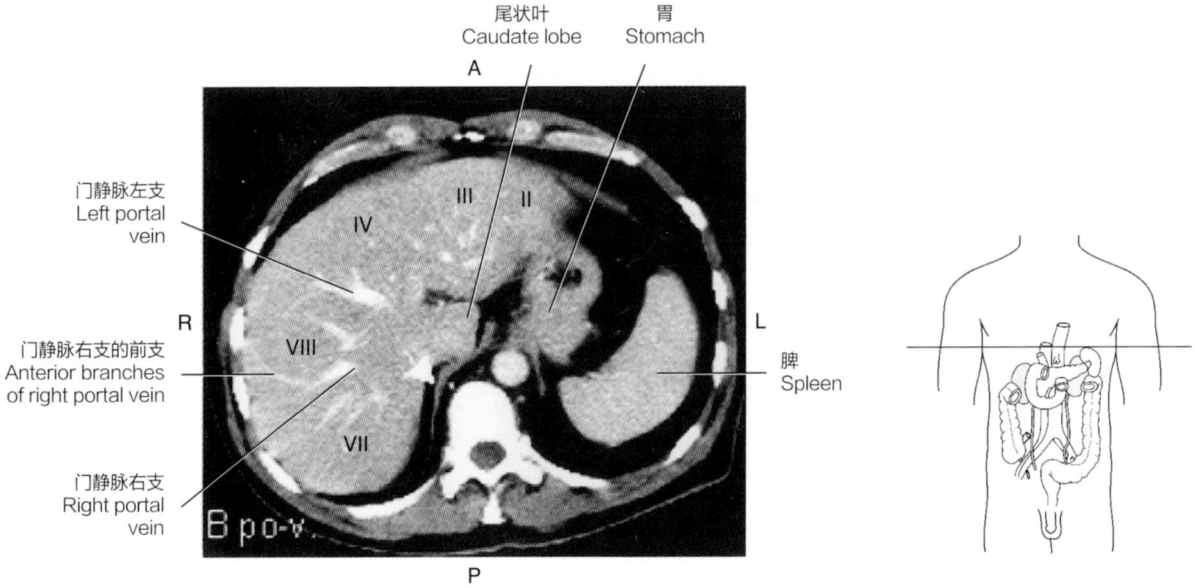

尾状叶
Caudate lobe

胃
Stomach

A

门静脉左支
Left portal
vein

R

门静脉右支的前支
Anterior branches
of right portal vein

门静脉右支
Right portal
vein

IV

III

II

VIII

VII

脾
Spleen

L

B po-v.

P

图 7.43　肝段，CT，轴位

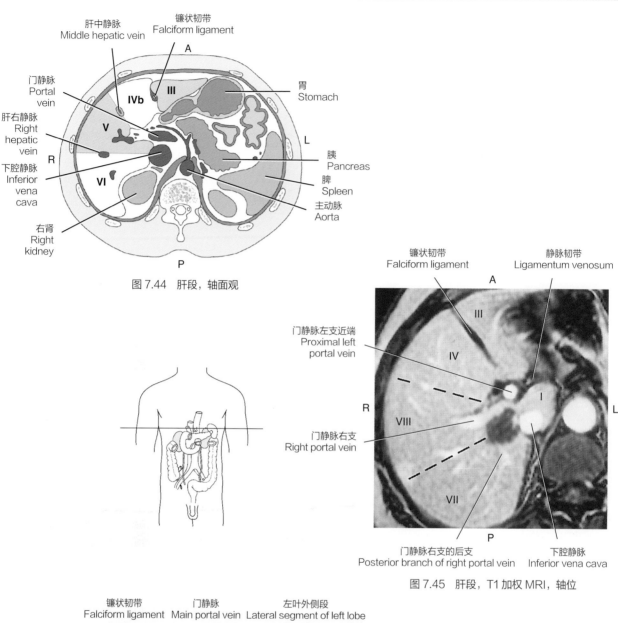

图 7.44 肝段，轴面观

图 7.45 肝段，T1 加权 MRI，轴位

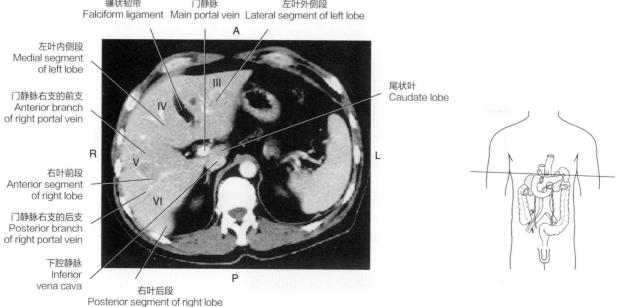

图 7.46 肝段，CT，轴位

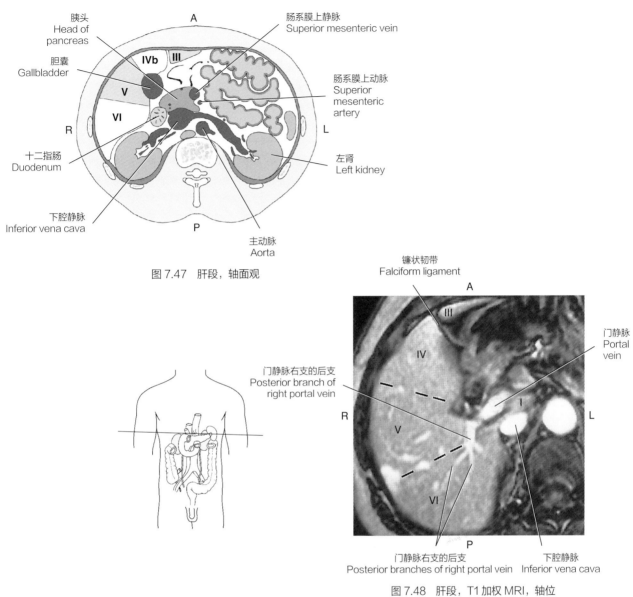

胰头
Head of
pancreas

胆囊
Gallbladder

十二指肠
Duodenum

下腔静脉
Inferior vena cava

A

IVb　III

V

VI

R

P

肠系膜上静脉
Superior mesenteric vein

肠系膜上动脉
Superior
mesenteric
artery

左肾
Left kidney

L

主动脉
Aorta

图 7.47　肝段，轴面观

镰状韧带
Falciform ligament

A

III

门静脉右支的后支
Posterior branch of
right portal vein

IV

R

V

VI

门静脉
Portal
vein

I

L

P

门静脉右支的后支
Posterior branches of right portal vein

下腔静脉
Inferior vena cava

图 7.48　肝段，T1 加权 MRI，轴位

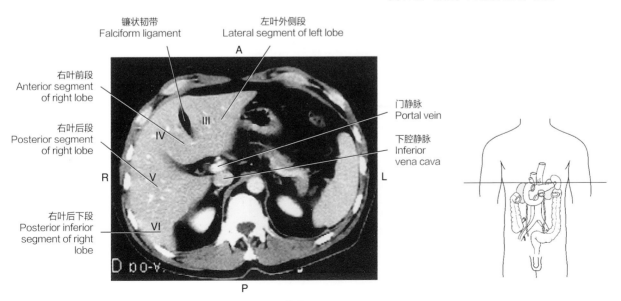

镰状韧带
Falciform ligament

左叶外侧段
Lateral segment of left lobe

A

右叶前段
Anterior segment
of right lobe

右叶后段
Posterior segment
of right lobe

右叶后下段
Posterior inferior
segment of right
lobe

III

IV

R

V

VI

P

门静脉
Portal vein

下腔静脉
Inferior
vena cava

L

图 7.49　肝段，CT，轴位

门脉系统

肝通过门脉系统从胃肠道获得富含营养物质的血液（图7.35、7.36、7.50）。该系统的主要血管是门静脉，在腹膜后腔由肠系膜上静脉和脾静脉于胰颈后方汇合而成（图7.50 ~ 7.55）。门静脉向右斜行，在小网膜中行于肝动脉后方，并于肝门处入肝（图7.28、7.56、7.57）。在肝门处，门静脉分为门静脉左支和右支，其走行与肝左、右动脉一致。门静脉右支首先发出分支至尾状叶（Ⅰ段），继而分为前支和后支，前支和后支又各自分为上支和下支，供应肝右叶（Ⅴ、Ⅵ、Ⅶ、Ⅷ段）。门静脉左支最初向左走行，然后向内侧转向肝圆韧带，其分支供应左叶的外侧段（Ⅱ、Ⅲ段）和Ⅳ段的上部和下部（图7.35、7.41 ~ 7.49）。

> 门静脉高压是由门脉系统血流受阻引起的。这种情况可导致脾大和腹水。肝硬化是门静脉高压的最常见病因。

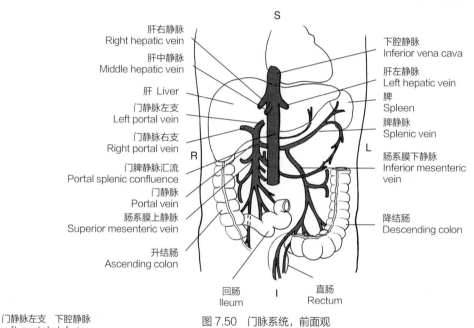

肝右静脉 Right hepatic vein
肝中静脉 Middle hepatic vein
肝 Liver
门静脉左支 Left portal vein
门静脉右支 Right portal vein
门脾静脉汇流 Portal splenic confluence
门静脉 Portal vein
肠系膜上静脉 Superior mesenteric vein
升结肠 Ascending colon
下腔静脉 Inferior vena cava
肝左静脉 Left hepatic vein
脾 Spleen
脾静脉 Splenic vein
肠系膜下静脉 Inferior mesenteric vein
降结肠 Descending colon
回肠 Ileum
直肠 Rectum

图 7.50　门脉系统，前面观

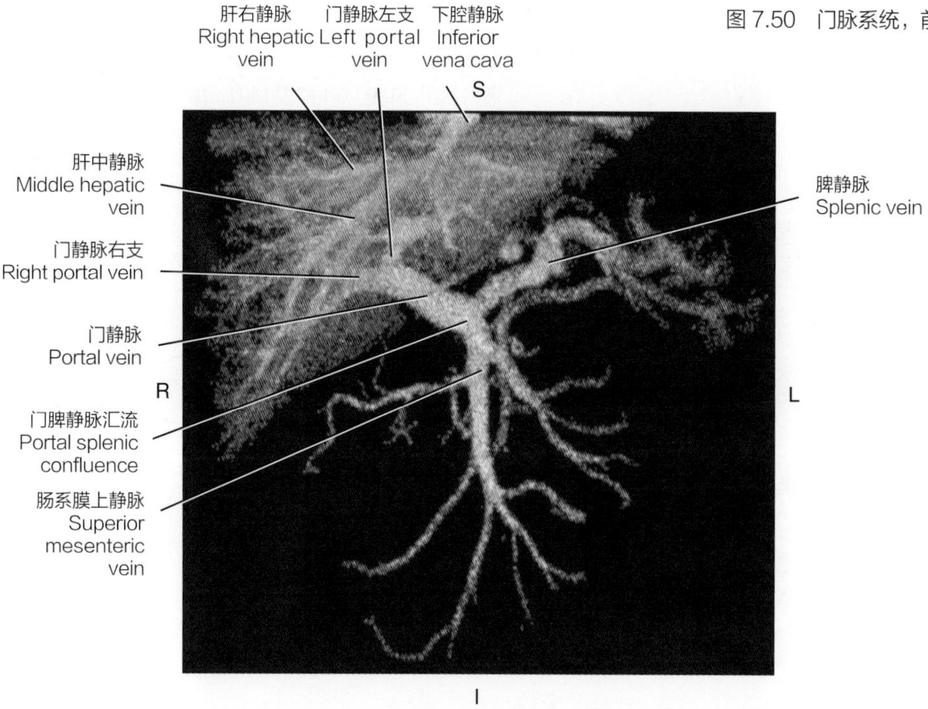

肝右静脉 Right hepatic vein
门静脉左支 Left portal vein
下腔静脉 Inferior vena cava
肝中静脉 Middle hepatic vein
门静脉右支 Right portal vein
门静脉 Portal vein
门脾静脉汇流 Portal splenic confluence
肠系膜上静脉 Superior mesenteric vein
脾静脉 Splenic vein

图 7.51　门静脉，CT，最大密度投影

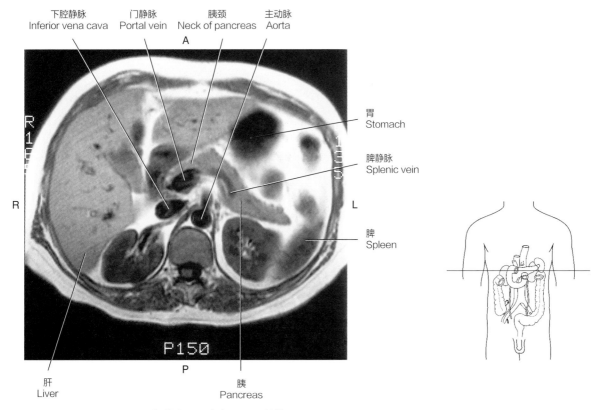

图 7.52　肝和门静脉，T1 加权 MRI，轴位

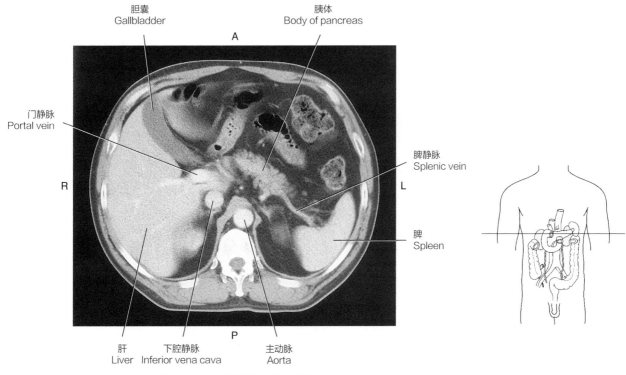

图 7.53　肝和门静脉，CT，轴位

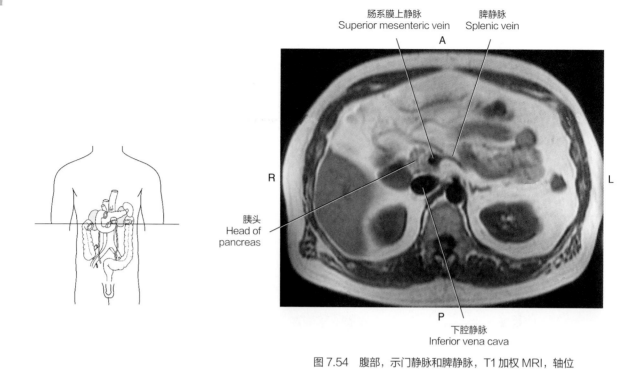

图 7.54　腹部，示门静脉和脾静脉，T1 加权 MRI，轴位

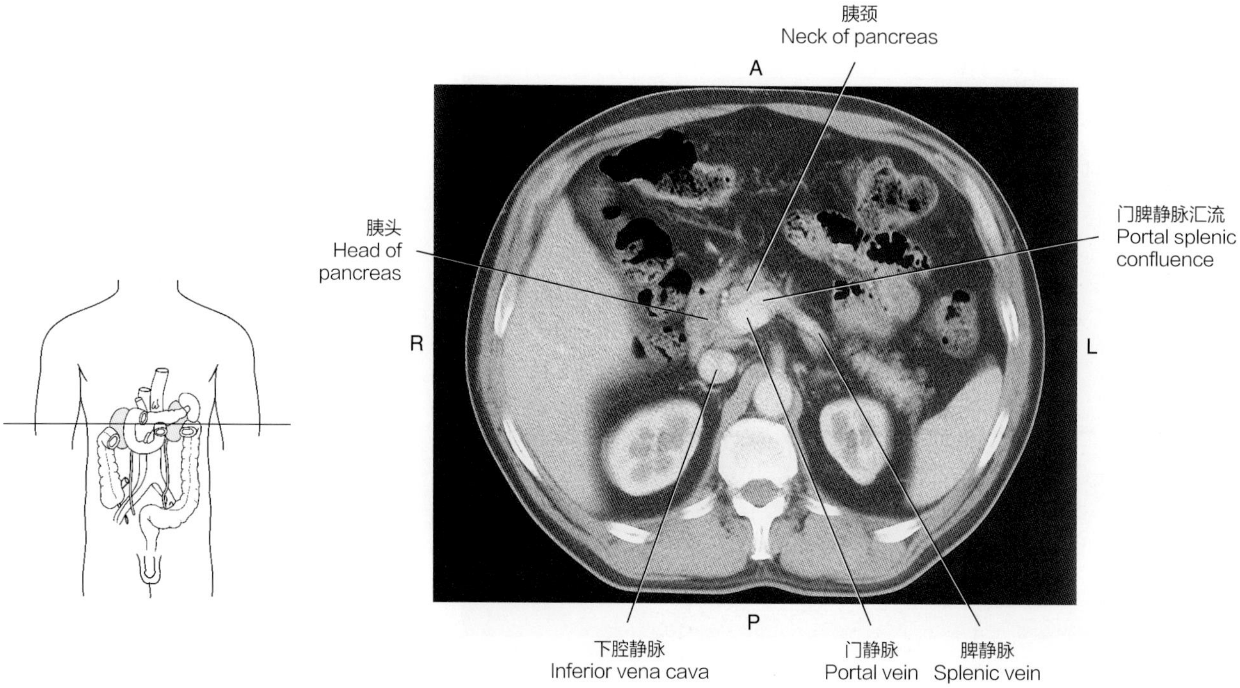

图 7.55　腹部，示门静脉和脾静脉，CT，轴位

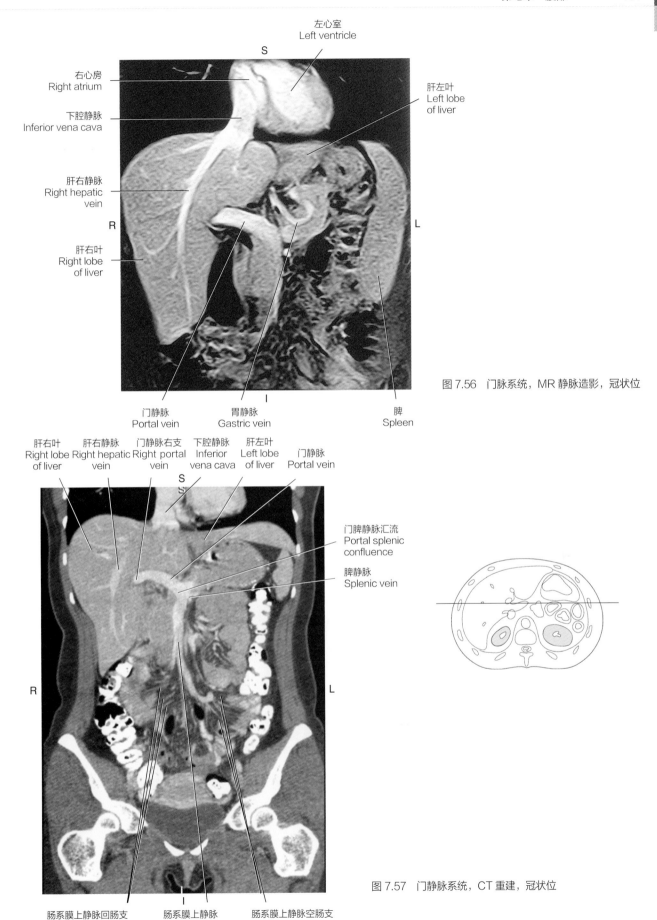

左心室
Left ventricle

右心房
Right atrium

肝左叶
Left lobe
of liver

下腔静脉
Inferior vena cava

肝右静脉
Right hepatic
vein

肝右叶
Right lobe
of liver

S

R

L

I

门静脉
Portal vein

胃静脉
Gastric vein

脾
Spleen

图 7.56　门脉系统，MR 静脉造影，冠状位

肝右叶
Right lobe
of liver

肝右静脉
Right hepatic
vein

门静脉右支
Right portal
vein

下腔静脉
Inferior
vena cava

肝左叶
Left lobe
of liver

门静脉
Portal vein

S

门脾静脉汇流
Portal splenic
confluence

脾静脉
Splenic vein

R

L

I

肠系膜上静脉回肠支
Ileal branches of superior
mesenteric vein

肠系膜上静脉
Superior mesenteric
vein

肠系膜上静脉空肠支
Jejunal branches of
superior mesenteric vein

图 7.57　门静脉系统，CT 重建，冠状位

血液供应

不同于其他脏器，肝具有双重血液供应，从肝总动脉接受动脉血液（20%～25%），从门静脉接受富含营养物质的静脉血液（75%～80%）。作为腹腔干三大分支之一，肝总动脉离开腹腔干后常向右上行，进入小网膜，行于门静脉的前方（图7.58～7.61）。肝总动脉在十二指肠上部分出肝固有动脉和胃十二指

肠动脉。在进入肝门时或即将进入时，肝固有动脉分出肝左动脉和肝右动脉，并继续发出分支供应各肝叶。肝右动脉比肝左动脉粗大，供应肝右叶的大部分。肝右动脉在胰的钩突后方，沿着胆管后壁进入肝右叶。肝左动脉行于小网膜中，抵肝后发出分支供应尾状叶、方叶和肝左叶的内外侧段（图7.62）。

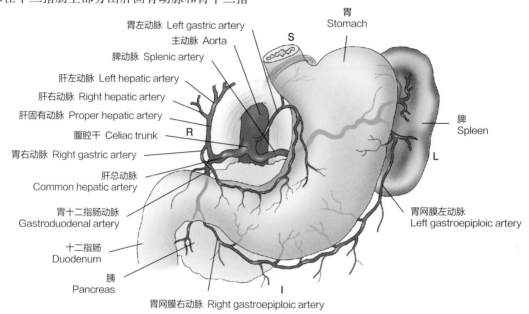

图 7.58 腹腔干和肝动脉，前面观

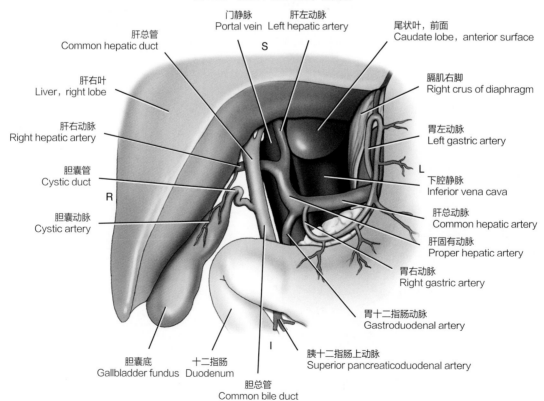

图 7.59 肝动脉、胆总管和门静脉，前面观

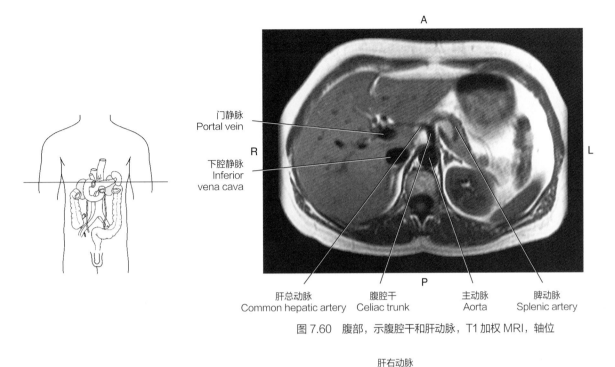

图 7.60 腹部，示腹腔干和肝动脉，T1 加权 MRI，轴位

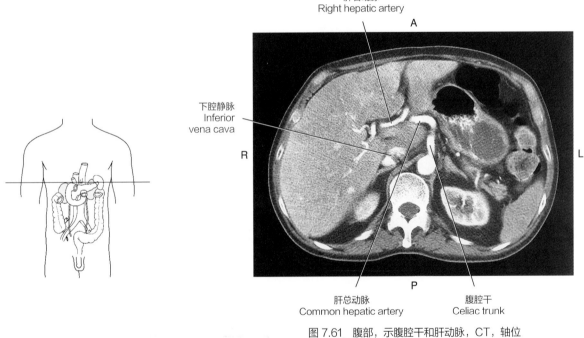

图 7.61 腹部，示腹腔干和肝动脉，CT，轴位

　　肝的静脉回流通过小的叶间静脉和段间静脉汇聚成为 3 条主要的肝静脉，在膈下方直接注入下腔静脉（图 7.50、7.63）。肝右静脉最粗大，位于肝右前段与右后段之间，收集Ⅴ、Ⅵ、Ⅶ段的静脉血，并从下腔静脉的右外侧注入其中。肝中静脉位于叶间裂内，收集Ⅳ、Ⅴ、Ⅷ段静脉血，然后从前方或右前方注入下腔静脉。肝左静脉是最小的一支，行于肝左叶内侧段与外侧段之间，收集Ⅱ、Ⅲ段的静脉血，从左前方注入下腔静脉（图 7.35～7.49、7.64、7.65）。Ⅰ段通过细小的肝静脉直接注入下腔静脉。肝中静脉和肝左静脉在注入下腔静脉之前常汇聚成一个共干，在膈下方注入下腔静脉。下腔静脉位于肝后壁的腔静脉沟中，并通过膈的腔静脉孔进入胸腔，最终注入右心房（图 7.64～7.67）。

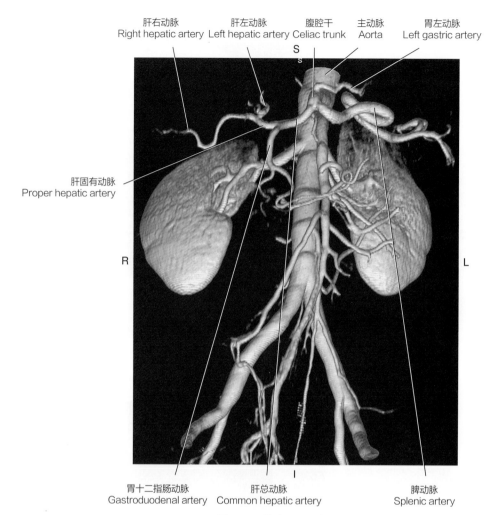

肝右动脉
Right hepatic artery

肝左动脉
Left hepatic artery

腹腔干
Celiac trunk

主动脉
Aorta

胃左动脉
Left gastric artery

肝固有动脉
Proper hepatic artery

S

R

L

I

胃十二指肠动脉
Gastroduodenal artery

肝总动脉
Common hepatic artery

脾动脉
Splenic artery

图 7.62　腹腔干和肝动脉，CTA

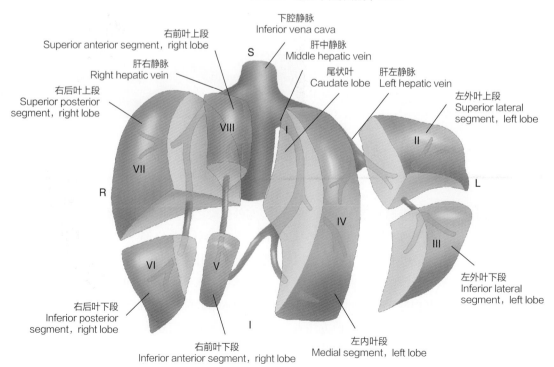

右前叶上段
Superior anterior segment, right lobe

下腔静脉
Inferior vena cava

肝中静脉
Middle hepatic vein

肝右静脉
Right hepatic vein

尾状叶
Caudate lobe

肝左静脉
Left hepatic vein

右后叶上段
Superior posterior segment, right lobe

左外叶上段
Superior lateral segment, left lobe

S

VIII

I

II

VII

R

L

IV

III

VI

V

左外叶下段
Inferior lateral segment, left lobe

右后叶下段
Inferior posterior segment, right lobe

右前叶下段
Inferior anterior segment, right lobe

I

左内叶段
Medial segment, left lobe

图 7.63　Couinaud 肝段划分和肝静脉

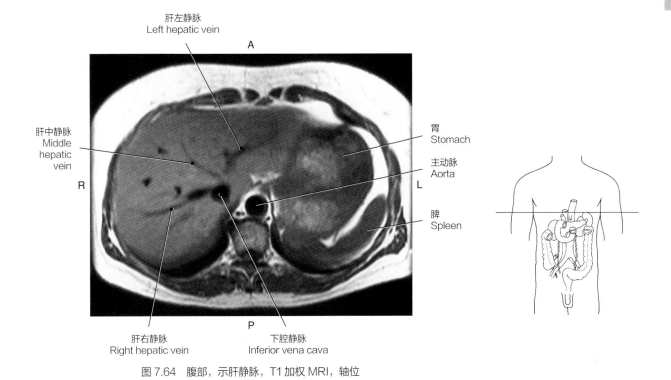

图 7.64　腹部，示肝静脉，T1 加权 MRI，轴位

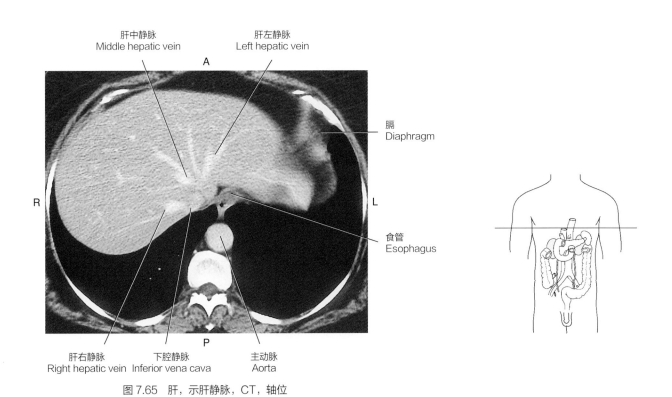

图 7.65　肝，示肝静脉，CT，轴位

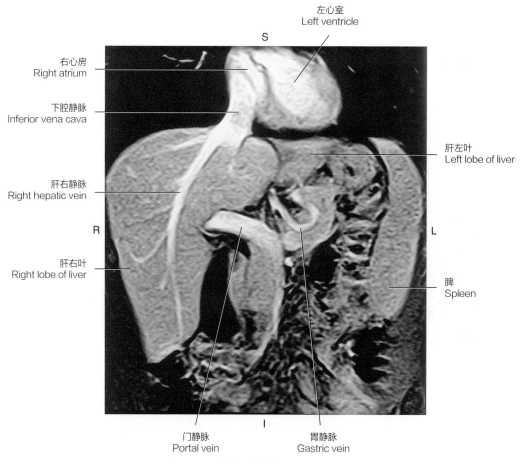

右心房
Right atrium

下腔静脉
Inferior vena cava

肝右静脉
Right hepatic vein

肝右叶
Right lobe of liver

左心室
Left ventricle

肝左叶
Left lobe of liver

脾
Spleen

门静脉
Portal vein

胃静脉
Gastric vein

图 7.66 肝静脉和门静脉，MR 静脉造影

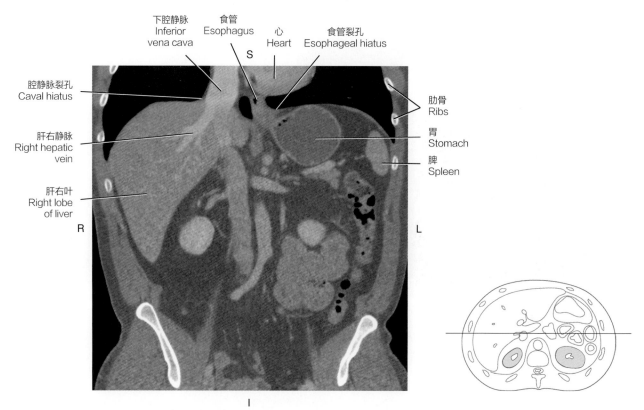

下腔静脉
Inferior
vena cava

食管
Esophagus

心
Heart

食管裂孔
Esophageal hiatus

腔静脉裂孔
Caval hiatus

肝右静脉
Right hepatic
vein

肝右叶
Right lobe
of liver

肋骨
Ribs

胃
Stomach

脾
Spleen

图7.67 肝右静脉和下腔静脉，CT 重建，冠状位

胆囊和胆道系统

　　胆道系统由胆囊和胆管（肝内和肝外）组成，可引流和储存肝产生的胆汁，并将胆汁运送到十二指肠以帮助消化（图 7.68）。中空梨形的胆囊位于肝右叶前下部的胆囊窝中，与叶间裂紧邻。在胆汁被运送到十二指肠前，胆囊是储存和浓缩胆汁的器官。胆囊可以分为胆囊底、胆囊体和胆囊颈（图 7.69 ~ 7.74）。

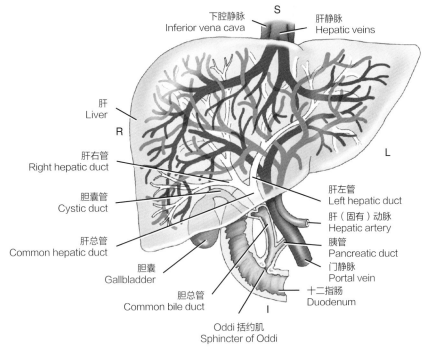

下腔静脉
Inferior vena cava

肝静脉
Hepatic veins

肝
Liver

肝右管
Right hepatic duct

胆囊管
Cystic duct

肝总管
Common hepatic duct

胆囊
Gallbladder

胆总管
Common bile duct

肝左管
Left hepatic duct

肝（固有）动脉
Hepatic artery

胰管
Pancreatic duct

门静脉
Portal vein

十二指肠
Duodenum

Oddi 括约肌
Sphincter of Oddi

图 7.68　肝内胆道系统，前面观

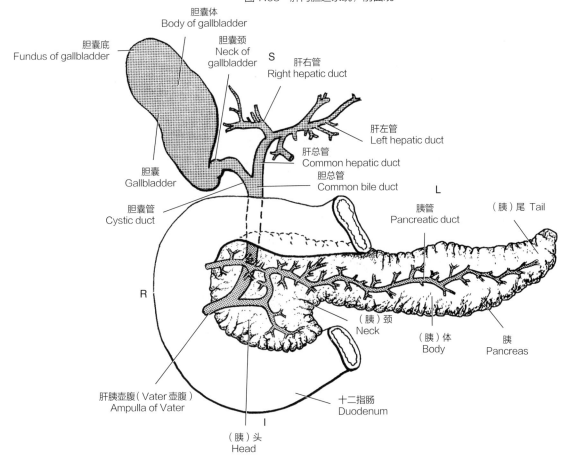

胆囊体
Body of gallbladder

胆囊底
Fundus of gallbladder

胆囊颈
Neck of gallbladder

肝右管
Right hepatic duct

肝左管
Left hepatic duct

肝总管
Common hepatic duct

胆总管
Common bile duct

胆囊
Gallbladder

胆囊管
Cystic duct

胰管
Pancreatic duct

（胰）尾 Tail

肝胰壶腹（Vater 壶腹）
Ampulla of Vater

（胰）颈
Neck

（胰）体
Body

胰
Pancreas

十二指肠
Duodenum

（胰）头
Head

图 7.69　肝外胆道系统，前面观

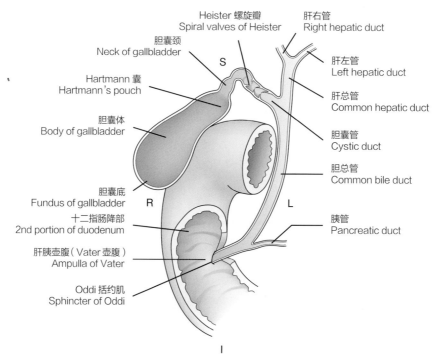

图 7.70　胆囊和胆道系统，前面观

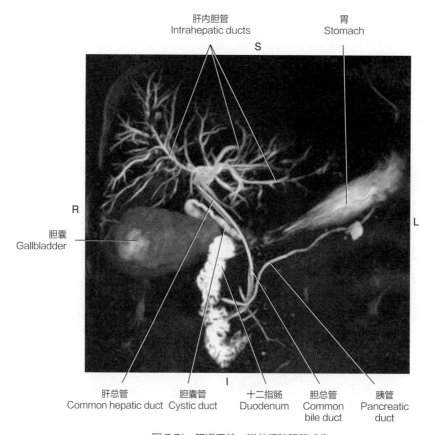

图 7.71　胆道系统，磁共振胰胆管成像

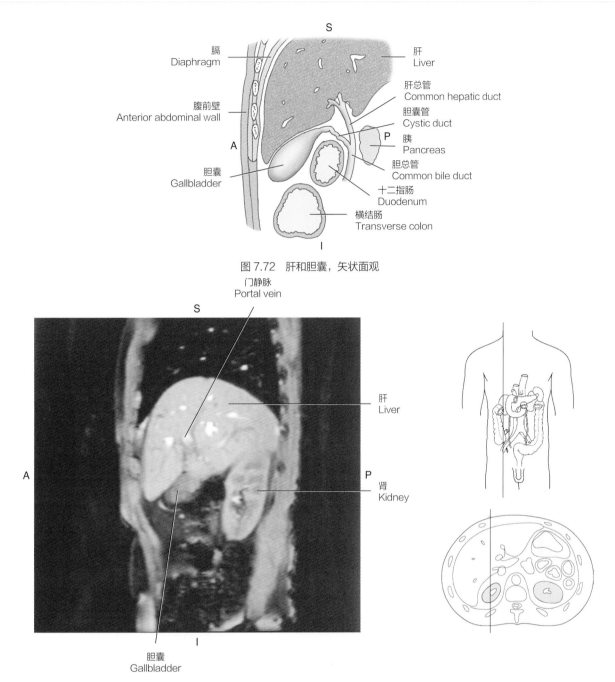

图 7.72　肝和胆囊，矢状面观

图 7.73　肝和胆囊，T2 加权 MRI，矢状位

胆囊底是胆囊远端的圆形部分，常与腹前壁接触。胆囊体是胆囊最宽的部分，向上逐渐变细移行为胆囊颈。狭窄的胆囊颈位于肝门右侧，续为胆囊管。胆囊颈中有一些环状肌肉，它们衬着黏膜层突入腔内，形成螺旋襞，称为 Heister 螺旋瓣（图 7.70）。这些瓣膜在由胆囊颈和胆囊管形成的拐弯处特别突出，急性或慢性胆囊炎时，此处是胆囊梗阻的常见位置。胆囊的肌性壁可被胆囊收缩素刺激而收缩，进而促使胆汁通过肝外胆道系统排入十二指肠。胆囊收缩素是由十二指肠的细胞作为对胃和十二指肠摄入脂肪和蛋白质的反应

而分泌的。胆汁是一种碱性的液体，生成于肝，储存于胆囊，然后排入十二指肠，以帮助消化和吸收脂类并降低体内的胆固醇和胆红素。胆汁通过肝内胆道系统收集并运送到胆囊。肝内胆管在整个肝实质内与肝动脉和门静脉伴行。在肝内，胆管从肝的边缘部分逐渐走向中心部分，较细的胆管逐级汇聚成较粗的管道，最终形成肝左管和肝右管（图 7.68 ~ 7.71）。肝左管和肝右管在肝门处汇合形成肝总管的近端，这也是肝外胆道系统起始的标志（图 7.69）。肝总管位于门静脉前方、肝固有动脉外侧，其末端在肝门处下降。肝总管在小网膜的

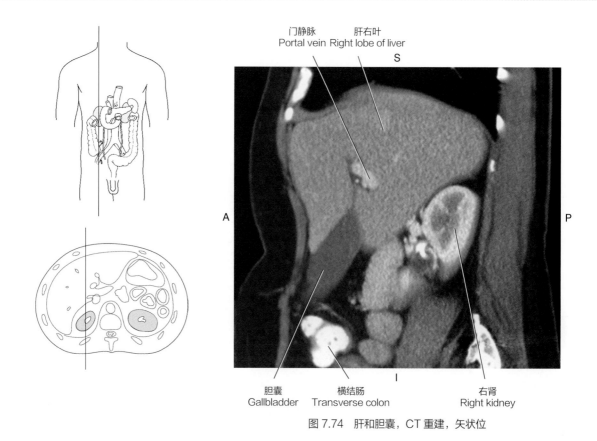

门静脉　肝右叶
Portal vein　Right lobe of liver

S

A

P

I

胆囊　　　　横结肠　　　　　　　右肾
Gallbladder　Transverse colon　　　Right kidney

图 7.74　肝和胆囊，CT 重建，矢状位

游离缘下降时，其右侧胆囊管汇入形成胆总管。胆总管继续在肝十二指肠韧带内与肝动脉和门静脉伴行下降（图 7.68），开始稍向右弯曲，离开门静脉，然后走行于十二指肠上部后内侧及胰头后方（图 7.71、7.72、

7.75～7.79）。胆总管继而走行于胰头后表面的沟槽中，然后与主胰管（Wirsung 管）一起斜穿十二指肠降部的内侧壁，形成 Vater 壶腹（图 7.69）。两个管道的末端均被 Oddi 括约肌的环形肌纤维包绕（图 7.70）。

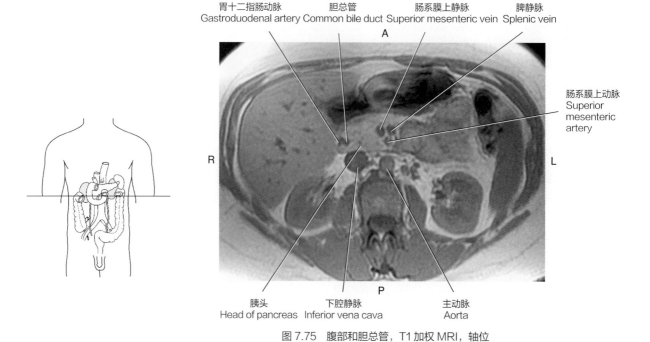

胃十二指肠动脉　　　　　　胆总管　　　　肠系膜上静脉　　　　　脾静脉
Gastroduodenal artery Common bile duct Superior mesenteric vein Splenic vein

A

R

L

肠系膜上动脉
Superior
mesenteric
artery

P

胰头　　　　　　　下腔静脉　　　　　　　　主动脉
Head of pancreas　Inferior vena cava　　　　Aorta

图 7.75　腹部和胆总管，T1 加权 MRI，轴位

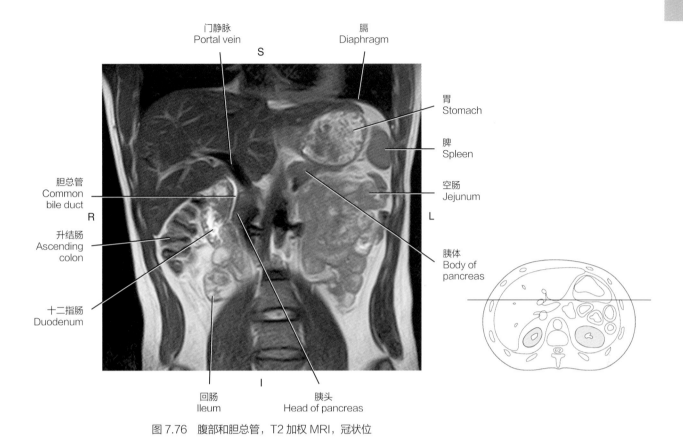

门静脉
Portal vein

膈
Diaphragm

S

胃
Stomach

脾
Spleen

空肠
Jejunum

胆总管
Common
bile duct

R

升结肠
Ascending
colon

十二指肠
Duodenum

L

胰体
Body of
pancreas

回肠
Ileum

I

胰头
Head of pancreas

图 7.76　腹部和胆总管，T2 加权 MRI，冠状位

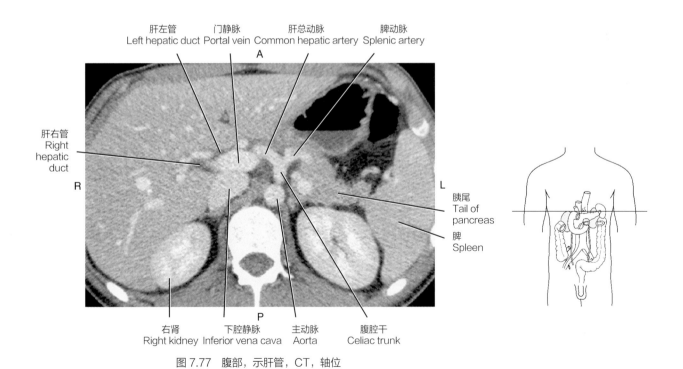

肝左管
Left hepatic duct

门静脉
Portal vein

肝总动脉
Common hepatic artery

脾动脉
Splenic artery

A

肝右管
Right
hepatic
duct

R

L

胰尾
Tail of
pancreas

脾
Spleen

右肾
Right kidney

下腔静脉
Inferior vena cava

主动脉
Aorta

腹腔干
Celiac trunk

P

图 7.77　腹部，示肝管，CT，轴位

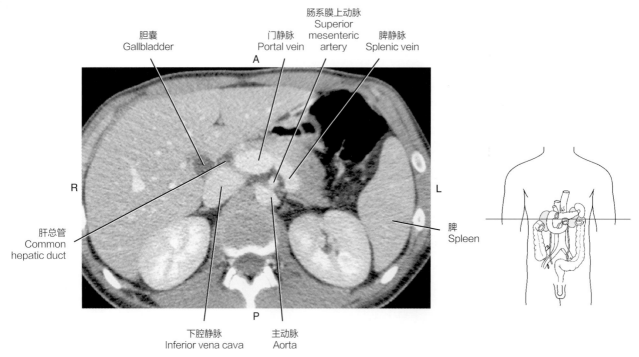

图 7.78 腹部，示肝总管，CT，轴位

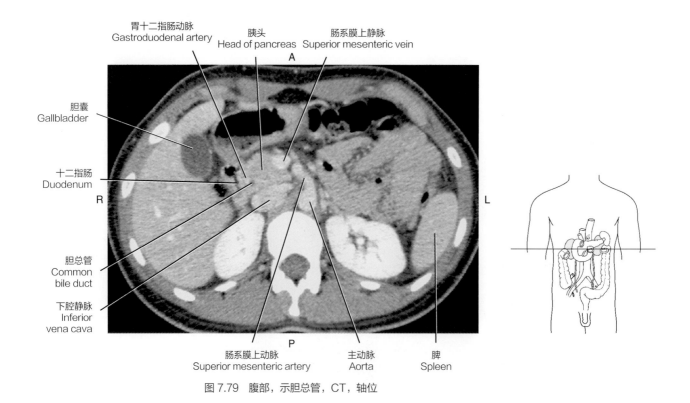

图 7.79 腹部，示胆总管，CT，轴位

胰

　　胰是一个狭长的腹膜后腔器官，位于胃后方，从十二指肠斜行延伸至脾门。胰可分为胰头、钩突、胰颈、胰体和胰尾（图 7.80）。宽扁的胰头位于胰体和胰尾的右下方，包绕于十二指肠第 2 部分（降部）的弯曲之中，近 L_2 ~ L_3 水平。胰头位于下腔静脉和肾静脉前方（图 7.80、7.81）。通常，胰头内有胆总管和胃十二指肠动脉通过，胆总管在右后方，胃十二指肠动脉在前方（图 7.79、7.80、7.82、7.83）。钩突是胰头向内后方的延伸，位于肠系膜上静脉和下腔静脉之间（图 7.80 ~ 7.83）。胰颈是胰的缩窄部分，位于胰头与胰体之间。门脾静脉汇流处正好位于胰颈后方，肠系膜上静脉和脾静脉在此处汇合形成门静脉（图 7.51、7.55、7.57、7.80）。胰体是胰腺最大、位置最靠前的部分，在主动脉和肠系膜上动脉前方向左横向延伸（图 7.84、7.85）。脾静脉在胰体的后面行至门脾静脉汇流处。胰体向后上方延伸并逐渐变细，移行为胰尾。胰尾延伸至左侧的肾旁前间隙，在左肾前方抵达脾门（图 7.80、7.84 ~ 7.86）。

　　胰同时具有内分泌（分泌胰岛素、胰高血糖素）和外分泌（分泌消化酶）功能。它将内分泌激素运送至静脉回流系统，将消化酶运送至小肠。内分泌激素有助于控制血糖浓度。胰岛素的主要作用是调节细胞对葡萄糖的吸收和利用，从而影响身体各组织中碳水化合物、蛋白质和脂质的代谢。胰高血糖素的作用与胰岛素相反，主要通过增加肝中糖原分解和葡萄糖合成的速度来提高血糖水平。胰液包括消化淀粉的淀粉酶、消化脂类的脂肪酶、消化蛋白质的蛋白酶和中和胃酸的碳酸氢钠。胰液通过管道系统运送到十二指肠。主胰管（Wirsung 管）始于胰尾，穿经胰的全长，延伸至肝胰壶腹（Vater 壶腹）。在此，主胰管与胆总管汇合后通过 Oddi 括约肌将胰液排入十二指肠（图 7.69 ~ 7.71、7.86）。胰的动脉血供来自腹腔干和肠系膜上动脉的分支。胰的静脉血通过肠系膜上静脉或脾静脉汇入门静脉。胰无被膜包裹，具有明显的分叶状外观，在横断面上易于识别。

> 急性胰腺炎可以导致消化酶异常激活。当这些酶"消化"周围组织时可以引起胰腺坏死。

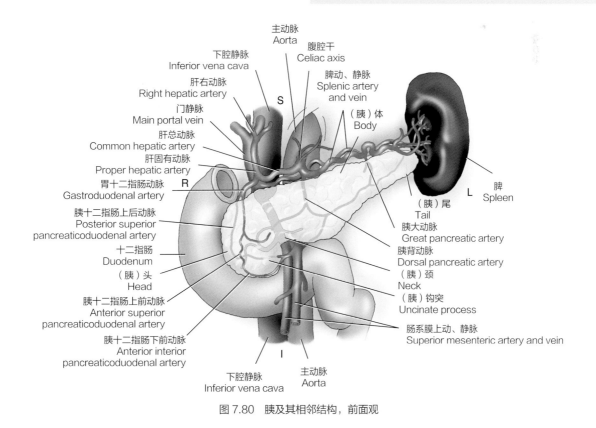

图 7.80　胰及其相邻结构，前面观

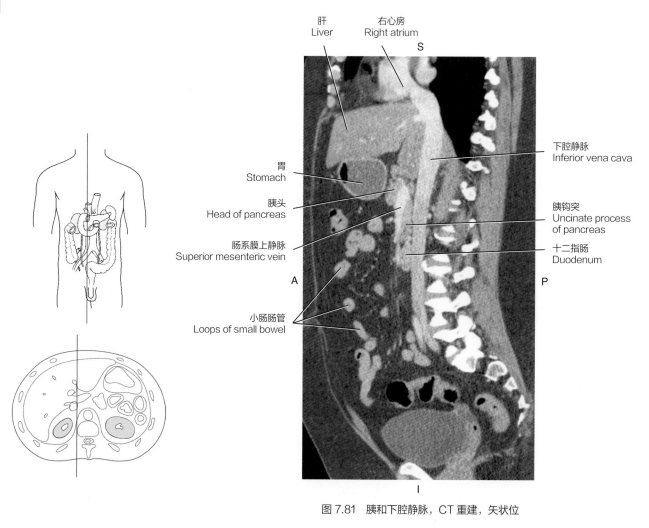

图 7.81　胰和下腔静脉，CT 重建，矢状位

图 7.82　腹部，示胰和十二指肠，T1 加权 MRI，轴位

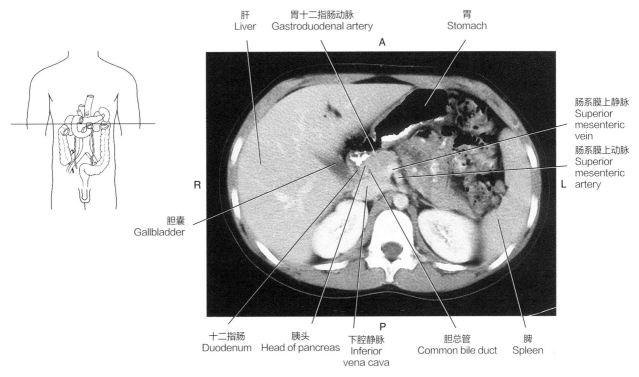

肝
Liver

胃十二指肠动脉
Gastroduodenal artery

胃
Stomach

肠系膜上静脉
Superior mesenteric vein

肠系膜上动脉
Superior mesenteric artery

胆囊
Gallbladder

十二指肠
Duodenum

胰头
Head of pancreas

下腔静脉
Inferior vena cava

胆总管
Common bile duct

脾
Spleen

图 7.83 腹部，示胰头和十二指肠，CT，轴位

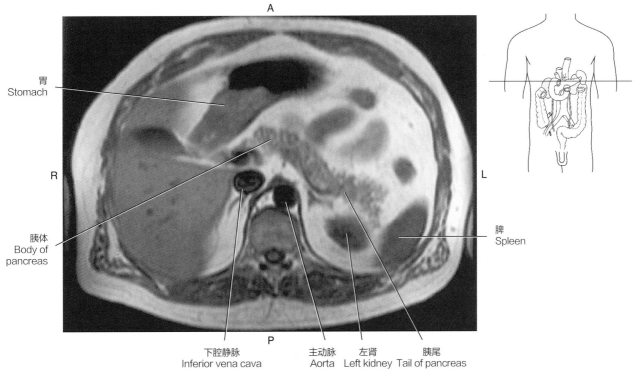

胃
Stomach

脾
Spleen

胰体
Body of pancreas

下腔静脉
Inferior vena cava

主动脉
Aorta

左肾
Left kidney

胰尾
Tail of pancreas

图 7.84 胰，T1 加权 MRI，轴位

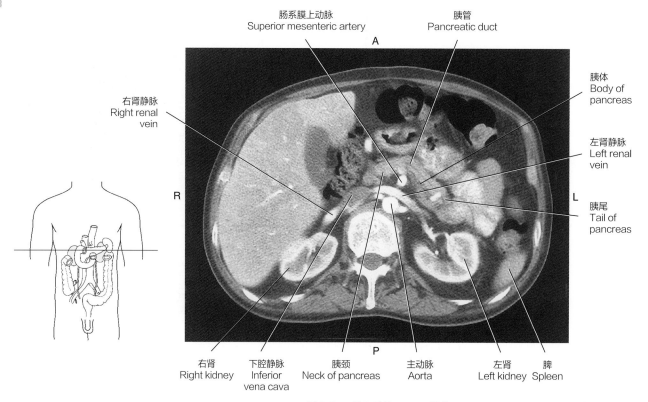

肠系膜上动脉
Superior mesenteric artery

胰管
Pancreatic duct

A

胰体
Body of pancreas

左肾静脉
Left renal vein

胰尾
Tail of pancreas

右肾静脉
Right renal vein

R

L

P

右肾
Right kidney

下腔静脉
Inferior vena cava

胰颈
Neck of pancreas

主动脉
Aorta

左肾
Left kidney

脾
Spleen

图 7.85　胰和胰管，CT，轴位

肝
Liver

胰头
Head of pancreas

门静脉
Portal vein

胰体
Body of pancreas

胰管
Pancreatic duct

胰尾
Tail of pancreas

脾
Spleen

S

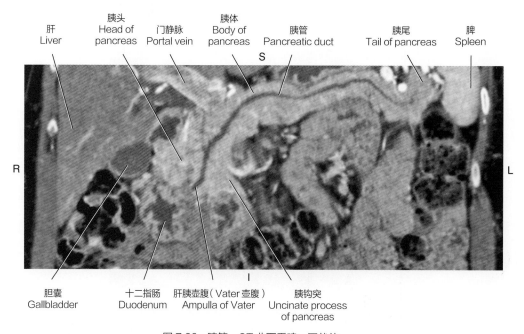

R

L

I

胆囊
Gallbladder

十二指肠
Duodenum

肝胰壶腹（Vater 壶腹）
Ampulla of Vater

胰钩突
Uncinate process of pancreas

图 7.86　胰管，CT 曲面重建，冠状位

脾

脾是人体最大的淋巴器官，由淋巴组织构成。脾的细胞成分构成高度血管化的海绵样组织，称为红髓和白髓。红髓中含有大量血液，白髓中含有淋巴组织和白细胞。脾是腹膜内位器官，除了脾门处的小块裸区外完全被腹膜覆盖。脾位于左上腹、胃后方，由第9～11肋保护（图7.37、7.87～7.89）。脾内侧毗邻左肾、结肠脾曲和胰尾。脾后缘与膈、胸膜、左肺和肋相邻。脾借胃脾韧带和脾肾韧带分别与胃大弯和左肾相连（图7.87）。脾从脾动脉接受动脉血，经脾静脉回流。脾动、静脉经胃肾凹陷之间的脾门进出脾（图7.80、7.88、7.89）。脾是一种高度血管化的器官，其功能是产生白细胞，过滤血液中的异常血细胞，向红细胞中储存铁，以及启动免疫应答。正常脾实质是均匀的，但在静脉注射造影剂之后，脾可在早期动脉相图片中呈现出不均匀的外观（图7.89）。

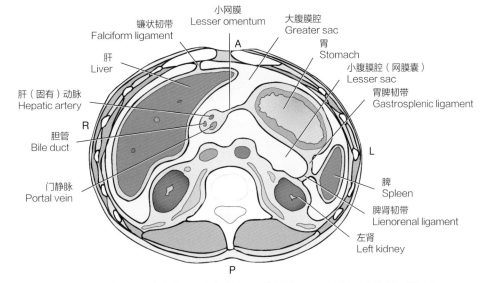

图 7.87　腹部，示大腹膜腔、小腹膜腔、镰状韧带、胃脾韧带和脾肾韧带，轴面观

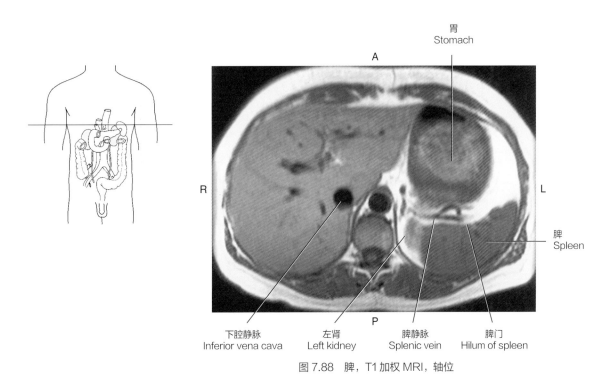

图 7.88　脾，T1 加权 MRI，轴位

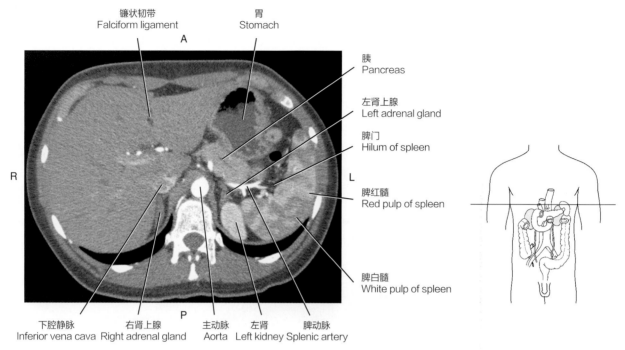

图 7.89　脾，示脾显像的不均匀性，强化 CT（动脉早期），轴位

肾上腺

　　成对的肾上腺是位于肾上方的腹膜后腔器官（图 7.90、7.91）。它们借由肾周脂肪与肾的上表面相隔，并与肾一起包裹在肾筋膜（Gerota 筋膜）内（图 7.26、7.92）。右肾上腺位于下腔静脉后方，肝右叶后段的内侧，右膈脚的外侧。右肾上腺一般比左肾上腺位置更低，更靠内侧，通常在横切面上呈倒 V 形（图 7.93～7.95）。左肾上腺位于左肾上极的前内侧，经

常位于主动脉、胰尾和左肾所围成的三角形区域（图 7.96）；在形态上通常表现为三角形或 Y 形（图 7.97、7.98）。左、右肾上腺的后面都与膈脚相邻。每个肾上腺都由功能独立的外部皮质和内部髓质组成（图 7.90）。肾上腺皮质产生的 20 多种类固醇，统称为肾上腺皮质类固醇或简称皮质类固醇。皮质类固醇可分为三大类：糖皮质激素，影响葡萄糖代谢；盐皮质激素，调节钠、钾离子的水平；雄激素和雌激素，促进骨骼和生殖器官的正常发育。肾上腺髓质产生的肾

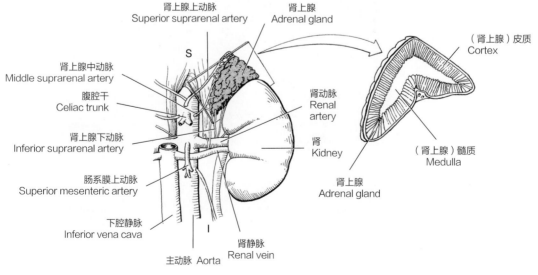

图 7.90　肾上腺，前面观

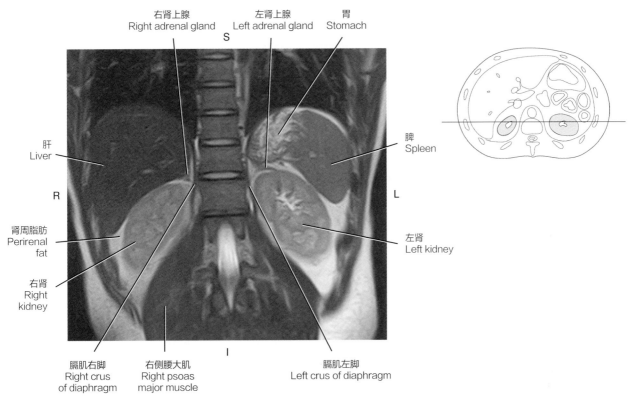

图 7.91　肾上腺的常见形态，轴面观

右肾上腺
Right adrenal gland

左肾上腺
Left adrenal gland

胃
Stomach

S

肝
Liver

脾
Spleen

R

L

肾周脂肪
Perirenal
fat

左肾
Left kidney

右肾
Right
kidney

I

膈肌右脚
Right crus
of diaphragm

右侧腰大肌
Right psoas
major muscle

膈肌左脚
Left crus of diaphragm

图 7.92　肾上腺，T2 加权 MRI，冠状位

上腺素和去甲肾上腺素，可加速新陈代谢并增加能量产生，在身体"战斗或逃跑反应"中发挥重要作用。肾上腺接受肾上腺上、中、下动脉的血供。右侧肾上腺的静脉血通过短的肾上腺静脉直接回流至下腔静脉；左侧肾上腺的静脉血通过左肾上腺静脉回流至左肾静脉。可参见本章末尾的腹主动脉及其分支、下腔静脉及其属支。

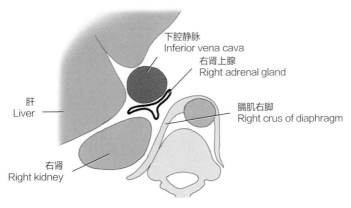

下腔静脉
Inferior vena cava

右肾上腺
Right adrenal gland

肝
Liver

膈肌右脚
Right crus of diaphragm

右肾
Right kidney

图 7.93　右肾上腺，轴面观

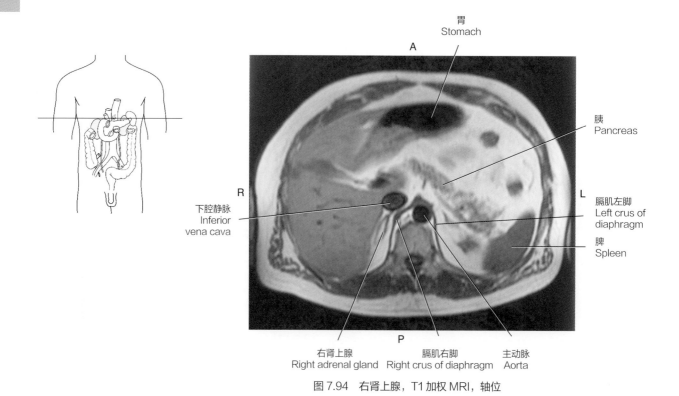

图 7.94 右肾上腺，T1 加权 MRI，轴位

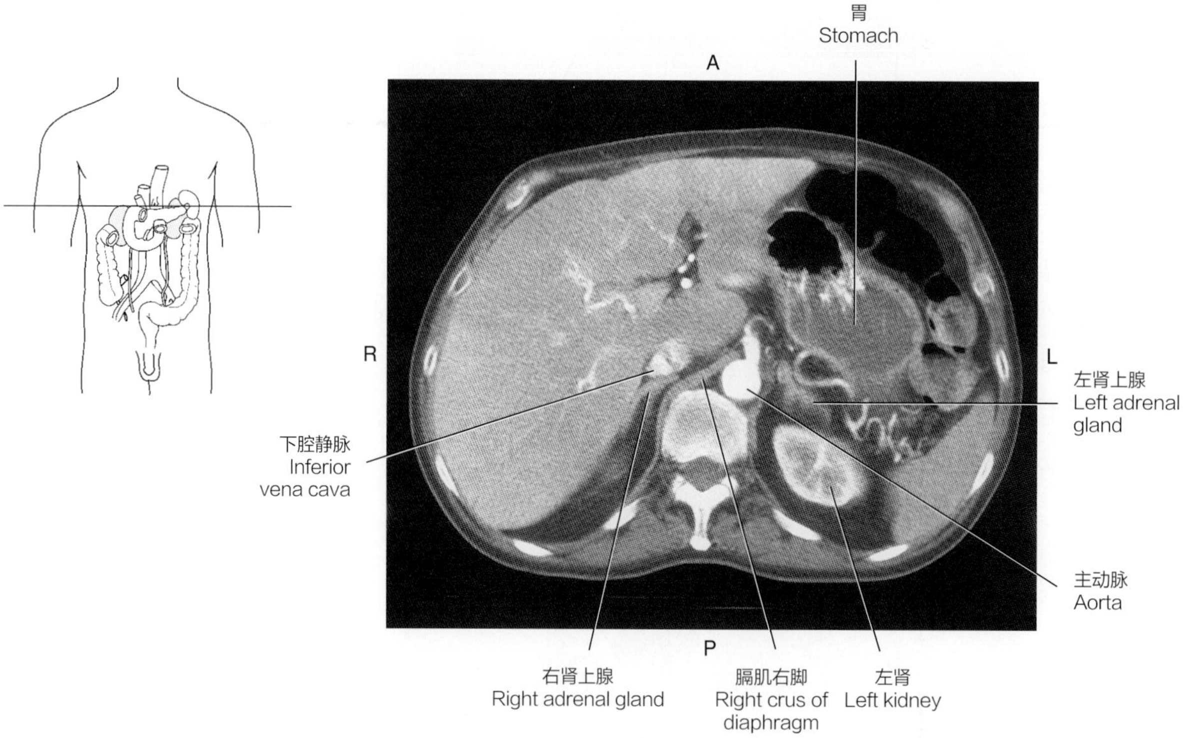

图 7.95 右肾上腺，CT，轴位

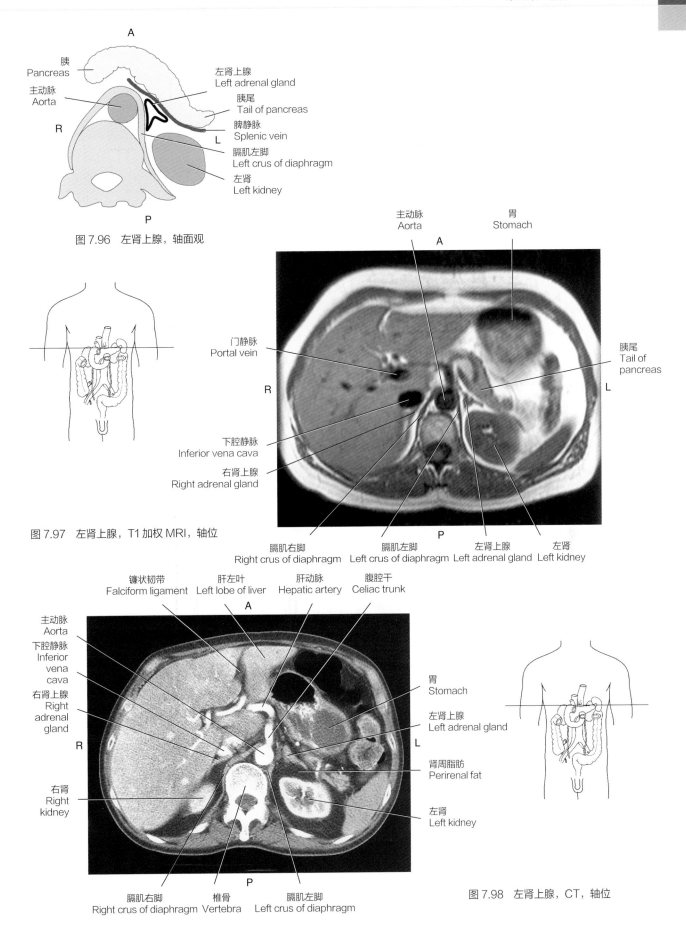

胰
Pancreas

主动脉
Aorta

左肾上腺
Left adrenal gland

胰尾
Tail of pancreas

脾静脉
Splenic vein

膈肌左脚
Left crus of diaphragm

左肾
Left kidney

图 7.96 左肾上腺，轴面观

主动脉
Aorta

胃
Stomach

门静脉
Portal vein

胰尾
Tail of pancreas

下腔静脉
Inferior vena cava

右肾上腺
Right adrenal gland

图 7.97 左肾上腺，T1 加权 MRI，轴位

膈肌右脚
Right crus of diaphragm

膈肌左脚
Left crus of diaphragm

左肾上腺
Left adrenal gland

左肾
Left kidney

镰状韧带
Falciform ligament

肝左叶
Left lobe of liver

肝动脉
Hepatic artery

腹腔干
Celiac trunk

主动脉
Aorta

下腔静脉
Inferior vena cava

右肾上腺
Right adrenal gland

胃
Stomach

左肾上腺
Left adrenal gland

肾周脂肪
Perirenal fat

左肾
Left kidney

右肾
Right kidney

膈肌右脚
Right crus of diaphragm

椎骨
Vertebra

膈肌左脚
Left crus of diaphragm

图 7.98 左肾上腺，CT，轴位

泌尿系统

泌尿系统由肾、输尿管、膀胱和尿道组成。其中位于腹腔的为肾和输尿管（图 7.99），位于盆腔的为膀胱和尿道（将在第八章详述）。肾属于腹膜后位器官，形似蚕豆，位于腹后壁、脊柱两侧（图 7.98 ~ 7.100）。肾呈倾斜状，上极较下极更偏向后内侧，位于第 12 胸椎和第 4 腰椎之间，被肾周脂肪包裹（图 7.99 ~ 7.101）。由于上方肝的占位，右肾比左肾略低（图 7.99、7.102、7.103）。肾的主要功能是清除血液中的废物（代谢的终末产物），形成尿液并平衡体液。肾还具有内分泌功能，产生和释放：促红细胞生成素，能刺激骨髓产生红细胞；肾素，能调节血压；活性维生素 D，有助于钙的吸收和矿物质的新陈代谢。肾实质可以分为表层的肾皮质和深层的肾髓质，肾皮质构成了肾组织的外 1/3 并延伸到肾髓

质的肾锥体之间，形成肾柱，肾皮质内有肾的功能单位——肾单位。肾单位由肾小球与肾小管组成，主要作用是过滤尿液（图 7.104）。肾髓质由数个肾锥体组成，肾锥体围绕肾窦呈放射状排列，脂肪组织填充于肾窦内并包裹肾盂，肾窦内的脂肪组织延伸到肾表面形成肾周脂肪（图 7.101、7.104）。肾锥体呈条纹状，外观似金字塔，含有髓袢（亨氏袢）和集合管，是集尿系统的开始端。肾小盏起自肾乳头且呈杯状（图 7.104），每个肾含有 7 ~ 14 个肾小盏，这些肾小盏汇合形成 2 ~ 3 个肾大盏，肾大盏再汇成肾盂，肾盂是整个集尿系统最膨大的部位并与输尿管相连（图 7.104）。

包裹肾和肾周围脂肪的膜性结构也是一种保护层，称肾筋膜（Gerota 筋膜）。肾筋膜的主要作用是将肾固定在周围结构中，以防其在躯体碰撞和震动时受到损伤。肾筋膜也是一道屏障，可以限制肾部感染

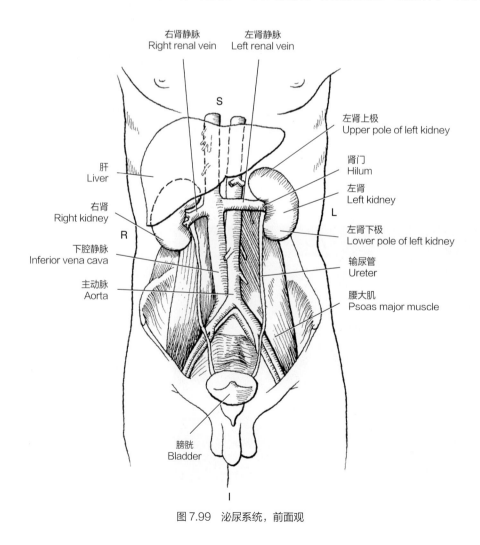

图 7.99 泌尿系统，前面观

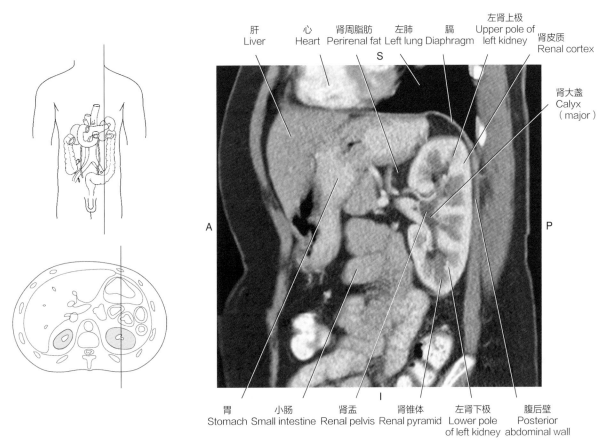

肝 Liver　　心 Heart　　肾周脂肪 Perirenal fat　　左肺 Left lung　　膈 Diaphragm　　左肾上极 Upper pole of left kidney　　肾皮质 Renal cortex

肾大盏 Calyx（major）

S　　A　　P　　I

胃 Stomach　　小肠 Small intestine　　肾盂 Renal pelvis　　肾锥体 Renal pyramid　　左肾下极 Lower pole of left kidney　　腹后壁 Posterior abdominal wall

图 7.100　左肾，CT 重建，矢状位

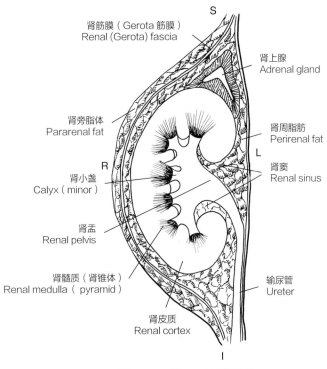

肾筋膜（Gerota 筋膜）Renal (Gerota) fascia

肾上腺 Adrenal gland

肾旁脂体 Pararenal fat

肾周脂肪 Perirenal fat

肾窦 Renal sinus

肾小盏 Calyx（minor）

肾盂 Renal pelvis

输尿管 Ureter

肾髓质（肾锥体）Renal medulla（pyramid）

肾皮质 Renal cortex

S　　R　　L　　I

图 7.101　肾，正中冠状面观

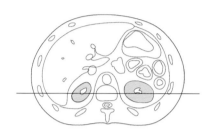

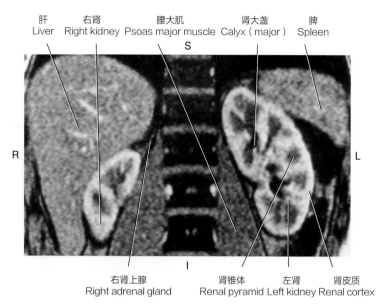

肝　　右肾　　　腰大肌　　　　肾大盏　　脾
Liver　Right kidney　Psoas major muscle　Calyx（major）　Spleen

S

R　　　　　　　　　　　　　　　　　　　　　L

I

右肾上腺　　　　　　肾锥体　　左肾　　肾皮质
Right adrenal gland　Renal pyramid　Left kidney　Renal cortex

图 7.102　肾，T1 加权 MRI，冠状位

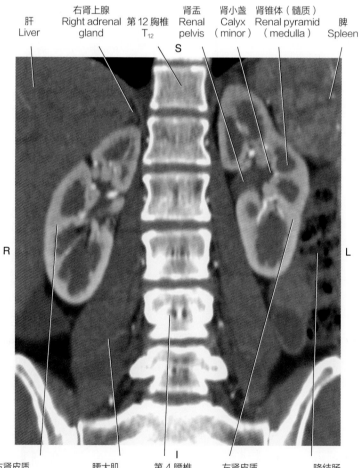

肝　　右肾上腺　　　第 12 胸椎　　肾盂　　肾小盏　　肾锥体（髓质）　脾
Liver　Right adrenal　T₁₂　　Renal　Calyx　Renal pyramid　Spleen
　　　　gland　　　　　　　pelvis　（minor）　（medulla）

S

R　　　　　　　　　　　　　　　　　　　　　L

I

右肾皮质　　　　　　　　　腰大肌　　　第 4 腰椎　　左肾皮质　　　　降结肠
Cortex of right kidney　Psoas major muscle　L₄　Cortex of left kidney　Descending colon

图 7.103　肾，CT，冠状位

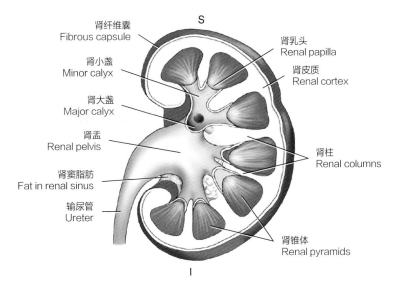

肾纤维囊
Fibrous capsule

肾小盏
Minor calyx

肾大盏
Major calyx

肾盂
Renal pelvis

肾窦脂肪
Fat in renal sinus

输尿管
Ureter

S

肾乳头
Renal papilla

肾皮质
Renal cortex

肾柱
Renal columns

肾锥体
Renal pyramids

I

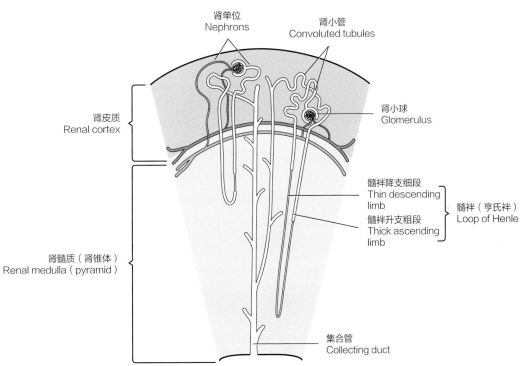

肾单位
Nephrons

肾小管
Convoluted tubules

肾小球
Glomerulus

肾皮质
Renal cortex

髓袢降支细段
Thin descending limb

髓袢升支粗段
Thick ascending limb

髓袢（亨氏袢）
Loop of Henle

肾髓质（肾锥体）
Renal medulla（pyramid）

集合管
Collecting duct

图 7.104　肾内部结构，冠状面观

的蔓延（图 7.101）。肾内侧缘中部的凹陷称为肾门，为肾动、静脉和肾盂出入肾的门户（图 7.90、7.99、7.105 ~ 7.108）。根据肾内动脉的走行方式可将肾分成 5 个肾段，即上段、上前段（上部前段）、下前段（中下段）、下段和后段（图 7.109）。肾段的划分有助于外科医师确定肾部分切除术的方案。

输尿管是成对的肌性管道，长 25 ~ 30 cm，作用是将尿液输送到膀胱。输尿管的上半段位于腹腔，下半段位于盆腔。输尿管起自肾盂，略向前内走行后，

经腰大肌前面下行（图 7.108 ~ 7.111），然后斜穿膀胱后壁进入膀胱（图 7.111）。尿液经尿道排出。

肾缺如是指在胎儿发育过程中肾形成不全，导致一侧或者双侧肾的缺失。单侧肾缺如可没有任何临床症状，经常在行腹部 CT 或超声检查时被偶然发现，而双侧肾缺如无疑是致命的。

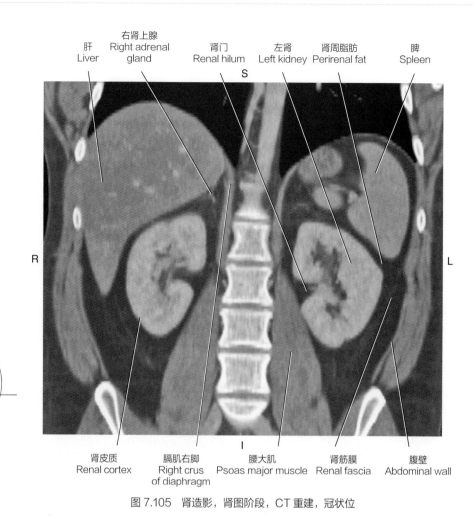

肝　　右肾上腺　　　肾门　　　左肾　　肾周脂肪　　脾
Liver　Right adrenal　Renal hilum　Left kidney　Perirenal fat　Spleen
　　　　gland

肾皮质　　　膈肌右脚　　　　腰大肌　　　　肾筋膜　　　腹壁
Renal cortex　Right crus　　Psoas major muscle　Renal fascia　Abdominal wall
　　　　of diaphragm

图 7.105　肾造影，肾图阶段，CT 重建，冠状位

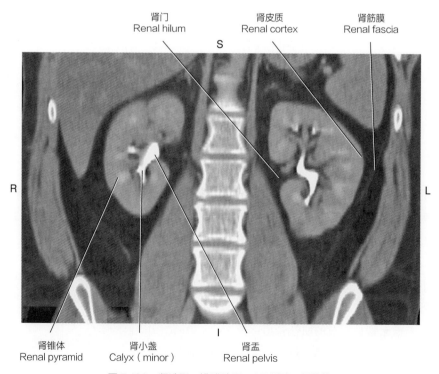

肾门　　　　　肾皮质　　　　肾筋膜
Renal hilum　　Renal cortex　Renal fascia

肾锥体　　　　肾小盏　　　　肾盂
Renal pyramid　Calyx（minor）　Renal pelvis

图 7.106　肾造影，排泄阶段，CT 重建，冠状位

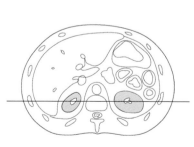

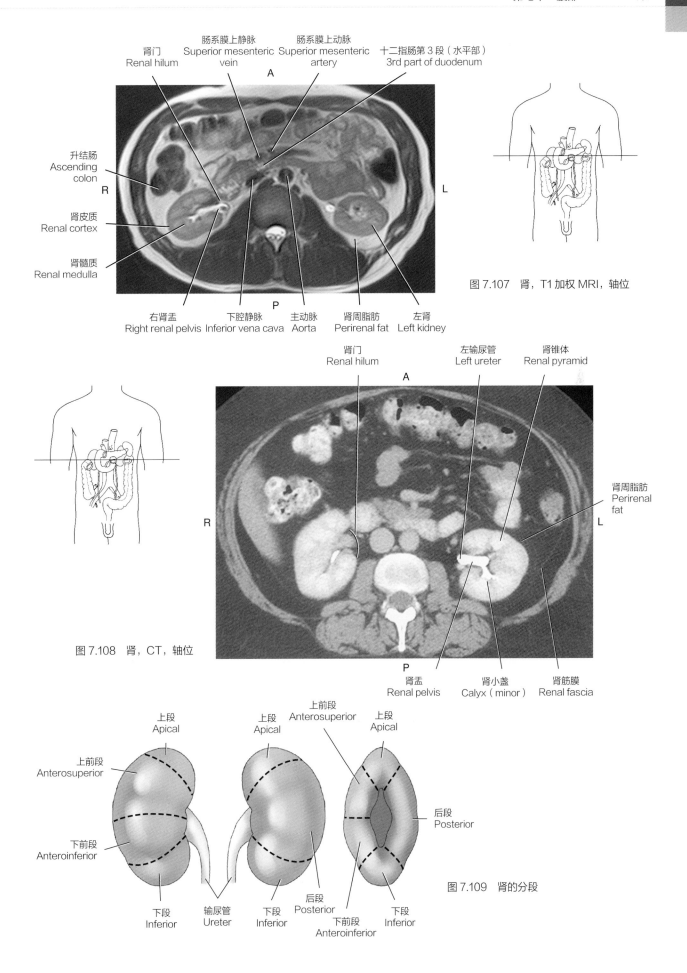

肾门
Renal hilum

肠系膜上静脉
Superior mesenteric vein

肠系膜上动脉
Superior mesenteric artery

十二指肠第 3 段（水平部）
3rd part of duodenum

A

升结肠
Ascending colon

R

L

肾皮质
Renal cortex

肾髓质
Renal medulla

P

右肾盂
Right renal pelvis

下腔静脉
Inferior vena cava

主动脉
Aorta

肾周脂肪
Perirenal fat

左肾
Left kidney

图 7.107　肾，T1 加权 MRI，轴位

肾门
Renal hilum

左输尿管
Left ureter

肾锥体
Renal pyramid

A

R

L

肾周脂肪
Perirenal fat

图 7.108　肾，CT，轴位

P

肾盂
Renal pelvis

肾小盏
Calyx（minor）

肾筋膜
Renal fascia

上段
Apical

上段
Apical

上前段
Anterosuperior

上段
Apical

上前段
Anterosuperior

下前段
Anteroinferior

后段
Posterior

下段
Inferior

输尿管
Ureter

下段
Inferior

后段
Posterior

下前段
Anteroinferior

下段
Inferior

图 7.109　肾的分段

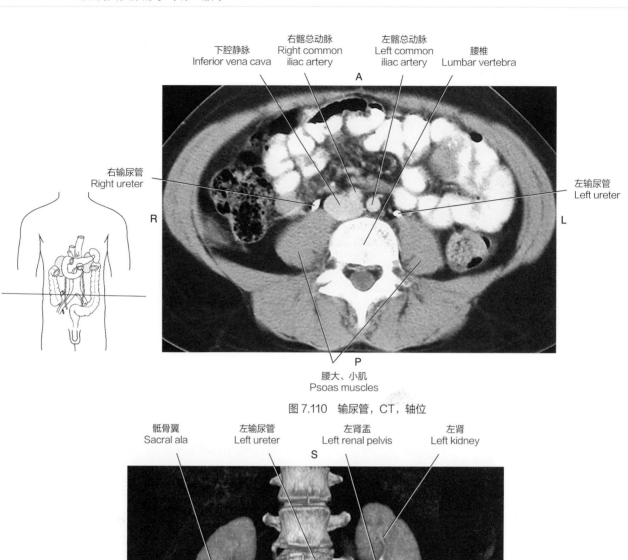

下腔静脉 Inferior vena cava
右髂总动脉 Right common iliac artery
左髂总动脉 Left common iliac artery
腰椎 Lumbar vertebra
A
右输尿管 Right ureter
左输尿管 Left ureter
R
L
P
腰大、小肌 Psoas muscles

图 7.110　输尿管，CT，轴位

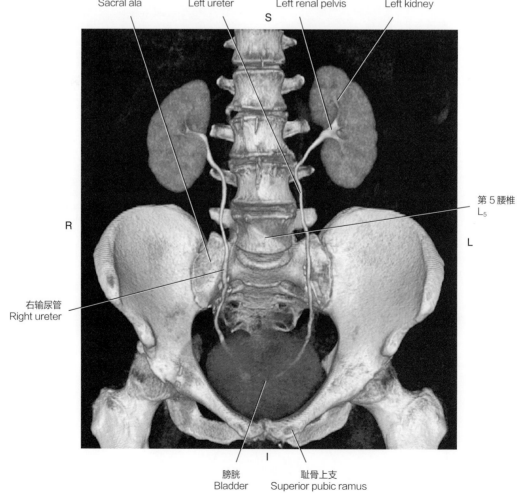

骶骨翼 Sacral ala
左输尿管 Left ureter
左肾盂 Left renal pelvis
左肾 Left kidney
S
第 5 腰椎 L₅
R
L
右输尿管 Right ureter
膀胱 Bladder
耻骨上支 Superior pubic ramus
I

图 7.111　尿路造影，三维 CT

胃

胃是整个消化系统中膨大的部分，就像一个食物储藏室，可对食物进行初步消化。胃有 4 个主要功能：①储藏食物；②机械研磨食物；③通过酸或酶分解化学键；④分泌内因子（可防止维生素 B_{12} 降解）。胃位于左侧膈顶的下方，胃的上部通过贲门（贲门括约肌）与食管相连，形成胃食管连接部（图 7.112、7.115）。胃的两个缘分别称为胃大弯和胃小弯，胃大弯和胃小弯之间的部分最大，称为胃体（图 7.112、7.113、7.116 ~ 7.118）。胃体上方的圆形膨隆称为胃底（图 7.114、7.115）。胃体下方的部分（幽门窦）通过幽门括约肌与十二指肠相续（图 7.118、7.119）。胃前壁紧邻膈、腹前壁和肝左叶；胃后壁与脾、左肾上腺、左肾、胰体和胰尾相邻。当胃排空时，在胃内壁可见较突出的黏膜皱襞，称为黏膜皱褶，这些皱襞增加了胃黏膜的表面积，有利于食物中营养物质的吸收（图 7.112、7.113、7.115）。胃是体内血管最丰富的器官之一，胃的动脉血供主要来自胃支、脾支和胃十二指肠动脉（图 7.58）。胃的静脉回流与动脉供给相对应，胃的静脉通常直接注入肝门静脉或者先注入肠系膜上静脉。

> 成年人平均每天产生 2 ~ 3L 胃液，其中含有黏液、盐酸、内因子、胃蛋白酶原和脂肪酶。胃能容纳 3L 食物，食物与胃液混合在一起形成的半液态的团块称为食糜。

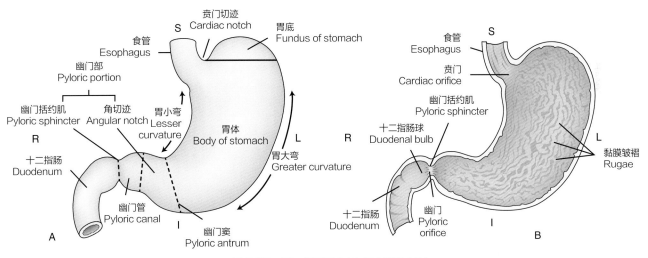

图 7.112　胃，前面观（A）和内面观（B）

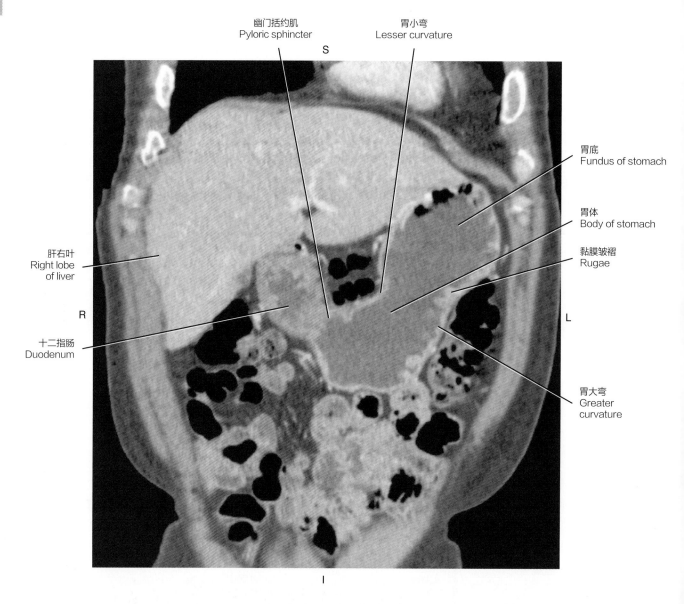

幽门括约肌
Pyloric sphincter

胃小弯
Lesser curvature

S

胃底
Fundus of stomach

胃体
Body of stomach

黏膜皱褶
Rugae

肝右叶
Right lobe
of liver

R

L

十二指肠
Duodenum

胃大弯
Greater
curvature

I

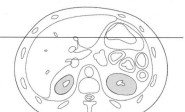

图 7.113　胃，CT 重建，冠状位

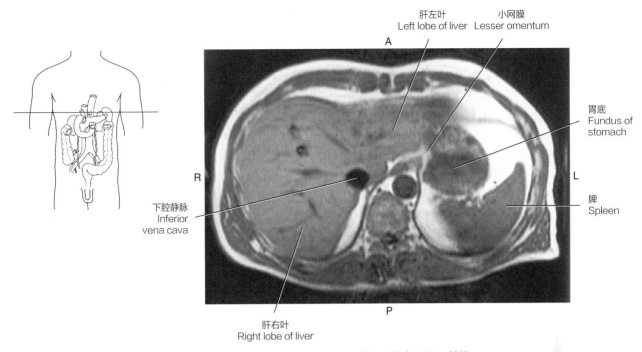

肝左叶
Left lobe of liver

小网膜
Lesser omentum

胃底
Fundus of stomach

脾
Spleen

下腔静脉
Inferior vena cava

肝右叶
Right lobe of liver

图 7.114 胃，T1 加权 MRI，轴位

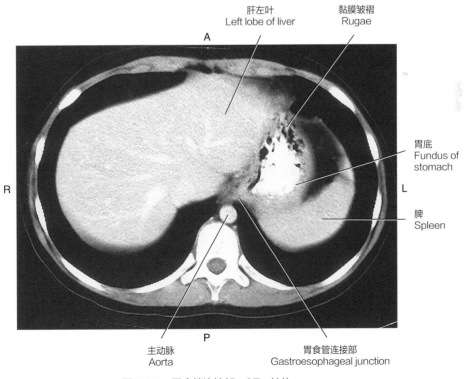

肝左叶
Left lobe of liver

黏膜皱褶
Rugae

胃底
Fundus of stomach

脾
Spleen

主动脉
Aorta

胃食管连接部
Gastroesophageal junction

图 7.115 胃食管连接部，CT，轴位

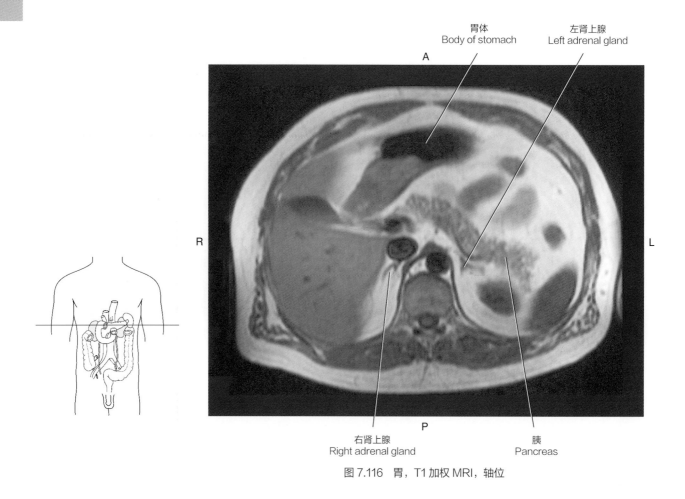

胃体
Body of stomach

左肾上腺
Left adrenal gland

A

R

L

右肾上腺
Right adrenal gland

P

胰
Pancreas

图 7.116 胃，T1 加权 MRI，轴位

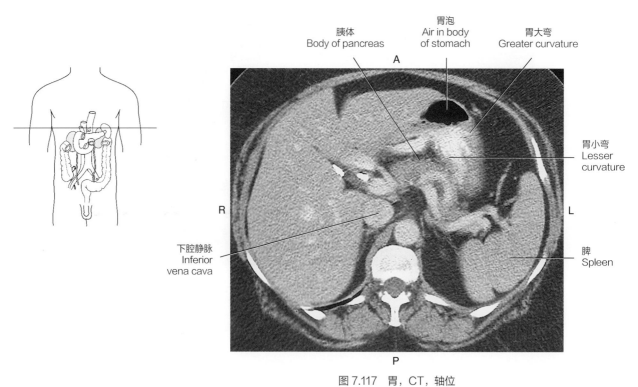

胰体
Body of pancreas

胃泡
Air in body
of stomach

胃大弯
Greater curvature

A

胃小弯
Lesser
curvature

R

L

下腔静脉
Inferior
vena cava

脾
Spleen

P

图 7.117 胃，CT，轴位

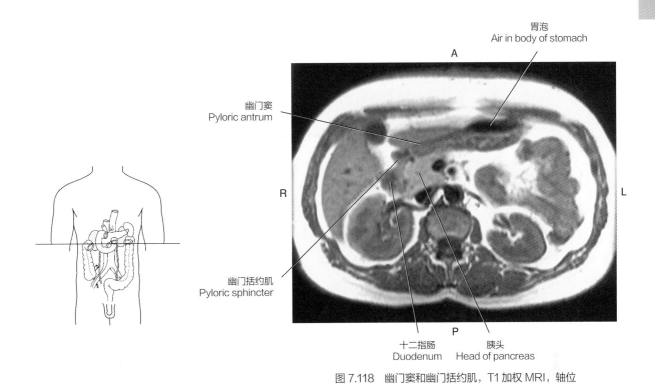

胃泡
Air in body of stomach

A

幽门窦
Pyloric antrum

R

L

幽门括约肌
Pyloric sphincter

P

十二指肠
Duodenum

胰头
Head of pancreas

图 7.118 幽门窦和幽门括约肌，T1 加权 MRI，轴位

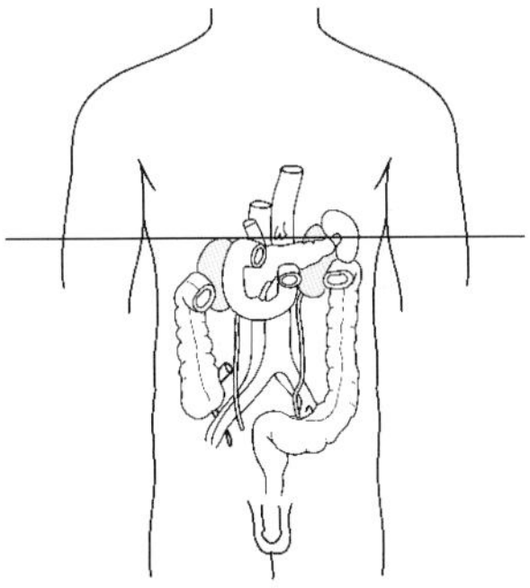

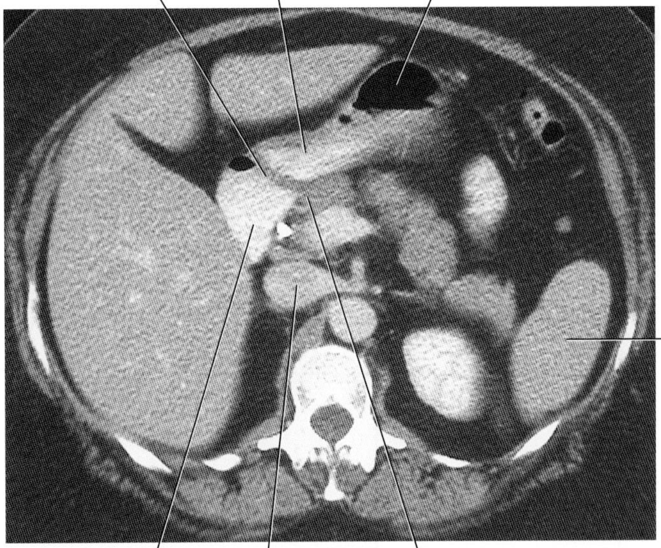

幽门括约肌
Pyloric sphincter

幽门窦
Pyloric antrum

胃泡
Air in body of stomach

A

R

L

脾
Spleen

P

十二指肠
Duodenum

下腔静脉
Inferior vena cava

胰
Pancreas

图 7.119 胃，示幽门窦和幽门括约肌，T1 加权 MRI，轴位

肠

小肠位于幽门和回盲瓣之间，由长 6 ~ 7 m 的肠袢组成。小肠可分为十二指肠、空肠和回肠 3 部分（图 7.120、7.121）。小肠的近端为十二指肠，十二指肠起始于胃的幽门部，呈 C 形环绕胰头（图 7.118 ~ 7.122）。十二指肠大部分位于腹膜后腔，这使其活动度不如小肠其余部分。十二指肠虽然非常短，但仍可分为 4 部分。第 1 部分（上部）位于肾旁前间隙，是十二指肠起始处，长约 5 cm，呈圆锥状，称十二指肠球，被肝十二指肠韧带悬吊于腹内，是消化性溃疡最常见的发生部位。第 2 部分（降部）位于右肾门前方，由十二指肠沿着脊柱右侧下行的肠管组成，长约 10 cm，肝胰壶腹开口于此段，接受胰液和胆汁。第 3 部分（水平部）由十二指肠在第 3 腰椎前方横过的肠管组成，长约 10 cm。十二指肠的水平部在从右向左水平穿行的过程中，走行于下腔静脉、主动脉、肠系膜下动脉的前方和肠系膜上动脉的后方（图 7.123、7.124）。第 4 部分（升部）长约 2.5 cm，自水平部末端起始，在主动脉左侧斜向上升至第 2 腰椎水平移行为空肠，该处十二指肠与空肠转折形成十二指肠空肠曲。Treitz 韧带由腹腔干周围结缔组织和右膈脚发出的部分肌纤维形成，将十二指肠空肠曲固定于右膈脚（图 7.122）。这个部位是小肠进入腹膜腔的标志。空肠和回肠是小肠的剩余肠管，一起被呈扇形的肠系膜悬系于腹后壁。空肠长约 2.5 m（约占小肠长度的 40%），位于左上腹和脐区（图 7.120 ~ 7.124），大部分的化学消化和营养吸收发生在此段小肠。空肠黏膜形成很多环状襞，在钡剂造影或者 CT 检查时呈羽毛状影像。空肠比回肠的管壁厚，血管更丰富。回肠是小肠最长的部分，平均长 3.5 m（约占小肠长度的 60%），位于右下腹（图 7.120、7.121、7.124 ~ 7.126）。胃产生的内因子和维生素 B_{12} 在回肠结合并在回肠末端被吸收。维生素 B_{12} 是形成红细胞和神经系统正常行使功能所必需的。回肠末端环形肌增厚形成回盲瓣，此瓣控制着从回肠到盲肠的物质转运，并可防止小肠内容物过快流入大肠（图 7.120、7.121、7.127）。肠系膜为血管、淋巴管和神经抵达小肠提供通道。小肠各段

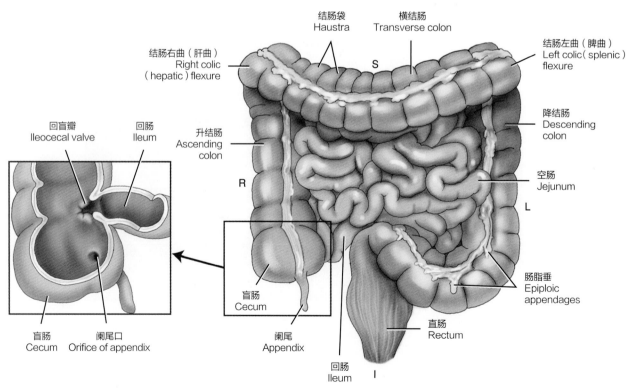

图 7.120　小肠，前面观

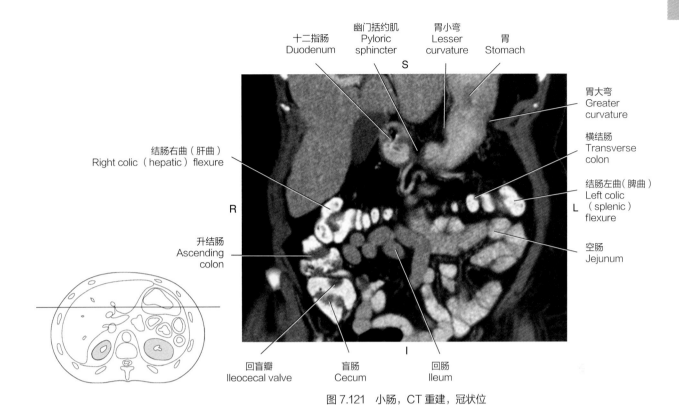

图 7.121　小肠，CT 重建，冠状位

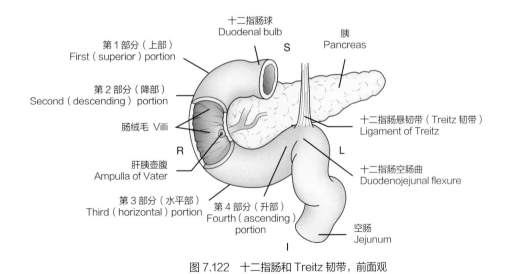

图 7.122　十二指肠和 Treitz 韧带，前面观

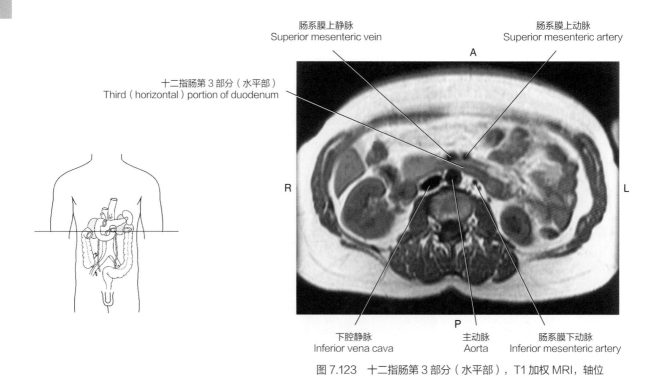

图 7.123　十二指肠第 3 部分（水平部），T1 加权 MRI，轴位

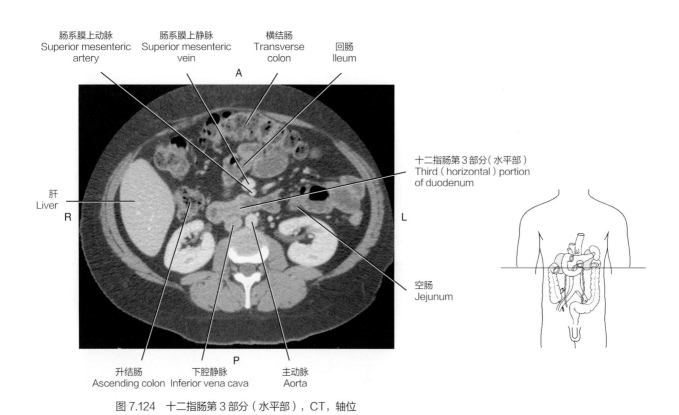

图 7.124　十二指肠第 3 部分（水平部），CT，轴位

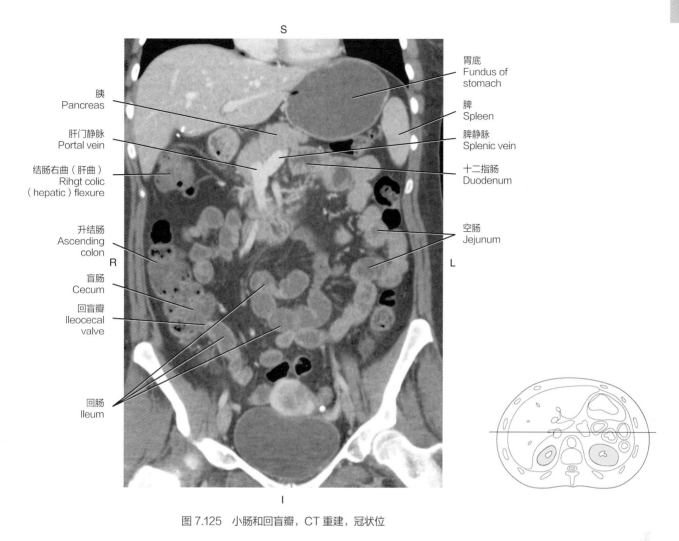

S

胰
Pancreas

肝门静脉
Portal vein

结肠右曲（肝曲）
Rihgt colic
（hepatic）flexure

升结肠
Ascending
colon

R

盲肠
Cecum

回盲瓣
Ileocecal
valve

回肠
Ileum

胃底
Fundus of
stomach

脾
Spleen

脾静脉
Splenic vein

十二指肠
Duodenum

空肠
Jejunum

L

I

图 7.125　小肠和回盲瓣，CT 重建，冠状位

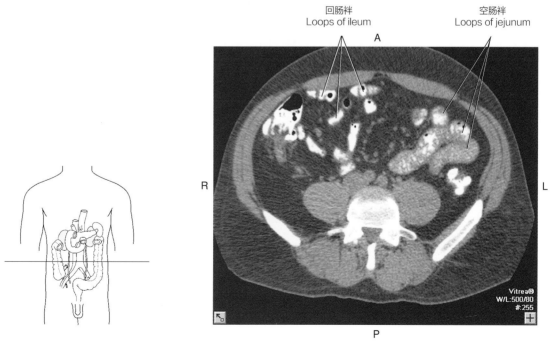

回肠袢
Loops of ileum

空肠袢
Loops of jejunum

A

R

L

P

图 7.126　回肠，CT，轴位

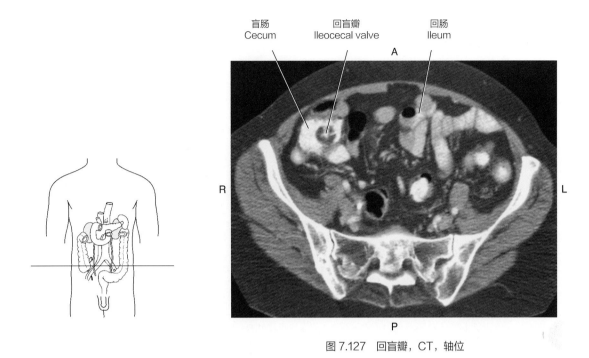

盲肠　Cecum　　回盲瓣　Ileocecal valve　　回肠　Ileum

图 7.127　回盲瓣，CT，轴位

血液由肠系膜上动脉供应，并通过肠系膜上静脉回流。

　　大肠位于胃和肝的下方，几乎全程围绕在小肠的周围（图 7.120、7.128）。大肠的直径较大，肠壁较薄，长约 1.5 m，起始于回盲部，终止于肛门。在盲肠和结肠的外表面，纵行平滑肌增厚形成 3 条结肠带，但由于结肠带短于肠管的长度，故肠管皱缩并向外膨出形成结肠袋。沿着结肠带两侧分布着许多由浆膜包裹脂肪组织形成的小突起，称为肠脂垂。大肠主要可

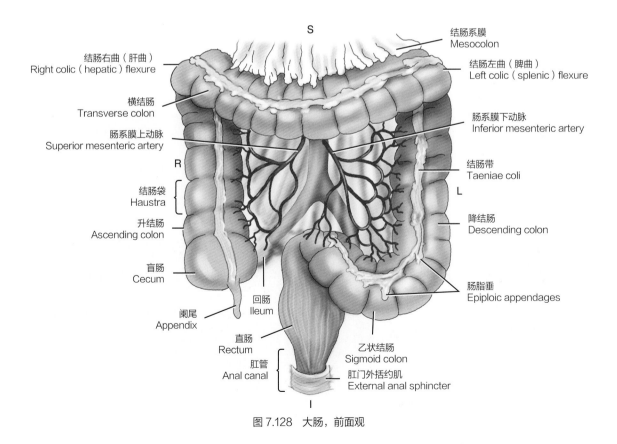

结肠右曲（肝曲）　Right colic（hepatic）flexure
横结肠　Transverse colon
肠系膜上动脉　Superior mesenteric artery
结肠袋　Haustra
升结肠　Ascending colon
盲肠　Cecum
阑尾　Appendix
回肠　Ileum
直肠　Rectum
肛管　Anal canal

结肠系膜　Mesocolon
结肠左曲（脾曲）　Left colic（splenic）flexure
肠系膜下动脉　Inferior mesenteric artery
结肠带　Taeniae coli
降结肠　Descending colon
肠脂垂　Epiploic appendages
乙状结肠　Sigmoid colon
肛门外括约肌　External anal sphincter

图 7.128　大肠，前面观

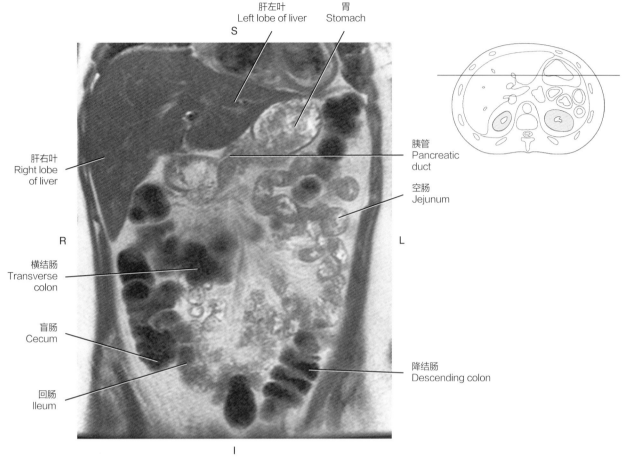

图 7.129　盲肠，T2 加权 MRI，冠状位

分为盲肠、结肠和直肠 3 部分（图 7.128）。盲肠是大肠起始部长约 7 cm 的囊袋，回盲瓣和阑尾位于此处。细长的阑尾连于盲肠后内侧（图 7.128 ~ 7.130）。结肠是大肠中最长的部分，可分为升结肠、横结肠、降结肠和乙状结肠 4 部分（图 7.131、7.132）。升结肠位于腹膜后腔，起始于盲肠，沿着右侧腹壁上升至肝下，向左急转移行为横结肠，转折处的弯曲称结肠肝曲（图 7.128、7.133、7.134）。结肠肝曲为横结肠起始的标志。横结肠水平穿行于前腹部至脾处向下急转续于降结肠，转折处称结肠脾曲，为降结肠起始部（图 7.135、7.136）。横结肠属于腹膜内位器官，是大肠中活动度最大的部分，故其位置在患者腹腔内变化幅度很大。降结肠在腹膜后腔沿着左侧腹壁下行至左髂窝，然后呈 S 形弯曲形成乙状结肠，走行于膀胱

的后方（图 7.128），乙状结肠续于直肠，为结肠的终末端（图 7.128、7.132、7.137、7.138）。直肠为盆腔器官，将在第八章详述。大肠的主要功能为吸收水分、储存和排泄粪便。肠系膜上、下动静脉为大肠提供和回流血液（图 7.128）。

肠管扭曲或者局部缺血会引起肠脂垂发炎红肿，这种状况称为肠脂垂炎，主要症状为一侧急性下腹痛，类似阑尾炎或肠憩室炎。肠脂垂炎可发生在任何年龄，但以 30 ~ 60 岁常见。肠脂垂炎的治疗方法仍存在争议，但因其属于典型的自限性疾病，故非手术治疗得到了广泛认可。

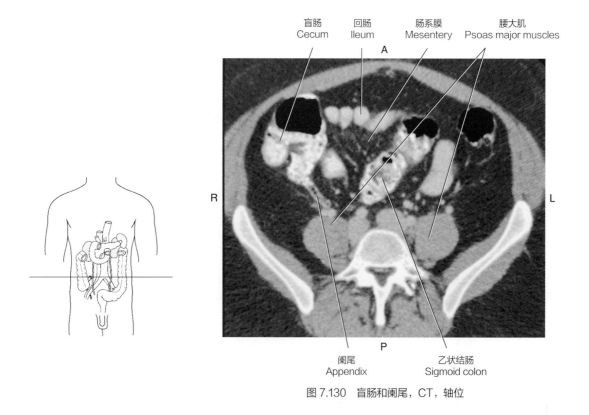

图 7.130　盲肠和阑尾，CT，轴位

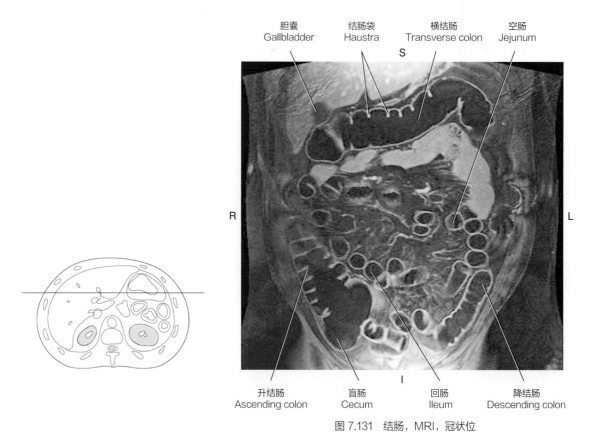

图 7.131　结肠，MRI，冠状位

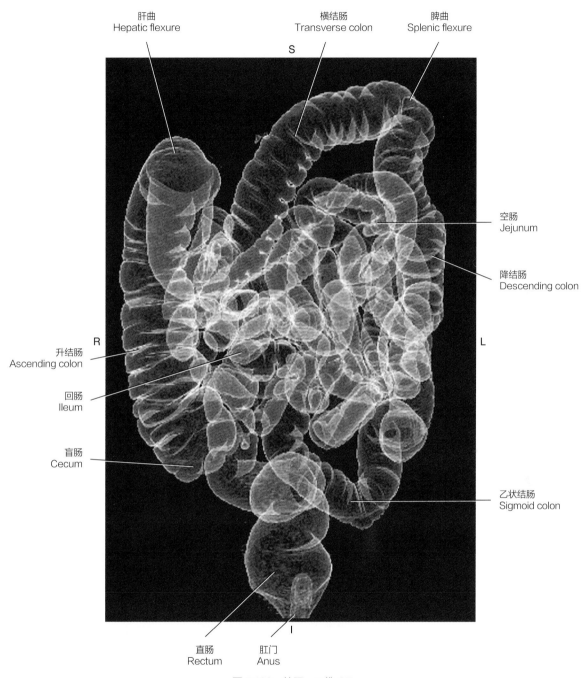

肝曲
Hepatic flexure

横结肠
Transverse colon

脾曲
Splenic flexure

S

空肠
Jejunum

降结肠
Descending colon

R

L

升结肠
Ascending colon

回肠
Ileum

盲肠
Cecum

乙状结肠
Sigmoid colon

直肠
Rectum

肛门
Anus

I

图 7.132　结肠，三维 CT

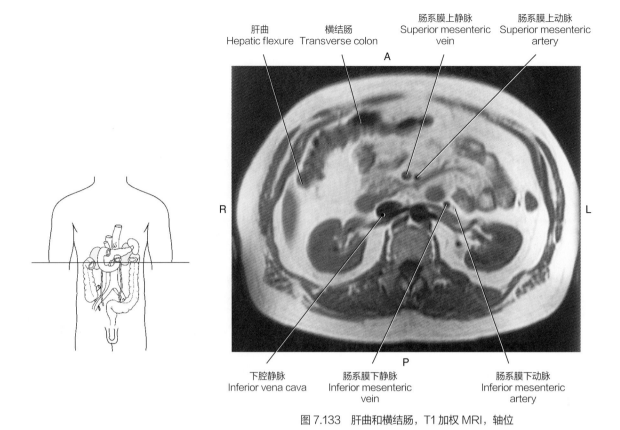

肝曲
Hepatic flexure

横结肠
Transverse colon

肠系膜上静脉
Superior mesenteric vein

肠系膜上动脉
Superior mesenteric artery

A

R

L

下腔静脉
Inferior vena cava

肠系膜下静脉
Inferior mesenteric vein

肠系膜下动脉
Inferior mesenteric artery

P

图 7.133　肝曲和横结肠，T1 加权 MRI，轴位

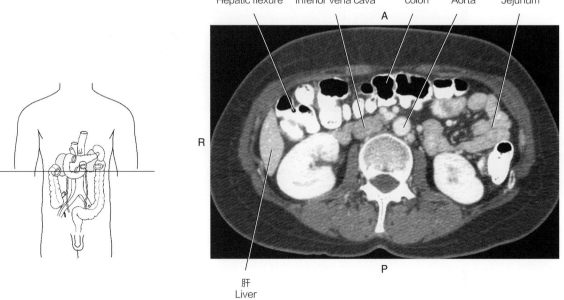

肝曲
Hepatic flexure

下腔静脉
Inferior vena cava

横结肠
Transverse colon

主动脉
Aorta

空肠
Jejunum

A

R

L

肝
Liver

P

图 7.134　肝曲和横结肠，CT，轴位

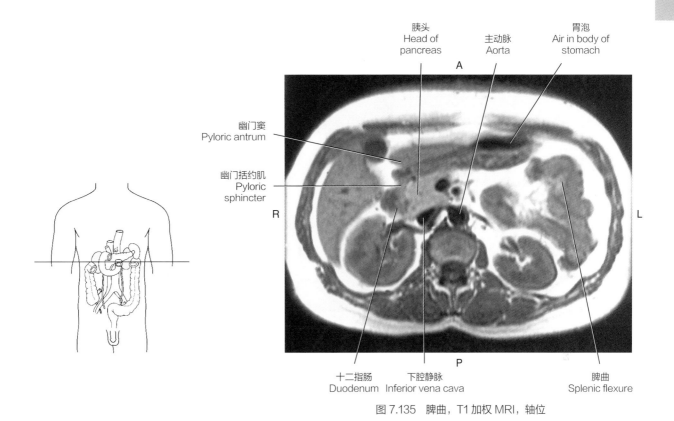

胰头
Head of
pancreas

主动脉
Aorta

胃泡
Air in body of
stomach

A

幽门窦
Pyloric antrum

幽门括约肌
Pyloric
sphincter

R

L

十二指肠　　下腔静脉
Duodenum　Inferior vena cava

P

脾曲
Splenic flexure

图 7.135　脾曲，T1 加权 MRI，轴位

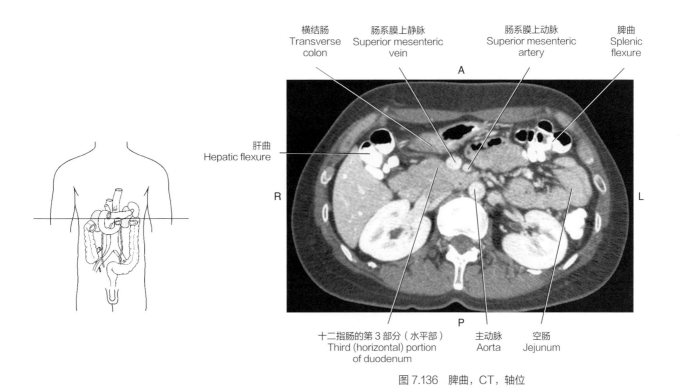

横结肠
Transverse
colon

肠系膜上静脉
Superior mesenteric
vein

肠系膜上动脉
Superior mesenteric
artery

脾曲
Splenic
flexure

A

肝曲
Hepatic flexure

R

L

十二指肠的第 3 部分（水平部）
Third (horizontal) portion
of duodenum

主动脉
Aorta

空肠
Jejunum

P

图 7.136　脾曲，CT，轴位

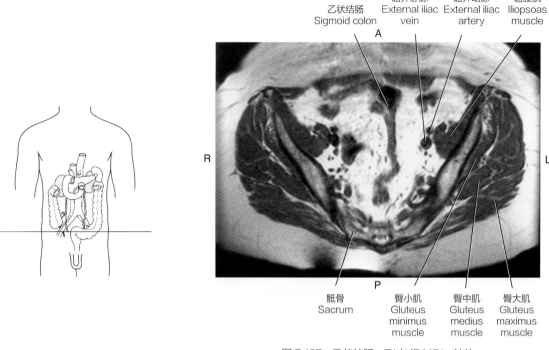

乙状结肠 Sigmoid colon
髂外静脉 External iliac vein
髂外动脉 External iliac artery
髂腰肌 Iliopsoas muscle

骶骨 Sacrum
臀小肌 Gluteus minimus muscle
臀中肌 Gluteus medius muscle
臀大肌 Gluteus maximus muscle

图 7.137　乙状结肠，T1 加权 MRI，轴位

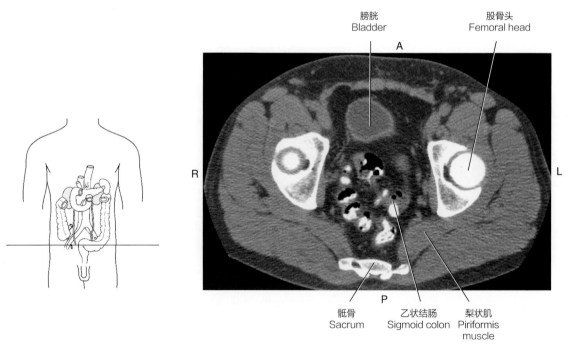

膀胱 Bladder
股骨头 Femoral head

骶骨 Sacrum
乙状结肠 Sigmoid colon
梨状肌 Piriformis muscle

图 7.138　乙状结肠，CT，轴位

腹主动脉及其分支

腹主动脉的起始部位于腹膜后腔，为胸主动脉穿过膈的主动脉裂孔后的延续。随着腹主动脉在腰椎左侧下行，其直径逐渐变小。腹主动脉为腹腔、盆腔内所有脏器和结构供血，约在第4腰椎水平分为左、右髂总动脉。腹主动脉的分支有成对的和不成对的两种类型。成对的分支包括膈下动脉、腰动脉、肾上腺动脉、肾动脉和性腺动脉；不成对的分支包括腹腔干、肠系膜上动脉和肠系膜下动脉（图7.139 ~ 7.142）。这些分支虽都有典型形态，但也存在许多变异情况。

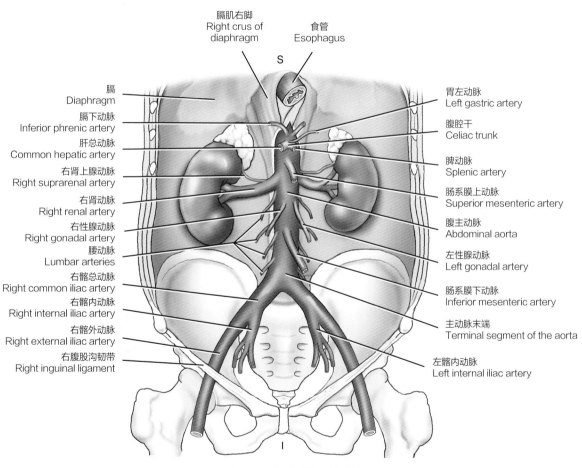

膈肌右脚
Right crus of diaphragm

食管
Esophagus

膈
Diaphragm

膈下动脉
Inferior phrenic artery

肝总动脉
Common hepatic artery

右肾上腺动脉
Right suprarenal artery

右肾动脉
Right renal artery

右性腺动脉
Right gonadal artery

腰动脉
Lumbar arteries

右髂总动脉
Right common iliac artery

右髂内动脉
Right internal iliac artery

右髂外动脉
Right external iliac artery

右腹股沟韧带
Right inguinal ligament

胃左动脉
Left gastric artery

腹腔干
Celiac trunk

脾动脉
Splenic artery

肠系膜上动脉
Superior mesenteric artery

腹主动脉
Abdominal aorta

左性腺动脉
Left gonadal artery

肠系膜下动脉
Inferior mesenteric artery

主动脉末端
Terminal segment of the aorta

左髂内动脉
Left internal iliac artery

图 7.139 腹主动脉，前面观

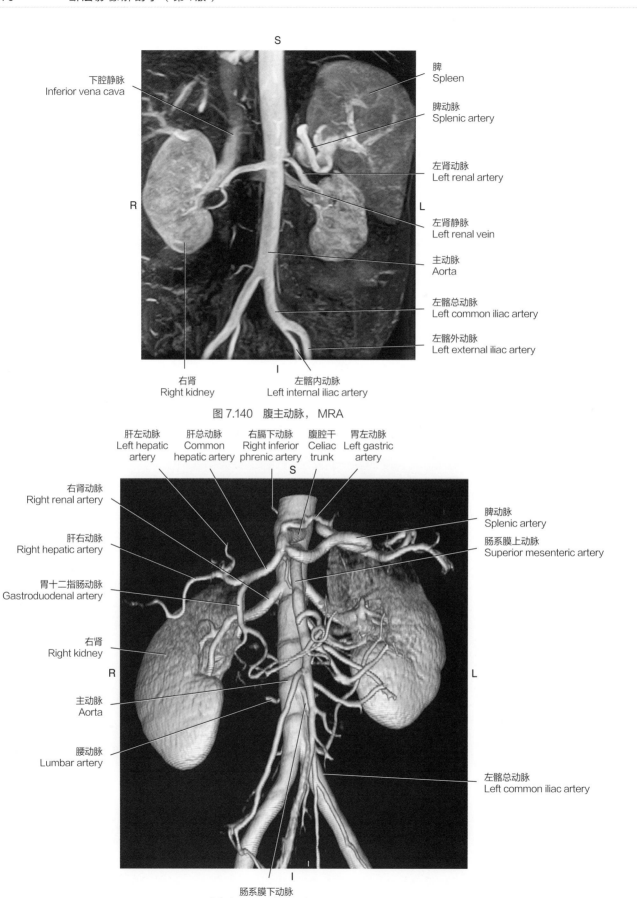

下腔静脉
Inferior vena cava

脾
Spleen

脾动脉
Splenic artery

左肾动脉
Left renal artery

左肾静脉
Left renal vein

主动脉
Aorta

左髂总动脉
Left common iliac artery

左髂外动脉
Left external iliac artery

R

L

S

I

右肾
Right kidney

左髂内动脉
Left internal iliac artery

图 7.140　腹主动脉，MRA

肝左动脉
Left hepatic
artery

肝总动脉
Common
hepatic artery

右膈下动脉
Right inferior
phrenic artery

腹腔干
Celiac
trunk

胃左动脉
Left gastric
artery

右肾动脉
Right renal artery

肝右动脉
Right hepatic artery

胃十二指肠动脉
Gastroduodenal artery

右肾
Right kidney

主动脉
Aorta

腰动脉
Lumbar artery

脾动脉
Splenic artery

肠系膜上动脉
Superior mesenteric artery

左髂总动脉
Left common iliac artery

R

L

S

I

肠系膜下动脉
Inferior mesenteric artery

图 7.141　腹主动脉，三维 CTA

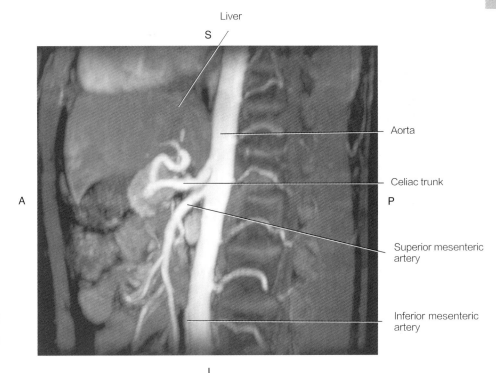

图 7.142　腹主动脉，MRA，矢状位

成对的分支

膈下动脉　在腹主动脉穿出主动脉裂孔后，成对的膈下动脉是第一个从其侧面发出的分支。右膈下动脉在下腔静脉的右后方上行，左膈下动脉在胃和食管腹段后方穿行（图 7.139、7.141、7.143）。膈下动脉主要为膈的下表面供血。

腰动脉　4 对腰动脉在第 1 ~ 4 腰椎水平从腹主动脉后壁发出（图 7.139、7.141）。腰动脉为腹后壁、腰椎和椎间盘供血。

肾上腺动脉　肾上腺动脉向外上方走行，为肾上腺供血。肾上腺中动脉在腹主动脉外侧壁近肠系膜上动脉根部发出，肾上腺上动脉是膈下动脉的分支；肾上腺下动脉起自肾动脉（图 7.90、7.143）。

肾动脉　两条较大的肾动脉在肠系膜下动脉的下方从腹主动脉侧壁发出。每侧肾动脉水平进入其所对应的肾门（图 7.139 ~ 7.141、7.143 ~ 7.148）。因腹主动脉位于脊柱左侧，故右侧肾动脉比左侧略长。右肾动脉从下腔静脉和右肾静脉的后方穿行进入右肾（图 7.144）。一般情况下，左肾高于右肾，这意味着左肾动脉也比右肾动脉略高（图 7.145）。肾动脉进入肾门后，通常分出前干和后干，再分出 5 支肾段

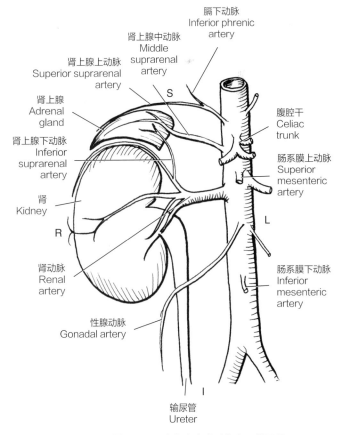

图 7.143　腹主动脉成对分支，前面观

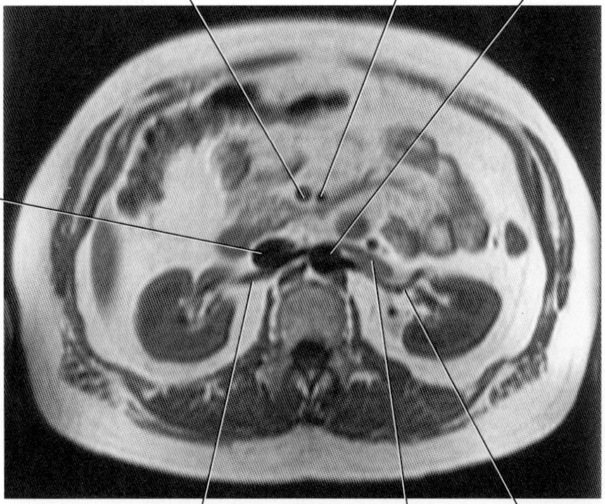

肠系膜上静脉
Superior mesenteric vein

肠系膜上动脉
Superior mesenteric artery

主动脉
Aorta

下腔静脉
Inferior vena cava

右肾动脉
Right renal artery

左肾静脉
Left renal vein

左肾动脉
Left renal artery

图 7.144　腹部和肾动、静脉，T1 加权 MRI，轴位

动脉：上段动脉、上前段动脉、中段（下前段）动脉、下段动脉和后段动脉（图 7.146、7.148）。肾段动脉再进一步分成叶间动脉，一条叶间动脉对应一个肾锥体及与其相连的肾皮质。叶间动脉弯曲走行于肾锥体与肾皮质之间，称为弓形动脉，弓形动脉再发出小叶间动脉为肾皮质供血（图 7.146）。

> 肾动脉狭窄会引起肾缺血并导致继发性高血压。

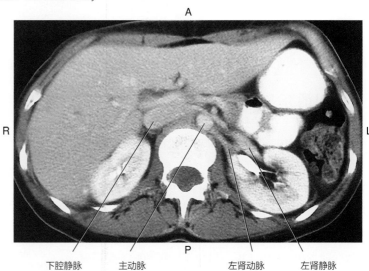

下腔静脉
Inferior vena cava

主动脉
Aorta

左肾动脉
Left renal artery

左肾静脉
Left renal vein

图 7.145　腹部和肾动、静脉，CT，轴位

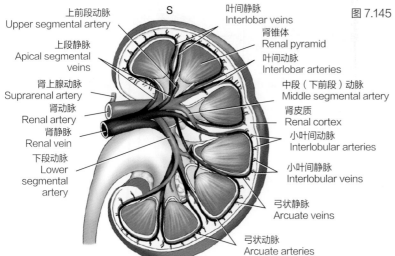

上前段动脉
Upper segmental artery

上段静脉
Apical segmental veins

肾上腺动脉
Suprarenal artery

肾动脉
Renal artery

肾静脉
Renal vein

下段动脉
Lower segmental artery

叶间静脉
Interlobar veins

肾锥体
Renal pyramid

叶间动脉
Interlobar arteries

中段（下前段）动脉
Middle segmental artery

肾皮质
Renal cortex

小叶间动脉
Interlobular arteries

小叶间静脉
Interlobular veins

弓状静脉
Arcuate veins

弓状动脉
Arcuate arteries

图 7.146　肾血管，前面观

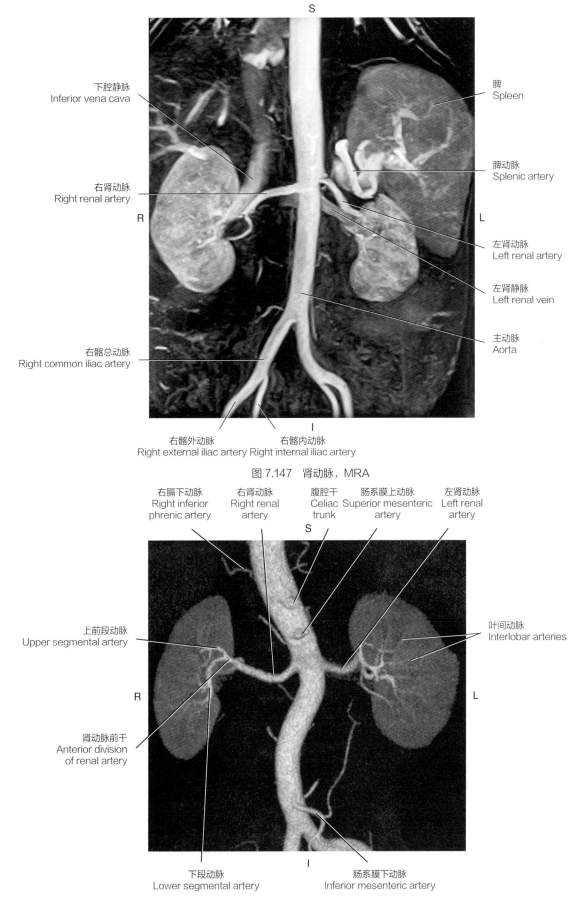

下腔静脉
Inferior vena cava

脾
Spleen

右肾动脉
Right renal artery

脾动脉
Splenic artery

左肾动脉
Left renal artery

左肾静脉
Left renal vein

右髂总动脉
Right common iliac artery

主动脉
Aorta

右髂外动脉　　　　右髂内动脉
Right external iliac artery Right internal iliac artery

图 7.147　肾动脉，MRA

右膈下动脉
Right inferior
phrenic artery

右肾动脉
Right renal
artery

腹腔干
Celiac
trunk

肠系膜上动脉
Superior mesenteric
artery

左肾动脉
Left renal
artery

上前段动脉
Upper segmental artery

叶间动脉
Interlobar arteries

肾动脉前干
Anterior division
of renal artery

下段动脉
Lower segmental artery

肠系膜下动脉
Inferior mesenteric artery

图 7.148　肾动脉，CTA

　　性腺动脉　性腺动脉在肾动脉的下方起自腹主动脉前壁，沿着腰大肌下行到达各自对应的器官（图7.139、7.149、7.150）。男性的性腺动脉称睾丸动脉，为睾丸和阴囊供血；女性的性腺动脉称卵巢动脉，为卵巢、输卵管和子宫供血。

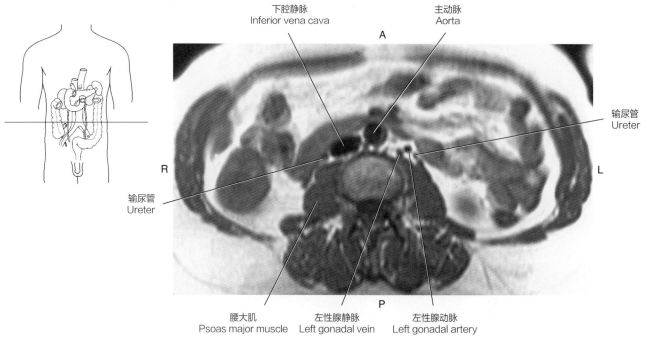

图 7.149　腹部和性腺动、静脉，T1 加权 MRI，轴位

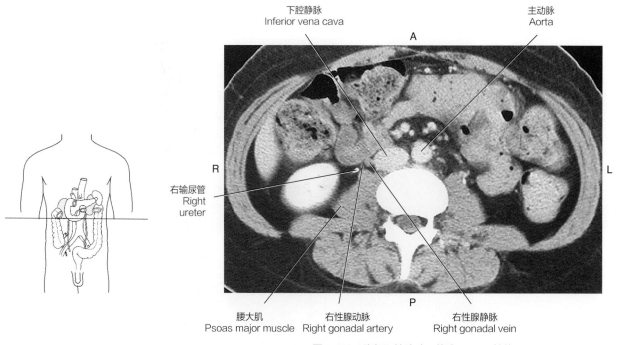

图 7.150　腹部和性腺动、静脉，CT，轴位

不成对的分支

腹腔干 腹腔干为短而粗的动脉干，在膈的主动脉裂孔稍下方由腹主动脉前壁发出，随即分为 3 支：胃左动脉、肝总动脉和脾动脉（图 7.151 ~ 7.153）。腹腔干的变异并不罕见，有时肝总动脉会从肠系膜上动脉发出。

胃左动脉在小网膜的两层之间向左上方走行至胃贲门附近，再沿着胃小弯朝幽门方向走行，沿途发出食管和胃的分支供应食管腹段、贲门和邻近的胃体前后壁的血液。胃左动脉继续向右与胃右动脉吻合（图 7.151、7.154 ~ 7.157）。

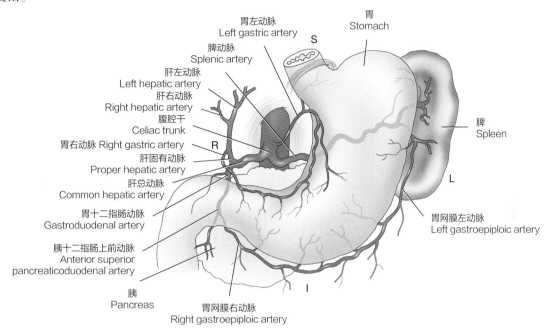

图 7.151 腹腔干及其分支，前面观

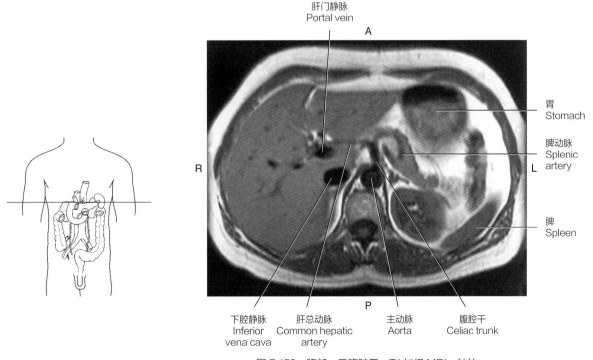

图 7.152 腹部，示腹腔干，T1 加权 MRI，轴位

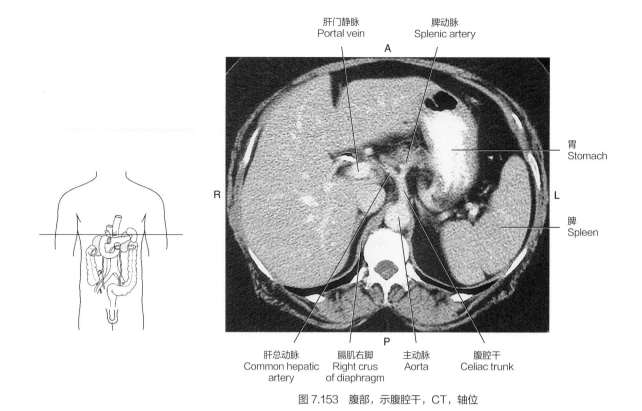

肝门静脉
Portal vein

脾动脉
Splenic artery

A

胃
Stomach

R

L

脾
Spleen

肝总动脉
Common hepatic
artery

膈肌右脚
Right crus
of diaphragm

主动脉
Aorta

腹腔干
Celiac trunk

P

图 7.153　腹部，示腹腔干，CT，轴位

肝门静脉
Portal vein

胃左动脉
Left gastric artery

A

胃
Stomach

R

L

下腔静脉
Inferior
vena cava

脾
Spleen

膈肌右脚
Right crus of diaphragm

主动脉
Aorta

P

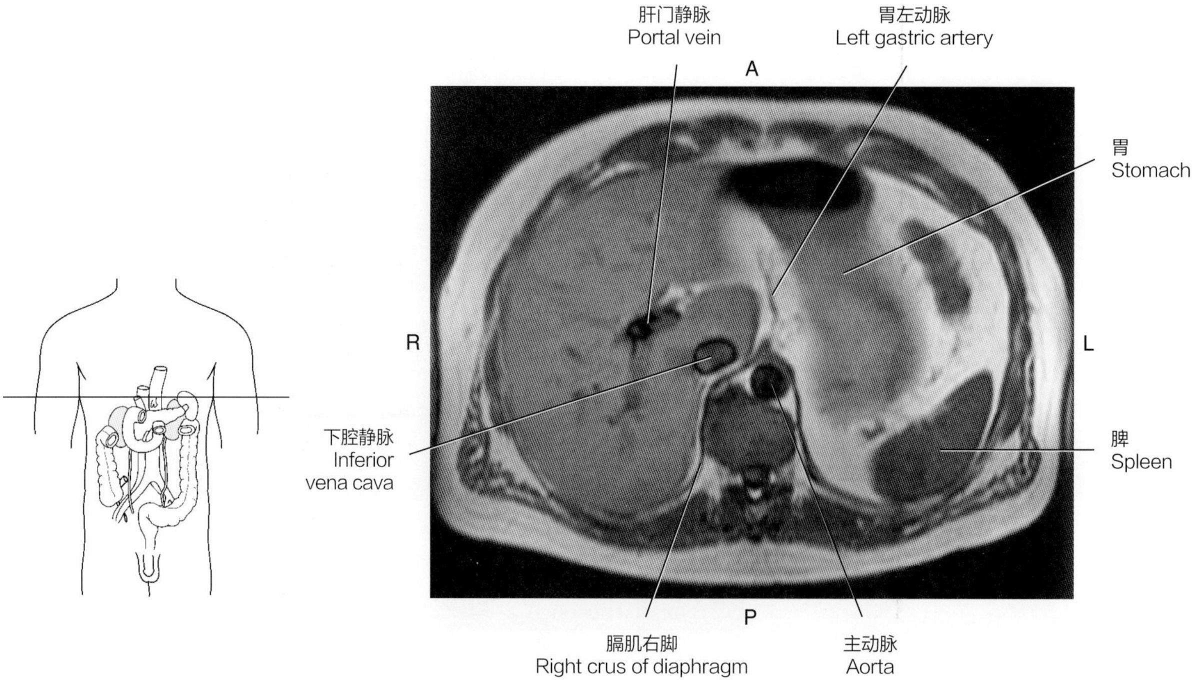

图 7.154　腹部，示胃左动脉，T1 加权 MRI，轴位

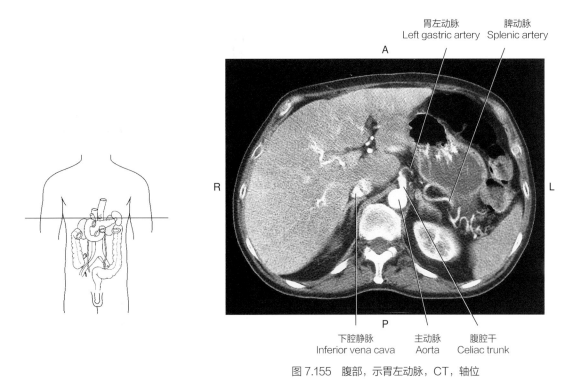

胃左动脉　脾动脉
Left gastric artery　Splenic artery

A

R　　　　　　L

P

下腔静脉　　主动脉　　腹腔干
Inferior vena cava　Aorta　Celiac trunk

图 7.155　腹部，示胃左动脉，CT，轴位

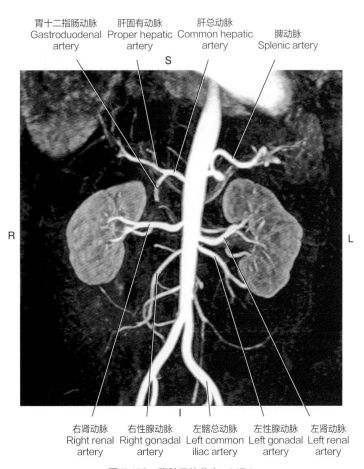

胃十二指肠动脉　肝固有动脉　肝总动脉　　　脾动脉
Gastroduodenal　Proper hepatic　Common hepatic　Splenic artery
artery　　　　artery　　　artery

S

R　　　　　　L

I

右肾动脉　　右性腺动脉　左髂总动脉　左性腺动脉　左肾动脉
Right renal　Right gonadal　Left common　Left gonadal　Left renal
artery　　　artery　　iliac artery　　artery　　artery

图 7.156　腹腔干的分支，MRA

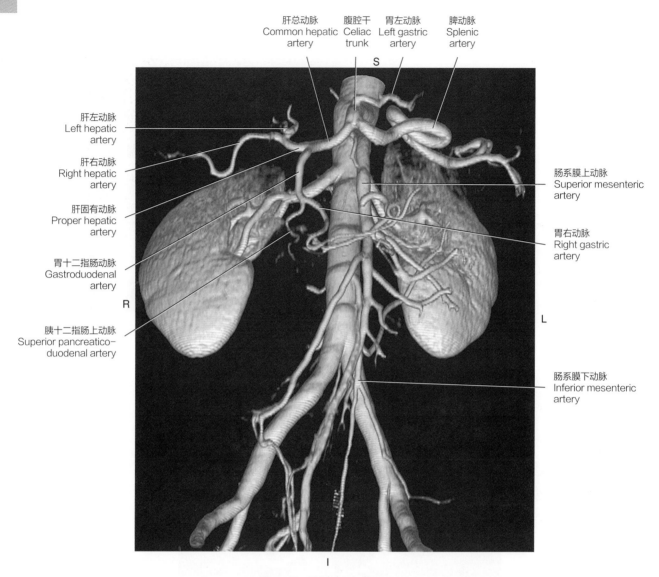

肝总动脉　腹腔干　胃左动脉　脾动脉
Common hepatic　Celiac　Left gastric　Splenic
artery　trunk　artery　artery

肝左动脉
Left hepatic
artery

肝右动脉
Right hepatic
artery

肝固有动脉
Proper hepatic
artery

胃十二指肠动脉
Gastroduodenal
artery

胰十二指肠上动脉
Superior pancreatico-
duodenal artery

肠系膜上动脉
Superior mesenteric
artery

胃右动脉
Right gastric
artery

肠系膜下动脉
Inferior mesenteric
artery

图 7.157　腹腔干，三维 CTA

肝总动脉向右走行至十二指肠上方后分支为肝固有动脉和胃十二指肠动脉（图 7.151 ~ 7.153、7.156、7.157）。肝固有动脉在肝十二指肠韧带内向右侧倾斜上行，与肝门静脉和胆总管相邻，至肝门处分支为肝左动脉和肝右动脉，通常还会发出 1 支胃右动脉（图 7.151、7.156、7.157）。肝右动脉先发出一条胆囊动脉为胆囊供血，再分成前、后 2 支肝段动脉供应肝右叶和尾叶内的肝段。肝左动脉发出内侧和外侧 2 支肝段动脉供应肝左叶内的肝段，发出中间支动脉供应肝方叶，还发出 1 支动脉供应肝尾叶。胃右动脉可以从肝总动脉发出，也可起自胃十二指肠动脉，其在胃小弯侧与胃左动脉吻合，供应胃小弯下部血液（图 7.151、

7.157）。胃十二指肠动脉在幽门后方下降并发出许多分支，包括胰十二指肠上动脉前、后支和胃网膜右动脉，其中前者供应十二指肠上部和胰头，后者在大网膜内沿着胃大弯向左穿行，其终末支与胃网膜左动脉吻合，沿途发出大量胃支至胃幽门部和部分胃体的前、后壁（图 7.151、7.156 ~ 7.158）。

脾动脉是腹腔干最大的分支，在胃后方沿胰上缘向左行于脾肾韧带内至脾门，接近胰时发出许多胰支，包括胰背动脉、胰主动脉和胰尾动脉，分布于胰体和胰尾（图 7.159）。脾动脉在进入脾门、分出许多脾支之前，发出胃网膜左动脉沿胃大弯右行，以及胃支和网膜支营养大网膜和胃底后壁（图 7.151、7.156 ~ 7.161）。

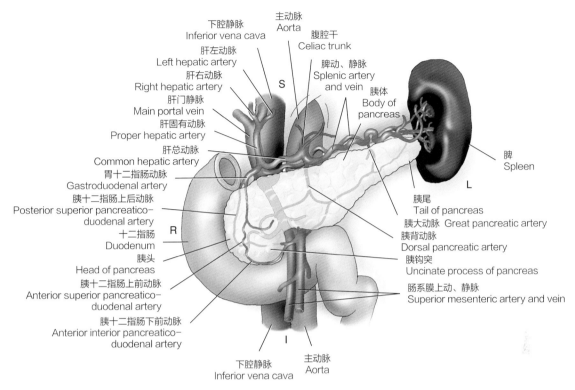

图 7.158　肝总动脉和肝门静脉，前面观

肠系膜上动脉　肠系膜上动脉在腹腔干稍下方，约平第 1 腰椎水平，起自腹主动脉前壁（图 7.139、7.162、7.163），于胰体后方下行，越过十二指肠水平部，经肠系膜到达回肠（图 7.158、7.162、7.164 ~ 7.167），营养胰头和大部分小肠及大肠。肠系膜上动脉的分支包括胰十二指肠下动脉、空肠动脉、回肠动脉、中结肠动脉、右结肠动脉和回结肠动脉。胰十二指肠下动脉走向胰头和十二指肠，分为前、后支，分别与胰

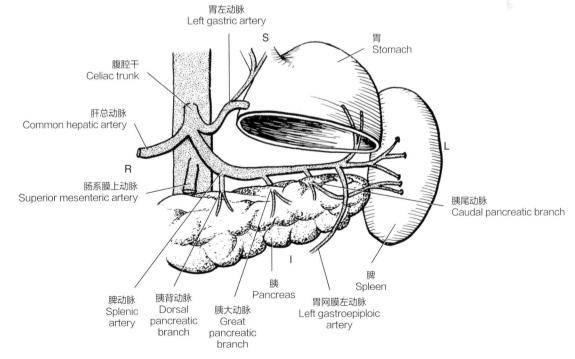

图 7.159　脾动脉，前面观

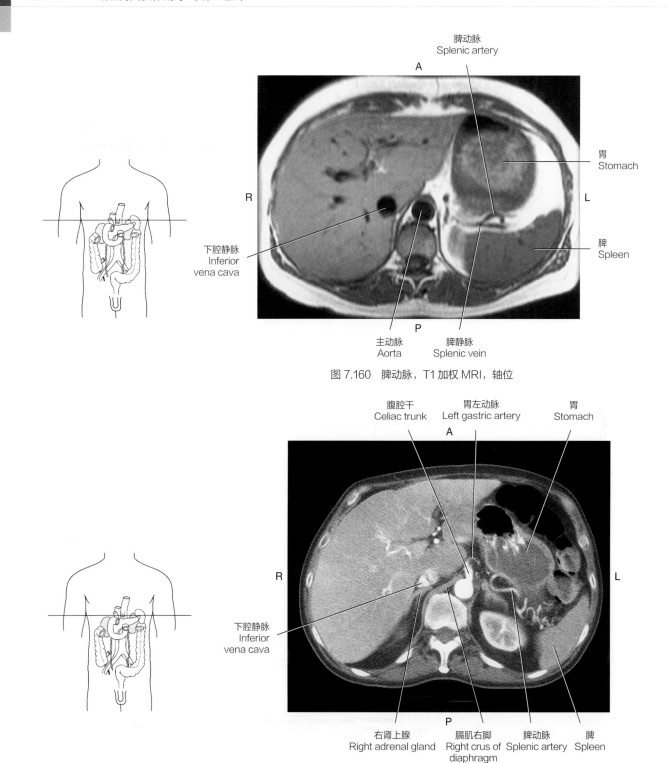

图 7.160　脾动脉，T1 加权 MRI，轴位

图 7.161　脾动脉，CT，轴位

十二指肠上动脉前后支吻合，供应胰和十二指肠。空肠动脉和回肠动脉分别供应空肠和回肠（除了近盲肠段）。中结肠动脉供应横结肠，右结肠动脉供应升结肠。回结肠动脉在腹膜后穿行，越过右侧输尿管，进入右髂窝，发出分支供应部分升结肠以及盲肠、阑尾

和回肠的末段（图 7.166、7.168）。

肠系膜下动脉　肠系膜下动脉在腹主动脉分叉处上方 3 ~ 4cm、第 3 ~ 4 腰椎水平，起于腹主动脉前壁，在腹主动脉前方向左下走行，发出左结肠动脉、乙状结肠动脉和直肠上动脉（图 7.164、7.165、7.169）。

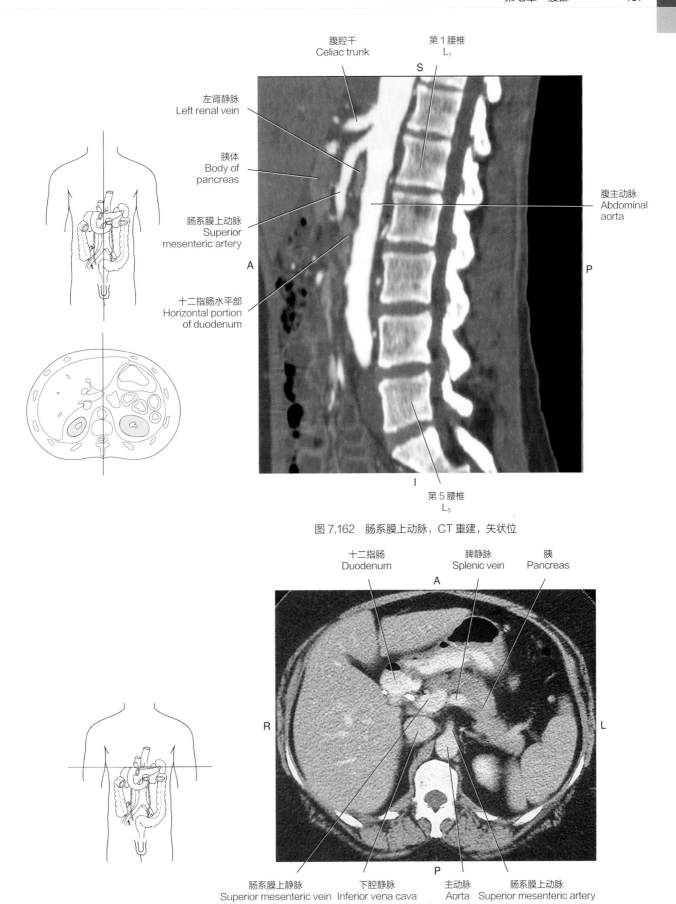

腹腔干
Celiac trunk

第 1 腰椎
L₁

左肾静脉
Left renal vein

胰体
Body of
pancreas

肠系膜上动脉
Superior
mesenteric artery

十二指肠水平部
Horizontal portion
of duodenum

腹主动脉
Abdominal
aorta

第 5 腰椎
L₅

图 7.162　肠系膜上动脉，CT 重建，矢状位

十二指肠
Duodenum

脾静脉
Splenic vein

胰
Pancreas

肠系膜上静脉
Superior mesenteric vein

下腔静脉
Inferior vena cava

主动脉
Aorta

肠系膜上动脉
Superior mesenteric artery

图 7.163　肠系膜上动脉，CT，轴位

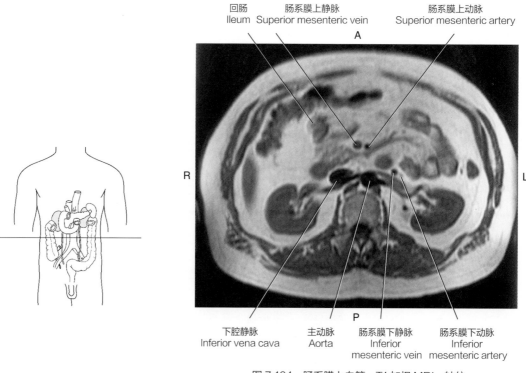

图 7.164　肠系膜上血管，T1 加权 MRI，轴位

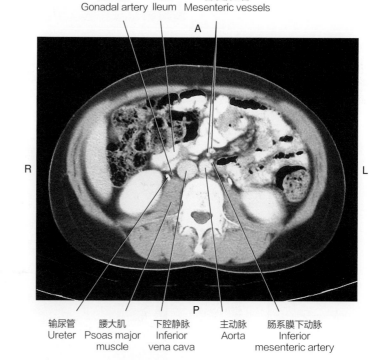

图 7.165　肠系膜下血管，CT，轴位

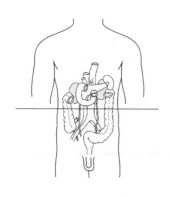

左结肠动脉穿行于腹膜后腔，沿着腹后壁在腰大肌和腰方肌前表面走行，并发出升支和降支供应左侧 1/3 横结肠和全部降结肠。乙状结肠动脉（2~3 支）穿行于乙状结肠系膜内，其分支供应降结肠末段和乙状结肠。直肠上动脉跨过髂总动、静脉，发出分支供应直肠（图 7.169~7.171）。

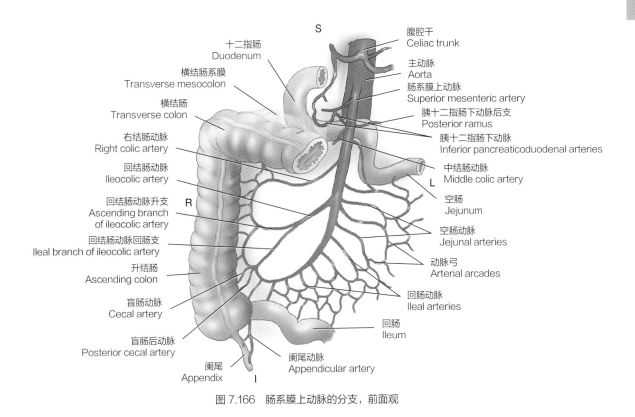

十二指肠
Duodenum

横结肠系膜
Transverse mesocolon

横结肠
Transverse colon

右结肠动脉
Right colic artery

回结肠动脉
Ileocolic artery

回结肠动脉升支
Ascending branch
of ileocolic artery

回结肠动脉回肠支
Ileal branch of ileocolic artery

升结肠
Ascending colon

盲肠动脉
Cecal artery

盲肠后动脉
Posterior cecal artery

阑尾
Appendix

腹腔干
Celiac trunk

主动脉
Aorta

肠系膜上动脉
Superior mesenteric artery

胰十二指肠下动脉后支
Posterior ramus

胰十二指肠下动脉
Inferior pancreaticoduodenal arteries

中结肠动脉
Middle colic artery

空肠
Jejunum

空肠动脉
Jejunal arteries

动脉弓
Arterial arcades

回肠动脉
Ileal arteries

回肠
Ileum

阑尾动脉
Appendicular artery

图 7.166　肠系膜上动脉的分支，前面观

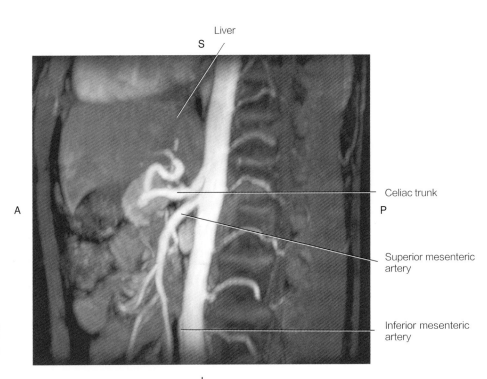

Liver

Celiac trunk

Superior mesenteric
artery

Inferior mesenteric
artery

译注：肝 Liver；腹腔干 Celiac
trunk；肠系膜上动脉 Superior
mesenteric artery；肠系膜下动
脉 Inferior mesenteric artery

图 7.167　肠系膜上动脉，MRA，矢状位

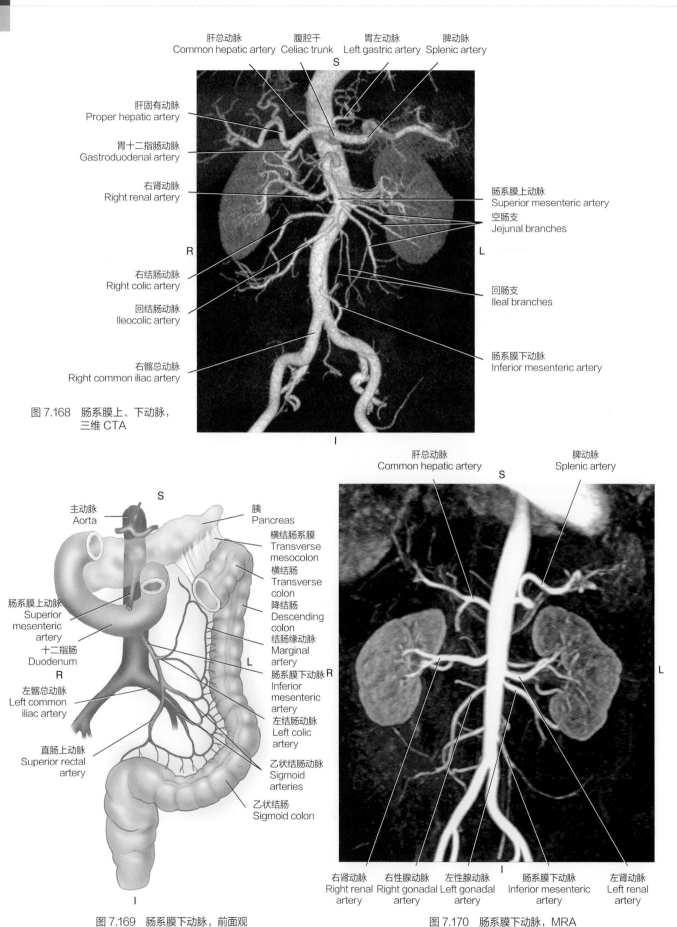

肝总动脉　腹腔干　胃左动脉　脾动脉
Common hepatic artery　Celiac trunk　Left gastric artery　Splenic artery

S

肝固有动脉
Proper hepatic artery

胃十二指肠动脉
Gastroduodenal artery

右肾动脉
Right renal artery

肠系膜上动脉
Superior mesenteric artery

空肠支
Jejunal branches

R

L

右结肠动脉
Right colic artery

回结肠动脉
Ileocolic artery

回肠支
Ileal branches

肠系膜下动脉
Inferior mesenteric artery

右髂总动脉
Right common iliac artery

I

图 7.168　肠系膜上、下动脉，
三维 CTA

S

主动脉
Aorta

胰
Pancreas

横结肠系膜
Transverse mesocolon

横结肠
Transverse colon

降结肠
Descending colon

结肠缘动脉
Marginal artery

肠系膜上动脉
Superior mesenteric artery

十二指肠
Duodenum

R

L

肠系膜下动脉
Inferior mesenteric artery

左结肠动脉
Left colic artery

左髂总动脉
Left common iliac artery

乙状结肠动脉
Sigmoid arteries

直肠上动脉
Superior rectal artery

乙状结肠
Sigmoid colon

I

图 7.169　肠系膜下动脉，前面观

肝总动脉
Common hepatic artery

S

脾动脉
Splenic artery

R

L

I

右肾动脉
Right renal artery

右性腺动脉
Right gonadal artery

左性腺动脉
Left gonadal artery

肠系膜下动脉
Inferior mesenteric artery

左肾动脉
Left renal artery

图 7.170　肠系膜下动脉，MRA

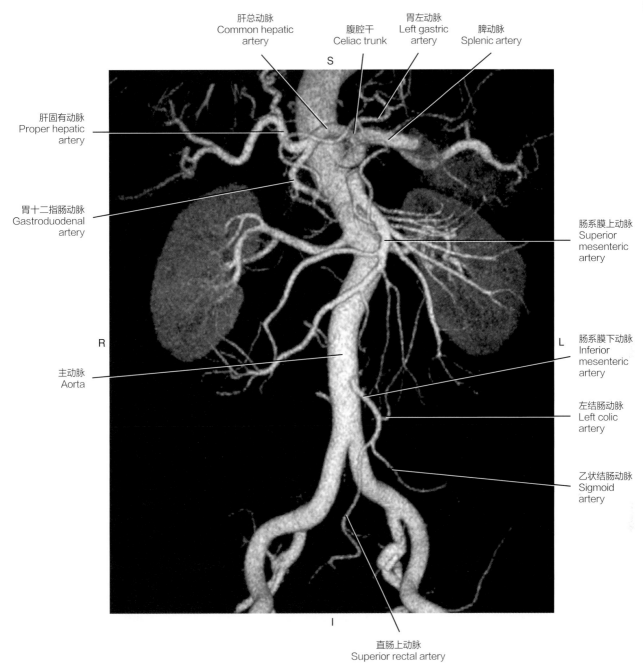

肝总动脉
Common hepatic
artery

腹腔干
Celiac trunk

胃左动脉
Left gastric
artery

脾动脉
Splenic artery

S

肝固有动脉
Proper hepatic
artery

胃十二指肠动脉
Gastroduodenal
artery

肠系膜上动脉
Superior
mesenteric
artery

R

L

主动脉
Aorta

肠系膜下动脉
Inferior
mesenteric
artery

左结肠动脉
Left colic
artery

乙状结肠动脉
Sigmoid
artery

I

直肠上动脉
Superior rectal artery

图 7.171 肠系膜下动脉，三维 CTA

下腔静脉及其分支

下腔静脉是体内最大的静脉（图7.172），主要作用是将下肢、盆腔脏器、腹腔脏器和腹壁的血液运送回心脏。下腔静脉约在第5腰椎水平由髂总静脉汇合而成，在腹膜后腔沿脊柱前方的主动脉的右侧上行（图7.164、7.165）。下腔静脉在腹腔内上行的过程中，经肝后面穿膈的腔静脉孔注入右心房。腹内的下腔静脉接受很多属支的汇入，包括膈下静脉、腰静脉、右性腺静脉、肾静脉、右肾上腺静脉和肝静脉（图7.172）。

膈下静脉

膈下静脉起自膈下面。左膈下静脉经常是2条，注入左肾上腺静脉、左肾静脉或者下腔静脉。右膈下静脉直接汇入下腔静脉（图7.172）。

腰静脉

腰静脉由4对血管组成，收集第1～4腰椎水平腹后壁的血液（图7.173～7.175），接受椎静脉丛的汇入，然后沿横突水平走行，进入腰大肌深方。左侧的腰静脉比右侧的长，因为左侧的腰静脉要越过脊柱汇入下腔静脉。这些腰静脉汇入不同的血管，有些汇入下腔静脉的外侧壁，有些汇入髂总静脉。每侧的腰静脉由1条垂直的静脉连接汇合到一起上行，该静脉称腰升静脉，左、右腰升静脉向上分别续为半奇静脉和奇静脉。还有1支细小的骶正中静脉与骶正中动脉伴行，汇入左髂总静脉，也可能汇入两侧髂总静脉的汇合处（图7.172、7.173）。

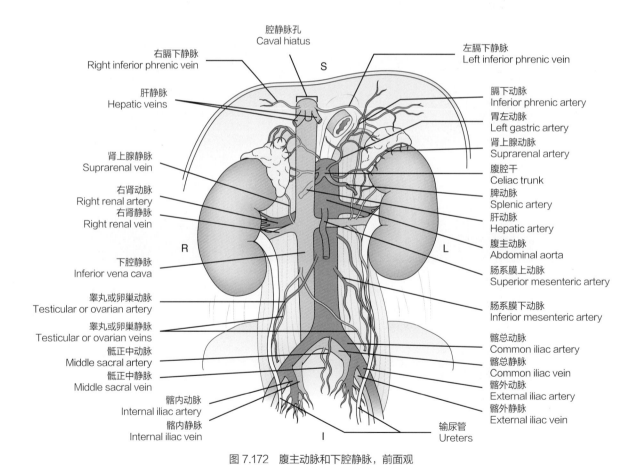

图7.172　腹主动脉和下腔静脉，前面观

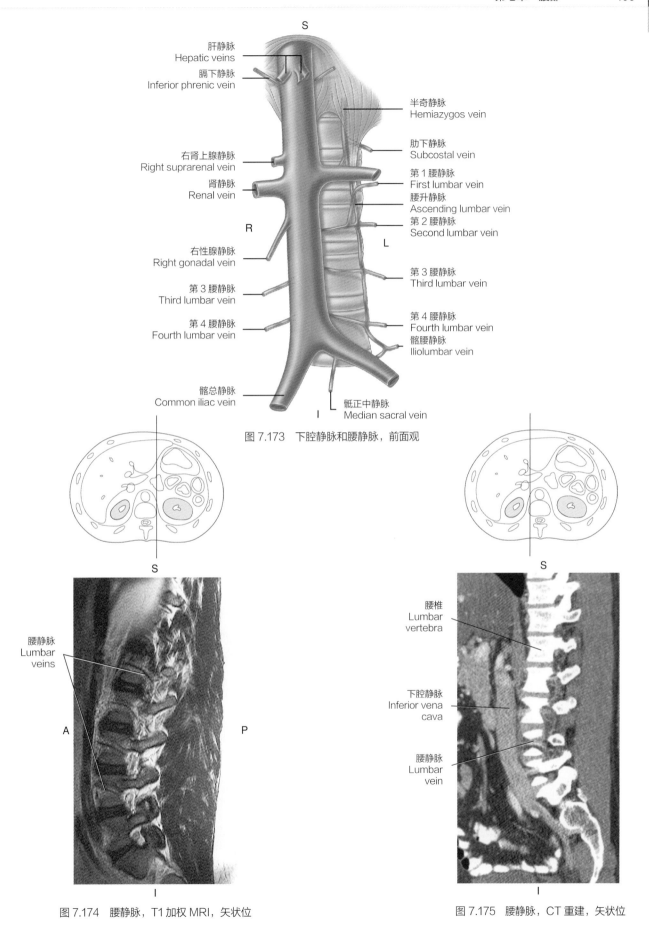

图 7.173　下腔静脉和腰静脉，前面观

图 7.174　腰静脉，T1 加权 MRI，矢状位

图 7.175　腰静脉，CT 重建，矢状位

性腺静脉

性腺静脉（女性为卵巢静脉，男性为睾丸静脉）在腹腔沿着腰大肌上行，位于输尿管前方。右性腺静脉于右肾静脉注入下腔静脉处的下方注入下腔静脉的前外侧壁，但是左性腺静脉直接注入左肾静脉（图7.149、7.150、7.172、7.173）。

肾静脉

肾的血液回流，首先由小叶间静脉将肾皮质的血液收集并运送到弓状静脉，弓状静脉再收集肾髓质的血液回流到叶间静脉，叶间静脉最终汇入肾段静脉。与肾段动脉相对应的5段肾段静脉汇合形成肾静脉（图7.146）。肾静脉越过肾动脉前方，在第2腰椎水平注入下腔静脉。左肾静脉走行于肠系膜上动脉后方，经主动脉前方注入下腔静脉左侧壁，下腔静脉还接受左性腺静脉、左膈下静脉和左肾上腺静脉的汇入。较短的右肾静脉比左肾静脉位置低，经过较短的距离注入下腔静脉右侧壁（图7.172、7.173、7.176、7.177）。

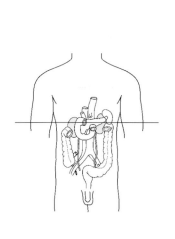

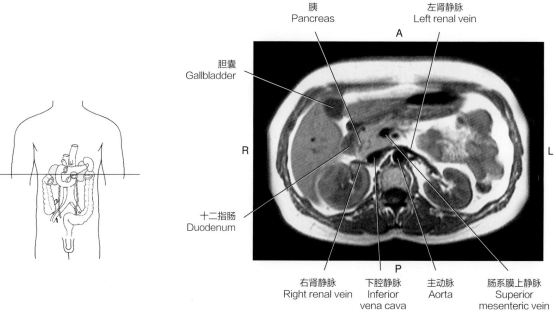

图 7.176　肾静脉，T1加权MRI，轴位

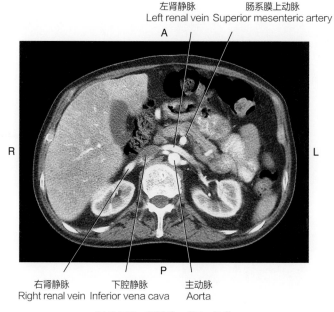

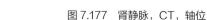

图 7.177　肾静脉，CT，轴位

肾上腺静脉

右肾上腺静脉从右肾上腺内侧发出，直接汇入下腔静脉。左肾上腺静脉起自左肾上腺下极，然后汇入左肾静脉或左膈下静脉（图7.172、7.173）。

肝静脉

较小的血管收集肝实质内的血液后汇合形成右、中、左3条肝静脉。肝静脉从肝下部穿行到肝上部，在膈下方注入下腔静脉。肝右静脉和肝左静脉分别负责肝右叶和肝左叶的血液回流。而肝中静脉则收集肝左叶内侧段和肝右叶前部的血液（图7.63～7.68、7.172）。

淋巴结

腹腔内有很多淋巴结。腹腔淋巴结经常分布于肠的动脉和主动脉的主要分支周围，大部分腹腔淋巴结为沿着血管分布的椭圆形软组织小块，在横断面上很难发现，除非其异常增大。淋巴结短轴直径大于1 cm时，一般认为是淋巴结增大。腹腔淋巴结群围绕在主动脉、下腔静脉和腹腔脏器周围。腹部的淋巴汇入腰淋巴干和肠淋巴干，前者收集下肢、下腹壁和盆腔脏器的淋巴；后者收集腹腔脏器的淋巴。腰干和肠干再汇合成胸导管，最后注入静脉系统（详见第六章，图6.34～6.36、7.178～7.180）。

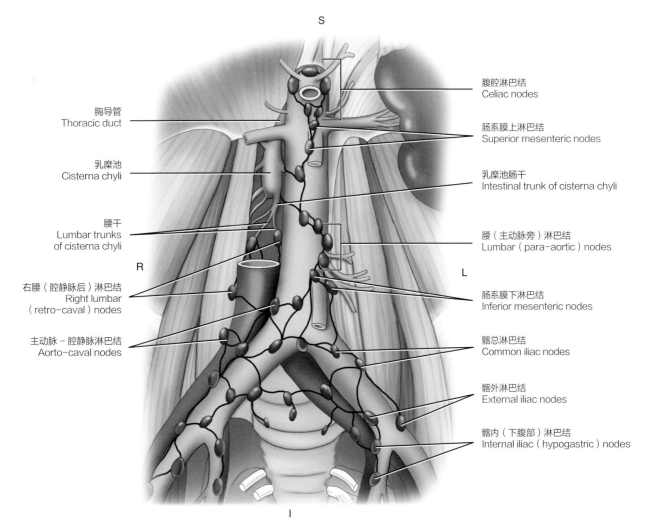

图7.178　淋巴系统，前面观

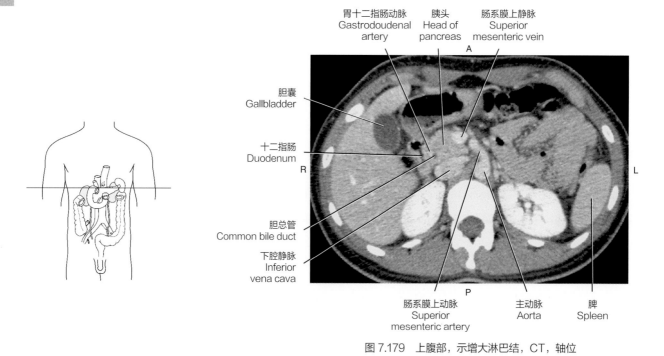

图 7.179 上腹部，示增大淋巴结，CT，轴位

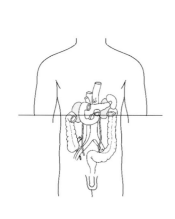

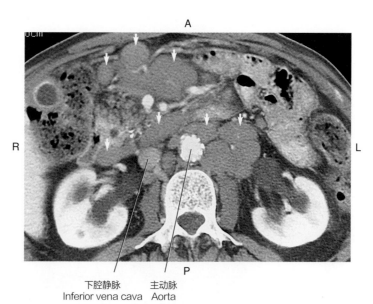

图 7.180 腹部，示小肠系膜上增大的淋巴结（箭头），CT，轴位

腹壁肌

腹壁上界为膈，下界为盆腔上口，后面为 5 块腰椎、第 12 肋、骨盆上部、腰方肌和腰大肌（图 7.181）。腰方肌构成了腹后壁的大部分，起自髂嵴、止于第 12 肋下缘和腰椎横突，可辅助腰椎侧屈。大块的腰大肌沿脊柱外侧走行，终止于股骨小转子，主要作用是屈曲大腿和躯干（图 7.182 ~ 7.184）。腹前壁由

胸廓下部以及腹直肌、腹外斜肌、腹内斜肌和腹横肌构成（图 7.185、7.186）。腹直肌左右各一，在腹部和盆部的前面可见，起自耻骨联合，垂直上行，止于剑突和第 5 ~ 7 肋，其主要功能为屈曲脊柱、支撑腹部（图 7.182、7.184）。腹直肌前表面有 3 条腱划横行穿过，形成可以单独收缩的肌腹（图 7.185）。腹部前正中线上有一条纵行的纤维带，可为腹前外侧壁的 3 层阔肌的腱膜提供附着点。纤维带上方起自剑突，

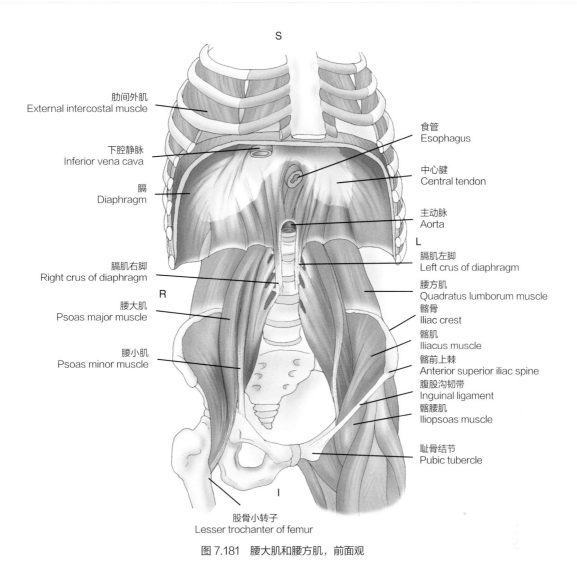

S

肋间外肌
External intercostal muscle

食管
Esophagus

下腔静脉
Inferior vena cava

中心腱
Central tendon

膈
Diaphragm

主动脉
Aorta

L

膈肌右脚
Right crus of diaphragm

膈肌左脚
Left crus of diaphragm

R

腰方肌
Quadratus lumborum muscle

腰大肌
Psoas major muscle

髂骨
Iliac crest

髂肌
Iliacus muscle

腰小肌
Psoas minor muscle

髂前上棘
Anterior superior iliac spine

腹股沟韧带
Inguinal ligament

髂腰肌
Iliopsoas muscle

耻骨结节
Pubic tubercle

I

股骨小转子
Lesser trochanter of femur

图 7.181　腰大肌和腰方肌，前面观

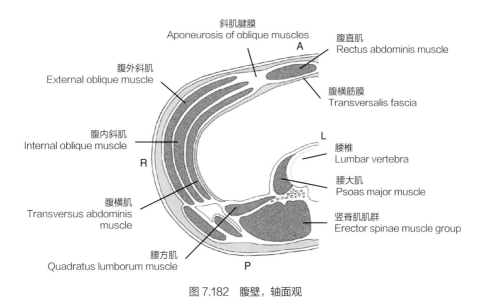

斜肌腱膜
Aponeurosis of oblique muscles

腹直肌
Rectus abdominis muscle

A

腹外斜肌
External oblique muscle

腹横筋膜
Transversalis fascia

腹内斜肌
Internal oblique muscle

L

腰椎
Lumbar vertebra

R

腰大肌
Psoas major muscle

腹横肌
Transversus abdominis
muscle

竖脊肌肌群
Erector spinae muscle group

腰方肌
Quadratus lumborum muscle

P

图 7.182　腹壁，轴面观

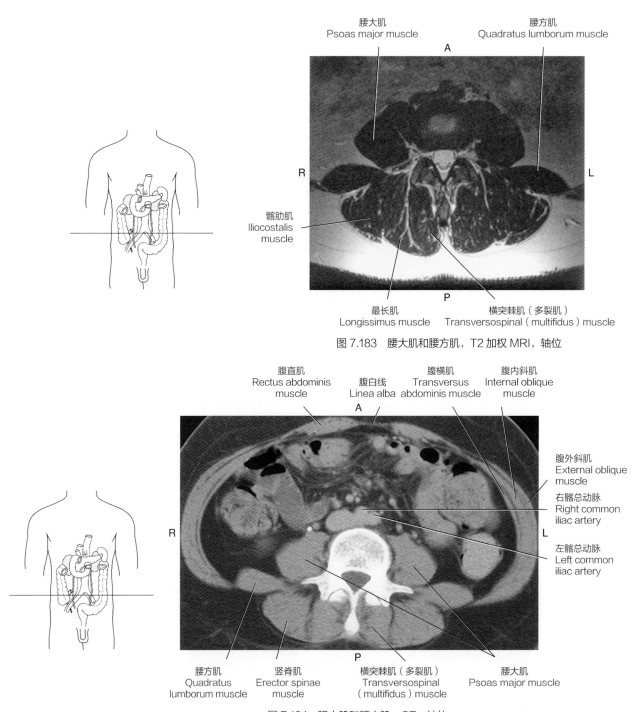

图 7.183　腰大肌和腰方肌，T2 加权 MRI，轴位

图 7.184　腰大肌和腰方肌，CT，轴位

下方止于耻骨联合，称为腹白线。腹白线由腹直肌和阔肌的腱纤维交错构成（图 7.184 ~ 7.186）。腹外斜肌和腹内斜肌位于腹外侧部浅层，斜肌起自低位肋软骨，止于髂嵴（图 7.182、7.184、7.186、7.187）。腹内、外斜肌协同作用可使脊柱屈曲和旋转并且约束腹腔内脏。腹外斜肌是 3 块腹肌中最大的，其上有 1 个三角形的开口——腹股沟管浅环，容许精索（男性）或子宫圆韧带（女性）通过（图 7.185）。腹股沟韧带由腹外斜肌腱膜下缘增厚形成，起自髂前上棘，止于耻骨结节。腹股沟韧带是腹内斜肌和腹横肌最下方纤维的起点（图 7.186）。腹横肌位于腹内斜肌深层，其肌纤维横贯腹腔，为腹腔内脏提供最大的支撑。腹横肌起自下 6 肋软骨、胸腰筋膜、髂嵴和腹股沟韧带，止于剑突、腹白线和耻骨联合（图 7.182、7.184、7.186、7.187，表 7.3）。

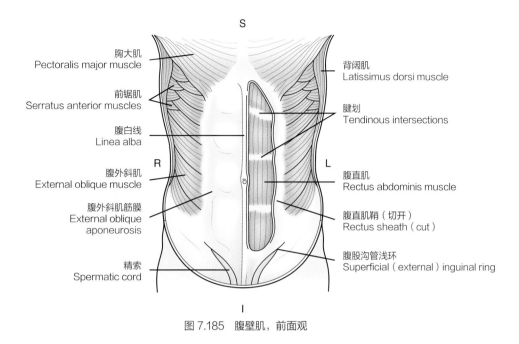

图 7.185 腹壁肌，前面观

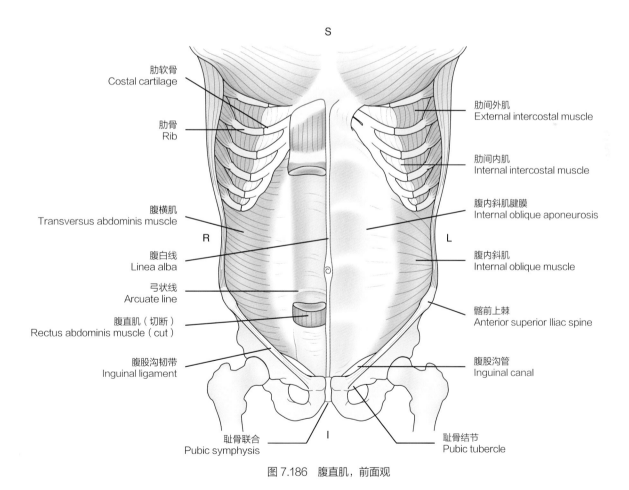

图 7.186 腹直肌，前面观

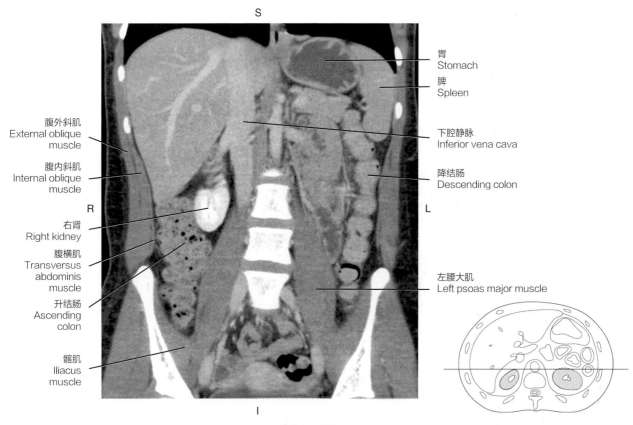

图 7.187　腰肌，CT 重建，冠状位

表7.3　腹部肌肉			
名称	起点	止点	功能
腹直肌	耻骨联合附近	第 5 ~ 7 肋软骨及胸骨剑突	屈曲脊柱、支撑腹部
腹外斜肌	下 8 肋	腹白线和髂嵴	收紧腹腔、屈曲、旋转脊柱
腹内斜肌	髂嵴、胸腰筋膜和腹股沟韧带	下 3 肋和腹白线	收紧腹腔、屈曲、旋转脊柱
腹横肌	下 6 肋、髂嵴、胸腰筋膜和腹股沟韧带	耻骨和腹白线	收紧腹腔
腰方肌	髂嵴	第 12 肋和腰椎横突	侧屈脊柱
腰大肌	T_{12} ~ L_5 椎体、椎间盘和横突	股骨小转子	侧屈脊柱，屈曲髋关节

参考文献

Anderson, M. W., & Fox, M. G. (2017). *Sectional anatomy by MRI and CT* (4th ed.). Philadelphia: Elsevier.

Couinaud C. Le foie. *Etudes anatomiques et chirurgicales. The Liver. Anatomical and surgical investigations*. Paris; Masson; 1957

Federle, M. P., & Raman, S. P. (2015). *Diagnostic imaging: Gastrointestinal* (3rd ed.). Philadelphia: Elsevier.

Frank, G. (2012). *Merrill's atlas of radiographic positions and radiologic procedures* (12th ed.). St. Louis: Mosby.

Haaga, J. R., & Boll, D. T. (2017). *CT and MRI of the whole body* (6th ed.). Philadelphia: Elsevier.

Hagen-Ansert, S. L. (2012). *Textbook of diagnostic sonography* (7th ed.). St. Louis: Elsevier.

Sahani, D. V., & Samir, A. E. (2017). *Abdominal imaging* (2nd ed.). Philadelphia: Elsevier.

Seidel, H. M., Ball, J. W., & Dains, J. E., et al. (2010). *Mosby's guide to physical examination* (7th ed.). St. Louis: Mosby.

Standring, S. (2012). *Gray's anatomy, the anatomical basis of clinical practice* (41st ed.). New York: Elsevier.

Torigian, D. A., & Kitazono, M. T. (2013). *Netter's correlative imaging: Abdominal and pelvic anatomy* (1st ed.). Philadelphia: Elsevier.

Weir, J., & Abrahams, P. H. (2011). *Imaging atlas of human anatomy* (4th ed.). London: Elsevier.

第八章
盆部

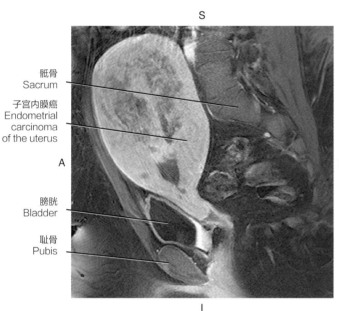

骶骨
Sacrum

子宫内膜癌
Endometrial
carcinoma
of the uterus

膀胱
Bladder

耻骨
Pubis

图 8.1　骨盆，示子宫内膜癌，T1 加权增强 MRI，矢状位

These, gentlemen, are the tuberosities of the ischia, on which man was designed to sit and survey the works of creation.

先生们，这就是人类赖以坐下来认知万物的坐骨结节。

Oliver Wendell Holmes (1809 - 1894), *Life and Letters of Oliver Wendell Holmes, Vol. Ⅰ, Chapter Ⅶ*

骨盆是躯体的结构支架的一部分，其内容纳男性或女性生殖器官。作为躯体支架，骨盆由多块骨组成，其周围附着多块肌，此部分男性与女性的生殖系统解剖存在显著差异，这使熟悉此部分具有一定挑战性（图 8.1）。

目　标

- 理解骨盆的结构
- 明确骨盆的上口和下口
- 描述会阴
- 描述盆部肌肉的功能和位置
- 区分盆膈与会阴

- 描述膀胱与生殖器官和男/女性尿道的毗邻关系
- 描述男性、女性生殖器官的位置和功能
- 辨别盆腔内部的主要动脉和静脉
- 描述盆部淋巴结的位置
- 列出并描述直肠的构成

纲　要

骨盆

骶骨、尾骨和髋骨

骨盆由骶骨、尾骨与2块髋骨组成（图8.2、8.3）。骶骨由5块椎骨融合而成，呈三角形。第1骶椎椎体前缘向前突出，称为岬，是区分腹腔与盆腔的骨性标志（图8.3、8.4）。5块骶椎横突融合形成侧块（骶骨翼），与髋骨共同构成骶髂关节（图8.3～8.5）。侧块上有骶孔，内有骶神经通过（图8.2、8.6、8.7）。尾骨与第5骶椎相连，由3～5块尾椎融合而成（图8.2、8.3、8.8）。

髋骨由髂骨、耻骨和坐骨组成（图8.9）。

髂骨　髂骨是髋骨上部最宽大的部分，由髂骨体和称为髂骨翼的巨大翼状突起构成（图8.9～8.11）。髂骨翼的前面凹陷称髂窝，以弓状线与髂骨体分界，位于髂骨前面的弓状线构成了骨盆边缘的一部分（图8.11、8.12）。髂骨翼的上缘称为髂嵴，髂嵴向前下和向后下形成髂前上棘和髂前下棘、髂后上棘与髂后下棘（图8.9～8.11）。髂骨体构成髋臼上部，髋臼与股骨头构成关节（图8.13、8.14）。

耻骨　耻骨构成髋臼的前下部，由一体和上、下两支组成（图8.9）。两块耻骨在前正中线处形成耻骨联合（图8.2、8.12、8.15）。耻骨上支向内下方，从髋臼突向正中线（图8.2、8.3、8.16）。位于耻骨上支上表面的嵴状隆起称为耻骨梳，它与弓状线相连，构成盆腔边缘（图8.12）。耻骨上支上表面还有耻骨结节，为腹股沟韧带的附着点（图8.2、8.3）。耻骨下支从耻骨体外下方突出，与坐骨支融合，但是二者分界不明显，因此常被称为坐骨耻骨支（图8.11、8.17）。

坐骨　坐骨构成髋骨下部，与耻骨同样由一体和两个支组成。坐骨体构成髋臼的后下部分（图8.9、8.11、8.13、8.14）。坐骨上支向后下方移行为较大的粗糙区域，称为坐骨结节（图8.9、8.10、8.17）。

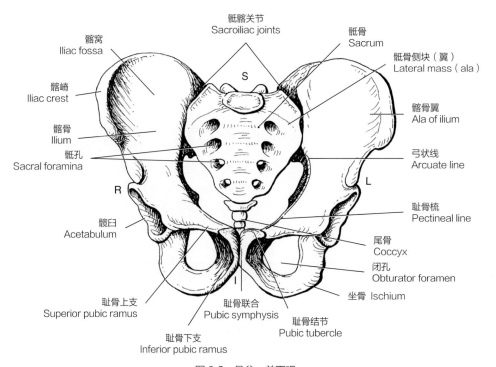

图8.2　骨盆，前面观

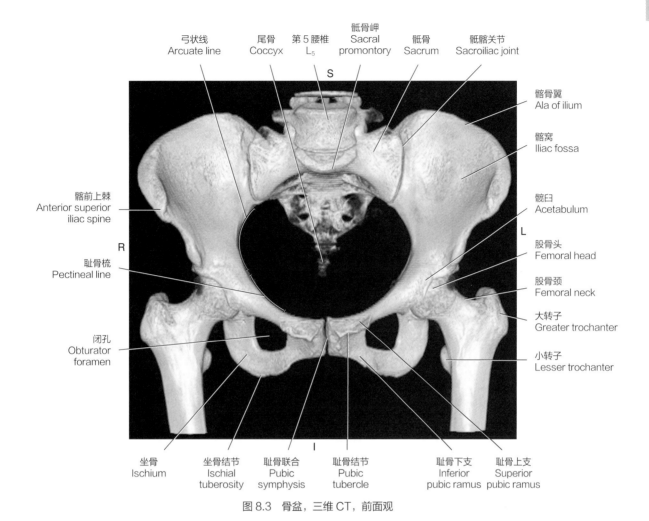

弓状线 Arcuate line
尾骨 Coccyx
第 5 腰椎 L₅
骶骨岬 Sacral promontory
骶骨 Sacrum
骶髂关节 Sacroiliac joint
髂骨翼 Ala of ilium
髂窝 Iliac fossa
髂前上棘 Anterior superior iliac spine
髋臼 Acetabulum
股骨头 Femoral head
股骨颈 Femoral neck
耻骨梳 Pectineal line
大转子 Greater trochanter
闭孔 Obturator foramen
小转子 Lesser trochanter
坐骨 Ischium
坐骨结节 Ischial tuberosity
耻骨联合 Pubic symphysis
耻骨结节 Pubic tubercle
耻骨下支 Inferior pubic ramus
耻骨上支 Superior pubic ramus

图 8.3 骨盆，三维 CT，前面观

骶髂关节 Sacroiliac joint
骶骨岬 Sacral promontory
骶骨侧块 Lateral mass of sacrum
髂骨翼 Ala of ilium
骶骨 Sacrum
髂骨 Ilium

图 8.4 髂骨和骶髂关节，T1 加权 MRI，轴位

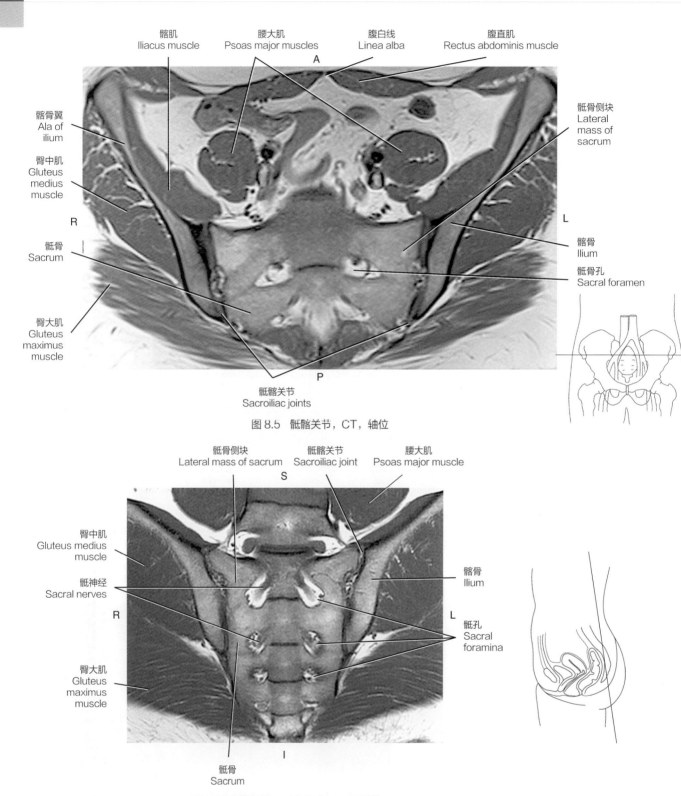

图 8.5 骶髂关节，CT，轴位

图 8.6 骶髂关节，T1 加权 MRI，冠状位

坐骨下支从坐骨结节向前内方与耻骨下支融合。在髋骨的后面有两个切迹，上方为坐骨大切迹，下方为坐骨小切迹。两切迹之间的坐骨上支的突起称坐骨棘（图 8.9～8.11、8.15）。坐骨大切迹从髂后下棘延伸至坐骨棘，坐骨小切迹从坐骨棘延伸至坐骨结节（图 8.9、8.10）。两个切迹和跨越其上的韧带围成孔，其中有神经和血管通过。耻骨支和坐骨共同围成的大孔称闭孔，其被闭孔肌覆盖（图 8.3、8.9、8.11）。

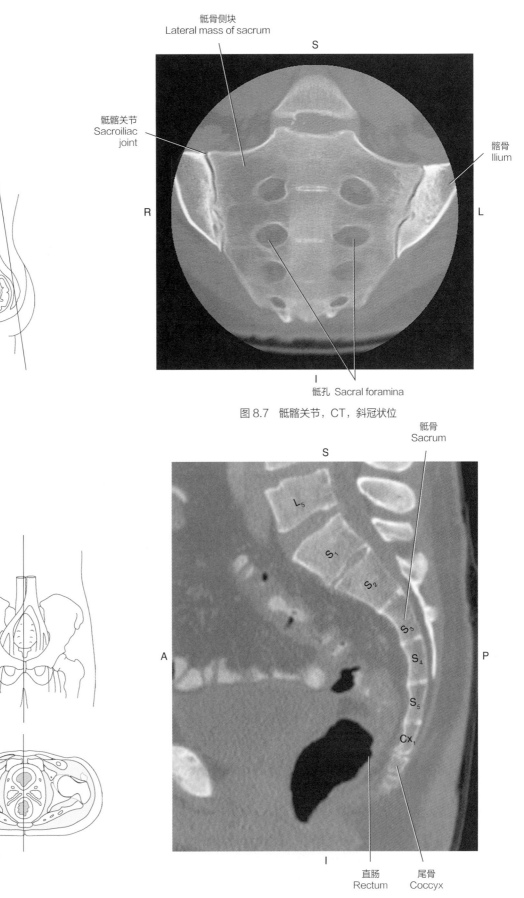

骶骨侧块
Lateral mass of sacrum

S

骶髂关节
Sacroiliac
joint

髂骨
Ilium

R

L

骶孔 Sacral foramina

I

图 8.7 骶髂关节，CT，斜冠状位

骶骨
Sacrum

S

L₅

S₁

S₂

A

S₃

P

S₄

S₅

Cx₁

I

直肠
Rectum

尾骨
Coccyx

图 8.8 骶骨和尾骨，CT 重建，矢状位

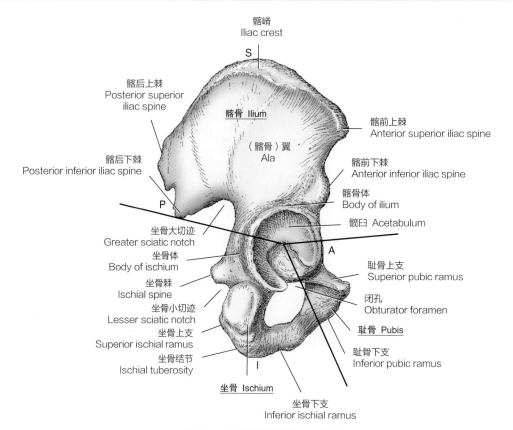

图 8.9 右侧髋骨及其分区，外侧面观

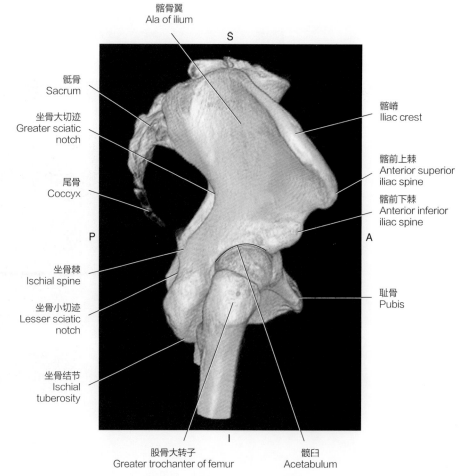

图 8.10 髋骨，三维 CT，侧面观

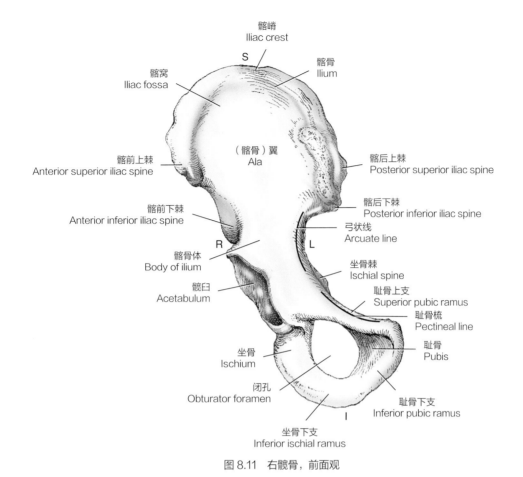

髂嵴
Iliac crest

S

髂骨
Ilium

髂窝
Iliac fossa

（髂骨）翼
Ala

髂前上棘
Anterior superior iliac spine

髂后上棘
Posterior superior iliac spine

髂前下棘
Anterior inferior iliac spine

髂后下棘
Posterior inferior iliac spine

弓状线
Arcuate line

髂骨体
Body of ilium

R

L

坐骨棘
Ischial spine

髋臼
Acetabulum

耻骨上支
Superior pubic ramus

耻骨梳
Pectineal line

坐骨
Ischium

耻骨
Pubis

闭孔
Obturator foramen

耻骨下支
Inferior pubic ramus

坐骨下支
Inferior ischial ramus

I

图 8.11　右髋骨，前面观

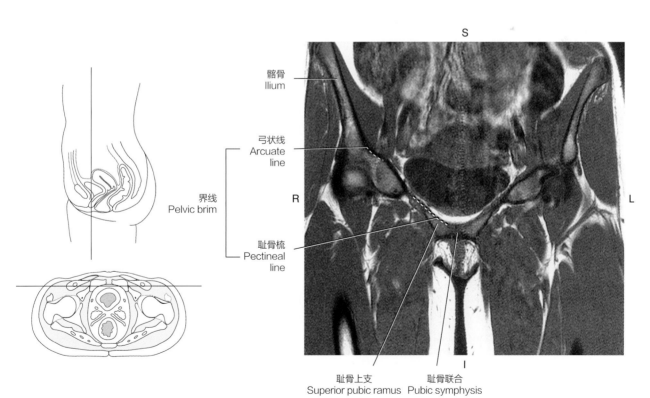

S

髂骨
Ilium

弓状线
Arcuate line

界线
Pelvic brim

耻骨梳
Pectineal line

R

L

耻骨上支
Superior pubic ramus

耻骨联合
Pubic symphysis

I

图 8.12　骨盆，示边界，T1 加权 MRI，冠状位

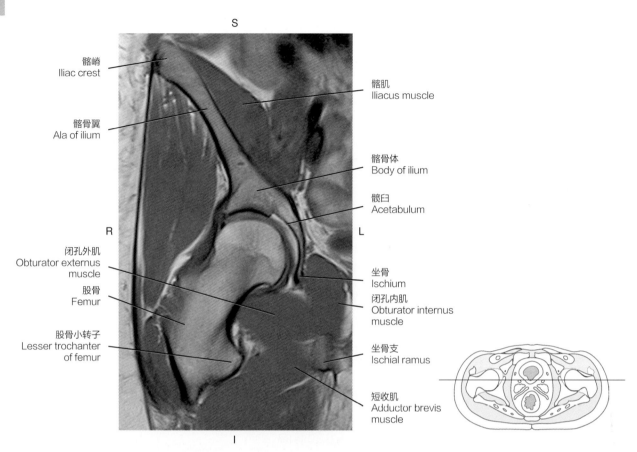

图 8.13　右髋和髋臼，T1 加权 MRI，冠状位

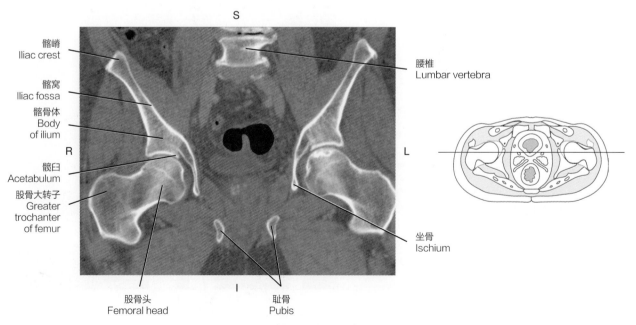

图 8.14　骨盆和髋臼，CT 重建，冠状位

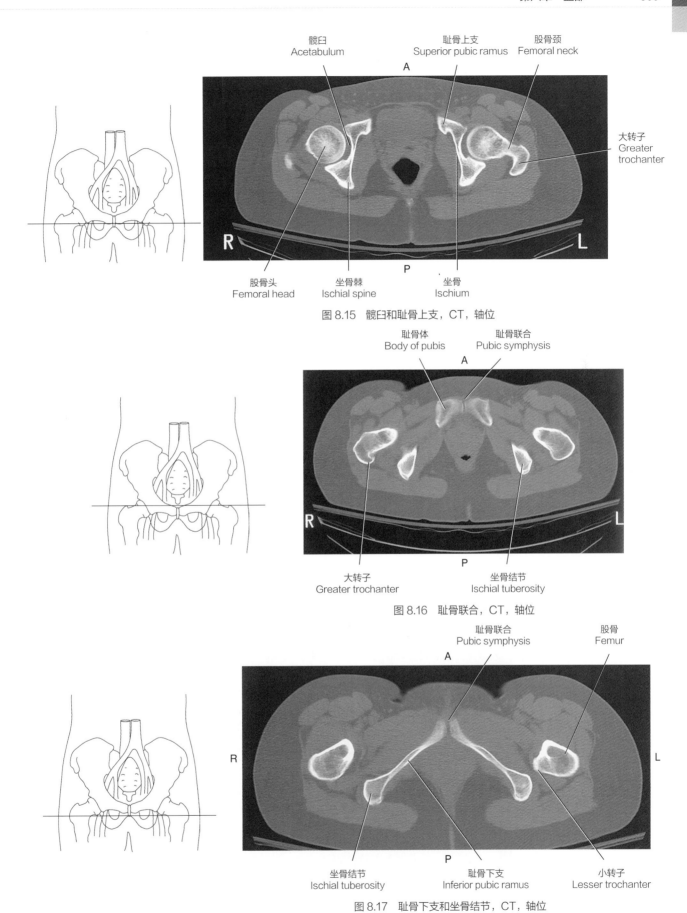

髋臼
Acetabulum

耻骨上支
Superior pubic ramus

股骨颈
Femoral neck

大转子
Greater trochanter

股骨头
Femoral head

坐骨棘
Ischial spine

坐骨
Ischium

图 8.15 髋臼和耻骨上支，CT，轴位

耻骨体
Body of pubis

耻骨联合
Pubic symphysis

大转子
Greater trochanter

坐骨结节
Ischial tuberosity

图 8.16 耻骨联合，CT，轴位

耻骨联合
Pubic symphysis

股骨
Femur

坐骨结节
Ischial tuberosity

耻骨下支
Inferior pubic ramus

小转子
Lesser trochanter

图 8.17 耻骨下支和坐骨结节，CT，轴位

骨盆上口和下口

　　骨盆被骶骨上缘、弓状线至耻骨联合上缘构成的斜面分为大骨盆（假骨盆）和小骨盆（真骨盆）。该斜面的边界线称为界线，也是腹腔和盆腔的分界线（图8.18、8.19）。界线以上区域称为大骨盆，界线以下区域称为小骨盆（即一般所说的骨盆）。骨盆上口从前往后，即从骶骨岬到耻骨嵴上缘。骨盆下口即骨盆下缘，从前至后为尾骨尖、耻骨联合下缘，水平方向在两坐骨棘之间（图8.18 ~ 8.20）。

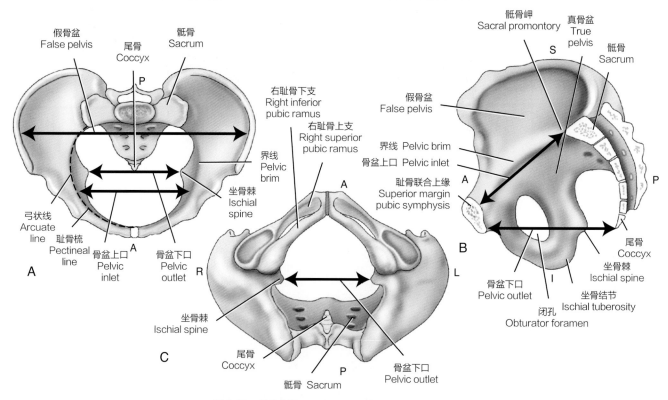

图 8.18　骨盆分区。A. 上面观；B. 侧面观；C. 下面观

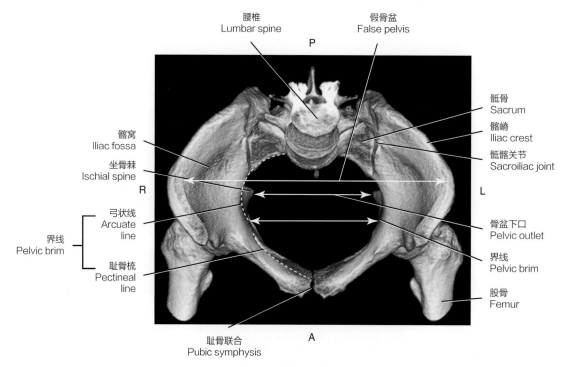

图 8.19　骨盆，三维CT，上面观

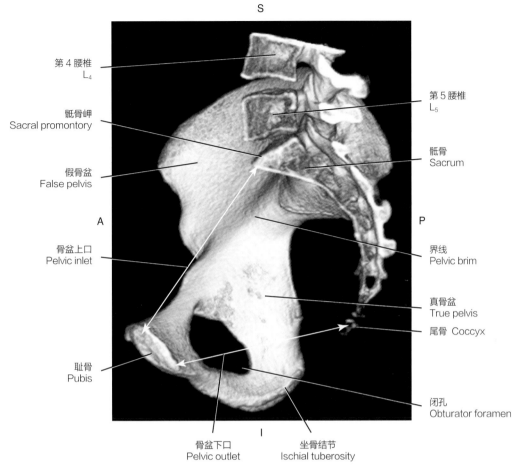

第 4 腰椎 L₄

骶骨岬 Sacral promontory

假骨盆 False pelvis

骨盆上口 Pelvic inlet

耻骨 Pubis

骨盆下口 Pelvic outlet

坐骨结节 Ischial tuberosity

第 5 腰椎 L₅

骶骨 Sacrum

界线 Pelvic brim

真骨盆 True pelvis

尾骨 Coccyx

闭孔 Obturator foramen

图 8.20　骨盆，三维 CT，侧面观

肌

盆部由多种肌组成。为了便于描述，可按功能分为盆外肌、盆壁肌和盆膈（盆底肌）。

盆外肌

部分盆部肌肉属于髋肌，其中最大的是臀（大、中、小）肌，它们可以使髋关节外展、旋转和伸展。臀大肌表浅，大而肥厚，构成臀部的隆起。臀中肌和臀小肌依次渐小，位于臀大肌深面（图 8.21 ~ 8.24，另见第十章）。

部分盆外肌实际是腹肌，如腹直肌、腰大肌、腰小肌和腹内斜肌、腹外斜肌。在上腹部和盆部前面可见腹直肌，其起于耻骨联合，止于剑突和第 5 ~ 7 肋面。腹直肌可以使腰椎前屈，维持腹部形态。腰大肌和腰小肌起于腰椎侧面，可使身体前屈和髋关节屈曲。腹外斜肌和腹内斜肌位于腹外侧浅层，走行于下位肋骨与髂嵴水平之间。腹外斜肌与腹内斜肌协同作用，可使脊柱屈曲、旋转，增加腹内压。在髂前上棘和耻骨之间，腹外斜肌腱膜卷曲折叠形成腹股沟韧带（图 8.22、8.25、8.26）。在腹股沟韧带上方，有一条斜穿前下腹壁的斜行管道，称腹股沟管，长 3 ~ 6 cm。腹股沟管有内、外两个口，分别称为腹股沟深环和腹股沟浅环。腹股沟管内，男性有精索通过，女性有子宫圆韧带通过（图 7.181 ~ 7.187）。

腹股沟斜疝是指小肠及肠系膜周边脂肪从腹股沟深环突入腹股沟管。腹股沟斜疝的发生率是腹股沟直疝的 5 倍，而且其在男性中的发生率是女性的 7 倍。一般认为，腹股沟斜疝与腹壁先天性缺陷有关，因而常见于出生时。

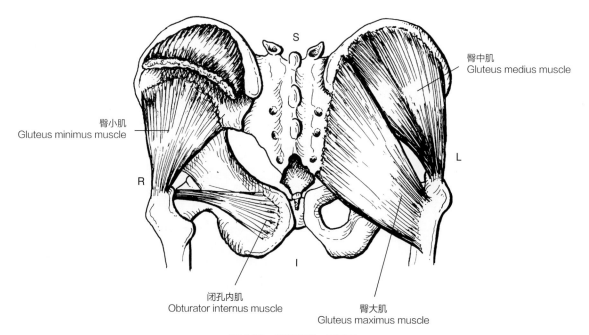

图 8.21　臀肌肌群，后面观

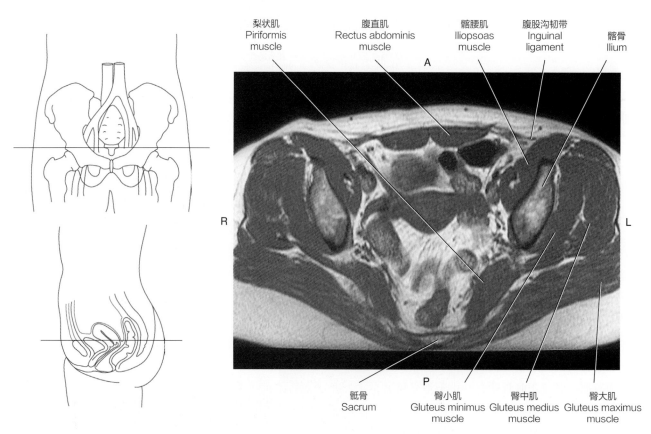

图 8.22　骨盆，示臀肌肌群，T1 加权 MRI，轴位

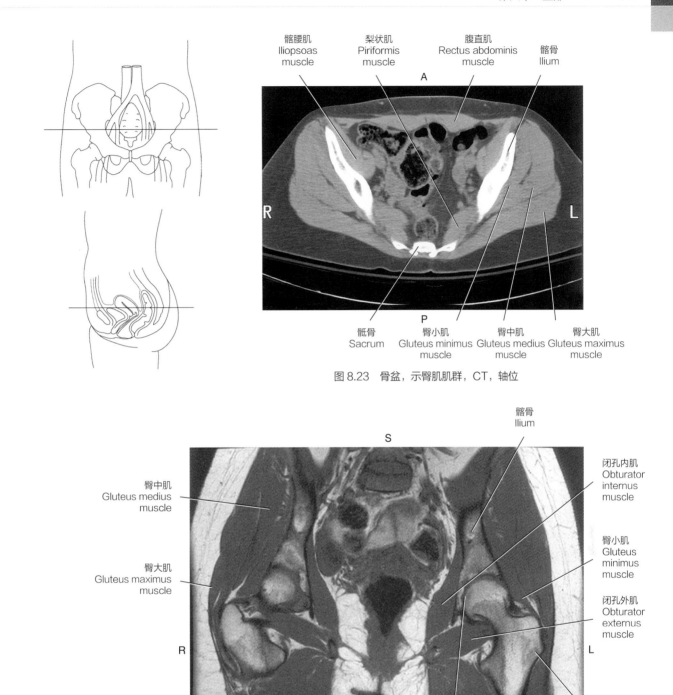

髂腰肌
Iliopsoas
muscle

梨状肌
Piriformis
muscle

腹直肌
Rectus abdominis
muscle

髂骨
Ilium

A

R

L

P

骶骨
Sacrum

臀小肌
Gluteus minimus
muscle

臀中肌
Gluteus medius
muscle

臀大肌
Gluteus maximus
muscle

图 8.23　骨盆，示臀肌肌群，CT，轴位

髂骨
Ilium

S

臀中肌
Gluteus medius
muscle

闭孔内肌
Obturator
internus
muscle

臀大肌
Gluteus maximus
muscle

臀小肌
Gluteus
minimus
muscle

闭孔外肌
Obturator
externus
muscle

R

L

大转子
Greater
trochanter

阔筋膜张肌
Tensor fasciae
latae muscle

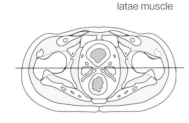

I

髋臼
Acetabulum

图 8.24　骨盆，示臀肌肌群，T1 加权 MRI，冠状位

盆壁肌

盆壁肌包括梨状肌、闭孔内肌、闭孔外肌和髂肌（图 8.21 ~ 8.30，表 8.1，另见第十章）。

梨状肌起于髂骨和骶骨，穿坐骨大切迹，止于股骨大转子，可外旋髋关节（图 8.22、8.23、8.25）。闭孔内肌呈扇形，可外旋髋关节，起于耻骨和闭孔内面，穿坐骨小切迹，止于股骨大转子（图 8.24、8.25、

8.30）。闭孔外肌强劲，止点在股骨大转子闭孔内肌止点的下方。此肌起于闭孔外面，可外展、外旋髋关节（图 8.24、8.30）。三角形的髂肌起于髂嵴和骶骨（图 8.26 ~ 8.28）。髂肌跨过髂窝，和腰大肌汇合后合称髂腰肌，止于股骨小转子（图 8.26、8.29、8.30）。髂腰肌是屈曲髋关节最重要的肌肉，这使行走成为可能。

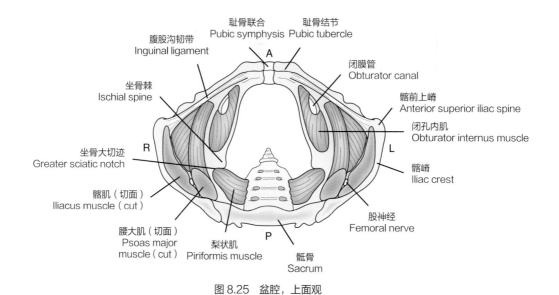

图 8.25　盆腔，上面观

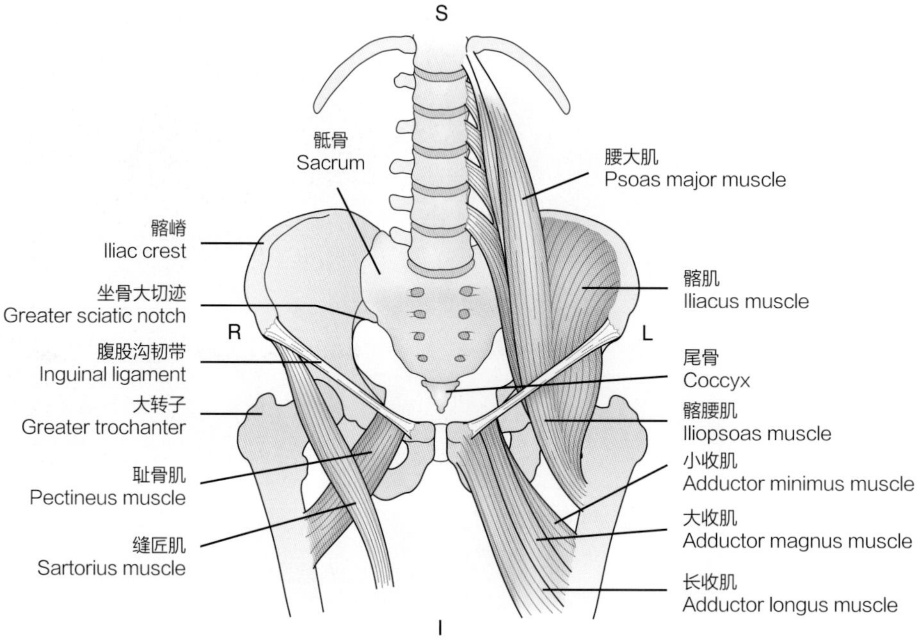

图 8.26　骨盆肌，前面观

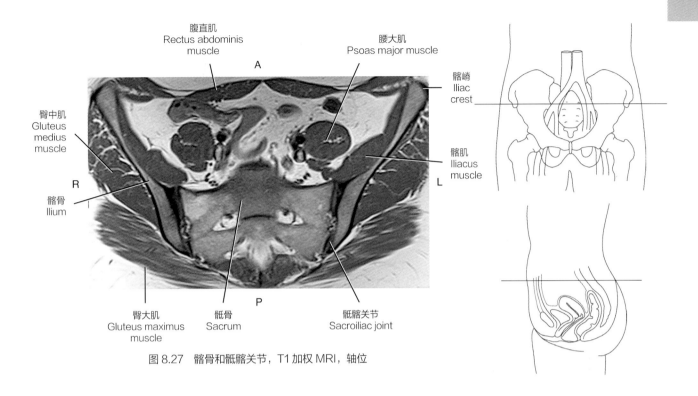

腹直肌
Rectus abdominis
muscle

腰大肌
Psoas major muscle

髂嵴
Iliac
crest

髂肌
Iliacus
muscle

臀中肌
Gluteus
medius
muscle

髂骨
Ilium

R

L

A

P

臀大肌
Gluteus maximus
muscle

骶骨
Sacrum

骶髂关节
Sacroiliac joint

图 8.27　髂骨和骶髂关节，T1 加权 MRI，轴位

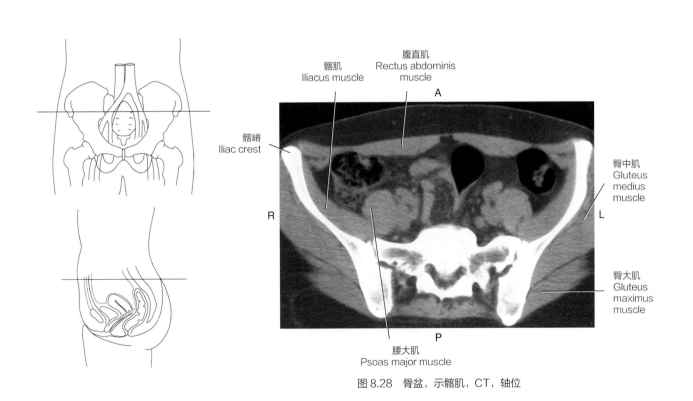

髂肌
Iliacus muscle

腹直肌
Rectus abdominis
muscle

髂嵴
Iliac crest

臀中肌
Gluteus
medius
muscle

臀大肌
Gluteus
maximus
muscle

腰大肌
Psoas major muscle

R

L

A

P

图 8.28　骨盆，示髂肌，CT，轴位

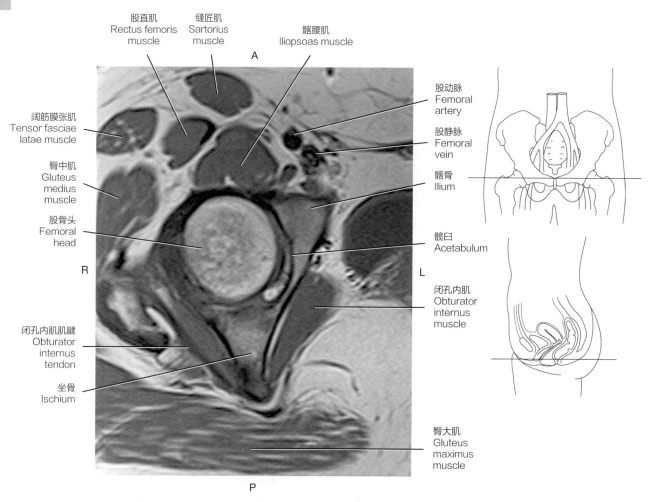

图 8.29　右髋关节，示髂腰肌，T1 加权 MRI，轴位

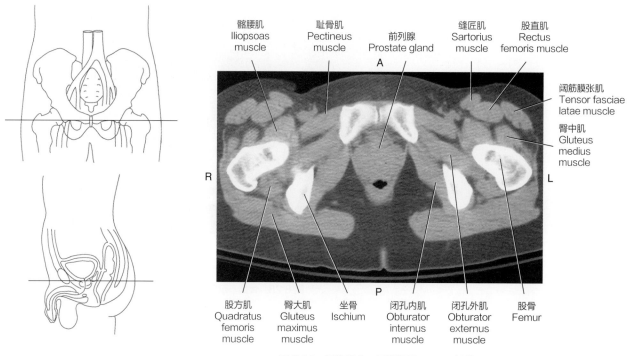

图 8.30　男性骨盆，示髂腰肌，CT，轴位

名称	起点	止点	功能
梨状肌	髂骨和骶骨	股骨大转子	外旋和外展髋关节
闭孔内肌	闭孔和耻骨	股骨大转子（内侧面）	外旋髋关节
闭孔外肌	闭孔	股骨大转子（转子窝）	外旋和内收髋关节
髂肌	髂嵴和骶骨	股骨小转子（与腰大肌肌腱融合）	屈曲髋关节
肛提肌	耻骨联合和坐骨棘	尾骨	支持盆腔脏器，屈曲尾骨，升举和收缩肛门
尾骨肌	坐骨棘	骶骨和尾骨	协助加固盆底，屈曲尾骨

表 8.1　盆壁肌和盆膈

盆膈（盆底肌）

盆膈呈漏斗状，由 1 层肌和覆盖其上下的筋膜组成，构成了大部分盆底。盆膈的主要肌是肛提肌和尾骨肌。肛提肌是盆膈最大、最重要的肌肉，起于耻骨联合和坐骨棘，呈翼状的拱形，向后附着于尾骨。根据其附着点和与之相关的盆腔脏器不同，肛提肌可分为耻尾肌、耻骨直肠肌和髂尾肌。两块尾骨肌形成盆膈的后部，起于坐骨棘，扇形止于骶骨下部和尾骨。肛提肌、尾骨肌共同为盆腔内容物提供支持（图 8.31 ~ 8.39，表 8.1）。

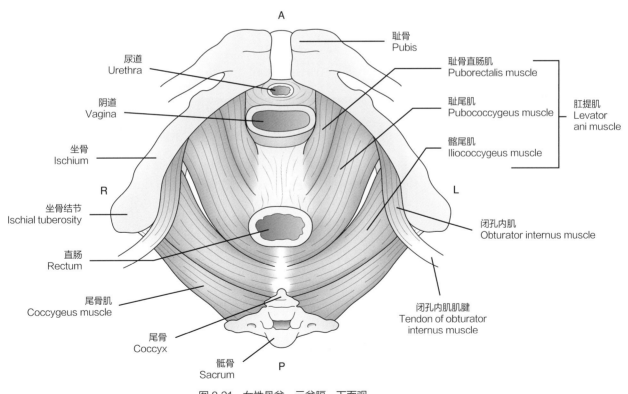

图 8.31　女性骨盆，示盆膈，下面观

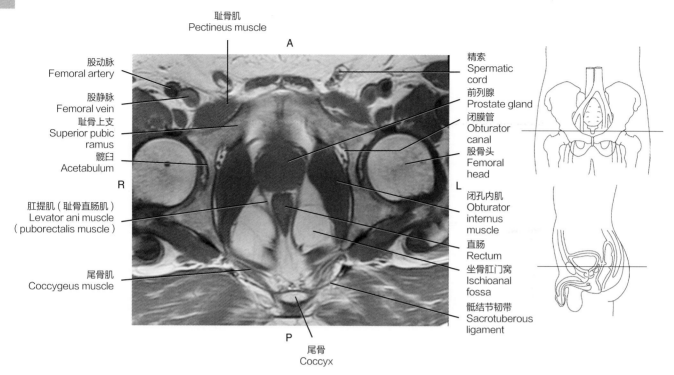

耻骨肌
Pectineus muscle

A

股动脉
Femoral artery

股静脉
Femoral vein

耻骨上支
Superior pubic ramus

髋臼
Acetabulum

R

肛提肌（耻骨直肠肌）
Levator ani muscle
（puborectalis muscle）

尾骨肌
Coccygeus muscle

精索
Spermatic cord

前列腺
Prostate gland

闭膜管
Obturator canal

股骨头
Femoral head

L

闭孔内肌
Obturator internus muscle

直肠
Rectum

坐骨肛门窝
Ischioanal fossa

骶结节韧带
Sacrotuberous ligament

P

尾骨
Coccyx

图 8.32　男性骨盆，示尾骨肌，T1 加权 MRI，轴位

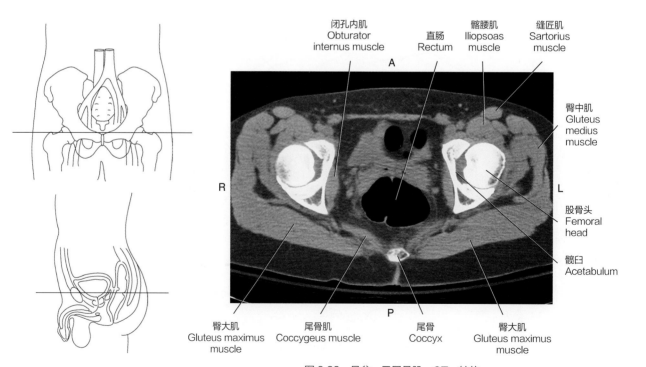

闭孔内肌
Obturator internus muscle

直肠
Rectum

髂腰肌
Iliopsoas muscle

缝匠肌
Sartorius muscle

A

臀中肌
Gluteus medius muscle

R

L

股骨头
Femoral head

髋臼
Acetabulum

P

臀大肌
Gluteus maximus muscle

尾骨肌
Coccygeus muscle

尾骨
Coccyx

臀大肌
Gluteus maximus muscle

图 8.33　骨盆，示尾骨肌，CT，轴位

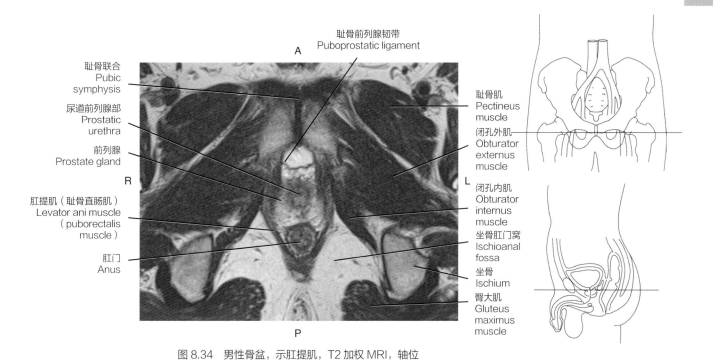

图 8.34 男性骨盆，示肛提肌，T2 加权 MRI，轴位

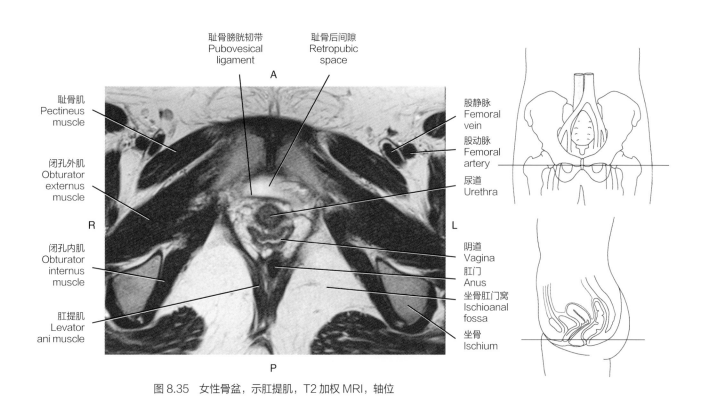

图 8.35 女性骨盆，示肛提肌，T2 加权 MRI，轴位

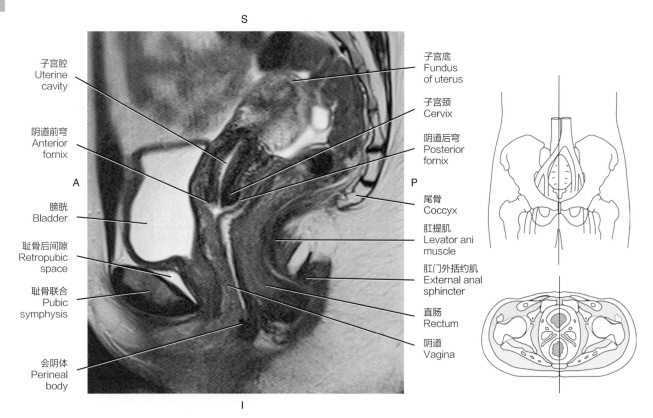

子宫腔
Uterine
cavity

阴道前穹
Anterior
fornix

膀胱
Bladder

耻骨后间隙
Retropubic
space

耻骨联合
Pubic
symphysis

会阴体
Perineal
body

子宫底
Fundus
of uterus

子宫颈
Cervix

阴道后穹
Posterior
fornix

尾骨
Coccyx

肛提肌
Levator ani
muscle

肛门外括约肌
External anal
sphincter

直肠
Rectum

阴道
Vagina

图 8.36　女性骨盆，示盆膈，T2 加权 MRI，矢状位

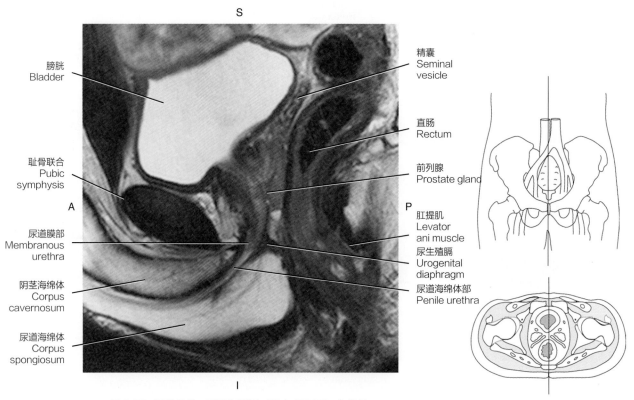

膀胱
Bladder

耻骨联合
Pubic
symphysis

尿道膜部
Membranous
urethra

阴茎海绵体
Corpus
cavernosum

尿道海绵体
Corpus
spongiosum

精囊
Seminal
vesicle

直肠
Rectum

前列腺
Prostate gland

肛提肌
Levator
ani muscle

尿生殖膈
Urogenital
diaphragm

尿道海绵体部
Penile urethra

图 8.37　男性骨盆，示尿生殖膈，T2 加权 MRI，矢状位

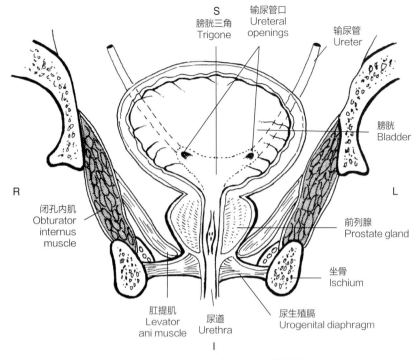

图 8.38　肛提肌和尿生殖膈，冠状面观

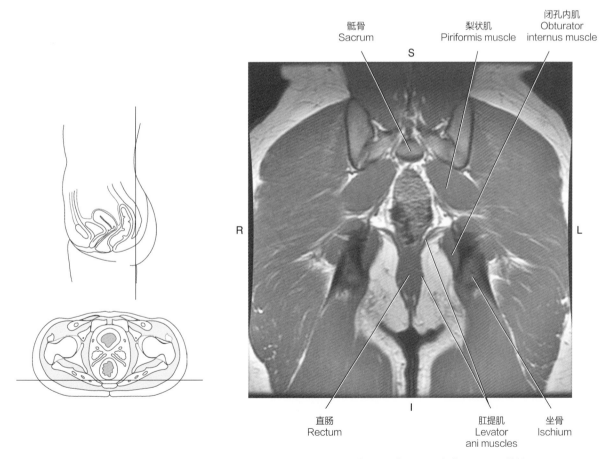

图 8.39　骨盆，示肛提肌，T1 加权 MRI，冠状位

会阴

会阴位于耻骨弓之后、尾骨之前的区域。会阴部骨性边界为骨盆下口边缘，前方为耻骨联合，两侧为耻骨支、坐骨支、坐骨结节和骶结节韧带，后方为尾骨（图8.40）。该区域被坐骨结节的连线划分成前、后两个三角。后方三角为肛三角（肛区），前方三角为尿生殖三角。肛三角包含肛管下1/3段、肛门括约肌和坐骨肛门窝（图8.34、8.35、8.40、8.41）。女性的尿生殖三角包括尿道外口和阴道，男性的则包括尿道和阴茎根部结构（图8.40～8.42）。尿生殖三角被1层称作尿生殖膈的坚韧结构覆盖，后者连于两侧耻骨弓之间。坐骨结节连线的中心区有1个肌与筋膜构成的结构，称为会阴体，是会阴肌群交错汇集的附着点。女性的会阴体位于阴道和直肠之间，男性的则位于直肠和阴茎根部之间（图8.40）。

> 会阴体是女性的一个重要结构，因为它有固定盆底的作用。当连接到会阴体的肌肉被过度牵拉或撕裂（如分娩过程中）时，肌肉对盆底的加固作用就会减弱，可导致盆腔器官脱垂。因外伤或感染引起的会阴体损伤可导致瘘管形成。

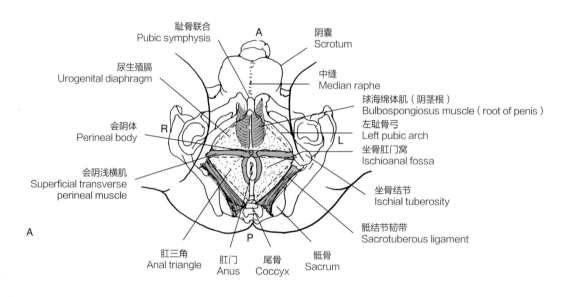

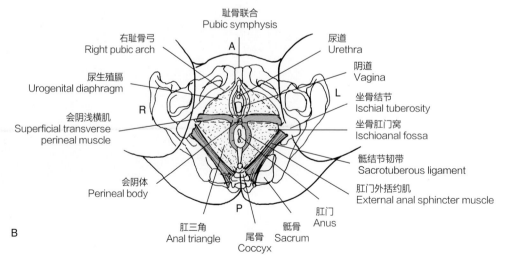

图8.40　会阴边界。A.男性；B.女性

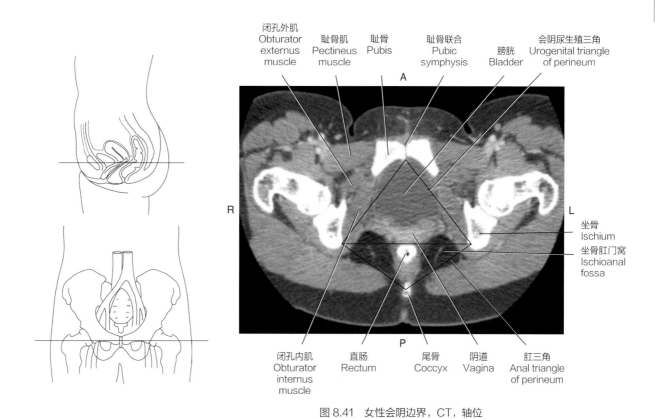

闭孔外肌
Obturator externus muscle
耻骨肌 Pectineus muscle
耻骨 Pubis
耻骨联合 Pubic symphysis
膀胱 Bladder
会阴尿生殖三角 Urogenital triangle of perineum

坐骨 Ischium
坐骨肛门窝 Ischioanal fossa

闭孔内肌 Obturator internus muscle
直肠 Rectum
尾骨 Coccyx
阴道 Vagina
肛三角 Anal triangle of perineum

图 8.41　女性会阴边界，CT，轴位

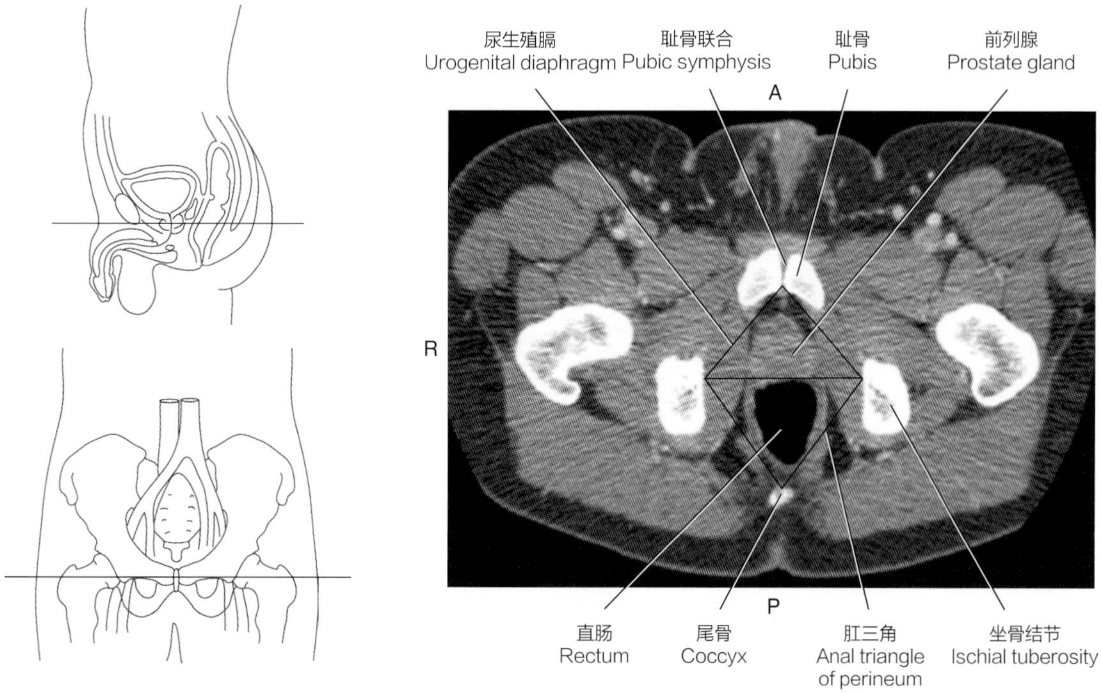

尿生殖膈 Urogenital diaphragm
耻骨联合 Pubic symphysis
耻骨 Pubis
前列腺 Prostate gland

直肠 Rectum
尾骨 Coccyx
肛三角 Anal triangle of perineum
坐骨结节 Ischial tuberosity

图 8.42　男性会阴边界，CT，轴位

盆内结构

盆内结构包含膀胱、直肠和内生殖器官。

膀胱

膀胱是位于盆底的锥体形肌性器官，紧贴耻骨联合后方（图 8.43 ~ 8.51）。膀胱是临时的储尿器官。正常成年人的膀胱积聚 200 ~ 250 mL 尿液时便会触发尿意，但是膀胱的最大存储容量约为 750 mL。膀胱体上部被腹膜覆盖，其上有回肠和乙状结肠襻。膀胱后部又称膀胱底，此部在女性中与阴道前壁相邻，在男性中与直肠相邻。膀胱尖朝向耻骨联合。膀胱下部是一个漏斗状缩窄部，称膀胱颈，与尿道延续（图 8.43）。膀胱颈含有可控制尿液从膀胱排放的尿道括约肌。由在膀胱底部的 3 个开口围成的三角形区域称膀胱三角，其中 2 个开口为输尿管口（图 8.38）。第

3 个开口位于膀胱三角的尖端，为尿道内口（图 8.38、8.43 ~ 8.47、8.52）。输尿管盆部在髂内动脉前方下行，斜行进入膀胱后外侧面（图 8.49、8.51）。

腹膜形成的韧带把膀胱固定在骨盆上。膀胱尖部由脐正中韧带系附于腹前壁，这是胎儿脐尿管的残余。膀胱两侧的 2 条脐内侧韧带随着脐正中韧带向脐部延伸上升（图 8.48）。脐内侧韧带是 2 条脐动脉闭锁形成的，在胎儿发育过程中脐动脉向胎盘提供血液。膀胱颈在男性由耻骨前列腺韧带固定，在女性由耻骨膀胱韧带固定。

尿道是将尿液从膀胱导出的肌性管道。男性与女性的尿道通过尿生殖膈时，均有尿道外括约肌环绕，可控制排尿。女性尿道较短，长 3 ~ 4 cm，位于阴道前壁前方，行向前下方，开口于阴蒂和阴道之间的尿道外口（图 8.43、8.44、8.52）。男性尿道较长（长

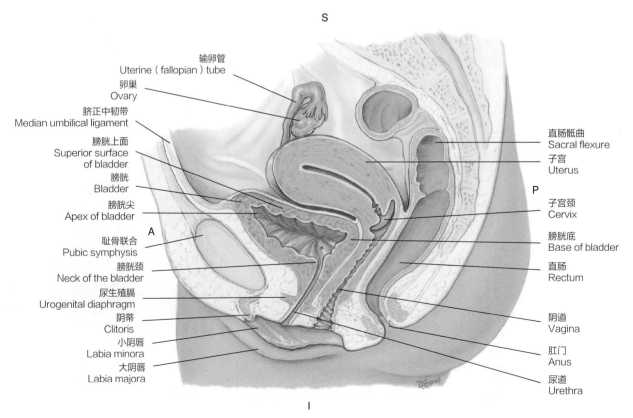

图 8.43　女性骨盆，矢状面观

18 ～ 20 cm），起自膀胱的尿道内口，终于阴茎头（图 8.45、8.46、8.53）。男性尿道可分为 3 个部分：尿道前列腺部、尿道膜部和尿道海绵体部。尿道前列腺部穿过前列腺中央；尿道膜部是尿道穿尿生殖膈的部分，此部最短、最狭窄；尿道海绵体部最长，从尿道外括约肌延伸到阴茎尖（图 8.45、8.46）。男性尿道具有将尿液从膀胱导出排放和接纳及排放来自前列腺、射精管和尿道球腺的分泌物的双重功能。

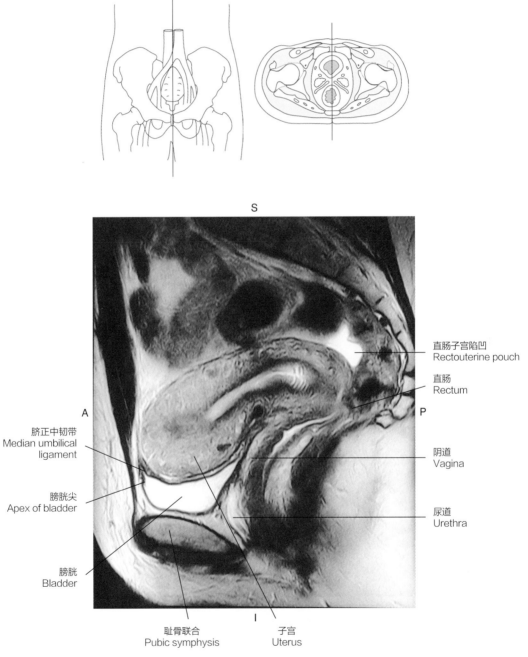

直肠子宫陷凹
Rectouterine pouch

直肠
Rectum

脐正中韧带
Median umbilical
ligament

膀胱尖
Apex of bladder

膀胱
Bladder

阴道
Vagina

尿道
Urethra

耻骨联合
Pubic symphysis

子宫
Uterus

图 8.44　女性骨盆，T2 加权 MRI，矢状位

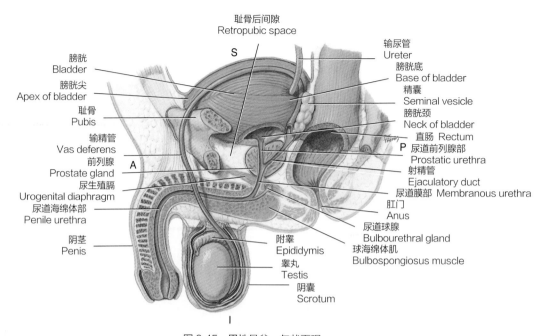

图 8.45　男性骨盆，矢状面观

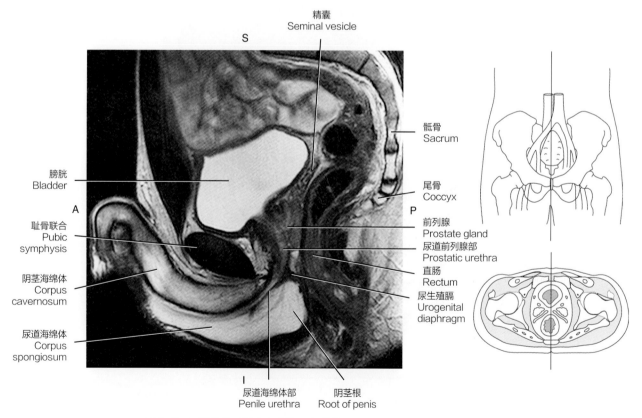

图 8.46　男性骨盆，T2 加权 MRI，矢状位

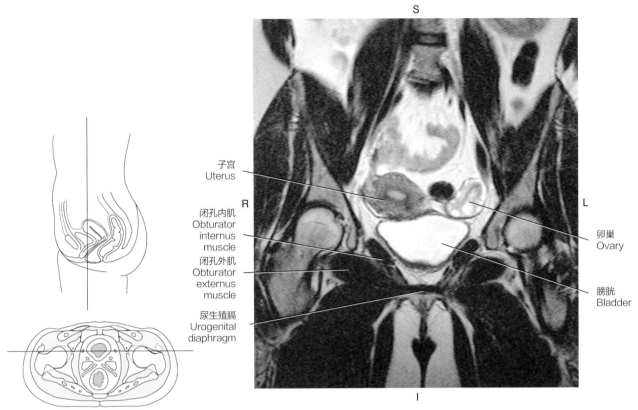

图 8.47 女性骨盆，示膀胱，T2 加权 MRI，冠状位

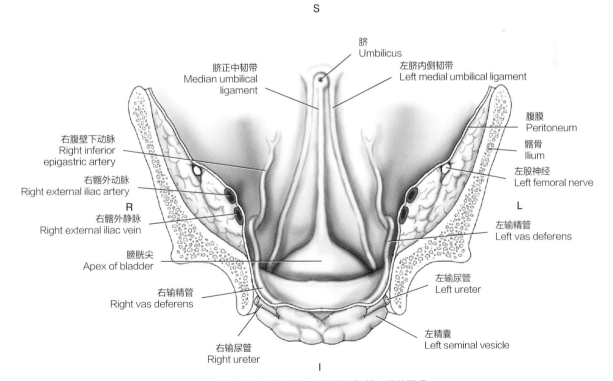

图 8.48 男性骨盆，示膀胱及韧带，冠状面观

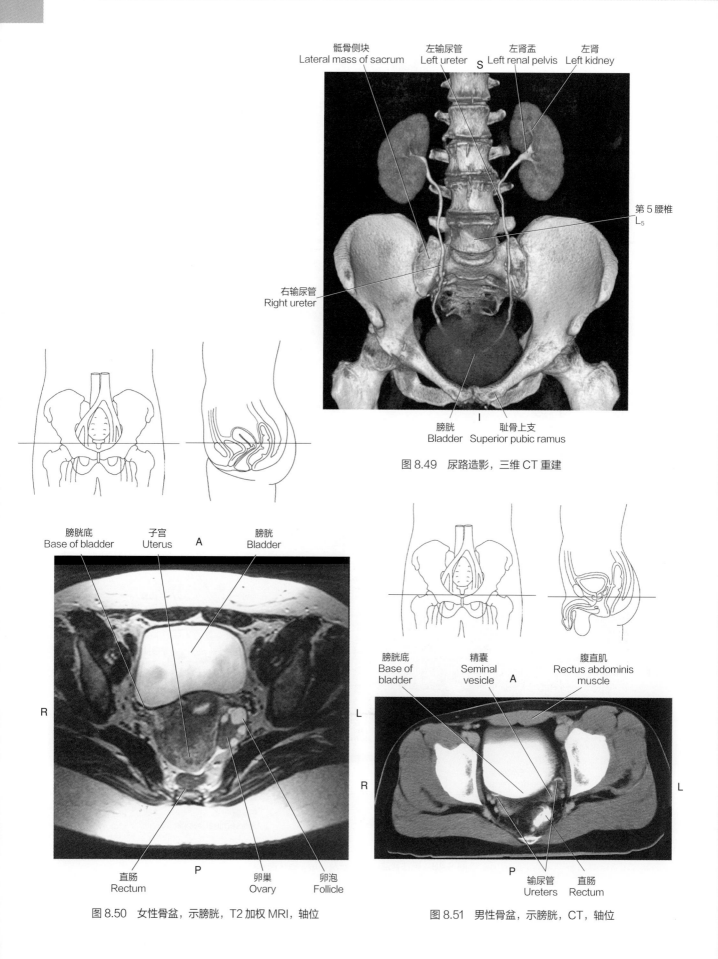

图 8.49　尿路造影，三维 CT 重建

图 8.50　女性骨盆，示膀胱，T2 加权 MRI，轴位

图 8.51　男性骨盆，示膀胱，CT，轴位

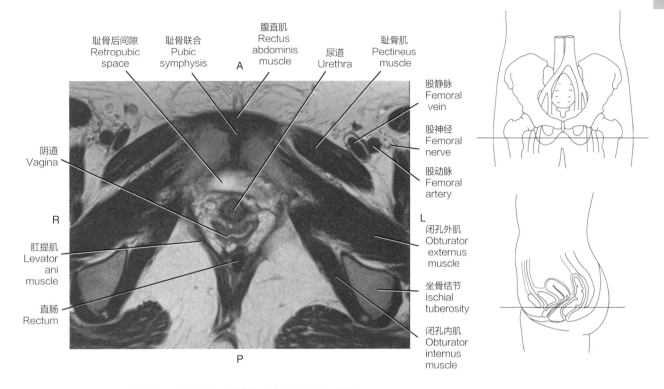

图 8.52 女性骨盆，示尿道，T1 加权 MRI，轴位

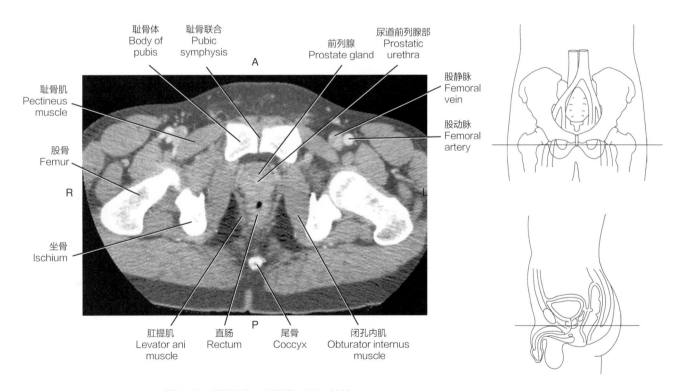

图 8.53 男性骨盆，示尿道，CT，轴位

直肠

直肠是大肠末段，长约 15cm，从第 3 骶椎延续到尾骨尖，向下移行为肛管。直肠有 2 个生理弯曲，即骶曲和会阴曲，骶曲凸向后，会阴曲凸向前（图 8.43 ~ 8.46，8.54 ~ 8.57）。两弯曲之间的黏膜皱襞称为直肠横襞（Kohlrausch 襞），距肛门 5 ~ 8cm（图 8.54），常作为直肠检查时的定位标志，可定位男性前列腺后面和女性的阴道后穹。直肠上 1/3 称为直肠壶腹，具有相当大的扩张性。当粪便聚集在这个区域时，可以引发便意。肛管是直肠的远端部分，内有纵行的黏膜皱襞，称为直肠柱或肛柱。肛门为肛管的出口，受肠壁内肛门内括约肌的不随意控制，同时接受由骨骼肌组成的环形肛门外括约肌的随意控制（图 8.40、8.43、8.45、8.54 ~ 8.57）。

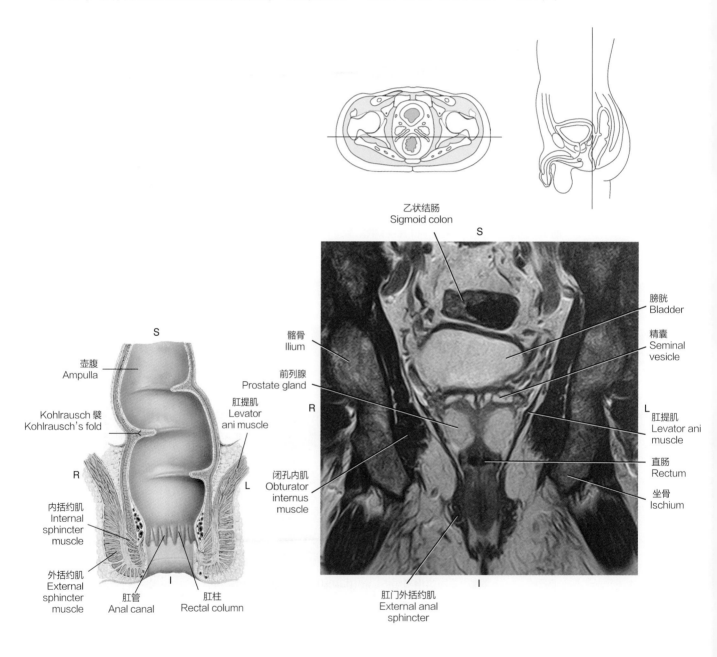

图 8.54　直肠，冠状面观

图 8.55　男性骨盆，示直肠，T2 加权 MRI，冠状位

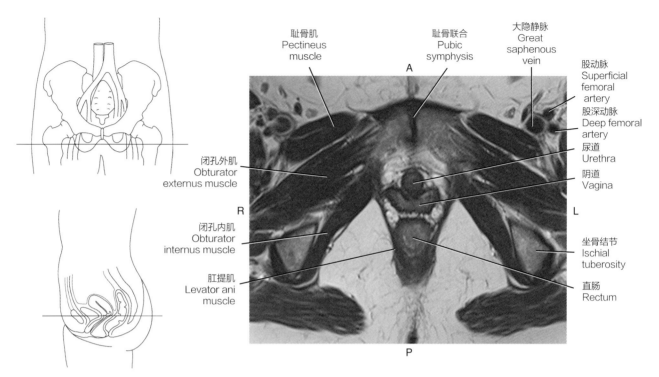

图 8.56 女性骨盆，示直肠，T2 加权 MRI，轴位

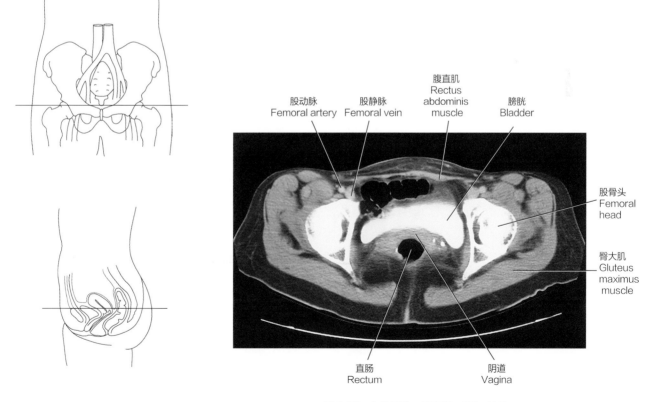

图 8.57 女性骨盆，示直肠，CT，轴位

腔内,包括子宫、卵巢、输卵管和阴道（图 8.58 ~ 8.60)。

子宫　子宫是梨形的肌性器官,位于盆腔前部、膀胱与直肠之间（图 8.58、8.59)。子宫可分为 2 个解剖区域:子宫体和子宫颈。子宫的上 2/3 称为子宫

女性生殖器官

女性生殖系统有分泌女性激素和产生卵子的功能,并能孕育胎儿。女性生殖系统的主要器官位于盆

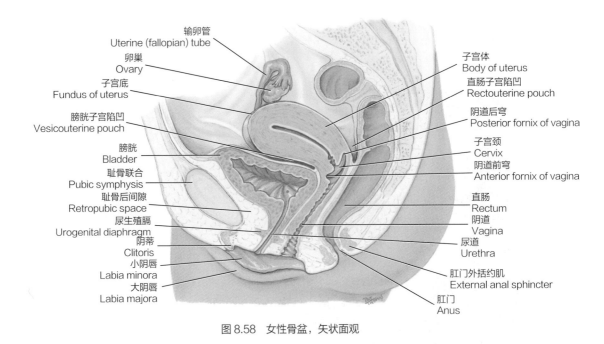

图 8.58　女性骨盆,矢状面观

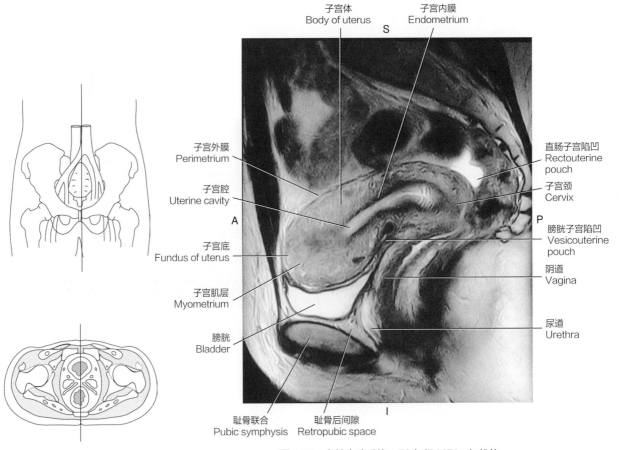

图 8.59　女性生殖系统,T2 加权 MRI,矢状位

体，占子宫大部分。输卵管从子宫体两侧上方进入子宫，该处上方的圆形部分称为子宫底。子宫底的两侧为子宫角，输卵管即在此处连于子宫。子宫下 1/3 狭窄的部分称为子宫颈，与阴道相通。子宫颈内狭窄的管腔称为子宫颈管，其上口通于子宫腔，下口通于阴道（图 8.60）。子宫最常见的解剖位置为子宫体向前上伏于膀胱之上，子宫底前方邻近腹前壁，子宫颈向后下突入阴道的上端（或阴道穹隆）（图 8.47、8.59）。

子宫壁由 3 层组成：内层为子宫内膜，含有丰富的子宫腺，随卵巢激素变化而变化；中层为肌层，为子宫壁最厚的部分；外层为外膜，是覆盖子宫底和子宫后面的浆膜（图 8.59、8.60）。子宫内膜的黏膜层与阴道和输卵管内膜相延续。子宫肌层含有丰富的血管，在分娩时子宫肌层收缩，可为分娩提供最主要的产力。外膜是腹膜的一部分，与子宫肌层结合紧密。子宫是孕育胎儿的生殖器官（图 8.58 ~ 8.63）。

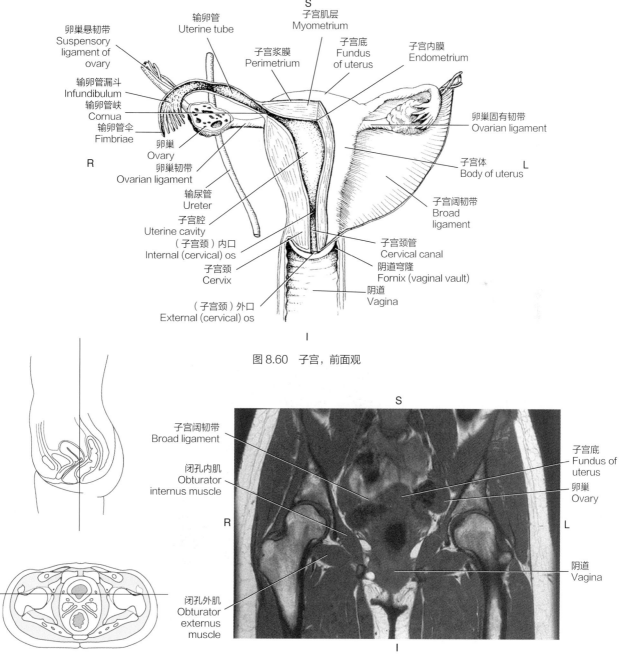

图 8.60　子宫，前面观

图 8.61　女性骨盆，T1 加权 MRI，冠状位

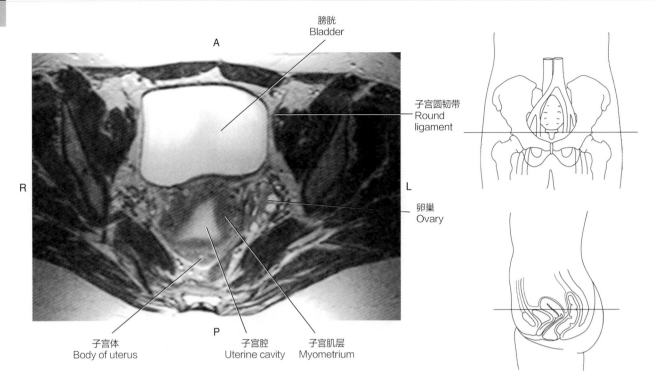

图 8.62　女性骨盆，示子宫体，T2 加权 MRI，轴位

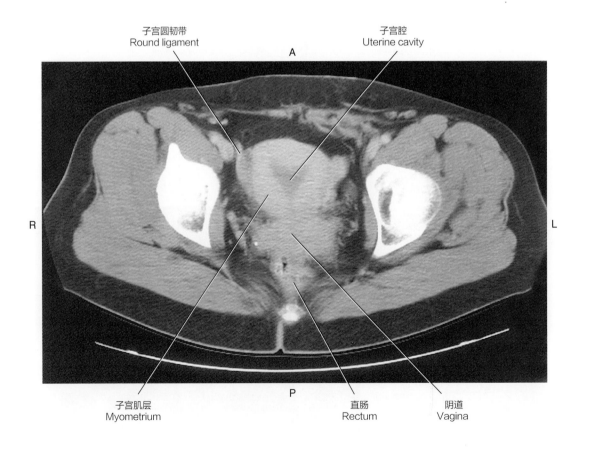

图 8.63　女性骨盆，示子宫体，CT，轴位

子宫的固定装置　子宫借腹膜形成的多对韧带维持正常位置。子宫圆韧带起自子宫角，行向外侧进入腹股沟管，出腹股沟管后止于大阴唇（图 8.62 ~ 8.65）。子宫圆韧带可维持子宫体向前方弯曲（前倾），防止子宫后移。子宫骶韧带起自子宫颈侧壁、绕直肠止于骶骨前面，可防止子宫前移（图 8.64 ~ 8.66）。子宫主韧带（颈外侧韧带）位于子宫阔韧带的底部，呈扇形，起自子宫颈和阴道的侧壁，止于闭孔内肌和骨盆壁的筋膜，此韧带可维持子宫位于膀胱之上，防止子宫脱垂（图 8.65、8.67、8.68）。盆底肌和盆底筋膜对子宫也有一定承托作用。

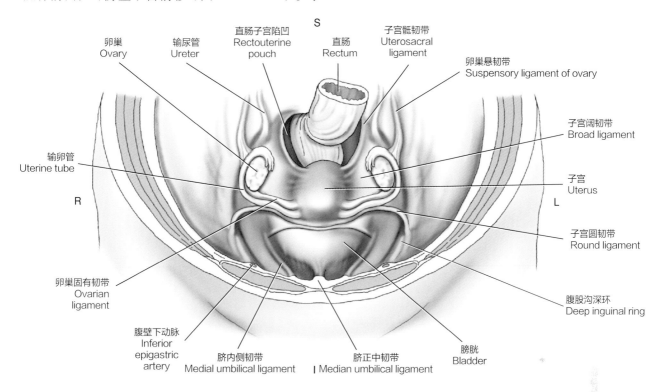

图 8.64　女性骨盆，示腹膜韧带，前面观

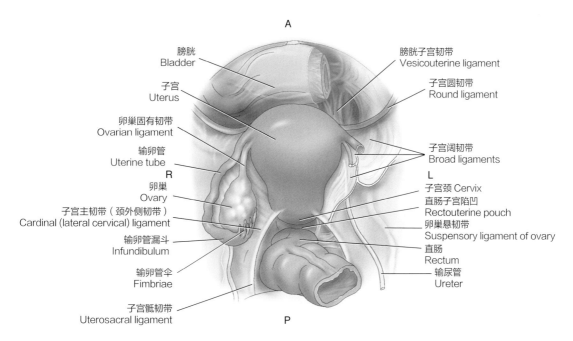

图 8.65　女性骨盆，示腹膜韧带，上面观

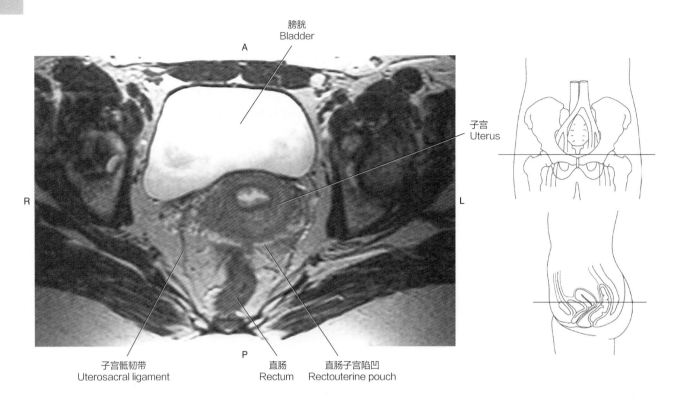

图 8.66　女性骨盆，示子宫骶韧带，T2 加权 MRI，轴位

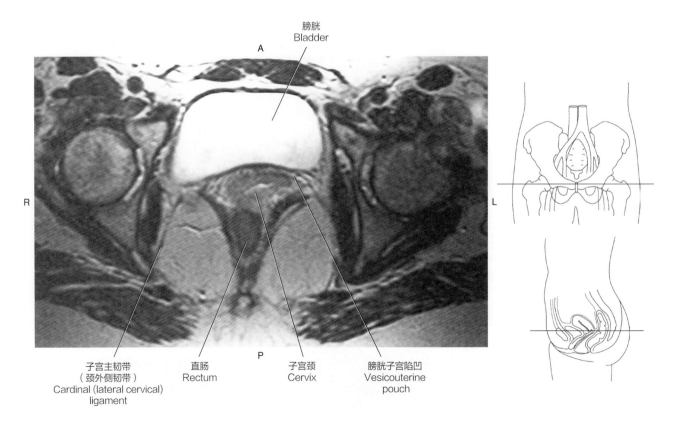

图 8.67　女性骨盆，示子宫主韧带，T2 加权 MRI，轴位

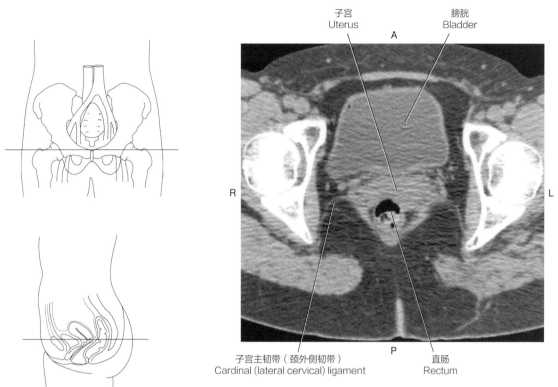

图 8.68　女性骨盆，示子宫主韧带，CT，轴位

卵巢　卵巢左右各一，位于子宫两侧，呈扁卵圆形（图 8.60 ~ 8.62、8.64、8.65、8.69 ~ 8.73）。卵巢借卵巢韧带和卵巢悬韧带固定在骨盆侧壁的卵巢窝内（图 8.65），卵巢下面借索状的卵巢韧带附着在子宫和输卵管的侧面（图 8.60、8.64、8.65、8.69）。

卵巢上面借卵巢悬韧带连于骨盆侧壁，卵巢悬韧带内含有卵巢血管（图 8.60、8.64、8.65、8.69）。卵巢能产生卵子，分泌雌激素和孕激素。雌激素可维持女性特征和生殖器官的发育。孕激素可促使子宫进入准备妊娠的状态，如子宫内膜增厚和减少子宫肌肉收缩。

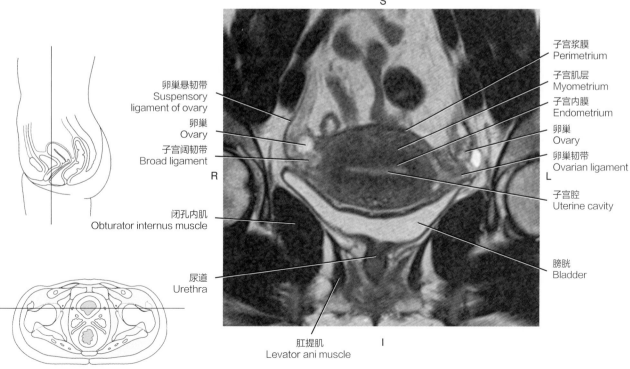

图 8.69　女性骨盆，T2 加权 MRI，冠状位

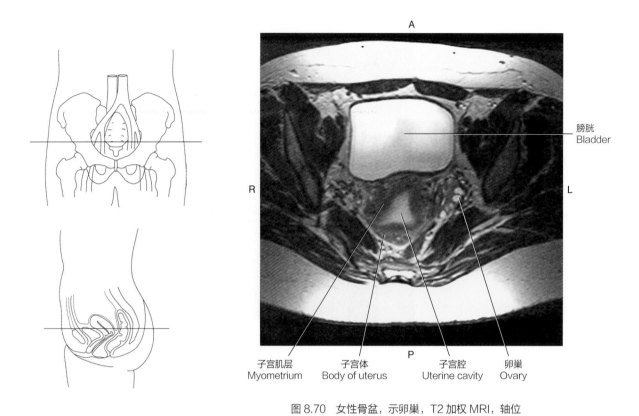

图 8.70　女性骨盆，示卵巢，T2 加权 MRI，轴位

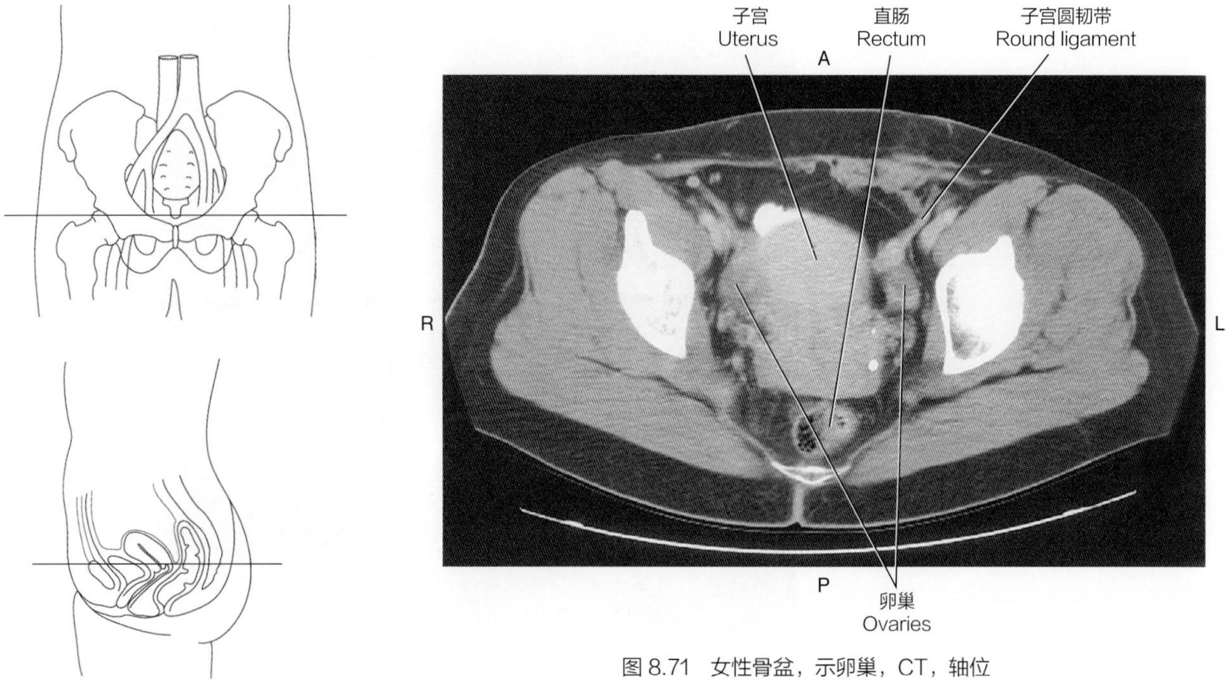

A

R　　　　　　　　　　　　　　　　　　　　L

P

膀胱
Bladder

子宫肌层
Myometrium

子宫体
Body of uterus

子宫腔
Uterine cavity

卵巢
Ovary

子宫
Uterus

直肠
Rectum

子宫圆韧带
Round ligament

A

R　　　　　　　　　　　　　　　　　　　　L

P

卵巢
Ovaries

图 8.71　女性骨盆，示卵巢，CT，轴位

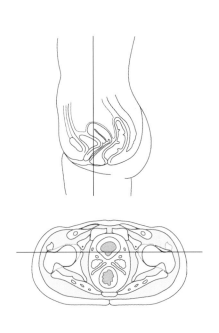

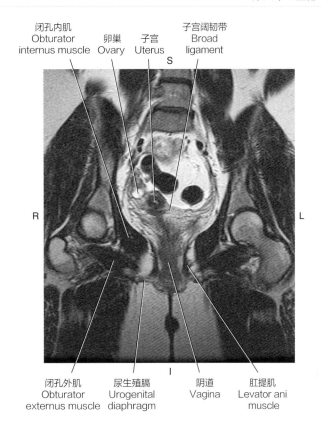

闭孔内肌
Obturator
internus muscle

卵巢
Ovary

子宫
Uterus

子宫阔韧带
Broad
ligament

S

R

L

闭孔外肌
Obturator
externus muscle

尿生殖膈
Urogenital
diaphragm

阴道
Vagina

肛提肌
Levator ani
muscle

I

图 8.72　女性骨盆，示卵巢，T2 加权 MRI，冠状位

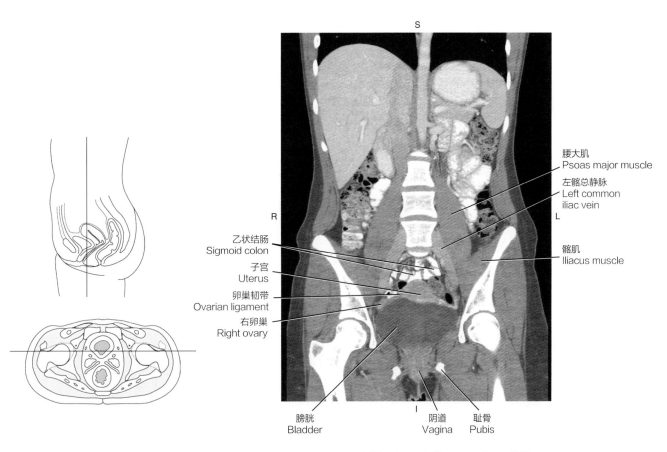

S

腰大肌
Psoas major muscle

左髂总静脉
Left common
iliac vein

乙状结肠
Sigmoid colon

髂肌
Iliacus muscle

子宫
Uterus

卵巢韧带
Ovarian ligament

右卵巢
Right ovary

R

L

膀胱
Bladder

I

阴道
Vagina

耻骨
Pubis

图 8.73　女性骨盆，示卵巢，CT 重建，冠状位

卵泡囊肿是随着卵母细胞成熟，周围滤泡腔内卵泡液过度增多的一种病变。当成熟卵泡不能破裂释放卵子时，会出现卵泡囊肿。这一病变一般在 2 ~ 3 个月经周期后自行消退。

　　输卵管　输卵管为细长的肌性管道，长 8 ~ 20cm，连于子宫体两侧，外侧端游离于卵巢附近的腹膜上（图 8.60、8.64、8.65）。输卵管位于子宫阔韧带内，末端膨大呈漏斗状，称输卵管漏斗。输卵管漏斗有许多 1 ~ 2cm 的指状突起轻搭在卵巢表面，称为输卵管伞（图 8.60、8.65）。排卵时，输卵管伞拢住卵子并将

其拨入输卵管以输送到子宫。输卵管的近端开口于子宫角，远端紧邻卵巢上方、开口于腹膜腔，因此病原体可能直接进入盆腔。

　　阴道　阴道为肌性管道，长 8 ~ 10cm，连接子宫颈和阴道口。阴道上方环绕子宫颈的扩大部分称阴道穹隆，一般分为前穹、后穹。阴道位于膀胱与直肠之间，有接受精子的作用，也是产道的下部（图 8.57 ~ 8.61、8.72 ~ 8.75）。

　　盆内间隙　子宫阔韧带是腹膜形成的皱襞，包裹卵巢、输卵管和子宫（图 8.64、8.65、8.69、8.72）。子宫阔韧带从子宫两侧连向骨盆壁和盆底，此韧带可防止子宫的左右运动。子宫阔韧带将盆腔分成前、后

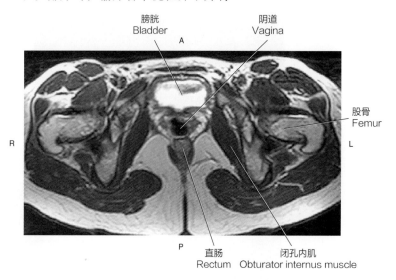

图 8.74　女性骨盆，示阴道，T2 加权 MRI，轴位

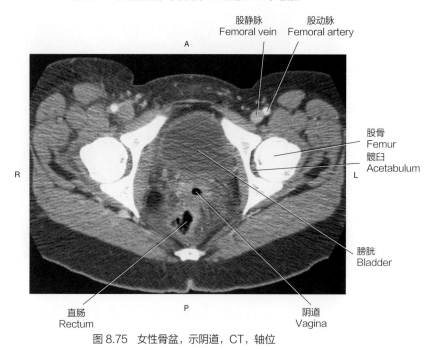

图 8.75　女性骨盆，示阴道，CT，轴位

两个凹陷，前方为膀胱子宫陷凹，位于子宫与膀胱后壁之间，后方为直肠子宫陷凹（Douglas 腔），位于子宫与直肠之间（图 8.58、8.76 ~ 8.78）。男性腹膜从直肠反折到精囊和膀胱上，形成直肠膀胱陷凹，位于直肠与膀胱之间（图 8.79、8.80）。上述盆内间隙是盆腔积液的常见部位。耻骨后间隙位于耻骨与膀胱之间，内有腹膜外脂肪和结缔组织，以利膀胱的扩张（图 8.77、8.78、8.80）。

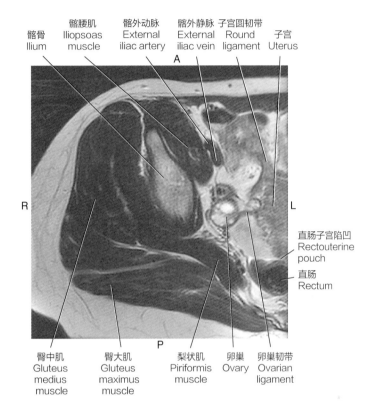

图 8.76　女性骨盆，示卵巢韧带，T2 加权 MRI，轴位

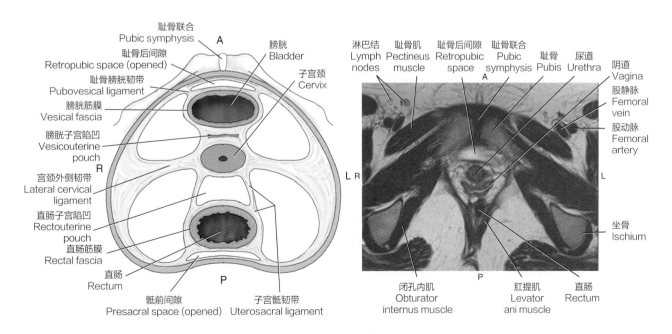

图 8.77　女性盆内间隙，上面观

图 8.78　女性骨盆，示耻骨后间隙，T2 加权 MRI，轴位

男性生殖器官

男性生殖系统主要包括睾丸、附睾、输精管、射精管、精囊、前列腺、尿道球腺和阴茎。除了睾丸和阴茎，所有器官皆位于盆腔内（图 8.79、8.80）。

阴囊　阴囊为肌性筋膜囊，包裹睾丸、附睾以及精索下部（图 8.79 ~ 8.81）。阴囊由 3 个筋膜层和 1 个含有平滑肌纤维的结缔组织层（肉膜）构成。肉膜形成中隔把阴囊内部一分为二，分别容纳两侧的睾丸（图 8.81、8.82）。阴囊使睾丸被置于腹腔外较为凉爽的环境中，有利于精子形成。在寒冷的环境下，肉膜收缩可使阴囊皱缩从而将睾丸拉近身体。

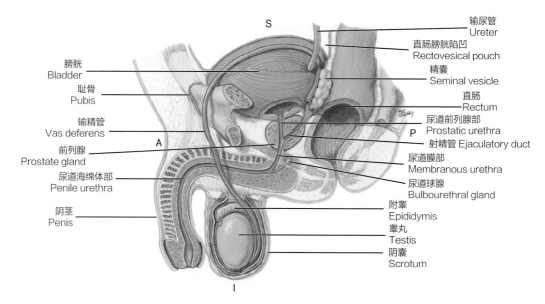

图 8.79　男性骨盆，矢状面观

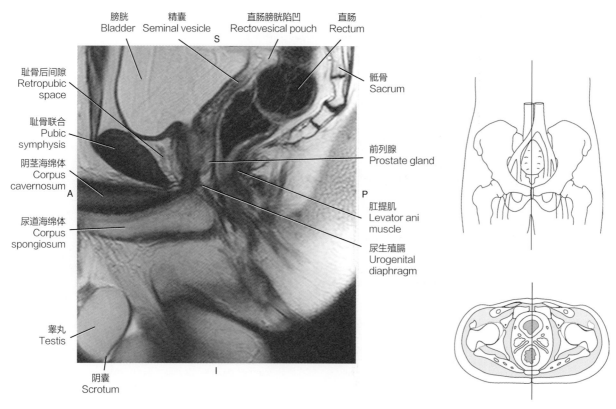

图 8.80　男性生殖系统，T2 加权 MRI，矢状位

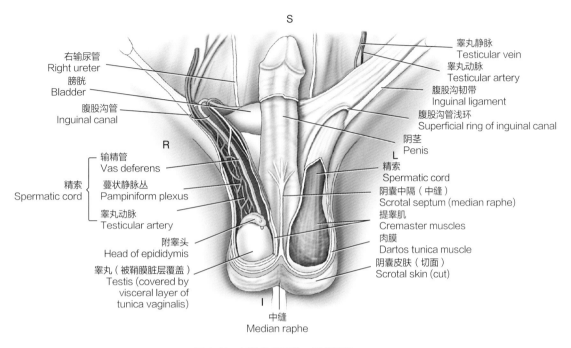

右输尿管
Right ureter

膀胱
Bladder

腹股沟管
Inguinal canal

精索
Spermatic cord
　输精管
　Vas deferens
　蔓状静脉丛
　Pampiniform plexus
　睾丸动脉
　Testicular artery

附睾头
Head of epididymis

睾丸（被鞘膜脏层覆盖）
Testis (covered by visceral layer of tunica vaginalis)

睾丸静脉
Testicular vein

睾丸动脉
Testicular artery

腹股沟韧带
Inguinal ligament

腹股沟管浅环
Superficial ring of inguinal canal

阴茎
Penis

精索
Spermatic cord

阴囊中隔（中缝）
Scrotal septum (median raphe)

提睾肌
Cremaster muscles

肉膜
Dartos tunica muscle

阴囊皮肤（切面）
Scrotal skin (cut)

中缝
Median raphe

图 8.81　男性生殖系统，冠状面观

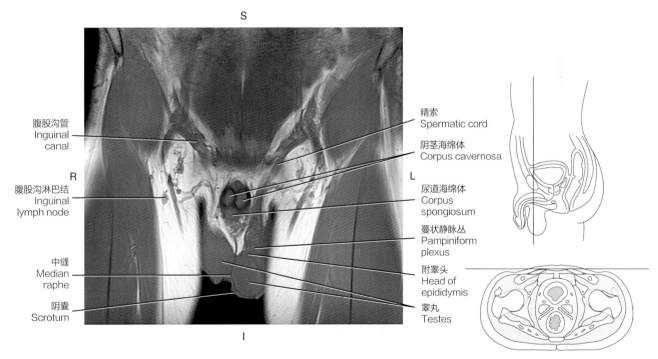

腹股沟管
Inguinal canal

腹股沟淋巴结
Inguinal lymph node

中缝
Median raphe

阴囊
Scrotum

精索
Spermatic cord

阴茎海绵体
Corpus cavernosa

尿道海绵体
Corpus spongiosum

蔓状静脉丛
Pampiniform plexus

附睾头
Head of epididymis

睾丸
Testes

图 8.82　男性生殖系统，T1 加权 MRI，冠状位

　　睾丸和附睾　睾丸被精索悬吊于具有平滑肌的囊袋状的阴囊内，左右各一。睾丸呈椭圆形，是产生精子和男性激素的器官（图 8.83、8.84）。覆盖睾丸外的纤维膜称为白膜，白膜深入睾丸实质内并将其分成许多楔形小叶。每一侧睾丸有几百个小叶，每个小叶含有 1～4 条生精小管，共约 800 条生精小管。生精小管是产生精子的场所。生精小管离开小叶后逐渐汇聚为睾丸网。睾丸网内有 15～20 条小管穿出睾丸，进入附睾头（图 8.83）。附睾为紧密卷曲的管状结构，位于睾丸的后上方。附睾头位于睾丸的上极，附睾体沿睾丸后面下降延续为睾丸下极处的附睾尾。睾丸产生的精子储存在附睾并继续发育至完全成熟（图 8.79、8.81～8.87）。

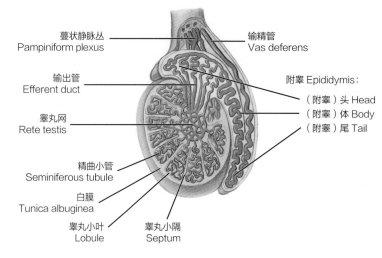

蔓状静脉丛
Pampiniform plexus

输精管
Vas deferens

输出管
Efferent duct

附睾 Epididymis：

（附睾）头 Head

（附睾）体 Body

睾丸网
Rete testis

（附睾）尾 Tail

精曲小管
Seminiferous tubule

白膜
Tunica albuginea

睾丸小叶
Lobule

睾丸小隔
Septum

图 8.83　睾丸，矢状面观

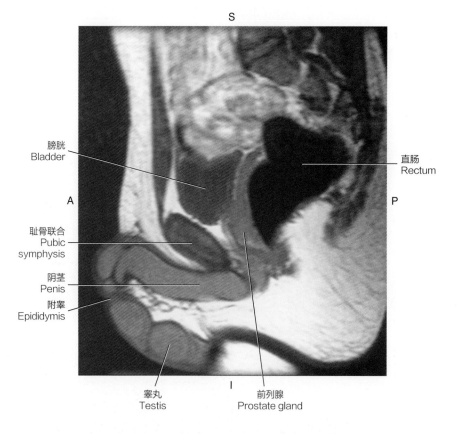

膀胱
Bladder

直肠
Rectum

耻骨联合
Pubic symphysis

阴茎
Penis

附睾
Epididymis

睾丸
Testis

前列腺
Prostate gland

图 8.84　男性骨盆，示睾丸，T1 加权 MRI，矢状位

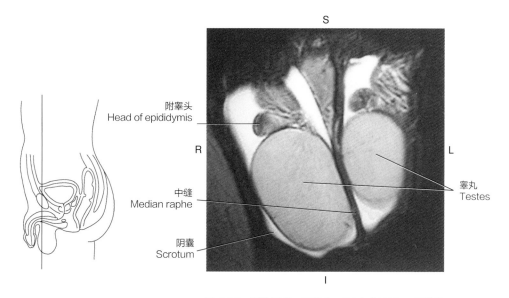

附睾头
Head of epididymis

睾丸
Testes

中缝
Median raphe

阴囊
Scrotum

图 8.85 男性骨盆，示睾丸，T2 加权 MRI，冠状位

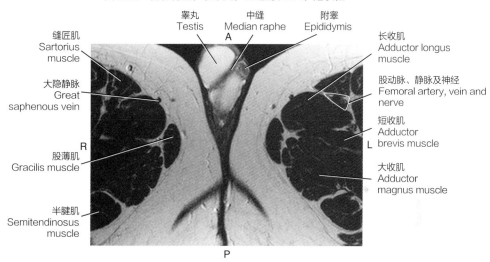

睾丸
Testis

中缝
Median raphe

附睾
Epididymis

缝匠肌
Sartorius
muscle

长收肌
Adductor longus
muscle

大隐静脉
Great
saphenous vein

股动脉、静脉及神经
Femoral artery, vein and
nerve

短收肌
Adductor
brevis muscle

股薄肌
Gracilis muscle

大收肌
Adductor
magnus muscle

半腱肌
Semitendinosus
muscle

图 8.86 男性骨盆，示睾丸，T2 加权 MRI，轴位

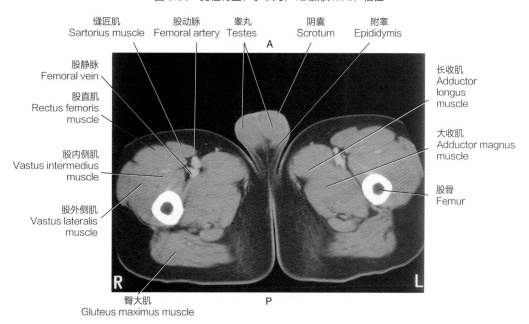

缝匠肌
Sartorius muscle

股动脉
Femoral artery

睾丸
Testes

阴囊
Scrotum

附睾
Epididymis

股静脉
Femoral vein

长收肌
Adductor
longus
muscle

股直肌
Rectus femoris
muscle

股内侧肌
Vastus intermedius
muscle

大收肌
Adductor magnus
muscle

股外侧肌
Vastus lateralis
muscle

股骨
Femur

臀大肌
Gluteus maximus muscle

图 8.87 男性骨盆，示睾丸，CT，轴位

　　输精管和射精管　输精管是附睾尾的直接延续，为长的肌性管道，在精索后部上升，穿腹股沟管，从腹股沟管深环穿出后离开精索进入盆腔（图8.81、8.88）。然后，输精管沿骨盆侧壁跨过输尿管止于膀胱后面，末端膨大形成输精管壶腹。最末端变细并与精囊的排泄管汇合成射精管，开口于前列腺尿道部。输精管与伴随的睾丸动脉和静脉被结缔组织和肌纤维

包绕成条索状，称为精索（图8.81）。

　　精索　精索起于腹股沟深环，穿腹股沟管，从腹股沟浅环穿出，下降至阴囊并止于睾丸上端（图8.81、8.82、8.89～8.92）。在精索内，有负责睾丸静脉血回流的交织的蔓状静脉丛（图8.81、8.83）。睾丸动脉进入睾丸之前，蔓状静脉丛可以对其内的血液降温，使睾丸维持最适宜精子产生的温度。

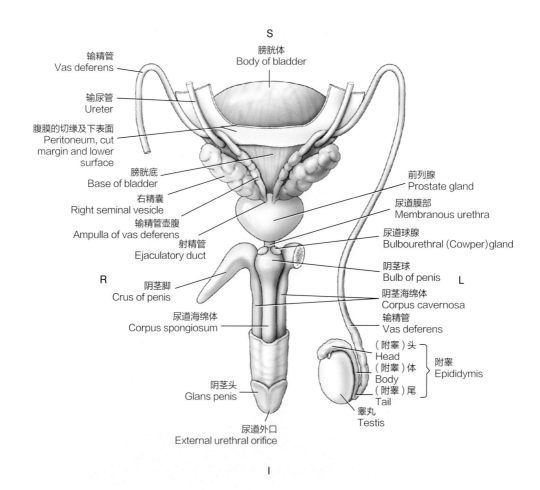

图8.88　男性生殖系统，后面观

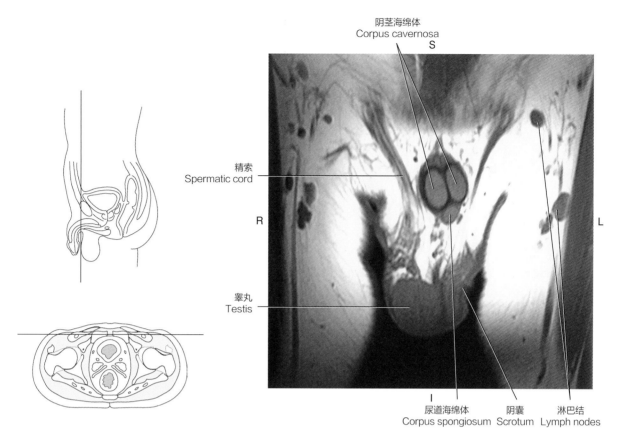

图 8.89 男性骨盆，示精索，T1 加权 MRI，冠状位

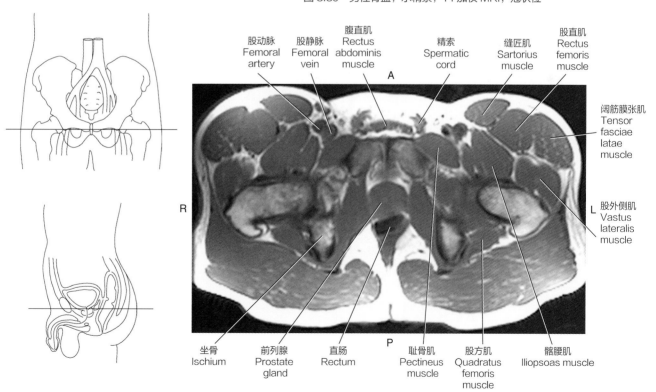

图 8.90 男性骨盆，示精索，T1 加权 MRI，轴位

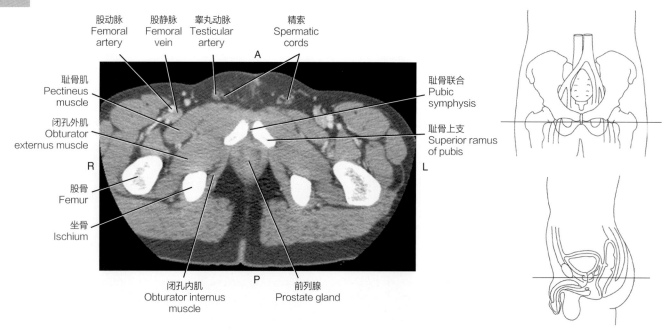

图 8.91　男性骨盆，示精索，CT，轴位

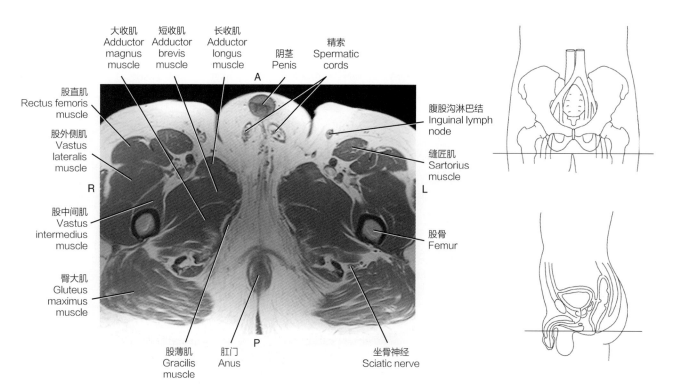

图 8.92　男性骨盆，示精索，T2 加权 MRI，轴位

精囊 精囊为一对附属腺，是卷曲的管道形成的囊状结构，位于膀胱后下方输精管外侧、前列腺的后上方。精囊能产生含有果糖和凝固酶的精囊液，在射精之前与精子混合形成精液（图 8.79、8.80、8.88、8.93 ～ 8.96）。

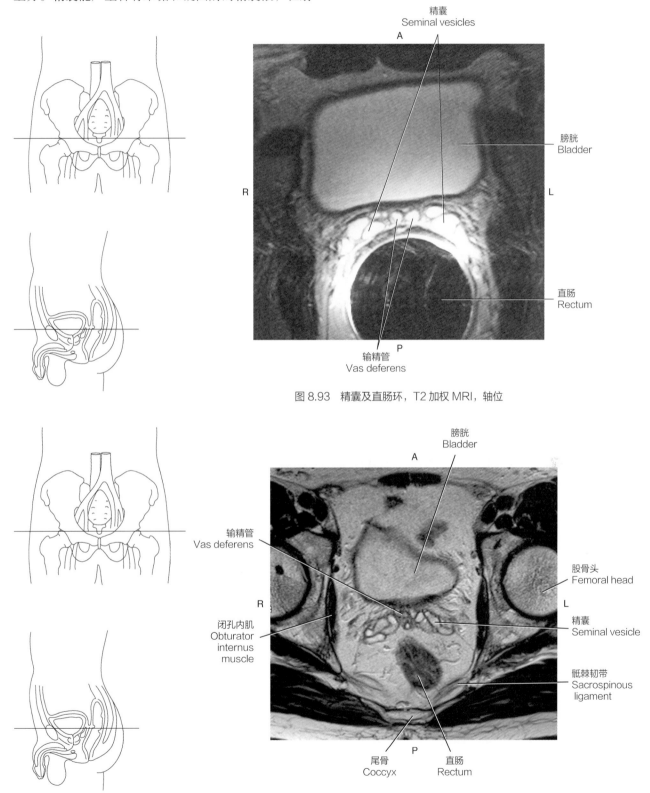

图 8.93　精囊及直肠环，T2 加权 MRI，轴位

图 8.94　男性骨盆，示精囊，T2 加权 MRI，轴位

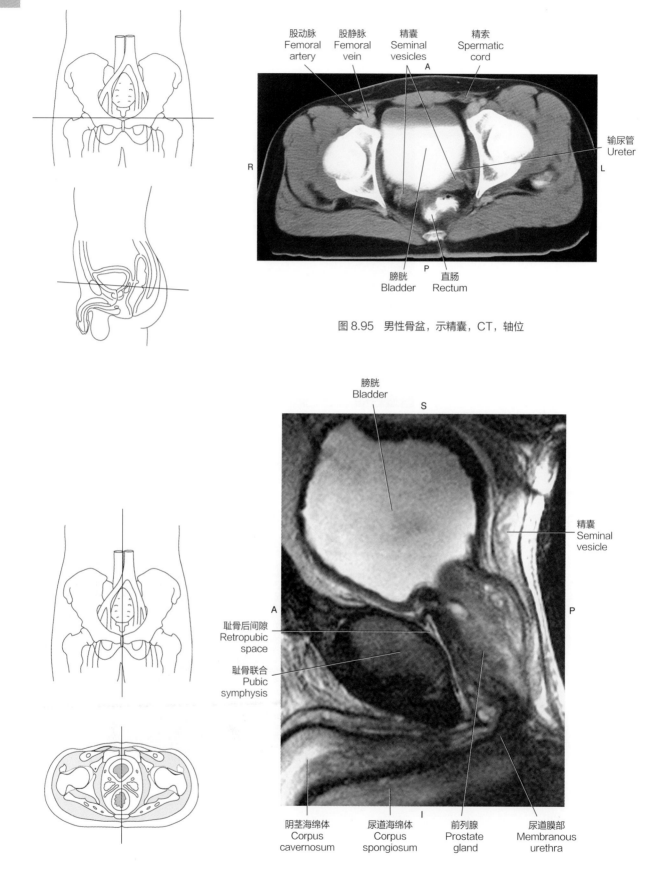

股动脉 Femoral artery   股静脉 Femoral vein   精囊 Seminal vesicles   精索 Spermatic cord

输尿管 Ureter

膀胱 Bladder   直肠 Rectum

图 8.95　男性骨盆，示精囊，CT，轴位

膀胱 Bladder

精囊 Seminal vesicle

耻骨后间隙 Retropubic space

耻骨联合 Pubic symphysis

阴茎海绵体 Corpus cavernosum   尿道海绵体 Corpus spongiosum   前列腺 Prostate gland   尿道膜部 Membranous urethra

图 8.96　前列腺，T2 加权 MRI，矢状位

前列腺　前列腺属于腹膜外的纤维肌性结构，是男性生殖系统中最大的附属腺。它能分泌一种稀薄的弱碱性液体，参与精液的组成。前列腺位于膀胱下方，内有尿道前列腺部，尿道穿过腺体的前部（图 8.79、8.80、8.96、8.97）。前列腺底和膀胱颈相邻，前列腺尖与尿生殖膈相接触。前列腺实质由腺组织和纤维性肌性组织构成，外有由胶原蛋白、弹性蛋白和平滑肌组成的纤维囊包裹。实质可以分为 2 个侧叶、1 个中间叶和前方的肌性纤维肌部分。射精管，从精囊延续而来，向前下方进入腺体中心部，开口于尿道前列腺部的精阜。精阜是尿道前列腺部由纵向黏膜皱襞形成的一个椭圆形隆起，为射精管进入尿道的标志（图 8.98）。腺体组织占前列腺实质的 2/3，可分为以下 4 个断层成像区：中心区、外周区、过渡区和前纤维肌肉间质区（图 8.98 ～ 8.100）。中心区位于前列腺底，在外周区和过渡区之间，约占腺体组织的 25%。中心区围绕着射精管，尖部在精阜。外周区较大，约占腺体组织的 70%。此区沿着前列腺后部从前列腺底延伸到前列腺尖，并围绕着远段尿道。一条明显的线性边界把外周区与中心区和过渡区分开，称为前列腺假包膜或外科包膜。过渡区只占腺体组织的 5%，此区包括 2 个小叶，位于尿道近段（精阜与膀胱颈之间）的外侧。当良性前列腺肥大时，这部分腺体组织增生。尿道周围区仅包括不到 1% 的腺体组织，仅分布在尿道平滑肌壁内。前纤维肌肉间质区缺乏腺体组织，由纤维和平滑肌组成，其向后外侧延伸、变薄，形成围绕前列腺的包膜。

前列腺癌在男性中是发病率居第二位的常见的癌症，特别是 55 岁以后，发病率明显增高。确诊年龄平均为 65 岁。据美国癌症学会统计，每 7 名男性中就有 1 名患有前列腺癌。

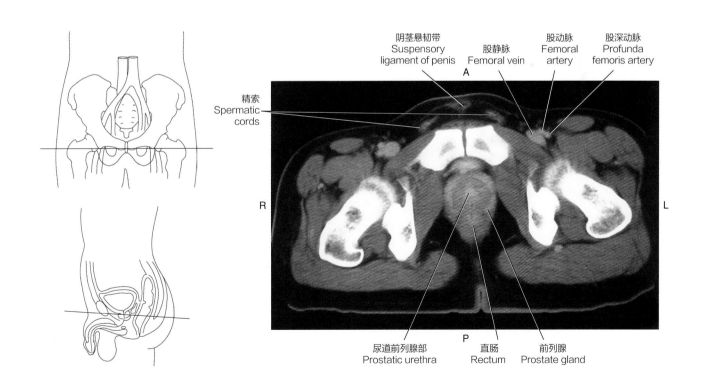

图 8.97　男性盆腔，示前列腺，CT，轴位

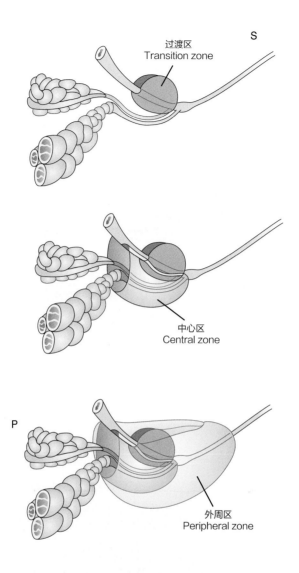

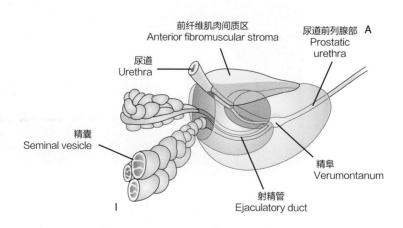

图 8.98　前列腺的解剖分区

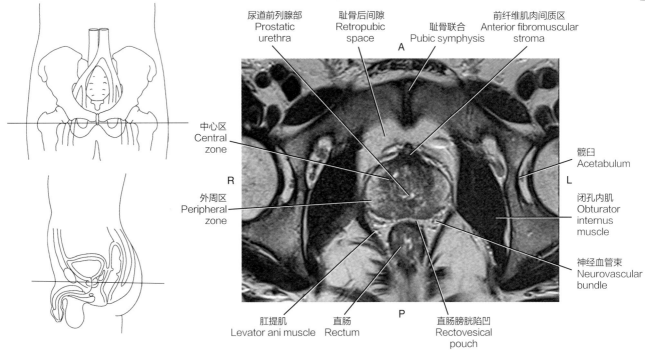

尿道前列腺部
Prostatic
urethra

耻骨后间隙
Retropubic
space

耻骨联合
Pubic symphysis

前纤维肌肉间质区
Anterior fibromuscular
stroma

A

中心区
Central
zone

髋臼
Acetabulum

外周区
Peripheral
zone

R

L

闭孔内肌
Obturator
internus
muscle

神经血管束
Neurovascular
bundle

肛提肌
Levator ani muscle

直肠
Rectum

P

直肠膀胱陷凹
Rectovesical
pouch

图 8.99 男性骨盆，示前列腺，T2 加权 MRI，轴位

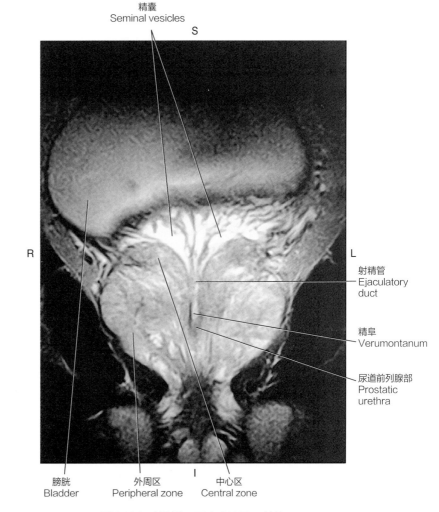

精囊
Seminal vesicles

S

R

L

射精管
Ejaculatory
duct

精阜
Verumontanum

尿道前列腺部
Prostatic
urethra

膀胱
Bladder

外周区
Peripheral zone

I

中心区
Central zone

图 8.100 前列腺，T2 加权 MRI，轴位

尿道球腺　尿道球腺（Cowper 腺）为一对较小的腺体，位于尿道膜部后外侧，嵌于尿生殖膈内。尿道球腺分泌一种碱性液体参与精液的组成，开口于尿道膜部（图 8.101）。

阴茎　阴茎为男性的外生殖器官，通过悬韧带附着于耻骨弓，可分为两部分：附着于耻骨弓的阴茎根和游离的阴茎体。阴茎根由 3 条椭圆柱状的勃起组织（2 条阴茎海绵体和 1 条尿道海绵体）构成。阴茎海绵体内是由胶原纤维网构成的血窦，充血时血窦扩大，海绵体勃起。尿道海绵体主要由密集的静脉丛构成，亦可勃起。2 条阴茎海绵体形成阴茎的上面，尿道海绵体形成阴茎的下面，大部分尿道位于其中。在阴茎根部，阴茎海绵体近端附着于坐骨耻骨支的部分，称为阴茎脚。尿道海绵体后部位于两个阴茎脚之间的部分，称为尿道球，紧附着于尿生殖膈下方。尿道海绵体前部的膨大部分称为阴茎头，前端有尿道外口（图 8.88、8.101 ~ 8.105）。

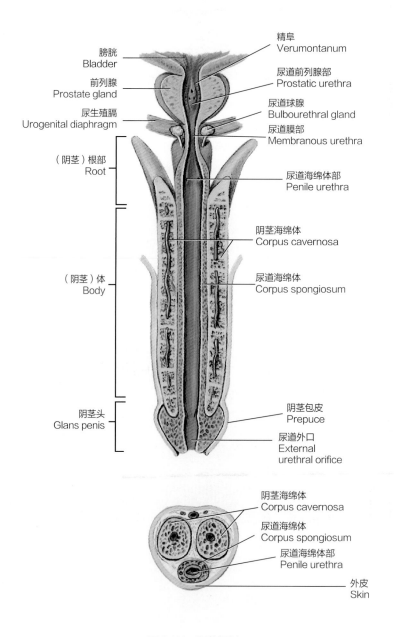

图 8.101　阴茎解剖

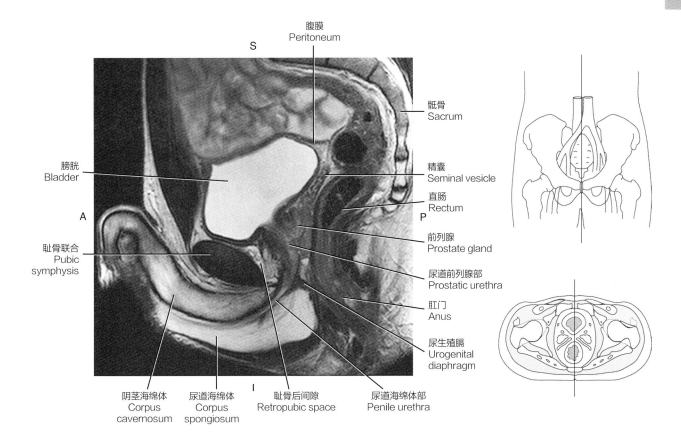

图 8.102　男性骨盆，示阴茎，T2 加权 MRI，矢状位

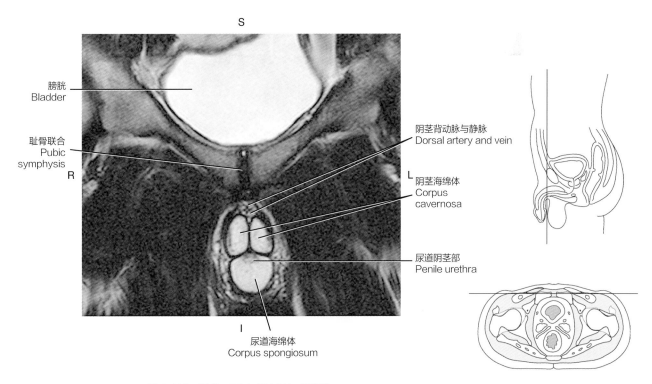

图 8.103　阴茎，T2 加权 MRI，冠状位

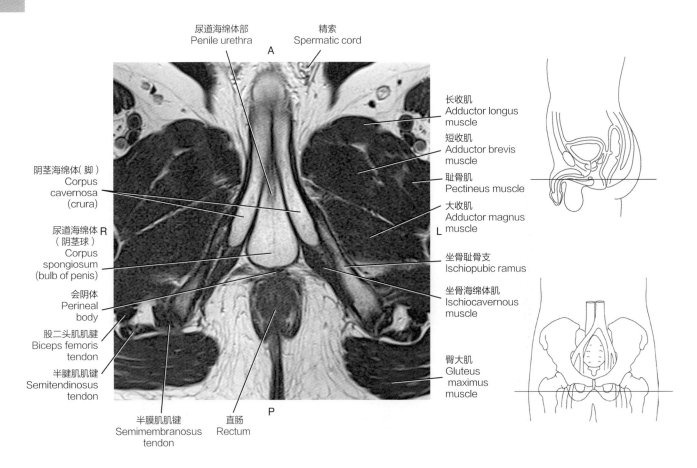

图 8.104　男性骨盆，示阴茎根部，T2 加权 MRI，轴位

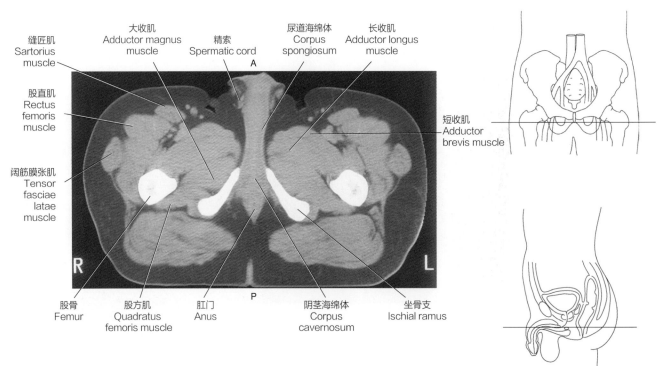

图 8.105　男性骨盆，示阴茎根部，CT，轴位

血管

动脉

腹主动脉从正中线稍左侧腰椎前方进入骨盆。在第4腰椎水平、腹主动脉分叉上方，骶正中动脉起自主动脉背侧壁，继续沿骶骨前方下行至尾骨尖。降主动脉分支为左、右髂总动脉（图8.106～8.108）。髂总动脉在骶髂关节上缘分叉为髂内、外动脉（图8.109）。髂内动脉较小，在髂外静脉内侧向后内进入骨盆，分为前干和后干。髂内动脉前干为会阴、臀区和盆腔脏器供血。髂内动脉前干的分支包括闭孔动脉、脐动脉、男性膀胱下动脉、女性子宫动脉和阴道动脉、直肠中动脉、阴部内动脉和臀下动脉（图8.107）。髂内动脉后干为骨盆后壁和侧壁以及髂嵴和臀区供血。髂内动脉后干的分支包括髂腰动脉、骶外侧动脉和臀上动脉。髂外动脉较大，不进入骨盆，而是沿骨盆上缘出髂窝，约在髂前上棘水平、腹股沟韧带下方延续为股动脉，供应下肢。髂外动脉的分支包括为腹前壁肌和皮肤供血的腹壁下动脉和为腹侧壁肌供血的旋髂深动脉（图8.110～8.120，表8.2）。

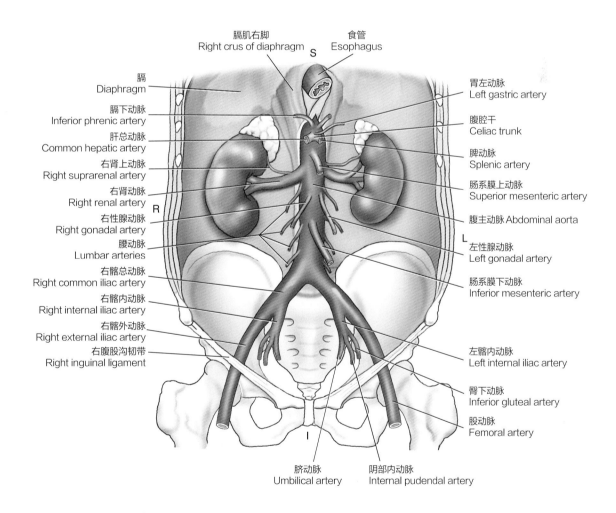

图 8.106　腹主动脉及血管，前面观

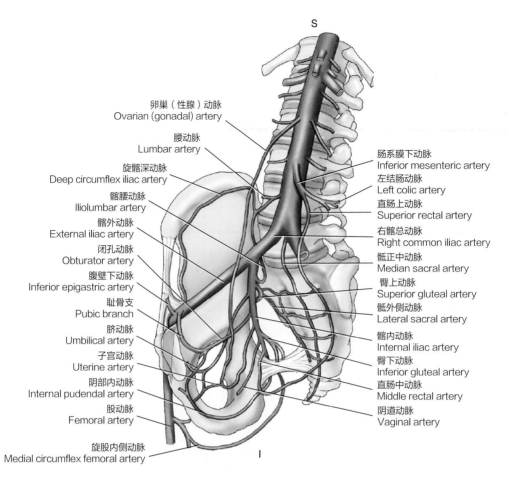

卵巢（性腺）动脉
Ovarian (gonadal) artery

腰动脉
Lumbar artery

旋髂深动脉
Deep circumflex iliac artery

髂腰动脉
Iliolumbar artery

髂外动脉
External iliac artery

闭孔动脉
Obturator artery

腹壁下动脉
Inferior epigastric artery

耻骨支
Pubic branch

脐动脉
Umbilical artery

子宫动脉
Uterine artery

阴部内动脉
Internal pudendal artery

股动脉
Femoral artery

旋股内侧动脉
Medial circumflex femoral artery

肠系膜下动脉
Inferior mesenteric artery

左结肠动脉
Left colic artery

直肠上动脉
Superior rectal artery

右髂总动脉
Right common iliac artery

骶正中动脉
Median sacral artery

臀上动脉
Superior gluteal artery

骶外侧动脉
Lateral sacral artery

髂内动脉
Internal iliac artery

臀下动脉
Inferior gluteal artery

直肠中动脉
Middle rectal artery

阴道动脉
Vaginal artery

S

I

图 8.107　髂动脉，前斜面观

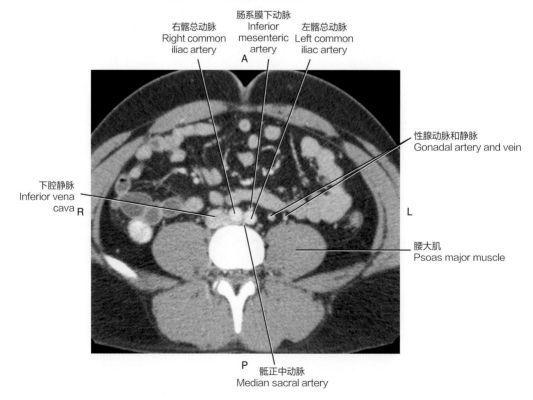

右髂总动脉
Right common
iliac artery

肠系膜下动脉
Inferior
mesenteric
artery

左髂总动脉
Left common
iliac artery

A

性腺动脉和静脉
Gonadal artery and vein

下腔静脉
Inferior vena
cava

R

L

腰大肌
Psoas major muscle

P

骶正中动脉
Median sacral artery

图 8.108　骨盆，示髂总动脉，CT，轴位

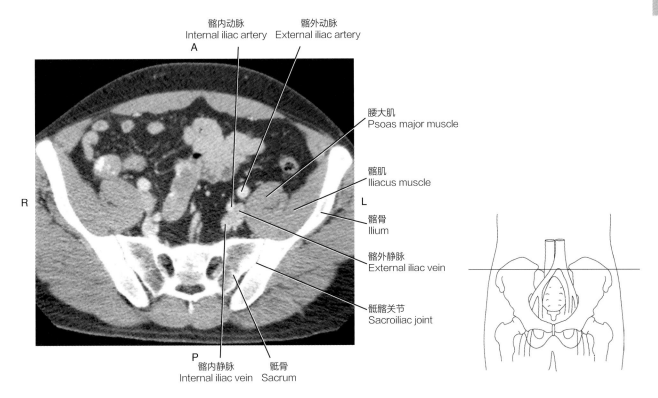

图 8.109　骨盆，示髂内和髂外血管，CT，轴位

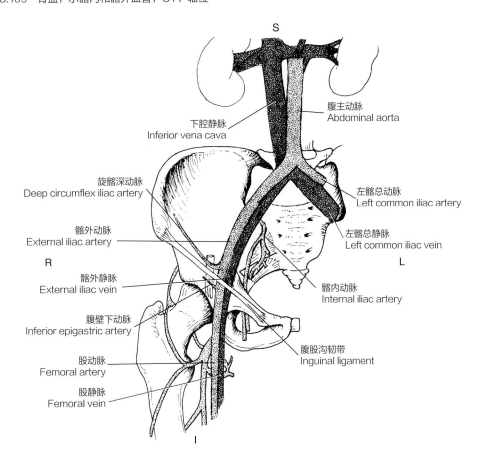

图 8.110　下腔静脉和腹主动脉，前面观

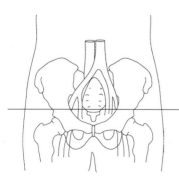

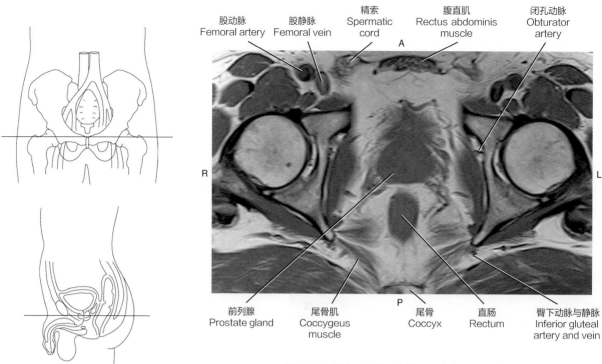

股动脉
Femoral artery

股静脉
Femoral vein

精索
Spermatic cord

腹直肌
Rectus abdominis muscle

闭孔动脉
Obturator artery

A

R

L

前列腺
Prostate gland

尾骨肌
Coccygeus muscle

尾骨
Coccyx

直肠
Rectum

臀下动脉与静脉
Inferior gluteal artery and vein

P

图 8.111　骨盆，示臀下血管，T1 加权 MRI，轴位

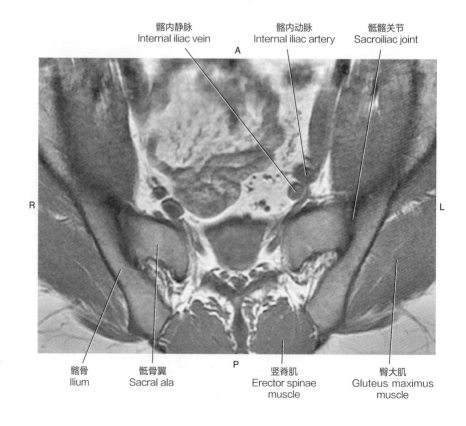

髂内静脉
Internal iliac vein

髂内动脉
Internal iliac artery

骶髂关节
Sacroiliac joint

A

R

L

髂骨
Ilium

骶骨翼
Sacral ala

竖脊肌
Erector spinae muscle

臀大肌
Gluteus maximus muscle

P

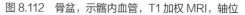

图 8.112　骨盆，示髂内血管，T1 加权 MRI，轴位

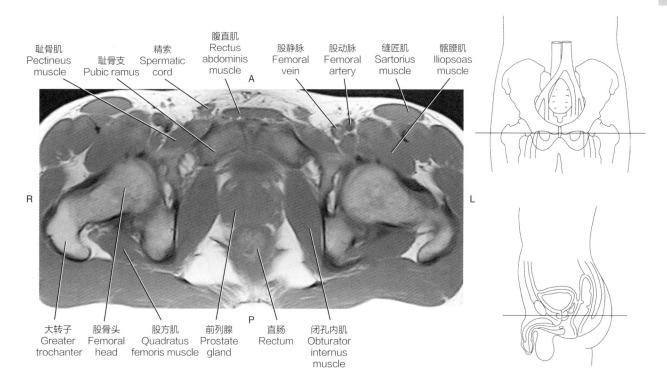

耻骨肌
Pectineus
muscle

耻骨支
Pubic ramus

精索
Spermatic
cord

腹直肌
Rectus
abdominis
muscle

股静脉
Femoral
vein

股动脉
Femoral
artery

缝匠肌
Sartorius
muscle

髂腰肌
Iliopsoas
muscle

大转子
Greater
trochanter

股骨头
Femoral
head

股方肌
Quadratus
femoris muscle

前列腺
Prostate
gland

直肠
Rectum

闭孔内肌
Obturator
internus
muscle

图 8.113 骨盆，示股动脉和股静脉，T1 加权 MRI，轴位

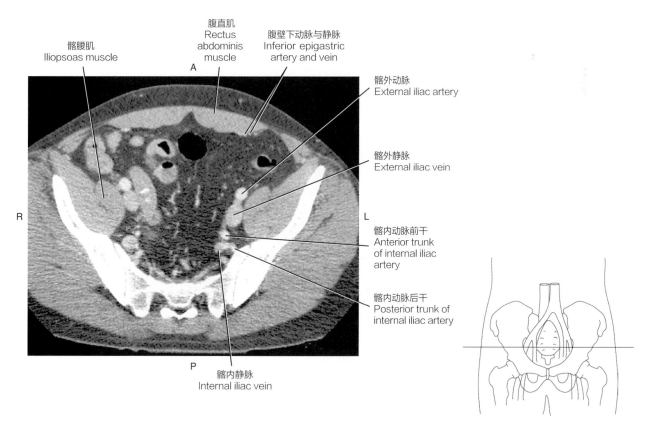

髂腰肌
Iliopsoas muscle

腹直肌
Rectus
abdominis
muscle

腹壁下动脉与静脉
Inferior epigastric
artery and vein

髂外动脉
External iliac artery

髂外静脉
External iliac vein

髂内动脉前干
Anterior trunk
of internal iliac
artery

髂内动脉后干
Posterior trunk of
internal iliac artery

髂内静脉
Internal iliac vein

图 8.114 骨盆，示髂血管，CT，轴位

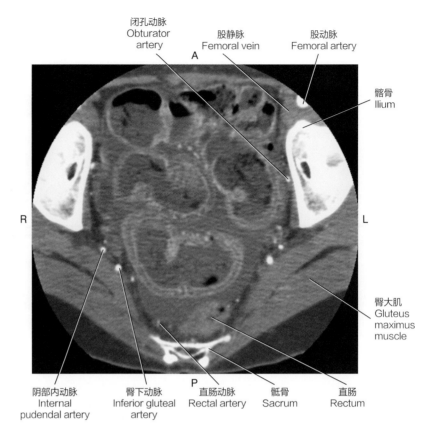

图 8.115　骨盆，示阴部内动脉，CT，轴位

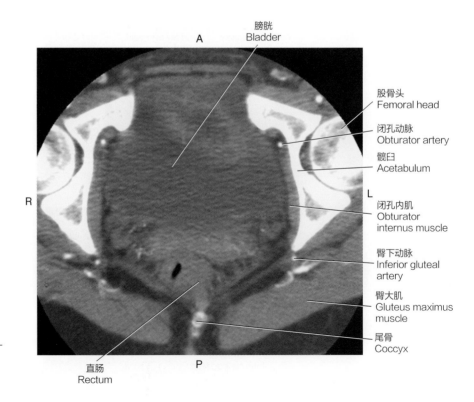

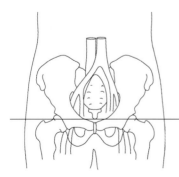

图 8.116　骨盆，示闭孔动脉，CT，轴位

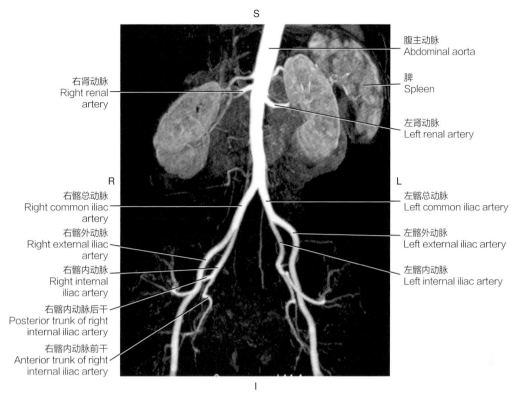

右肾动脉
Right renal
artery

腹主动脉
Abdominal aorta

脾
Spleen

左肾动脉
Left renal artery

右髂总动脉
Right common iliac
artery

左髂总动脉
Left common iliac artery

右髂外动脉
Right external iliac
artery

左髂外动脉
Left external iliac artery

右髂内动脉
Right internal
iliac artery

左髂内动脉
Left internal iliac artery

右髂内动脉后干
Posterior trunk of right
internal iliac artery

右髂内动脉前干
Anterior trunk of right
internal iliac artery

图 8.117　腹主动脉和髂血管，MRA

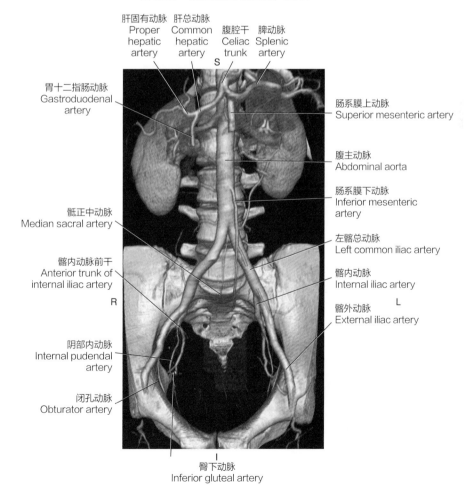

肝固有动脉
Proper
hepatic
artery

肝总动脉
Common
hepatic
artery

腹腔干
Celiac
trunk

脾动脉
Splenic
artery

胃十二指肠动脉
Gastroduodenal
artery

肠系膜上动脉
Superior mesenteric artery

腹主动脉
Abdominal aorta

肠系膜下动脉
Inferior mesenteric
artery

骶正中动脉
Median sacral artery

左髂总动脉
Left common iliac artery

髂内动脉前干
Anterior trunk of
internal iliac artery

髂内动脉
Internal iliac artery

髂外动脉
External iliac artery

阴部内动脉
Internal pudendal
artery

闭孔动脉
Obturator artery

臀下动脉
Inferior gluteal artery

图 8.118　腹主动脉和髂血管，三维 CTA

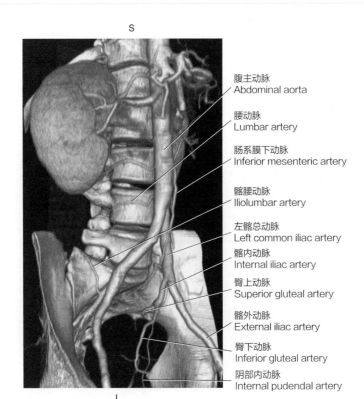

腹主动脉
Abdominal aorta

腰动脉
Lumbar artery

肠系膜下动脉
Inferior mesenteric artery

髂腰动脉
Iliolumbar artery

左髂总动脉
Left common iliac artery

髂内动脉
Internal iliac artery

臀上动脉
Superior gluteal artery

髂外动脉
External iliac artery

臀下动脉
Inferior gluteal artery

阴部内动脉
Internal pudendal artery

图 8.119　腹主动脉和髂血管，三维 CTA，前斜位

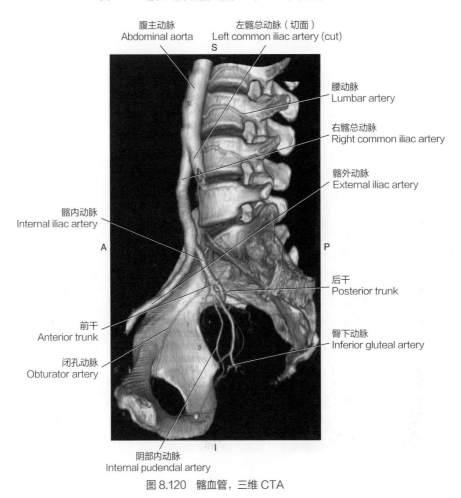

腹主动脉
Abdominal aorta

左髂总动脉（切面）
Left common iliac artery (cut)

腰动脉
Lumbar artery

右髂总动脉
Right common iliac artery

髂外动脉
External iliac artery

髂内动脉
Internal iliac artery

后干
Posterior trunk

前干
Anterior trunk

臀下动脉
Inferior gluteal artery

闭孔动脉
Obturator artery

阴部内动脉
Internal pudendal artery

图 8.120　髂血管，三维 CTA

表 8.2　髂内、髂外动脉分支	
动脉分支	**供血范围**
髂内动脉前干	
闭孔动脉	大腿内侧
脐动脉	膀胱上部、输精管
子宫动脉	子宫、子宫颈和阴道
阴道动脉	阴道、膀胱后下部、尿道盆部
膀胱下动脉	前列腺、精囊、膀胱后下部
直肠中动脉	直肠末端、前列腺和精囊或阴道
阴部内动脉	肛管和会阴
臀下动脉	臀部和大腿后面的肌肉及皮肤
髂内动脉后干	
髂腰动脉	腰大肌、髂肌、腰方肌、臀肌和马尾
骶外侧动脉	脊膜、骶神经根、骶骨背面皮肤和肌肉
臀上动脉	闭孔内肌、梨状肌和臀肌
髂外动脉分支	
腹壁下动脉	沿腹部上行与腹壁上动脉（胸廓内动脉）吻合，共同供应腹前壁
旋髂深动脉	沿腹部上行与腹壁上动脉（胸廓内动脉）吻合，供应腹前壁外侧部

静脉

　　盆部的静脉大部分与相应的动脉伴行。盆部血液主要通过髂内静脉及属支回流（图 8.121、8.122），但也有一部分通过直肠上静脉、骶正中静脉和性腺静脉回流。髂内静脉位于髂内动脉内侧沿盆壁上行，收集盆腔脏器的静脉血。髂内静脉的属支和髂内动脉的分支基本伴行，但略有差异，如髂腰静脉通常汇入髂总静脉。此外，盆部静脉形成的静脉丛主要回流至髂内静脉（图 8.122），例如子宫静脉丛、阴道静脉丛、前列腺静脉丛、膀胱静脉丛和直肠静脉丛。髂外

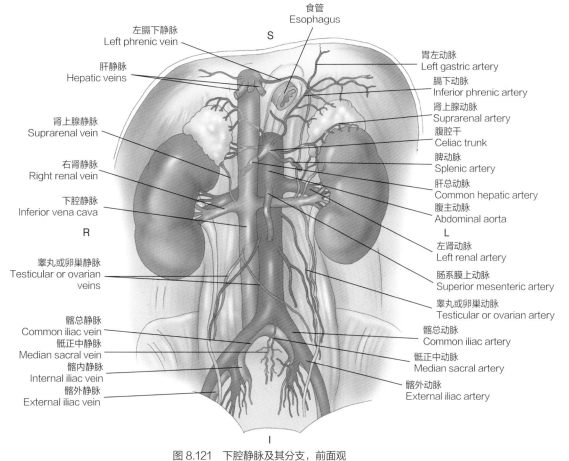

食管
Esophagus

左膈下静脉
Left phrenic vein

肝静脉
Hepatic veins

胃左动脉
Left gastric artery

膈下动脉
Inferior phrenic artery

肾上腺动脉
Suprarenal artery

腹腔干
Celiac trunk

脾动脉
Splenic artery

肾上腺静脉
Suprarenal vein

右肾静脉
Right renal vein

下腔静脉
Inferior vena cava

肝总动脉
Common hepatic artery

腹主动脉
Abdominal aorta

左肾动脉
Left renal artery

肠系膜上动脉
Superior mesenteric artery

睾丸或卵巢静脉
Testicular or ovarian veins

睾丸或卵巢动脉
Testicular or ovarian artery

髂总静脉
Common iliac vein

骶正中静脉
Median sacral vein

髂内静脉
Internal iliac vein

髂外静脉
External iliac vein

髂总动脉
Common iliac artery

骶正中动脉
Median sacral artery

髂外动脉
External iliac artery

图 8.121　下腔静脉及其分支，前面观

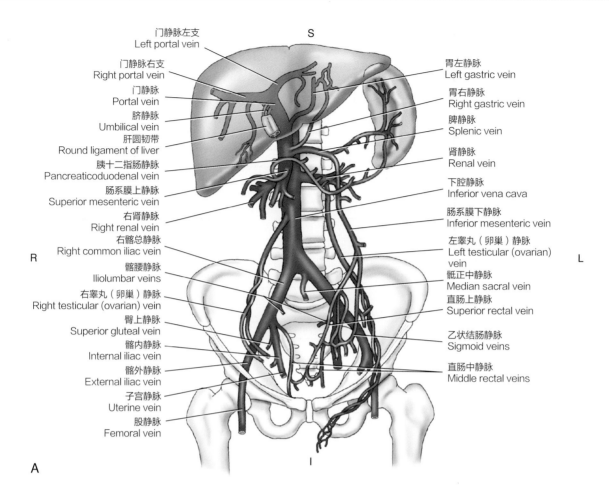

门静脉左支 Left portal vein
门静脉右支 Right portal vein
门静脉 Portal vein
脐静脉 Umbilical vein
肝圆韧带 Round ligament of liver
胰十二指肠静脉 Pancreaticoduodenal vein
肠系膜上静脉 Superior mesenteric vein
右肾静脉 Right renal vein
右髂总静脉 Right common iliac vein
髂腰静脉 Iliolumbar veins
右睾丸（卵巢）静脉 Right testicular (ovarian) vein
臀上静脉 Superior gluteal vein
髂内静脉 Internal iliac vein
髂外静脉 External iliac vein
子宫静脉 Uterine vein
股静脉 Femoral vein

胃左静脉 Left gastric vein
胃右静脉 Right gastric vein
脾静脉 Splenic vein
肾静脉 Renal vein
下腔静脉 Inferior vena cava
肠系膜下静脉 Inferior mesenteric vein
左睾丸（卵巢）静脉 Left testicular (ovarian) vein
骶正中静脉 Median sacral vein
直肠上静脉 Superior rectal vein
乙状结肠静脉 Sigmoid veins
直肠中静脉 Middle rectal veins

S
R
L
I
A

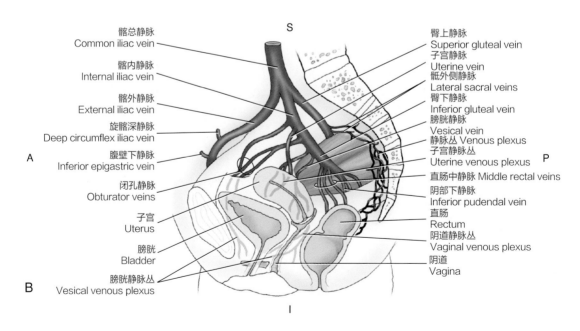

髂总静脉 Common iliac vein
髂内静脉 Internal iliac vein
髂外静脉 External iliac vein
旋髂深静脉 Deep circumflex iliac vein
腹壁下静脉 Inferior epigastric vein
闭孔静脉 Obturator veins
子宫 Uterus
膀胱 Bladder
膀胱静脉丛 Vesical venous plexus

臀上静脉 Superior gluteal vein
子宫静脉 Uterine vein
骶外侧静脉 Lateral sacral veins
臀下静脉 Inferior gluteal vein
膀胱静脉 Vesical vein
静脉丛 Venous plexus
子宫静脉丛 Uterine venous plexus
直肠中静脉 Middle rectal veins
阴部下静脉 Inferior pudendal vein
直肠 Rectum
阴道静脉丛 Vaginal venous plexus
阴道 Vagina

S
A
P
I
B

图 8.122　A. 骨盆静脉；B. 女性骨盆静脉

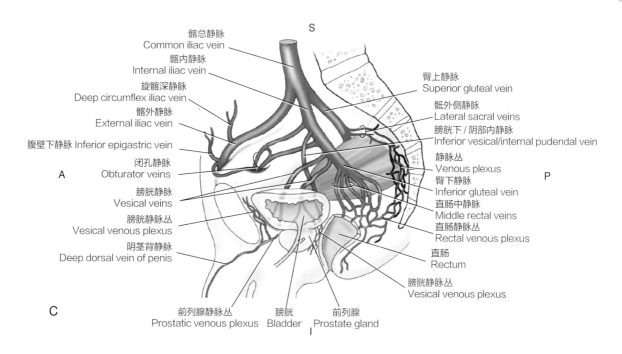

图 8.122（续）　C. 男性骨盆静脉

静脉是股静脉向上的延续，收集下肢的静脉血。髂外静脉通常在髂外动脉的内侧上行，约在骶髂关节水平转至其后，注入髂总静脉。髂总静脉起自髂内静脉和髂外静脉汇合处，走行于髂总动脉后方。在第 5 腰椎水平，左、右髂总静脉在正中线稍右侧汇合为下腔静脉，后者继续在腹部上行，位于腹主动脉的右侧（图8.108 ～ 8.115、8.122）。

淋巴结

盆腔淋巴结多沿相应血管排列，与骨盆血管相对应的淋巴结群包括髂总淋巴结群、髂内淋巴结群、髂外淋巴结群和骶淋巴结群（图 8.123）。髂总淋巴结群沿髂总动脉排列的有两群：外侧群和正中群。外侧群通过髂外淋巴结和髂内淋巴结收纳下肢和骨盆的淋巴。正中群直接回收盆内脏器的淋巴，也通过髂内淋巴结群和骶淋巴结群间接收纳淋巴。闭孔淋巴结分布在闭孔内肌的中部，属于髂总淋巴结内侧群。髂外淋巴结群分布在髂外血管周围，收纳下肢、腹壁、膀胱、男性前列腺和女性子宫、阴道的淋巴。髂内淋巴结群分布在髂内血管及其分支周围，收纳所有盆腔器官、会阴深部、臀部和大腿的淋巴。骶淋巴结群分布于骶正中动脉和骶外侧动脉周围，收纳骨盆后壁、直肠、膀胱颈、前列腺或子宫颈的淋巴。腹股沟淋巴结群接受下肢、会阴、脐部以下的腹前壁、臀部和部分肛管的淋巴。腹股沟淋巴结群分为腹股沟浅淋巴结群和腹股沟深淋巴结群。腹股沟浅淋巴结群位于皮下组织，在腹股沟韧带下方、股血管前内侧。腹股沟深淋巴结在坐骨结节水平，位于股血管内侧，数量较少。盆腔淋巴结短轴超过 10mm 时即被认为是病理性肿大（图8.124 ～ 8.126）。

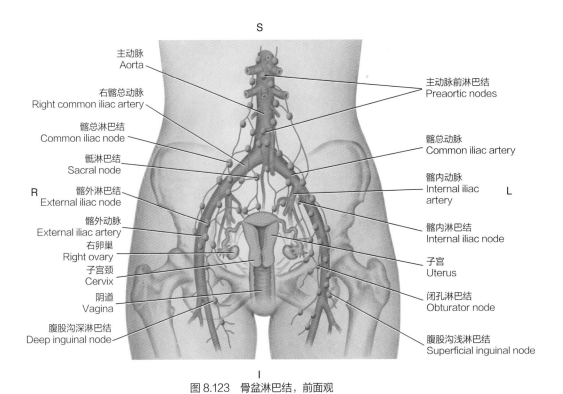

主动脉
Aorta

右髂总动脉
Right common iliac artery

髂总淋巴结
Common iliac node

骶淋巴结
Sacral node

髂外淋巴结
External iliac node

髂外动脉
External iliac artery

右卵巢
Right ovary

子宫颈
Cervix

阴道
Vagina

腹股沟深淋巴结
Deep inguinal node

主动脉前淋巴结
Preaortic nodes

髂总动脉
Common iliac artery

髂内动脉
Internal iliac artery

髂内淋巴结
Internal iliac node

子宫
Uterus

闭孔淋巴结
Obturator node

腹股沟浅淋巴结
Superficial inguinal node

图 8.123　骨盆淋巴结，前面观

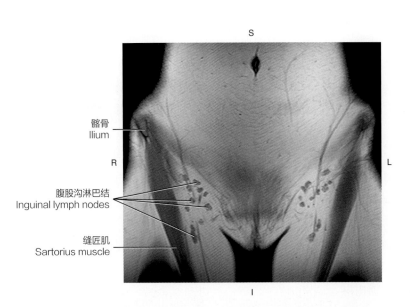

髂骨
Ilium

腹股沟淋巴结
Inguinal lymph nodes

缝匠肌
Sartorius muscle

图 8.124　骨盆，示淋巴结，T1 加权 MRI，冠状位

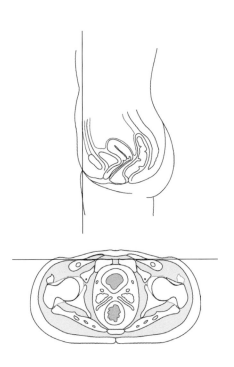

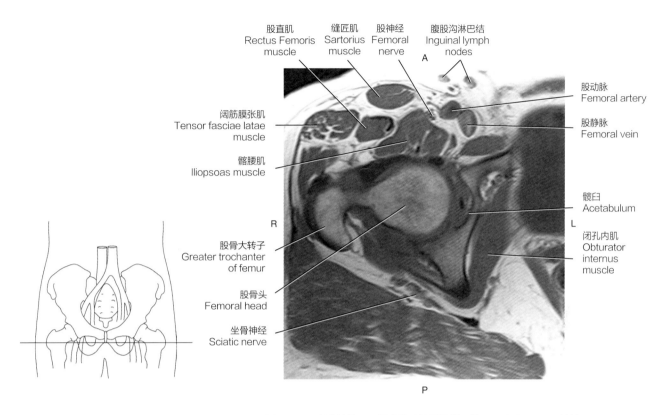

图 8.125　右髋关节，示股血管及腹股沟淋巴结，T1 加权 MRI，轴位

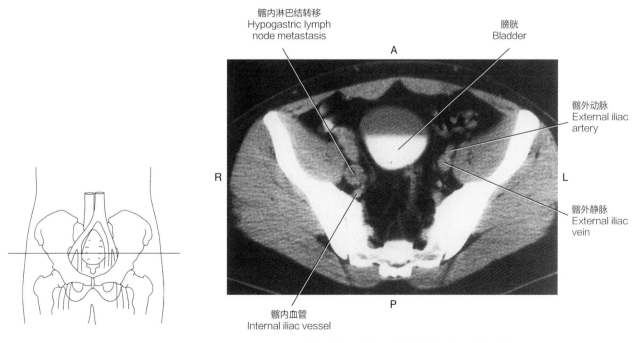

图 8.126　骨盆，示增大的淋巴结，CT，轴位

参考文献

Anderson, M. W., & Fox, M. G. (2017). *Sectional anatomy by MRI and CT* (4th ed.). Philadelphia: Elsevier.

Federle, M. P., & Raman, S. P. (2015). *Diagnostic imaging: Gastrointestinal (3rd ed.). Philadelphia:* Elsevier.

Frank, G. (2012). *Merrill's atlas of radiographic positions and radiologic procedures* (12th ed.). St. Louis: Mosby.

Haaga, J. R., & Boll, D. T. (2017). *CT and MRI of the whole body* (6th ed.). Philadelphia: Elsevier.

Hagen–Ansert, S. L. (2012). *Textbook of diagnostic sonography* (7th ed.). St. Louis: Elsevier.

Sahani, D. V., & Samir, A. E. (2017). *Abdominal imaging* (2nd ed.). Philadelphpia: Elsevier.

Seidel, H. M., Ball, J. W., & Dains, J. E., et al. (2010). *Mosby's guide to physical examination* (7th ed.). St. Louis: Mosby.

Standring, S. (2012). *Gray's anatomy, the anatomical basis of clinical practice* (41st ed.). New York: Elsevier.

Torigian, D. A., & Kitazono, M. T. (2013). *Netter's correlative imaging: Abdominal and pelvic anatomy* (1st ed.). Philadelphia: Elsevier.

Weir, J., & Abrahams, P. H. (2011). *Imaging atlas of human anatomy* (4th ed.). London: Elsevier.

第九章
上肢

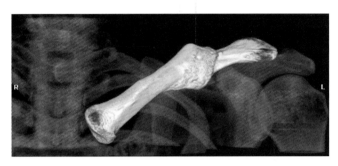

图 9.1　愈合中的锁骨骨折的三维 CT

It is sometimes on one's weakest limbs that one must lean in order to keep going.

有时候，人往往要依赖于看似最脆弱的四肢才能生存下去。

Jean Rostand, *Substance of Man*

运动系统结构的复杂性使得辨识上肢的解剖结构颇具挑战性（图 9.1）。解剖学以及关于这些部位的运动功能学基础知识可以提高医疗专业人员对病变与损伤的分辨能力。

目　标

- 辨别上肢的骨性结构
- 辨别参与肩关节盂唇组成的结构
- 描述肩关节和肘关节的关节囊
- 列出并描述上肢各关节的韧带和肌腱
- 辨别并叙述各肌的作用及起止点
- 辨别上肢的大动脉和大静脉
- 列出并辨别分布于上肢的神经

纲　要

肩部

骨性结构

组成肩带的骨性结构包括锁骨、肩胛骨和肱骨（图 9.2、9.3）。

锁骨　锁骨是唯一直接与躯干相连的上肢骨，为一些肌肉和韧带提供附着点，它横于颈根部，是较细的长骨，从胸骨横向伸至肩胛骨的肩峰。胸骨端粗大，与胸骨柄构成胸锁关节，肩峰端扁平，与肩胛骨肩峰构成肩锁关节。锁骨体的内侧 2/3 凸向前，外侧 1/3

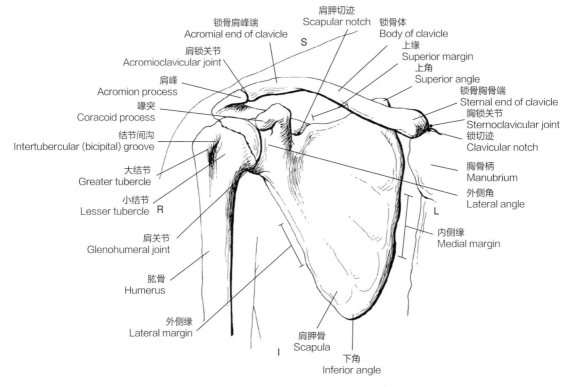

图 9.2　肩带，前面观

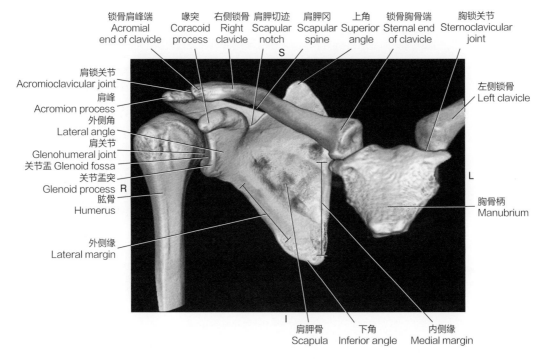

图 9.3　肩带，三维 CT

凸向后 (图 9.2~9.6)。

　　肩胛骨　肩胛骨为三角形扁骨，组成肩带的后部。它有 3 个缘，即内侧缘（脊柱缘）、外侧缘（腋缘）和上缘，肩胛骨的 3 个缘以上角、下角和外侧角为分界点（图 9.2、9.3）。肩胛骨的前面为一个平坦的浅窝，称肩胛下窝。肩胛骨的后面被肩胛冈分为较小的冈上

窝和较大的冈下窝（图 9.7）。肩胛骨有 4 个突起供肩带肌和韧带附着，包括肩胛冈、肩峰、喙突和盂突（图 9.7~9.10）。肩胛冈起自肩胛骨后面上 1/3 处，斜向外上伸展成为肩峰。肩胛冈和肩峰移行处有冈盂切迹，是冈上窝和冈下窝之间的通道。肩胛骨前外侧有一个鸟喙样的突起，称喙突，起自盂突的内侧，有韧带和

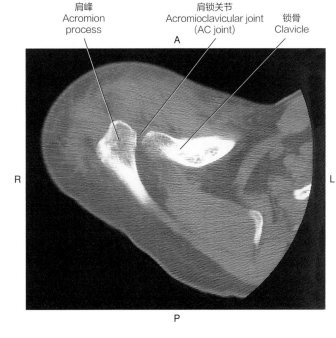

图 9.4　右肩和肩锁关节，CT，轴位

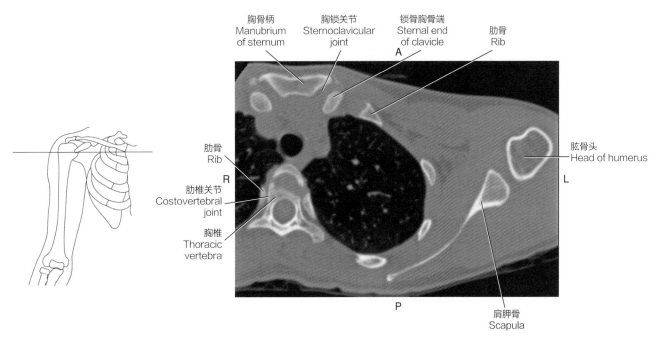

图 9.5　左肩和胸锁关节，CT，轴位

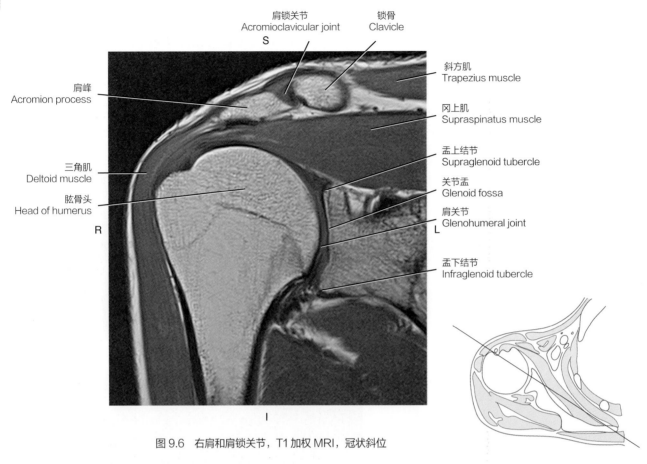

图9.6 右肩和肩锁关节，T1加权MRI，冠状斜位

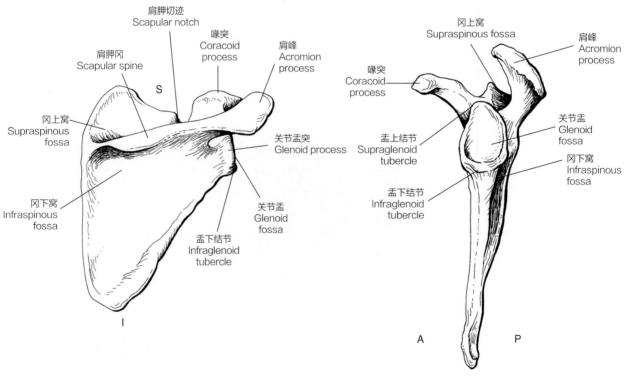

图9.7 肩胛骨，后面观

图9.8 肩胛骨，侧面观

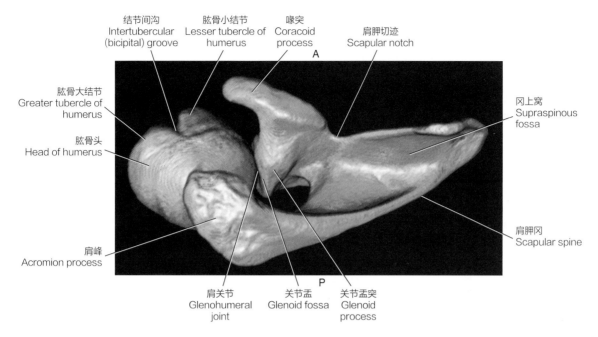

图 9.9 肩胛骨上方，三维 CT

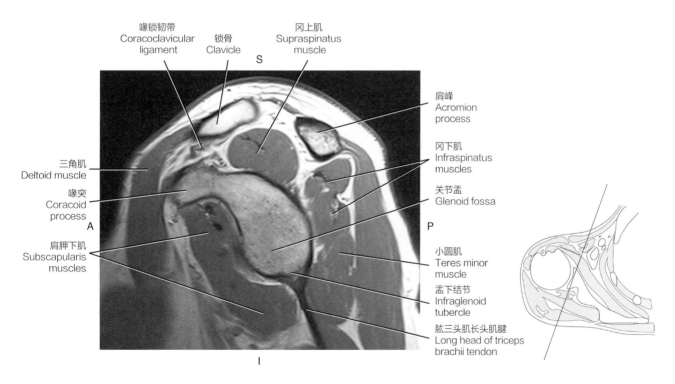

图 9.10 肩部，T1 加权，MRI，矢状斜位

肌腱附着，可保护其下方的肩关节。喙突是胸小肌、肱二头肌短头和喙肱肌的附着点。肩胛（上）切迹位于喙突的内侧、肩胛骨的上缘，有肩胛上神经经过（图 9.2、9.3、9.9）。盂突是肩胛骨最大的突起，构成肩胛骨的外侧角，末端的凹陷结构称为关节盂（肩关节窝）

（图 9.3、9.6~9.11）。关节盂上方和下方各有 1 个小的结节，称盂上结节和盂下结节，分别是肱二头肌长头和肱三头肌长头的附着点（图 9.6~9.8、9.10、9.12）。肩胛骨关节盂的关节面较浅，与相对较大的肱骨头关节面构成运动灵活的肩关节（图 9.2、9.3、9.6、9.9、9.11、9.12）。

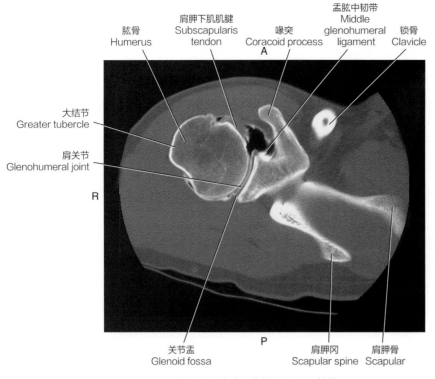
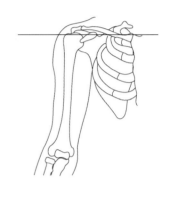

图 9.11　右肩，造影后，CT，轴位

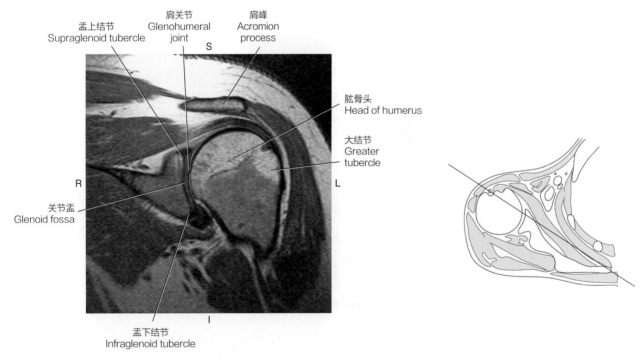

图 9.12　左肩，T1 加权 MRI，冠状斜位

　　肱骨近端　肱骨是长骨，其上方与肩胛骨相关节，下方与桡骨及尺骨相关节。它由近端、体（干）和远端组成（图 9.13）。近端即肱骨头，有两个结节从肱骨头膨出，可为肌腱和韧带提供附着点。肱骨小结节位于肱骨头前面，而肱骨大结节位于肱骨头外侧（图 9.12~9.15），两结节之间有结节间沟（图 9.9、9.13~9.15）。肱骨有两个颈，分别为近端的解剖颈和结节下方距肱骨头稍远处的外科颈（图 9.13、9.16）。肱骨体中部前外侧面有粗糙的三角肌粗隆，是三角肌的附着点（图 9.13）。

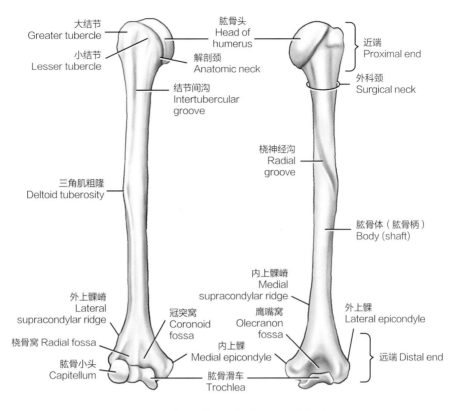

图 9.13 肱骨，前面观（A）和后面观（B）

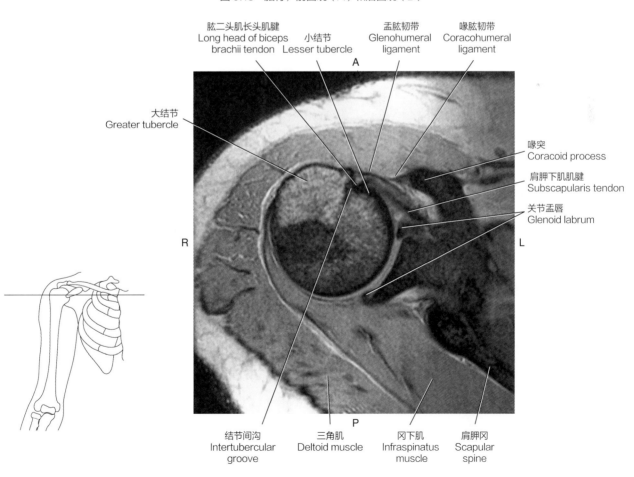

图 9.14 右肩，T1 加权 MRI，轴位

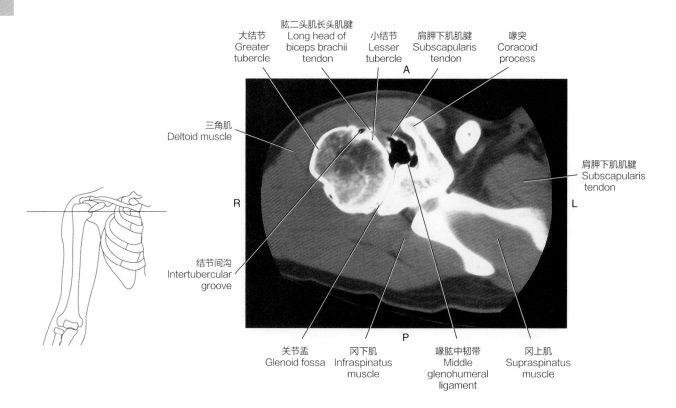

大结节
Greater
tubercle

肱二头肌长头肌腱
Long head of
biceps brachii
tendon

小结节
Lesser
tubercle

肩胛下肌肌腱
Subscapularis
tendon

喙突
Coracoid
process

A

三角肌
Deltoid muscle

肩胛下肌肌腱
Subscapularis
tendon

R

L

结节间沟
Intertubercular
groove

P

关节盂
Glenoid fossa

冈下肌
Infraspinatus
muscle

喙肱中韧带
Middle
glenohumeral
ligament

冈上肌
Supraspinatus
muscle

图 9.15　右肩，造影后，CT，轴位

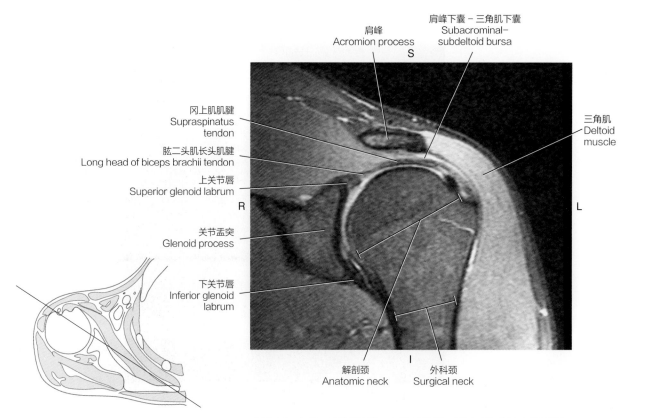

肩峰
Acromion process

肩峰下囊－三角肌下囊
Subacrominal-
subdeltoid bursa

S

冈上肌肌腱
Supraspinatus
tendon

三角肌
Deltoid
muscle

肱二头肌长头肌腱
Long head of biceps brachii tendon

上关节唇
Superior glenoid labrum

R

L

关节盂突
Glenoid process

下关节唇
Inferior glenoid
labrum

I

解剖颈
Anatomic neck

外科颈
Surgical neck

图 9.16　左肩，示肩峰下囊－三角肌下囊，T2 加权 MRI，冠状斜位

关节盂唇和韧带

关节盂的外缘围有环形的关节盂唇，以加深关节窝的关节面（图9.17）。关节盂唇在上方与肱二头肌的长头融合，其横断面呈三角形（图9.14、9.18）。肩关节周围的3条盂肱韧带（上、中、下）可加强关节囊的稳固性，也参与构成关节盂唇（图9.14、9.17、9.19）。

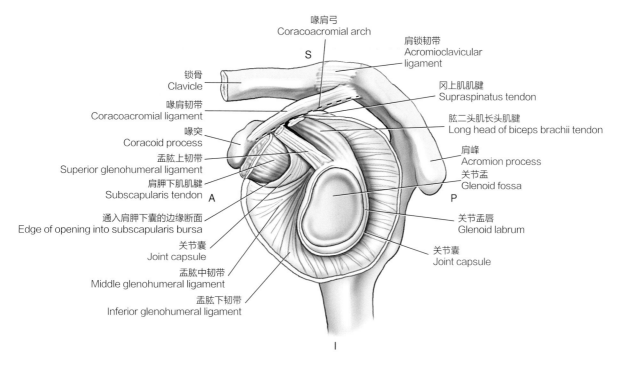

图 9.17　盂肱韧带和关节盂唇，侧面观

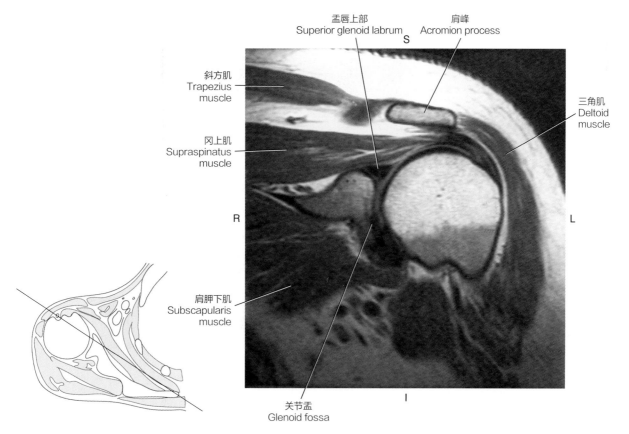

图 9.18　左肩，示关节盂，T1 加权 MRI，冠状斜位

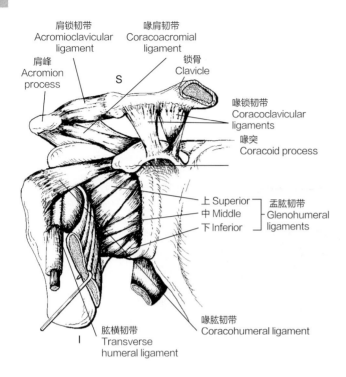

图 9.19　肩部韧带，前面观

这 3 条韧带从肩胛骨盂上结节连至肱骨小结节。喙肱韧带起自喙突外侧面，止于肱骨大结节（图 9.14、9.19）。喙肩韧带是肩关节上部非常重要的韧带，张于喙突和肩峰之间，三者共同形成称为喙肩弓的坚固桥形结构，以保护肱骨头和肌腱袖，还可防止肱骨头从肩关节囊上方脱出（图 9.17、9.19、9.20）。喙锁韧带张于锁骨和肩胛骨喙突之间，协助维持锁骨与肩峰的位置联系，（图 9.19、9.21~9.23）。肩锁韧带位于肩锁关节处，可为肩关节上面提供保护和支持（图 9.17、9.19、9.22、9.24）。肱横韧带是一条扁阔的韧带，横行连于肱骨大、小结节之间，覆盖于结节间沟上方，可保护肱二头肌长头（图 9.19）。肩关节的韧带如图 9.20~9.35 所示。

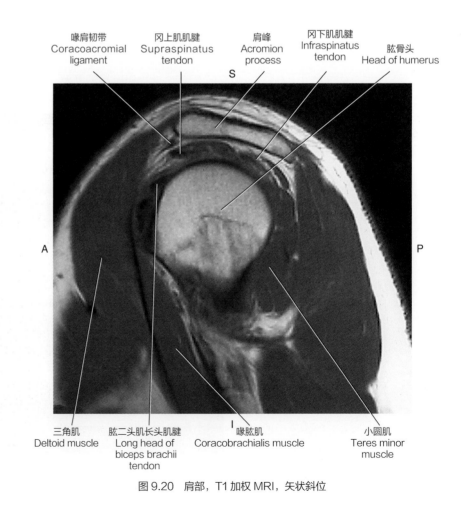

图 9.20　肩部，T1 加权 MRI，矢状斜位

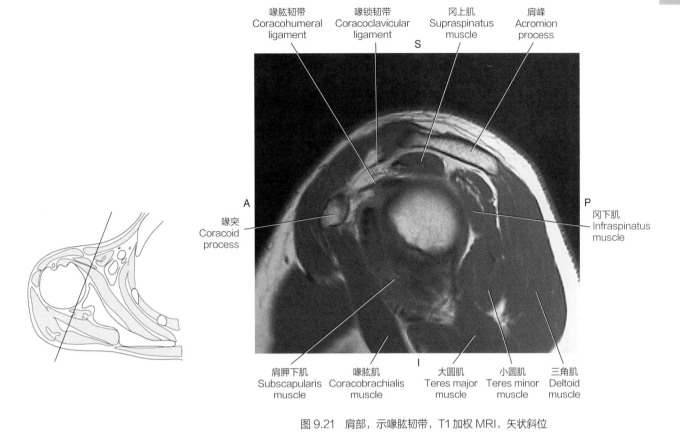

喙肱韧带
Coracohumeral
ligament

喙锁韧带
Coracoclavicular
ligament

冈上肌
Supraspinatus
muscle

肩峰
Acromion
process

S

A

P

喙突
Coracoid
process

冈下肌
Infraspinatus
muscle

I

肩胛下肌
Subscapularis
muscle

喙肱肌
Coracobrachialis
muscle

大圆肌
Teres major
muscle

小圆肌
Teres minor
muscle

三角肌
Deltoid
muscle

图 9.21　肩部，示喙肱韧带，T1 加权 MRI，矢状斜位

喙锁韧带
Coracoclavicular
ligament

锁骨
Clavicle

肩锁韧带
Acromioclavicular
ligament

盂唇上部
Superior
glenoid
labrum

肩峰
Acromion
process

S

冈上肌
Supraspinatus
muscle

喙肱韧带
Coracohumeral
ligament

喙突
Coracoid
process

臂丛
Brachial
plexus

肩胛下肌肌腱
Subscapularis
tendon

肩关节前囊
Anterior capsule of
shoulder joint

A

P

冈下肌
Infraspinatus
muscle

小圆肌
Teres minor
muscle

三角肌
Deltoid
muscle

大圆肌
Teres major
muscle

肱三头肌
Triceps
brachii
muscle

喙肱肌
Coracobrachialis
muscle

肩胛下肌
Subscapularis
muscle

肩关节
Glenohumeral joint

I

图 9.22　肩部，示肩锁韧带，T1 加权 MRI，矢状斜位

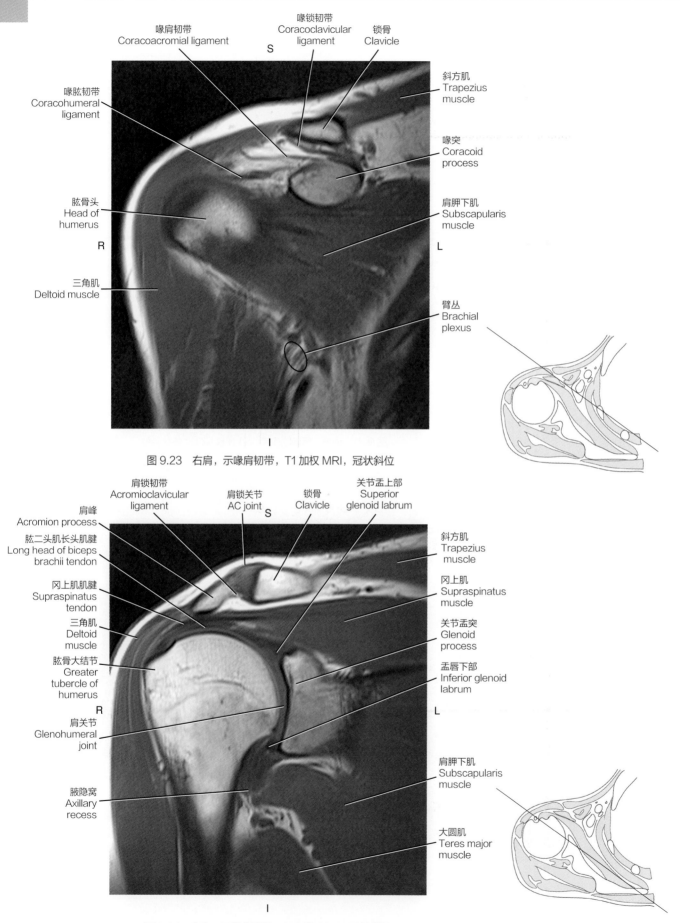

图 9.23　右肩，示喙肩韧带，T1 加权 MRI，冠状斜位

图 9.24　右肩，示关节盂唇，T1 加权 MRI，冠状斜位

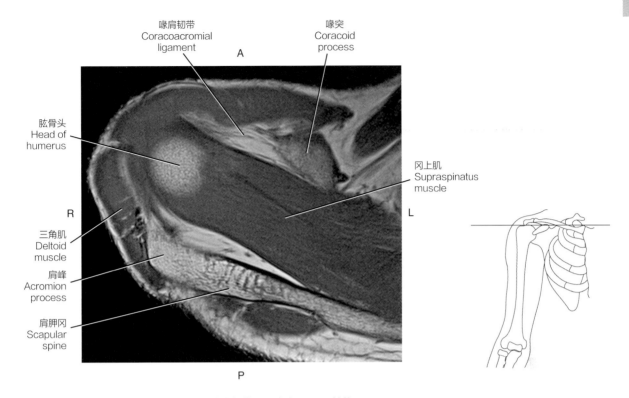

图 9.25 右肩，示喙肩韧带，T1 加权 MRI，轴位

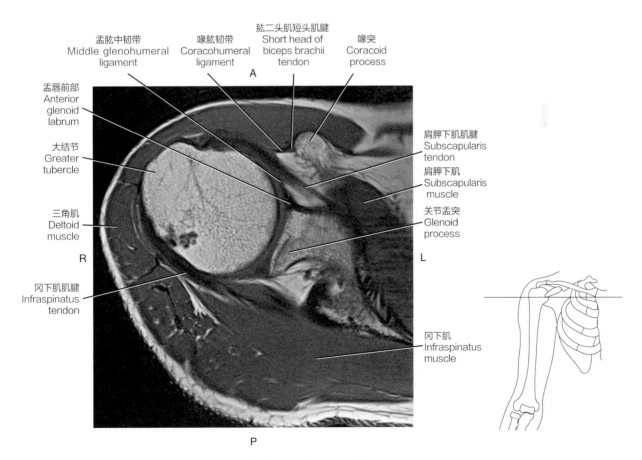

图 9.26 右肩，示喙肱韧带，T1 加权 MRI，轴位

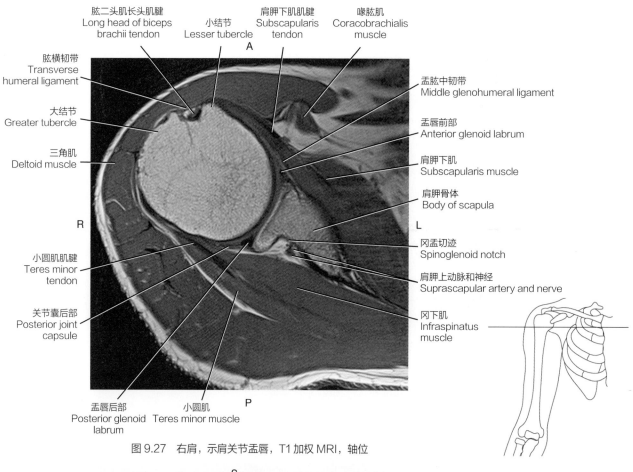

肱二头肌长头肌腱
Long head of biceps
brachii tendon

小结节
Lesser tubercle

肩胛下肌肌腱
Subscapularis
tendon

喙肱肌
Coracobrachialis
muscle

肱横韧带
Transverse
humeral ligament

大结节
Greater tubercle

三角肌
Deltoid muscle

小圆肌肌腱
Teres minor
tendon

关节囊后部
Posterior joint
capsule

盂肱中韧带
Middle glenohumeral ligament

盂唇前部
Anterior glenoid labrum

肩胛下肌
Subscapularis muscle

肩胛骨体
Body of scapula

冈盂切迹
Spinoglenoid notch

肩胛上动脉和神经
Suprascapular artery and nerve

冈下肌
Infraspinatus
muscle

盂唇后部
Posterior glenoid
labrum

小圆肌
Teres minor muscle

图 9.27 右肩，示肩关节盂唇，T1 加权 MRI，轴位

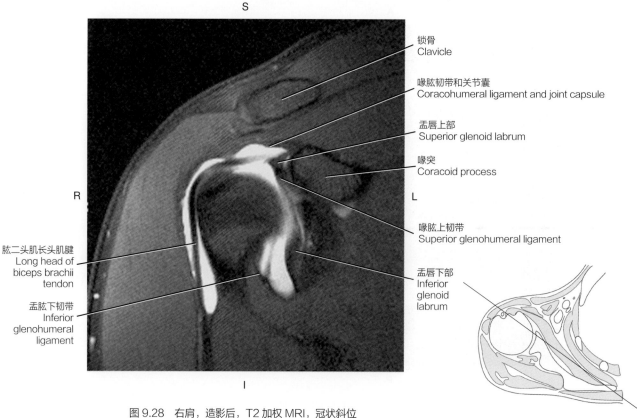

锁骨
Clavicle

喙肱韧带和关节囊
Coracohumeral ligament and joint capsule

盂唇上部
Superior glenoid labrum

喙突
Coracoid process

喙肱上韧带
Superior glenohumeral ligament

肱二头肌长头肌腱
Long head of
biceps brachii
tendon

盂肱下韧带
Inferior
glenohumeral
ligament

盂唇下部
Inferior
glenoid
labrum

图 9.28 右肩，造影后，T2 加权 MRI，冠状斜位

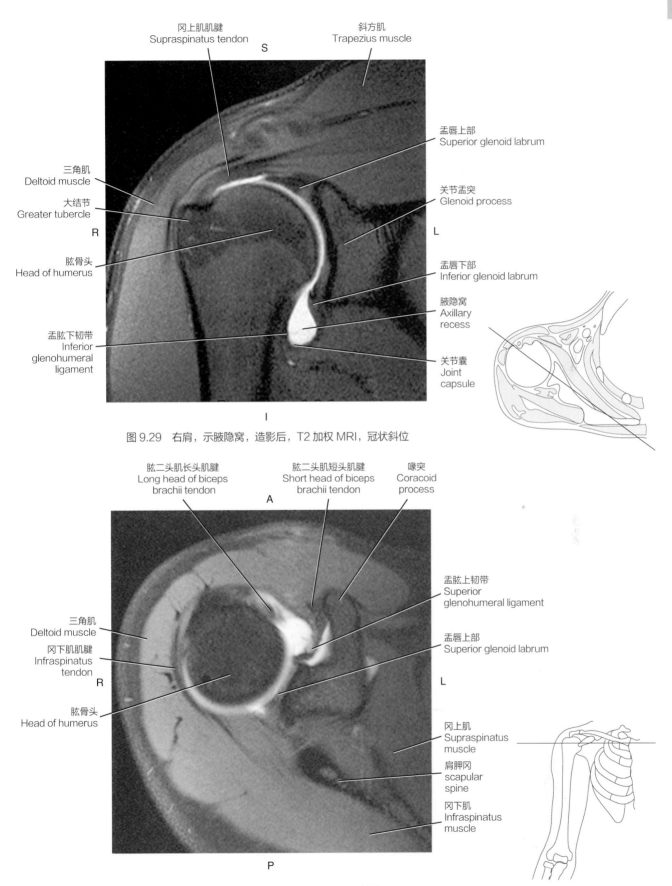

冈上肌肌腱
Supraspinatus tendon

斜方肌
Trapezius muscle

S

孟唇上部
Superior glenoid labrum

三角肌
Deltoid muscle

关节孟突
Glenoid process

大结节
Greater tubercle

R

L

肱骨头
Head of humerus

孟唇下部
Inferior glenoid labrum

腋隐窝
Axillary recess

孟肱下韧带
Inferior glenohumeral ligament

关节囊
Joint capsule

I

图 9.29 右肩，示腋隐窝，造影后，T2 加权 MRI，冠状斜位

肱二头肌长头肌腱
Long head of biceps brachii tendon

肱二头肌短头肌腱
Short head of biceps brachii tendon

喙突
Coracoid process

A

孟肱上韧带
Superior glenohumeral ligament

三角肌
Deltoid muscle

冈下肌肌腱
Infraspinatus tendon

R

孟唇上部
Superior glenoid labrum

L

肱骨头
Head of humerus

冈上肌
Supraspinatus muscle

肩胛冈
scapular spine

冈下肌
Infraspinatus muscle

P

图 9.30 右肩，造影后，T2 加权 MRI，轴位

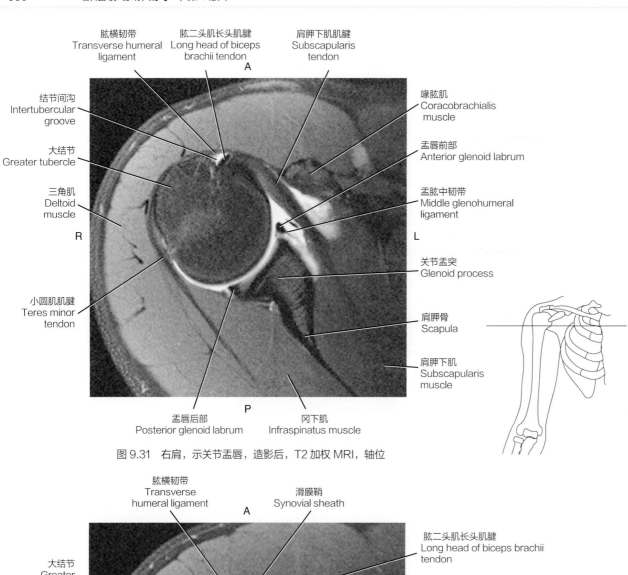

图 9.31　右肩，示关节盂唇，造影后，T2 加权 MRI，轴位

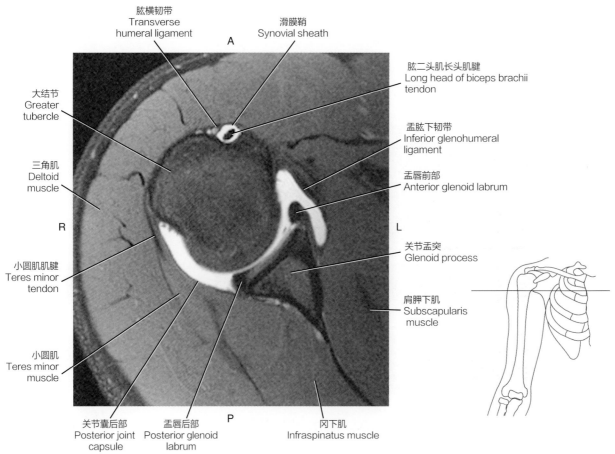

图 9.32　右肩，示肩关节囊，造影后，T2 加权 MRI，轴位

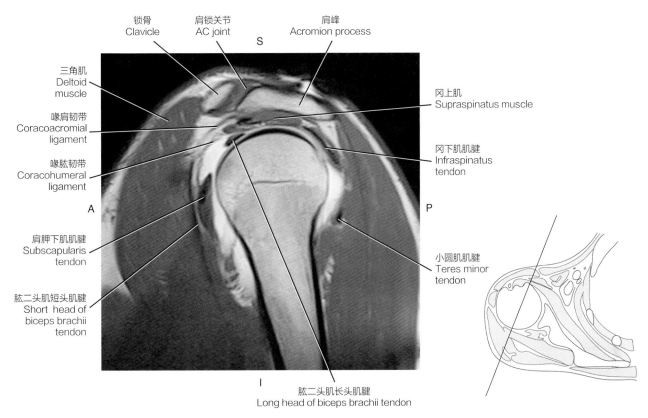

锁骨
Clavicle

肩锁关节
AC joint

肩峰
Acromion process

S

三角肌
Deltoid muscle

喙肩韧带
Coracoacromial ligament

喙肱韧带
Coracohumeral ligament

A

冈上肌
Supraspinatus muscle

冈下肌肌腱
Infraspinatus tendon

P

肩胛下肌肌腱
Subscapularis tendon

肱二头肌短头肌腱
Short head of biceps brachii tendon

小圆肌肌腱
Teres minor tendon

I

肱二头肌长头肌腱
Long head of biceps brachii tendon

图 9.33　肩部，造影后，T1 加权 MRI，矢状斜位

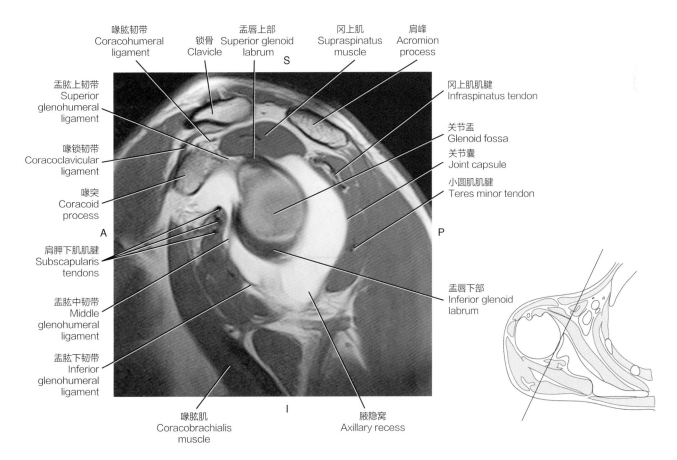

喙肱韧带
Coracohumeral ligament

锁骨
Clavicle

盂唇上部
Superior glenoid labrum

冈上肌
Supraspinatus muscle

肩峰
Acromion process

S

盂肱上韧带
Superior glenohumeral ligament

喙锁韧带
Coracoclavicular ligament

喙突
Coracoid process

A

冈上肌肌腱
Infraspinatus tendon

关节盂
Glenoid fossa

关节囊
Joint capsule

小圆肌肌腱
Teres minor tendon

P

肩胛下肌肌腱
Subscapularis tendons

盂肱中韧带
Middle glenohumeral ligament

盂肱下韧带
Inferior glenohumeral ligament

盂唇下部
Inferior glenoid labrum

喙肱肌
Coracobrachialis muscle

腋隐窝
Axillary recess

I

图 9.34　肩部，示关节盂唇，造影后，T1 加权 MRI，矢状位

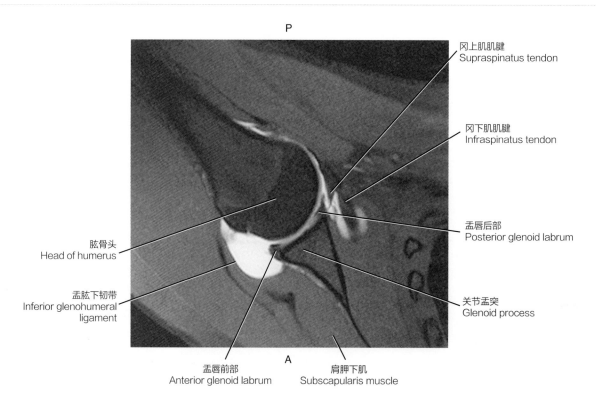

图9.35　右肩，T2加权 MRI，外展外旋位

关节囊

肩关节囊包绕整个肩关节，薄而松弛，可允许肩关节极自由地活动。臂部内收时肩关节囊下垂形成的囊袋状区域称腋隐窝（图 9.29、9.34、9.36）。关节囊内侧连于肩胛骨关节盂，外侧连于肱骨解剖颈处。关节囊由肌和韧带加强，包括肩袖肌和肱二头肌长头，以及盂肱韧带和喙肱韧带。肩关节囊有两个开口，一个开口是肱二头肌长头的通道，另一个开口建立了

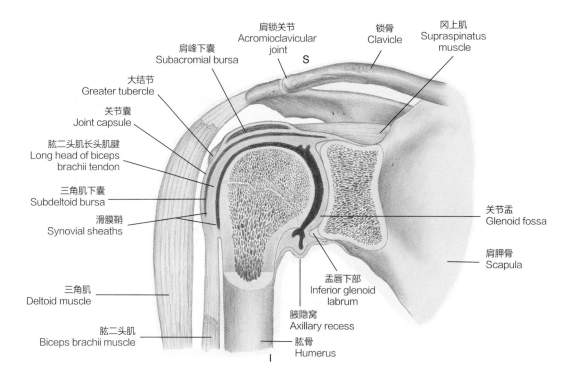

图9.36　肩关节，前横断面观

肩关节和肩胛下肌囊之间的联系。关节囊的滑膜衬贴于纤维膜的内面，张于关节盂唇和肱骨颈之间。从肱骨外科颈处延续而来的滑膜包绕肱二头肌长头肌腱形成滑膜鞘，其中的肌腱经结节间沟通过关节腔（图9.28~9.36）。

滑膜囊

肌腱和肩关节的韧带周围有含滑液的滑膜囊衬垫。肩部的滑膜囊可以减少较大的肌和肌腱跨过关节囊时的摩擦。肩关节有两个明显的滑膜囊，分别是肩峰下－三角肌下囊和肩胛下囊（图9.36、9.37）。肩峰下－三角肌下囊是肩部最主要的滑膜囊，也是人体最大的滑膜囊，自喙突向外侧伸展覆盖于冈上肌肌腱和冈下肌肌腱的表面，越过肩峰，于三角肌深面到达肱骨大结节。肩峰下－三角肌下囊为肩袖肌和喙肩弓提供衬垫（图9.16）。肩胛下囊位于肩胛下肌肌腱和肩胛骨之间，通过其在关节囊的开口与肩关节腔相连（图9.37）。

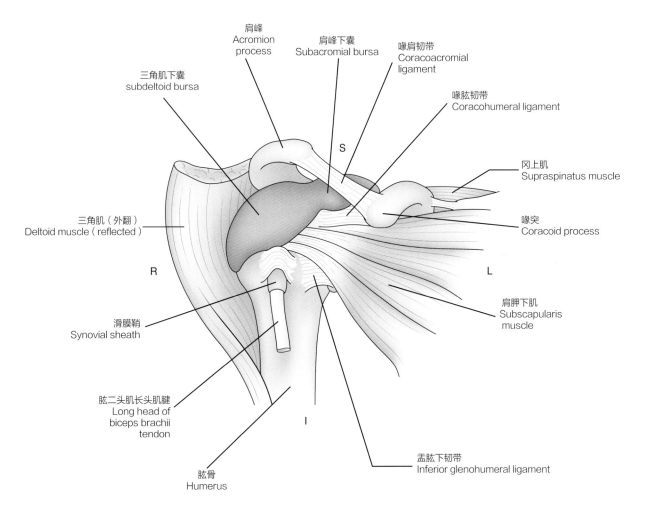

图 9.37　肩部，示肩峰下囊－三角肌下囊，前面观

肌和肌腱

众多肌和肌腱共同保障肩关节的稳定性和上臂的运动，这些肌可分为4组：①连接上肢和脊柱的肌；②肩胛肌；③连接上肢和胸前壁的肌；④臂肌。

连接上肢和脊柱的肌
斜方肌
肩胛提肌
背阔肌
大菱形肌
小菱形肌

连接上肢和脊柱的肌如图9.38~9.42所示，表9.1中有详细描述。

巨大的三角形斜方肌覆盖了颈部后面以及背部的上半（图9.38）。此肌将上肢通过枕外隆凸连于颅骨、通过项韧带和第7颈椎~第12胸椎的棘突连于脊柱。斜方肌止于锁骨、肩峰和肩胛冈，具有稳定肩胛骨的功能，可以使肩胛骨上提、下降和内移。

肩胛提肌位于颈部深面，可使肩胛骨上提和旋转。肩胛提肌起自第1~4颈椎的横突，止于肩胛骨上角和内侧缘肩胛冈以上的部分。

背阔肌覆盖背区下部，起于下6个胸椎的棘突、髂嵴和下3~4肋，止于肱骨结节间沟的远端。背阔肌可使肱骨内旋、后伸和内收。

大、小菱形肌位于斜方肌深面。大菱形肌较小菱形肌宽，二肌并行，均起自项韧带和第7颈椎~第5胸椎的棘突，止于肩胛骨内侧缘，二者的作用是使肩胛骨内移，并将肩胛骨固定于胸壁（图9.38~9.42）。

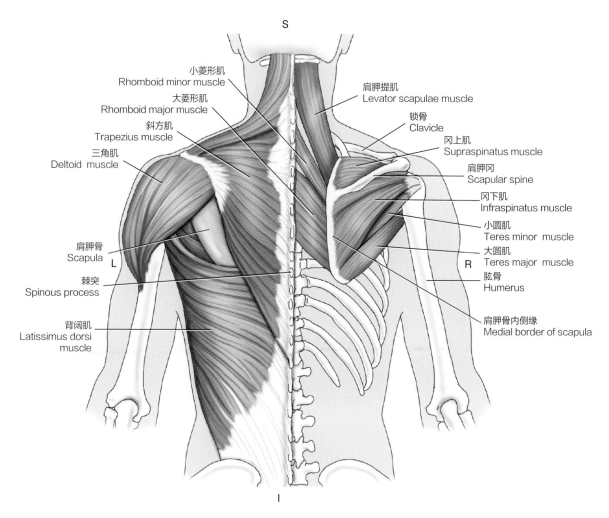

图9.38　斜方肌、菱形肌、肩胛提肌和背阔肌，后面观

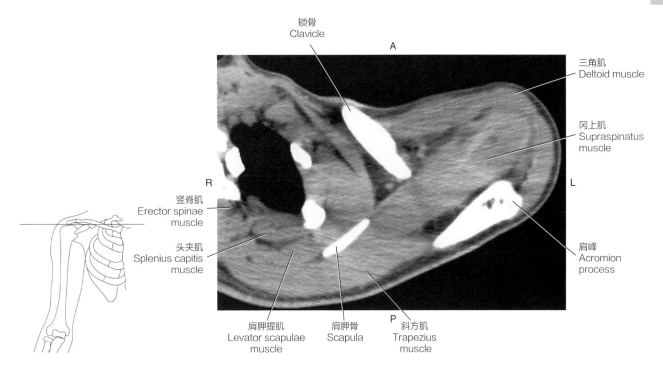

锁骨
Clavicle

A

三角肌
Deltoid muscle

冈上肌
Supraspinatus
muscle

R

L

竖脊肌
Erector spinae
muscle

头夹肌
Splenius capitis
muscle

肩峰
Acromion
process

肩胛提肌
Levator scapulae
muscle

肩胛骨
Scapula

P 斜方肌
Trapezius
muscle

图 9.39　左肩，CT，轴位

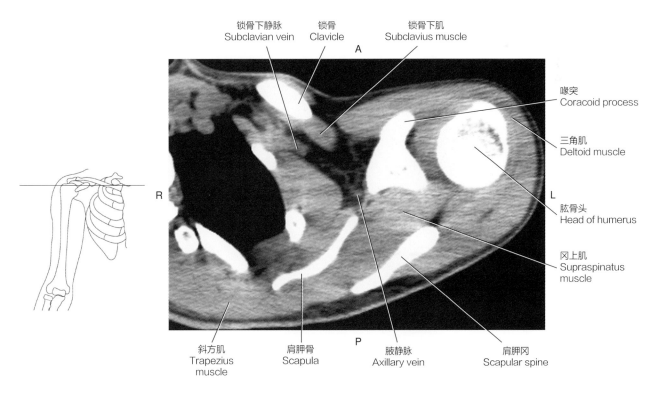

锁骨下静脉
Subclavian vein

锁骨
Clavicle

锁骨下肌
Subclavius muscle

A

喙突
Coracoid process

三角肌
Deltoid muscle

R

L

肱骨头
Head of humerus

冈上肌
Supraspinatus
muscle

斜方肌
Trapezius
muscle

肩胛骨
Scapula

P

腋静脉
Axillary vein

肩胛冈
Scapular spine

图 9.40　左肩，示三角肌，CT，轴位

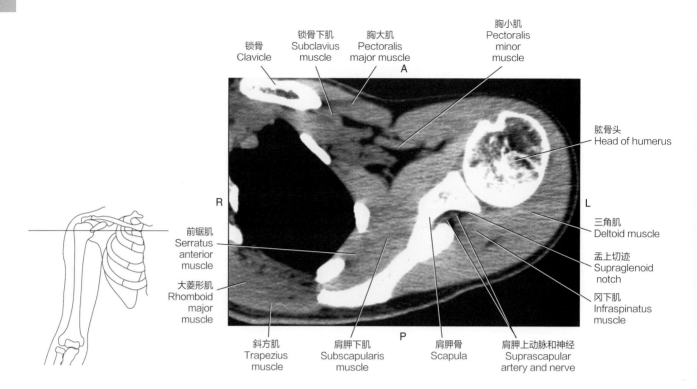

图 9.41　左肩，示肩胛下肌，CT，轴位

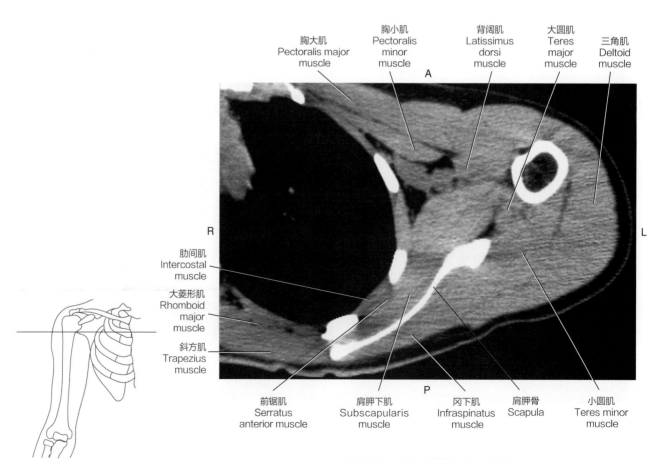

图 9.42　左肩，示胸肌，CT，轴位

表 9.1　连于上肢和脊柱之间的肌

名称	起点	止点	主要作用
斜方肌	枕外隆凸、项韧带、$C_7 \sim T_{12}$ 的棘突	锁骨、肩峰和肩胛冈	固定、上抬、内收和下降肩胛骨
肩胛提肌	$C_1 \sim C_4$ 的横突	肩胛骨上角和内侧缘	上提肩胛骨
背阔肌	$T_6 \sim T_{12}$ 的棘突、髂嵴和下 3 ~ 4 肋	肱骨结节间沟	外展、内旋和内收肱骨
大菱形肌	项韧带和 $C_7 \sim T_1$ 的棘突	肩胛骨内侧缘	内收肩胛骨并使其贴胸壁
小菱形肌	$T_2 \sim T_5$ 的棘突	肩胛骨内侧缘	内收肩胛骨并使其贴胸壁

肩胛肌　　　　　　　　　　　冈下肌

三角肌　　　　　　　　　　　肩胛下肌

大圆肌　　　　　　　　　关于肩胛肌的描述见表 9.2，结构如图 9.20~9.35

小圆肌　　　　　　　和图 9.38~9.57 所示。

冈上肌

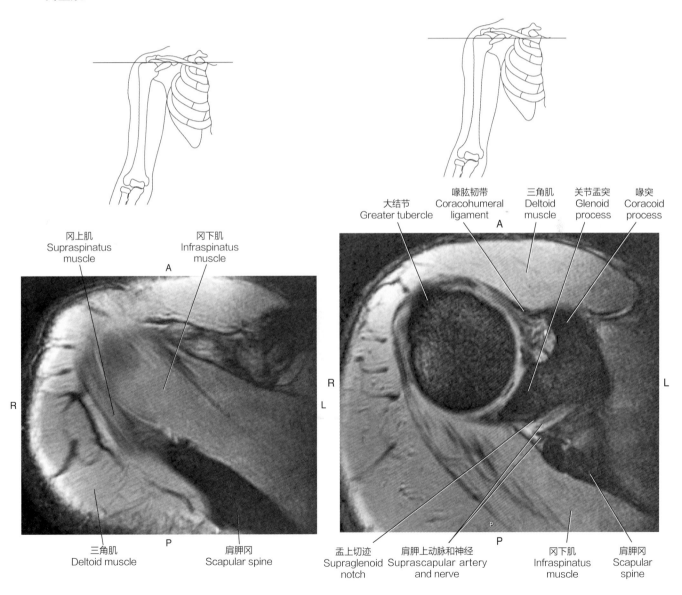

图 9.43　右肩，T1 加权 MRI，轴位　　　　　　　图 9.44　右肩，示三角肌，T1 加权 MRI，轴位

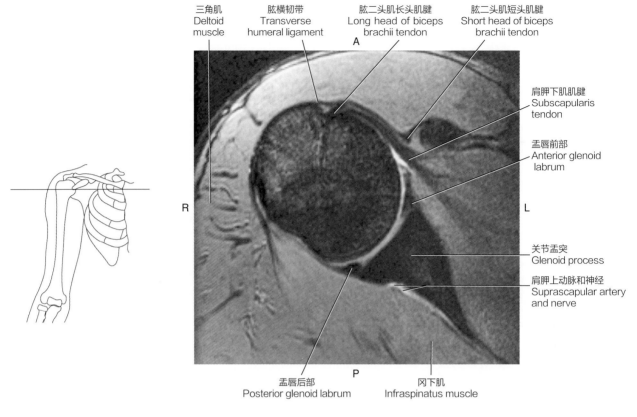

三角肌
Deltoid
muscle

肱横韧带
Transverse
humeral ligament

肱二头肌长头肌腱
Long head of biceps
brachii tendon

肱二头肌短头肌腱
Short head of biceps
brachii tendon

肩胛下肌肌腱
Subscapularis
tendon

盂唇前部
Anterior glenoid
labrum

关节盂突
Glenoid process

肩胛上动脉和神经
Suprascapular artery
and nerve

盂唇后部
Posterior glenoid labrum

冈下肌
Infraspinatus muscle

图 9.45　右肩，示肱二头肌长头肌腱，T1 加权 MRI，轴位

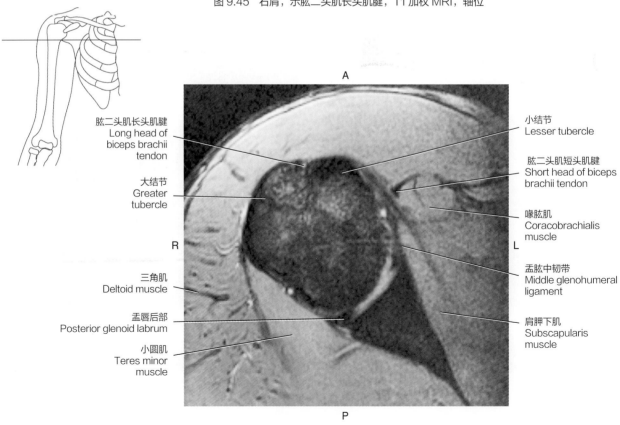

肱二头肌长头肌腱
Long head of
biceps brachii
tendon

大结节
Greater
tubercle

三角肌
Deltoid muscle

盂唇后部
Posterior glenoid labrum

小圆肌
Teres minor
muscle

小结节
Lesser tubercle

肱二头肌短头肌腱
Short head of biceps
brachii tendon

喙肱肌
Coracobrachialis
muscle

盂肱中韧带
Middle glenohumeral
ligament

肩胛下肌
Subscapularis
muscle

图 9.46　右肩，示肩胛下肌，T1 加权 MRI，轴位

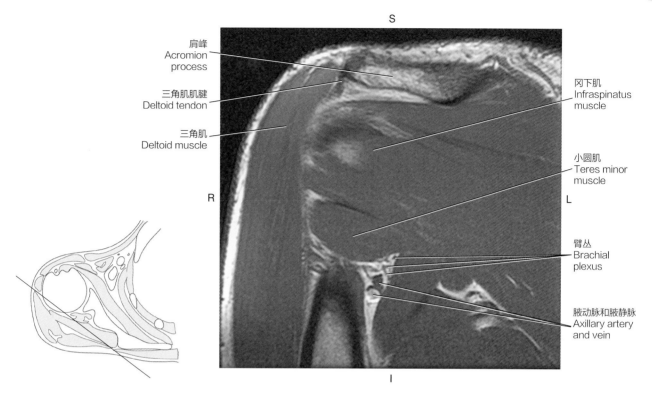

肩峰
Acromion
process

三角肌肌腱
Deltoid tendon

三角肌
Deltoid muscle

冈下肌
Infraspinatus
muscle

小圆肌
Teres minor
muscle

臂丛
Brachial
plexus

腋动脉和腋静脉
Axillary artery
and vein

图 9.47　右肩，T1 加权 MRI，冠状斜位

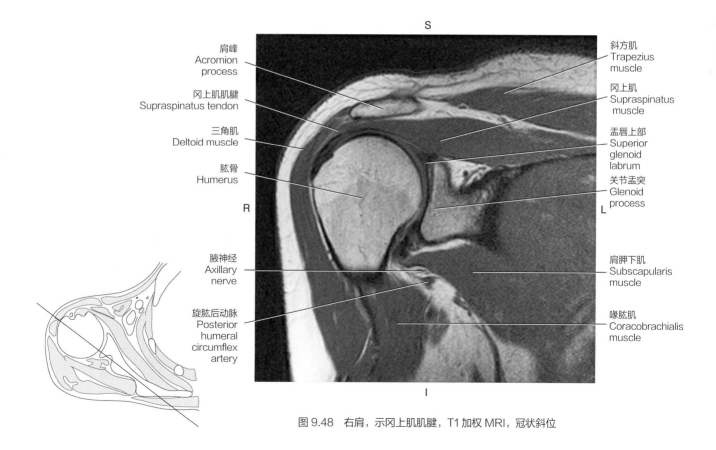

肩峰
Acromion
process

冈上肌肌腱
Supraspinatus tendon

三角肌
Deltoid muscle

肱骨
Humerus

腋神经
Axillary
nerve

旋肱后动脉
Posterior
humeral
circumflex
artery

斜方肌
Trapezius
muscle

冈上肌
Supraspinatus
muscle

盂唇上部
Superior
glenoid
labrum

关节盂突
Glenoid
process

肩胛下肌
Subscapularis
muscle

喙肱肌
Coracobrachialis
muscle

图 9.48　右肩，示冈上肌肌腱，T1 加权 MRI，冠状斜位

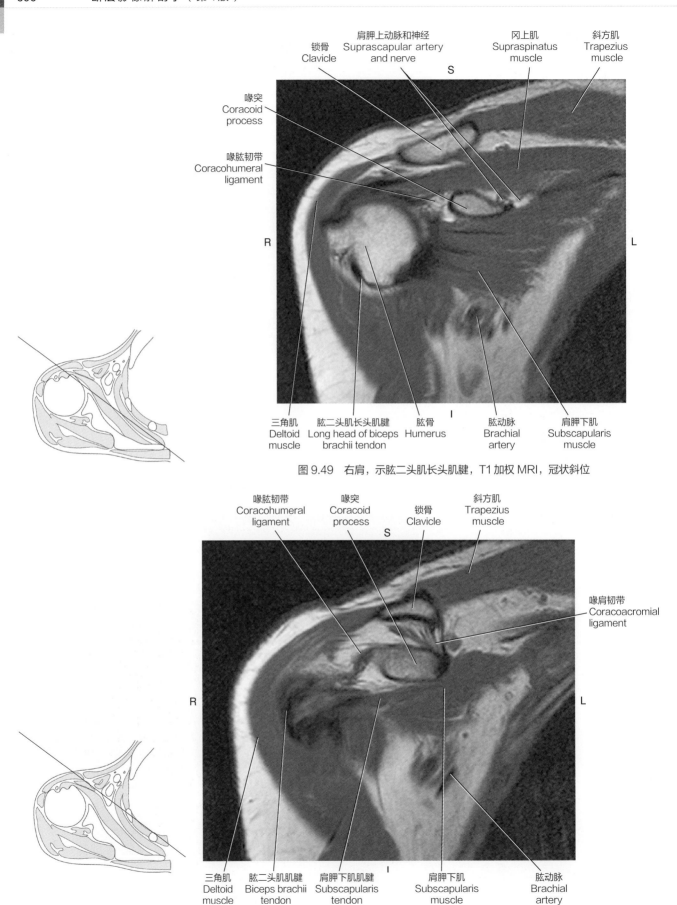

锁骨
Clavicle

肩胛上动脉和神经
Suprascapular artery
and nerve

冈上肌
Supraspinatus
muscle

斜方肌
Trapezius
muscle

喙突
Coracoid
process

喙肱韧带
Coracohumeral
ligament

S

R

L

三角肌
Deltoid
muscle

肱二头肌长头肌腱
Long head of biceps
brachii tendon

肱骨
Humerus

肱动脉
Brachial
artery

肩胛下肌
Subscapularis
muscle

I

图 9.49　右肩，示肱二头肌长头肌腱，T1 加权 MRI，冠状斜位

喙肱韧带
Coracohumeral
ligament

喙突
Coracoid
process

锁骨
Clavicle

斜方肌
Trapezius
muscle

S

喙肩韧带
Coracoacromial
ligament

R

L

三角肌
Deltoid
muscle

肱二头肌肌腱
Biceps brachii
tendon

肩胛下肌肌腱
Subscapularis
tendon

肩胛下肌
Subscapularis
muscle

肱动脉
Brachial
artery

I

图 9.50　右肩，示肩胛下肌肌腱，T1 加权 MRI，冠状斜位

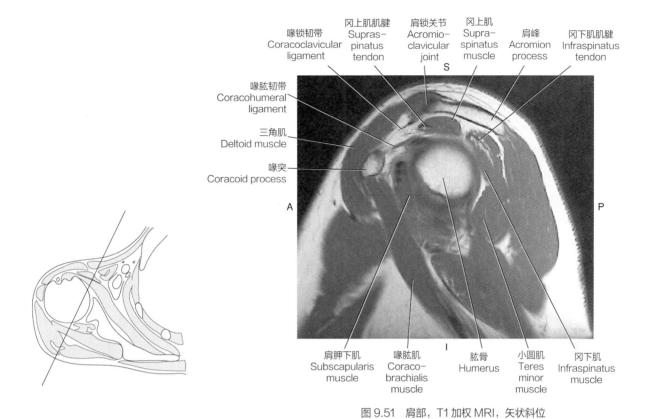

嚎锁韧带
Coracoclavicular
ligament

冈上肌肌腱
Supras-
pinatus
tendon

肩锁关节
Acromio-
clavicular
joint

冈上肌
Supra-
spinatus
muscle

肩峰
Acromion
process

冈下肌肌腱
Infraspinatus
tendon

嚎肱韧带
Coracohumeral
ligament

三角肌
Deltoid muscle

嚎突
Coracoid process

S

A

P

I

肩胛下肌
Subscapularis
muscle

嚎肱肌
Coraco-
brachialis
muscle

肱骨
Humerus

小圆肌
Teres
minor
muscle

冈下肌
Infraspinatus
muscle

图 9.51 肩部，T1 加权 MRI，矢状斜位

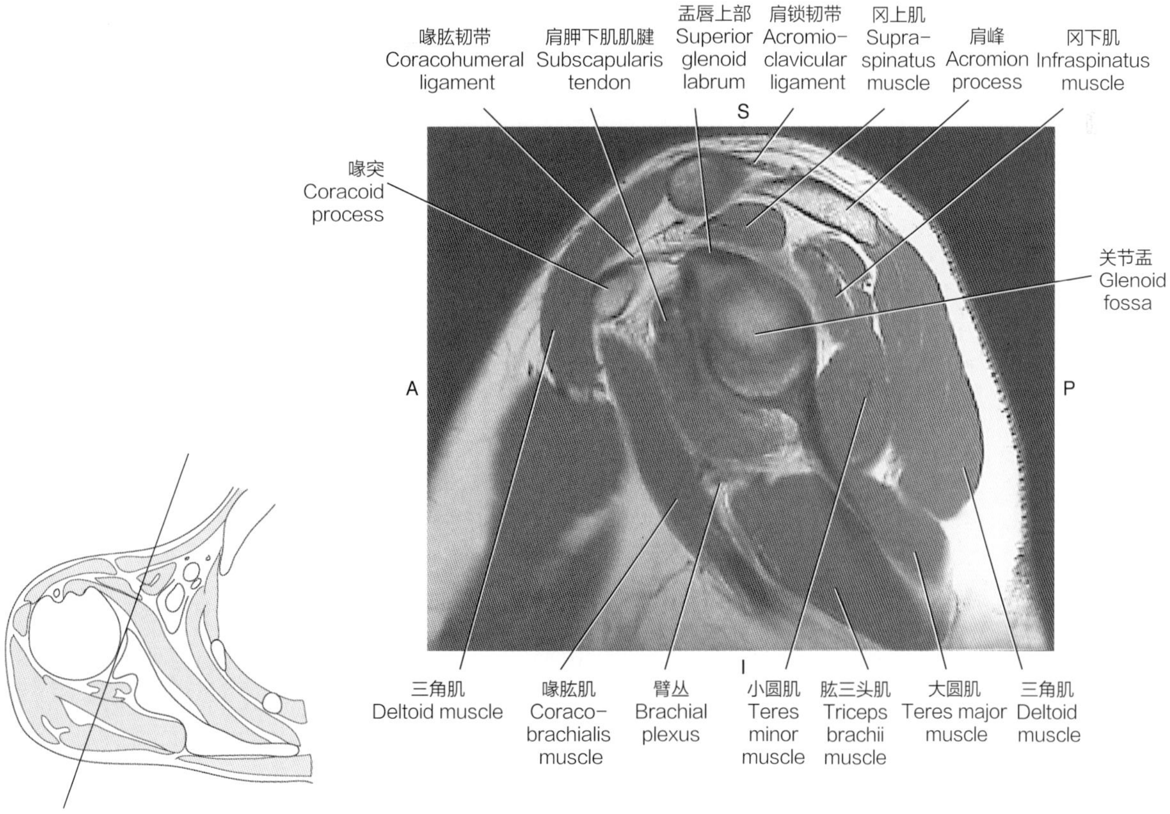

嚎肱韧带
Coracohumeral
ligament

肩胛下肌肌腱
Subscapularis
tendon

盂唇上部
Superior
glenoid
labrum

肩锁韧带
Acromio-
clavicular
ligament

冈上肌
Supra-
spinatus
muscle

肩峰
Acromion
process

冈下肌
Infraspinatus
muscle

嚎突
Coracoid
process

关节盂
Glenoid
fossa

S

A

P

I

三角肌
Deltoid muscle

嚎肱肌
Coraco-
brachialis
muscle

臂丛
Brachial
plexus

小圆肌
Teres
minor
muscle

肱三头肌
Triceps
brachii
muscle

大圆肌
Teres major
muscle

三角肌
Deltoid
muscle

图 9.52 肩部，示小圆肌，T1 加权 MRI，矢状斜位

三角肌是一块较大的肌，起自锁骨、肩峰和肩胛冈，向外侧覆盖肩关节，止于肱骨三角肌粗隆，膨隆的三角肌使肩部丰满，其主要功能是使臂部外展（图9.38、9.53）。

大圆肌是一块扁平的长方形肌，可使臂部内收和内旋。大圆肌起自肩胛骨下角，肌束向外止于肱骨结节间沟的内侧面或其内侧唇（图9.38、9.54A）。

其余4块肌为冈上肌、冈下肌、小圆肌和肩胛下肌，它们紧紧包绕着肩胛骨形成肩袖（图9.54~9.57），肩袖可在肩关节活动时提供稳定性，使得肱骨能够内收、外展和旋转。冈上肌、冈下肌、小圆肌位于肩胛骨背面，它们的肌腱止于肱骨大结节。

冈上肌位于肩胛骨冈上窝，可辅助臂部外展。冈上肌肌腱经肩锁关节下方延伸至肱骨头（图9.54B、9.57），这使其成为肩袖受到冲击时最常被损伤的肌腱。

冈下肌是位于肩胛骨冈下窝内的一块三角形肌，其主要作用是使臂部外旋（图9.54A）。

细长的小圆肌紧靠冈下肌下方，其作用也是使臂部外旋（图9.54B、9.56、9.57）。

肩胛下肌是肩袖肌中唯一位于肩胛骨前面者，其肌腱止于肱骨小结节。肩胛下肌的主要作用是使肱骨内旋（图9.55）。

> 临床上多数肩袖损伤是冈上肌肌腱与喙肩弓之间长期冲击所致，最易损伤的区域是距冈上肌肌腱在肱骨大结节上的止点约1cm的范围，该区常被称为"危险区域"。

表9.2　肩胛肌

名称	近端/内侧附着点	远端/外侧附着点	主要作用
三角肌	锁骨、肩峰和肩胛冈	肱骨三角肌粗隆	使肩关节外展，使肱骨内旋和前屈、后伸和外旋
大圆肌	肩胛骨下角	肱骨结节间沟	使肱骨内收和内旋
小圆肌	肩胛骨腋缘	肱骨大结节	使肱骨外旋，稳定肩关节
冈上肌	肩胛骨冈上窝	肱骨大结节	使肱骨外展，稳定肩关节
冈下肌	肩胛骨冈下窝	肱骨大结节	使肱骨外旋，稳定肩关节
肩胛下肌	肩胛下窝	肱骨小结节	使肱骨内旋，稳定肩关节

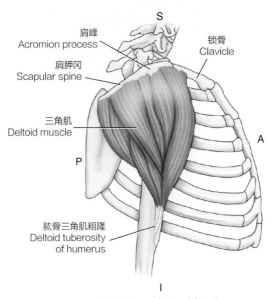

图9.53　三角肌，侧面观

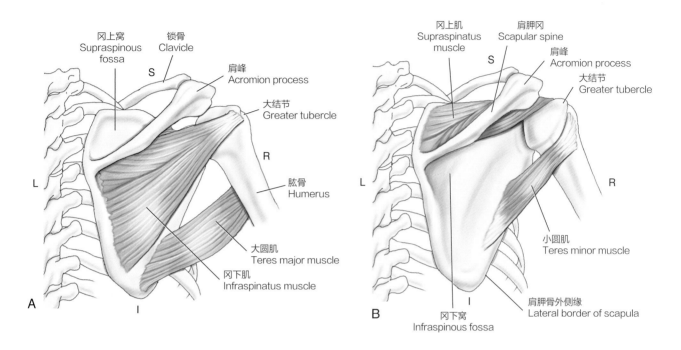

图 9.54　A. 大圆肌和冈下肌，后面观；B. 冈上肌和小圆肌，后面观

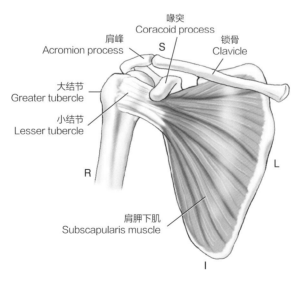

图 9.55　肩胛下肌，前面观

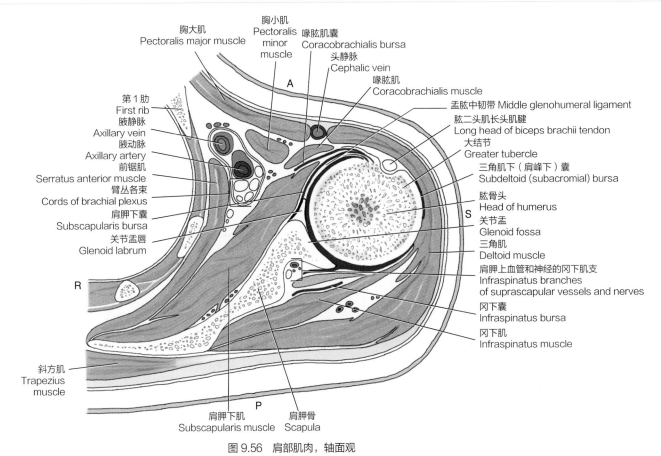

胸大肌
Pectoralis major muscle

胸小肌
Pectoralis minor muscle

喙肱肌囊
Coracobrachialis bursa

头静脉
Cephalic vein

喙肱肌
Coracobrachialis muscle

第 1 肋
First rib

腋静脉
Axillary vein

腋动脉
Axillary artery

前锯肌
Serratus anterior muscle

臂丛各束
Cords of brachial plexus

肩胛下囊
Subscapularis bursa

关节盂唇
Glenoid labrum

斜方肌
Trapezius muscle

盂肱中韧带 Middle glenohumeral ligament

肱二头肌长头肌腱
Long head of biceps brachii tendon

大结节
Greater tubercle

三角肌下（肩峰下）囊
Subdeltoid (subacromial) bursa

肱骨头
Head of humerus

关节盂
Glenoid fossa

三角肌
Deltoid muscle

肩胛上血管和神经的冈下肌支
Infraspinatus branches
of suprascapular vessels and nerves

冈下囊
Infraspinatus bursa

冈下肌
Infraspinatus muscle

肩胛下肌
Subscapularis muscle

肩胛骨
Scapula

图 9.56　肩部肌肉，轴面观

肩锁韧带
Coracoclavicular ligament

锁骨
Clavicle

喙突
Coracoid process

盂肱上韧带
Superior glenohumeral ligament

通入肩胛下囊的开口
Opening into subscapularis bursa

盂肱中韧带
Middle glenohumeral ligament

肩关节囊
Joint capsule

肩锁关节
Acromioclavicular joint

喙肩韧带
Coracoacromial ligament

肩峰
Acromion process

肱二头肌长头肌腱
Long head of biceps brachii tendon

关节盂
Glenoid fossa

关节盂唇 Glenoid labrum

锁骨
Clavicle

喙突
Coracoid process

肱二头肌长头肌腱
Long head of biceps brachii tendon

盂肱上韧带
Superior glenohumeral
ligament

通入肩胛下囊的开口
Opening into subscapularis bursa

盂肱中韧带
Middle glenohumeral ligament

肩胛下肌
Subscapularis muscle

肩关节囊
Joint capsule

喙锁韧带
Coracoclavicular ligaments

肩锁关节
Acromioclavicular joint

喙肩韧带
Coracoacromial ligament

冈上肌
Supraspinatus muscle

肩峰
Acromion process

冈下肌
Infraspinatus muscle

关节盂
Glenoid fossa

关节盂唇
Glenoid labrum

小圆肌
Teres minor muscle

肱三头肌长头肌腱
Long head of triceps brachii tendon

图 9.57　肩袖肌，侧面观

连接上肢与胸前壁、胸外侧壁的肌

胸大肌

胸小肌

前锯肌

锁骨下肌

连接上肢与胸前壁、胸外侧壁的肌如图9.39~9.42、9.56、9.58、9.59所示，在表9.3中亦有描述。胸肌（包括胸大肌和胸小肌）位于胸前部，主要功能是运动上肢（图9.58）。胸大肌呈扇形覆盖于胸廓上部，以两个头起自胸骨（胸骨头）、锁骨（锁骨头）、上6肋

的肋软骨和肋间外肌筋膜，止于肱骨结节间沟的外侧或外侧唇。胸大肌的主要功能是内收、内旋和屈伸肱骨并协助深吸气。胸小肌较小，呈三角形，位于胸大肌深面，主要作用是下压肩胛骨并协助前锯肌将肩胛骨拉向前方（图9.58）。前锯肌位于胸廓侧壁，起自第1~8（或9）肋，止于肩胛骨内侧缘。前锯肌的主要作用是前移和稳定肩胛骨（图9.59）。锁骨下肌是一块三角形的小肌，附着于第1肋和锁骨之间，主要作用是稳定锁骨和下压肩部（图9.58）。

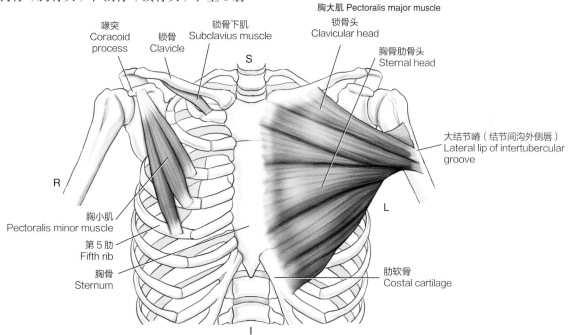

图9.58　胸肌和锁骨下肌，前面观

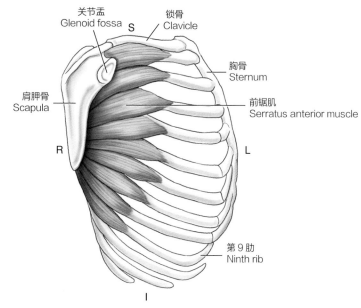

图9.59　前锯肌，前面观

表 9.3　连接上肢与胸前壁、外侧壁的肌

名称	近端 / 内侧附着点	远端 / 外侧附着点	主要功能
胸大肌	锁骨内侧半、胸骨柄、胸骨体和上 6 肋	结节间沟外侧唇	内收、内旋和屈伸肱骨
胸小肌	第 3 ~ 5 肋的前面	肩胛骨喙突	下压及下翻肩胛骨，协助肩胛骨前移，稳定肩胛骨
前锯肌	上 8（或 9）肋的肋角	肩胛骨内侧缘	旋转、稳定和前移肩胛骨
锁骨下肌	第 1 肋及其肋软骨	锁骨下面	固定锁骨、下压肩部

　　臂肌　臂肌依其位置可以分为前群和后群。前群包括肱二头肌、肱肌和喙肱肌，后群包括肱三头肌和肘肌。这些肌如图 9.20~9.34、9.43~9.52、9.56、9.60~9.84 所示，并在表 9.4 中详细描述。

　　臂肌前群包括肱二头肌、肱肌和喙肱肌，如图 9.60~9.72 所示。肱二头肌位于肱骨前面，是前臂强有力的屈肌，肱二头肌之所以被称为"二头"是因为其起点处延伸为两个头 (长头和短头)，长头以长腱

起自肩胛骨盂上结节，通过结节间沟与短头的肌腱汇合。肱二头肌的短头起自肩胛骨喙突，与长头共同形成肱二头肌。肱二头肌有两个止点：一个强韧的肌腱止于桡骨粗隆；另一个肌腱形成肱二头肌腱膜，弥散融入前臂筋膜（图 9.60）。

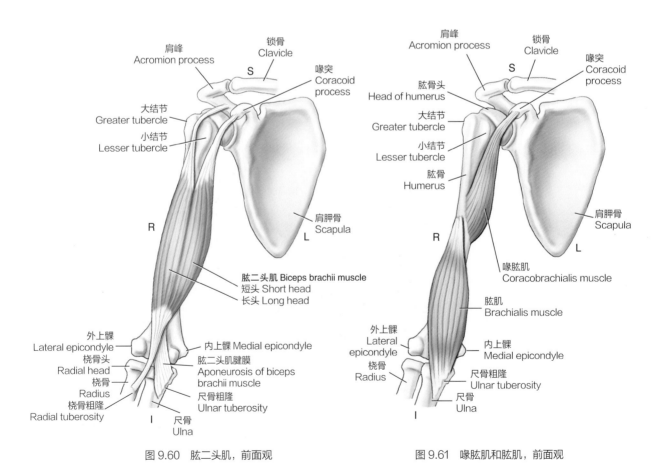

图 9.60　肱二头肌，前面观　　　　　　　图 9.61　喙肱肌和肱肌，前面观

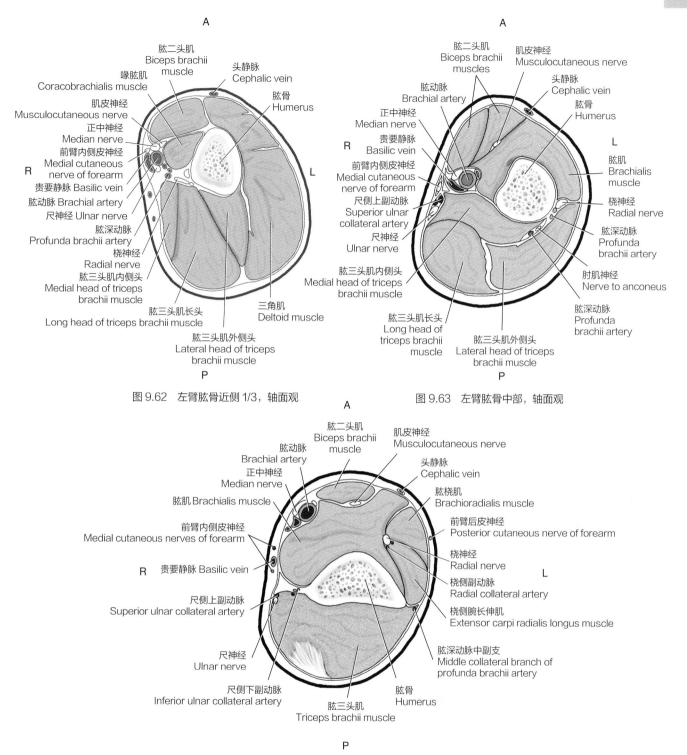

图 9.62 左臂肱骨近侧 1/3，轴面观

图 9.63 左臂肱骨中部，轴面观

图 9.64 左臂肱骨远侧 1/3，轴面观

　　肱肌起自肱骨远端的前面，覆盖肘关节前面，止于尺骨粗隆和冠突。肱肌被认为是肘关节最重要的屈肌（图 9.61）。

　　喙肱肌较细长，位于臂的上内侧。它与肱二头肌的短头一同起自肩胛骨喙突，止于肱骨的内侧面。喙肱肌的主要作用是协助臂部屈曲和内收，以及使肱骨头固定于肩关节囊内（图 9.61）。

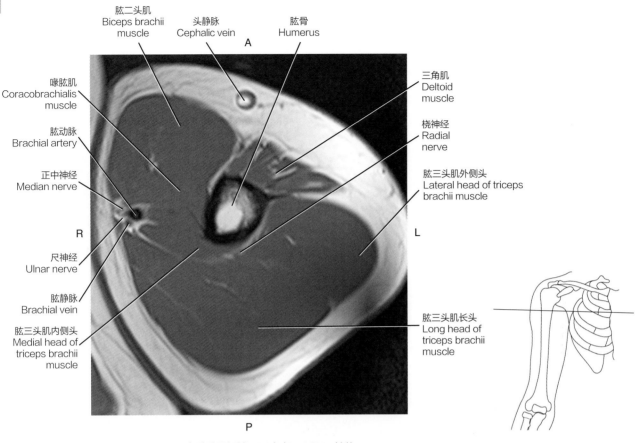

肱二头肌
Biceps brachii
muscle

头静脉
Cephalic vein

肱骨
Humerus

喙肱肌
Coracobrachialis
muscle

肱动脉
Brachial artery

正中神经
Median nerve

尺神经
Ulnar nerve

肱静脉
Brachial vein

肱三头肌内侧头
Medial head of
triceps brachii
muscle

三角肌
Deltoid
muscle

桡神经
Radial
nerve

肱三头肌外侧头
Lateral head of triceps
brachii muscle

肱三头肌长头
Long head of
triceps brachii
muscle

图 9.65　左臂肱骨近端，T1 加权，MRI，轴位

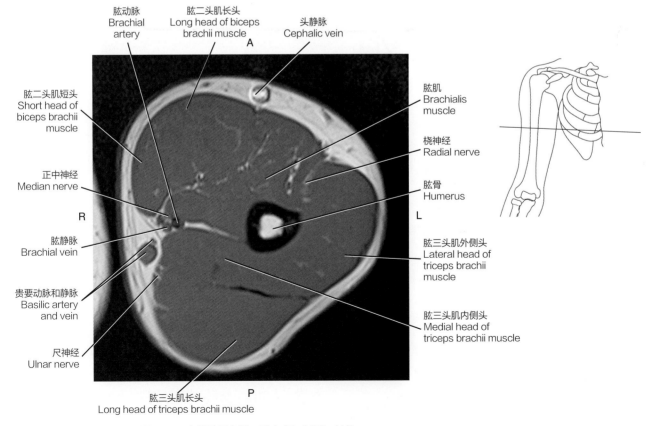

肱动脉
Brachial
artery

肱二头肌长头
Long head of biceps
brachii muscle

头静脉
Cephalic vein

肱二头肌短头
Short head of
biceps brachii
muscle

正中神经
Median nerve

肱静脉
Brachial vein

贵要动脉和静脉
Basilic artery
and vein

尺神经
Ulnar nerve

肱肌
Brachialis
muscle

桡神经
Radial nerve

肱骨
Humerus

肱三头肌外侧头
Lateral head of
triceps brachii
muscle

肱三头肌内侧头
Medial head of
triceps brachii muscle

肱三头肌长头
Long head of triceps brachii muscle

图 9.66　左臂肱骨中部，T1 加权，MRI，轴位

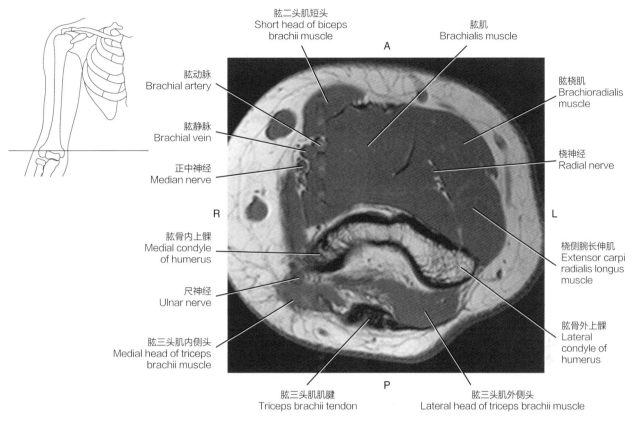

肱二头肌短头
Short head of biceps
brachii muscle

肱肌
Brachialis muscle

肱动脉
Brachial artery

肱桡肌
Brachioradialis
muscle

肱静脉
Brachial vein

桡神经
Radial nerve

正中神经
Median nerve

肱骨内上髁
Medial condyle
of humerus

桡侧腕长伸肌
Extensor carpi
radialis longus
muscle

尺神经
Ulnar nerve

肱三头肌内侧头
Medial head of triceps
brachii muscle

肱骨外上髁
Lateral
condyle of
humerus

肱三头肌肌腱
Triceps brachii tendon

肱三头肌外侧头
Lateral head of triceps brachii muscle

图 9.67　左臂肱骨远端，T1 加权 MRI，轴位

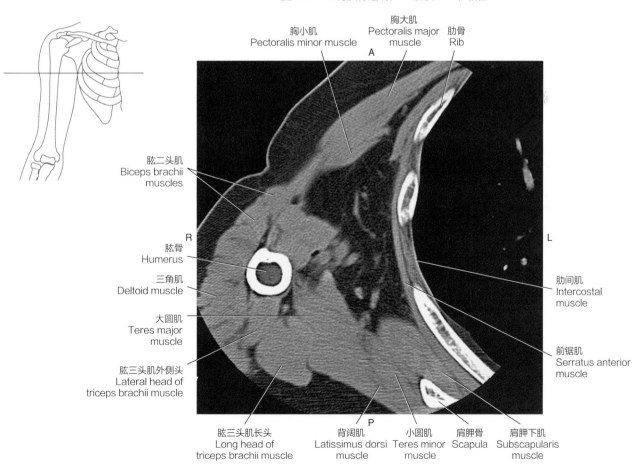

胸小肌
Pectoralis minor muscle

胸大肌
Pectoralis major
muscle

肋骨
Rib

肱二头肌
Biceps brachii
muscles

肱骨
Humerus

三角肌
Deltoid muscle

大圆肌
Teres major
muscle

肱三头肌外侧头
Lateral head of
triceps brachii muscle

肋间肌
Intercostal
muscle

前锯肌
Serratus anterior
muscle

肱三头肌长头
Long head of
triceps brachii muscle

背阔肌
Latissimus dorsi
muscle

小圆肌
Teres minor
muscle

肩胛骨
Scapula

肩胛下肌
Subscapularis
muscle

图 9.68　右臂肱骨近端，CT，轴位

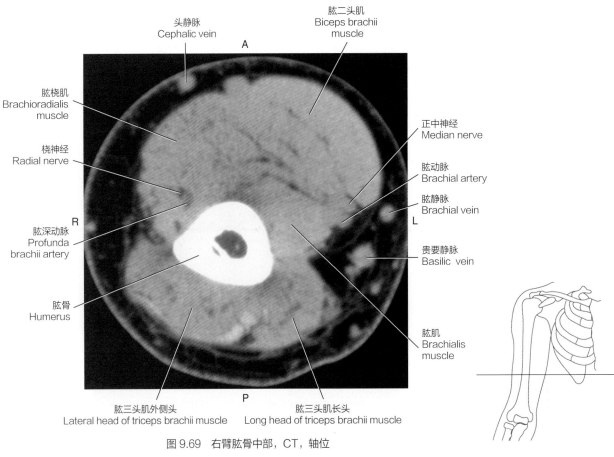

图 9.69　右臂肱骨中部，CT，轴位

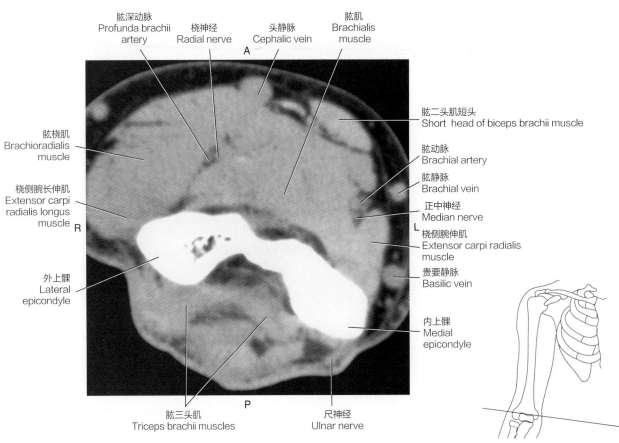

图 9.70　右臂肱骨远端，CT，轴位

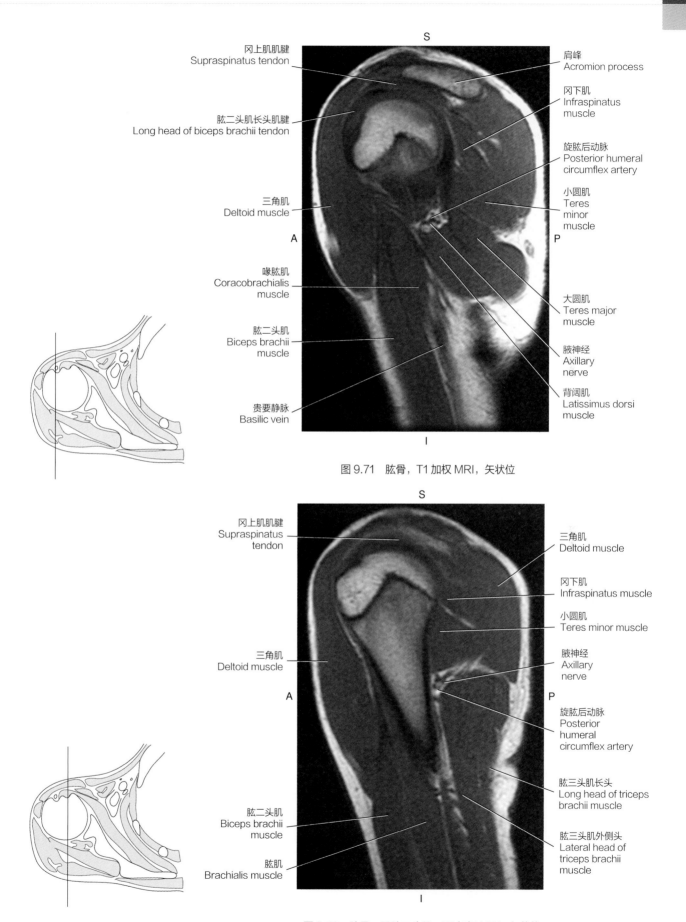

S

冈上肌肌腱
Supraspinatus tendon

肱二头肌长头肌腱
Long head of biceps brachii tendon

三角肌
Deltoid muscle

A

喙肱肌
Coracobrachialis muscle

肱二头肌
Biceps brachii muscle

贵要静脉
Basilic vein

肩峰
Acromion process

冈下肌
Infraspinatus muscle

旋肱后动脉
Posterior humeral circumflex artery

小圆肌
Teres minor muscle

P

大圆肌
Teres major muscle

腋神经
Axillary nerve

背阔肌
Latissimus dorsi muscle

I

图 9.71　肱骨，T1 加权 MRI，矢状位

S

冈上肌肌腱
Supraspinatus tendon

三角肌
Deltoid muscle

A

肱二头肌
Biceps brachii muscle

肱肌
Brachialis muscle

三角肌
Deltoid muscle

冈下肌
Infraspinatus muscle

小圆肌
Teres minor muscle

腋神经
Axillary nerve

P

旋肱后动脉
Posterior humeral circumflex artery

肱三头肌长头
Long head of triceps brachii muscle

肱三头肌外侧头
Lateral head of triceps brachii muscle

I

图 9.72　肱骨，示肱二头肌，T1 加权 MRI，矢状位

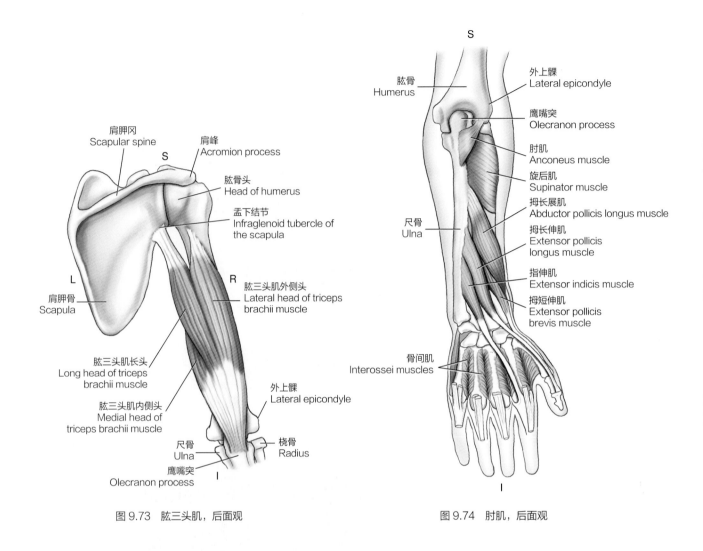

图9.73　肱三头肌，后面观

图9.74　肘肌，后面观

臂肌后群包括肱三头肌和肘肌，如图9.62~9.84所示。

肱三头肌位于肱骨后面，是前臂主要的伸肌。肱三头肌之所以被称为"三头"，是因为其起点有3个头（长头、内侧头和外侧头）。长头起自肩胛骨的盂下结节，内侧头起自肱骨远端后面上至桡神经沟的全部骨面，外侧头起自肱骨后面和外侧肌间隔。3个头合成肌腹后，以一个共同的肌腱止于尺骨鹰嘴和关节囊后部（图9.73）。

肘肌较小，呈三角形，起自外上髁，斜穿至鹰嘴背面，止点接近肱三头肌肌腱（图9.74）。肘肌可辅助肱三头肌伸展肘关节并保持运动中关节囊外侧的稳定性。

肘部

肘关节是由肱骨、桡骨和尺骨构成的复关节，3个关节被同一个关节囊包裹，互相关联。尺骨和桡骨位于前臂，桡骨在尺骨外侧。桡尺关节和肱桡关节构成的车轴关节可辅助肘部旋前和旋后。肱桡关节和肱尺关节形成屈戊关节使肘部能够屈曲和伸展（图9.75~9.78）。

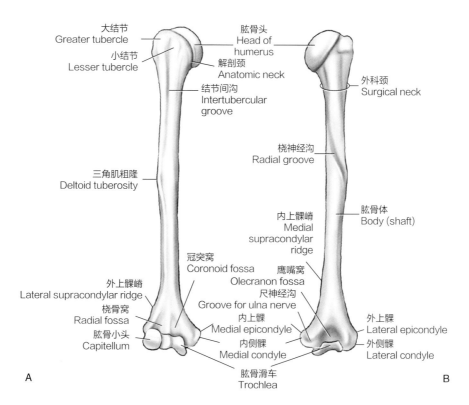

图 9.75　肱骨，前面观（A）和后面观（B）

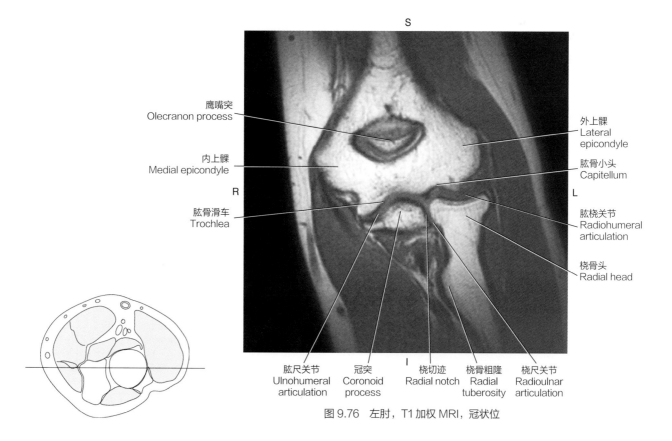

图 9.76　左肘，T1 加权 MRI，冠状位

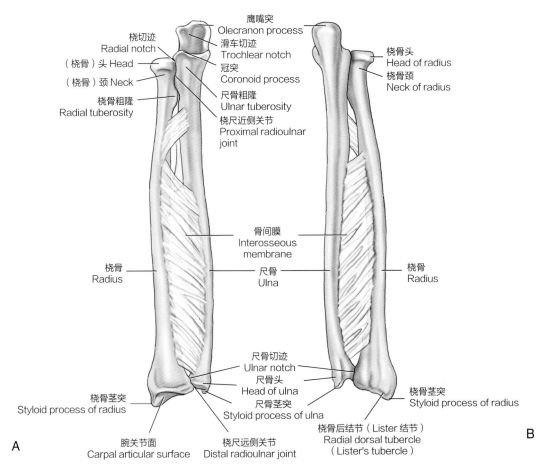

图 9.77　桡骨和尺骨，前面观（A）和后面观（B）

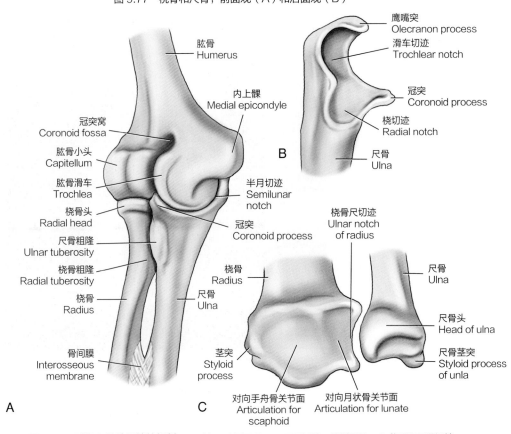

图 9.78　肘部和前臂远端的解剖。A. 肘部，内侧面观；B. 尺骨近端，外侧面观；C. 桡骨和尺骨远端

骨性结构

肱骨远端　肱骨远端有两个突起，分别称肱骨内侧髁和肱骨外侧髁，与其上的肱骨内上髁和肱骨外上髁一起，为肌腱和韧带提供附着点（图9.75）。肱骨内上髁是屈肌总腱、旋前圆肌和内侧副韧带的附着点，而肱骨外上髁是伸肌总腱、旋后肌和外侧副韧带的附着点。内上髁外侧的后方有一条浅沟，内有尺神经走行。肱骨远端有两个凹陷：前方的冠突窝和后方更深的鹰嘴窝。这两个凹陷分别容纳尺骨近端的冠突和鹰嘴（图9.75、9.76、9.78）。肱骨远端还有两个被软骨覆盖的关节面：分别与桡骨和尺骨形成关节的肱骨小头和肱骨滑车（图9.76）。位于外侧的是肱骨小头，它是一个圆形的突起，与桡骨头凹形成关节；肱骨滑车位于稍内侧，从水平面观察呈沙漏状。在肘关节屈曲时，滑车的形状有助于维持尺骨在肱骨远端和桡骨近端之间的位置（图9.75、9.76、9.78~9.81）。

桡骨近端　桡骨是一根较细的长骨，近端由桡骨头、桡骨颈和桡骨粗隆组成。桡骨头上有一个被软骨覆盖的凹陷或浅窝（桡骨头凹），与肱骨小头形成关节。此外，桡骨头周围有环状关节面与尺骨桡切迹相关节，可辅助前臂旋前、旋后运动。桡骨头和桡骨体的连接部为缩窄的桡骨颈，桡骨颈远端的内侧有一个粗糙的隆起，称桡骨粗隆，是肱二头肌的附着点（图9.77~9.79）。

> 尺神经由于位置表浅，是临床上最常被损伤的神经。

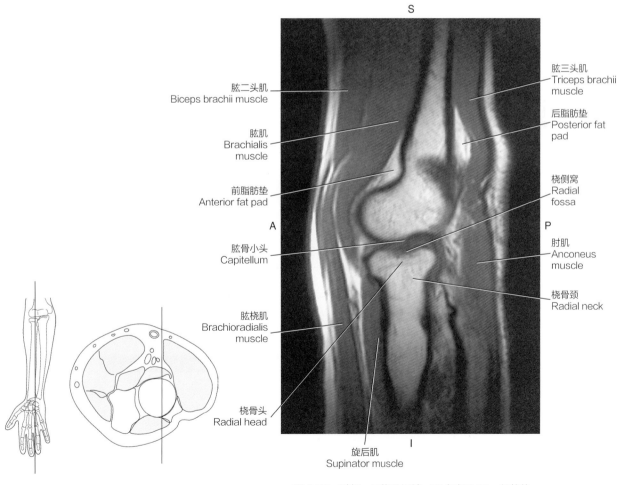

图9.79　肘部，示桡骨近端，T1加权MRI，矢状位

桡骨远端　桡骨较宽的远端包括被软骨覆盖的腕关节面、尺切迹和桡骨茎突。腕关节面与属于腕骨的手舟骨和月状骨相关节。尺切迹与尺骨相关节，而茎突是拇长伸肌和桡侧腕伸肌肌腱的附着点。桡骨的后面有数条沟，供伸肌肌腱通过。在桡骨背侧，沿着这些沟有一个明显的突起称为桡骨背侧结节或Lister结节，是骨刺的常见发生部位（图9.77、9.78C）。

尺骨近端　尺骨位于前臂内侧。尺骨近端由鹰嘴、冠突、滑车切迹和桡切迹组成。其后上面由钩状突起形成，称为鹰嘴，是肱三头肌的附着点。滑车切迹是围绕肱骨滑车的一个半月形凹陷的关节面。此关节使肘部可以屈伸。位于滑车切迹远端前部的是一个鸟嘴样的突起，称为冠突。冠突的远端外侧是一个较平坦的凹陷，称为桡切迹，其表面被覆关节软骨并与桡骨头形成关节。紧邻冠突下方的粗糙隆起称尺骨粗隆。肱肌肌腱附着于冠突和尺骨粗隆（图9.77、9.78、9.80、9.81）。

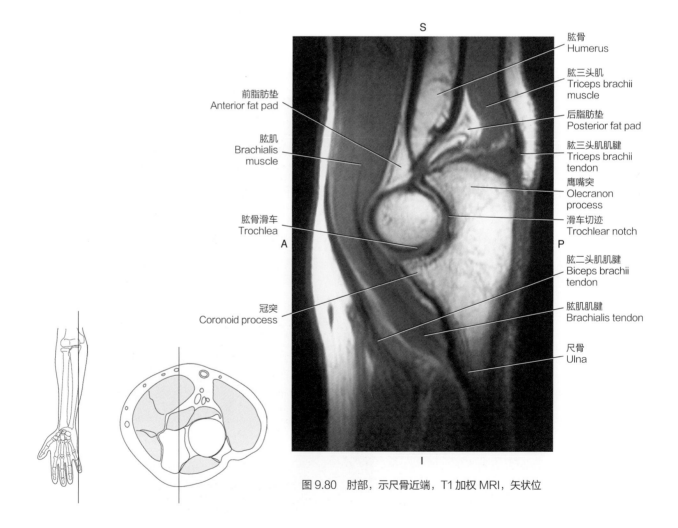

图 9.80　肘部，示尺骨近端，T1加权 MRI，矢状位

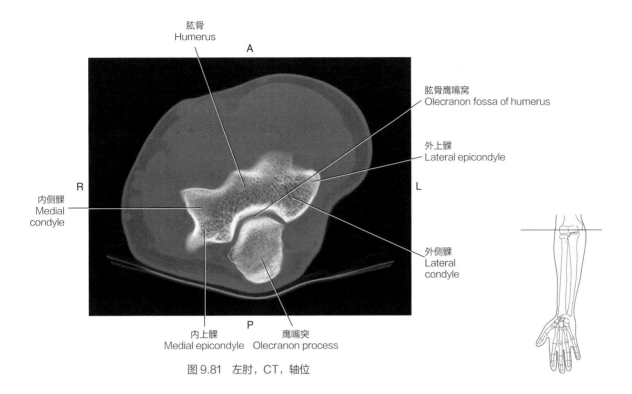

图 9.81　左肘，CT，轴位

尺骨远端　尺骨远端较小，有 2 个突起。其中大的圆形突起是关节突，称尺骨头，与桡骨的尺切迹以及三角形的纤维软骨复合体相关节。内侧面的小圆锥形突起称尺骨茎突，是腕部尺侧副韧带的附着点。张于桡尺骨的骨间缘之间的强韧的筋膜鞘称为前臂骨间膜，是稳定和加强桡尺骨间连接的重要结构（图 9.77、9.78C）。

关节囊和脂肪垫　整个肘关节被相对松弛的关节囊包绕，允许其做屈曲、伸展运动。关节囊前、后壁较薄，但内、外侧分别有桡侧副韧带和尺侧副韧带加强。脂肪垫位于鹰嘴窝和冠突窝内，充满滑膜和关节囊之间的空隙（图 9.79、9.80、9.82~9.85），有助于缓冲肘关节屈伸时鹰嘴和冠突运动处的压力。肘关节囊内有 2 个具有临床重要性的滑膜囊：鹰嘴囊和肱二头肌桡骨囊。鹰嘴囊位于鹰嘴浅方的皮下组织内，肱二头肌桡骨囊位于肱二头肌肌腱止点和桡骨粗隆之间。

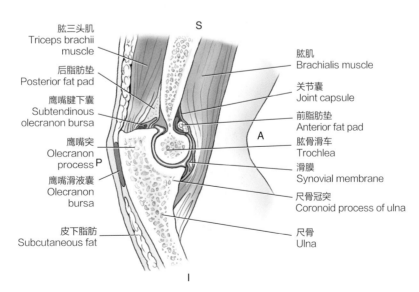

图 9.82　肘关节的关节中点，矢状面观

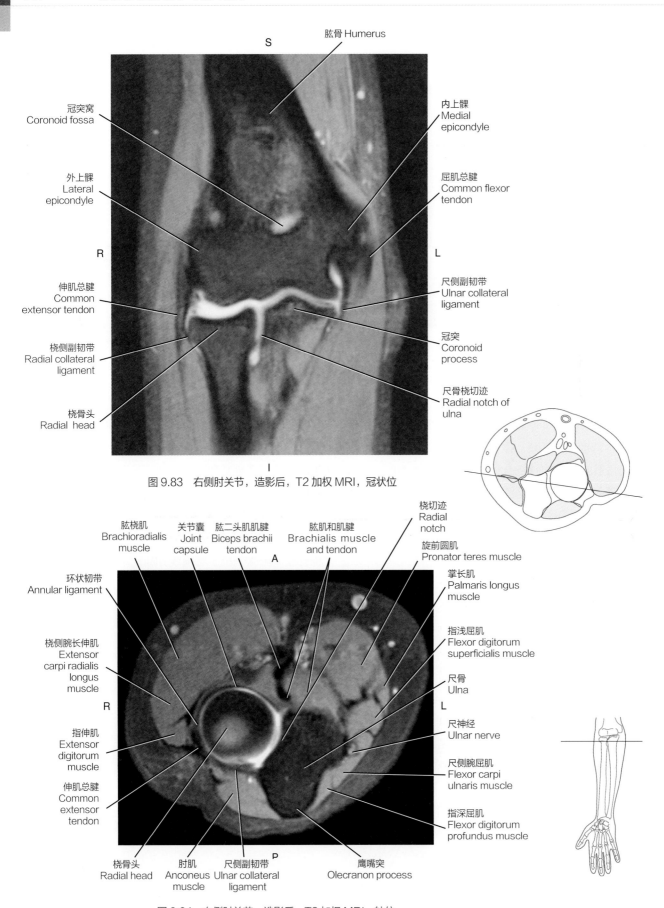

图 9.83　右侧肘关节，造影后，T2 加权 MRI，冠状位

图 9.84　右侧肘关节，造影后，T2 加权 MRI，轴位

表 9.4　臂肌			
名称	近端附着点	远端附着点	主要功能
肱二头肌	长头——肩胛骨盂上结节 短头——肩胛骨喙突	肱二头肌腱膜和桡骨粗隆	旋后和屈曲前臂
肱肌	肱骨远端	尺骨粗隆和冠突	屈肘关节
喙肱肌	肩胛骨喙突	肱骨中 1/3 内侧面	协助屈曲和内收手臂
肱三头肌	长头——肩胛骨盂下结节 内侧头——桡神经沟以下的肱骨后面 外侧头——大结节以下的肱骨后面	尺骨鹰嘴近端	前臂的主要伸肌，长头在外展时可稳定肱骨头
肘肌	肱骨外上髁	尺骨鹰嘴	协助肱三头肌伸肘关节

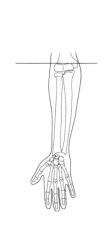

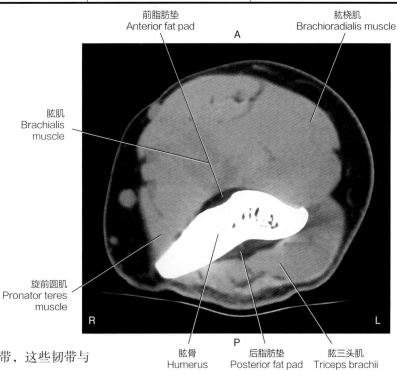

图 9.85　右侧肘关节，示脂肪垫，CT，轴位

韧带

　　肘关节的稳定性主要依赖侧副韧带，这些韧带与关节囊两侧融合。尺侧副韧带包括 3 个部分：前束、后束和横束（Cooper 韧带）（图 9.83~9.88）。前束最强韧，起自肱骨内上髁，止于冠突内侧面。后束与前束共同起自肱骨内上髁，止于鹰嘴内侧面，形成一个三角形的护板。较薄弱的横束张于冠突内侧面和鹰嘴之间，连接前束和后束。尺侧副韧带构成肘管的底，肘管内有尺神经穿过（图 9.86~9.89）。

　　肘关节的外侧由三角形的桡侧副韧带加强。桡侧副韧带起自肱骨外上髁，紧邻伸肌总腱深面，穿桡骨环状韧带，止于尺骨桡切迹前后缘（图 9.88、9.90）。桡骨环状韧带形成一个围绕桡骨头的纤维环，附着于尺骨桡切迹前后缘，其缩窄部紧密包绕桡骨颈，防止桡骨向下脱位（图 9.84、9.86、9.90~9.92）。桡骨环状韧带是桡尺关节近侧的重要结构，允许桡骨头自由旋转。

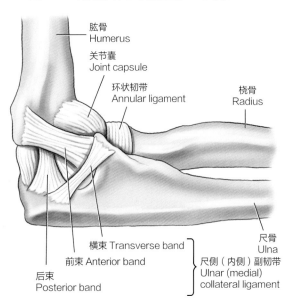

图 9.86　尺侧副韧带，侧面观

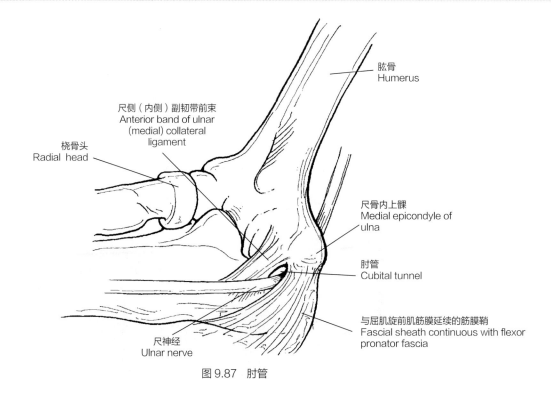

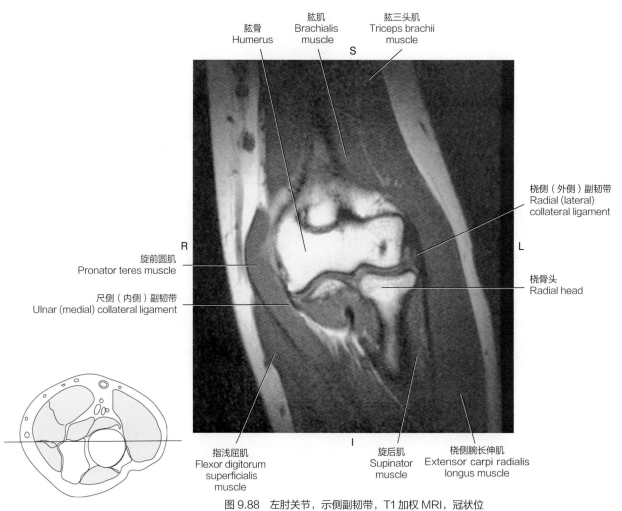

图9.88　左肘关节，示侧副韧带，T1加权 MRI，冠状位

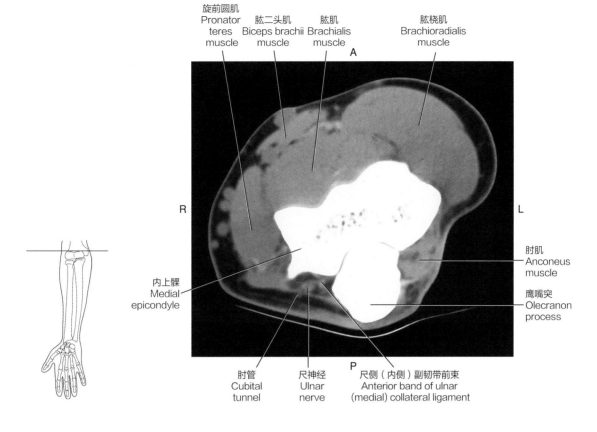

旋前圆肌
Pronator teres muscle

肱二头肌
Biceps brachii muscle

肱肌
Brachialis muscle

肱桡肌
Brachioradialis muscle

A

R

L

内上髁
Medial epicondyle

肘肌
Anconeus muscle

鹰嘴突
Olecranon process

肘管
Cubital tunnel

尺神经
Ulnar nerve

尺侧（内侧）副韧带前束
Anterior band of ulnar (medial) collateral ligament

P

图 9.89　左侧肘关节，示尺神经和肘管，CT，轴位

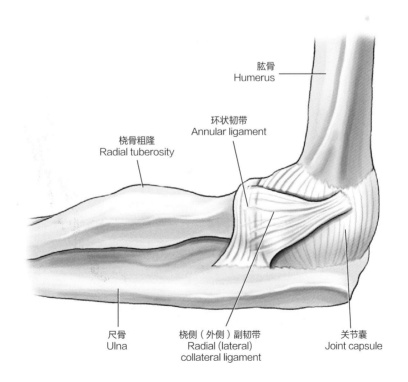

肱骨
Humerus

环状韧带
Annular ligament

桡骨粗隆
Radial tuberosity

尺骨
Ulna

桡侧（外侧）副韧带
Radial (lateral) collateral ligament

关节囊
Joint capsule

图 9.90　桡侧（外侧）副韧带，侧面观

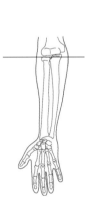

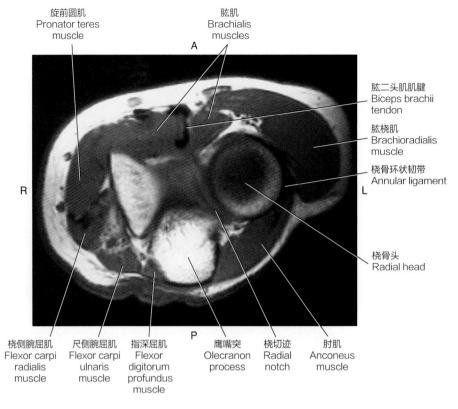

旋前圆肌
Pronator teres
muscle

肱肌
Brachialis
muscles

A

肱二头肌肌腱
Biceps brachii
tendon

肱桡肌
Brachioradialis
muscle

桡骨环状韧带
Annular ligament

R

L

桡骨头
Radial head

P

桡侧腕屈肌
Flexor carpi
radialis
muscle

尺侧腕屈肌
Flexor carpi
ulnaris
muscle

指深屈肌
Flexor
digitorum
profundus
muscle

鹰嘴突
Olecranon
process

桡切迹
Radial
notch

肘肌
Anconeus
muscle

图 9.91　左肘，示环状韧带，T1 加权 MRI，轴位

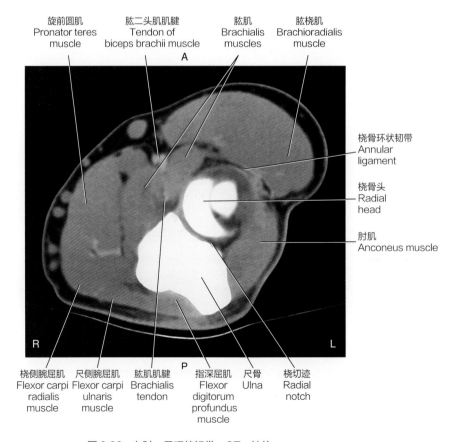

旋前圆肌
Pronator teres
muscle

肱二头肌肌腱
Tendon of
biceps brachii muscle

肱肌
Brachialis
muscles

肱桡肌
Brachioradialis
muscle

A

桡骨环状韧带
Annular
ligament

桡骨头
Radial
head

肘肌
Anconeus muscle

R

L

P

桡侧腕屈肌
Flexor carpi
radialis
muscle

尺侧腕屈肌
Flexor carpi
ulnaris
muscle

肱肌肌腱
Brachialis
tendon

指深屈肌
Flexor
digitorum
profundus
muscle

尺骨
Ulna

桡切迹
Radial
notch

图 9.92　左肘，示环状韧带，CT，轴位

前臂肌

前臂肌的分类方法之一是以桡、尺骨和前臂骨间膜将前臂肌分为前群（屈肌）和后群（伸肌），每群可以进一步分为浅层和深层，前臂肌的相关介绍详见表 9.5。

前群

浅层肌

旋前圆肌

桡侧腕屈肌

掌长肌

尺侧腕屈肌

指浅屈肌

表9.5 前臂肌			
名称	起点	止点	主要功能
前群浅层肌			
旋前圆肌	肱骨头——屈肌总腱 尺骨头——尺骨冠突附近	桡骨干中段外侧面	旋前和屈前臂
桡侧腕屈肌	屈肌总腱	第 2 掌骨底	屈曲腕关节和外展手
掌长肌	屈肌总腱	掌腱膜	屈曲腕关节
尺侧腕屈肌	肱骨头——屈肌总腱 尺骨头——鹰嘴	豌豆骨、钩骨钩、第 5 掌骨	屈曲腕关节和内收手
指浅屈肌	肱骨头——屈肌总腱 尺骨头——冠突 桡骨头——桡骨近侧半的前面	第 2～5 指中节指骨外侧	屈曲第 2～5 指的近、中节指骨
前群深层肌			
指深屈肌	尺骨近侧前面	第 2～5 指远节指骨底	在远侧指骨间关节处屈曲第 4 或第 5 指远节指骨
拇长屈肌	桡骨和骨间膜前面	拇指远节指骨底	屈曲拇指
旋前方肌	尺骨远端的前面和桡侧面	桡骨远端的前面	前臂旋前
后群浅层肌			
肱桡肌	肱骨髁上嵴的上 2/3	桡骨远侧、桡骨茎突底外侧	轻度屈曲前臂
桡侧腕长伸肌	肱骨髁上嵴的下 1/3	第 2 掌骨底背面	在腕关节处伸展和外展手
桡侧腕短伸肌	伸肌总腱	第 3 掌骨底背面	在腕关节处伸展和外展手
指伸肌	伸肌总腱	第 2～5 指指背腱膜	在掌指关节处伸展第 2～5 指
小指伸肌	伸肌总腱	第 5 指指背腱膜	在掌指关节处伸展第 5 指
尺侧腕伸肌	伸肌总腱	第 5 掌骨底背面	在腕关节处伸展和内收手
后群深层肌			
拇长展肌	尺桡骨近侧以及骨间膜的后面	第 1 掌骨底	外展和伸展拇指
拇短伸肌	桡骨远 1/3 和骨间膜的后面	拇指近节指骨底背面	伸展拇指近节指骨
拇长伸肌	尺骨中 1/3 和骨间膜的后面	拇指远节指骨底背面	伸展拇指远节指骨
示指伸肌	尺骨远 1/3 和骨间膜的后面	第 2 指指背腱膜	伸展示指
旋后肌	斜头：肱骨外上髁、桡侧副韧带 横头：尺骨的旋后肌嵴	桡骨近端的外侧、后部和前部表面	前臂旋后

前臂前群这 5 块浅层肌以屈肌总腱起自肱骨内上髁，如图 9.93～9.107 所示。

旋前圆肌起点有 2 个头，它的肱骨头起自屈肌总腱，而尺骨头起自尺骨冠突附近。旋前圆肌斜向下行，止于桡骨干中段外侧面。旋前圆肌与旋前方肌配合，使前臂旋前（图 9.93）。

桡侧腕屈肌起自屈肌总腱，位于旋前圆肌内侧，其肌腱穿过屈肌支持带下方的腕管，止于第 2 掌骨底的掌面，其作用是屈曲和外展腕关节（图 9.93）。

掌长肌起自屈肌总腱，通过屈肌支持带表面与掌腱膜融合，其作用是屈曲腕关节和紧张掌腱膜（图 9.93）。

尺侧腕屈肌是前臂前群最内侧的浅层肌，有 2 个头：肱骨头起自屈肌总腱，尺骨头起自鹰嘴。尺侧腕屈肌最终止于豌豆骨、钩骨钩和第 5 掌骨，其作用是屈曲和内收腕关节（图 9.93）。

指浅屈肌是前臂浅层肌中最大的一块，有 3 个头：肱骨头起自屈肌总腱，尺骨头起自冠突，桡骨头起自桡骨近端前面。在其到达屈肌支持带之前，肌束向下移行为 4 条肌腱，肌腱通过腕管且共享同一屈肌总腱鞘。经过屈肌支持带下方之后，肌腱止于第 2 ~ 5 指中节指骨体两侧。指浅屈肌是第 2 ~ 5 指中节指骨和近节指骨强有力的屈肌（图 9.107）。

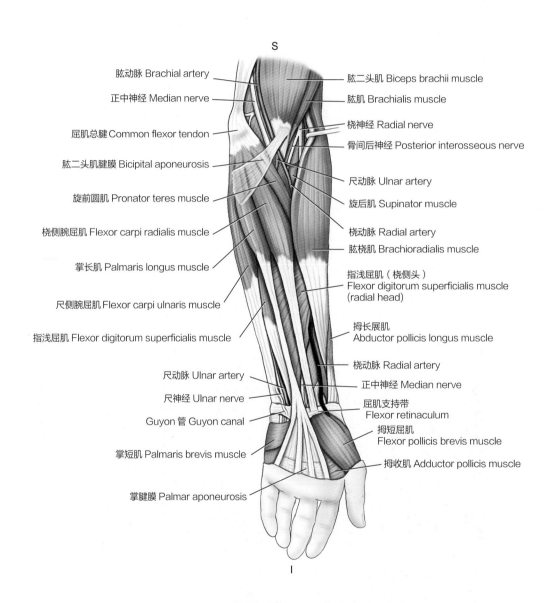

肱动脉 Brachial artery
正中神经 Median nerve
屈肌总腱 Common flexor tendon
肱二头肌腱膜 Bicipital aponeurosis
旋前圆肌 Pronator teres muscle
桡侧腕屈肌 Flexor carpi radialis muscle
掌长肌 Palmaris longus muscle
尺侧腕屈肌 Flexor carpi ulnaris muscle
指浅屈肌 Flexor digitorum superficialis muscle
尺动脉 Ulnar artery
尺神经 Ulnar nerve
Guyon 管 Guyon canal
掌短肌 Palmaris brevis muscle
掌腱膜 Palmar aponeurosis

肱二头肌 Biceps brachii muscle
肱肌 Brachialis muscle
桡神经 Radial nerve
骨间后神经 Posterior interosseous nerve
尺动脉 Ulnar artery
旋后肌 Supinator muscle
桡动脉 Radial artery
肱桡肌 Brachioradialis muscle
指浅屈肌（桡侧头）Flexor digitorum superficialis muscle (radial head)
拇长展肌 Abductor pollicis longus muscle
桡动脉 Radial artery
正中神经 Median nerve
屈肌支持带 Flexor retinaculum
拇短屈肌 Flexor pollicis brevis muscle
拇收肌 Adductor pollicis muscle

图 9.93 前臂浅层屈肌，前面观

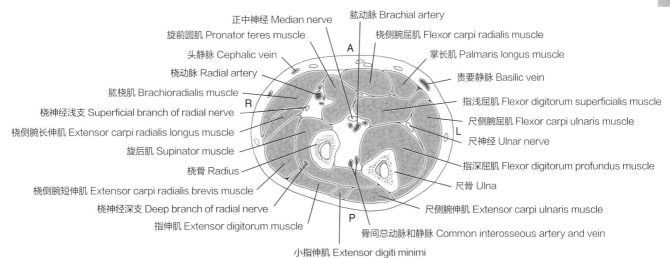

正中神经 Median nerve
旋前圆肌 Pronator teres muscle
头静脉 Cephalic vein
桡动脉 Radial artery
肱桡肌 Brachioradialis muscle
桡神经浅支 Superficial branch of radial nerve
桡侧腕长伸肌 Extensor carpi radialis longus muscle
旋后肌 Supinator muscle
桡骨 Radius
桡侧腕短伸肌 Extensor carpi radialis brevis muscle
桡神经深支 Deep branch of radial nerve
指伸肌 Extensor digitorum muscle
小指伸肌 Extensor digiti minimi

肱动脉 Brachial artery
桡侧腕屈肌 Flexor carpi radialis muscle
掌长肌 Palmaris longus muscle
贵要静脉 Basilic vein
指浅屈肌 Flexor digitorum superficialis muscle
尺侧腕屈肌 Flexor carpi ulnaris muscle
尺神经 Ulnar nerve
指深屈肌 Flexor digitorum profundus muscle
尺骨 Ulna
尺侧腕伸肌 Extensor carpi ulnaris muscle
骨间总动脉和静脉 Common interosseous artery and vein

图 9.94 右前臂近端 1/3，轴面观

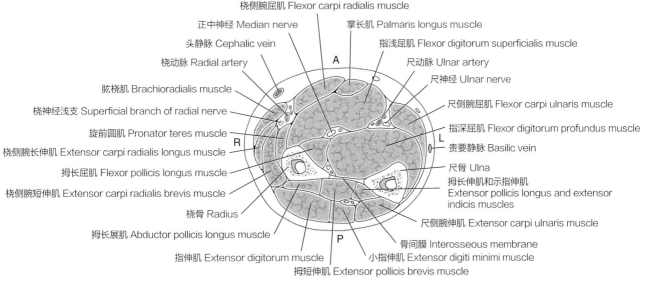

桡侧腕屈肌 Flexor carpi radialis muscle
正中神经 Median nerve
头静脉 Cephalic vein
桡动脉 Radial artery
肱桡肌 Brachioradialis muscle
桡神经浅支 Superficial branch of radial nerve
旋前圆肌 Pronator teres muscle
桡侧腕长伸肌 Extensor carpi radialis longus muscle
拇长屈肌 Flexor pollicis longus muscle
桡侧腕短伸肌 Extensor carpi radialis brevis muscle
桡骨 Radius
拇长展肌 Abductor pollicis longus muscle
指伸肌 Extensor digitorum muscle
拇短伸肌 Extensor pollicis brevis muscle

掌长肌 Palmaris longus muscle
指浅屈肌 Flexor digitorum superficialis muscle
尺动脉 Ulnar artery
尺神经 Ulnar nerve
尺侧腕屈肌 Flexor carpi ulnaris muscle
指深屈肌 Flexor digitorum profundus muscle
贵要静脉 Basilic vein
尺骨 Ulna
拇长伸肌和示指伸肌 Extensor pollicis longus and extensor indicis muscles
尺侧腕伸肌 Extensor carpi ulnaris muscle
骨间膜 Interosseous membrane
小指伸肌 Extensor digiti minimi muscle

图 9.95 右前臂中段，轴面观

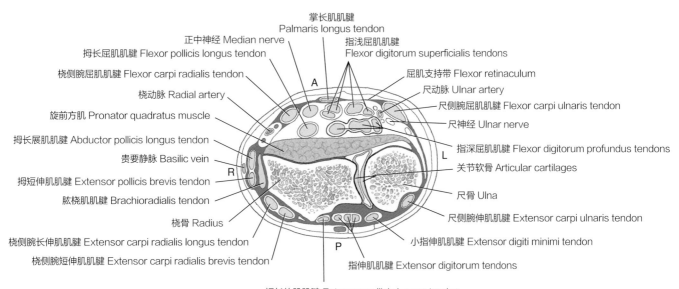

掌长肌肌腱 Palmaris longus tendon
正中神经 Median nerve
拇长屈肌肌腱 Flexor pollicis longus tendon
桡侧腕屈肌肌腱 Flexor carpi radialis tendon
桡动脉 Radial artery
旋前方肌 Pronator quadratus muscle
拇长展肌肌腱 Abductor pollicis longus tendon
贵要静脉 Basilic vein
拇短伸肌肌腱 Extensor pollicis brevis tendon
肱桡肌肌腱 Brachioradialis tendon
桡骨 Radius
桡侧腕长伸肌肌腱 Extensor carpi radialis longus tendon
桡侧腕短伸肌肌腱 Extensor carpi radialis brevis tendon

指浅屈肌肌腱 Flexor digitorum superficialis tendons
屈肌支持带 Flexor retinaculum
尺动脉 Ulnar artery
尺侧腕屈肌肌腱 Flexor carpi ulnaris tendon
尺神经 Ulnar nerve
指深屈肌肌腱 Flexor digitorum profundus tendons
关节软骨 Articular cartilages
尺骨 Ulna
尺侧腕伸肌肌腱 Extensor carpi ulnaris tendon
小指伸肌肌腱 Extensor digiti minimi tendon
指伸肌肌腱 Extensor digitorum tendons
拇长伸肌肌腱 Extensor pollicis longus tendon

图 9.96 右前臂远端 1/3，轴面观

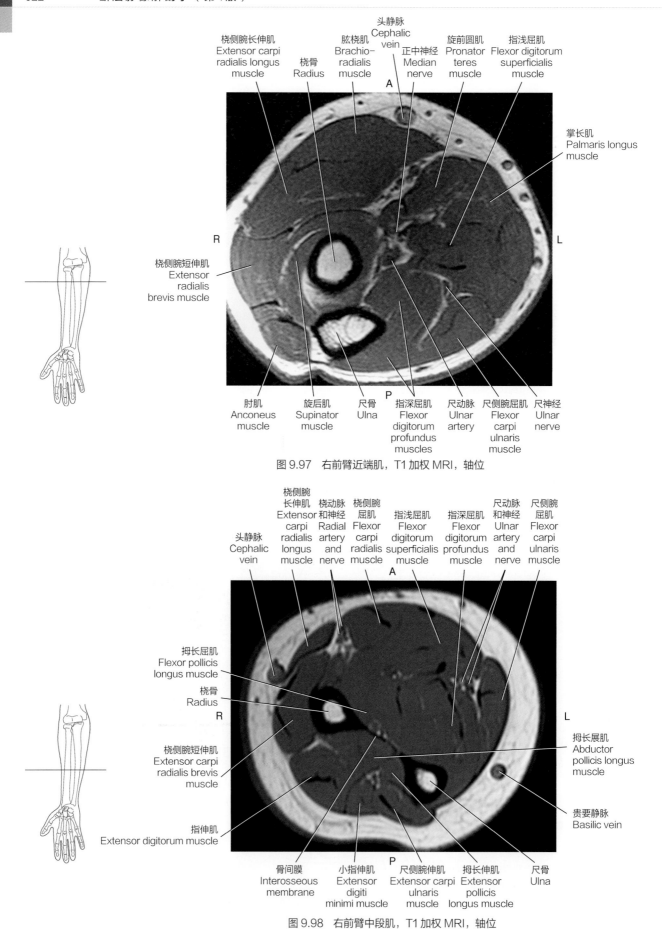

图 9.97　右前臂近端肌，T1 加权 MRI，轴位

图 9.98　右前臂中段肌，T1 加权 MRI，轴位

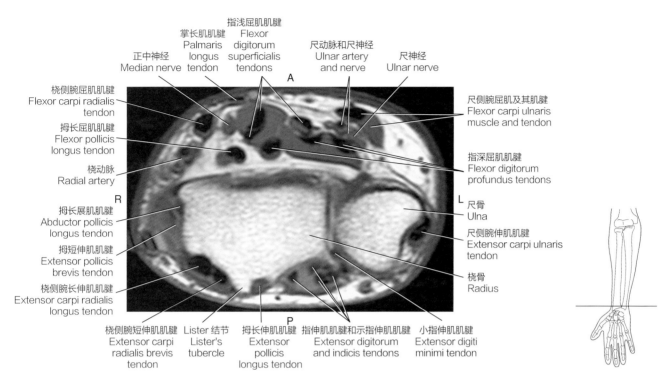

图 9.99　右前臂远端肌，T1 加权 MRI，轴位

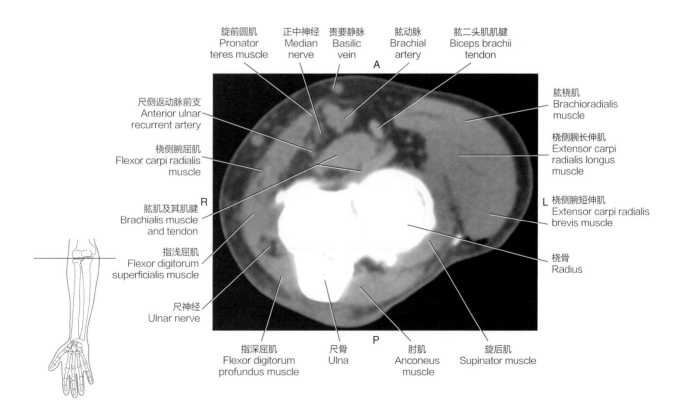

图 9.100　左前臂近端肌，CT，轴位

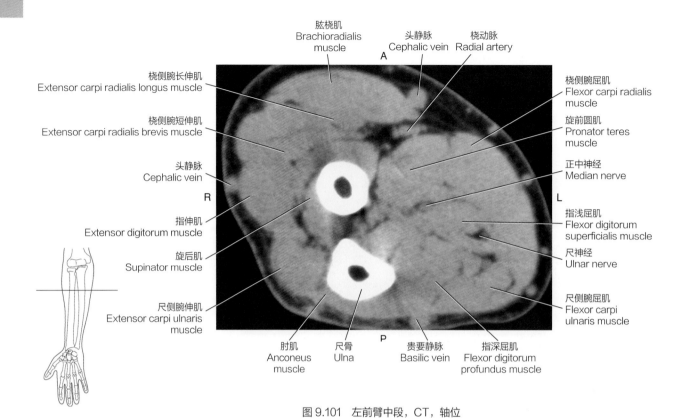

肱桡肌
Brachioradialis
muscle

头静脉
Cephalic vein

桡动脉
Radial artery

桡侧腕长伸肌
Extensor carpi radialis longus muscle

桡侧腕屈肌
Flexor carpi radialis
muscle

桡侧腕短伸肌
Extensor carpi radialis brevis muscle

旋前圆肌
Pronator teres
muscle

头静脉
Cephalic vein

正中神经
Median nerve

指伸肌
Extensor digitorum muscle

指浅屈肌
Flexor digitorum
superficialis muscle

旋后肌
Supinator muscle

尺神经
Ulnar nerve

尺侧腕伸肌
Extensor carpi ulnaris
muscle

尺侧腕屈肌
Flexor carpi
ulnaris muscle

肘肌
Anconeus
muscle

尺骨
Ulna

贵要静脉
Basilic vein

指深屈肌
Flexor digitorum
profundus muscle

图 9.101　左前臂中段，CT，轴位

指深屈肌肌腱
Flexor digitorum
profundus
tendons

指浅屈肌肌腱
Flexor
digitorum
superficialis
tendons

正中神经
Median
nerve

拇长屈肌肌腱
Flexor
pollicis
longus
tendon

桡侧腕屈肌肌腱
Flexor carpi
radialis tendon

尺侧腕屈肌及其肌腱
Flexor carpi ulnaris
muscle and tendons

旋前方肌
Pronator quadratus
muscle

尺动脉
Ulnar artery

桡动脉
Radial artery

尺神经
Ulnar nerve

拇长展肌肌腱
Abductor pollicis longus tendon

贵要静脉
Basilic vein

头静脉
Cephalic vein

尺骨
Ulna

拇短伸肌肌腱
Extensor pollicis brevis
tendon

尺侧腕伸肌肌腱
Extensor carpi ulnaris
tendon

桡侧腕长伸肌肌腱
Extensor carpi radialis
longus tendon

桡侧腕短伸肌肌腱
Extensor carpi radialis
brevis tendon

小指伸肌肌腱
Extensor digiti
minimi tendon

指伸肌和示指伸肌肌腱
Extensor digitorum and
indicis tendon

拇长伸肌肌腱
Extensor pollicis
longus tendon

桡骨背侧
（Lister）结节
Radial (Lister's)
tubercle

图 9.102　左前臂远端，CT，轴位

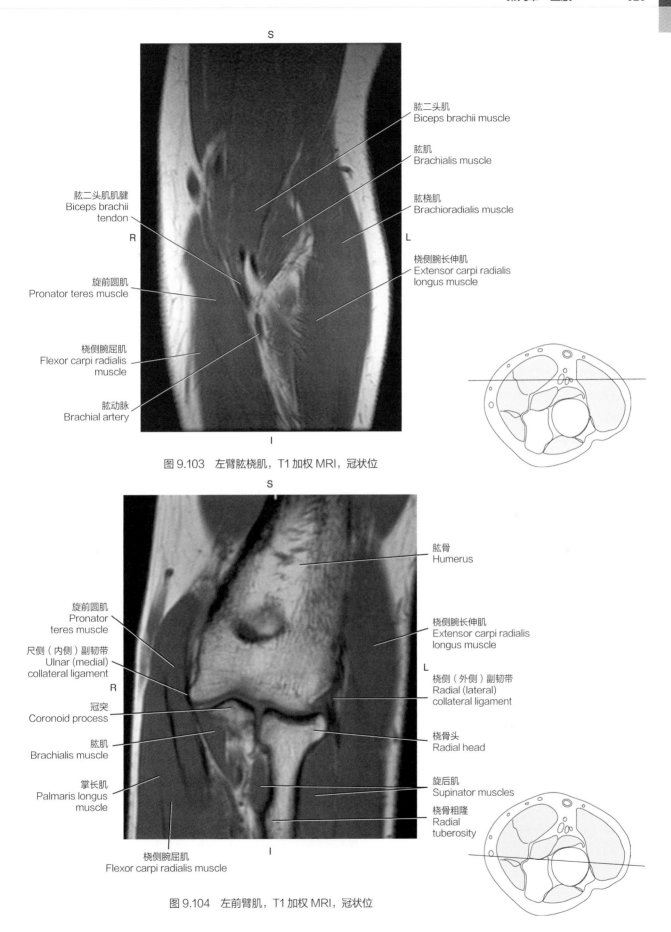

肱二头肌
Biceps brachii muscle

肱肌
Brachialis muscle

肱桡肌
Brachioradialis muscle

桡侧腕长伸肌
Extensor carpi radialis
longus muscle

肱二头肌肌腱
Biceps brachii
tendon

旋前圆肌
Pronator teres muscle

桡侧腕屈肌
Flexor carpi radialis
muscle

肱动脉
Brachial artery

图 9.103 左臂肱桡肌，T1 加权 MRI，冠状位

肱骨
Humerus

旋前圆肌
Pronator
teres muscle

尺侧（内侧）副韧带
Ulnar (medial)
collateral ligament

冠突
Coronoid process

肱肌
Brachialis muscle

掌长肌
Palmaris longus
muscle

桡侧腕长伸肌
Extensor carpi radialis
longus muscle

桡侧（外侧）副韧带
Radial (lateral)
collateral ligament

桡骨头
Radial head

旋后肌
Supinator muscles

桡骨粗隆
Radial
tuberosity

桡侧腕屈肌
Flexor carpi radialis muscle

图 9.104 左前臂肌，T1 加权 MRI，冠状位

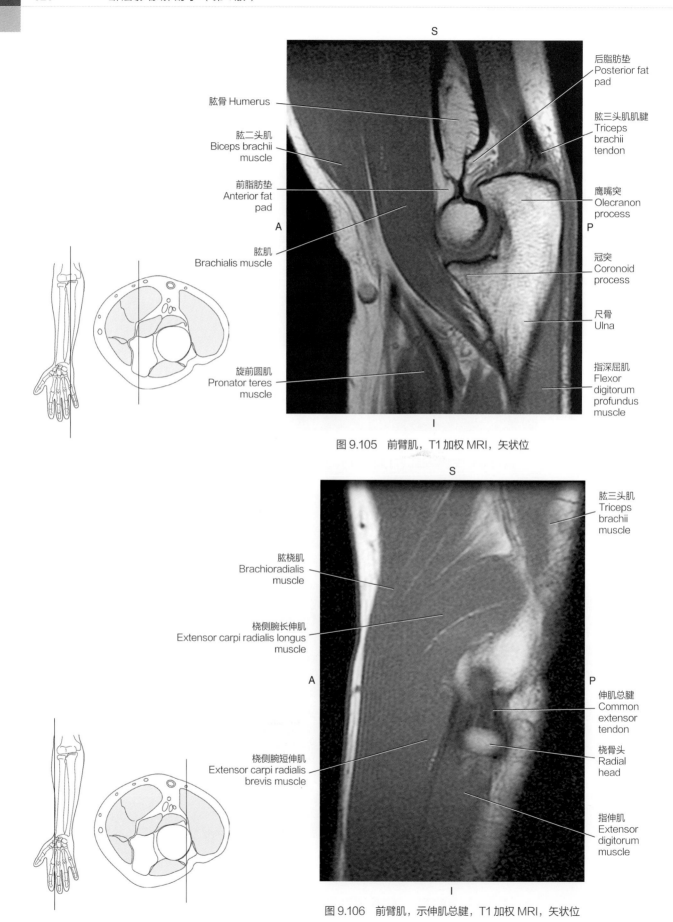

图 9.105　前臂肌，T1 加权 MRI，矢状位

图 9.106　前臂肌，示伸肌总腱，T1 加权 MRI，矢状位

深层肌

指深屈肌

拇长屈肌

旋前方肌

前臂前群深层肌如图 9.94 ~ 9.107 所示。

指深屈肌长且厚，主要作用是屈曲远侧指骨间关节。它起自尺骨近端的前面并向内侧延伸至骨间膜。与指浅屈肌相似，指深屈肌在到达屈肌支持带之前也分为 4 条肌腱。这 4 条肌腱深入腕管并继续向远端移行，止于远节指骨，并与指浅屈肌协同屈曲第 2 ~ 5

指的中节和近节指骨（图 9.107B）。

拇长屈肌起自桡骨前面和附近的骨间膜，移行至指深屈肌外侧并覆盖桡骨的前面。拇长屈肌通过腕管后，其肌腱穿行于拇短屈肌与拇收肌之间，止于拇指远节指骨底，可屈曲拇指（图 9.107）。

旋前方肌是前臂前群最深的一块方形肌，起自尺骨远端的前面和桡侧面，横向走行，止于桡骨远端的前面。其深处的肌束有助于将桡骨、尺骨与骨间膜结合在一起。旋前方肌为前臂旋前提供主要动力（图 9.107）。

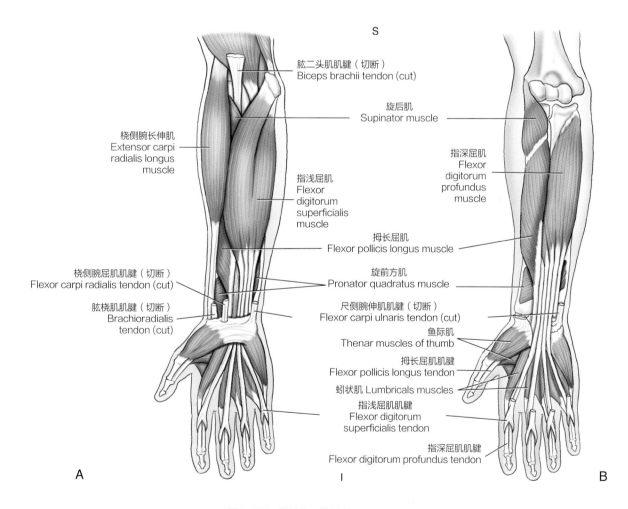

图 9.107 前臂肌，前面观。A. 浅层肌；B. 深层肌

后群

浅层肌

肱桡肌

桡侧腕长伸肌

桡侧腕短伸肌

指伸肌

小指伸肌

尺侧腕伸肌

前臂后群浅层肌如图 9.94 ~ 9.106、9.108 所示。

肱桡肌是位于前臂外侧缘较大的伸肌，起于肱骨髁上嵴的上 2/3 处，向下止于桡骨茎突。肱桡肌在肘部屈曲前臂并协助其旋前和旋后（图 9.93、9.108）。

桡侧腕长伸肌起自肱桡肌起点远端，肱骨髁上嵴的下 1/3 处，行于肱桡肌后方深面，止于第 2 掌骨底。

此肌在腕关节处伸展和外展手部（图 9.108）。

前臂后群的其他浅层肌（桡侧腕短伸肌、指伸肌、小指伸肌、尺侧腕伸肌）均起自附着于肱骨外上髁的伸肌总腱。在肘平面，这些肌看上去就像一整块肌，但它们止于腕和手的不同部位，故远端较为清晰可辨。

桡侧腕短伸肌各组分别起自桡侧副韧带、桡骨环状韧带以及伸肌总腱，沿着腕的背侧面走行，止于第 3 掌骨底，作用是在腕关节处伸展和外展手（图9.108）。

指伸肌是第 2 ~ 5 指的主要伸肌，占据前臂后面的大部分，起自伸肌总腱，在腕部近端移行为 4 条单独的扁腱。这 4 条肌腱通过伸肌支持带下方时，行于同一滑膜囊内，最后止于第 2 ~ 5 指的指背腱膜，帮助形成伸肌腱帽（参见手指韧带）。此外，小部分

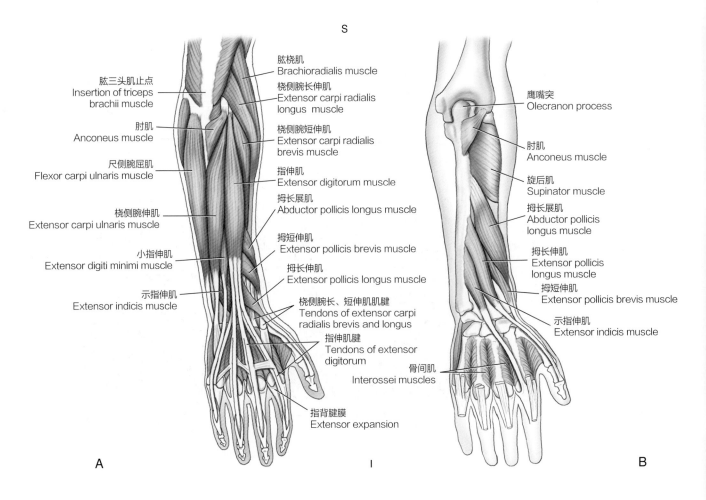

图 9.108　前臂肌，后面观。A. 浅层肌；B. 深层肌

肌腱束状散开延伸至近节指骨底，并止于掌指关节囊。指伸肌可伸展和外展手指，并可伸展腕关节（图9.108）。

小指伸肌起自伸肌总腱，并在独立的滑膜囊中通过伸肌支持带的下方，然后分成两条肌腱索，止于第5指近节指骨，帮助伸展小指（图9.108）。

尺侧腕伸肌长而细，起自伸肌总腱，沿尺骨的内侧和背面走行，止于第5掌骨底，主要作用为在腕关节处伸展和内收手部（图9.108）。

深层肌
拇长展肌
拇短伸肌
拇长伸肌
示指伸肌
旋后肌

后群的深层肌包括4块伸肌（主要负责运动拇指和示指）以及1块旋后肌，见图9.94～9.104、9.108。

作用于拇指的3块伸肌包括拇长展肌、拇短伸肌和拇长伸肌。细长的拇长展肌起自桡骨及尺骨的后面以及前臂骨间膜的后面，止于第1掌骨底，作用为外展和伸展拇指（图9.108）。

较短的拇短伸肌紧靠拇长展肌肌腱的尺侧下行，起自尺骨和桡骨以及骨间膜的背面，止于拇指近节指骨底，可与拇长展肌一起伸展和外展拇指（图9.108）。

拇长伸肌位于拇长展肌的尺侧，起自尺骨以及骨间膜的背面，远于拇长屈肌的起点，穿过伸肌支持带后，与桡侧腕长伸肌和桡侧腕短伸肌交叉，止于拇指远节指骨底。它的主要作用是伸展拇指远节指骨，也可以外展手部（图9.108）。

示指伸肌起自尺骨背侧远端1/3和骨间膜，与指伸肌一起穿过伸肌支持带，止于第2指的指背腱膜。此肌可与指伸肌一起伸展示指，如指向某处（图9.108）。

旋后肌源自两个头：斜头和横头。斜头起自肱骨外上髁和桡侧副韧带，横头起自尺骨的旋后肌嵴。两个头从外侧包绕桡骨近端，止于桡骨近端后外侧面和前面，作用为使前臂旋后（图9.107、9.108）。

腕和手

腕和手的复杂解剖结构使其能够进行比身体其他关节更复杂多样的运动。

骨性结构

腕和手的骨性结构包括桡骨及尺骨的远端、8块腕骨、5块掌骨和14节指骨（图9.109）。桡骨及尺骨的远端各有1个锥状突起，为韧带的附着点，分别称为桡骨茎突和尺骨茎突。桡骨茎突位于桡骨外侧，尺骨茎突位于尺骨后内侧。腕骨排列为近侧、远侧两列。近侧列从桡侧到尺侧依次为手舟骨（舟骨）、月骨（半月骨）、三角骨（三棱骨）和豌豆骨；豌豆骨是埋藏于尺侧腕屈肌内的籽骨。远侧列为大多角骨（梯形骨）、小多角骨（四棱形骨）、头状骨（大骨）和钩骨（图9.109～9.123）。5块掌骨均呈小管状，每块掌骨均由近端（掌骨底）、中段（掌骨体）和远端（掌骨头）构成。与掌骨一样，构成手指的14块指骨也由近端（指骨底）、远端（指骨头）和中段（指骨体）组成，除拇指有两节指骨（近节和远节）外，每根手指由3节指骨组成（近节、中节和远节）。

由于相关肌的牵引，钩骨骨折可能导致骨折不愈合。尺神经靠近钩骨钩，也可能受伤，进而导致握力下降。

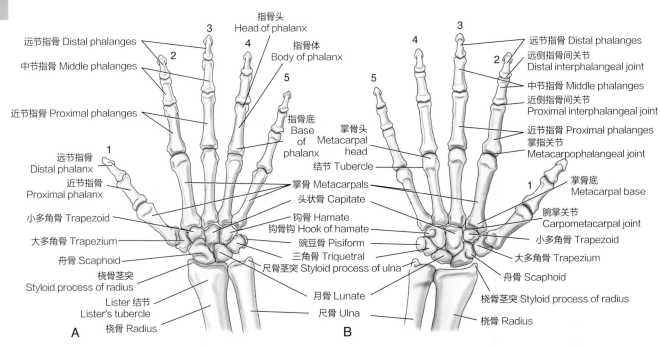

图 9.109　手和腕的骨性结构。A. 背面观；B. 掌面观

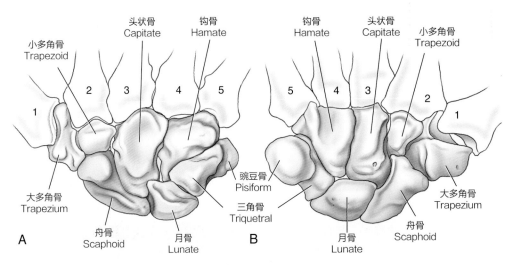

图 9.110　腕骨。A. 背面观；B. 掌面观

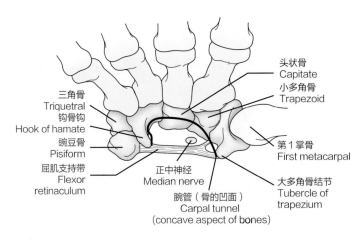

图 9.111　腕管

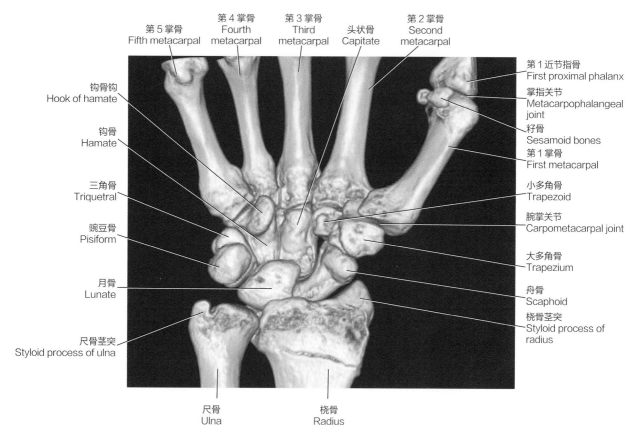

第5掌骨 Fifth metacarpal
第4掌骨 Fourth metacarpal
第3掌骨 Third metacarpal
头状骨 Capitate
第2掌骨 Second metacarpal

第1近节指骨 First proximal phalanx
掌指关节 Metacarpophalangeal joint
籽骨 Sesamoid bones
第1掌骨 First metacarpal
小多角骨 Trapezoid
腕掌关节 Carpometacarpal joint
大多角骨 Trapezium
舟骨 Scaphoid
桡骨茎突 Styloid process of radius

钩骨钩 Hook of hamate
钩骨 Hamate
三角骨 Triquetral
豌豆骨 Pisiform
月骨 Lunate
尺骨茎突 Styloid process of ulna

尺骨 Ulna
桡骨 Radius

图 9.112　腕，三维 CT，掌面观

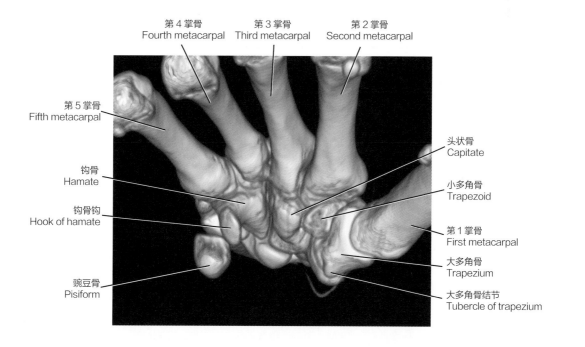

第4掌骨 Fourth metacarpal
第3掌骨 Third metacarpal
第2掌骨 Second metacarpal

第5掌骨 Fifth metacarpal
钩骨 Hamate
钩骨钩 Hook of hamate
豌豆骨 Pisiform

头状骨 Capitate
小多角骨 Trapezoid
第1掌骨 First metacarpal
大多角骨 Trapezium
大多角骨结节 Tubercle of trapezium

图 9.113　腕管（腕骨的凹面），三维 CT

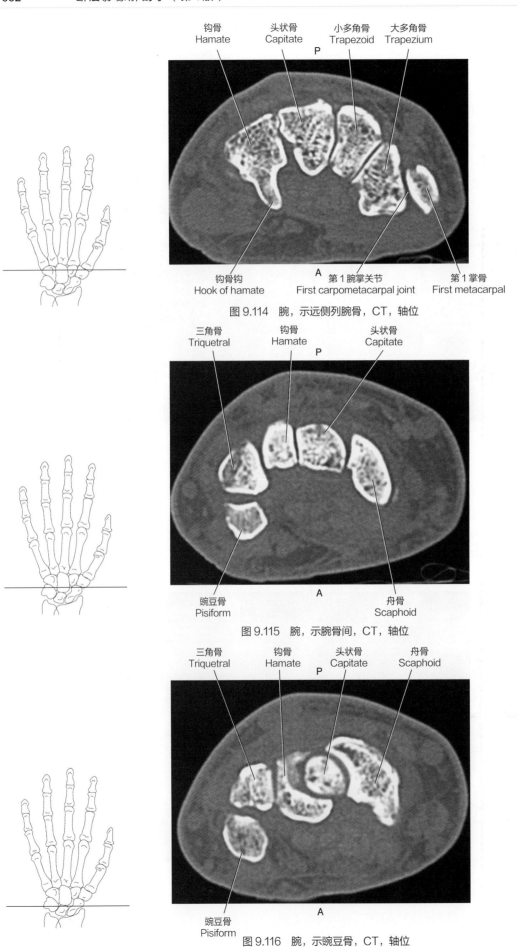

钩骨　Hamate　头状骨　Capitate　小多角骨　Trapezoid　大多角骨　Trapezium

P

钩骨钩　Hook of hamate　第1腕掌关节　First carpometacarpal joint　第1掌骨　First metacarpal

A

图 9.114　腕，示远侧列腕骨，CT，轴位

三角骨　Triquetral　钩骨　Hamate　头状骨　Capitate

P

豌豆骨　Pisiform　舟骨　Scaphoid

A

图 9.115　腕，示腕骨间，CT，轴位

三角骨　Triquetral　钩骨　Hamate　头状骨　Capitate　舟骨　Scaphoid

P

豌豆骨　Pisiform

A

图 9.116　腕，示豌豆骨，CT，轴位

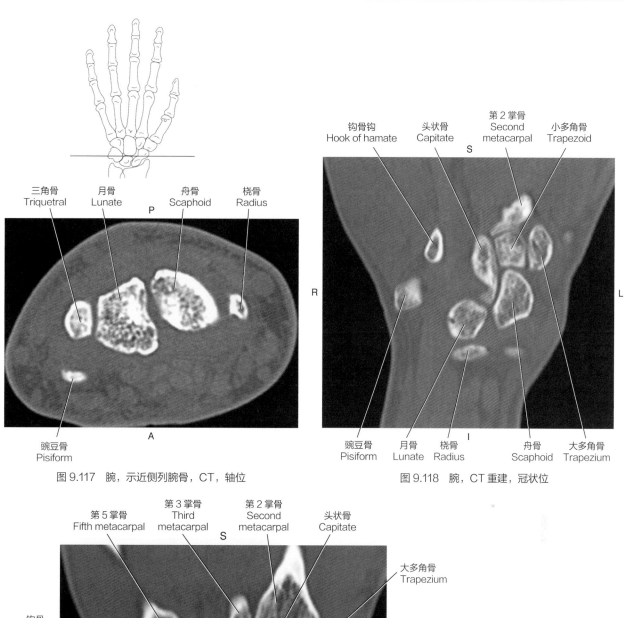

三角骨 Triquetral　月骨 Lunate　舟骨 Scaphoid　桡骨 Radius

P

豌豆骨 Pisiform

A

图 9.117　腕，示近侧列腕骨，CT，轴位

钩骨钩 Hook of hamate　头状骨 Capitate　第 2 掌骨 Second metacarpal　小多角骨 Trapezoid

S

R

L

豌豆骨 Pisiform　月骨 Lunate　桡骨 Radius　舟骨 Scaphoid　大多角骨 Trapezium

I

图 9.118　腕，CT 重建，冠状位

第 5 掌骨 Fifth metacarpal　第 3 掌骨 Third metacarpal　第 2 掌骨 Second metacarpal　头状骨 Capitate

S

钩骨 Hamate

豌豆骨 Pisiform

R

三角骨 Triquetral

大多角骨 Trapezium

小多角骨 Trapezoid

腕骨间关节 Intercarpal joints

L

舟骨 Scaphoid

桡骨 Radius

腕中关节 Midcarpal joint

I

月骨 Lunate

图 9.119　腕，示近侧列和远侧列腕骨，CT 重建，冠状位

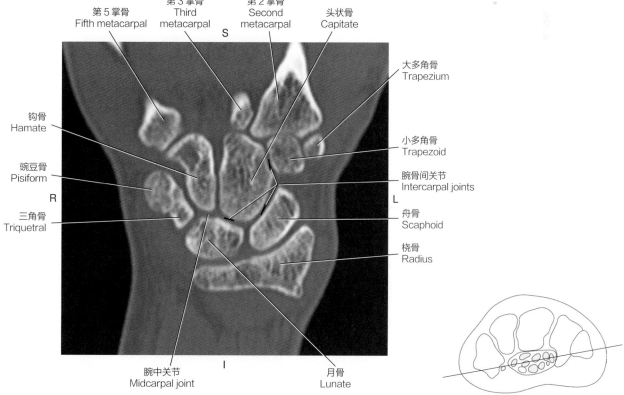

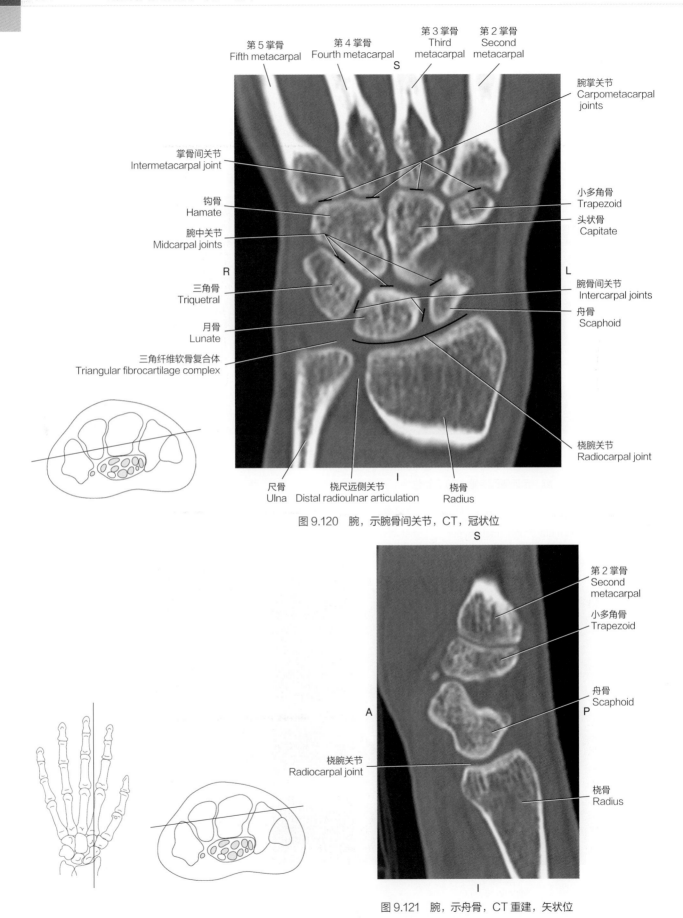

第5掌骨
Fifth metacarpal

第4掌骨
Fourth metacarpal

第3掌骨
Third metacarpal

第2掌骨
Second metacarpal

S

腕掌关节
Carpometacarpal joints

掌骨间关节
Intermetacarpal joint

钩骨
Hamate

腕中关节
Midcarpal joints

R

三角骨
Triquetral

月骨
Lunate

三角纤维软骨复合体
Triangular fibrocartilage complex

小多角骨
Trapezoid

头状骨
Capitate

L

腕骨间关节
Intercarpal joints

舟骨
Scaphoid

桡腕关节
Radiocarpal joint

尺骨
Ulna

桡尺远侧关节
Distal radioulnar articulation

I

桡骨
Radius

图 9.120　腕，示腕骨间关节，CT，冠状位

S

第2掌骨
Second metacarpal

小多角骨
Trapezoid

A

P

舟骨
Scaphoid

桡腕关节
Radiocarpal joint

桡骨
Radius

I

图 9.121　腕，示舟骨，CT 重建，矢状位

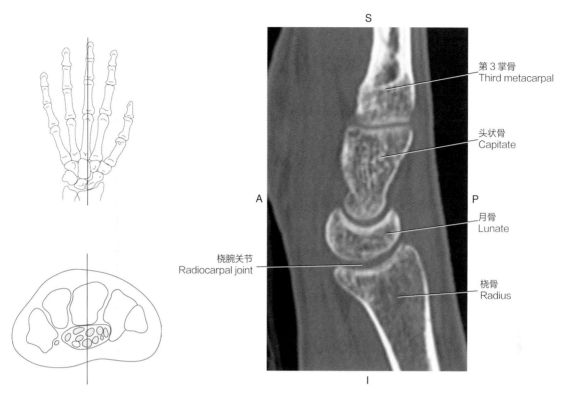

图 9.122 腕，示月骨，CT 重建，矢状位

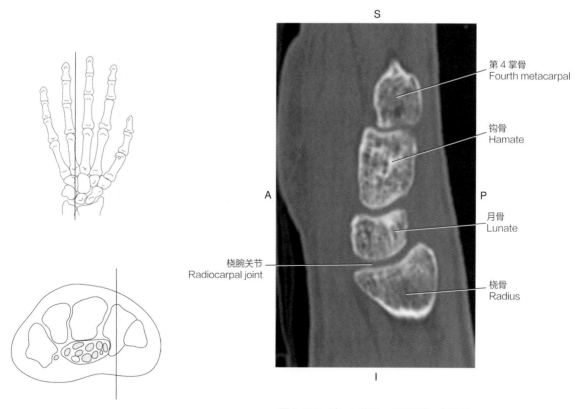

图 9.123 腕，示钩骨，CT 重建，矢状位

关节

腕和手部的关节非常复杂，由以下几部分组成：桡尺远侧关节、桡腕关节（手部近端关节）、腕中关节（手部远端关节）、腕骨间关节（近侧列和远侧列腕骨间关节）、腕掌关节（腕骨和掌骨间关节）、掌骨间关节(第2～5掌骨底间关节)以及指骨间关节(每根手指的指骨间关节)（图9.119～9.126）。

腕关节

桡尺远侧关节

桡腕关节

腕中关节

腕骨间关节

腕掌关节

掌骨间关节

桡尺远侧关节由桡骨尺切迹和尺骨环状关节面构成，桡骨尺切迹围绕尺骨环状关节面的运动是旋前或旋后运动。桡尺远侧关节主要的稳定结构是一个关节盘，称为三角纤维软骨复合体（triangular fibrocartilage complex，TFCC）。TFCC 是一个扇形纤维软骨组织，起自桡骨远端的内侧面，水平横向走行，止于尺骨茎突。在旋前和旋后时，它沿着尺骨头的远侧面反向旋转，并使尺骨与腕骨分离（图9.124～9.126）。

桡腕关节的近端由桡骨的腕关节面和 TFCC 组成，而远端由手舟骨、月骨、三角骨的关节面以及连接它们的腕骨间韧带组成（图9.120～9.124）。

腕中关节由近侧列和远侧列腕骨之间的关节组成（图9.119、9.124）。

每列腕骨内部各腕骨之间有腕骨间关节（图9.119、9.120、9.124）。

腕掌关节由腕骨和5块掌骨之间的关节组成（图9.120、9.124）。

拇指腕掌关节是一个由大多角骨和第1掌骨的关节面组成的独立关节，属于鞍状关节。第2～5指的腕掌关节是活动有限的微动关节（图9.114、9.124）。

掌骨间关节位于掌骨底之间，由掌侧和背侧的掌骨韧带加强（图9.124）。

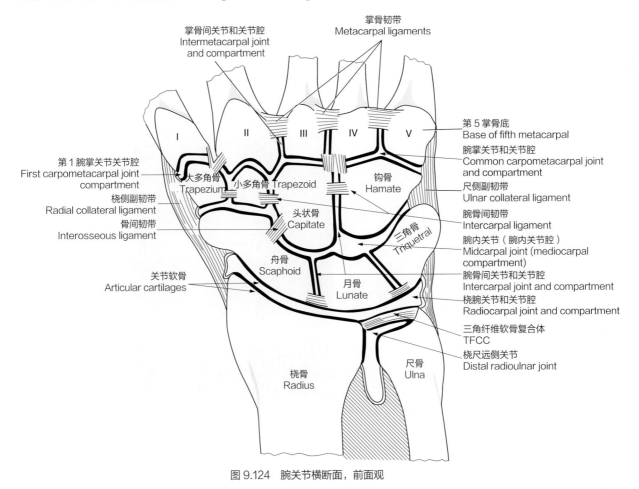

图 9.124　腕关节横断面，前面观

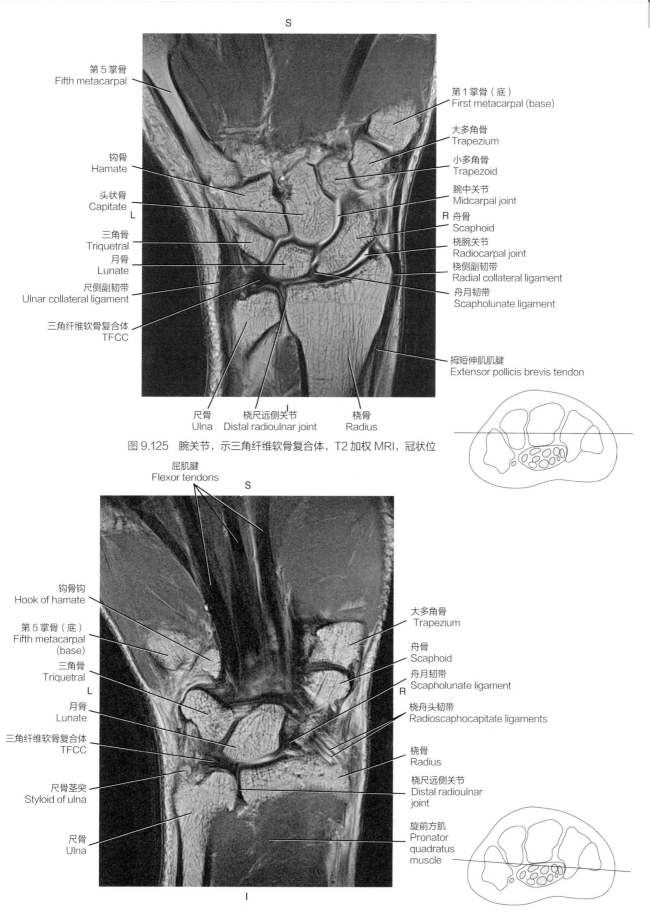

S

第 5 掌骨
Fifth metacarpal

钩骨
Hamate

头状骨
Capitate

L

三角骨
Triquetral

月骨
Lunate

尺侧副韧带
Ulnar collateral ligament

三角纤维软骨复合体
TFCC

第 1 掌骨（底）
First metacarpal (base)

大多角骨
Trapezium

小多角骨
Trapezoid

腕中关节
Midcarpal joint

R 舟骨
Scaphoid

桡腕关节
Radiocarpal joint

桡侧副韧带
Radial collateral ligament

舟月韧带
Scapholunate ligament

拇短伸肌肌腱
Extensor pollicis brevis tendon

尺骨
Ulna

桡尺远侧关节
Distal radioulnar joint

桡骨
Radius

图 9.125　腕关节，示三角纤维软骨复合体，T2 加权 MRI，冠状位

屈肌腱
Flexor tendons

S

钩骨钩
Hook of hamate

第 5 掌骨（底）
Fifth metacarpal
(base)

三角骨
Triquetral

L

月骨
Lunate

三角纤维软骨复合体
TFCC

尺骨茎突
Styloid of ulna

尺骨
Ulna

大多角骨
Trapezium

舟骨
Scaphoid

舟月韧带
Scapholunate ligament

桡舟头韧带
Radioscaphocapitate ligaments

桡骨
Radius

桡尺远侧关节
Distal radioulnar
joint

旋前方肌
Pronator
quadratus
muscle

R

I

图 9.126　腕关节，示固有韧带，T2 加权 MRI，冠状位

手部关节

掌指关节

近端指间关节

远端指间关节

第 2~5 指的指骨有 3 个关节：属于球窝关节的掌指关节（metacarpophalangeal，MCP）、属于屈戌关节的近侧指骨间关节（proximal interphalangeal，PIP）和远侧指骨间关节（distal interphalangeal，DIP）（图 9.109）。拇指由两节指骨组成，只有两个关节：属于鞍状关节的掌指关节和属于屈戌关节的指骨间关节（图 9.109、9.112）。

韧带和筋膜

腕部有众多外部韧带和腕骨间韧带（内部韧带）为其提供更多的稳定性。加固腕骨周围关节的外部韧带包括掌侧桡腕韧带、背侧桡腕韧带、桡侧副韧带、

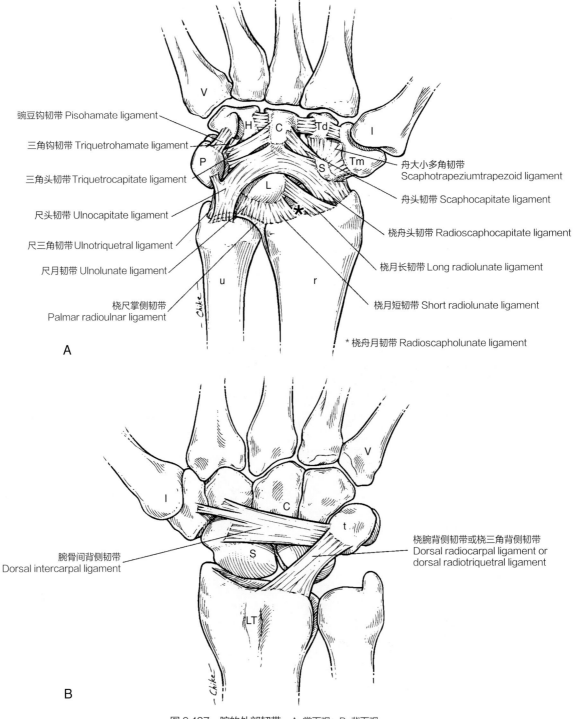

图 9.127　腕的外部韧带。A. 掌面观；B. 背面观

尺侧副韧带和三角纤维软骨复合体（图 9.124 ~ 9.127）。众多腕骨间关节由腕骨间韧带支持，这些韧带将腕骨相互连接（图 9.124 ~ 9.126）。腕骨间韧带、掌骨的韧带以及三角纤维软骨复合体这些结构将诸多关节腔分为 5 个隔室，关节造影术可以显示其构成：①第 1 腕掌隔室；②腕掌共同隔室；③腕中隔室；④掌骨间隔室；⑤桡腕隔室（图 9.124）。腕管由腕骨的凹陷式排列构成（图 9.111、9.113、9.128）。

> 正中神经通过腕管时受到压迫，称为腕管综合征，其主要症状是由正中神经支配的手指疼痛和麻木。

屈肌支持带（腕横韧带）为一条较厚的带状韧带，它跨过腕骨沟形成腕管，围成的通道可供肌腱和正中神经穿行。屈肌支持带内侧附着于豌豆骨和钩骨钩，跨越腕前，外侧附着于舟骨和大多角骨（图 9.128 ~ 9.137）。除构成腕管外，屈肌支持带尺侧继续延伸覆盖于豌豆骨和钩骨上，形成 Guyon 管（腕尺管），这是可能发生尺神经受压的部位（图 9.128A、9.132）。

伸肌支持带（腕背侧韧带）位于背侧，远较屈肌支持带薄弱。其内侧附着于尺骨茎突、三角骨和豌豆骨，向外侧延伸附着于桡骨外侧缘（图 9.129B）。其走行过程中形成 6 条骨纤维管，伸肌肌腱及其滑膜鞘穿行其中（图 9.128B、9.129B、9.130 ~ 9.137）。

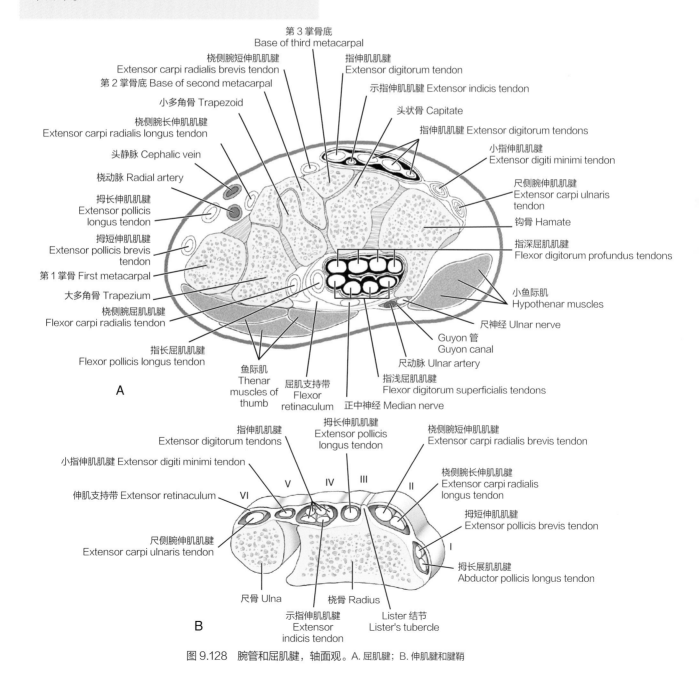

图 9.128　腕管和屈肌腱，轴面观。A. 屈肌腱；B. 伸肌腱和腱鞘

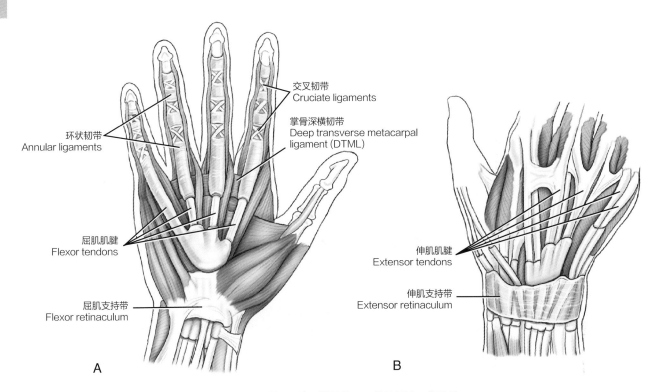

交叉韧带
Cruciate ligaments

环状韧带
Annular ligaments

掌骨深横韧带
Deep transverse metacarpal
ligament (DTML)

屈肌肌腱
Flexor tendons

屈肌支持带
Flexor retinaculum

伸肌肌腱
Extensor tendons

伸肌支持带
Extensor retinaculum

A

B

图 9.129　A. 屈肌肌腱，掌面观；B. 伸肌肌腱，背面观

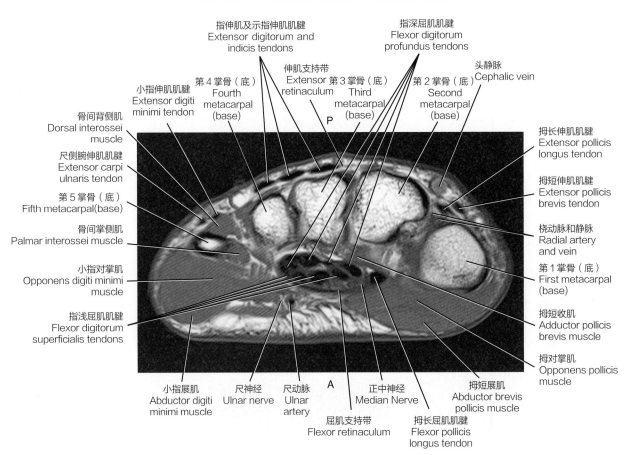

指伸肌及示指伸肌肌腱
Extensor digitorum and
indicis tendons

指深屈肌肌腱
Flexor digitorum
profundus tendons

小指伸肌肌腱
Extensor digiti
minimi tendon

第 4 掌骨（底）
Fourth
metacarpal
(base)

伸肌支持带
Extensor
retinaculum

第 3 掌骨（底）
Third
metacarpal
(base)

第 2 掌骨（底）
Second
metacarpal
(base)

头静脉
Cephalic vein

骨间背侧肌
Dorsal interossei
muscle

拇长伸肌肌腱
Extensor pollicis
longus tendon

尺侧腕伸肌肌腱
Extensor carpi
ulnaris tendon

拇短伸肌肌腱
Extensor pollicis
brevis tendon

第 5 掌骨（底）
Fifth metacarpal(base)

桡动脉和静脉
Radial artery
and vein

骨间掌侧肌
Palmar interossei muscle

第 1 掌骨（底）
First metacarpal
(base)

小指对掌肌
Opponens digiti minimi
muscle

指浅屈肌肌腱
Flexor digitorum
superficialis tendons

拇短收肌
Adductor pollicis
brevis muscle

拇对掌肌
Opponens pollicis
muscle

小指展肌
Abductor digiti
minimi muscle

尺神经
Ulnar nerve

尺动脉
Ulnar
artery

正中神经
Median Nerve

拇短展肌
Abductor brevis
pollicis muscle

屈肌支持带
Flexor retinaculum

拇长屈肌肌腱
Flexor pollicis
longus tendon

P

A

图 9.130　腕，T1 加权 MRI，轴位

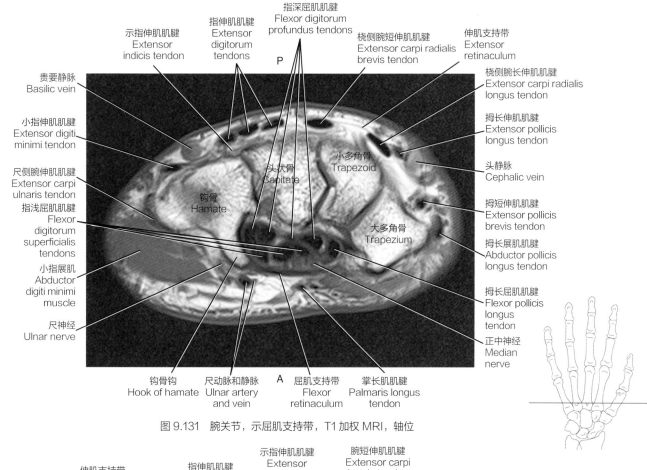

示指伸肌肌腱
Extensor
indicis tendon

指伸肌肌腱
Extensor
digitorum
tendons

指深屈肌肌腱
Flexor digitorum
profundus tendons

桡侧腕短伸肌肌腱
Extensor carpi radialis
brevis tendon

伸肌支持带
Extensor
retinaculum

贵要静脉
Basilic vein

小指伸肌肌腱
Extensor digiti
minimi tendon

尺侧腕伸肌肌腱
Extensor carpi
ulnaris tendon

指浅屈肌肌腱
Flexor
digitorum
superficialis
tendons

小指展肌
Abductor
digiti minimi
muscle

尺神经
Ulnar nerve

头状骨
Capitate

钩骨
Hamate

P

小多角骨
Trapezoid

大多角骨
Trapezium

桡侧腕长伸肌肌腱
Extensor carpi radialis
longus tendon

拇长伸肌肌腱
Extensor pollicis
longus tendon

头静脉
Cephalic vein

拇短伸肌肌腱
Extensor pollicis
brevis tendon

拇长展肌肌腱
Abductor pollicis
longus tendon

拇长屈肌肌腱
Flexor pollicis
longus
tendon

正中神经
Median
nerve

钩骨钩
Hook of hamate

尺动脉和静脉
Ulnar artery
and vein

A

屈肌支持带
Flexor
retinaculum

掌长肌肌腱
Palmaris longus
tendon

图 9.131　腕关节，示屈肌支持带，T1 加权 MRI，轴位

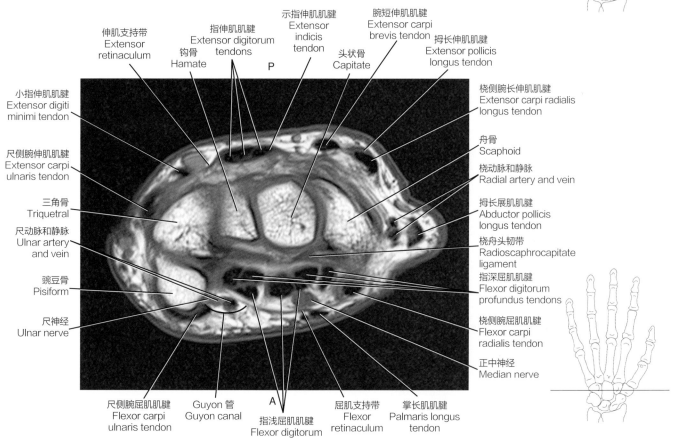

伸肌支持带
Extensor
retinaculum

钩骨
Hamate

指伸肌肌腱
Extensor digitorum
tendons

示指伸肌肌腱
Extensor
indicis
tendon

头状骨
Capitate

腕短伸肌肌腱
Extensor carpi
brevis tendon

拇长伸肌肌腱
Extensor pollicis
longus tendon

P

小指伸肌肌腱
Extensor digiti
minimi tendon

尺侧腕伸肌肌腱
Extensor carpi
ulnaris tendon

三角骨
Triquetral

尺动脉和静脉
Ulnar artery
and vein

豌豆骨
Pisiform

尺神经
Ulnar nerve

桡侧腕长伸肌肌腱
Extensor carpi radialis
longus tendon

舟骨
Scaphoid

桡动脉和静脉
Radial artery and vein

拇长展肌肌腱
Abductor pollicis
longus tendon

桡舟头韧带
Radioscaphrocapitate
ligament

指深屈肌肌腱
Flexor digitorum
profundus tendons

桡侧腕屈肌肌腱
Flexor carpi
radialis tendon

正中神经
Median
nerve

尺侧腕屈肌肌腱
Flexor carpi
ulnaris tendon

Guyon 管
Guyon canal

指浅屈肌肌腱
Flexor digitorum
superficialis tendons

A

屈肌支持带
Flexor
retinaculum

掌长肌肌腱
Palmaris longus
tendon

图 9.132　腕管，T1 加权 MRI，轴位

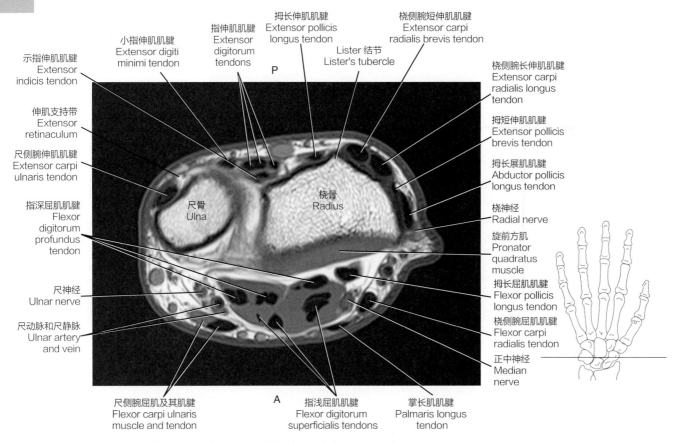

示指伸肌肌腱
Extensor
indicis tendon

小指伸肌肌腱
Extensor digiti
minimi tendon

指伸肌肌腱
Extensor
digitorum
tendons

拇长伸肌肌腱
Extensor pollicis
longus tendon

桡侧腕短伸肌肌腱
Extensor carpi
radialis brevis tendon

Lister 结节
Lister's tubercle

P

桡侧腕长伸肌肌腱
Extensor carpi
radialis longus
tendon

拇短伸肌肌腱
Extensor pollicis
brevis tendon

拇长展肌肌腱
Abductor pollicis
longus tendon

伸肌支持带
Extensor
retinaculum

尺侧腕伸肌肌腱
Extensor carpi
ulnaris tendon

尺骨
Ulna

桡骨
Radius

桡神经
Radial nerve

旋前方肌
Pronator
quadratus
muscle

指深屈肌肌腱
Flexor
digitorum
profundus
tendon

拇长屈肌肌腱
Flexor pollicis
longus tendon

桡侧腕屈肌肌腱
Flexor carpi
radialis tendon

正中神经
Median
nerve

尺神经
Ulnar nerve

尺动脉和尺静脉
Ulnar artery
and vein

尺侧腕屈肌及其肌腱
Flexor carpi ulnaris
muscle and tendon

A

指浅屈肌肌腱
Flexor digitorum
superficialis tendons

掌长肌肌腱
Palmaris longus
tendon

图 9.133　腕关节，示伸肌肌腱，T1 加权 MRI，轴位

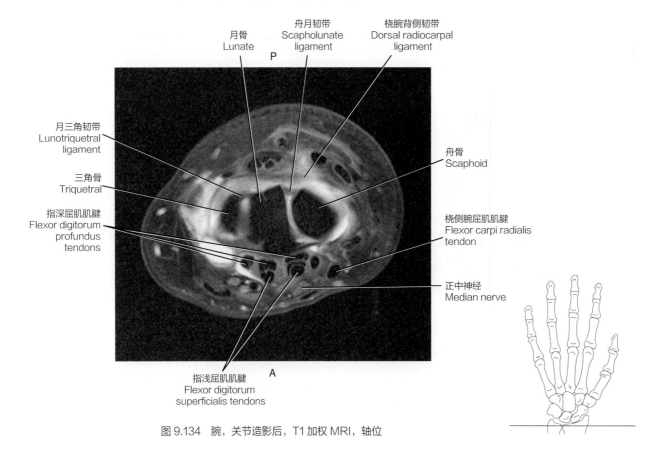

月骨
Lunate

舟月韧带
Scapholunate
ligament

桡腕背侧韧带
Dorsal radiocarpal
ligament

P

月三角韧带
Lunotriquetral
ligament

舟骨
Scaphoid

三角骨
Triquetral

指深屈肌肌腱
Flexor digitorum
profundus
tendons

桡侧腕屈肌肌腱
Flexor carpi radialis
tendon

正中神经
Median nerve

指浅屈肌肌腱
Flexor digitorum
superficialis tendons

A

图 9.134　腕，关节造影后，T1 加权 MRI，轴位

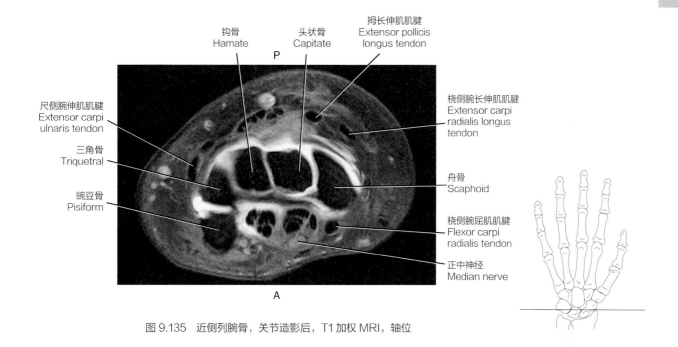

图 9.135　近侧列腕骨，关节造影后，T1 加权 MRI，轴位

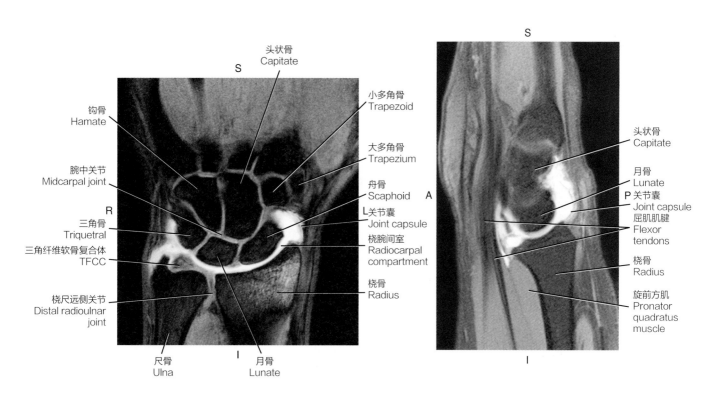

图 9.136　腕，T1 加权 MRI，冠状位

图 9.137　腕，关节造影后，T1 加权 MRI，矢状位

手指的韧带　掌指关节和指骨间关节各有一个掌板（掌侧韧带）和两条侧副韧带。掌板是一种覆盖关节掌侧面的厚而致密的纤维软骨组织。掌板位于侧副韧带之间并与之相连，形成指骨间关节和掌指关节的底（图 9.138）。掌骨深横韧带（deep transverse metacarpal ligament，DTML）由一系列连于掌骨头的掌板之间的小韧带组成（图 9.129），可以防止掌骨分开。在手指的掌侧面，桡侧和尺侧副韧带、桡侧和尺侧附属侧副韧带以及掌板共同维持掌指关节和指骨间关节的稳定性（图 9.138）。每个手指的掌侧面均有一根骨纤维管，为屈肌肌腱穿行的通道。这些通道是由厚的腱鞘构成的边界清楚的区域，称为滑车系统。它由 5 个环形滑车和 3 个十字形滑车组成，是防止肌腱在手指屈曲时脱位的重要结构（图 9.139）。手部和手指的背面由伸肌腱帽（伸肌装置）构成。伸肌腱帽由指伸肌肌腱、伸肌腱帽体、蚓状肌止点和骨间肌止点构成，其主要作用是维持伸肌肌腱从掌指关节到指骨间关节的完整性（图 9.140 ~ 9.144）。

> 手指的屈肌肌腱滑车系统损伤是有经验的攀岩者常见的损伤之一，涉及 1 个或多个屈肌腱的环形滑车的部分或完全断裂。第 2 环形滑车比第 4 环形滑车断裂的概率更高，这是因为攀岩常用的"捏握"技术对滑车系统施加了更大的力。滑车断裂的常见症状是响亮可闻的爆裂声，伴有疼痛、肌腱弓起、局部肿胀或压痛，以及关节活动受限。

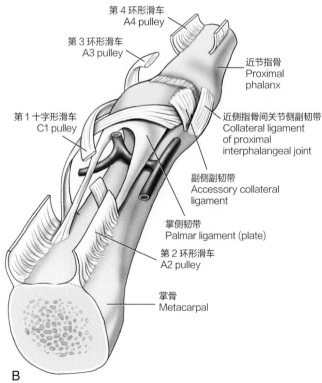

图 9.138　掌板。A. 侧面观；B. 掌面观

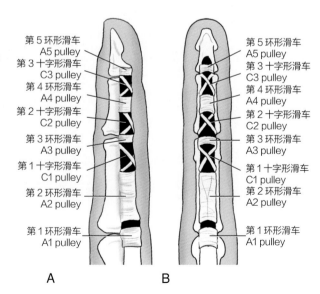

图 9.139　环形滑车系统（5 个环形滑车和 3 个十字形滑车）。
A. 矢状面观；B. 掌面观

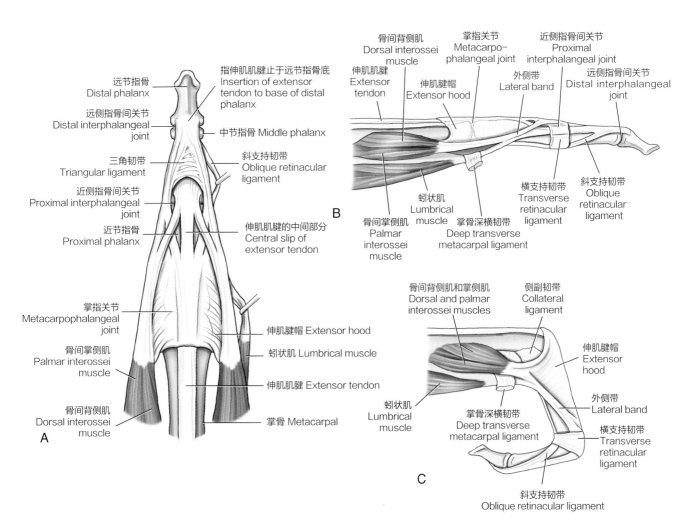

图 9.140　手指的伸肌装置。A. 背面观；B. 侧面观；C. 弯曲时侧面观

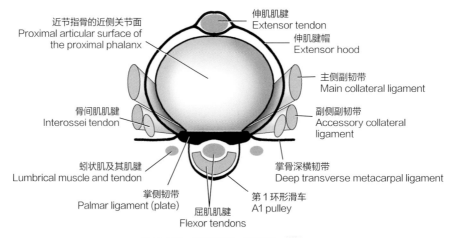

近节指骨的近侧关节面
Proximal articular surface of
the proximal phalanx

伸肌肌腱
Extensor tendon

伸肌腱帽
Extensor hood

主侧副韧带
Main collateral ligament

副侧副韧带
Accessory collateral
ligament

骨间肌肌腱
Interossei tendon

蚓状肌及其肌腱
Lumbrical muscle and tendon

掌骨深横韧带
Deep transverse metacarpal ligament

掌侧韧带
Palmar ligament (plate)

第1环形滑车
A1 pulley

屈肌肌腱
Flexor tendons

图 9.141　掌指关节，轴面观

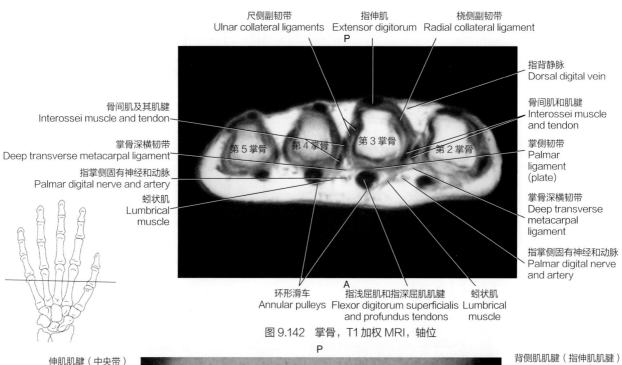

尺侧副韧带
Ulnar collateral ligaments

指伸肌
Extensor digitorum

桡侧副韧带
Radial collateral ligament

指背静脉
Dorsal digital vein

骨间肌及其肌腱
Interossei muscle and tendon

骨间肌和肌腱
Interossei muscle
and tendon

掌骨深横韧带
Deep transverse metacarpal ligament

掌侧韧带
Palmar
ligament
(plate)

指掌侧固有神经和动脉
Palmar digital nerve and artery

掌骨深横韧带
Deep transverse
metacarpal
ligament

蚓状肌
Lumbrical
muscle

指掌侧固有神经和动脉
Palmar digital nerve
and artery

第5掌骨　第4掌骨　第3掌骨　第2掌骨

环形滑车
Annular pulleys

指浅屈肌和指深屈肌肌腱
Flexor digitorum superficialis
and profundus tendons

蚓状肌
Lumbrical
muscle

图 9.142　掌骨，T1 加权 MRI，轴位

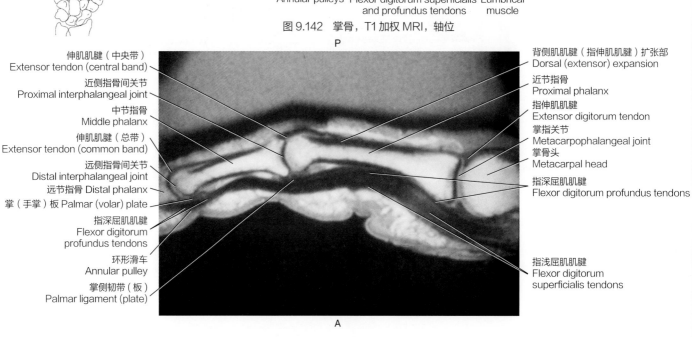

伸肌肌腱（中央带）
Extensor tendon (central band)

背侧肌肌腱（指伸肌肌腱）扩张部
Dorsal (extensor) expansion

近侧指骨间关节
Proximal interphalangeal joint

近节指骨
Proximal phalanx

中节指骨
Middle phalanx

指伸肌肌腱
Extensor digitorum tendon

伸肌肌腱（总带）
Extensor tendon (common band)

掌指关节
Metacarpophalangeal joint

远侧指骨间关节
Distal interphalangeal joint

掌骨头
Metacarpal head

远节指骨 Distal phalanx

指深屈肌肌腱
Flexor digitorum profundus tendons

掌（手掌）板 Palmar (volar) plate

指深屈肌肌腱
Flexor digitorum
profundus tendons

环形滑车
Annular pulley

指浅屈肌肌腱
Flexor digitorum
superficialis tendons

掌侧韧带（板）
Palmar ligament (plate)

图 9.143　手指，T1 加权 MRI，矢状位

肌腱和肌

肌腱 众多前臂肌在到达腕关节前移行为肌腱。腕部的肌腱可以分为两群：屈肌肌腱（掌侧）和伸肌肌腱（背侧）（图 9.129、9.133、9.145、9.146）。

屈肌肌腱的共同作用是屈指和屈腕。当屈肌肌腱穿过腕管时，这些肌腱似乎排列成互不相连的两列（图 9.128A、9.131）。伸肌肌腱跨越腕背表面，其作用是伸展指和腕关节（图 9.128 ~ 9.135、9.137）。

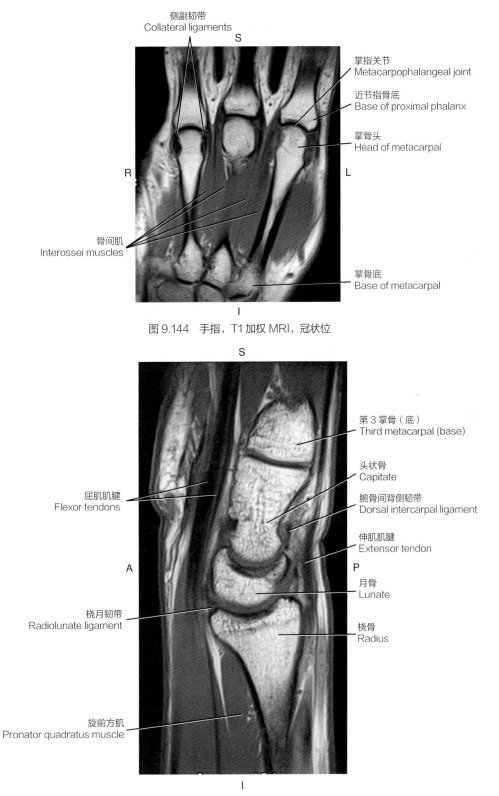

图 9.144 手指，T1 加权 MRI，冠状位

图 9.145 腕，示伸肌肌腱、屈肌肌腱，T1 加权 MRI，矢状位

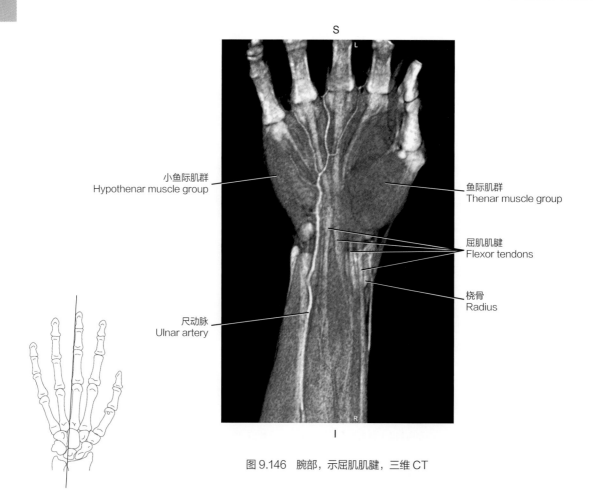

图 9.146　腕部，示屈肌肌腱，三维 CT

手肌　手肌可以分为 3 群：中间群（手掌肌属于中间群）、鱼际（涉及拇指和构成桡侧鱼际隆起的肌）和小鱼际（涉及第 5 指和构成尺侧小鱼际隆起的肌），详见图 9.147 ~ 9.154。

中间群：中间群包括骨间肌和蚓状肌。

中间群共有 7 块短小的骨间肌，其中 3 块单起点的肌位于掌面，4 块双起点的肌位于背面（图 9.140、9.147 A 和 B）。3 块骨间掌侧肌起于第 2、第 4、第 5 掌骨的中指侧，止于相应的近节指骨，还经常延伸到指背腱膜对应的肌腱中。这些肌使示指、环指、小指并向中指，还可屈曲掌指关节和伸展指骨间关节。骨间背侧肌以两个头起自第 1 ~ 5 掌骨的相对侧，止于近节指骨并伸展到指背腱膜。骨间背侧肌使示指、环指、小指远离中指，还可屈曲掌指关节和伸展指骨间关节。

4 块小的蚓状肌起自指深屈肌的肌腱，经相应手指的桡侧止于指背腱膜（图 9.140、9.147C、9.148）。蚓状肌可屈曲掌指关节、伸展指骨间关节。

鱼际：鱼际包括拇短展肌、拇短屈肌、拇收肌、拇对掌肌。

拇短展肌是一块薄而平的浅层肌，起自屈肌支持带（腕横韧带）手舟骨和大多角骨（图 9.148、9.149），向外下方走行，止于拇指的近节指骨，其作用是使拇指外展。

拇短屈肌有两个头，浅头（外侧头）起自屈肌支持带，深头（内侧头）起自大多角骨、小多角骨和头状骨，止于第 1 指骨底的桡侧和尺侧，其作用是使拇指屈曲、内收和外展（图 9.148、9.149）。通常，在桡侧肌腱止点可见 1 块籽骨。

拇收肌也有两个头，横头起自第 3 掌骨的背侧面，斜头以多条纤维束起自头状骨、第 2 和第 3 掌骨以及桡侧腕屈肌腱鞘，止于拇指近节指骨底，其作用是使拇指内收并辅助拇指完成对掌和屈曲运动（图 9.148、9.149）。

拇对掌肌的主要作用是使拇指对掌，但也可协助于其内收，起自大多角骨和屈肌支持带，止于第 1 掌骨的桡侧（图 9.148、9.149）。

小鱼际：小鱼际包括小指展肌、小指短屈肌和小指对掌肌。

小指展肌起自豌豆骨和屈肌支持带，通过 1 个

扁平的肌腱止于小指近节指骨底的尺侧（图 9.148、9.149）。小指展肌是小指主要的展肌。

小指短屈肌起自屈肌支持带和钩骨钩。它与小指展肌的肌腱融合，止于小指的近节指骨底（图 9.148、9.149）。小指短屈肌可屈曲掌指关节。

与小指短屈肌相似，小指对掌肌也起自钩骨钩和屈肌支持带（图 9.148），但它止于第 5 掌骨的尺侧面，其作用是使小指趋向对掌。

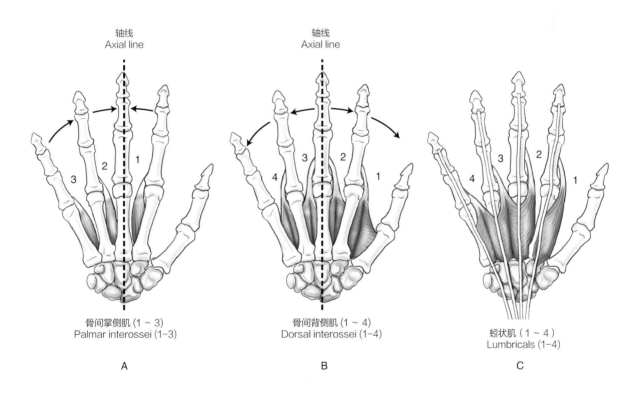

图 9.147　A. 骨间肌，掌侧面观；B. 骨间肌，背侧面观；C. 蚓状肌

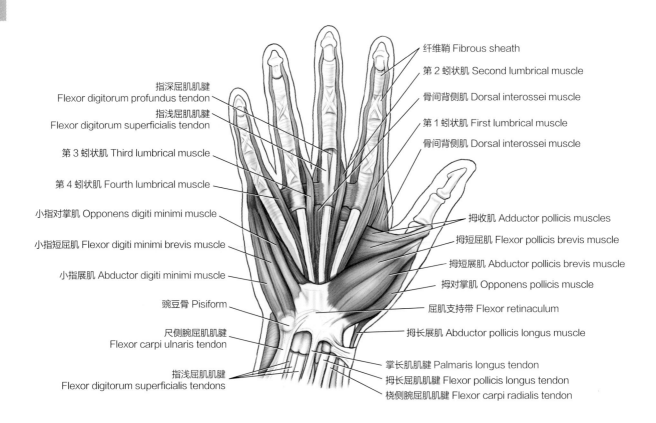

指深屈肌肌腱 Flexor digitorum profundus tendon
指浅屈肌肌腱 Flexor digitorum superficialis tendon
第3蚓状肌 Third lumbrical muscle
第4蚓状肌 Fourth lumbrical muscle
小指对掌肌 Opponens digiti minimi muscle
小指短屈肌 Flexor digiti minimi brevis muscle
小指展肌 Abductor digiti minimi muscle
豌豆骨 Pisiform
尺侧腕屈肌肌腱 Flexor carpi ulnaris tendon
指浅屈肌肌腱 Flexor digitorum superficialis tendons

纤维鞘 Fibrous sheath
第2蚓状肌 Second lumbrical muscle
骨间背侧肌 Dorsal interossei muscle
第1蚓状肌 First lumbrical muscle
骨间背侧肌 Dorsal interossei muscle
拇收肌 Adductor pollicis muscles
拇短屈肌 Flexor pollicis brevis muscle
拇短展肌 Abductor pollicis brevis muscle
拇对掌肌 Opponens pollicis muscle
屈肌支持带 Flexor retinaculum
拇长展肌 Abductor pollicis longus muscle
掌长肌肌腱 Palmaris longus tendon
拇长屈肌肌腱 Flexor pollicis longus tendon
桡侧腕屈肌肌腱 Flexor carpi radialis tendon

图 9.148　拇短屈肌、小指屈肌、拇短展肌、拇对掌肌和小指对掌肌，掌侧面观

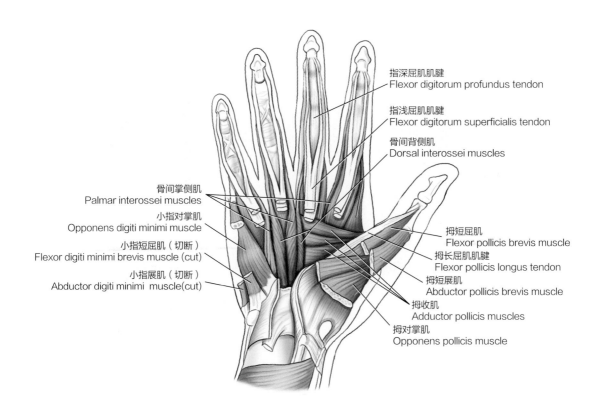

骨间掌侧肌 Palmar interossei muscles
小指对掌肌 Opponens digiti minimi muscle
小指短屈肌（切断）Flexor digiti minimi brevis muscle (cut)
小指展肌（切断）Abductor digiti minimi muscle(cut)

指深屈肌肌腱 Flexor digitorum profundus tendon
指浅屈肌肌腱 Flexor digitorum superficialis tendon
骨间背侧肌 Dorsal interossei muscles
拇短屈肌 Flexor pollicis brevis muscle
拇长屈肌肌腱 Flexor pollicis longus tendon
拇短展肌 Abductor pollicis brevis muscle
拇收肌 Adductor pollicis muscles
拇对掌肌 Opponens pollicis muscle

图 9.149　拇收肌和小指对掌肌，掌侧面观

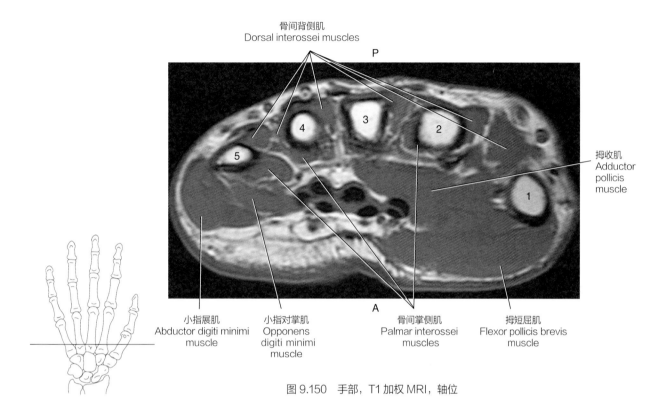

骨间背侧肌
Dorsal interossei muscles

P

拇收肌
Adductor pollicis muscle

小指展肌
Abductor digiti minimi muscle

小指对掌肌
Opponens digiti minimi muscle

骨间掌侧肌
Palmar interossei muscles

拇短屈肌
Flexor pollicis brevis muscle

A

图 9.150 手部，T1 加权 MRI，轴位

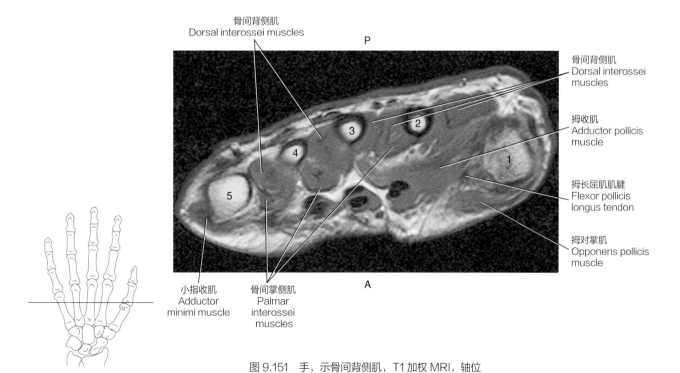

骨间背侧肌
Dorsal interossei muscles

P

骨间背侧肌
Dorsal interossei muscles

拇收肌
Adductor pollicis muscle

拇长屈肌肌腱
Flexor pollicis longus tendon

拇对掌肌
Opponens pollicis muscle

小指收肌
Adductor minimi muscle

骨间掌侧肌
Palmar interossei muscles

A

图 9.151 手，示骨间背侧肌，T1 加权 MRI，轴位

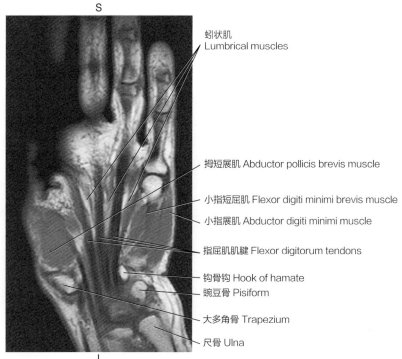

S

蚓状肌 Lumbrical muscles

拇短展肌 Abductor pollicis brevis muscle

小指短屈肌 Flexor digiti minimi brevis muscle

小指展肌 Abductor digiti minimi muscle

指屈肌肌腱 Flexor digitorum tendons

钩骨钩 Hook of hamate
豌豆骨 Pisiform

大多角骨 Trapezium

尺骨 Ulna

I

图 9.152　腕和手，T1 加权 MRI，冠状位

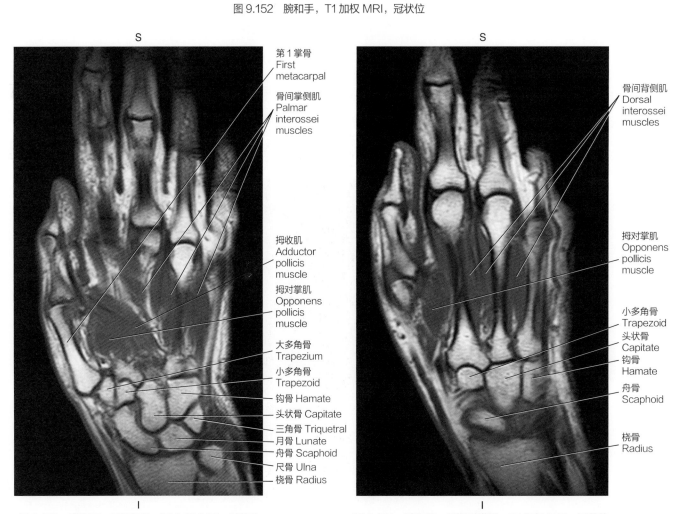

S

第 1 掌骨 First metacarpal

骨间掌侧肌 Palmar interossei muscles

拇收肌 Adductor pollicis muscle

拇对掌肌 Opponens pollicis muscle

大多角骨 Trapezium

小多角骨 Trapezoid

钩骨 Hamate

头状骨 Capitate

三角骨 Triquetral

月骨 Lunate

舟骨 Scaphoid

尺骨 Ulna

桡骨 Radius

I

图 9.153　腕和手，示骨间肌，T1 加权 MRI，冠状位

S

骨间背侧肌 Dorsal interossei muscles

拇对掌肌 Opponens pollicis muscle

小多角骨 Trapezoid

头状骨 Capitate

钩骨 Hamate

舟骨 Scaphoid

桡骨 Radius

I

图 9.154　腕和手，示拇对掌肌，T1 加权 MRI，冠状位

神经血管

上肢神经血管主要由腋动脉和肱动脉的分支以及与之伴行的深静脉、浅静脉和支配上肢的臂丛组成。

动脉

肩部　供应肩的主要动脉包括腋动脉、肱动脉以及它们的分支（图9.155）。

腋动脉始于第1肋的外侧缘，是锁骨下动脉的直

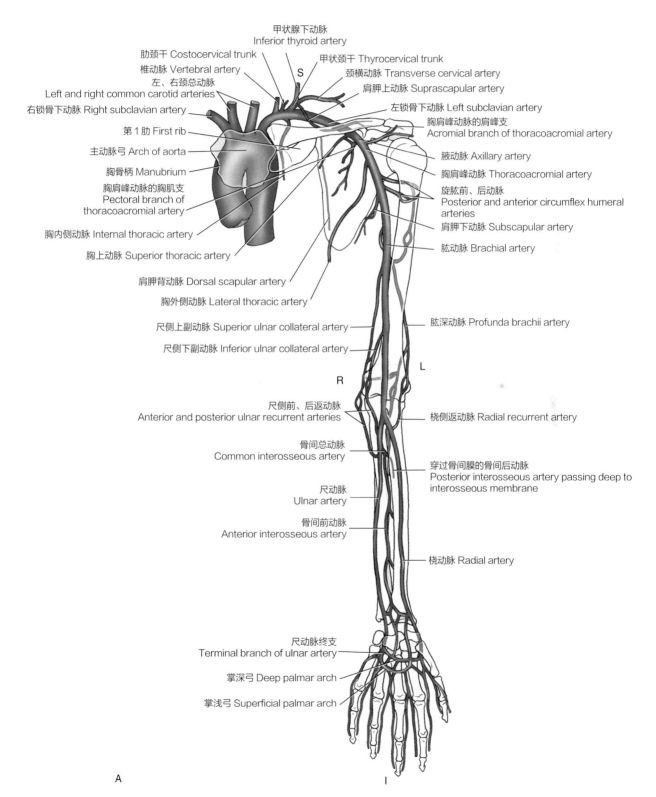

甲状腺下动脉 Inferior thyroid artery
肋颈干 Costocervical trunk
椎动脉 Vertebral artery
左、右颈总动脉 Left and right common carotid arteries
右锁骨下动脉 Right subclavian artery
第1肋 First rib
主动脉弓 Arch of aorta
胸骨柄 Manubrium
胸肩峰动脉的胸肌支 Pectoral branch of thoracoacromial artery
胸内侧动脉 Internal thoracic artery
胸上动脉 Superior thoracic artery
肩胛背动脉 Dorsal scapular artery
胸外侧动脉 Lateral thoracic artery
尺侧上副动脉 Superior ulnar collateral artery
尺侧下副动脉 Inferior ulnar collateral artery
尺侧前、后返动脉 Anterior and posterior ulnar recurrent arteries
骨间总动脉 Common interosseous artery
尺动脉 Ulnar artery
骨间前动脉 Anterior interosseous artery
尺动脉终支 Terminal branch of ulnar artery
掌深弓 Deep palmar arch
掌浅弓 Superficial palmar arch

甲状颈干 Thyrocervical trunk
颈横动脉 Transverse cervical artery
肩胛上动脉 Suprascapular artery
左锁骨下动脉 Left subclavian artery
胸肩峰动脉的肩峰支 Acromial branch of thoracoacromial artery
腋动脉 Axillary artery
胸肩峰动脉 Thoracoacromial artery
旋肱前、后动脉 Posterior and anterior circumflex humeral arteries
肩胛下动脉 Subscapular artery
肱动脉 Brachial artery
肱深动脉 Profunda brachii artery
桡侧返动脉 Radial recurrent artery
穿过骨间膜的骨间后动脉 Posterior interosseous artery passing deep to interosseous membrane
桡动脉 Radial artery

图 9.155　A. 上肢动脉，前面观

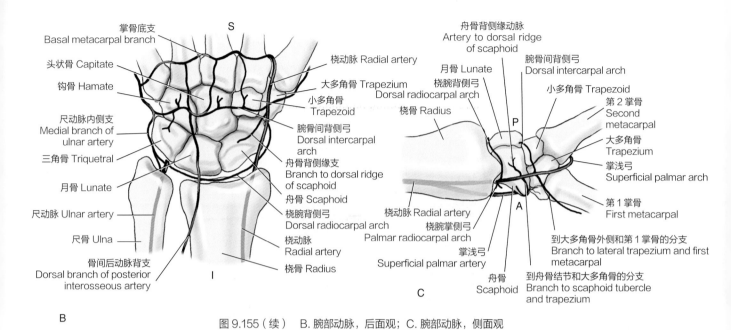

图 9.155（续） B. 腕部动脉，后面观；C. 腕部动脉，侧面观

接延续，止于大圆肌的下缘，在此进入臂部并移行为肱动脉。腋动脉及其分支为胸部和肩部的诸多结构供血，包括第 1 和第 2 肋间隙、腋窝淋巴结、女性乳腺、肩胛骨、前锯肌、胸肌、背阔肌、三角肌和肱三头肌。腋动脉的分支有胸上动脉、胸肩峰动脉、胸外侧动脉、肩胛下动脉、旋肱前动脉和旋肱后动脉。肱动脉是臂部的主要供血动脉，沿着肱骨内侧缘的下方向前走行至肘窝。肱动脉位置比较表浅，整个走行过程都可在体表触及搏动。肱动脉与正中神经伴行，正中神经在臂中部跨至动脉前方。肱动脉在其走行过程中发出诸多肌支，包括肱深动脉、尺侧上副动脉和尺侧下副动脉（图 9.155 ～ 9.160）。

肘部 肱动脉在肘窝分为桡动脉和尺动脉（图 9.155A）。

桡动脉在桡骨头水平从前臂前骨筋膜鞘发出，先在肱桡肌下走行，然后在皮肤深方沿着前臂的外侧到达腕部，向前越过桡骨茎突进入手部。桡动脉最近端的分支为桡侧返动脉，供应肱桡肌、旋后肌、肱肌和肘关节。桡动脉在前臂内也有数支直接到各肌的分支。尺动脉发出分支供应肘部和前臂，尺动脉的第 1 条分支为前尺侧返动脉，供应肱肌和旋前圆肌，走行于肱骨内侧髁前方，与肱动脉的尺侧下副动脉吻合。后尺

侧返动脉走行于肱骨内侧髁后方，与肱动脉的尺侧上副动脉吻合，供应尺侧腕屈肌、旋前圆肌和肘肌。骨间总动脉是尺动脉发出的分支，发出后立即分为骨间前动脉和骨间后动脉。这些动脉及其分支供应正中神经、前臂深层的屈肌和伸肌、前臂浅层的伸肌、桡骨和尺骨（图 9.155、9.156 B 和 C、9.157、9.159、9.160）。

腕和手 桡、尺动脉的终支形成腕和手的动脉弓。这些动脉弓发出分支，营养腕、掌和手指（图 9.155、9.156 C、9.157）。掌侧桡腕弓（掌侧桡腕网）由桡、尺动脉的腕部掌侧分支以及骨间前动脉（尺动脉的分支）和一条掌深弓的返支组成。这些血管供应掌骨和掌部关节（图 9.155 A 和 C）。背侧桡腕弓（背侧桡腕网）由桡、尺动脉腕部背侧分支吻合而成，骨间前、后动脉的分支亦有参与。此动脉弓接近掌骨背侧面并发出 3 条掌背动脉及其分支，供应尺、桡骨远端区域以及腕骨和腕骨间关节（图 9.155）。桡动脉的掌浅支与尺动脉终支（图 9.155A）相吻合形成掌浅弓。掌浅弓发出 3 条指掌侧总动脉，后者与来自掌深弓的掌心动脉吻合（图 9.155A 和 C）。掌深弓由桡动脉终支和尺动脉的掌深支吻合而成，位于掌浅弓近端 1cm 处。掌深弓还发出与桡动脉和尺动脉的腕部掌侧分支吻合的返支（图 9.155A）。

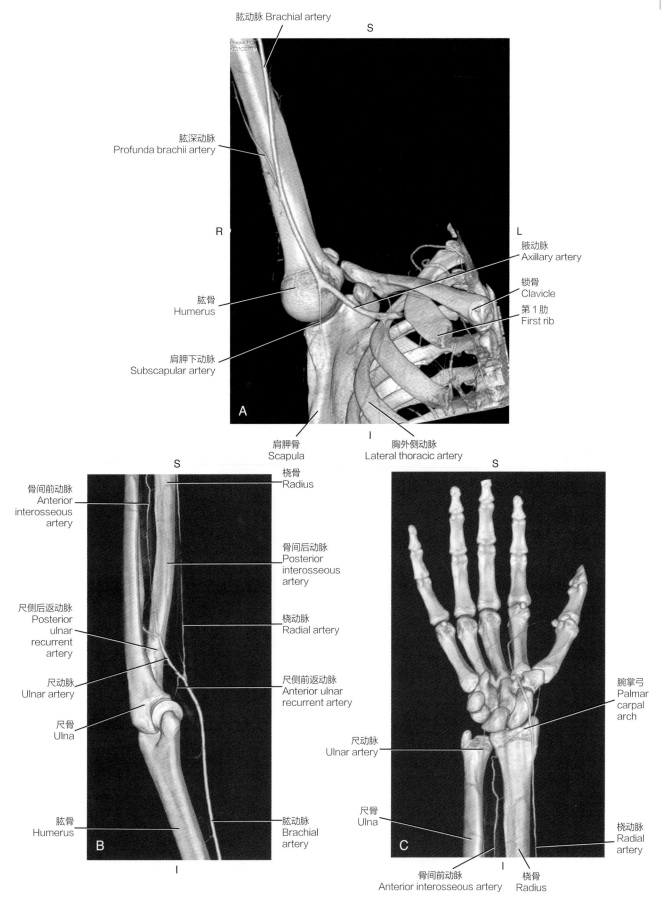

图 9.156　A. 腋动脉，三维 CT；B. 肱动脉，三维 CT；C. 桡动脉和尺动脉，三维 CT

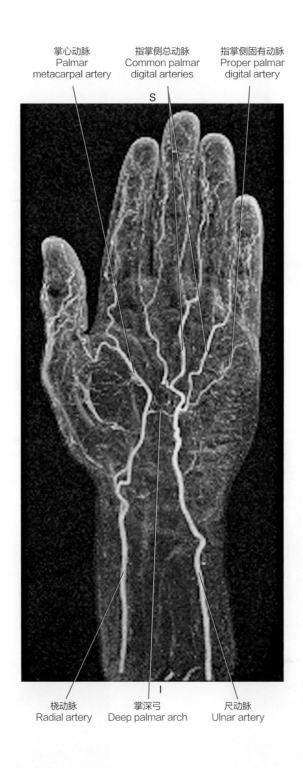

掌心动脉
Palmar
metacarpal artery

指掌侧总动脉
Common palmar
digital arteries

指掌侧固有动脉
Proper palmar
digital artery

桡动脉
Radial artery

掌深弓
Deep palmar arch

尺动脉
Ulnar artery

图 9.157　手部，MRA

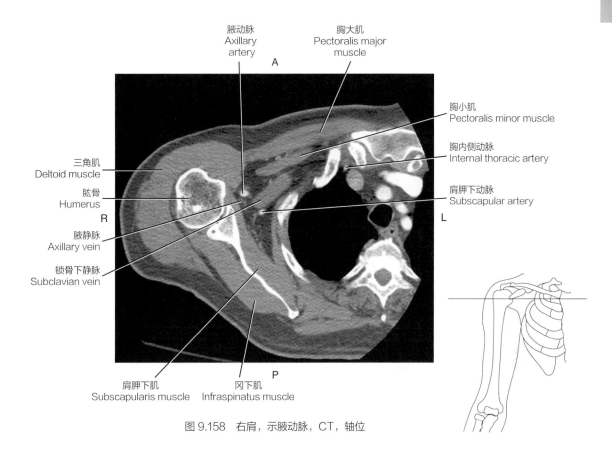

腋动脉
Axillary
artery

胸大肌
Pectoralis major
muscle

胸小肌
Pectoralis minor muscle

胸内侧动脉
Internal thoracic artery

三角肌
Deltoid muscle

肱骨
Humerus

肩胛下动脉
Subscapular artery

腋静脉
Axillary vein

锁骨下静脉
Subclavian vein

肩胛下肌
Subscapularis muscle

冈下肌
Infraspinatus muscle

图 9.158　右肩，示腋动脉，CT，轴位

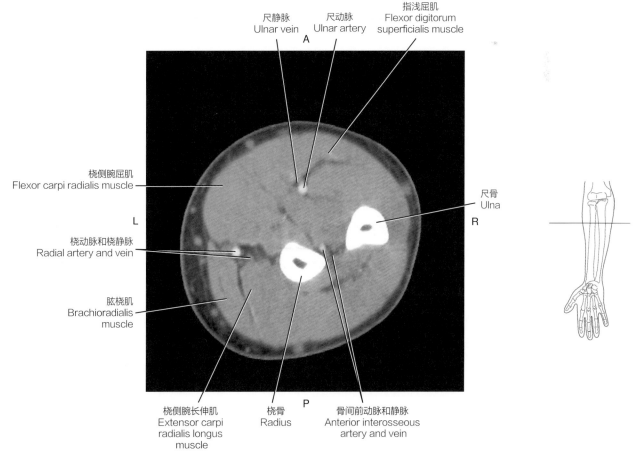

尺静脉
Ulnar vein

尺动脉
Ulnar artery

指浅屈肌
Flexor digitorum
superficialis muscle

桡侧腕屈肌
Flexor carpi radialis muscle

尺骨
Ulna

桡动脉和桡静脉
Radial artery and vein

肱桡肌
Brachioradialis
muscle

桡侧腕长伸肌
Extensor carpi
radialis longus
muscle

桡骨
Radius

骨间前动脉和静脉
Anterior interosseous
artery and vein

图 9.159　右前臂，示桡动脉和尺动脉，CT，轴位

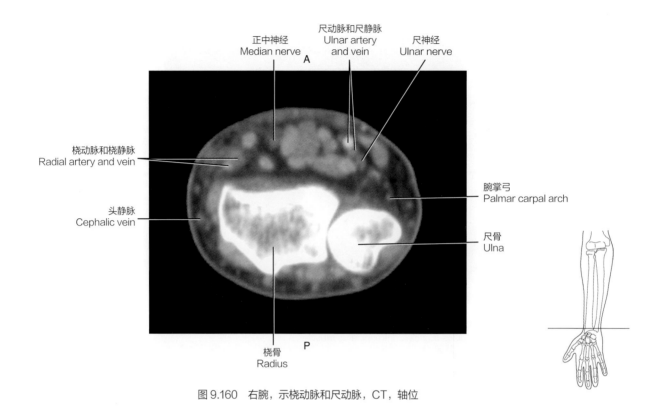

图 9.160　右腕，示桡动脉和尺动脉，CT，轴位

静脉回流

上肢静脉回流分浅、深两组（图 9.161），浅、深两组静脉之间有很多吻合支。浅静脉系统由广泛的静脉网组成，这些静脉在上肢极为丰富，与同名动脉伴行。深静脉通常有两条，并且反复吻合。

肩部　臂部的静脉包括肱静脉、头静脉和贵要静脉（图 9.161），两条深部的肱静脉在肱动脉两侧沿臂部上行。肱静脉在肘部起自尺静脉和桡静脉的汇合处，在肩胛下肌下缘附近止于腋静脉。两条深部的肱静脉也可能在其走行过程中合成一条肱静脉。上肢的浅静脉包括头静脉和贵要静脉。头静脉起自手背静脉弓的桡侧，上行至前臂中点处绕向前臂前面，并沿着肱二头肌的前外侧缘上行至臂的外侧面，在锁骨下方汇入腋静脉，收集手部外侧和前臂外侧浅部的静脉血。贵要静脉起自手背静脉弓的内侧端，然后在前臂的尺侧上行，在臂部沿着肱二头肌的内侧面走行，最后注入腋静脉。贵要静脉收集手部内侧和前臂内侧浅部的静脉血。较大的腋静脉位于腋动脉的内侧，由大圆肌的下缘发出，行至第 1 肋外缘，延续为锁骨下静脉。腋静脉收集与腋动脉分支相对应的静脉属支的静脉血（图 9.158、9.161）。

肘部　肘部最大的深静脉是肱静脉，由桡静脉和尺静脉汇合而成（图 9.159）。肘部的浅静脉有头静脉、肘正中静脉、贵要静脉和前臂正中静脉。头静脉行于肘部桡侧缘，可能发出肘正中静脉。肘正中静脉向内侧斜行上升，构成贵要静脉与头静脉的交通（图 9.161）。肘正中静脉是临床静脉穿刺最常使用的血管。贵要静脉沿着前臂的后内侧走行，跨过肘部，穿入腋窝深面注入肱静脉。前臂正中静脉收集掌浅静脉弓和前臂前部的静脉血，沿着前臂前面的尺侧上行，通常止于贵要静脉（图 9.94 ～ 9.102）。

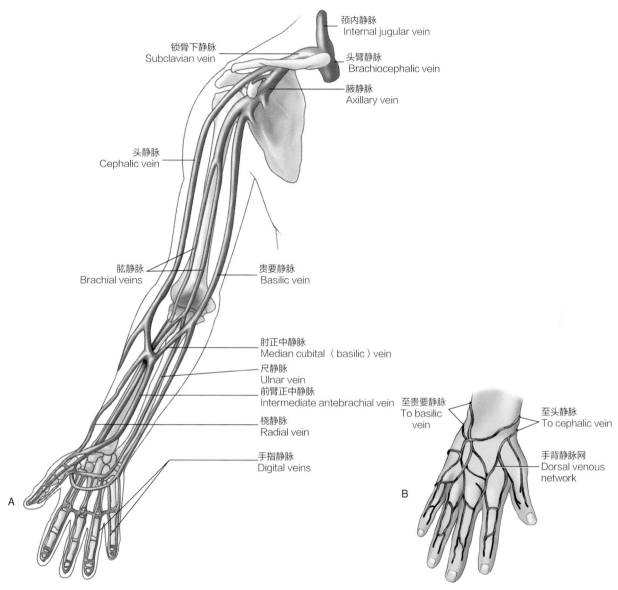

图 9.161　A.上肢静脉，前面观；B.手部浅静脉，后面观

腕和手　浅层静脉系统在手背呈网状分布，称为手背静脉网（弓），由手指的掌背皮下静脉汇集而成并延伸到前臂远端，最终汇入三大浅静脉：头静脉、贵要静脉和前臂正中静脉（图 9.128、9.130 ～ 9.133）。这些大的浅静脉在上行途中多有吻合。手部的掌深静脉弓和掌浅静脉弓注入桡静脉和尺静脉，后二者汇成臂部的肱静脉（图 9.161）。

神经支配

臂丛　臂丛神经在第四章中亦有描述，是支配上肢活动的大神经丛（图 9.22、9.23、9.47、9.162），

从颈部一直延伸至腋窝，由第 5 ～ 8 颈神经前支和第 1 胸神经前支的大部分组成。第 5、第 6 颈神经的前支合并形成上干，第 7 颈神经的前支延续为中干，第 8 颈神经和第 1 胸神经合并形成下干。每个干再分为前、后两股。前股支配上肢前部（屈肌），而后股支配上肢后部（伸肌）。这些股又合并为 3 个束（外侧束、后束和内侧束），再发出正中神经、尺神经、肌皮神经和桡神经（图 9.62 ～ 9.67）。这些神经支配前臂和手部的肌。正中神经下行至肘窝肘正中静脉深面，支配旋前圆肌和前臂除尺侧腕屈肌之外的浅层和深层屈肌。它发出的前骨间支，在前臂内下行并支配指深

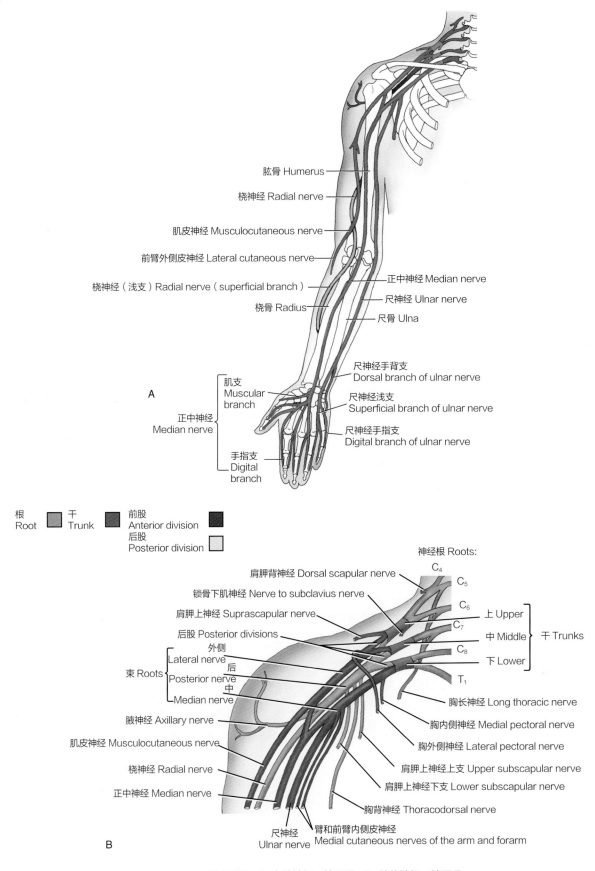

图 9.162   A. 上肢神经，前面观；B. 臂丛神经，前面观

屈肌。正中神经穿过腕关节的腕管，通常位于屈肌肌腱的表面（图 9.163），支配手部的屈肌、腕部皮肤、鱼际、手掌和第 1 ~ 3 指以及第 4 指的外侧半的皮肤。在肘部，尺神经在肘管内穿过肱骨内上髁和鹰嘴之间，到达前臂前骨筋膜鞘内侧（图 9.87、9.162）。在内上髁后方，尺神经位置表浅，易于触及。它在进入手部之前支配前臂尺侧腕屈肌和指深屈肌的内侧半。尺神经在屈肌支持带下通过，与尺动脉伴行，进入手的掌侧部（图 9.163）。在此，尺神经分成浅支和深支，支配手部的尺侧屈肌，以及手掌内侧、手背内侧、小指和环指的内侧半的皮肤。肌皮神经下行至臂外侧和肘部，支配臂部的屈肌以及前臂、腕部和鱼际的皮肤（图 9.162）。肌皮神经发出分支支配肱二头肌、肱肌、肘关节，自身支配臂部背侧的皮肤。前臂外侧皮神经是肌皮神经的延续，支配覆盖腕部桡侧面和鱼际的皮肤。桡神经是臂丛最大的分支，沿着桡神经沟从下外侧绕过肱骨体（图 9.162），继续在肱肌和肱桡肌之间下行至肱骨外上髁水平并分成深支和浅支。深支支配臂部和前臂的所有伸肌，而其皮支支配臂和手背侧的皮肤。浅支是桡神经的直接延续，为感觉性神经，支配手部背侧外 2/3、拇指背侧、桡侧 3 个半指近端背面的皮肤和筋膜（图 9.93 ~ 9.102）。

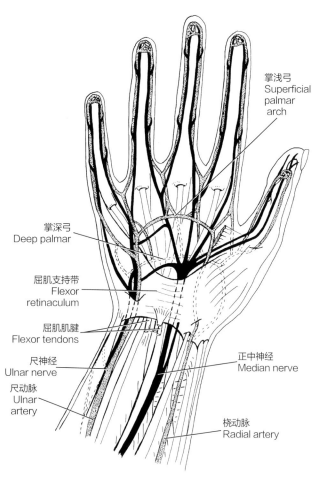

掌浅弓
Superficial palmar arch

掌深弓
Deep palmar

屈肌支持带
Flexor retinaculum

屈肌肌腱
Flexor tendons

尺神经
Ulnar nerve

尺动脉
Ulnar artery

正中神经
Median nerve

桡动脉
Radial artery

图 9.163　手部和手腕神经血管，冠状面观

参考文献

Anderson, M. W., & Fox, M. G. （2017）. *Sectional anatomy by MRI and CT* （4th ed.）. Philadelphia: Elsevier.

Frank, G. （2012）. *Merrill's atlas of radiographic positions and radiologic procedures* （12th ed.）. St. Louis: Mosby.

Haaga, J. R., & Boll, D. T. （2017）. *CT and MRI of the whole body* （6th ed.）. Philadelphia: Elsevier.

Manaster, B. J. （2016）. *Diagnostic imaging: musculoskeletal: Nontraumatic disease* （2nd ed.）. Philadelphia: Elsevier.

Manaster, B. J., & Crim, J. （2016）. *Imaging anatomy: Musculoskeletal* （2nd ed.）. Philadelphia: Elsevier.

Miller, M. D., & Cooper, D. E. （2002）. *Review of sports medicine and arthroscopy* （2nd ed.）. Philadelphia: Elsevier.

Palastanga, N. （2002）. *Anatomy and human movement: Structure and function* （4th ed.）. Boston: Butterworth–Heinemann.

Seidel, H. M., Ball, J. W., Dains, J. E., et al. （2010）. *Mosby's guide to physical examination* （7th ed.）. St. Louis: Mosby.

Standring, S. （2012）. *Gray's anatomy, the anatomical basis of clinical practice* （41st ed.）. New York: Elsevier.

Weir, J., & Abrahams, P. H. （2011）. *Imaging atlas of human anatomy* （4th ed.）. London: Elsevier.

第十章
下肢

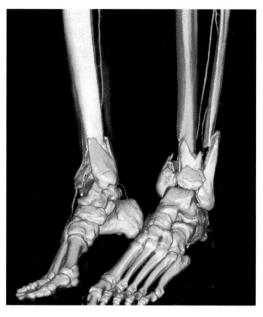

图 10.1 胫骨和腓骨远端多发性骨折

And well observe Hippocrates' old rule, the only medicine for the foot is rest.

仔细琢磨希波克拉底的旧规则，对于脚，唯一的治疗就是休息。

Thomas Nash （1567—1601）
Summers'Last Will and Testament

下肢的解剖结构复杂，可支撑上半身的体重并满足下肢的运动需求（图 10.1）。

目 标

- 辨别下肢的骨性结构
- 辨别并描述下肢肌的作用及其起止点
- 描述髋关节的关节唇和关节囊
- 列出并描述下肢关节周围的韧带、支持带和肌腱
- 阐明并识别膝关节的半月板和关节囊
- 辨别髋部和膝部的滑膜囊
- 列出并辨别下肢主要的动脉和静脉
- 描述支配下肢的神经

纲 要

髋部

髋部的主要作用是当人体直立时支撑身体的重量。髋关节属于滑膜球窝关节，由股骨头和骨盆的髋臼构成，关节活动度大。

骨性结构

髋臼　髋骨上杯状的陷凹称为髋臼，由组成骨盆的3块骨——髂骨、坐骨和耻骨构成（图10.2；另见第八章"骨盆"）。在轴位切面上，此区域可分为前柱和后柱。后柱更坚固，是髋臼的主要承重部分（图10.3）。髋臼中心不构成关节面的凹陷称为髋臼窝，主要由坐骨构成，有脂肪填充（图10.4）。髋臼窝延续为髋臼切迹，打破了髋臼下缘的完整，髋臼切迹是髋臼横韧带的附着部位（图10.2）。

股骨　股骨是人体最长、最重、最强壮的骨。股骨近端包括股骨头、股骨颈和两个大突起——大转子和小转子（图10.5～10.12）。股骨近端为光滑的圆形的股骨头。除股骨头中央的小凹（股骨头凹）外，股骨头表面完全被关节软骨覆盖。股骨头凹是股骨头

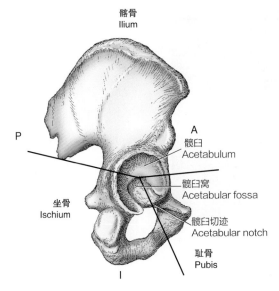

图 10.2　右侧髋关节，外侧面观

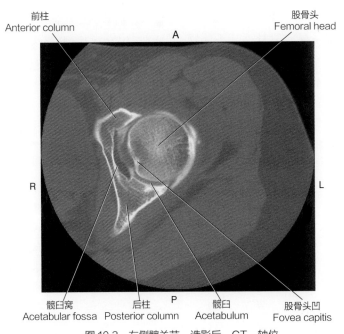
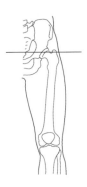

图 10.3　左侧髋关节，造影后，CT，轴位

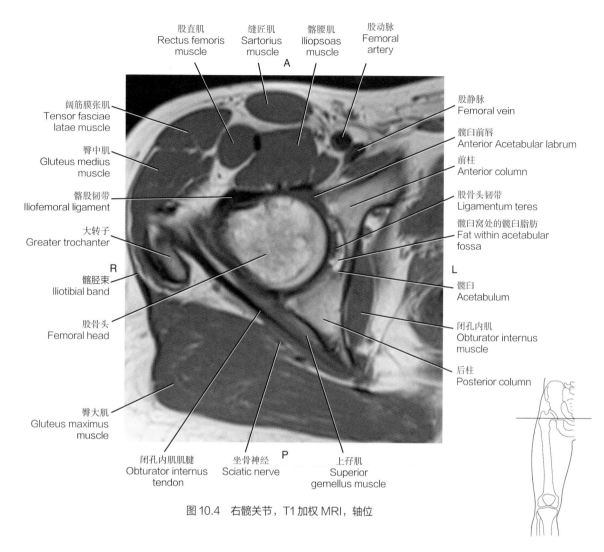

股直肌
Rectus femoris
muscle

缝匠肌
Sartorius
muscle

髂腰肌
Iliopsoas
muscle

股动脉
Femoral
artery

阔筋膜张肌
Tensor fasciae
latae muscle

臀中肌
Gluteus medius
muscle

髂股韧带
Iliofemoral ligament

大转子
Greater trochanter

髂胫束
Iliotibial band

股骨头
Femoral head

臀大肌
Gluteus maximus
muscle

股静脉
Femoral vein

髋臼前唇
Anterior Acetabular labrum

前柱
Anterior column

股骨头韧带
Ligamentum teres

髋臼窝处的髋臼脂肪
Fat within acetabular
fossa

髋臼
Acetabulum

闭孔内肌
Obturator internus
muscle

后柱
Posterior column

闭孔内肌肌腱
Obturator internus
tendon

坐骨神经
Sciatic nerve

上孖肌
Superior
gemellus muscle

图 10.4　右髋关节，T1 加权 MRI，轴位

韧带的附着部位（图 10.3 ~ 10.6、10.9、10.12）。股骨头与股骨干连接处为股骨颈。股骨颈从头部倾斜下延，与股骨干在下外侧约呈 120°（图 10.5）。该角扩大了髋关节的运动范围。在股骨颈远端的两个大的骨性突起，称为转子（图 10.5 ~ 10.11）。大转子位于股骨颈与股骨干的连接处，大转子的上部超过股骨颈的上方，略向后方和内侧弯曲（图 10.4、10.7、10.9、10.10）。大转子为臀区的多块肌肉提供了附着点（表 10.1）。小转子位于后内侧，靠近股骨干近端，为髂腰肌的肌腱提供附着点（图 10.6、10.9、10.10）。在股骨颈的基底部后方，两个转子之间突起的嵴称转子间嵴（图 10.9、10.11），是坐骨韧带和股方肌部分肌腱的附着点。在前方连于两个转子之间不甚明显的骨嵴称转子间线，为髂股韧带和股外侧肌的部分肌腱提供附着点（图 10.9、10.10）。

股骨干后部纵行的骨嵴为粗线，其内、外侧唇为大腿后肌群和内侧肌群提供附着点（图 10.9、10.11）。耻骨梳是粗线内侧唇向上内侧延伸至股骨小转子的骨嵴（图 10.9、10.11），是耻骨肌腱的附着部位。粗线的外侧唇非常粗糙，几乎垂直向上延伸到大转子基部，外侧唇的变宽部分称臀肌粗隆，是臀大肌和大收肌的附着点（图 10.9、10.11）。粗线向下延伸至股骨下端的腘面。

> 股骨头下骨折的严重后果是缺血性股骨头坏死（AVN），其最主要的原因是股骨头动脉的血供障碍。

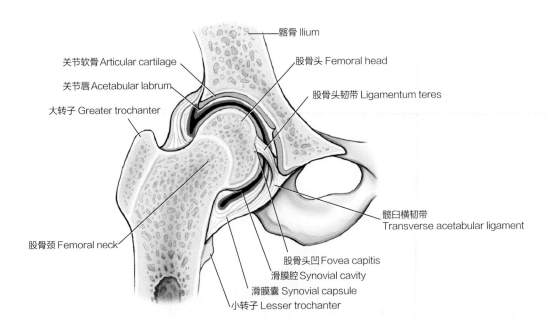

髂骨 Ilium

关节软骨 Articular cartilage

关节唇 Acetabular labrum

大转子 Greater trochanter

股骨头 Femoral head

股骨头韧带 Ligamentum teres

髋臼横韧带 Transverse acetabular ligament

股骨颈 Femoral neck

股骨头凹 Fovea capitis

滑膜腔 Synovial cavity

滑膜囊 Synovial capsule

小转子 Lesser trochanter

图 10.5　右髋关节，冠状面观

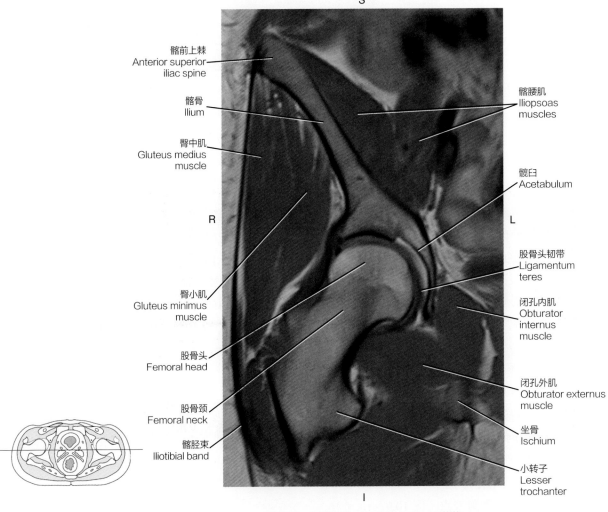

髂前上棘 Anterior superior iliac spine

髂骨 Ilium

臀中肌 Gluteus medius muscle

髂腰肌 Iliopsoas muscles

髋臼 Acetabulum

股骨头韧带 Ligamentum teres

闭孔内肌 Obturator internus muscle

臀小肌 Gluteus minimus muscle

股骨头 Femoral head

股骨颈 Femoral neck

髂胫束 Iliotibial band

闭孔外肌 Obturator externus muscle

坐骨 Ischium

小转子 Lesser trochanter

图 10.6　右髋关节，T1 加权 MRI，冠状位

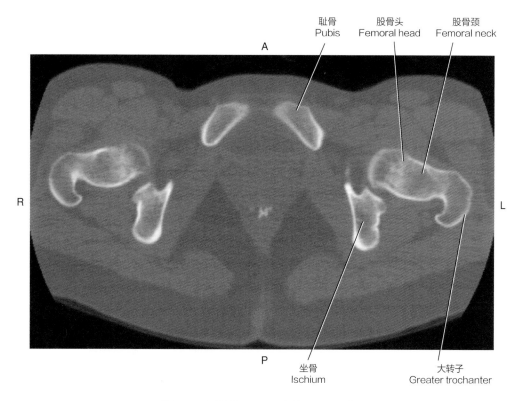
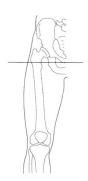

图 10.7　髋关节，示股骨大转子，CT，轴位

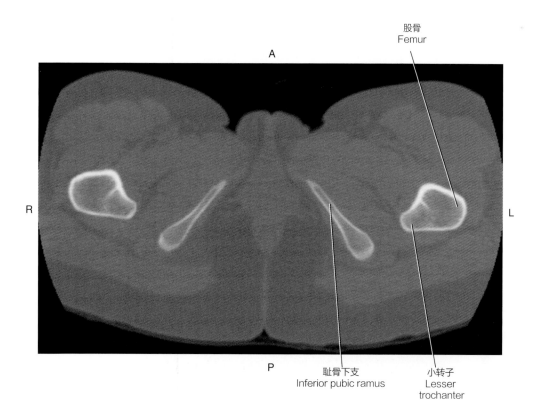
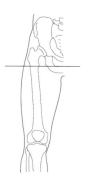

图 10.8　髋关节，示股骨小转子，CT，轴位

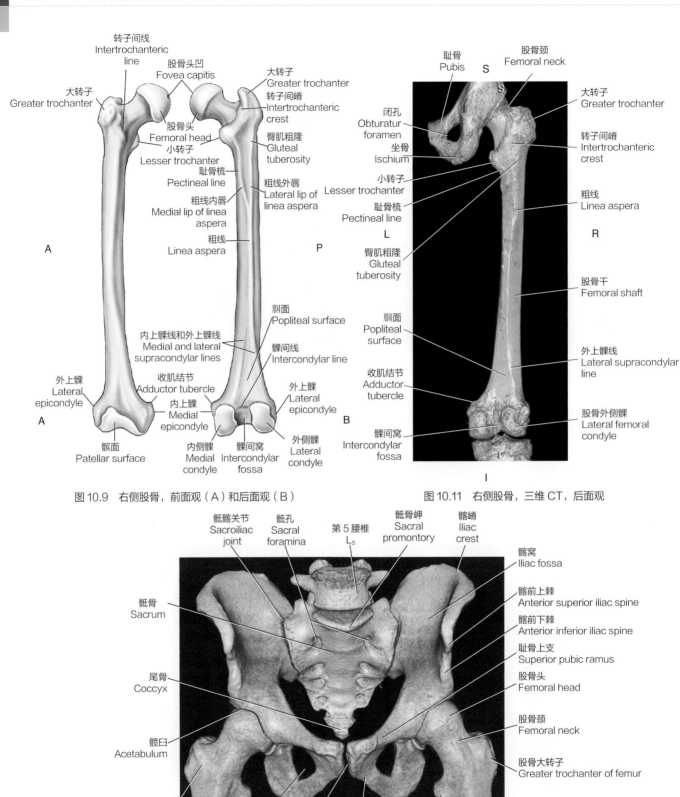

图 10.9　右侧股骨，前面观（A）和后面观（B）

图 10.11　右侧股骨，三维 CT，后面观

图 10.10　骨盆和髋关节，三维 CT

关节唇和韧带

股骨头被髋臼唇和多条韧带固定在髋臼上。髋臼唇、髋臼横韧带、髂股韧带、坐股韧带、耻股韧带和股骨头韧带见图10.12 ~ 10.26。

关节唇 髋臼的关节唇形成一个附着在髋臼周边的纤维软骨缘。髋臼唇紧紧包绕股骨头，通过加深关节盂帮助固定股骨头，从而增加了髋关节的稳定性（图10.12、10.21 ~ 10.24）。

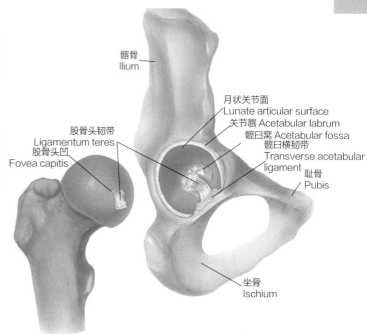

图 10.12 股骨髋臼和髋臼唇

表10.1 臀肌			
名称	近端附着点	远端附着点	作用
臀筋膜鞘浅层肌			
臀大肌	髂骨、骶骨、尾骨	大转子臀肌粗隆	伸髋关节，维持身体直立
臀中肌	髂嵴	大转子上外部	外展和内旋大腿
臀小肌	髂骨臀面	大转子前上部	外展和内旋大腿
臀筋膜鞘深层肌			
梨状肌	骶骨	大转子上缘	外旋和外展大腿
闭孔内肌	闭孔	大转子	外旋和外展大腿
闭孔外肌	闭孔	大转子内侧	外旋大腿
上孖肌	坐骨棘	融入闭孔内肌肌腱，大转子内面	外旋和外展大腿
下孖肌	坐骨结节	融入闭孔内肌肌腱，大转子内面	外旋和外展大腿
股方肌	坐骨结节外缘	转子间嵴	外旋大腿

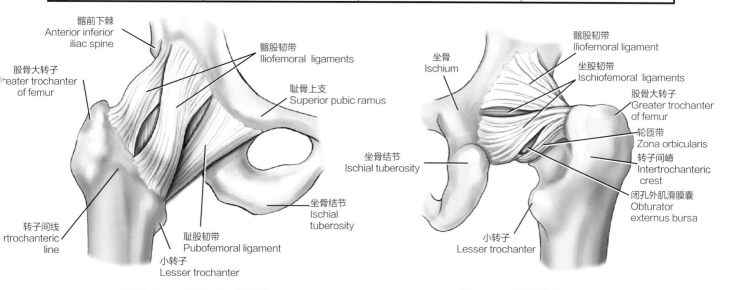

图 10.13 右髋关节囊，前面观

图 10.14 右髋关节囊，后面观

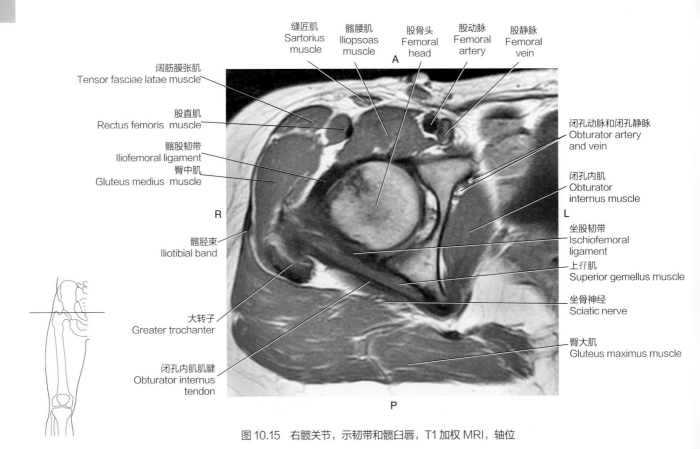

图 10.15　右髋关节，示韧带和髋臼唇，T1 加权 MRI，轴位

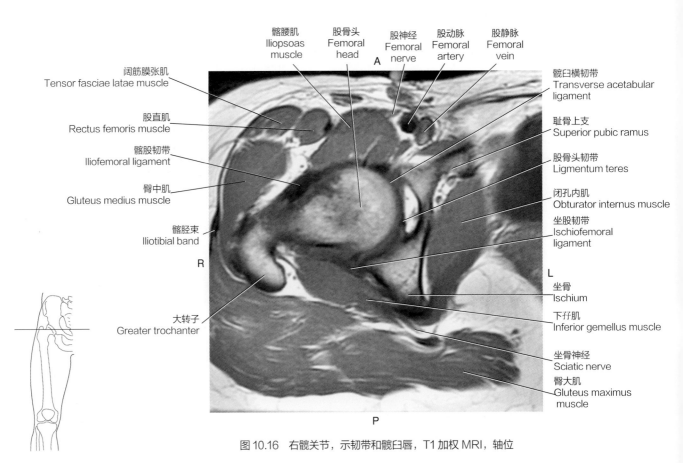

图 10.16　右髋关节，示韧带和髋臼唇，T1 加权 MRI，轴位

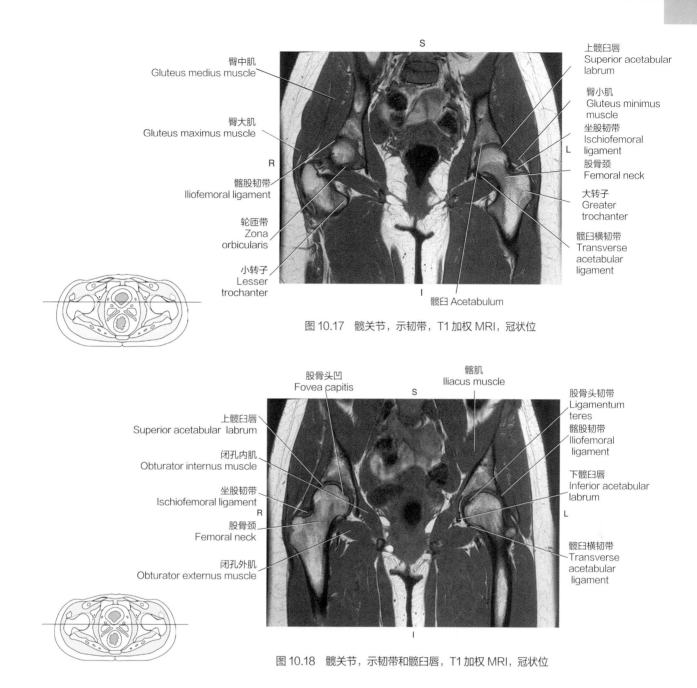

图 10.17 髋关节，示韧带，T1 加权 MRI，冠状位

图 10.18 髋关节，示韧带和髋臼唇，T1 加权 MRI，冠状位

韧带 髋臼的下界不完整，由髋臼横韧带加强，在髋臼的下缘有部分髋臼唇横跨髋臼切迹（图 10.2、10.12、10.20、10.24）。由于髋臼切迹间有髋臼横带的封闭，髋臼切迹变为髋臼孔，内有出入髋关节的神经血管穿行。髂股韧带是人体最强韧的韧带之一，具有稳定关节的作用，起自髂前下棘和髋臼周缘，止于股骨的转子间线（图 10.13、10.14），其主要功能是加强髋关节的前部。坐股韧带和耻股韧带，

两者不易区分，呈螺旋状附着于股骨上（图 10.13、10.14）。坐股韧带起自坐骨体，在股骨颈上方呈螺旋形，止于股骨颈的后部，是唯一位于髋关节后方的韧带。而耻股韧带起自耻骨上支，止于髂股韧带和转子间线。这两条韧带的螺旋状外形在人体结构中非常独特，它们主要负责下肢整体姿态的控制和运动时加强髋关节的稳定性。股骨头韧带呈略扁的带状，起自股骨头凹，止于髋臼切迹的边缘，与髋臼横韧带相融合

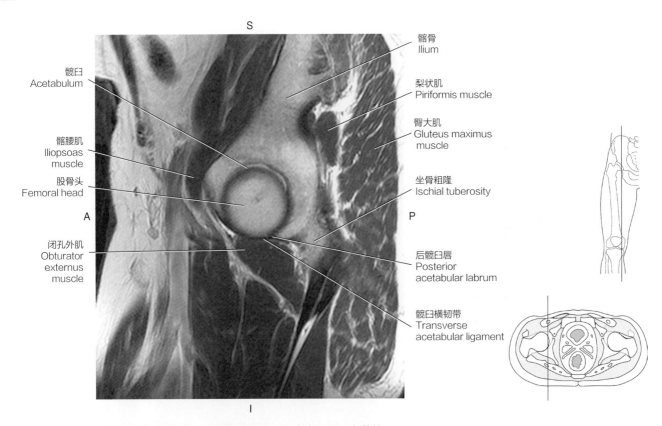

图 10.19　髋关节，示韧带和髋臼唇，T1 加权 MRI，矢状位

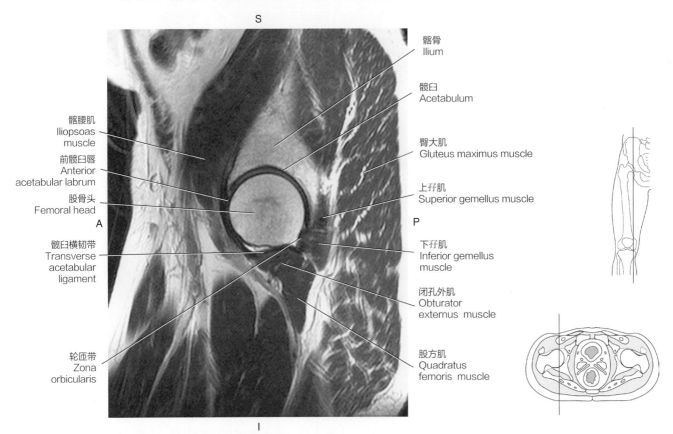

图 10.20　髋关节，示髋臼横韧带，T1 加权 MRI，矢状位

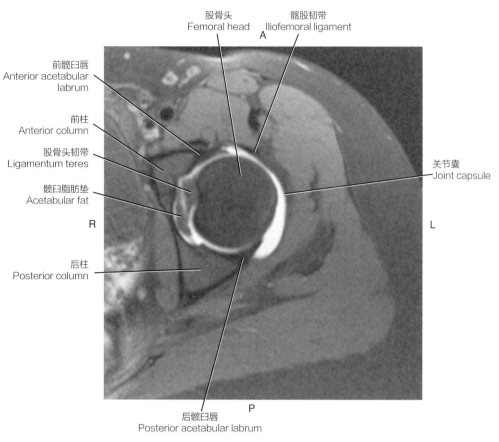
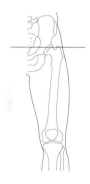

股骨头
Femoral head

髂股韧带
Iliofemoral ligament

前髋臼唇
Anterior acetabular labrum

前柱
Anterior column

股骨头韧带
Ligamentum teres

髋臼脂肪垫
Acetabular fat

后柱
Posterior column

关节囊
Joint capsule

后髋臼唇
Posterior acetabular labrum

图 10.21 左髋关节，MR 关节造影，轴位

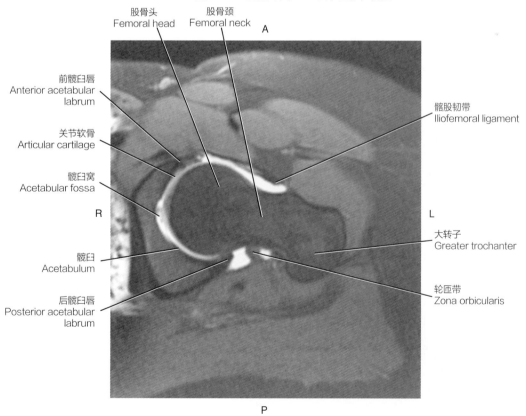
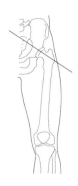

股骨头
Femoral head

股骨颈
Femoral neck

前髋臼唇
Anterior acetabular labrum

关节软骨
Articular cartilage

髋臼窝
Acetabular fossa

髋臼
Acetabulum

后髋臼唇
Posterior acetabular labrum

髂股韧带
Iliofemoral ligament

大转子
Greater trochanter

轮匝带
Zona orbicularis

图 10.22 左髋关节，MR 关节造影，轴斜位

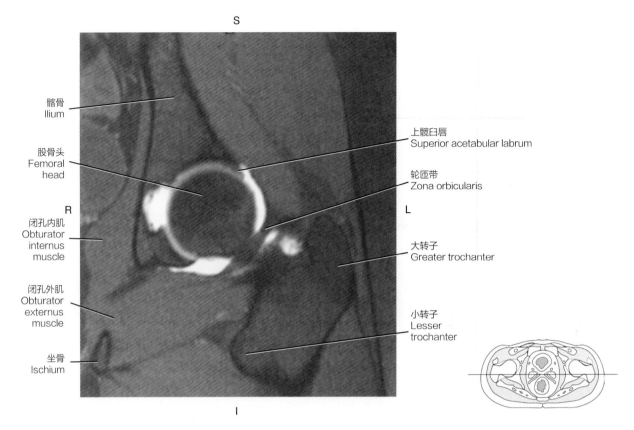

髂骨
Ilium

股骨头
Femoral head

闭孔内肌
Obturator internus muscle

闭孔外肌
Obturator externus muscle

坐骨
Ischium

上髋臼唇
Superior acetabular labrum

轮匝带
Zona orbicularis

大转子
Greater trochanter

小转子
Lesser trochanter

图 10.23 左髋关节，示轮匝带，MR 关节造影，冠状位

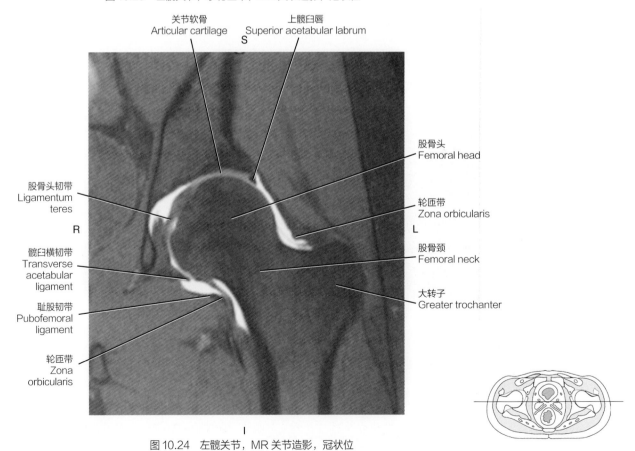

关节软骨
Articular cartilage

上髋臼唇
Superior acetabular labrum

股骨头韧带
Ligamentum teres

髋臼横韧带
Transverse acetabular ligament

耻股韧带
Pubofemoral ligament

轮匝带
Zona orbicularis

股骨头
Femoral head

轮匝带
Zona orbicularis

股骨颈
Femoral neck

大转子
Greater trochanter

图 10.24 左髋关节，MR 关节造影，冠状位

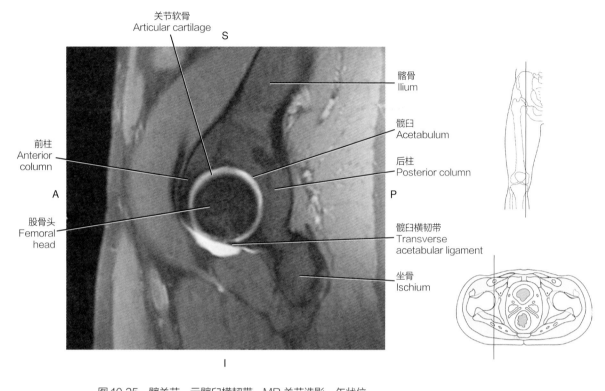

图 10.25 髋关节，示髋臼横韧带，MR 关节造影，矢状位

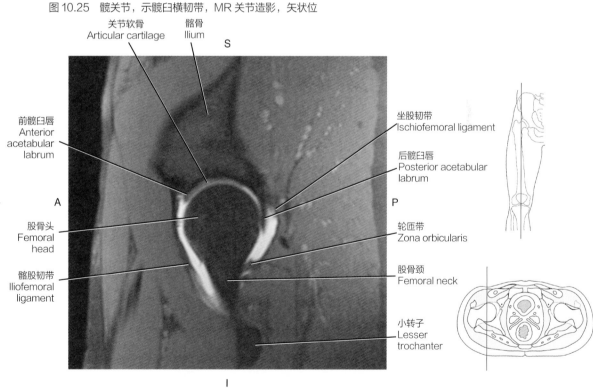

图 10.26 髋关节，示髂股韧带，MR 关节造影，矢状位

（图 10.12、10.18、10.24）。股骨头韧带完全位于髋关节内，包裹到股骨头的神经和动脉。最近的研究表明，股骨头韧带可作为一种强大的内在稳定器，辅助预防髋关节脱位。髋关节的韧带可见图 10.12 ~ 10.26。

关节囊

关节囊包括纤维膜和滑膜两层。

髋关节的纤维膜坚韧致密，可被髂股韧带、坐股韧带和耻股韧带加强，呈套管状包裹髋关节及大部分的股骨颈。在近侧端，它在髋臼唇远侧和髋臼横韧带处附着于髋臼的边缘。在远侧端，其前方附着于股骨颈、转子间线及大转子上，后部附着于股骨颈至转子间嵴近侧（图 10.5、10.21）。纤维膜包括深层的环形纤维，形成轮匝带，呈吊索样或项圈样环绕股骨颈，可束紧关节囊并将股骨头固定于髋臼内（图 10.20、10.22 ～ 10.24、10.26）。

髋关节的滑膜贴附于纤维膜内面，呈套袖样围绕圆韧带，衬附于髋臼窝，并覆盖髋臼切迹的脂肪垫（图10.5）。滑膜附着在髋臼窝的边缘和髋臼横韧带上。滑膜向后突出纤维膜形成闭孔外肌滑膜囊，可保护闭孔外肌的肌腱（图 10.14）。

滑膜囊

由于许多肌与髋关节周围相连，因此，髋关节周围有很多滑膜囊。髋部滑膜囊的数量和位置变化较多，但主要作用都是减少肌腱和肌肉活动时与骨面的摩擦。髋部主要的滑膜囊包括转子滑膜囊、髂腰肌滑膜囊和坐骨滑膜囊。转子滑膜囊（臀大肌下囊）位于臀肌以及股外侧肌的止点与股骨大转子之间。髂腰肌滑膜囊（髂耻滑膜囊）位于髂腰肌肌腱与股骨小转子之间。坐骨滑膜囊位于坐骨结节与臀大肌之间（图10.27）。

弹响髋综合征，在髋关节屈和伸时出现弹响感，并可引起不适或疼痛。弹响的主要原因是髋活动时肌腱在骨突起部位受到牵绊，可因此引发髋部的滑膜囊、大转子和髂腰肌的炎症，从而导致滑膜炎及疼痛。

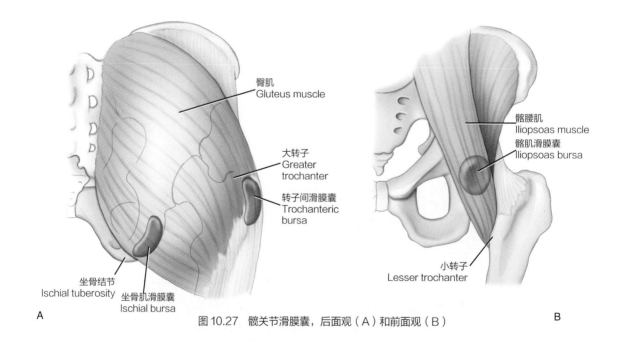

臀肌
Gluteus muscle

大转子
Greater trochanter

转子间滑膜囊
Trochanteric bursa

坐骨结节
Ischial tuberosity

坐骨肌滑膜囊
Ischial bursa

髂腰肌
Iliopsoas muscle

髂肌滑膜囊
Iliopsoas bursa

小转子
Lesser trochanter

A

B

图 10.27　髋关节滑膜囊，后面观（A）和前面观（B）

臀肌和大腿肌

髋关节和大腿部复杂的肌群管理着髋部的运动。这些肌在本节中被统称为臀肌和大腿肌，见图 10.15 ~ 10.20、10.28 ~ 10.54 和表 10.1。臀部和大腿的肌群通过增厚的深筋膜分隔，因此下肢肌的分群可根据其所处的特定筋膜鞘，例如臀筋膜鞘、大腿内侧筋膜鞘及大腿后筋膜鞘。

臀筋膜鞘浅层肌

臀大肌

臀中肌

臀小肌

臀筋膜鞘浅层肌见图 10.28 ~ 10.36，其功能见表 10.1。

臀大肌：臀大肌是臀肌中最大、最表浅的肌，位于髋关节的后方，是髋关节强有力的伸肌。其在提举抬物、行走和跑步中发挥着重要的作用。臀大肌起自髂骨、骶骨和尾骨，止于股骨大转子的臀肌粗隆远端（图 10.28 ~ 10.36）。

臀中肌：臀中肌位于臀部的外上方，起自髂嵴、臀大肌的外侧，内侧的 1/3 被臀大肌覆盖。臀中肌呈扇形，起自髂嵴、止于股骨大转子的上外侧（图 10.28 ~ 10.36）。

臀小肌：臀小肌是臀肌中最小的肌，亦呈扇形，且被臀中肌完全覆盖。臀小肌的上部起自髂骨臀面、臀中肌下方，其肌腱附着于股骨大转子的前上方（图 10.29 ~ 10.36）。臀中肌和臀小肌的主要作用是使髋关节外展和内旋。

臀筋膜鞘深层肌

梨状肌

闭孔内肌

闭孔外肌

孖肌

股方肌

臀筋膜鞘深层肌见图 10.28 ~ 10.36，其功能见表 10.1。臀筋膜鞘深层肌是髋关节主要的外旋肌并有稳定髋关节的作用。

梨状肌：梨状肌起自骶前孔之间的骶骨内侧面，向前外侧穿出坐骨大孔并附着于股骨大转子的上缘（图 10.29、10.30、10.32、10.35）。梨状肌的作用是外旋、外展髋关节。

闭孔内肌：闭孔内肌是厚的扇形肌，起于闭孔的内缘，穿出坐骨小孔后肌束移行为肌腱，向外侧止于股骨大转子（图 10.15、10.18、10.29、10.33、

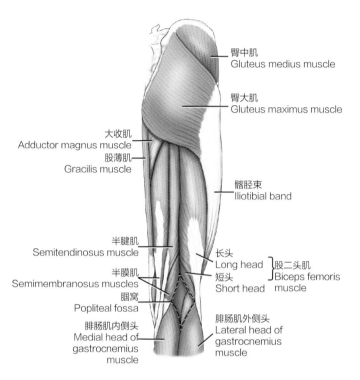

图 10.28 右髋和大腿浅层肌，后面观

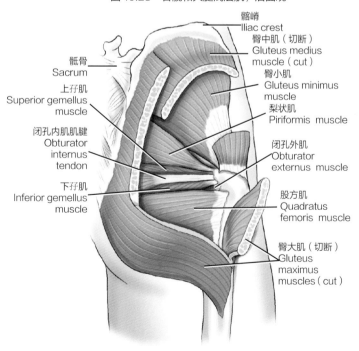

图 10.29 右髋和大腿深层肌，后面观

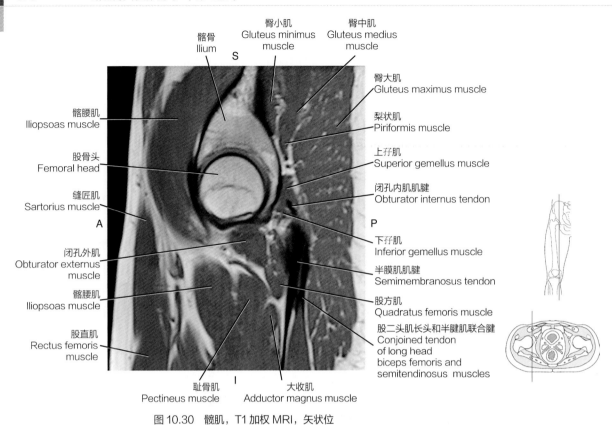

图 10.30 髋肌，T1 加权 MRI，矢状位

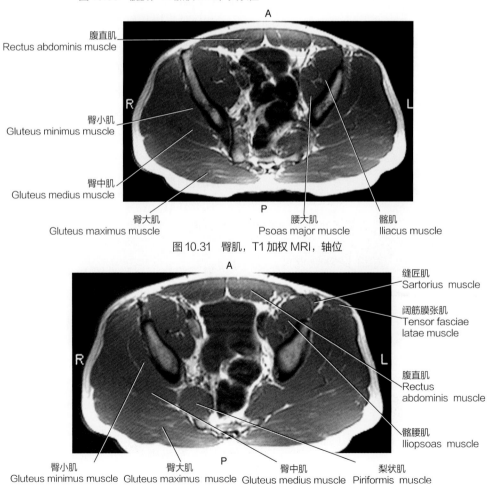

图 10.31 臀肌，T1 加权 MRI，轴位

图 10.32 梨状肌和髂腰肌，T1 加权 MRI，轴位

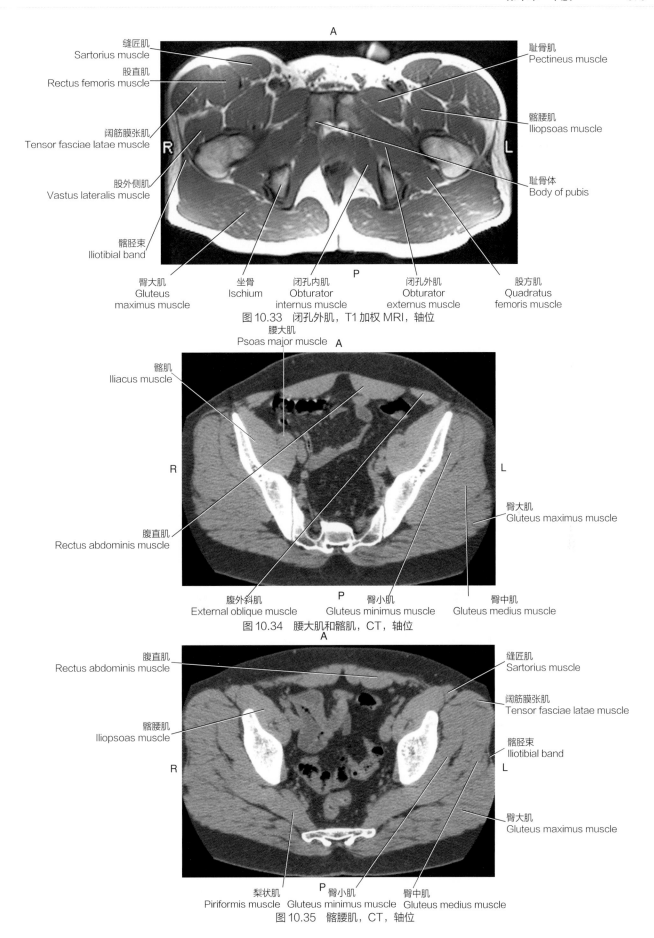

图 10.33 闭孔外肌，T1 加权 MRI，轴位

图 10.34 腰大肌和髂肌，CT，轴位

图 10.35 髂腰肌，CT，轴位

10.36）。其作用与梨状肌类似，可使髋关节外展和外旋。

闭孔外肌：闭孔外肌起自闭孔的外缘，与闭孔内肌的位置呈镜像关系，向外侧绕至股骨颈后方，止于大转子的内侧，其主要作用是使髋关节外旋（图10.18、10.29、10.30、10.33、10.36）。

孖肌：上孖肌和下孖肌分别位于闭孔内肌及其肌腱的上、下缘（图10.29）。上孖肌起自坐骨棘，而下孖肌起自坐骨结节，两者与闭孔内肌的肌腱结合，止于大转子的内侧面（图10.15、10.16、10.20、10.29、10.30）。孖肌的作用亦为外旋和外展髋关节。

股方肌：矩形的股方肌位于闭孔内肌和孖肌的下方，起自坐骨结节的外侧，然后行向外侧止于股骨的转子间嵴。股方肌的主要作用是使髋关节外旋（图10.29、10.30、10.33、10.36）。

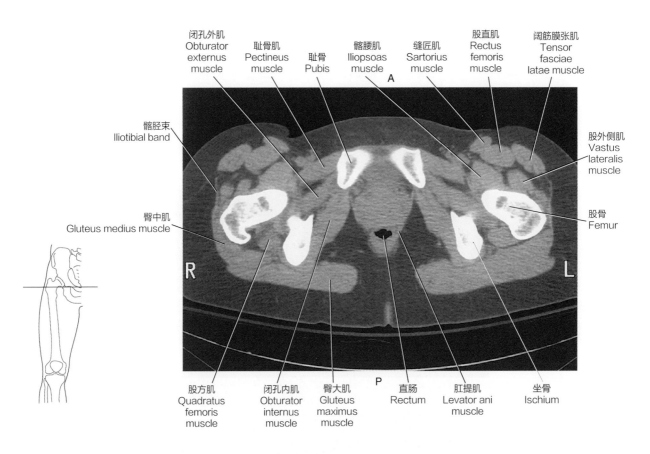

图10.36　臀肌和闭孔肌，CT，轴位

大腿前筋膜鞘的肌

髂腰肌

缝匠肌

股四头肌

阔筋膜张肌

大腿前筋膜鞘的肌见图 10.30 ~ 10.54，详细的介绍见表 10.2。大腿前筋膜鞘的肌的主要作用是屈曲髋关节和伸展膝关节。

髂腰肌：强有力的髂腰肌由腰大肌和髂肌组成

（图 10.30、10.34、10.35、10.37）。腰大肌起自腰椎横突，在骨盆内向下走行，在腹股沟韧带下方出骨盆至大腿前筋膜鞘。腰大肌和髂肌的肌腱汇合后经髋关节囊前方止于股骨的小转子（图 10.37）。髂肌起自髂窝，沿腰大肌的外侧走行。它们的共同作用是屈曲大腿和稳定髋关节（图 10.37）。

缝匠肌：缝匠肌是人体最长的肌，起自髂前上棘、止于胫骨粗隆附近的胫骨内侧面（图 10.37、10.40 ~ 10.54），其作用为屈曲、外展、外旋大腿。

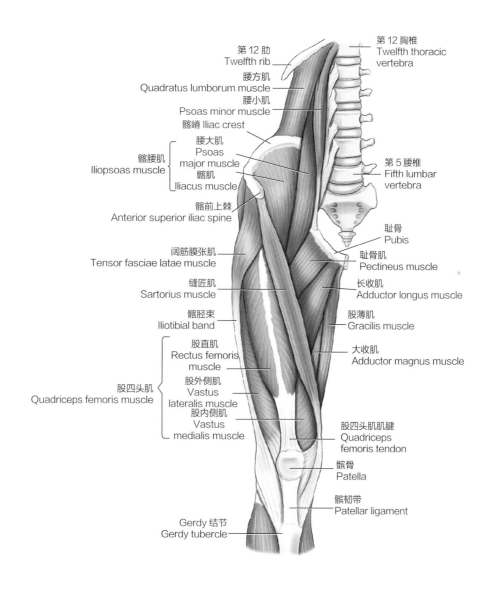
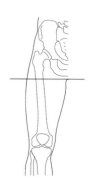

图 10.37　大腿肌，前面观

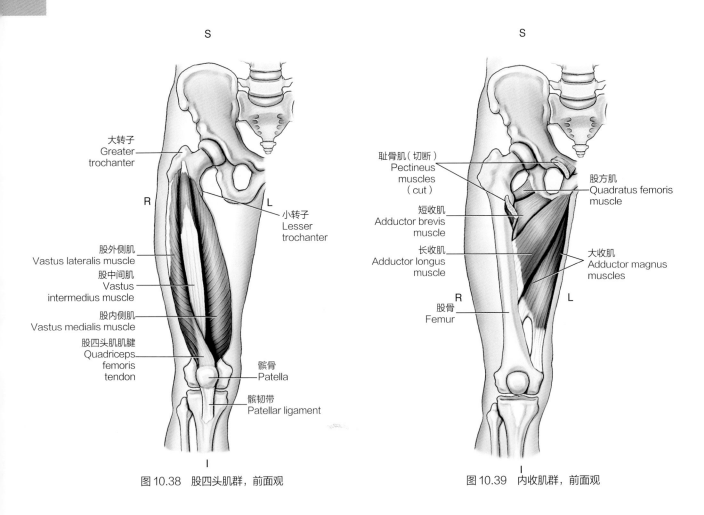

图 10.38　股四头肌群，前面观

图 10.39　内收肌群，前面观

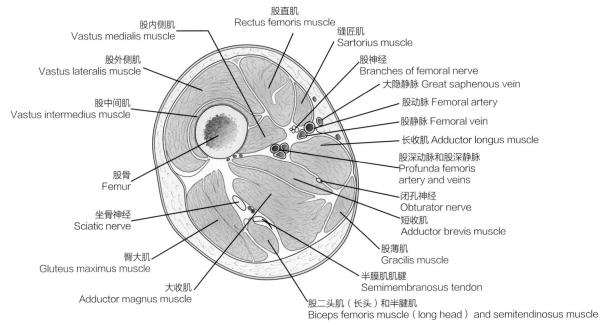

图 10.40　右侧股骨近端 1/3 处，轴面观

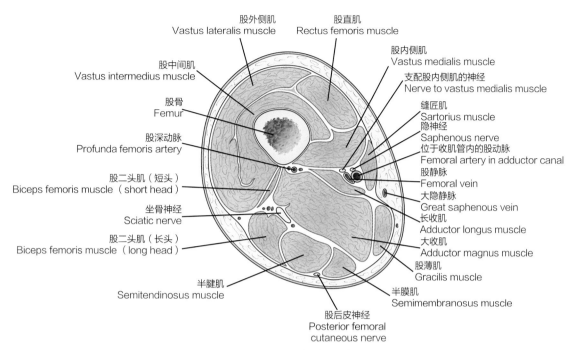

图 10.41 右侧股骨中段，轴面观

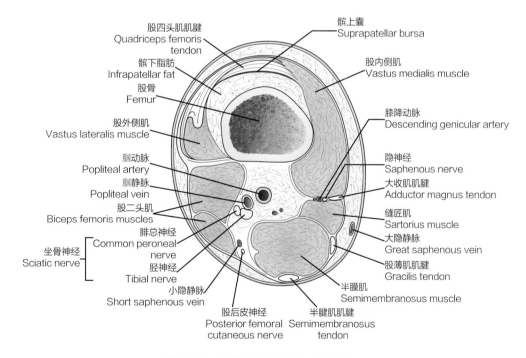

图 10.42 右侧股骨远端 1/3 处，轴面观

股四头肌：股四头肌几乎全部覆盖了大腿的前面和两侧。它有 4 个头（股直肌、股内侧肌、股中间肌和股外侧肌），是强有力的伸展膝关节的肌（图 10.37 ～ 10.54）。股四头肌的上部起点不同，但下部的肌腱融合为股四头肌肌腱，覆盖于髌骨的前面并向下延续为髌韧带，止于胫骨粗隆（图 10.37）。股直肌起自髂前下棘，股外侧肌起自大转子和股骨粗线外侧唇，股内侧肌起自转子间线和股骨粗线内侧唇，股中间肌起自股骨体的前外侧面（图 10.44、10.47）。股四头肌的作用是伸展膝关节，股直肌还有屈曲髋关节的作用。

阔筋膜张肌：阔筋膜张肌短、粗，呈泪滴状，位

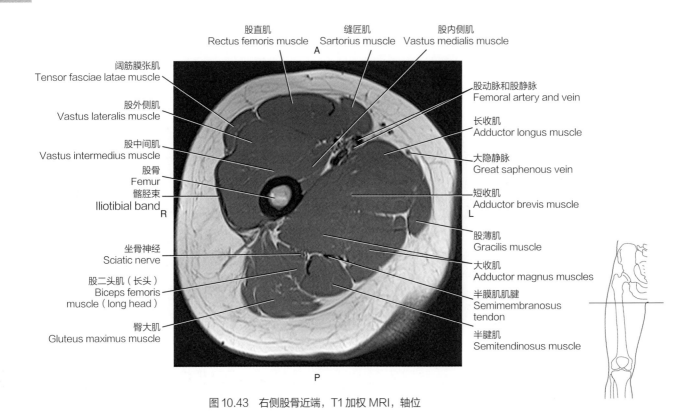

图 10.43　右侧股骨近端，T1 加权 MRI，轴位

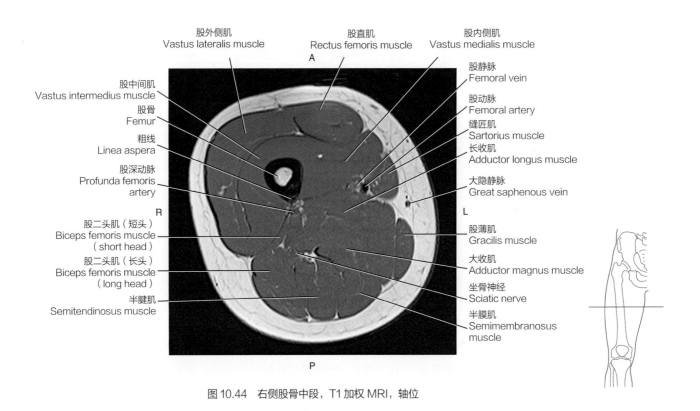

图 10.44　右侧股骨中段，T1 加权 MRI，轴位

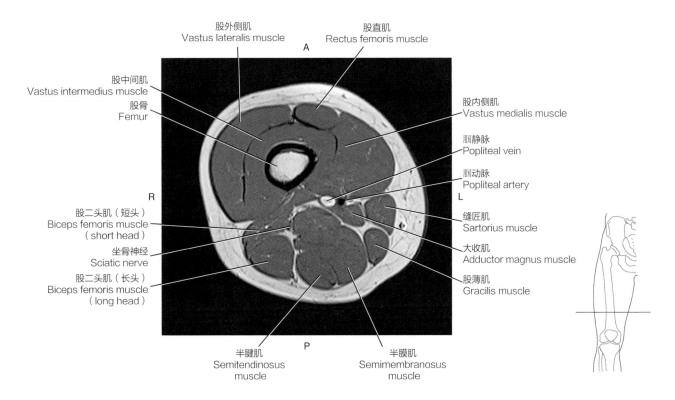

图 10.45　右侧股骨远端，T1 加权 MRI，轴位

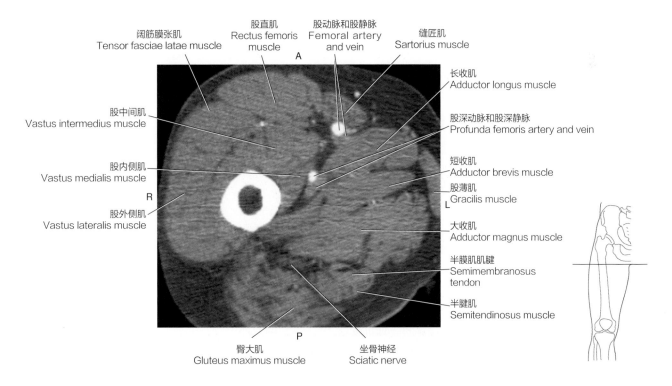

图 10.46　右侧股骨近端，CT，轴位

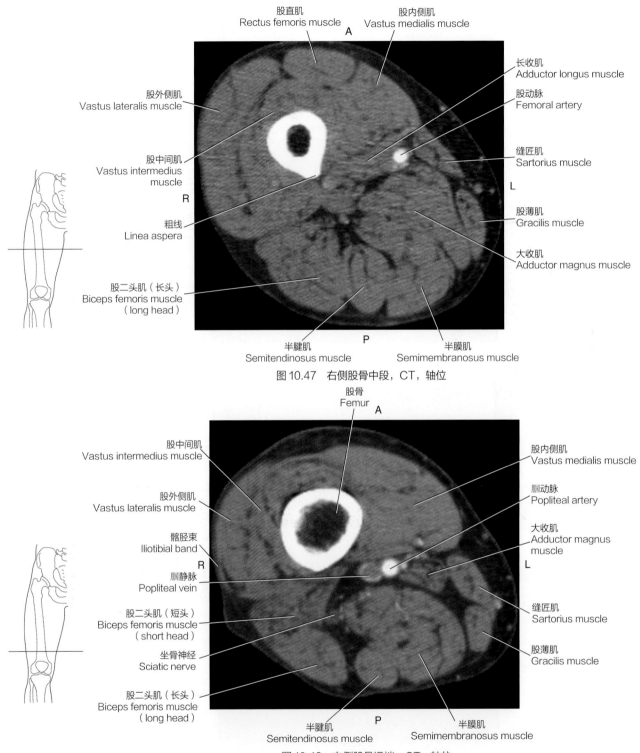

图 10.47　右侧股骨中段，CT，轴位

图 10.48　右侧股骨远端，CT，轴位

于大腿上部前外侧，包裹于阔筋膜的两层之间。肌如其名，作用就是使阔筋膜紧张，从而增加其他大腿肌的肌力，并可外展、内旋、屈曲髋关节和协助伸展膝关节。它起自髂前上棘和髂嵴前部，止于髂胫束（图 10.32、10.33、10.35 ～ 10.37、10.43）。髂胫束又称为 IT 带，是一条长阔的筋膜带，位于大腿外侧肌的表面，由包绕大腿的阔筋膜增厚形成，起自阔筋膜张肌和臀大肌的肌腱纤维，作用类似韧带，主要是协助稳固膝关节，亦可屈曲和伸展膝关节。它向下延伸附着于胫骨外侧髁的 Gerdy 结节（图 10.6、10.37、10.43、10.49）。

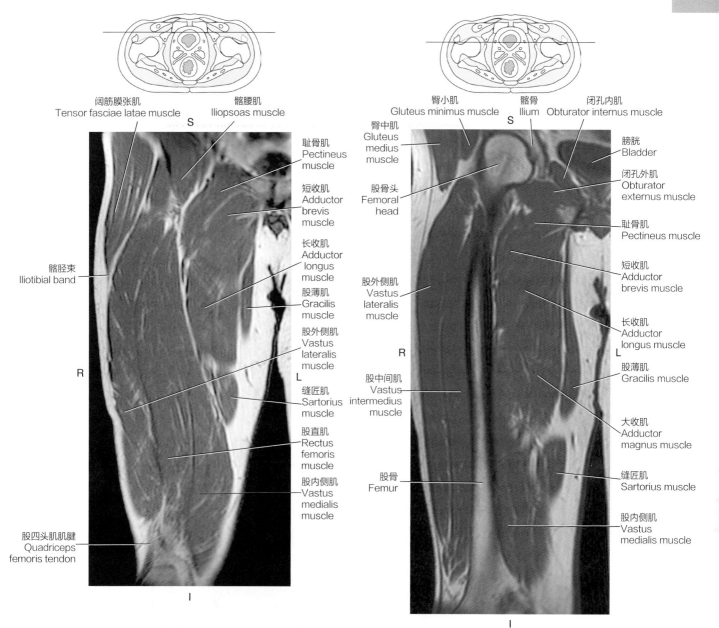

阔筋膜张肌 Tensor fasciae latae muscle
髂腰肌 Iliopsoas muscle
耻骨肌 Pectineus muscle
短收肌 Adductor brevis muscle
长收肌 Adductor longus muscle
股薄肌 Gracilis muscle
股外侧肌 Vastus lateralis muscle
缝匠肌 Sartorius muscle
股直肌 Rectus femoris muscle
股内侧肌 Vastus medialis muscle
髂胫束 Iliotibial band
股四头肌肌腱 Quadriceps femoris tendon

图 10.49　大腿前筋膜鞘的肌，T1 加权 MRI，冠状位

臀小肌 Gluteus minimus muscle
髂骨 Ilium
闭孔内肌 Obturator internus muscle
臀中肌 Gluteus medius muscle
股骨头 Femoral head
膀胱 Bladder
闭孔外肌 Obturator externus muscle
耻骨肌 Pectineus muscle
短收肌 Adductor brevis muscle
长收肌 Adductor longus muscle
股外侧肌 Vastus lateralis muscle
股薄肌 Gracilis muscle
大收肌 Adductor magnus muscle
股中间肌 Vastus intermedius muscle
缝匠肌 Sartorius muscle
股骨 Femur
股内侧肌 Vastus medialis muscle

图 10.50　右髋和大腿肌群，T1 加权 MRI，冠状位

大腿内侧筋膜鞘的肌

股薄肌

耻骨肌

长收肌

短收肌

大收肌

大腿内侧筋膜鞘的肌见图 10.37 ~ 10.54，描述
见表 10.2。内收大腿是大腿内侧肌群的主要功能。

股薄肌：长带状的股薄肌位于大腿和膝关节的内
侧，起自耻骨下支，止于胫骨前面、内侧髁的下方，
是内侧肌群中唯一跨越膝关节的肌。除内收大腿外，
股薄肌还可协助屈曲小腿和使大腿内旋（图 10.37、
10.40 ~ 10.51）。

耻骨肌：耻骨肌起于耻骨梳，短而扁平，位于大
腿上部腰大肌的内侧，下延缩窄止于股骨小转子远侧
的股骨粗线内侧唇耻骨梳处，作用为内收和屈曲大腿
（图 10.33、10.36、10.37、10.49、10.50）。

内收肌群：内收肌群的主要作用是使大腿内
收，由 3 块肌组成：长收肌、短收肌和大收肌（图
10.39 ~ 10.50）。这些肌起自耻骨体及耻骨下支，呈

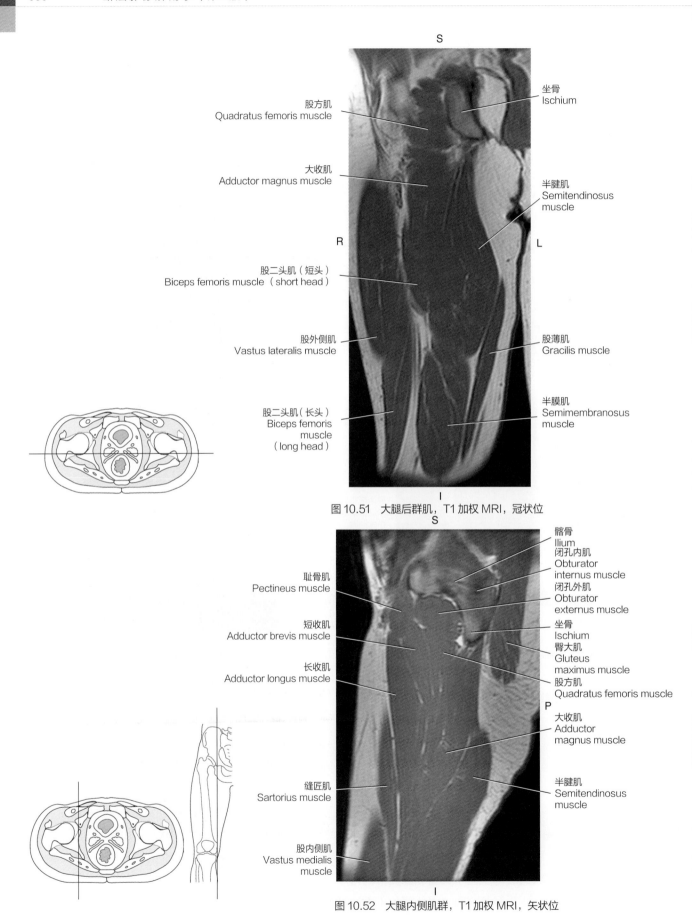

股方肌
Quadratus femoris muscle

坐骨
Ischium

大收肌
Adductor magnus muscle

半腱肌
Semitendinosus muscle

R

L

股二头肌（短头）
Biceps femoris muscle（short head）

股外侧肌
Vastus lateralis muscle

股薄肌
Gracilis muscle

股二头肌（长头）
Biceps femoris muscle（long head）

半膜肌
Semimembranosus muscle

图 10.51　大腿后群肌，T1 加权 MRI，冠状位

髂骨
Ilium
闭孔内肌
Obturator internus muscle
闭孔外肌
Obturator externus muscle

耻骨肌
Pectineus muscle

短收肌
Adductor brevis muscle

长收肌
Adductor longus muscle

坐骨
Ischium
臀大肌
Gluteus maximus muscle
股方肌
Quadratus femoris muscle

P

大收肌
Adductor magnus muscle

缝匠肌
Sartorius muscle

半腱肌
Semitendinosus muscle

股内侧肌
Vastus medialis muscle

图 10.52　大腿内侧肌群，T1 加权 MRI，矢状位

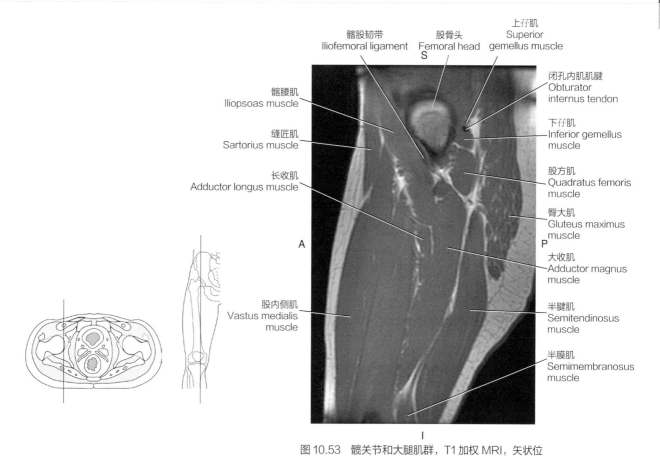

髂股韧带
Iliofemoral ligament

股骨头
Femoral head

上孖肌
Superior gemellus muscle

髂腰肌
Iliopsoas muscle

缝匠肌
Sartorius muscle

长收肌
Adductor longus muscle

闭孔内肌肌腱
Obturator internus tendon

下孖肌
Inferior gemellus muscle

股方肌
Quadratus femoris muscle

臀大肌
Gluteus maximus muscle

大收肌
Adductor magnus muscle

股内侧肌
Vastus medialis muscle

半腱肌
Semitendinosus muscle

半膜肌
Semimembranosus muscle

图 10.53　髋关节和大腿肌群，T1 加权 MRI，矢状位

臀中肌
Gluteus medius muscle

臀大肌
Gluteus maximus muscle

股骨颈
Femoral neck

闭孔内肌肌腱
Obturator internus tendon

大转子
Greater trochanter

股直肌
Rectus femoris muscle

股方肌
Quadratus femoris muscle

大收肌
Adductor magnus muscle

股内侧肌
Vastus intermedius muscle

股二头肌（长头）
Biceps femoris muscle
（long head）

股二头肌（短头）
Biceps femoris muscle
（short head）

股骨
Femur

图 10.54　大腿外侧肌群，T1 加权 MRI，矢状位

表 10.2 大腿肌

名称	近端附着点	远端附着点	作用
大腿前筋膜鞘的肌			
腰大肌	腰椎横突	小转子	屈髋关节并稳定髋关节
髂肌	髂窝	小转子	屈髋关节并稳定髋关节
缝匠肌	髂前上棘和髂嵴	胫骨粗隆附近的胫骨内侧面	屈曲、伸展和外旋大腿
阔筋膜张肌	髂前上棘	髂胫束	外展、内旋、屈曲大腿，帮助膝关节维持伸位
股四头肌	腰椎横突	小转子	屈髋关节并稳定髋关节
股直肌	髂前下棘	经髌韧带至胫骨粗隆	伸展膝关节，屈曲髋关节
股外侧肌	大转子和粗线外侧唇	经髌韧带至胫骨粗隆	伸展膝关节
股内侧肌	转子间线和粗线内侧唇	经髌韧带至胫骨粗隆	伸展膝关节
股中间肌	股骨体前面和侧面	经髌韧带至胫骨粗隆	伸展膝关节
大腿内侧筋膜鞘的肌			
股薄肌	耻骨下支和耻骨联合	胫骨前面内侧髁下方	内收、内旋大腿，屈曲小腿
耻骨肌	耻骨梳	粗线内侧唇和小转子	内收和屈曲大腿
长收肌	耻骨体和耻骨下支	粗线中 1/3	内收大腿
短收肌	耻骨体和耻骨下支	粗线上部和股骨近端后面	内收大腿
大收肌	耻骨体和耻骨下支	股骨近端后面、粗线、胫骨内侧髁的收肌结节	内收大腿
大腿后筋膜鞘的肌			
腘绳肌			
半腱肌	坐骨结节	胫骨前内侧	外展大腿，屈曲和内旋小腿，屈髋、屈膝时伸躯干
半膜肌	坐骨结节	胫骨内侧髁后部	外展大腿，屈曲和内旋小腿，屈髋、屈膝时伸展躯干
股二头肌	长头：坐骨结节 短头：粗线外侧唇	腓骨头外侧面，胫骨外侧髁	屈曲膝关节，屈曲髋关节时使小腿外旋

扇形展开并止于股骨内侧面的全长。

在内收肌群中，长收肌位于最前方，止于股骨粗线的中 1/3。较短的短收肌位于耻骨肌和长收肌的深面，其远端附着点在小转子和股骨粗线上端之间。最大且位于最内侧的大收肌位于短收肌和长收肌的后方，半腱肌和半膜肌的前方。大收肌在大腿呈三角形、片状，由收肌部和腘绳部组成。收肌部广泛附着于股骨粗线，而腘绳部止于股骨内侧髁上的收肌结节。

大腿后筋膜鞘的肌

半腱肌

半膜肌

股二头肌

大腿后筋膜鞘的肌见图 10.28、10.40 ~ 10.48、10.51 ~ 10.54），描述见表 10.2。半腱肌、半膜肌和股二头肌统称为腘绳肌，共同构成了大腿后方可触及的肌块，主要作用为伸展髋关节、屈曲膝关节和旋转屈曲的膝关节。

半腱肌：半腱肌起自坐骨结节，在股骨内侧面走行，向下绕过胫骨内侧髁，止于胫骨前内侧面（图 10.28、10.40 ~ 10.48、10.52 ~ 10.54）。其主要作用为伸展大腿、屈曲和内旋小腿，以及当大腿和小腿屈曲时伸展躯干。

半膜肌：半膜肌也起自坐骨结节，但止于胫骨内侧髁的后部（图 10.28、10.40 ~ 10.48、10.52 ~ 10.54）。其与半腱肌伴行，作用为伸展髋关节、屈曲和内旋小腿，以及当大腿和小腿屈曲时伸展躯干。

股二头肌：股二头肌正如其名，股二头肌有两个头（长头和短头）。长头起自坐骨结节，短头起自股骨粗线的外侧唇。股二头肌沿膝关节后部的外侧向下走行，止于腓骨头的外侧面和胫骨外侧髁（图 10.48、10.51、10.54）。主要作用为屈膝关节并在膝关节屈曲时使之外旋。

膝关节和小腿

骨性结构

组成膝关节和小腿的主要骨骼包括股骨、胫骨、髌骨和腓骨（图10.55、10.56）。关节软骨覆盖股骨、胫骨、髌骨的关节面，有助于膝关节平滑地运动。

股骨远端　股骨的远端变宽，形成由关节软骨覆盖的两个膨大——内侧髁和外侧髁（图10.9、10.55～10.61）。外侧髁的前部比后部宽，但内侧髁前、后部的宽度一致。股骨髁前方与光滑的髌面相连，后部被髁间窝分成两部分（图10.9、10.57、10.58）。内、外侧髁的侧面突起部分别称内上髁和外上髁，为肌肉和韧带的附着处（图10.59、10.60）。内上髁上方的小突起称收肌结节，是部分大收肌的附着处（图10.9、10.11）。股骨远端后部的三角形区域为腘面。

三角形的底边称髁间线，是髁间窝起始处的标志。腘面的侧边由内、外侧髁上线组成，为粗线的延续（图10.9、10.11）。

胫骨　胫骨的近侧端较粗大，有两个由关节软骨覆盖的膨大——内侧髁和外侧髁（图10.62）。两髁上部的关节面为扁平的胫骨平台，分别与股骨的内、外侧髁形成关节（图10.62、10.63）。胫骨的两髁被髁间隆起（胫骨棘）分隔，后者末端的2个尖锐的凸起是内、外侧髁间结节。髁间结节及其周围的粗糙区域是交叉韧带和半月板的附着点（图10.55、10.56、10.59、10.62）。胫骨外侧髁有一个小的关节面——腓关节面，与腓骨头形成胫腓关节（图10.62、10.64）。胫骨的骨干呈三棱形，有一个锐利的前缘或前嵴，其上部有一个骨性隆起称胫骨粗隆，是髌韧带的附着点（图10.65、10.66）。胫骨粗隆的外上

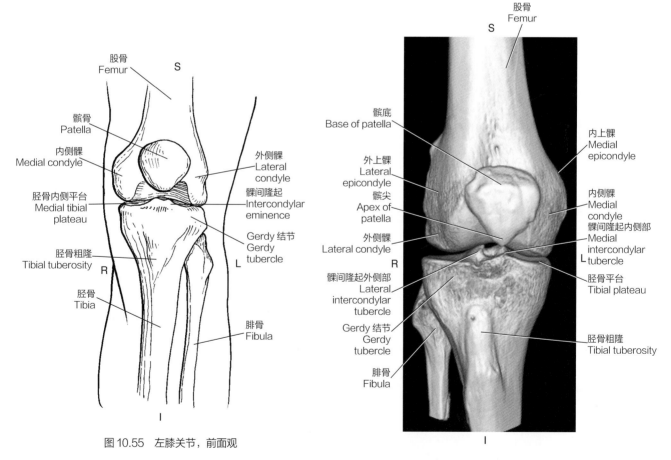

图10.55　左膝关节，前面观

图10.56　右膝关节，三维CT

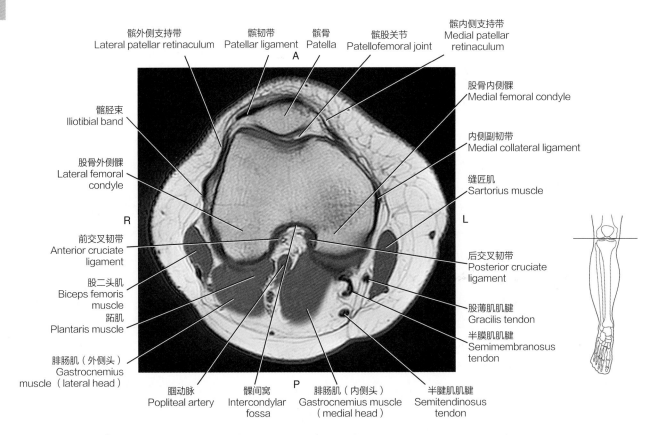

髌外侧支持带 Lateral patellar retinaculum
髌韧带 Patellar ligament
髌骨 Patella
髌股关节 Patellofemoral joint
髌内侧支持带 Medial patellar retinaculum

髂胫束 Iliotibial band

股骨外侧髁 Lateral femoral condyle

前交叉韧带 Anterior cruciate ligament

股二头肌 Biceps femoris muscle
跖肌 Plantaris muscle

腓肠肌（外侧头）Gastrocnemius muscle（lateral head）

股骨内侧髁 Medial femoral condyle

内侧副韧带 Medial collateral ligament

缝匠肌 Sartorius muscle

后交叉韧带 Posterior cruciate ligament

股薄肌肌腱 Gracilis tendon

半膜肌肌腱 Semimembranosus tendon

腘动脉 Popliteal artery
髁间窝 Intercondylar fossa
腓肠肌（内侧头）Gastrocnemius muscle（medial head）
半腱肌肌腱 Semitendinosus tendon

图 10.57　右侧股骨远端，T1 加权 MRI，轴位

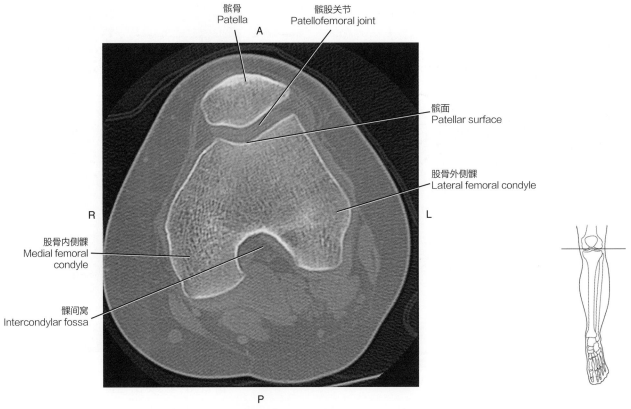

髌骨 Patella
髌股关节 Patellofemoral joint

髌面 Patellar surface

股骨外侧髁 Lateral femoral condyle

股骨内侧髁 Medial femoral condyle

髁间窝 Intercondylar fossa

图 10.58　左侧股骨远端，CT，轴位

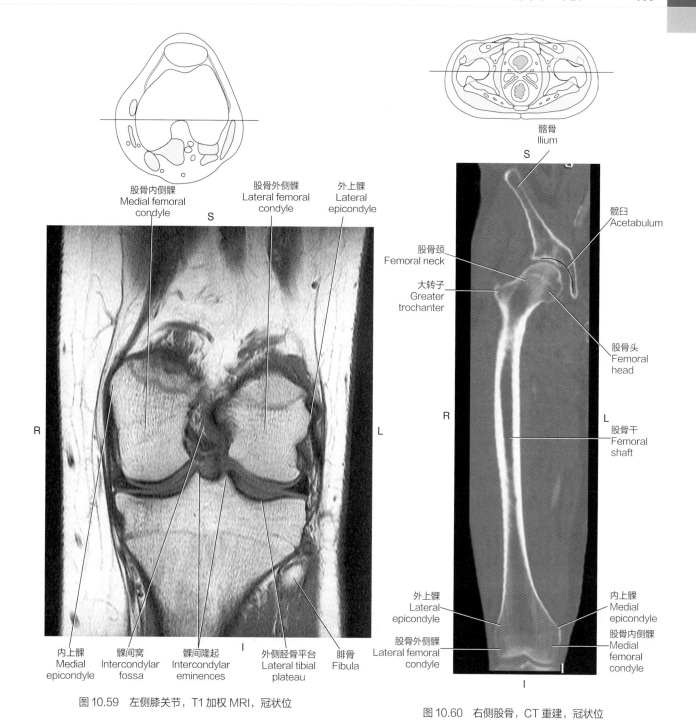

图 10.59 左侧膝关节，T1 加权 MRI，冠状位

图 10.60 右侧股骨，CT 重建，冠状位

方是胫骨外侧髁的粗糙表面，是髂胫束的附着处，称 Gerdy 结节（图 10.37、10.56）。胫骨干的内侧缘缺乏肌肉的覆盖，直接位于皮肤的深面。胫骨外侧面为小腿骨间膜的附着处。胫骨后面有斜向下的骨嵴称比目鱼肌线（胫线），是比目鱼肌腱纤维的起始部（图 10.62）。胫骨的远端有一个平坦的关节头，其

向内的突起形成内踝，与距骨形成关节（图 10.62、10.67、10.68）。内踝的后面有一个小的凹陷称内踝沟，胫骨后肌和趾长屈肌腱由此通过（图 10.62）。胫骨远端的外侧部的浅凹称腓切迹，与腓骨远端形成纤维连结（图 10.62）。

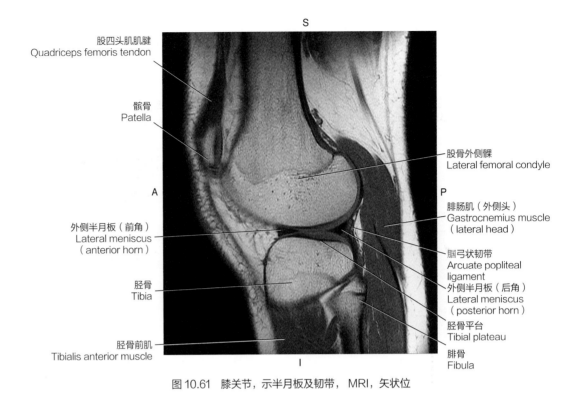

S

股四头肌肌腱
Quadriceps femoris tendon

髌骨
Patella

股骨外侧髁
Lateral femoral condyle

A

P

外侧半月板（前角）
Lateral meniscus
（anterior horn）

腓肠肌（外侧头）
Gastrocnemius muscle
（lateral head）

腘弓状韧带
Arcuate popliteal
ligament

外侧半月板（后角）
Lateral meniscus
（posterior horn）

胫骨
Tibia

胫骨平台
Tibial plateau

胫骨前肌
Tibialis anterior muscle

腓骨
Fibula

I

图 10.61　膝关节，示半月板及韧带，MRI，矢状位

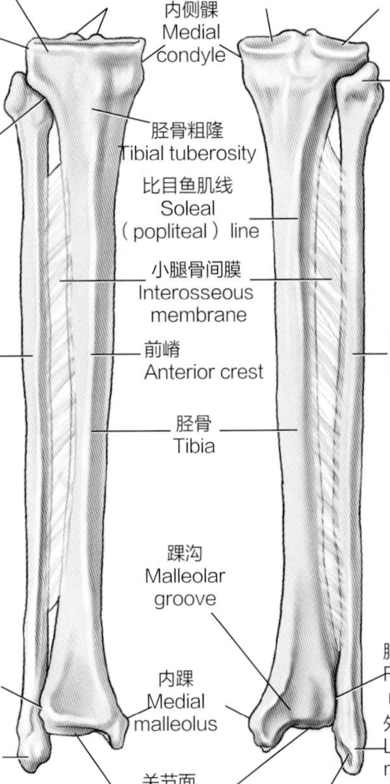

Gerdy 结节
Gerdy
tubercle

髁间隆起
Intercondylar
eminence

内侧胫骨平台
Medial tibial
plateau

外侧胫骨平台
Lateral tibial
plateau

外侧髁
Lateral
condyle

内侧髁
Medial
condyle

近侧胫腓关节
Proximal
tibiofibular joint

腓骨头
Head of fibula

胫骨粗隆
Tibial tuberosity

比目鱼肌线
Soleal
（popliteal）line

小腿骨间膜
Interosseous
membrane

腓骨
Fibula

前嵴
Anterior crest

腓骨
Fibula

胫骨
Tibia

踝沟
Malleolar
groove

远侧胫腓关节
Distal tibiofibular
joint

内踝
Medial
malleolus

腓切迹
Fibular
notch

外踝
Lateral malleolus

外踝
Lateral
malleolus

关节面
Articular surface

踝窝
Malleolar fossa

图 10.62　胫腓骨，前面观（左）和后面观（右）

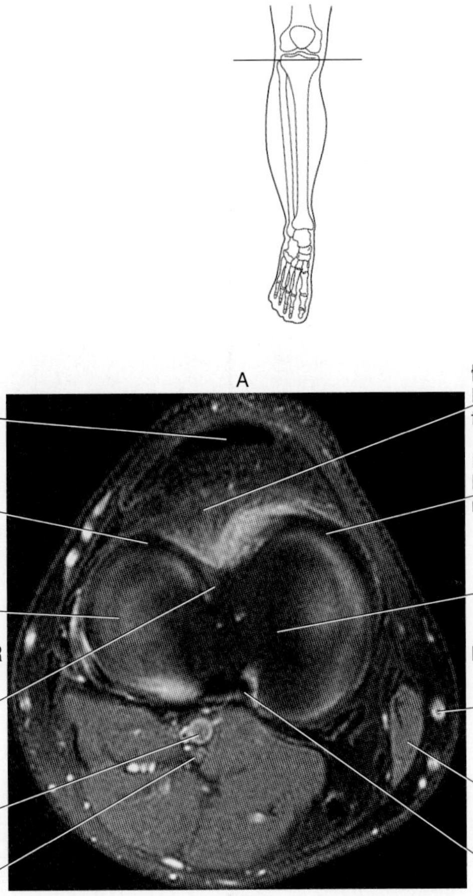

A

髌韧带
Patellar
ligament

髌下脂肪垫
Infrapatellar
fat pad

外侧半月板
（前角）
Lateral meniscus
（anterior horn）

内侧半月板（前角）
Medial
meniscus
（anterior horn）

外侧胫骨平台
Lateral tibial
plateau

内侧胫骨平台
Medial tibial
plateau

R

L

前交叉韧带
Anterior
cruciate
ligament

隐静脉
Saphenous
vein

缝匠肌
Sartorius
muscle

腘动脉
Popliteal
artery

腘静脉
Popliteal
vein

后交叉韧带
Posterior
cruciate
ligament

P

图 10.63　右侧膝关节，示胫骨平台，T1 加权 MRI，轴位

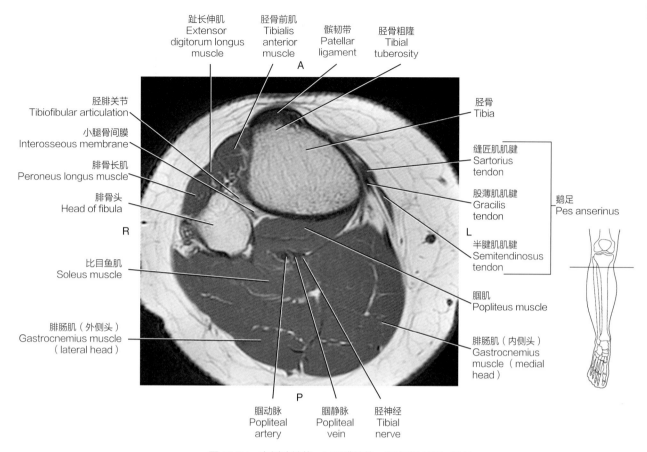

趾长伸肌 Extensor digitorum longus muscle
胫骨前肌 Tibialis anterior muscle
髌韧带 Patellar ligament
胫骨粗隆 Tibial tuberosity
A

胫腓关节 Tibiofibular articulation
小腿骨间膜 Interosseous membrane
腓骨长肌 Peroneus longus muscle
腓骨头 Head of fibula
R
比目鱼肌 Soleus muscle
腓肠肌（外侧头）Gastrocnemius muscle（lateral head）

胫骨 Tibia
缝匠肌肌腱 Sartorius tendon
股薄肌肌腱 Gracilis tendon
半腱肌肌腱 Semitendinosus tendon
鹅足 Pes anserinus
L
腘肌 Popliteus muscle
腓肠肌（内侧头）Gastrocnemius muscle（medial head）

P
腘动脉 Popliteal artery
腘静脉 Popliteal vein
胫神经 Tibial nerve

图 10.64 右侧膝关节，示胫腓关节，T1 加权 MRI，轴位

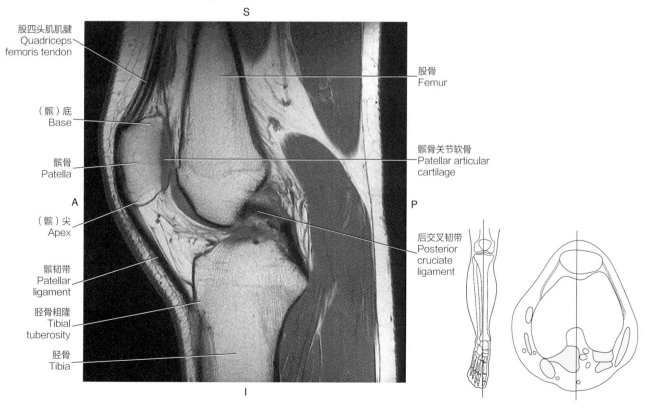

S

股四头肌肌腱 Quadriceps femoris tendon
（髌）底 Base
髌骨 Patella
A
（髌）尖 Apex
髌韧带 Patellar ligament
胫骨粗隆 Tibial tuberosity
胫骨 Tibia

股骨 Femur
髌骨关节软骨 Patellar articular cartilage
P
后交叉韧带 Posterior cruciate ligament

I

图 10.65 胫骨，T1 加权 MRI，正中矢状位

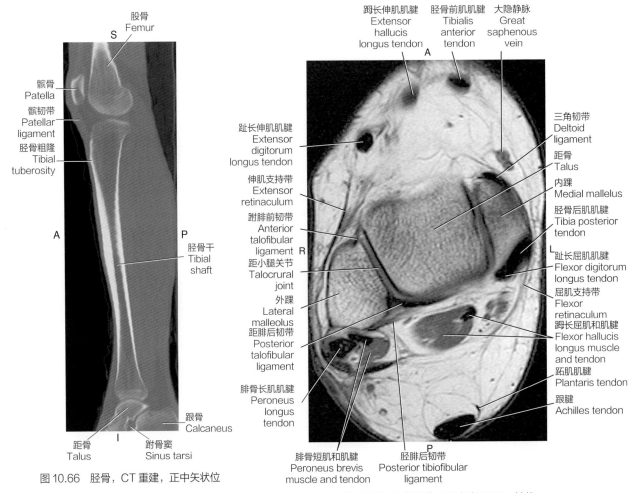

图 10.66　胫骨，CT 重建，正中矢状位

图 10.67　右踝关节，T1 加权 MRI，轴位

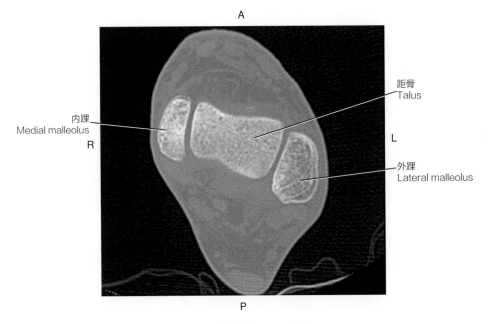

图 10.68　左踝关节，CT，轴位

腓骨 腓骨是一根比较细的长骨，有膨大的近端和远端，几乎全长均有小腿肌覆盖。近端是腓骨头，上端为尖锐突起，内侧有一个关节面与胫骨外侧髁形成关节（图 10.62、10.64）。远端形成外踝，外踝的下端比胫骨的内踝更低（图 10.62、10.67、10.68）。外踝的内侧面有关节面与距骨形成关节。踝关节面的后部小凹称外踝窝，距腓后韧带附着于此（图 10.62、10.67）。

髌骨和髌股关节 髌骨是人体最大的籽骨，包埋于股四头肌肌腱内。它是位于皮下的扁的三角形骨，近端宽称为髌底，远端突出称为髌尖（图 10.69）。髌骨有前、后 2 个面及上侧、内侧和外侧 3 个缘。髌底粗糙，供股直肌和股中间肌附着，而同样粗糙的髌骨内、外侧缘分别有股内侧肌和股外侧肌附着。髌骨后面由身体最厚的关节软骨覆盖，其中央被一垂直的嵴分为内侧面和外侧面。较大的外侧面与股骨外侧髁形成关节，较小的内侧面与股骨内侧髁相关节（图 10.70）。髌骨可保护膝关节的前部，并增加股四头肌伸展膝关节的杠杆作用力（图 10.55~10.58、10.65、10.66）。

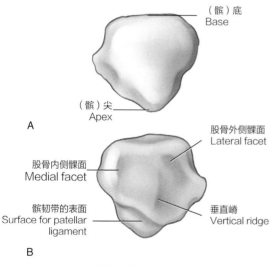

图 10.69 髌骨，前面观（A）和后面观（B）

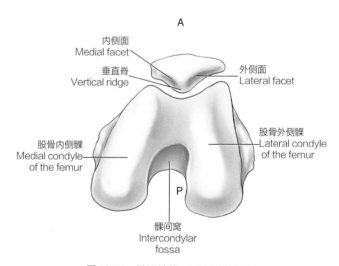

图 10.70 髌股关节，示股骨髁间窝

膝关节

膝关节是身体最大的关节，也是最复杂的关节之一。组成膝关节的骨有股骨、胫骨和髌骨（图10.55、10.56）。它由3个独立的关节构成：2个股胫关节和1个髌股关节，均在同一关节囊内。半月板、韧带、肌腱、筋膜和肌形成了一个支持体系，共同保障膝关节的功能需求（图10.71～10.77）。

关节囊 膝关节的关节囊是非常强壮的纤维膜，其内侧、外侧和后部均有囊外韧带加强，例如，髌韧带、腓（外）侧副韧带、胫（内）侧副韧带、腘斜韧带和弓状韧带。关节囊前部与股四头肌肌腱及内、外侧支持带相融合（图10.77～10.80）。膝关节的滑膜构成人体最大、最复杂的滑膜腔。其贴附于纤维膜的内面，附着于股骨、胫骨和髌骨的关节面边缘。滑膜折返跨过交叉韧带的前面，所以交叉韧带位于关节囊内但在滑膜外（图10.71）。滑膜陷凹靠近髌骨、腘肌肌腱及股骨髁后面，像一个小袋，延伸到股骨髁的关节边缘外。

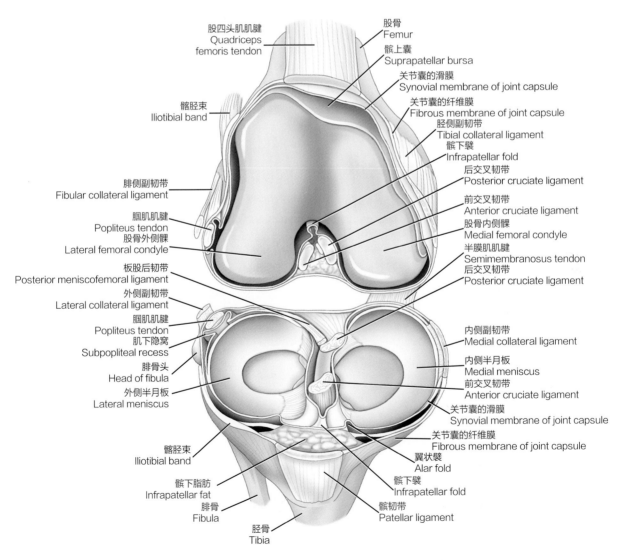

图 10.71　膝关节，前上面观

半月板 成对的半月板位于股骨髁和胫骨平台之间（图 10.72～10.79）。C 形的半月板由纤维结缔组织构成，为股骨内、外侧髁和胫骨平台之间的缓冲垫，可分为前角和后角。它在切面上呈楔形，外缘厚，中央薄（图 10.73、10.74、10.76）。其外缘与关节囊融合，前、后角连于胫骨的髁间隆起。两个半月板的形状和大小是不同的。内侧半月板呈新月型，后角宽于前角。内侧半月板与内侧副韧带相连，因而其活动度较外侧半月板小。外侧半月板几乎形成封闭的环形，前、后角宽度一致（图 10.73）。有两条韧带起自外侧半月板的后角。板股后韧带（Wrisberg 韧带），经后交叉韧带后方与股骨内侧髁相连（图 10.75、10.78）。板股前韧带（Humphry韧带）经后交叉韧带前方连于后角和内侧髁之间（图 10.73）。两个半月板前方以膝横韧带相连（图10.72、10.73、10.79）。

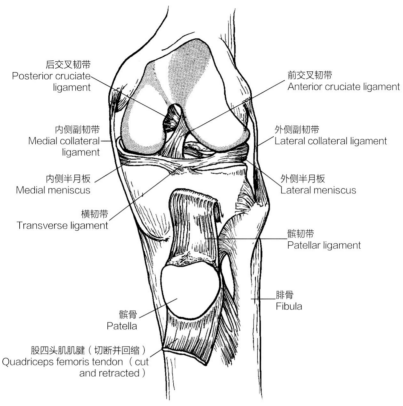

图 10.72 膝半月板及韧带前面观

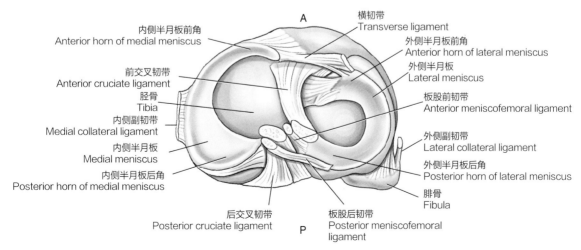

图 10.73 右膝关节，上面观

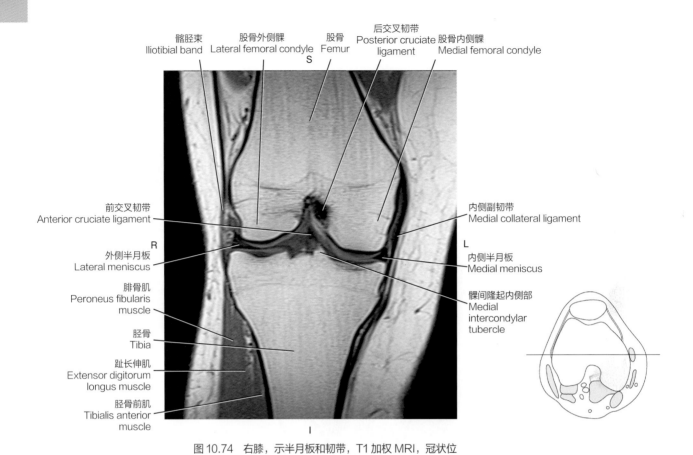

髂胫束 Iliotibial band　股骨外侧髁 Lateral femoral condyle　股骨 Femur　后交叉韧带 Posterior cruciate ligament　股骨内侧髁 Medial femoral condyle

前交叉韧带 Anterior cruciate ligament

外侧半月板 Lateral meniscus

腓骨肌 Peroneus fibularis muscle

胫骨 Tibia

趾长伸肌 Extensor digitorum longus muscle

胫骨前肌 Tibialis anterior muscle

内侧副韧带 Medial collateral ligament

内侧半月板 Medial meniscus

髁间隆起内侧部 Medial intercondylar tubercle

图 10.74　右膝，示半月板和韧带，T1 加权 MRI，冠状位

股二头肌 Biceps femoris muscle　腓肠肌（内侧头）Gastrocnemius muscle（medial head）

股骨外侧髁 Lateral femoral condyle

板股后韧带 Posterior meniscofemoral ligament

外侧半月板 Lateral meniscus

外侧副韧带 Lateral collateral ligament

腓骨 Fibula

腘肌 Popliteus muscle

缝匠肌 Sartorius muscle

股骨内侧髁 Medial femoral condyle

后交叉韧带 Posterior cruciate ligament

内侧半月板 Medial meniscus

半膜肌肌腱 Semimembranosus tendon

髁间隆起 Intercondylar eminences

腓肠肌 Gastrocnemius muscle

图 10.75　右膝，示板股后韧带，T1 加权 MRI，冠状位

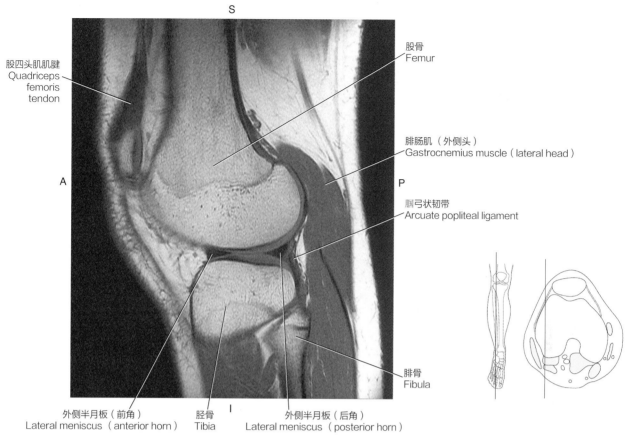

股四头肌肌腱
Quadriceps
femoris
tendon

股骨
Femur

腓肠肌（外侧头）
Gastrocnemius muscle（lateral head）

腘弓状韧带
Arcuate popliteal ligament

腓骨
Fibula

外侧半月板（前角）
Lateral meniscus（anterior horn）

胫骨
Tibia

外侧半月板（后角）
Lateral meniscus（posterior horn）

图 10.76　膝关节，示外侧半月板及弓状韧带，T1 加权 MRI，矢状位

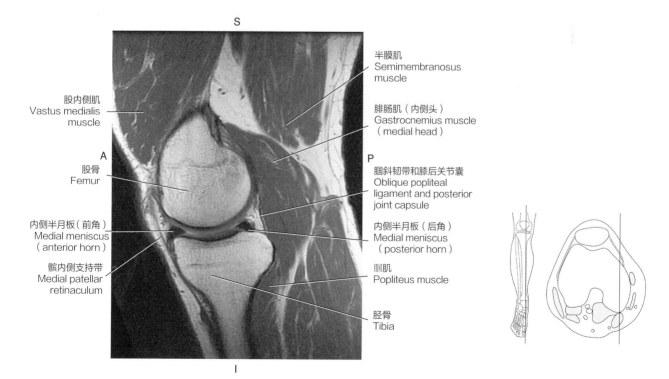

股内侧肌
Vastus medialis
muscle

股骨
Femur

内侧半月板（前角）
Medial meniscus
（anterior horn）

髌内侧支持带
Medial patellar
retinaculum

半膜肌
Semimembranosus
muscle

腓肠肌（内侧头）
Gastrocnemius muscle
（medial head）

腘斜韧带和膝后关节囊
Oblique popliteal
ligament and posterior
joint capsule

内侧半月板（后角）
Medial meniscus
（posterior horn）

腘肌
Popliteus muscle

胫骨
Tibia

图 10.77　膝关节，示内侧半月板及支持带，T1 加权 MRI，矢状位

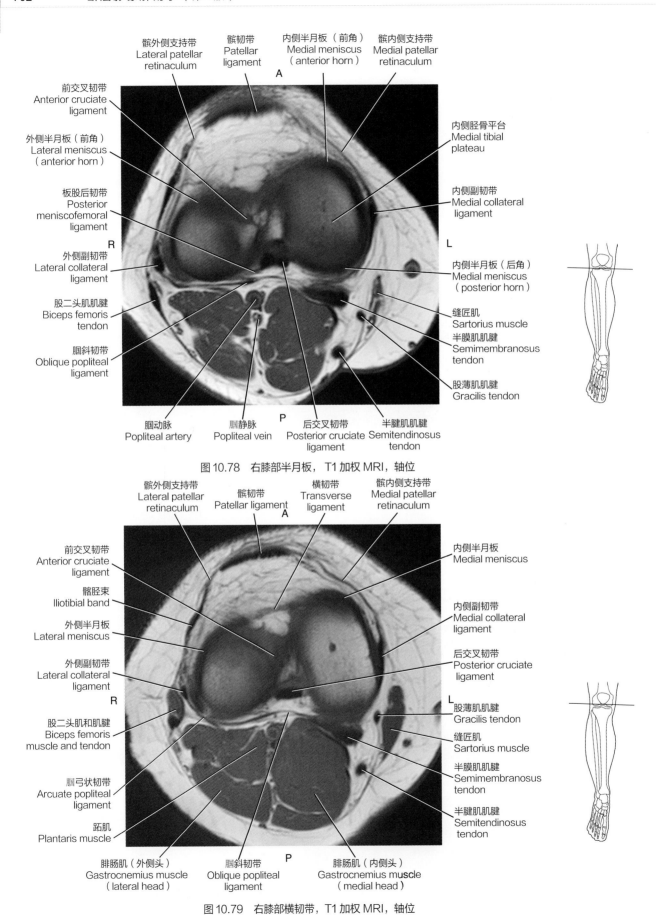

髌外侧支持带
Lateral patellar
retinaculum

髌韧带
Patellar
ligament

内侧半月板（前角）
Medial meniscus
（anterior horn）

髌内侧支持带
Medial patellar
retinaculum

A

前交叉韧带
Anterior cruciate
ligament

内侧胫骨平台
Medial tibial
plateau

外侧半月板（前角）
Lateral meniscus
（anterior horn）

内侧副韧带
Medial collateral
ligament

板股后韧带
Posterior
meniscofemoral
ligament

R

外侧副韧带
Lateral collateral
ligament

内侧半月板（后角）
Medial meniscus
（posterior horn）

L

股二头肌肌腱
Biceps femoris
tendon

缝匠肌
Sartorius muscle

半膜肌肌腱
Semimembranosus
tendon

腘斜韧带
Oblique popliteal
ligament

股薄肌肌腱
Gracilis tendon

腘动脉
Popliteal artery

腘静脉
Popliteal vein

P

后交叉韧带
Posterior cruciate
ligament

半腱肌肌腱
Semitendinosus
tendon

图 10.78　右膝部半月板，T1 加权 MRI，轴位

髌外侧支持带
Lateral patellar
retinaculum

髌韧带
Patellar ligament

横韧带
Transverse
ligament

髌内侧支持带
Medial patellar
retinaculum

A

前交叉韧带
Anterior cruciate
ligament

内侧半月板
Medial meniscus

髂胫束
Iliotibial band

内侧副韧带
Medial collateral
ligament

外侧半月板
Lateral meniscus

后交叉韧带
Posterior cruciate
ligament

外侧副韧带
Lateral collateral
ligament

R

L

股二头肌和肌腱
Biceps femoris
muscle and tendon

股薄肌肌腱
Gracilis tendon

缝匠肌
Sartorius muscle

腘弓状韧带
Arcuate popliteal
ligament

半膜肌肌腱
Semimembranosus
tendon

跖肌
Plantaris muscle

半腱肌肌腱
Semitendinosus
tendon

腓肠肌（外侧头）
Gastrocnemius muscle
（lateral head）

腘斜韧带
Oblique popliteal
ligament

P

腓肠肌（内侧头）
Gastrocnemius muscle
（medial head）

图 10.79　右膝部横韧带，T1 加权 MRI，轴位

韧带 膝关节的韧带可分为囊内韧带和囊外韧带。囊外韧带包绕膝关节，起加强、支持、保护关节囊的作用。囊内韧带在关节囊内，起加强胫骨和股骨稳定性的作用。膝关节的韧带见图 10.80 ～ 10.98。

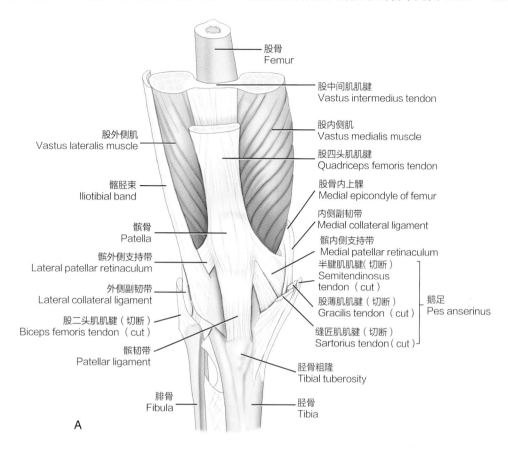

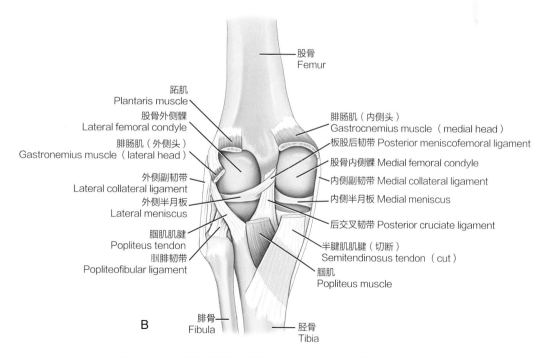

图 10.80　A. 右膝支持带和韧带，前面观；B. 右膝关节囊及韧带，后面观

囊外韧带　膝关节的囊外韧带包括侧副韧带、髌韧带、髌支持带、腘斜韧带和腘弓状韧带（图 10.80、10.81）。侧副韧带主要通过加强膝关节囊的内、外侧来为膝部提供支持（图 10.72 ~ 10.75、10.78、10.79）。内侧副韧带（胫侧副韧带）呈扁平的三角形，起自股骨内侧髁并向胫骨内侧髁走行，止于胫骨干的内侧，其在走行过程中与内侧半月板融合。较短的外侧副韧带（腓侧副韧带）呈圆索状，起自股骨外侧髁并附着于腓骨头。

关节囊的前部由髌韧带和髌支持带加强。髌韧带肥厚而坚韧，为股四头肌肌腱的延续，起自髌骨，止于胫骨粗隆（图 10.80A、10.87、10.88、10.94 ~ 10.96、10.98）。髌支持带主要由膝关节周围的肌纤维和筋膜形成（图 10.79、10.80A）。髌内侧支持带主要由股内侧肌的纤维构成，向远端止于胫骨内侧副韧带的前方。髌外侧支持带主要由股外侧肌纤维和髂胫束构成，向下止于胫骨粗隆外侧缘，可增强关节囊外侧的稳定性（图 10.80A、

10.93 ~ 10.95）。腘斜韧带和腘弓状韧带可加强膝关节囊的后面。腘斜韧带是半腱肌肌腱的延续，可加强关节囊后部的中心区域，向外侧延伸并止于股骨髁间线（图 10.77、10.79、10.81、10.90、10.95、10.98）。关节囊的下外侧由腘弓状韧带加强，从腓骨头尖上行，向后附着于胫骨髁间区域的后缘和股骨外侧髁的后部（图 10.76、10.81、10.82、10.87）。

囊内韧带　交叉韧带（十字韧带）是强而有力的韧带，可为膝关节提供前、后方的稳定性。交叉韧带位于关节囊内，但在滑膜外（图 10.71 ~ 10.73）。前交叉韧带起自内侧髁间结节，止于股骨外侧髁的后内面（图 10.83、10.84、10.88、10.94、10.95、10.97），主要作用为防止胫骨过伸和前脱位。后交叉韧带较前交叉韧带强韧，起自胫骨髁间隆起的后部，止于股骨内侧髁的前内面，主要作用为防止胫骨过屈和后脱位（图 10.83、10.84、10.88、10.89、10.95、10.97）。

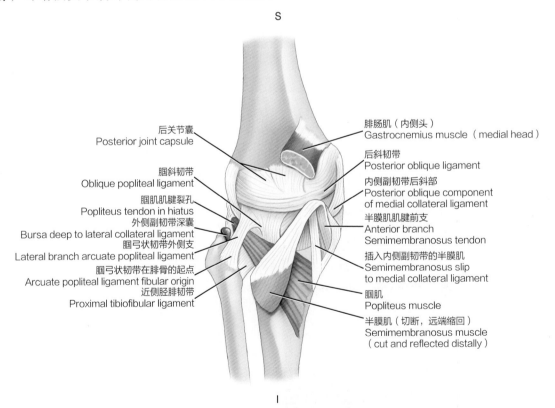

图 10.81　膝和韧带，后斜面观

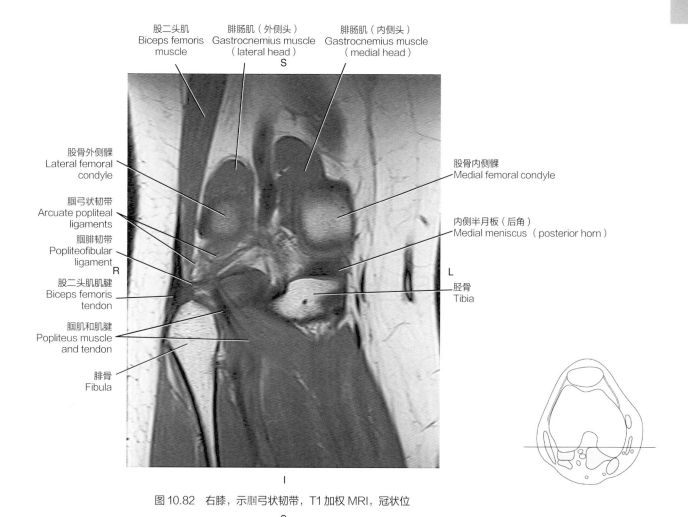

股二头肌
Biceps femoris
muscle
腓肠肌（外侧头）
Gastrocnemius muscle
（lateral head）
腓肠肌（内侧头）
Gastrocnemius muscle
（medial head）

S

股骨外侧髁
Lateral femoral
condyle

股骨内侧髁
Medial femoral condyle

腘弓状韧带
Arcuate popliteal
ligaments

内侧半月板（后角）
Medial meniscus（posterior horn）

腘腓韧带
Popliteofibular
ligament

R

股二头肌肌腱
Biceps femoris
tendon

L

胫骨
Tibia

腘肌和肌腱
Popliteus muscle
and tendon

腓骨
Fibula

I

图 10.82 右膝，示腘弓状韧带，T1 加权 MRI，冠状位

S

腓肠肌（外侧头）
Gastrocnemius
muscle（lateral head）

腓肠肌（内侧头）
Gastrocnemius muscle
（medial head）

股骨外侧髁
Lateral femoral
condyle
前交叉韧带
Anterior cruciate
ligament

后交叉韧带
Posterior cruciate
ligament

内侧副韧带
Medial collateral ligament

外侧半月板
Lateral meniscus

内侧半月板
Medial meniscus

R

外侧副韧带
Lateral collateral
ligament

L

内侧胫骨平台
Medial tibial plateau

髁间隆起外侧部
Lateral intercondylar
tubercle

胫骨
Tibia

腓骨
Fibula

I

图 10.83 右膝，示半月板，T1 加权 MRI，冠状位

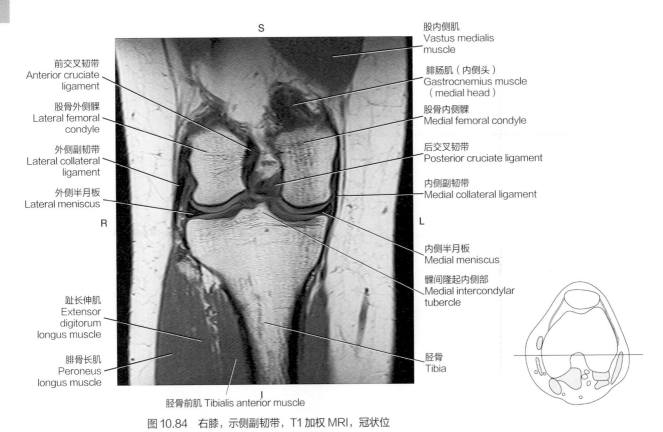

前交叉韧带
Anterior cruciate
ligament

股骨外侧髁
Lateral femoral
condyle

外侧副韧带
Lateral collateral
ligament

外侧半月板
Lateral meniscus

趾长伸肌
Extensor
digitorum
longus muscle

腓骨长肌
Peroneus
longus muscle

股内侧肌
Vastus medialis
muscle

腓肠肌（内侧头）
Gastrocnemius muscle
（medial head）

股骨内侧髁
Medial femoral condyle

后交叉韧带
Posterior cruciate ligament

内侧副韧带
Medial collateral ligament

内侧半月板
Medial meniscus

髁间隆起内侧部
Medial intercondylar
tubercle

胫骨
Tibia

胫骨前肌 Tibialis anterior muscle

图 10.84　右膝，示侧副韧带，T1 加权 MRI，冠状位

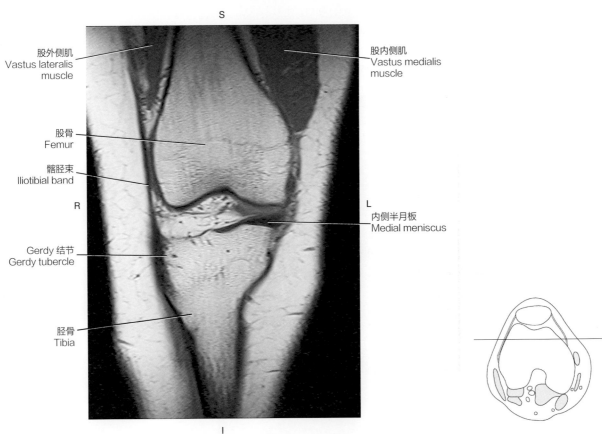

股外侧肌
Vastus lateralis
muscle

股骨
Femur

髂胫束
Iliotibial band

Gerdy 结节
Gerdy tubercle

胫骨
Tibia

股内侧肌
Vastus medialis
muscle

内侧半月板
Medial meniscus

图 10.85　右膝，示髂胫束，T1 加权 MRI，冠状位

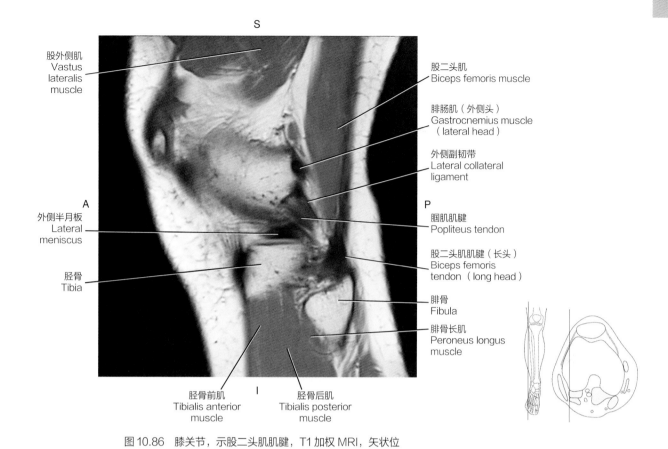

图 10.86 膝关节，示股二头肌肌腱，T1 加权 MRI，矢状位

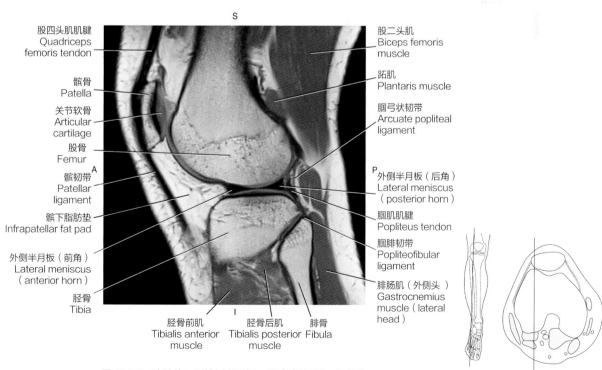

图 10.87 膝关节，示外侧半月板，T1 加权 MRI，矢状位

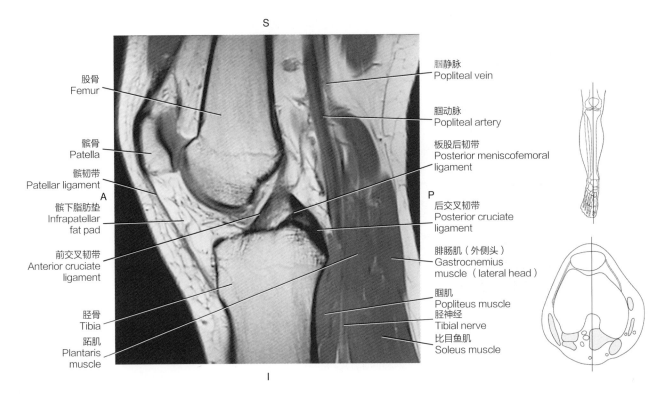

图 10.88　膝关节，示前交叉韧带，T1 加权 MRI，矢状位

股骨
Femur

髌骨
Patella

髌韧带
Patellar ligament

髌下脂肪垫
Infrapatellar
fat pad

前交叉韧带
Anterior cruciate
ligament

胫骨
Tibia

跖肌
Plantaris
muscle

腘静脉
Popliteal vein

腘动脉
Popliteal artery

板股后韧带
Posterior meniscofemoral
ligament

后交叉韧带
Posterior cruciate
ligament

腓肠肌（外侧头）
Gastrocnemius
muscle（lateral head）

腘肌
Popliteus muscle
胫神经
Tibial nerve
比目鱼肌
Soleus muscle

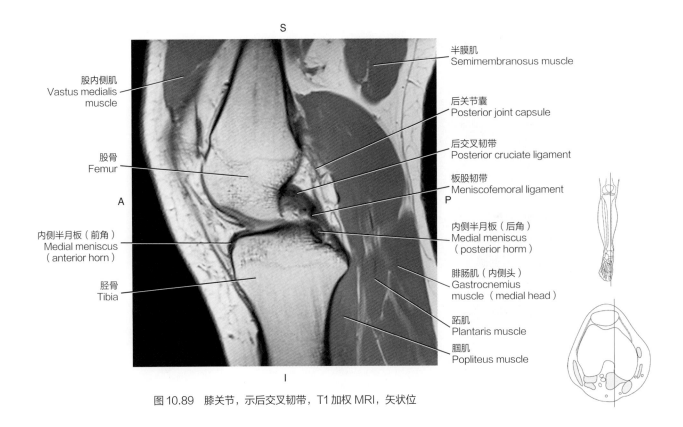

图 10.89　膝关节，示后交叉韧带，T1 加权 MRI，矢状位

股内侧肌
Vastus medialis
muscle

股骨
Femur

内侧半月板（前角）
Medial meniscus
（anterior horn）

胫骨
Tibia

半膜肌
Semimembranosus muscle

后关节囊
Posterior joint capsule

后交叉韧带
Posterior cruciate ligament

板股韧带
Meniscofemoral ligament

内侧半月板（后角）
Medial meniscus
（posterior horn）

腓肠肌（内侧头）
Gastrocnemius
muscle（medial head）

跖肌
Plantaris muscle

腘肌
Popliteus muscle

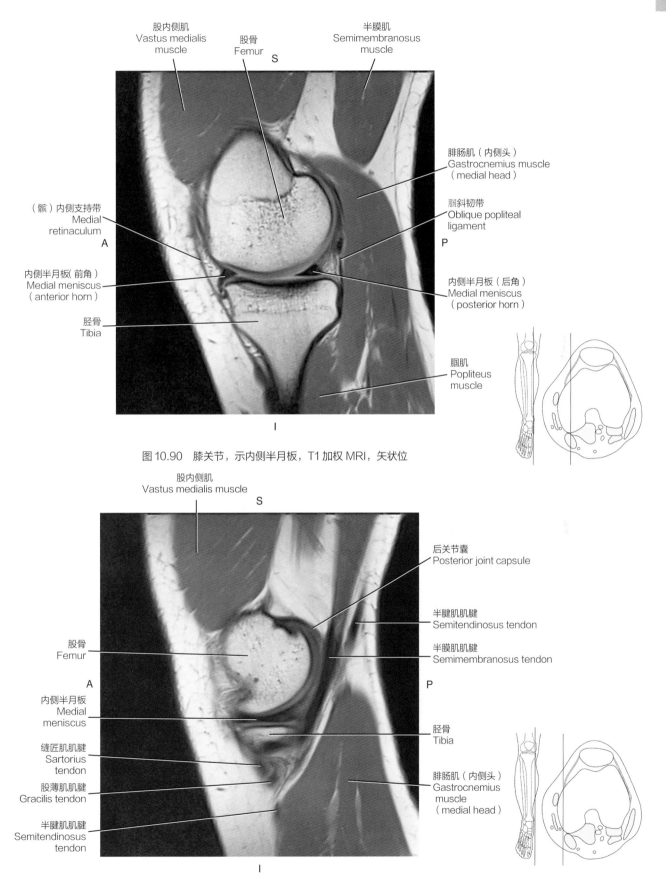

股内侧肌
Vastus medialis
muscle

股骨
Femur

半膜肌
Semimembranosus
muscle

S

腓肠肌（内侧头）
Gastrocnemius muscle
（medial head）

（髌）内侧支持带
Medial
retinaculum

腘斜韧带
Oblique popliteal
ligament

A

P

内侧半月板（前角）
Medial meniscus
（anterior horn）

内侧半月板（后角）
Medial meniscus
（posterior horn）

胫骨
Tibia

腘肌
Popliteus
muscle

I

图 10.90　膝关节，示内侧半月板，T1 加权 MRI，矢状位

股内侧肌
Vastus medialis muscle

S

后关节囊
Posterior joint capsule

半腱肌肌腱
Semitendinosus tendon

股骨
Femur

半膜肌肌腱
Semimembranosus tendon

A

P

内侧半月板
Medial
meniscus

缝匠肌肌腱
Sartorius
tendon

胫骨
Tibia

股薄肌肌腱
Gracilis tendon

腓肠肌（内侧头）
Gastrocnemius
muscle
（medial head）

半腱肌肌腱
Semitendinosus
tendon

I

图 10.91　膝关节，示半膜肌肌腱，T1 加权 MRI，矢状位

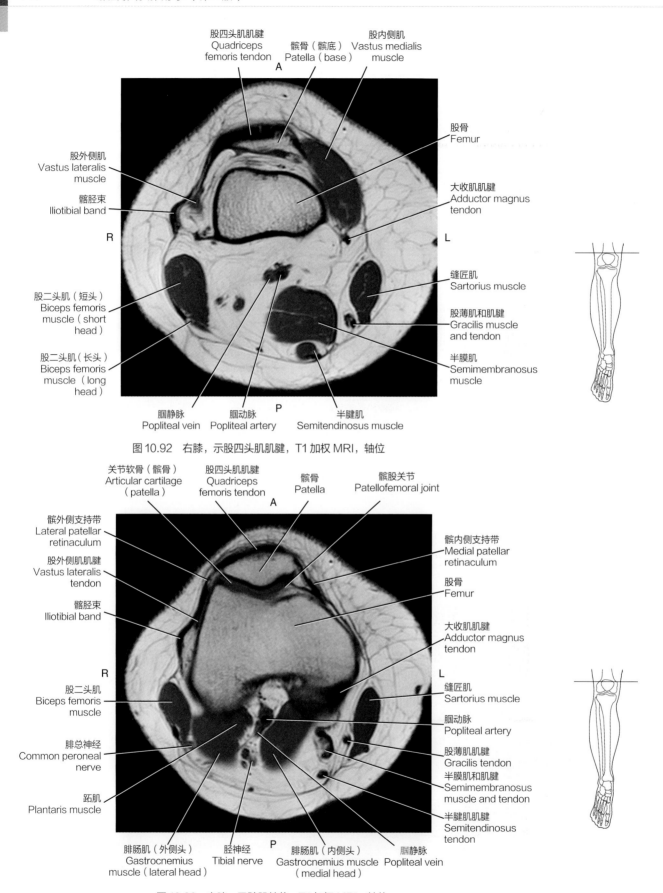

股四头肌肌腱
Quadriceps
femoris tendon

髌骨（髌底）
Patella（base）

股内侧肌 Vastus medialis
muscle

A

股外侧肌
Vastus lateralis
muscle

髂胫束
Iliotibial band

R

股二头肌（短头）
Biceps femoris
muscle（short
head）

股二头肌（长头）
Biceps femoris
muscle（long
head）

股骨
Femur

大收肌肌腱
Adductor magnus
tendon

L

缝匠肌
Sartorius muscle

股薄肌和肌腱
Gracilis muscle
and tendon

半膜肌
Semimembranosus
muscle

腘静脉
Popliteal vein

腘动脉
Popliteal artery

P

半腱肌
Semitendinosus muscle

图 10.92　右膝，示股四头肌肌腱，T1 加权 MRI，轴位

关节软骨（髌骨）
Articular cartilage
（patella）

股四头肌肌腱
Quadriceps
femoris tendon

髌骨
Patella

髌股关节
Patellofemoral joint

A

髌外侧支持带
Lateral patellar
retinaculum

股外侧肌肌腱
Vastus lateralis
tendon

髂胫束
Iliotibial band

R

股二头肌
Biceps femoris
muscle

腓总神经
Common peroneal
nerve

跖肌
Plantaris muscle

髌内侧支持带
Medial patellar
retinaculum

股骨
Femur

大收肌肌腱
Adductor magnus
tendon

L

缝匠肌
Sartorius muscle

腘动脉
Popliteal artery

股薄肌肌腱
Gracilis tendon

半膜肌和肌腱
Semimembranosus
muscle and tendon

半腱肌肌腱
Semitendinosus
tendon

腘静脉
Popliteal vein

腓肠肌（外侧头）
Gastrocnemius
muscle（lateral head）

胫神经
Tibial nerve

P

腓肠肌（内侧头）
Gastrocnemius muscle
（medial head）

图 10.93　右膝，示髌股关节，T1 加权 MRI，轴位

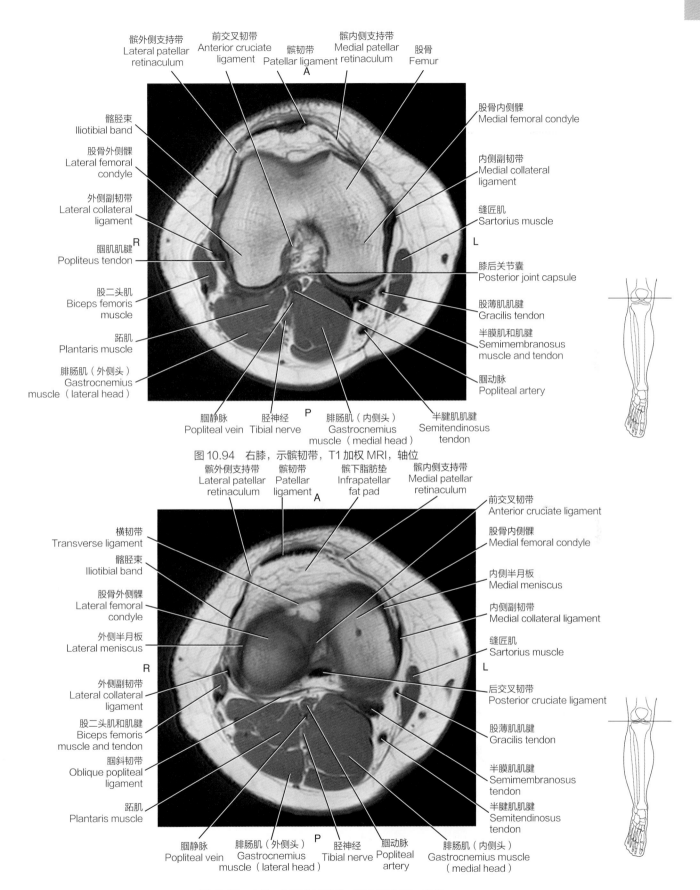

髌外侧支持带
Lateral patellar
retinaculum

前交叉韧带
Anterior cruciate
ligament

髌韧带
Patellar ligament

髌内侧支持带
Medial patellar
retinaculum

股骨
Femur

股骨内侧髁
Medial femoral condyle

内侧副韧带
Medial collateral
ligament

缝匠肌
Sartorius muscle

膝后关节囊
Posterior joint capsule

股薄肌肌腱
Gracilis tendon

半膜肌和肌腱
Semimembranosus
muscle and tendon

腘动脉
Popliteal artery

髂胫束
Iliotibial band

股骨外侧髁
Lateral femoral
condyle

外侧副韧带
Lateral collateral
ligament

腘肌肌腱
Popliteus tendon

股二头肌
Biceps femoris
muscle

跖肌
Plantaris muscle

腓肠肌（外侧头）
Gastrocnemius
muscle（lateral head）

腘静脉
Popliteal vein

胫神经
Tibial nerve

腓肠肌（内侧头）
Gastrocnemius
muscle（medial head）

半腱肌肌腱
Semitendinosus
tendon

图 10.94　右膝，示髌韧带，T1 加权 MRI，轴位

髌外侧支持带
Lateral patellar
retinaculum

髌韧带
Patellar
ligament

髌下脂肪垫
Infrapatellar
fat pad

髌内侧支持带
Medial patellar
retinaculum

前交叉韧带
Anterior cruciate ligament

股骨内侧髁
Medial femoral condyle

内侧半月板
Medial meniscus

内侧副韧带
Medial collateral ligament

缝匠肌
Sartorius muscle

后交叉韧带
Posterior cruciate ligament

股薄肌肌腱
Gracilis tendon

半膜肌肌腱
Semimembranosus
tendon

半腱肌肌腱
Semitendinosus
tendon

腓肠肌（内侧头）
Gastrocnemius muscle
（medial head）

横韧带
Transverse ligament

髂胫束
Iliotibial band

股骨外侧髁
Lateral femoral
condyle

外侧半月板
Lateral meniscus

外侧副韧带
Lateral collateral
ligament

股二头肌和肌腱
Biceps femoris
muscle and tendon

腘斜韧带
Oblique popliteal
ligament

跖肌
Plantaris muscle

腘静脉
Popliteal vein

腓肠肌（外侧头）
Gastrocnemius
muscle（lateral head）

胫神经
Tibial nerve

腘动脉
Popliteal
artery

图 10.95　右膝，示后交叉韧带，T1 加权 MRI，轴位

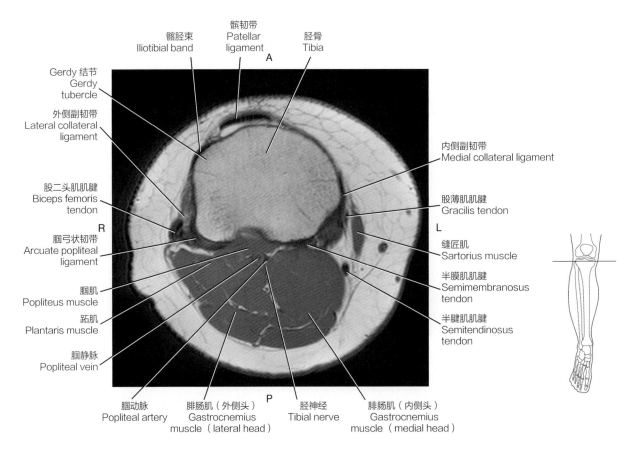

髂胫束　Iliotibial band
髌韧带　Patellar ligament
胫骨　Tibia
A
Gerdy 结节　Gerdy tubercle
外侧副韧带　Lateral collateral ligament
内侧副韧带　Medial collateral ligament
股二头肌肌腱　Biceps femoris tendon
股薄肌肌腱　Gracilis tendon
R
腘弓状韧带　Arcuate popliteal ligament
缝匠肌　Sartorius muscle
腘肌　Popliteus muscle
半膜肌肌腱　Semimembranosus tendon
跖肌　Plantaris muscle
L
半腱肌肌腱　Semitendinosus tendon
腘静脉　Popliteal vein
腘动脉　Popliteal artery
腓肠肌（外侧头）　Gastrocnemius muscle（lateral head）
P
胫神经　Tibial nerve
腓肠肌（内侧头）　Gastrocnemius muscle（medial head）

图 10.96　右膝，示腘肌，T1 加权 MRI，轴位

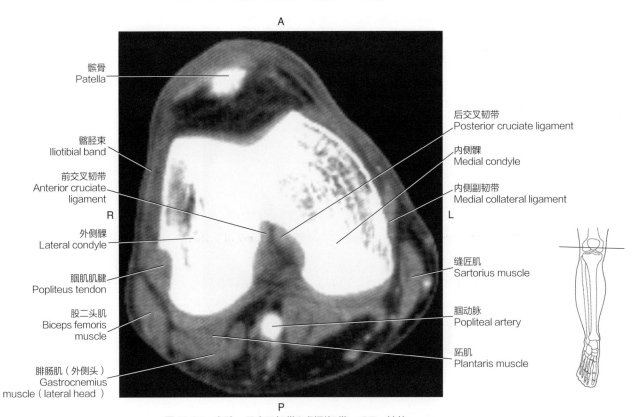

A
髌骨　Patella
后交叉韧带　Posterior cruciate ligament
髂胫束　Iliotibial band
内侧髁　Medial condyle
前交叉韧带　Anterior cruciate ligament
内侧副韧带　Medial collateral ligament
R
L
外侧髁　Lateral condyle
腘肌肌腱　Popliteus tendon
缝匠肌　Sartorius muscle
股二头肌　Biceps femoris muscle
腘动脉　Popliteal artery
腓肠肌（外侧头）　Gastrocnemius muscle（lateral head）
跖肌　Plantaris muscle
P

图 10.97　右膝，示交叉韧带和侧副韧带，CT，轴位

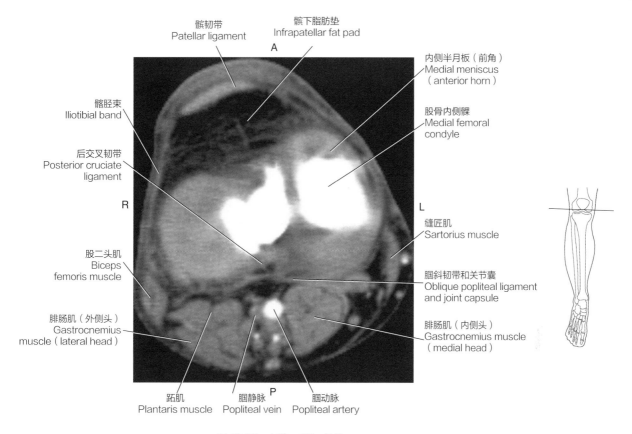

图 10.98　右膝，CT，轴位

肌腱

　　缝匠肌、股薄肌、半腱肌的肌腱合并形成的联合腱通常称为鹅足。它止于胫骨近端的前内侧面，内侧副韧带的浅面（图 10.64、10.80A、10.91~10.96）。

滑膜囊

　　由于大量肌肉的附着，膝关节周围有 10 个以上的滑膜囊。主要的滑膜囊包括髌上囊、髌前囊、髌下（浅深）囊、腓肠肌（内侧和外侧）囊、半膜肌囊、腘肌囊（图 10.99）。髌上囊（股四头肌囊）是关节囊滑膜延伸到股骨与股四头肌肌腱之间的部分。髌前囊位于髌骨的前面与皮肤之间。髌下浅囊位于髌韧带浅方、皮肤与胫骨粗隆之间。髌下深囊是一个位于髌韧带深方、胫骨浅方的小囊，恰在胫骨粗隆上方。股骨髁的后方有对应腓肠肌各头的腓肠肌囊，各自位于腓肠肌内、外侧头与关节囊之间。半膜肌囊位于腓肠肌内侧头与半膜肌肌腱之间，小的腘肌囊位于胫骨外

侧髁和腘肌肌腱之间。在膝关节前内侧面邻近鹅足腱处，有一个小的滑膜囊称为鹅足囊。在断层图像中，滑膜囊是很难被看到的，除非它们处于异常状态。

小腿肌

　　除腘肌外，所有起于小腿的肌都止于足骨。小腿肌可以根据其所处的位置分群。胫骨、腓骨和骨间膜将其分为前群和后群。这两群肌可分为多个亚群或层。这些肌的分布见图 10.100 ~ 10.116，并在表 10.3 中有详细描述。

　　前群　前群肌可进一步分为位于前方的伸肌群和位于外侧的腓骨肌群。

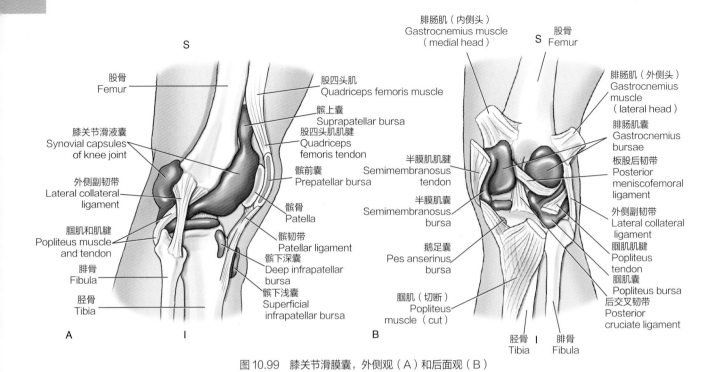

S

股骨
Femur

膝关节滑液囊
Synovial capsules
of knee joint

外侧副韧带
Lateral collateral
ligament

腘肌和肌腱
Popliteus muscle
and tendon

腓骨
Fibula

胫骨
Tibia

A　　　　I

股四头肌
Quadriceps femoris muscle

髌上囊
Suprapatellar bursa

股四头肌肌腱
Quadriceps
femoris tendon

髌前囊
Prepatellar bursa

髌骨
Patella

髌韧带
Patellar ligament

髌下深囊
Deep infrapatellar
bursa

髌下浅囊
Superficial
infrapatellar bursa

腓肠肌（内侧头）
Gastrocnemius muscle
（medial head）

S　股骨
　　Femur

半膜肌肌腱
Semimembranosus
tendon

半膜肌囊
Semimembranosus
bursa

鹅足囊
Pes anserinus
bursa

腘肌（切断）
Popliteus
muscle（cut）

B

胫骨　I　腓骨
Tibia　　Fibula

腓肠肌（外侧头）
Gastrocnemius
muscle
（lateral head）

腓肠肌囊
Gastrocnemius
bursae

板股后韧带
Posterior
meniscofemoral
ligament

外侧副韧带
Lateral collateral
ligament

腘肌肌腱
Popliteus
tendon

腘肌囊
Popliteus bursa

后交叉韧带
Posterior
cruciate ligament

图 10.99　膝关节滑膜囊，外侧观（A）和后面观（B）

S

腓骨长肌
Peroneus longus
muscle

胫骨前肌
Tibialis anterior muscle

趾长伸肌
Extensor digitorum
longus muscle

第三腓骨肌
Peroneus tertius
muscle

腓肠肌
Gastrocnemius
muscle

胫骨
Tibia

比目鱼肌
Soleus muscle

𧿹长伸肌
Extensor hallucis
longus muscle

伸肌上、下支持带
Superior and inferior
extensor retinacula

𧿹短伸肌
Extensor hallucis
brevis muscle

图 10.100　右侧小腿肌和支持带，前面观

S

腓骨头
Head of fibula

腓肠肌
Gastrocnemius
muscle

比目鱼肌
Soleus muscle

腓骨长肌
Peroneus
longus muscle

腓骨短肌
Peroneus
brevis muscles

𧿹长屈肌
Flexor hallucis longus muscle

外踝 Lateral malleolus

腓支持带 Fibular retinaculum

跟腱
Achilles tendon

趾短伸肌
Extensor digitorum
brevis muscles

I

髌骨
Patella

趾长伸肌
Extensor digitorum
longus muscle

胫骨前肌
Tibialis anterior muscle

𧿹长伸肌
Extensor hallucis
longus muscle

第三腓骨肌
Peroneus tertius muscle
伸肌上、下支持带
Superior and inferior
extensor retinacula

第5跖骨
Fifth metatarsal

图 10.101　右侧小腿肌浅层肌，外侧面观

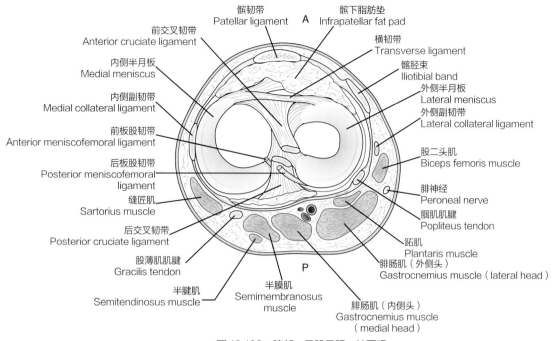

图 10.102 膝部，示股骨髁，轴面观

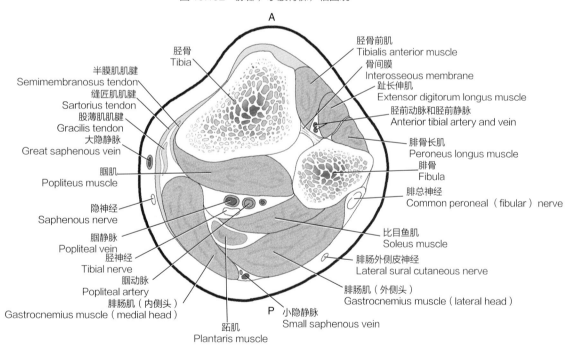

图 10.103 左侧小腿近端水平面，轴面观

前群 – 伸肌群：包括胫骨前肌、趾长伸肌、跛长伸肌、第三腓骨肌。

胫骨前肌是一块长梭状的肌，位于胫骨前面的外侧，起于胫骨外侧面的上 2/3 和邻近的骨间膜，肌的下 1/3 形成肌腱。胫骨前肌向胫骨远端和内侧走行，止于内侧楔骨的跖面和第 1 跖骨底。其作用

为使足背屈以及与胫骨后肌共同完成足内翻（图 10.100 ~10.109）。

趾长伸肌位于小腿前面胫骨前肌的外侧，起于腓骨的上 2/3、相邻骨间膜和胫骨外侧髁。趾长伸肌肌腱经踝关节的前面，在伸肌下支持带处分为 4 个独立的腱，止于第 2~5 趾趾背。趾长伸肌可在跖趾关节处

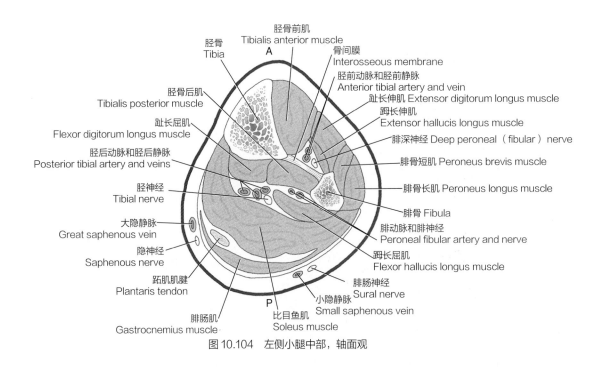

图 10.104　左侧小腿中部，轴面观

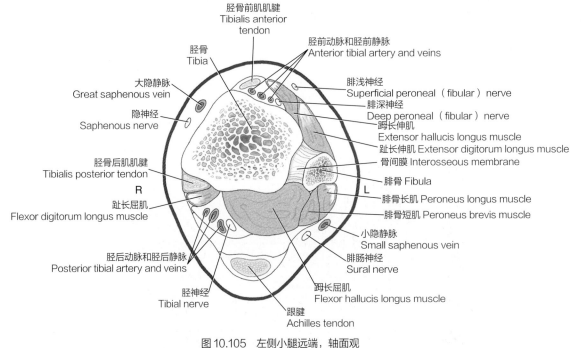

图 10.105　左侧小腿远端，轴面观

伸展外侧 4 趾（图 10.100、10.101、10.103~10.109、10.112）。

　　姆长伸肌位于趾长伸肌和胫骨前肌之间的后方，起于腓骨前面的中部和骨间膜。姆长伸肌肌腱穿经

伸肌下支持带止于姆趾远节趾骨底，作用为伸展姆趾和使足背屈（图 10.100、10.101、10.104~10.109、10.112）。

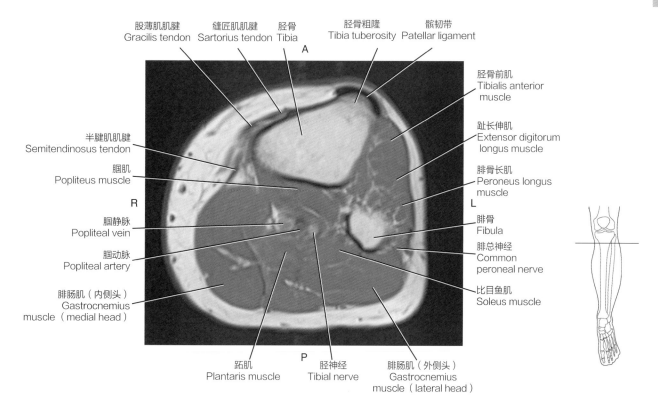

图 10.106　左侧胫骨，T1 加权 MRI，轴位

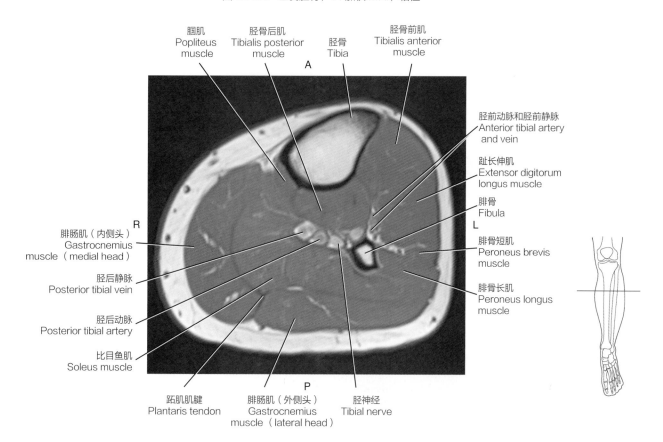

图 10.107　左侧胫骨，T1 加权 MRI，轴位

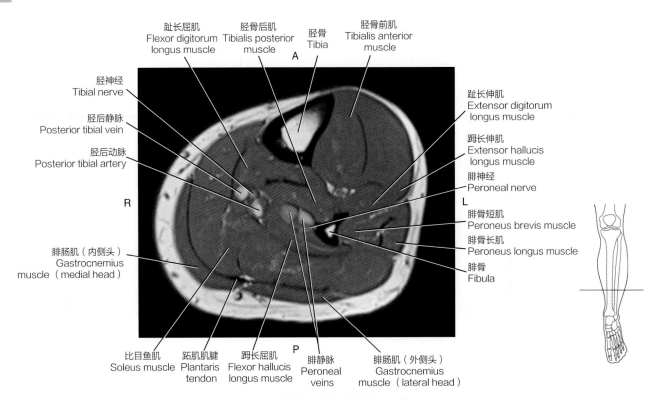

图 10.108　左侧胫骨，T1 加权 MRI，轴位

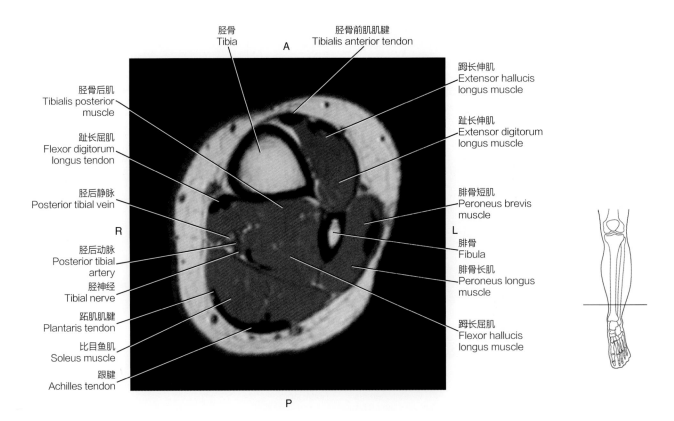

图 10.109　左侧胫骨，T1 加权 MRI，轴位

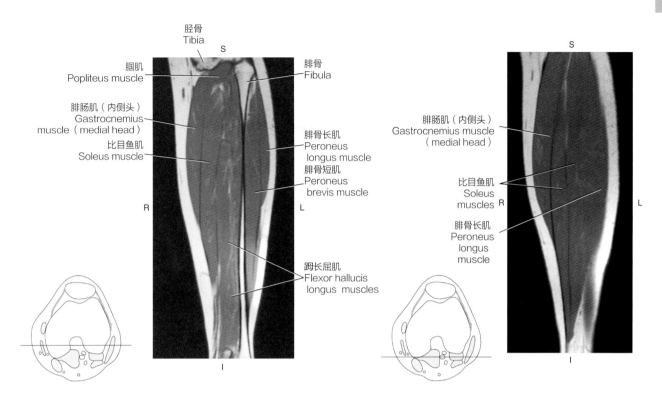

图 10.110 左侧腓骨，T1 加权 MRI，冠状位　　　　　图 10.111 左侧小腿，T1 加权 MRI，冠状位

有人认为第三腓骨肌是趾长伸肌远端的延续。它起于腓骨下端前面，止于第 5 跖骨底背侧，具有较弱的外翻和背屈踝关节的作用（图 10.100、10.101）。前群 – 腓骨肌群包括腓骨长肌和腓骨短肌。这两块腓骨肌可以使足跖屈，也有稳定踝关节外侧和维持足纵弓的作用（图 10.100、10.101）。

腓骨长肌位于小腿的外侧，起于胫腓关节、腓骨头和胫骨外侧髁。它有较长的肌腹和更长的肌腱，腓骨长肌的肌腱行于外踝后方的浅沟内，经过跟骨结节腓侧的下方和骰骨外侧，斜越足底止于第 1 跖骨底和内侧楔骨的外侧面。（图 10.100、10.101、10.103~10.111、10.114~10.116）。

腓骨短肌比腓骨长肌短小，位于腓骨长肌的深面，起于腓骨外侧面远端 2/3。在外踝后方，腓骨短肌肌腱位于腓骨长肌肌腱的前方并与之伴行，它们包裹在共同滑膜鞘中。大约在跟骨结节的腓侧，这两个肌腱分别进入各自的滑膜鞘。腓骨短肌止于第 5 跖骨底（图 10.100、10.101、10.104、10.105、10.107~10.110、10.114~10.116）。

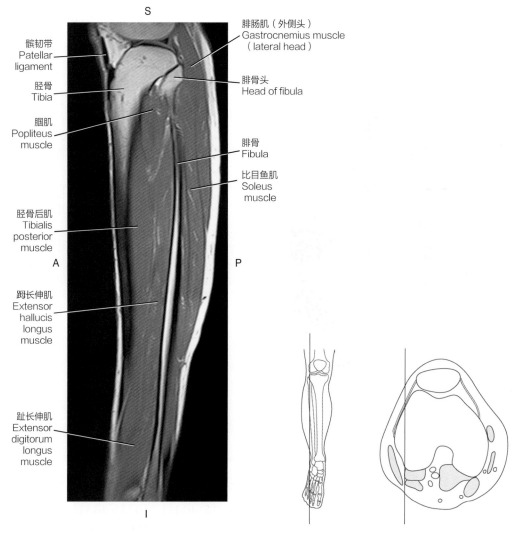

图 10.112　腓骨，T1 加权 MRI，矢状位

后群　后群肌从功能上属于屈肌，作用是使足跖屈。后群肌可分为浅层肌和深层肌，见图 10.101~10.116，并在表 10.3 中有详细描述。

后群 – 浅层肌：后群 – 浅层肌包括腓肠肌、比目鱼肌、跖肌。

腓肠肌是主要的屈足肌，并构成小腿后面的形状。腓肠肌的两个头分别起自股骨内、外侧髁。内侧头起自股骨腘面的内侧髁上嵴和收肌结节，外侧头起自位于股骨外侧髁外表面的外上髁后面。此两个头形成腘窝的下界，肌束向下移行并汇入比目鱼肌肌腱，然后形成跟腱，止于跟骨结节（图 10.28、10.101~10.116）。

比目鱼肌宽而平，位于腓肠肌的深面，起自胫骨后面的比目鱼肌线和腓骨的上 1/3，肌纤维向下移行汇入腓肠肌的肌腱合成跟腱（图 10.101、10.103、10.104、10.106~10.116）。

跖肌长而细，起自外侧髁上嵴最下端所相邻的腘面和关节囊。其肌腱位于腓肠肌和比目鱼肌之间，沿跟腱的内侧缘下行，止于跟腱或跟骨（图 10.102~10.104、10.106、10.114~10.116）。

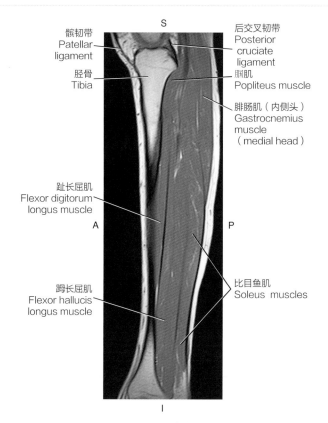

图 10.113　胫骨，T1 加权 MRI，矢状位

髌韧带
Patellar
ligament

胫骨
Tibia

趾长屈肌
Flexor digitorum
longus muscle

A

P

蹬长屈肌
Flexor hallucis
longus muscle

S

后交叉韧带
Posterior
cruciate
ligament

腘肌
Popliteus muscle

腓肠肌（内侧头）
Gastrocnemius
muscle
（medial head）

比目鱼肌
Soleus muscles

I

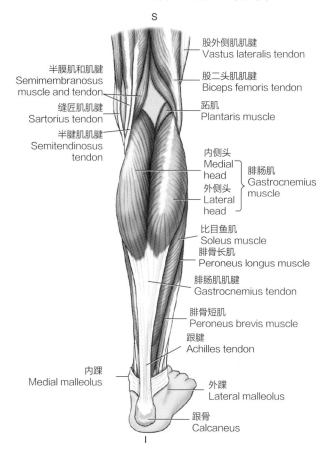

图 10.114　腿部浅层肌，后面观

S

股外侧肌肌腱
Vastus lateralis tendon

股二头肌肌腱
Biceps femoris tendon

跖肌
Plantaris muscle

内侧头
Medial
head

外侧头
Lateral
head

腓肠肌
Gastrocnemius
muscle

比目鱼肌
Soleus muscle

腓骨长肌
Peroneus longus muscle

腓肠肌肌腱
Gastrocnemius tendon

腓骨短肌
Peroneus brevis muscle

跟腱
Achilles tendon

外踝
Lateral
malleolus

跟骨
Calcaneus

半膜肌和肌腱
Semimembranosus
muscle and tendon

缝匠肌肌腱
Sartorius tendon

半腱肌肌腱
Semitendinosus
tendon

内踝
Medial malleolus

I

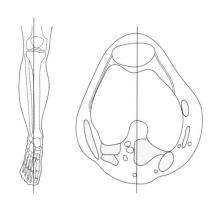

后群 – 深层肌：后群 – 深层肌包括胫骨后肌、蹬长屈肌、趾长屈肌、腘肌。

胫骨后肌是小腿后面的最深层肌，起自比目鱼肌线以下的胫骨后面的上外侧部、骨间膜和腓骨的后面。胫骨后肌的腱经过内踝后方的踝沟，止于舟骨粗隆和内侧楔骨的跖面（图 10.104、10.105、10.107～10.109、10.112、10.116）。

蹬长屈肌是位于腓肠肌和比目鱼肌下的一块强有力的肌，起于腓骨后面远端 2/3、骨间膜和邻近的筋膜。蹬长屈肌肌腱向远侧走行，跨过踝关节的后面，经过胫骨的踝沟到达足底，止于蹬趾远节趾骨底（图 10.104、10.105、10.108～10.110、10.113）。

趾长屈肌起于比目鱼肌线下方的胫骨体后面，沿着小腿的胫侧向下，在内踝的上方移行为腱。趾长屈肌肌腱经内踝后方到达足底，在蹬长屈肌的深方分成 4 个独立的腱止于第 2~5 趾的远节趾骨底（图 10.104、10.105、10.108、10.109、10.113、10.116）。

腘肌是一块薄的三角形肌，构成腘窝底的下部。起于股骨外侧髁下方，斜行止于胫骨后面比目鱼肌线上方的三角形骨面（图 10.103、10.106、10.107、10.110、10.112、10.113、10.115、10.116）。

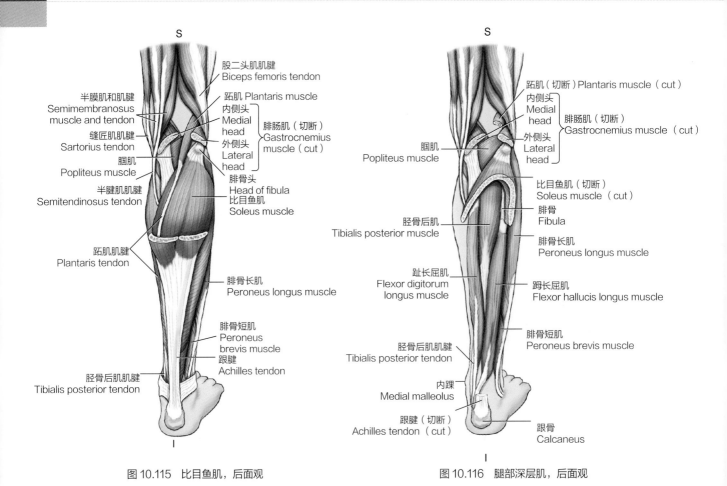

图 10.115　比目鱼肌，后面观

图 10.116　腿部深层肌，后面观

表 10.3　小腿肌			
名称	**近端附着点**	**远端附着点**	**作用**
前群 – 伸肌群			
胫骨前肌	胫骨外侧上 2/3	内侧楔骨和第 1 跖骨跖面	背屈足
趾长伸肌	腓骨近端和骨间膜	第 2~5 趾骨	在跖趾关节处伸展外侧 4 趾
蹈长伸肌	腓骨前面和骨间膜	蹈趾远节趾骨	伸蹈趾、背屈足
第三腓骨肌	腓骨远端	第 5 跖骨底	背屈和外翻足
前群 – 腓骨肌群			
腓骨长肌	胫腓关节、腓骨头、胫骨外侧髁	第 1 跖骨和内侧楔骨外侧面	稳定和跖屈踝
腓骨短肌	腓骨远端外侧面	第 5 跖骨	稳定和跖屈踝
后群 – 浅层肌			
腓肠肌	内侧头：髁上嵴和收肌结节 外侧头：股骨外上髁	两个头与比目鱼肌肌腱融合为跟腱，止于跟骨结节	跖屈足
比目鱼肌	胫骨的比目鱼肌线和腓骨近侧端	跟腱	跖屈足
蹈肌	外侧髁上嵴	跟腱或跟骨的内侧	跖屈足
后群 – 深层肌			
胫骨后肌	胫骨后面、骨间膜和腓骨后面	足舟骨和内侧楔骨跖面	跖屈足
蹈长屈肌	腓骨后面、骨间膜和相邻的筋膜	蹈趾远节趾骨	跖屈足
趾长屈肌	比目鱼肌线下方的胫骨体	第 2~5 趾的远节趾骨	跖屈足
腘肌	股骨外上髁外侧	胫骨近端后面	屈曲膝关节

踝和足

骨性结构

踝和足的骨性结构包括跗骨、跖骨和趾骨。7块跗骨分别是距骨、跟骨、骰骨、足舟骨和3块楔骨。5块跖骨和14块趾骨组成脚趾（图10.117~10.141）。

跗骨 距骨是第二大的跗骨，与跟骨一起把身体的重量传递给足。距骨可分为体、头和颈。距骨体呈楔形，上方是前宽后窄的关节面（滑车）（图10.117、10.118、10.121、10.122）。有软骨覆盖的滑车与胫骨及腓骨相关节（图10.121~10.128）。短而宽的距骨颈向前延伸至距骨头，距骨头向前与足舟骨相关节（图10.118、10.121）。

跟骨是最大的跗骨，位于距骨的下方，为细长的长方体，其后端形成足跟的凸起。跟骨内侧搁架样的凸起称载距突，可为距骨提供支持（图10.119、10.120、10.124~10.126）。距骨后部的距面是巨大的跟骨结节，上有韧带和肌腱附着，其中最大的是跟腱（图10.119~10.123）。位于距骨和跟骨之间的关节称距下关节，由前、中、后距关节面形成的3个关节组成（图10.119、10.120）。其中前关节面最小，可独立或与中关节面延续。中关节面位于从跟骨内侧突出的载距突上（图

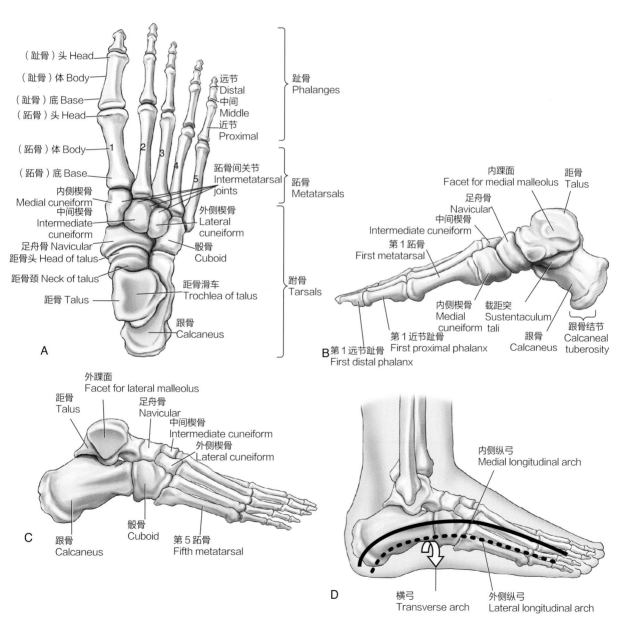

图10.117　右侧足骨。A. 上面观；B. 内侧观；C. 外侧观；D. 足弓

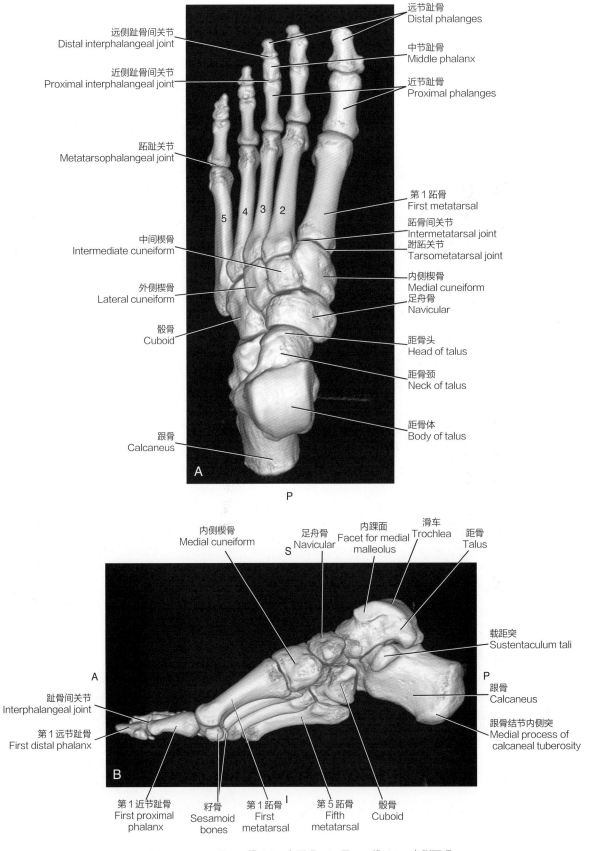

图 10.118　A. 足，三维 CT，上面观；B. 足，三维 CT，内侧面观

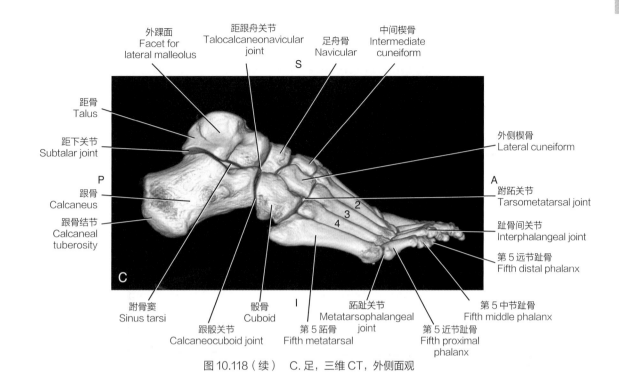

图 10.118（续） C. 足，三维 CT，外侧面观

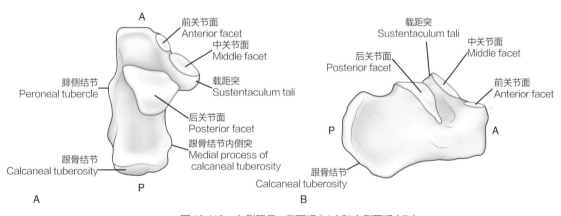

图 10.119 左侧跟骨，背面观（A）和内侧面观（B）

10.119~10.122、10.124~10.126）。载距突和全部的中关节面承托踝内侧部的负重。后关节面最大，支撑大部分距骨体（图 10.119~10.123）。跗骨管分隔中、后关节面，管内有血管、脂肪和距跟韧带，并向外侧扩大形成跗骨窦，窦内有距骨颈韧带（图 10.121 ~10.124、10.139、10.140）。

除了距骨和跟骨，还有 5 块跗骨，分别是骰骨、足舟骨和 3 块楔骨（图 10.117、10.118、10.129~10.141）。跟骨的前外侧是骰骨，它向前与第 4、第 5 跖骨底相关节。足舟骨向后与距骨相关节，向前与足内侧各楔骨相关节。内侧、中间、外侧 3 块楔骨与第 1~3 跖骨相关节（图 10.117、10.118、10.129~10.132）。

A

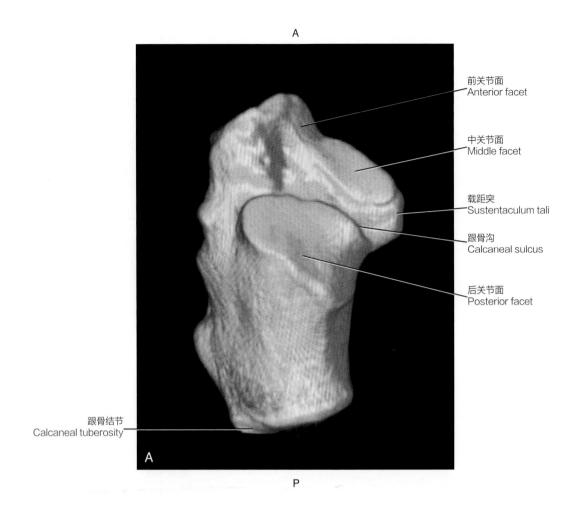

前关节面
Anterior facet

中关节面
Middle facet

载距突
Sustentaculum tali

跟骨沟
Calcaneal sulcus

后关节面
Posterior facet

跟骨结节
Calcaneal tuberosity

A

P

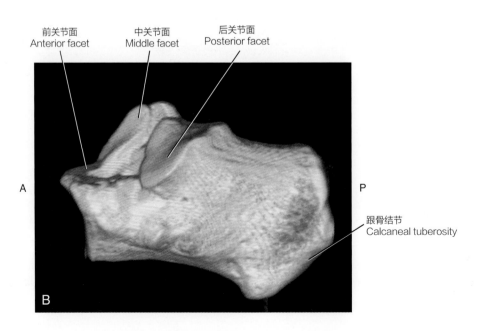

前关节面
Anterior facet

中关节面
Middle facet

后关节面
Posterior facet

A

P

跟骨结节
Calcaneal tuberosity

B

图 10.120　A. 跟骨，三维 CT，背面观；B. 跟骨，三维 CT，外侧面观

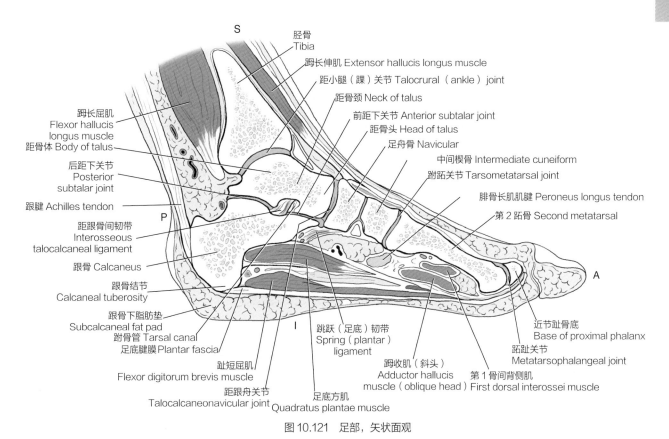

图 10.121 足部，矢状面观

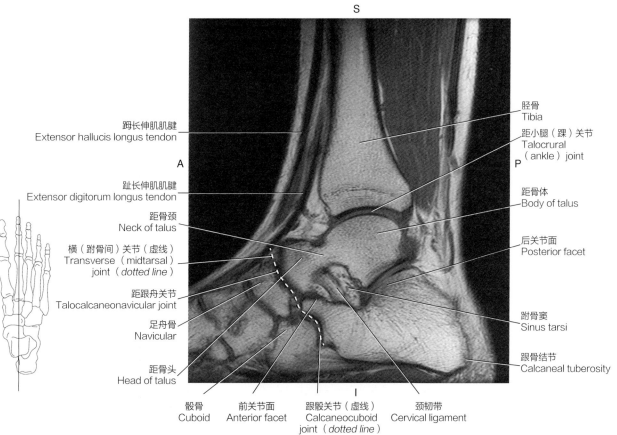

图 10.122 跟骨，T1 加权 MRI，矢状位

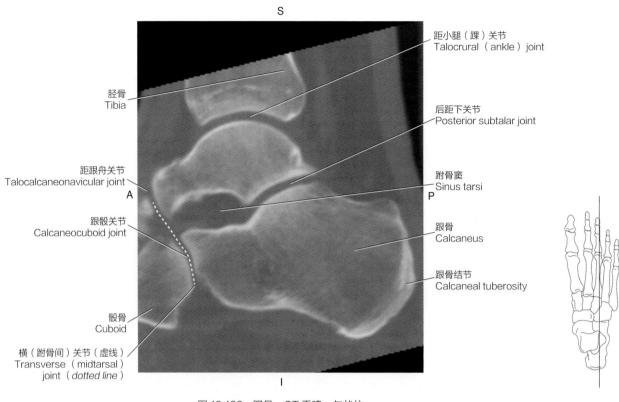

图 10.123　跟骨，CT 重建，矢状位

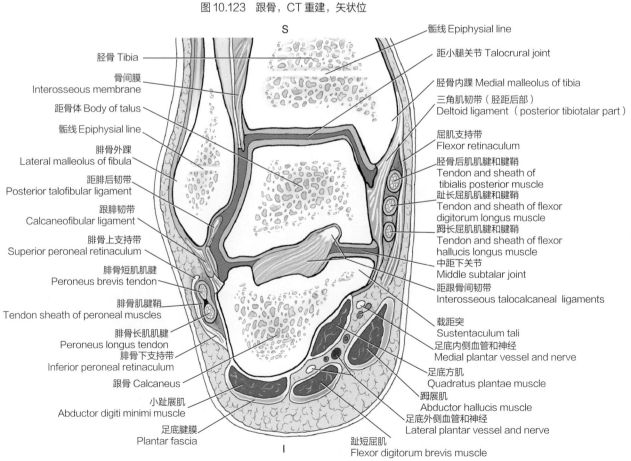

图 10.124　距下关节，冠状面观

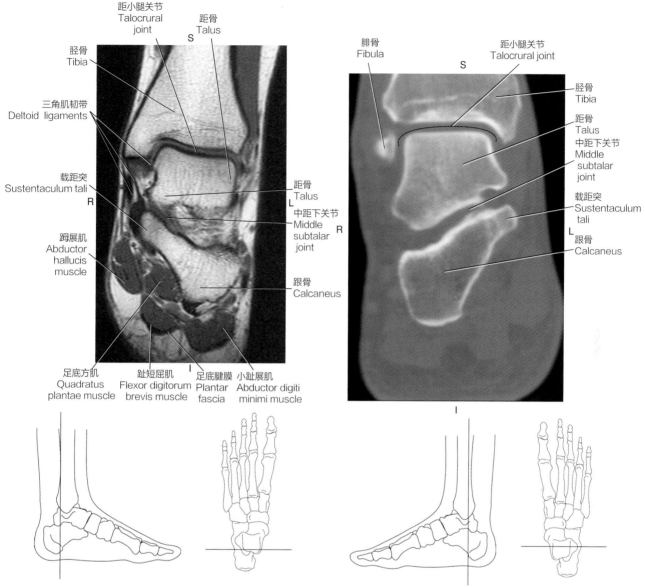

图 10.125 左踝，距小腿关节，T1 加权 MRI，冠状位

图 10.126 右踝，距下关节，CT 重建，冠状位

跖骨 跖骨是较细的长骨，每只脚有 5 块跖骨，跖骨可分为远端的头、近端的底和中间的体。跖骨头与近节趾骨相关节，跖骨底与跗骨相关节（图 10.117、10.118、10.129～10.132、10.136～10.141）。第 1 跖骨有 2 块籽骨，它们嵌于跖骨头内、外侧面的

姆短屈肌肌腱的内、外侧头内。

趾骨 每只脚有 14 块趾骨，其中姆趾有 2 块趾骨（近节和远节趾骨），其他足趾分别有 3 块趾骨（近节、中节和远节趾骨）。足趾比手指短而粗壮，与跖骨一样可分为底、体和头（图 10.117、10.118、10.131、10.132、10.139）。

关节

踝和足的关节包括距小腿关节（踝关节）、跗骨间关节、跗跖关节、跖骨间关节、跖趾关节和趾骨间关节。踝和足的关节见图 10.118、10.121～10.141。

跗骨窦综合征

跗骨窦综合征是与创伤后的后外侧足痛相关的常见综合征。当踝关节的外侧扭伤或发生炎症（如关节炎）时，骨间韧带的损伤可导致典型的踝部外侧疼痛。跗骨窦综合征的治疗包括应用抗炎药物、制动、局麻药物注射。

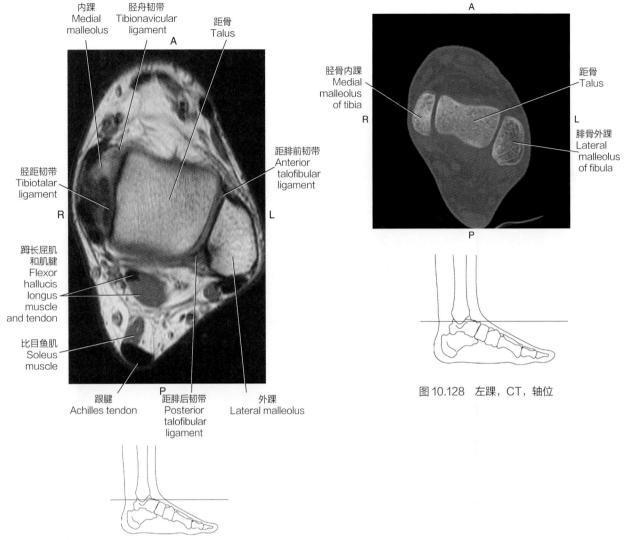

图 10.127　左踝，T1 加权 MRI，轴位

图 10.128　左踝，CT，轴位

距小腿关节　距小腿关节（踝关节）由胫骨、腓骨和距骨构成。胫、腓骨的下端与距骨滑车形成类似榫卯结构的关节，可使足做背屈和跖屈运动。胫、腓骨的远端均凸起为踝，可防止距骨向内外侧脱位（图 10.121~10.128）。

跗骨间关节　跗骨间关节是跗骨之间的关节，包括距下关节、距跟舟关节、跟骰关节、跗横关节（跗中关节）、楔舟关节、楔骨间关节和楔骰关节。距下关节经骨性解剖证实是距骨与跟骨间的关节，可使足做内翻和外翻动作（图 10.121~10.123）。距跟舟关节和跟骰关节联合构成跗横关节。跗横关节形成了一个横贯足部的不规则平面，距骨和跟骨位于后方，足舟骨和楔骨位于前方（图 10.122、10.123）。在行走、跑动的跨出阶段，跗横关节像弹簧一样，起到减震器的作用。楔舟关节、楔骨间关节和楔骰关节通过骨之间的轻微滑动性运动增加足的灵活性。

跗跖关节　跗跖关节位于 5 块跖骨底和前方 4 块跗骨（骰骨和 3 块楔骨）之间。跗骨和跖骨间的关节仅能做有限的滑动（图 10.121、10.129~10.132）。

跖骨间关节　跖骨间关节是外侧 4 块跖骨底之间的关节。跖骨间关节允许跖骨间做少许滑动，有助于足内、外翻运动（图 10.118A、10.131）。

跖趾关节　跖骨头与近节趾骨底构成跖趾关节（图 10.118A、10.121、10.131、10.140），此关节可使足趾做屈曲和伸展运动。

趾骨间关节　趾骨头与相邻的远侧趾骨底形成趾骨间关节。趾骨间关节属于屈戌关节，可使足趾屈曲和伸展（图 10.118）。

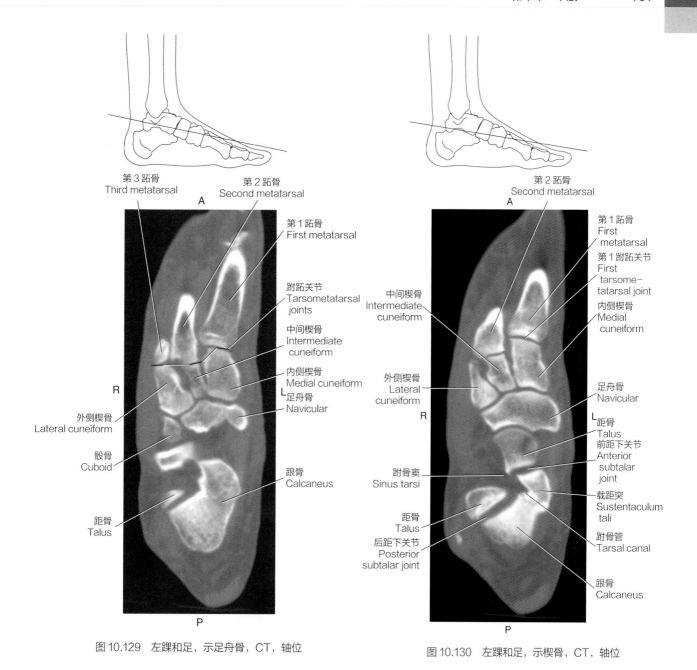

图 10.129　左踝和足，示足舟骨，CT，轴位

图 10.130　左踝和足，示楔骨，CT，轴位

足弓

足部诸骨排列成纵弓和横弓，从而增加足的灵活性和顺应力以承重，并在运动时提供弹性和缓冲震荡（图 10.117）。纵弓（跖弓）包括位于外侧的纵弓（外侧纵弓）和位于内侧的纵弓（内侧纵弓）。内侧纵弓的骨性标志是前方的第 1 跖骨头和后方的跟骨结节。外侧纵弓的骨性标志是前方的第 5 跖骨头和后方的跟

骨结节。内侧纵弓曲度较大，因此更富弹性；外侧纵弓接触地面，因而比较扁平和缺少弹性。纵弓为人体保持直立提供坚实的基础。横弓由远侧列跗骨（骰骨和 3 块楔骨）和跖骨底形成，呈穹隆状。横弓是主要的承重弓，可将身体的重量分散至脚底。跗骨、跗跖关节、距骨间关节和它们的支持性韧带共同维持了足弓的完整性（图 10.117D）。

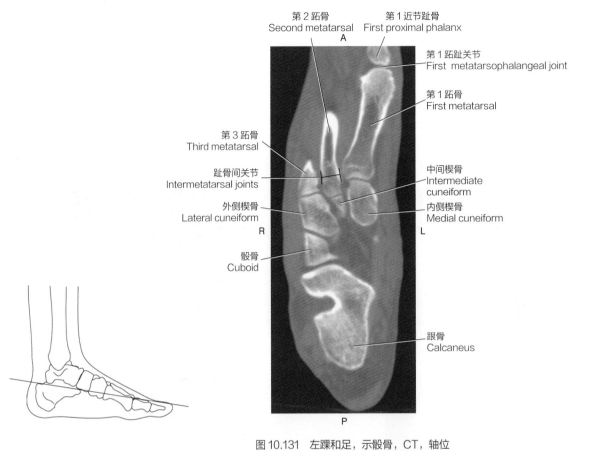

第2跖骨
Second metatarsal

第1近节趾骨
First proximal phalanx

A

第1跖趾关节
First metatarsophalangeal joint

第1跖骨
First metatarsal

第3跖骨
Third metatarsal

跖骨间关节
Intermetatarsal joints

中间楔骨
Intermediate cuneiform

外侧楔骨
Lateral cuneiform

内侧楔骨
Medial cuneiform

R

L

骰骨
Cuboid

跟骨
Calcaneus

P

图 10.131　左踝和足，示骰骨，CT，轴位

A

第1近节趾骨
First proximal phalanx

第2跖骨
Second metatarsal

第1跖趾关节
First metatarsophalangeal joint

第1跖骨
First metatarsal

第3跖骨
Third metatarsal

第1跗跖关节
First tarsometatarsal joint

外侧楔骨
Lateral cuneiform

内侧楔骨
Medial cuneiform

R

L

骰骨
Cuboid

跟骰关节
Calcaneocuboid joint

跟骨
Calcaneus

跟骨结节
Calcaneal tuberosity

P

图 10.132　左踝和足，示跟骨，CT，轴位

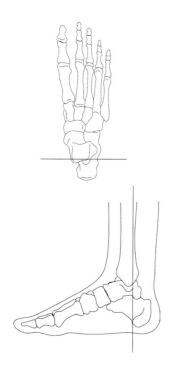

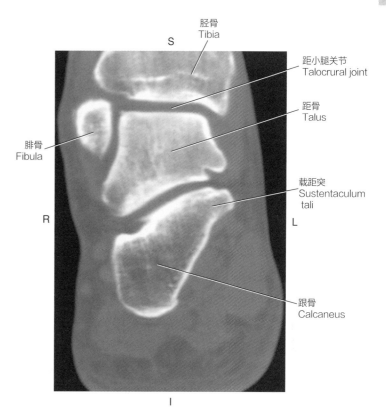

胫骨
Tibia

距小腿关节
Talocrural joint

距骨
Talus

载距突
Sustentaculum tali

跟骨
Calcaneus

腓骨
Fibula

图 10.133　右踝和足，示距骨，CT，冠状位

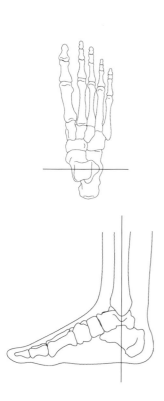

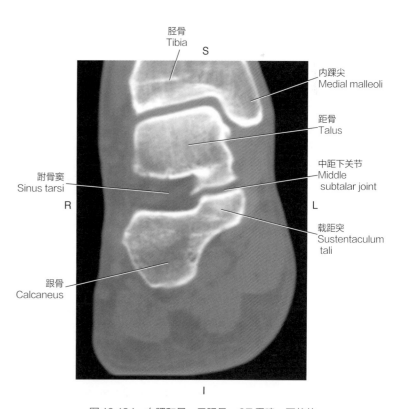

胫骨
Tibia

内踝尖
Medial malleoli

距骨
Talus

中距下关节
Middle subtalar joint

载距突
Sustentaculum tali

跗骨窦
Sinus tarsi

跟骨
Calcaneus

图 10.134　右踝和足，示跟骨，CT 重建，冠状位

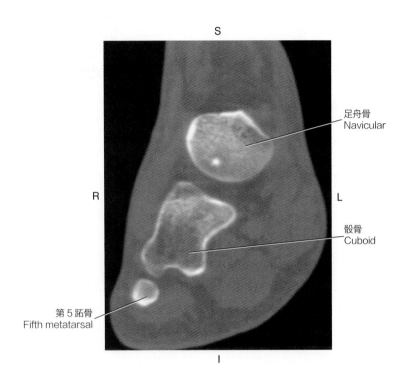

图 10.135　右踝和足，示足舟骨和骰骨，CT，冠状位

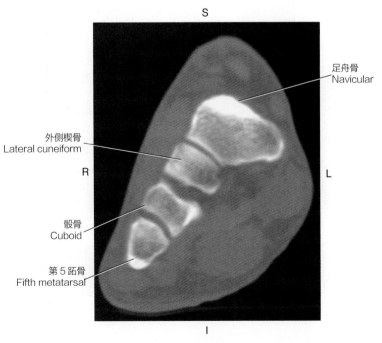

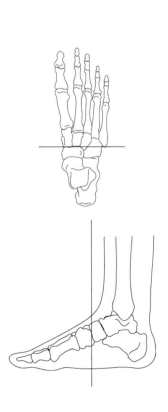

图 10.136　右足，示外侧楔骨，CT，冠状位

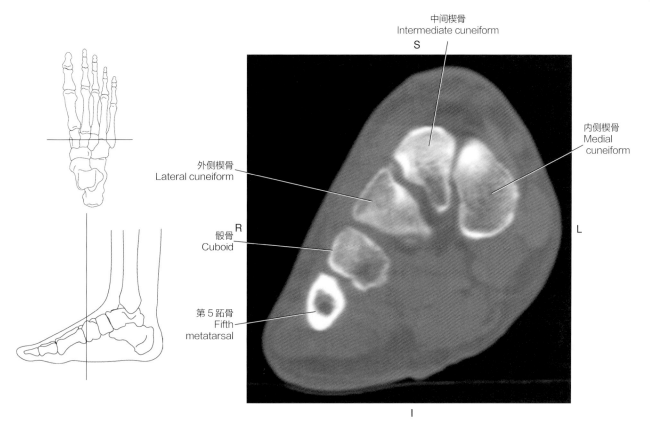

图 10.137　右足，示楔骨，CT 重建，冠状位

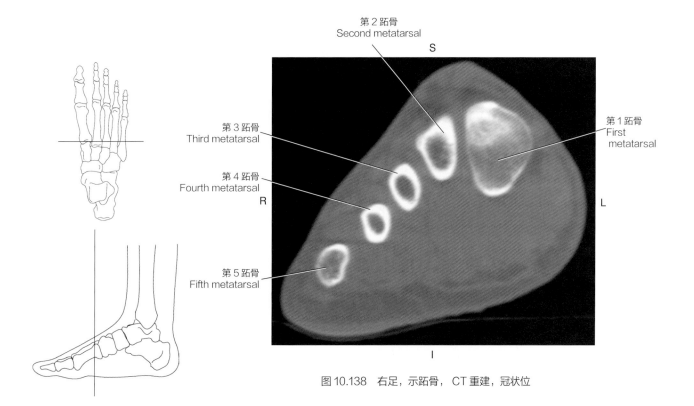

图 10.138　右足，示跖骨，CT 重建，冠状位

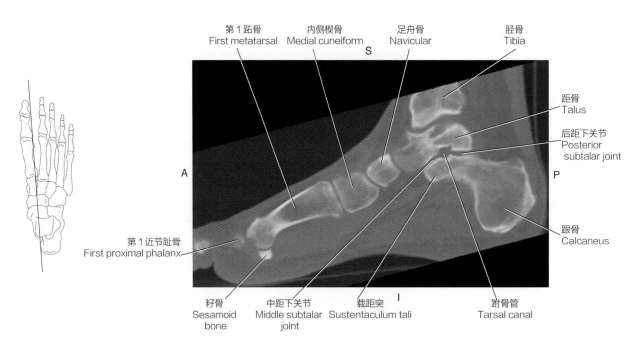

第1跖骨　　内侧楔骨　　　　足舟骨　　　　　胫骨
First metatarsal　Medial cuneiform　Navicular　　　Tibia

S

距骨
Talus

后距下关节
Posterior
subtalar joint

A

P

跟骨
Calcaneus

第1近节趾骨
First proximal phalanx

籽骨
Sesamoid
bone

中距下关节
Middle subtalar
joint

载距突
Sustentaculum tali

跗骨管
Tarsal canal

I

图 10.139　踝和足内侧面，CT，矢状位

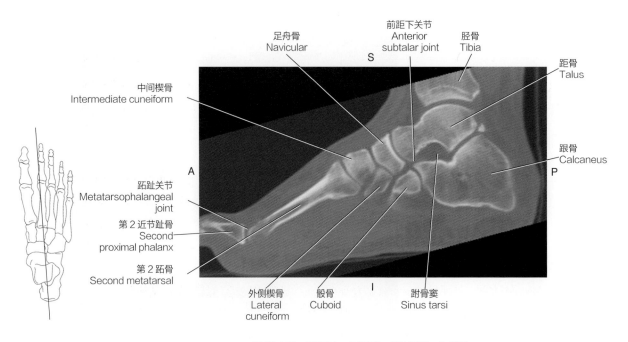

足舟骨
Navicular

前距下关节
Anterior
subtalar joint

胫骨
Tibia

S

距骨
Talus

中间楔骨
Intermediate cuneiform

A

P

跟骨
Calcaneus

跖趾关节
Metatarsophalangeal
joint

第2近节趾骨
Second
proximal phalanx

第2跖骨
Second metatarsal

外侧楔骨
Lateral
cuneiform

骰骨
Cuboid

跗骨窦
Sinus tarsi

I

图 10.140　踝和足，示距骨，CT 重建，矢状位

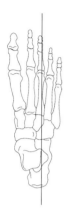

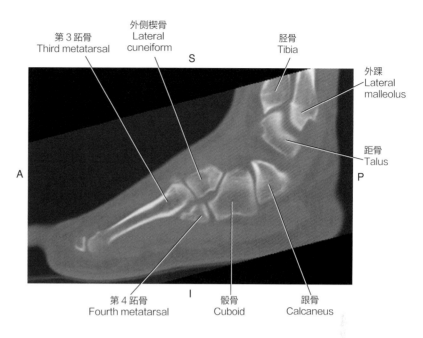

图 10.141 踝和足外侧面，CT 重建，矢状位

支持带、筋膜和韧带

支持带 与在腕部一样，筋膜在踝部的某些部位增厚为支持带。支持带可稳定跨过踝关节的诸肌腱的筋膜鞘。根据它们所支持的结构，可分为伸肌支持带、屈肌支持带和腓骨肌支持带（图 10.142、10.145）。屈肌支持带位于内踝和跟骨结节内侧，形成的 4 个纤维管合称踝管。胫骨后肌肌腱、趾长屈肌肌腱、踇长屈肌肌腱、胫后血管、胫神经通过踝管（图 10.142）。伸肌支持带包括上部（伸肌上支持带）和下部（伸肌下支持带）。伸肌上支持带位于踝关节的上方，横行于胫骨与腓骨之间。跨过胫骨前肌肌腱和踇长伸肌肌腱。伸肌下支持带起于跟骨上面和跗骨窦，分成两支跨过足背。伸肌下支持带的上支附着于内踝，下支与足内侧的筋膜相延续。趾长伸肌肌腱和第三腓骨肌肌腱走行于伸肌下支持带的深方（图 10.142）。腓骨肌支持带也分为两支——腓骨肌上支持带和腓骨肌下支持带。腓骨肌上支持带附着于跟骨的外侧与外踝的后缘之间。腓骨肌下支持带附着于跟骨的外侧并与伸肌下支持带的纤维互相交织。腓骨肌上、下支持带深方有腓骨短肌肌腱和腓骨长肌肌腱通过（图 10.142、10.144、10.145）。

踝管综合征

踝管由屈肌支持带张于内踝和跟骨之间围成，有分布于足的屈肌肌腱和神经血管通过。踝管综合征是与屈肌肌腱伴行通过踝管的胫神经受压所致。任何能够引起踝管内或周围组织肿胀的因素都可导致该综合征，例如感染、肿瘤、创伤、静脉曲张和糖尿病。典型的症状为足底或受压部位疼痛和（或）刺痛感。通常疼痛和麻木可随运动时间延长而加剧，比如长时间站立或行走。治疗思路是去除压迫因素，方法包括抗炎药物治疗、器械矫正、可的松注射，必要时可行手术治疗。

筋膜 除了支持带，在足底还有一些筋膜增厚区域。足底筋膜（足底腱膜）约 80 层，是人体最厚的筋膜，起于跟骨的下面，向前分成 5 束形成足趾的纤维性屈肌腱鞘（图 10.121、10.124、10.125）。足底筋膜对于维持足的纵弓极为重要。

韧带 踝和足的其他支持结构包括多条提供稳定性的结构复杂的韧带。踝和足的韧带见图 10.143 ~10.161。踝关节的主要支持韧带包括三角韧带、外侧韧带、跳跃韧带（足底韧带）、距跟骨间韧带和距骨颈韧带。三角韧带是踝关节最坚韧的韧带，在内侧支持踝关节。其起于内踝，呈扇形展开形成胫距前后韧带、胫跟韧带、胫舟韧带和胫跳跃韧带，分别止于距骨、跟骨、足舟骨和跳跃韧带（图 10.143A、10.145～10.147、10.156、10.157）。距腓前韧带、跟腓韧带、距腓后韧带合称外侧韧带（图 10.143B~D、10.144~10.148、10.155、10.156）。 这些韧带均起自外踝，止于相邻的骨。跳跃韧带（足底韧带）为三角形纤维带，起于载距突，止于足舟骨后面（图 10.121、

10.148、10.149）是维持足纵弓的重要韧带。距跟骨间韧带是将距骨绑定于跟骨的强韧韧带，斜行于跗骨管内，可协助限制足外翻（图 10.121、10.143C、10.147、10.156 ）。距骨颈韧带位于跗骨窦，可协助限制足内翻（图 10.121、10.122、10.124、10.143C、10.147、10.152、10.153、10.156、10.157）。

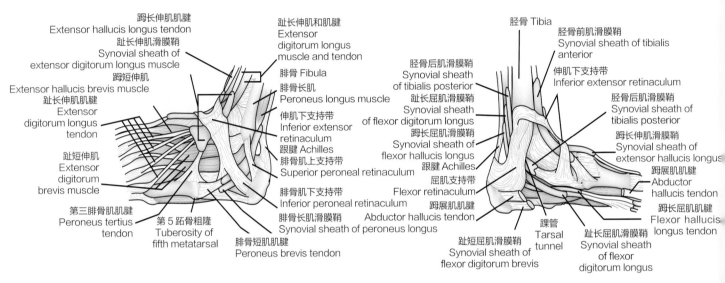

图 10.142　左足的肌腱和支持带，外侧面观（A）和内侧面观（B）

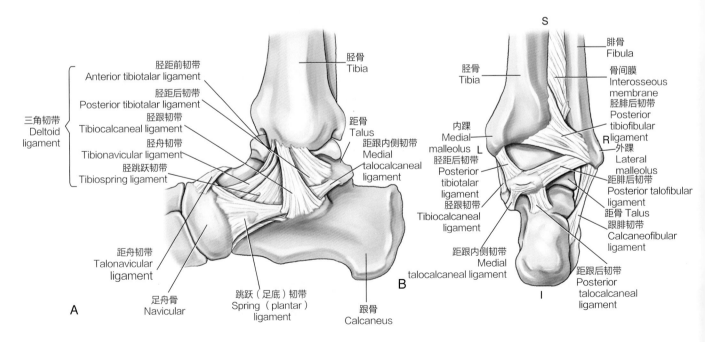

图 10.143　A. 右足的韧带，内侧面观；B. 右足的韧带，后面观

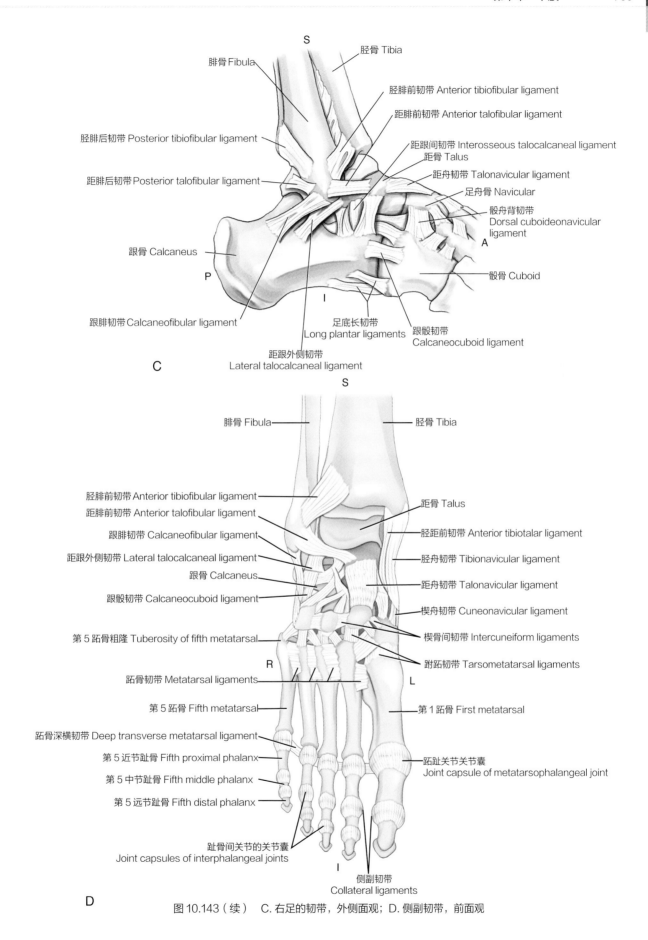

S

腓骨 Fibula
胫骨 Tibia
胫腓前韧带 Anterior tibiofibular ligament
距腓前韧带 Anterior talofibular ligament
胫腓后韧带 Posterior tibiofibular ligament
距跟间韧带 Interosseous talocalcaneal ligament
距骨 Talus
距腓后韧带 Posterior talofibular ligament
距舟韧带 Talonavicular ligament
足舟骨 Navicular
骰舟背韧带 Dorsal cuboideonavicular ligament
跟骨 Calcaneus
骰骨 Cuboid
P
跟腓韧带 Calcaneofibular ligament
足底长韧带 Long plantar ligaments
跟骰韧带 Calcaneocuboid ligament
I
距跟外侧韧带 Lateral talocalcaneal ligament
A
C

S

腓骨 Fibula
胫骨 Tibia
胫腓前韧带 Anterior tibiofibular ligament
距骨 Talus
距腓前韧带 Anterior talofibular ligament
胫距前韧带 Anterior tibiotalar ligament
跟腓韧带 Calcaneofibular ligament
胫舟韧带 Tibionavicular ligament
距跟外侧韧带 Lateral talocalcaneal ligament
距舟韧带 Talonavicular ligament
跟骨 Calcaneus
楔舟韧带 Cuneonavicular ligament
跟骰韧带 Calcaneocuboid ligament
楔骨间韧带 Intercuneiform ligaments
第 5 跖骨粗隆 Tuberosity of fifth metatarsal
跗跖韧带 Tarsometatarsal ligaments
R
跖骨韧带 Metatarsal ligaments
L
第 5 跖骨 Fifth metatarsal
第 1 跖骨 First metatarsal
跖骨深横韧带 Deep transverse metatarsal ligament
第 5 近节趾骨 Fifth proximal phalanx
跖趾关节关节囊 Joint capsule of metatarsophalangeal joint
第 5 中节趾骨 Fifth middle phalanx
第 5 远节趾骨 Fifth distal phalanx
趾骨间关节的关节囊 Joint capsules of interphalangeal joints
I
侧副韧带 Collateral ligaments
D

图 10.143（续） C. 右足的韧带，外侧面观；D. 侧副韧带，前面观

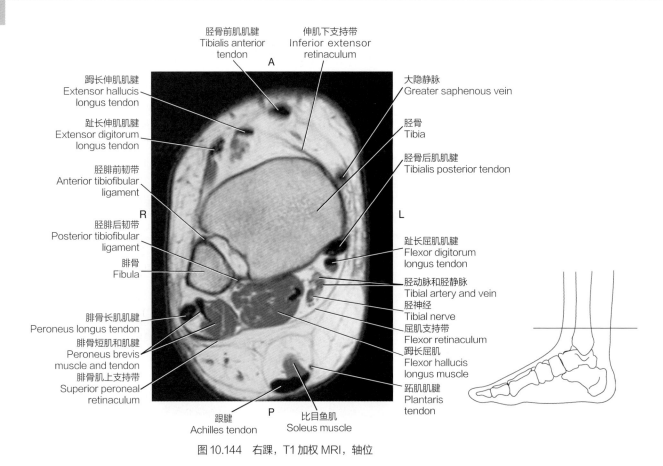

胫骨前肌肌腱
Tibialis anterior tendon

伸肌下支持带
Inferior extensor retinaculum

A

姆长伸肌肌腱
Extensor hallucis longus tendon

趾长伸肌肌腱
Extensor digitorum longus tendon

胫腓前韧带
Anterior tibiofibular ligament

R

胫腓后韧带
Posterior tibiofibular ligament

腓骨
Fibula

腓骨长肌肌腱
Peroneus longus tendon

腓骨短肌和肌腱
Peroneus brevis muscle and tendon

腓骨肌上支持带
Superior peroneal retinaculum

跟腱
Achilles tendon

P

比目鱼肌
Soleus muscle

大隐静脉
Greater saphenous vein

胫骨
Tibia

胫骨后肌肌腱
Tibialis posterior tendon

L

趾长屈肌肌腱
Flexor digitorum longus tendon

胫动脉和胫静脉
Tibial artery and vein

胫神经
Tibial nerve

屈肌支持带
Flexor retinaculum

姆长屈肌
Flexor hallucis longus muscle

跖肌肌腱
Plantaris tendon

图 10.144　右踝，T1 加权 MRI，轴位

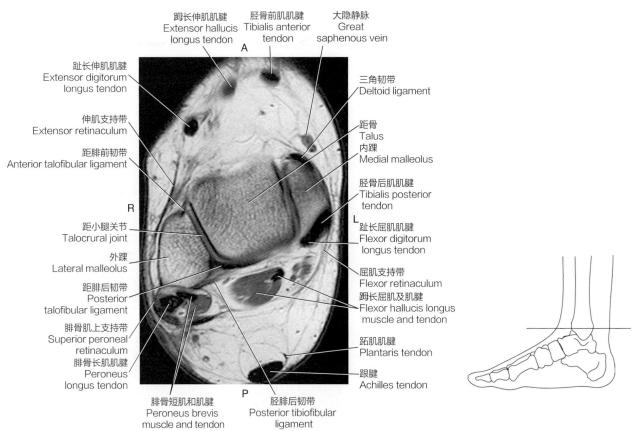

姆长伸肌肌腱
Extensor hallucis longus tendon

胫骨前肌肌腱
Tibialis anterior tendon

大隐静脉
Great saphenous vein

A

趾长伸肌肌腱
Extensor digitorum longus tendon

伸肌支持带
Extensor retinaculum

距腓前韧带
Anterior talofibular ligament

R

距小腿关节
Talocrural joint

外踝
Lateral malleolus

距腓后韧带
Posterior talofibular ligament

腓骨肌上支持带
Superior peroneal retinaculum

腓骨长肌肌腱
Peroneus longus tendon

腓骨短肌和肌腱
Peroneus brevis muscle and tendon

P

胫腓后韧带
Posterior tibiofibular ligament

三角韧带
Deltoid ligament

距骨
Talus

内踝
Medial malleolus

胫骨后肌肌腱
Tibialis posterior tendon

L

趾长屈肌肌腱
Flexor digitorum longus tendon

屈肌支持带
Flexor retinaculum

姆长屈肌及肌腱
Flexor hallucis longus muscle and tendon

跖肌肌腱
Plantaris tendon

跟腱
Achilles tendon

图 10.145　右踝，T1 加权 MRI，轴位

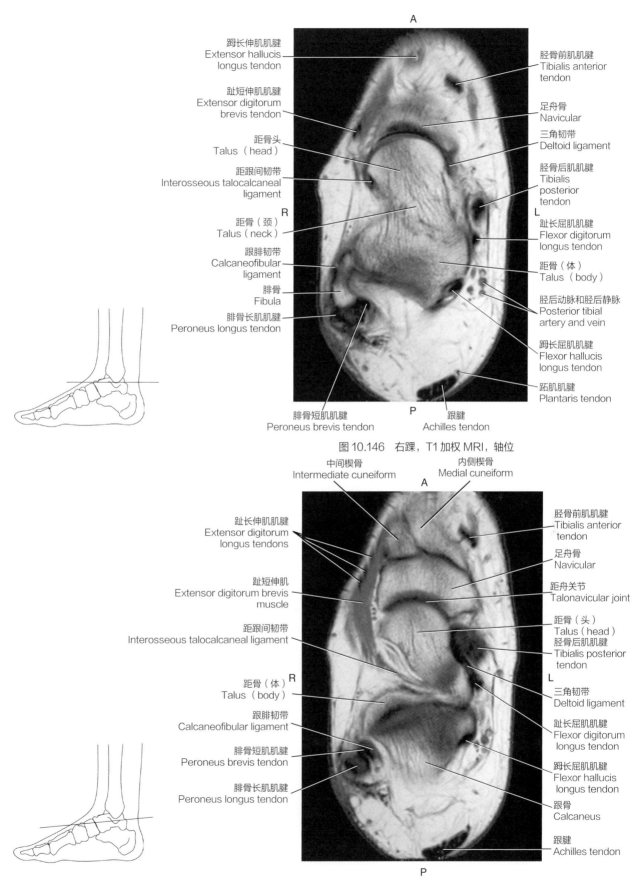

图 10.146　右踝，T1 加权 MRI，轴位

图 10.147　右踝，T1 加权 MRI，轴位

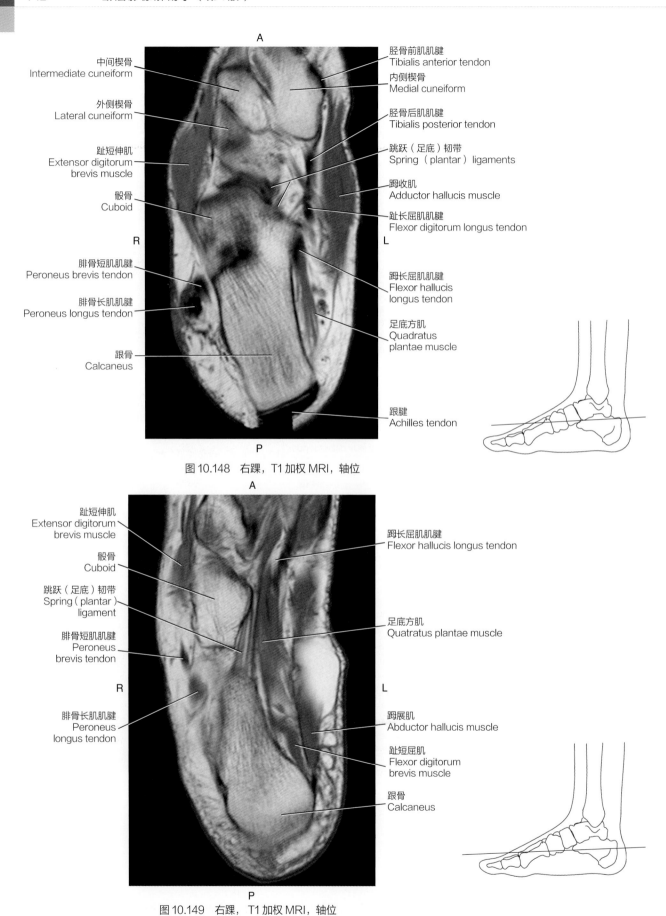

中间楔骨
Intermediate cuneiform

外侧楔骨
Lateral cuneiform

趾短伸肌
Extensor digitorum
brevis muscle

骰骨
Cuboid

腓骨短肌肌腱
Peroneus brevis tendon

腓骨长肌肌腱
Peroneus longus tendon

跟骨
Calcaneus

胫骨前肌肌腱
Tibialis anterior tendon

内侧楔骨
Medial cuneiform

胫骨后肌肌腱
Tibialis posterior tendon

跳跃（足底）韧带
Spring（plantar）ligaments

𧿹收肌
Adductor hallucis muscle

趾长屈肌肌腱
Flexor digitorum longus tendon

𧿹长屈肌肌腱
Flexor hallucis
longus tendon

足底方肌
Quadratus
plantae muscle

跟腱
Achilles tendon

图 10.148　右踝，T1 加权 MRI，轴位

趾短伸肌
Extensor digitorum
brevis muscle

骰骨
Cuboid

跳跃（足底）韧带
Spring（plantar）
ligament

腓骨短肌肌腱
Peroneus
brevis tendon

腓骨长肌肌腱
Peroneus
longus tendon

𧿹长屈肌肌腱
Flexor hallucis longus tendon

足底方肌
Quatratus plantae muscle

𧿹展肌
Abductor hallucis muscle

趾短屈肌
Flexor digitorum
brevis muscle

跟骨
Calcaneus

图 10.149　右踝，T1 加权 MRI，轴位

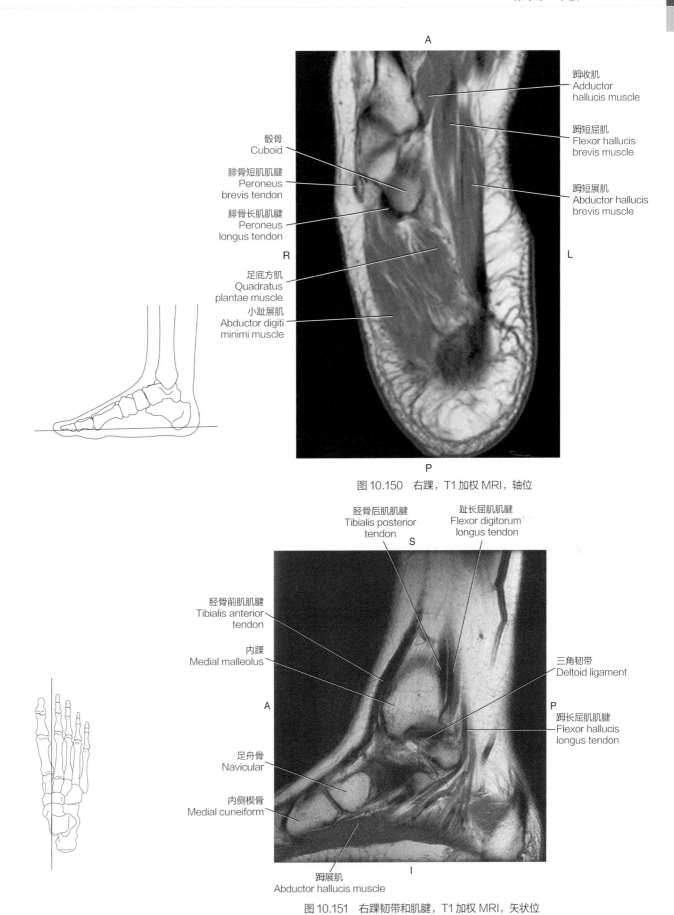

图 10.150　右踝，T1 加权 MRI，轴位

图 10.151　右踝韧带和肌腱，T1 加权 MRI，矢状位

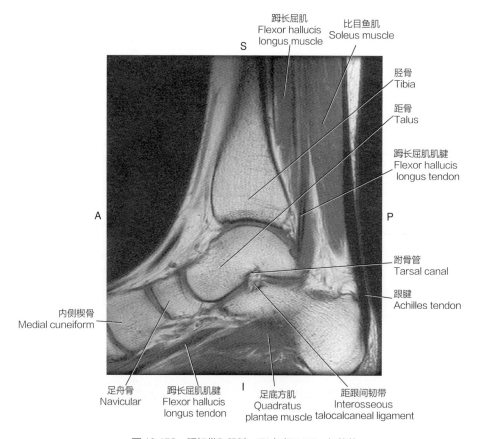

图 10.152　踝韧带和肌腱，T1 加权 MRI，矢状位

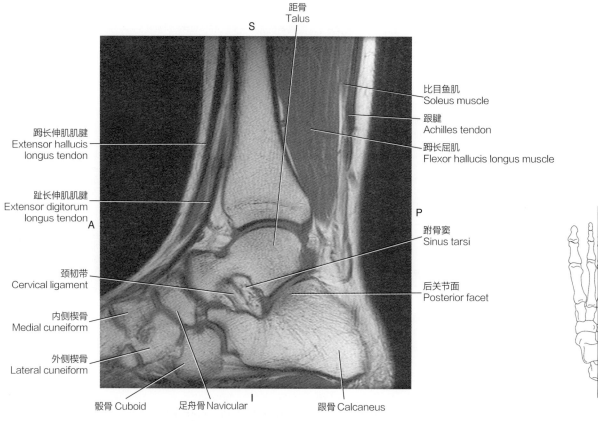

图 10.153　踝韧带和肌腱，T1 加权 MRI，矢状位

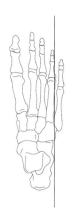

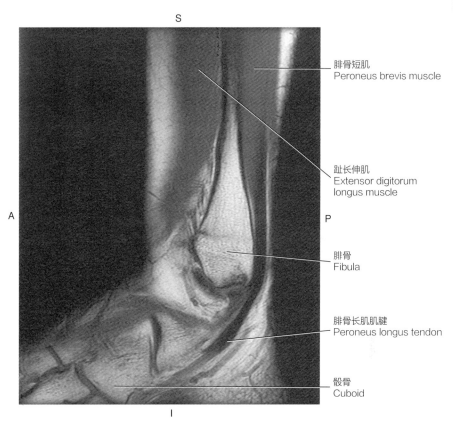

S

腓骨短肌
Peroneus brevis muscle

趾长伸肌
Extensor digitorum longus muscle

A

P

腓骨
Fibula

腓骨长肌肌腱
Peroneus longus tendon

骰骨
Cuboid

I

图 10.154 踝韧带和肌腱，T1 加权 MRI，矢状位

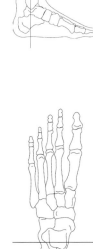

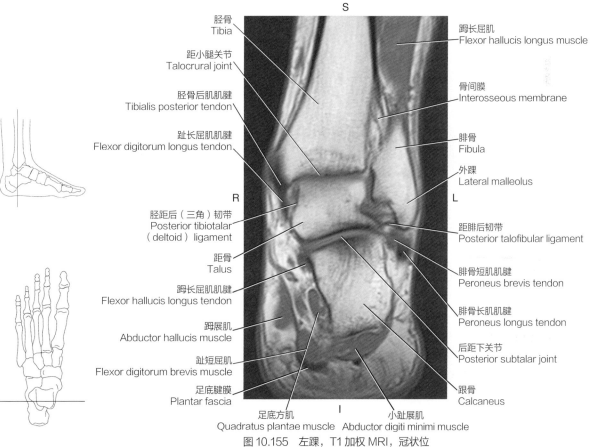

S

胫骨
Tibia

姆长屈肌
Flexor hallucis longus muscle

距小腿关节
Talocrural joint

骨间膜
Interosseous membrane

胫骨后肌肌腱
Tibialis posterior tendon

腓骨
Fibula

趾长屈肌肌腱
Flexor digitorum longus tendon

外踝
Lateral malleolus

R

L

胫距后（三角）韧带
Posterior tibiotalar
（deltoid）ligament

距腓后韧带
Posterior talofibular ligament

距骨
Talus

腓骨短肌肌腱
Peroneus brevis tendon

姆长屈肌肌腱
Flexor hallucis longus tendon

腓骨长肌肌腱
Peroneus longus tendon

姆展肌
Abductor hallucis muscle

后距下关节
Posterior subtalar joint

趾短屈肌
Flexor digitorum brevis muscle

足底腱膜
Plantar fascia

跟骨
Calcaneus

I

足底方肌　　　　　　　　　小趾展肌
Quadratus plantae muscle　Abductor digiti minimi muscle

图 10.155 左踝，T1 加权 MRI，冠状位

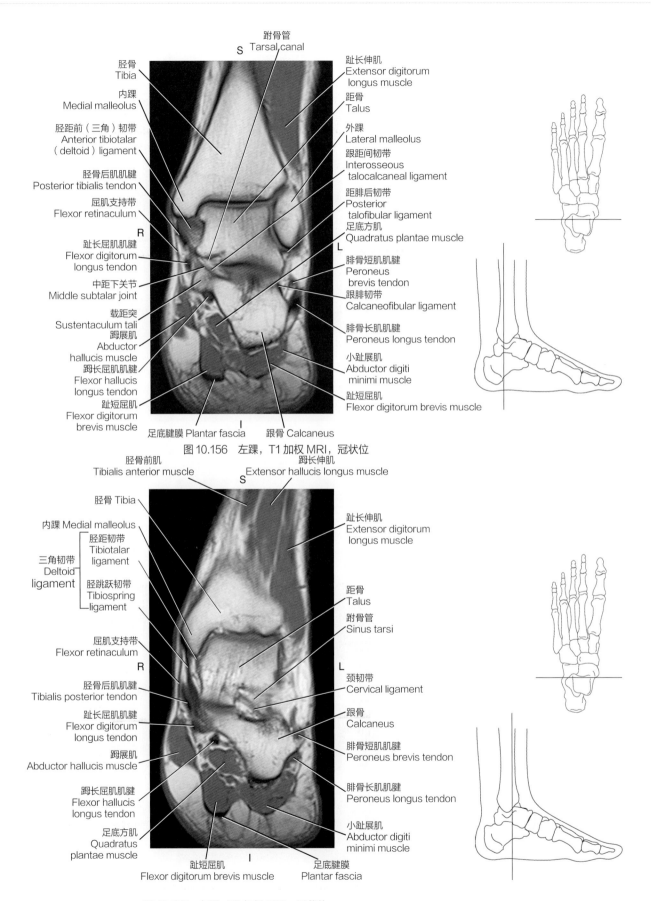

跗骨管
Tarsal canal

S

胫骨
Tibia

内踝
Medial malleolus

胫距前（三角）韧带
Anterior tibiotalar
（deltoid）ligament

胫骨后肌肌腱
Posterior tibialis tendon

屈肌支持带
Flexor retinaculum

R

趾长屈肌肌腱
Flexor digitorum
longus tendon

中距下关节
Middle subtalar joint

载距突
Sustentaculum tali

踇展肌
Abductor
hallucis muscle

踇长屈肌肌腱
Flexor hallucis
longus tendon

趾短屈肌
Flexor digitorum
brevis muscle

足底腱膜 Plantar fascia

I

跟骨 Calcaneus

趾长伸肌
Extensor digitorum
longus muscle

距骨
Talus

外踝
Lateral malleolus

跟距间韧带
Interosseous
talocalcaneal ligament

距腓后韧带
Posterior
talofibular ligament

足底方肌
Quadratus plantae muscle

L

腓骨短肌肌腱
Peroneus
brevis tendon

跟腓韧带
Calcaneofibular ligament

腓骨长肌肌腱
Peroneus longus tendon

小趾展肌
Abductor digiti
minimi muscle

趾短屈肌
Flexor digitorum brevis muscle

图 10.156　左踝，T1 加权 MRI，冠状位

胫骨前肌
Tibialis anterior muscle

踇长伸肌
Extensor hallucis longus muscle

S

胫骨 Tibia

内踝 Medial malleolus

胫距韧带
Tibiotalar
ligament

三角韧带
Deltoid
ligament

胫跳跃韧带
Tibiospring
ligament

屈肌支持带
Flexor retinaculum

R

胫骨后肌肌腱
Tibialis posterior tendon

趾长屈肌肌腱
Flexor digitorum
longus tendon

踇展肌
Abductor hallucis muscle

踇长屈肌肌腱
Flexor hallucis
longus tendon

足底方肌
Quadratus
plantae muscle

趾短屈肌
Flexor digitorum brevis muscle

I

足底腱膜
Plantar fascia

趾长伸肌
Extensor digitorum
longus muscle

距骨
Talus

跗骨管
Sinus tarsi

L

颈韧带
Cervical ligament

跟骨
Calcaneus

腓骨短肌肌腱
Peroneus brevis tendon

腓骨长肌肌腱
Peroneus longus tendon

小趾展肌
Abductor digiti
minimi muscle

图 10.157　左踝，T1 加权 MRI，冠状位

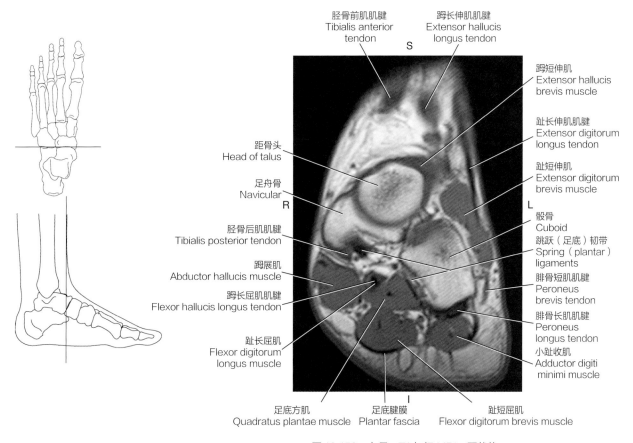

胫骨前肌肌腱
Tibialis anterior
tendon

蹈长伸肌肌腱
Extensor hallucis
longus tendon

S

蹈短伸肌
Extensor hallucis
brevis muscle

趾长伸肌肌腱
Extensor digitorum
longus tendon

距骨头
Head of talus

足舟骨
Navicular

R

趾短伸肌
Extensor digitorum
brevis muscle

骰骨
Cuboid

跳跃（足底）韧带
Spring（plantar）
ligaments

胫骨后肌肌腱
Tibialis posterior tendon

蹈展肌
Abductor hallucis muscle

蹈长屈肌肌腱
Flexor hallucis longus tendon

L

腓骨短肌肌腱
Peroneus
brevis tendon

腓骨长肌肌腱
Peroneus
longus tendon

小趾收肌
Adductor digiti
minimi muscle

趾长屈肌
Flexor digitorum
longus muscle

足底方肌
Quadratus plantae muscle

足底腱膜
Plantar fascia

I

趾短屈肌
Flexor digitorum brevis muscle

图 10.158　左足，T1 加权 MRI，冠状位

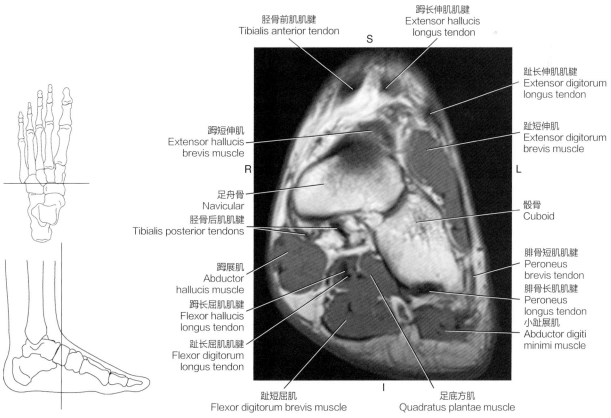

胫骨前肌肌腱
Tibialis anterior tendon

蹈长伸肌肌腱
Extensor hallucis
longus tendon

S

趾长伸肌肌腱
Extensor digitorum
longus tendon

蹈短伸肌
Extensor hallucis
brevis muscle

趾短伸肌
Extensor digitorum
brevis muscle

足舟骨
Navicular

R

胫骨后肌肌腱
Tibialis posterior tendons

L

骰骨
Cuboid

蹈展肌
Abductor
hallucis muscle

蹈长屈肌肌腱
Flexor hallucis
longus tendon

腓骨短肌肌腱
Peroneus
brevis tendon

腓骨长肌肌腱
Peroneus
longus tendon

小趾展肌
Abductor digiti
minimi muscle

趾长屈肌肌腱
Flexor digitorum
longus tendon

趾短屈肌
Flexor digitorum brevis muscle

I

足底方肌
Quadratus plantae muscle

图 10.159　左足，T1 加权 MRI，冠状位

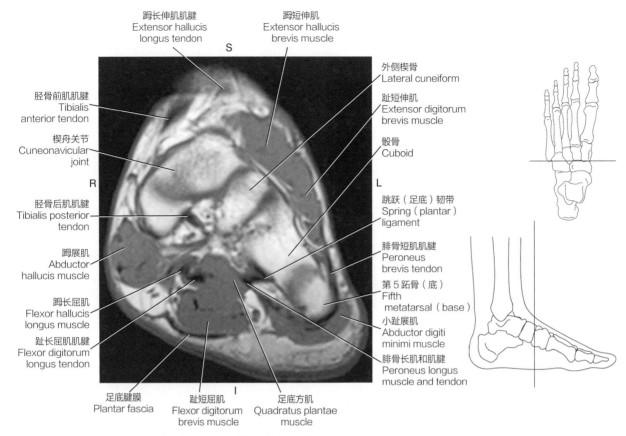

图 10.160　左足，T1 加权 MRI，冠状位

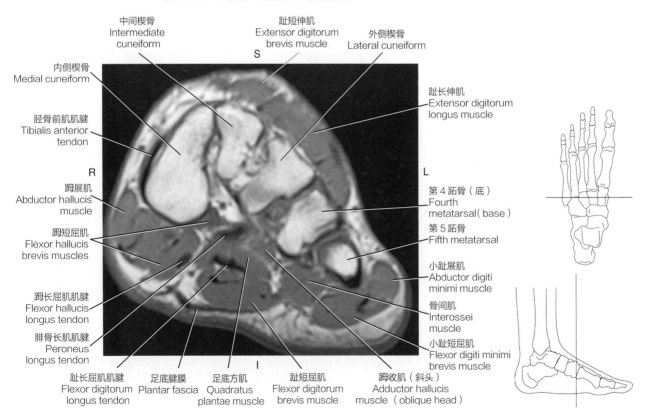

图 10.161　左足，T1 加权 MRI，冠状位

　　足趾的韧带　跖趾关节的两侧由坚韧的侧副韧带加强，背侧由伸肌腱纤维加强，下面由跖板加强。跖板(跖韧带)是一层厚的纤维软骨板，止于近节趾骨底、侧副韧带和跖骨深横韧带。跖板是肌腱、韧带和稳定跖趾关节的其他结构的止点。侧副韧带起于跖骨头，扇形展开止于近节趾骨底。第2~5跖骨头之间由跖骨深横韧带相互连接。与跖趾关节相似，趾骨间关节两侧和跖面分别由侧副韧带和跖板加强(图10.143D、10.162~10.164)。

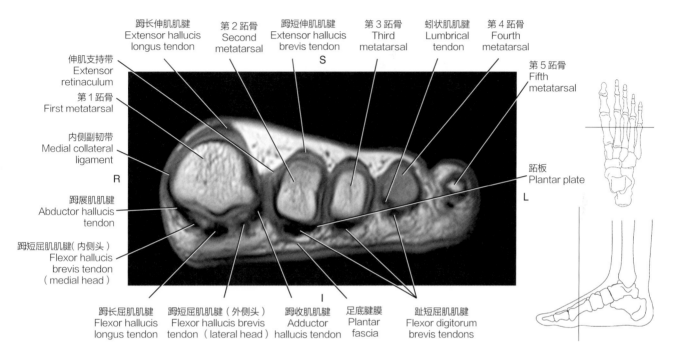

图 10.162　跖骨，T1 加权 MRI，冠状位

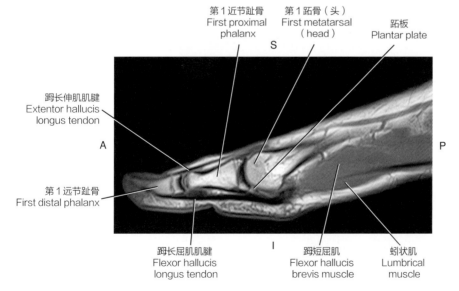
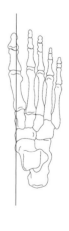

图 10.163　姆趾，T1 加权 MRI，矢状位

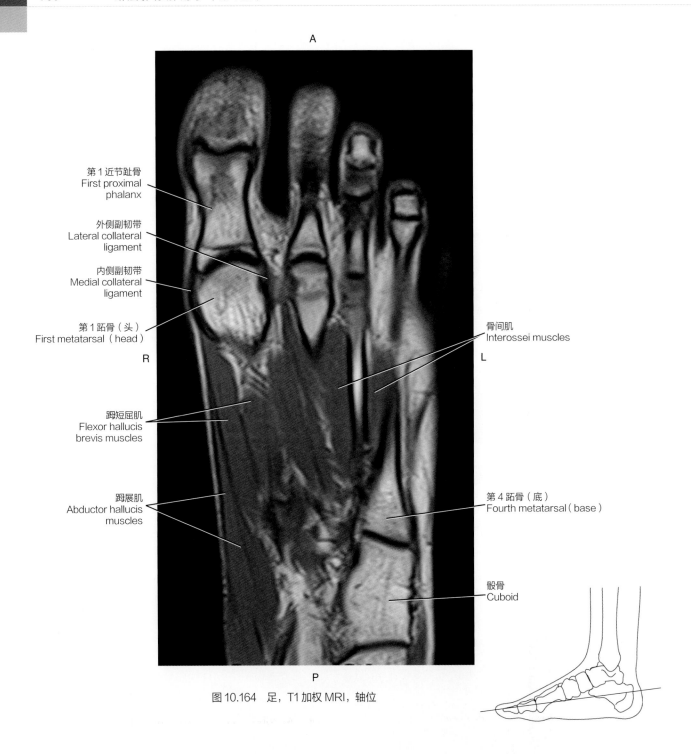

第1近节趾骨
First proximal
phalanx

外侧副韧带
Lateral collateral
ligament

内侧副韧带
Medial collateral
ligament

第1跖骨（头）
First metatarsal（head）

姆短屈肌
Flexor hallucis
brevis muscles

姆展肌
Abductor hallucis
muscles

骨间肌
Interossei muscles

第4跖骨（底）
Fourth metatarsal（base）

骰骨
Cuboid

图 10.164　足，T1 加权 MRI，轴位

肌腱

　　踝部的肌腱可分为 4 群：后群、前群、内侧群、外侧群。

　　后群 后群由人体最大、最有力的跟腱单独组成。跟腱起于腓肠肌和比目鱼肌，止于跟骨后面的跟骨结 节（图 10.115、10.121、10.144~10.148、10.152、10.153）。

　　前群 前群由胫骨前肌肌腱、姆长伸肌肌腱和趾长伸肌肌腱组成，它们由内向外排列，可使足背屈。胫骨前肌在胫骨远端移行为肌腱，止于内侧楔骨的跖面和第 1 跖骨底。姆长伸肌肌腱起自腓骨前面，止于姆趾。趾长伸肌肌腱位于前群的最外侧，始于外踝水平，止 于第 2~5 趾骨（图 10.142、10.144~10.148、10.151、10.153、10.156~10.163、10.165）。

内侧群 内侧群包括胫骨后肌肌腱、趾长屈肌肌腱和蹬长屈肌肌腱，可使足内翻和跖屈。胫骨后肌肌腱呈扇形止于载距突、足舟骨、第1楔骨和第2~4跖骨的跖面。位于胫骨后肌肌腱后外侧的是趾长屈肌肌腱，止于第2~5趾骨。蹬长屈肌肌腱跨过载距突的下方沿着足的跖面止于蹬趾（图10.142、10.144~10.148、10.151、10.152、10.155~10.163、10.165）。

外侧群 腓骨长肌肌腱和腓骨短肌肌腱组成外侧群，具有使足外翻、轻度跖屈和稳定踝关节外侧的作用。在外踝的后方，这两个肌腱共用一个腱鞘，在外踝下方分别进入独立的腱鞘内，腓骨短肌止于第5跖骨底，腓骨长肌肌腱跨过跟骨的下方止于第1跖骨底和内侧楔骨(图10.142、10.144~10.149、10.154~10.161、10.165)。

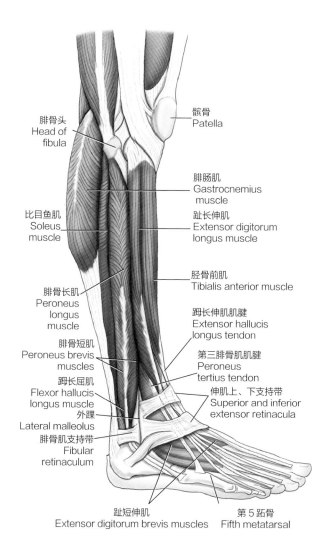

腓骨头 Head of fibula
髌骨 Patella
腓肠肌 Gastrocnemius muscle
比目鱼肌 Soleus muscle
趾长伸肌 Extensor digitorum longus muscle
腓骨长肌 Peroneus longus muscle
胫骨前肌 Tibialis anterior muscle
蹬长伸肌肌腱 Extensor hallucis longus tendon
腓骨短肌 Peroneus brevis muscles
第三腓骨肌肌腱 Peroneus tertius tendon
蹬长屈肌 Flexor hallucis longus muscle
伸肌上、下支持带 Superior and inferior extensor retinacula
外踝 Lateral malleolus
腓骨肌支持带 Fibular retinaculum
趾短伸肌 Extensor digitorum brevis muscles
第5跖骨 Fifth metatarsal

图 10.165　小腿伸肌肌腱

足肌

足肌可分为足背肌和足底肌，见图10.147~10.167，在表10.4中也有描述。

足背肌包括趾短伸肌和蹬短伸肌，构成足背外侧部的隆起。趾短伸肌起于跟骨的前上面，斜跨过足背，以3个腱止于第2~4趾的趾背腱膜，深达趾长伸肌肌腱（图10.165），其作用是背屈2~4趾。蹬短伸肌从趾短伸肌分出，止于蹬趾的趾背腱膜，作用是背屈蹬趾。

足底肌可分为4层。

第1层 本层肌位于足的最浅层，从内侧向外侧依次为蹬展肌、趾短屈肌和小趾展肌（图10.121、10.124、10.164、10.166A、10.167）。蹬展肌起自跟骨结节的内侧突起，位于足的内侧缘，止于蹬趾近节趾骨底内侧。趾短屈肌也起于跟骨结节的内侧突起及足底腱膜，止于第2~5趾的中节趾骨两侧。小趾展肌起于跟骨结节的外侧突起、第5跖骨粗隆和足底腱膜，形成足的外侧缘，止于小趾近节趾骨底的外侧。

第2层 此层位于第1层的深方，包括足底方肌和蚓状肌（图10.121、10.124、10.155~10.161、10.163、10.166B）。足底方肌是一块小而扁平的肌，以2个头起自跟骨跖面的内、外缘，与趾长屈肌肌腱共同止于第2~5趾的远节趾骨底。4块小的蚓状肌起于趾长屈肌各个肌腱的内侧面，止于第2~5趾近节趾骨的内侧缘，并扩展到伸肌腱膜。

第3层 第3层包括蹬短屈肌、蹬收肌和小趾短屈肌（图10.121、10.161、10.164、10.166C、10.167）。蹬短屈肌起自内侧楔骨和胫骨后肌肌腱。它分为两个肌腱覆盖在第1跖骨的跖面，止于蹬趾近节趾骨底两侧。与第1跗骨有关的2个籽骨即嵌在蹬短屈肌肌腱中。蹬收肌有2个头：斜头起自骰骨、外侧楔骨和第2、第3跖骨底；横头起自跖骨深横韧带和跖骨关节囊。2个头都止于蹬趾近节趾骨底的外侧。细小的小趾短屈肌起于第5跖骨底，止于第5趾近节趾骨底。

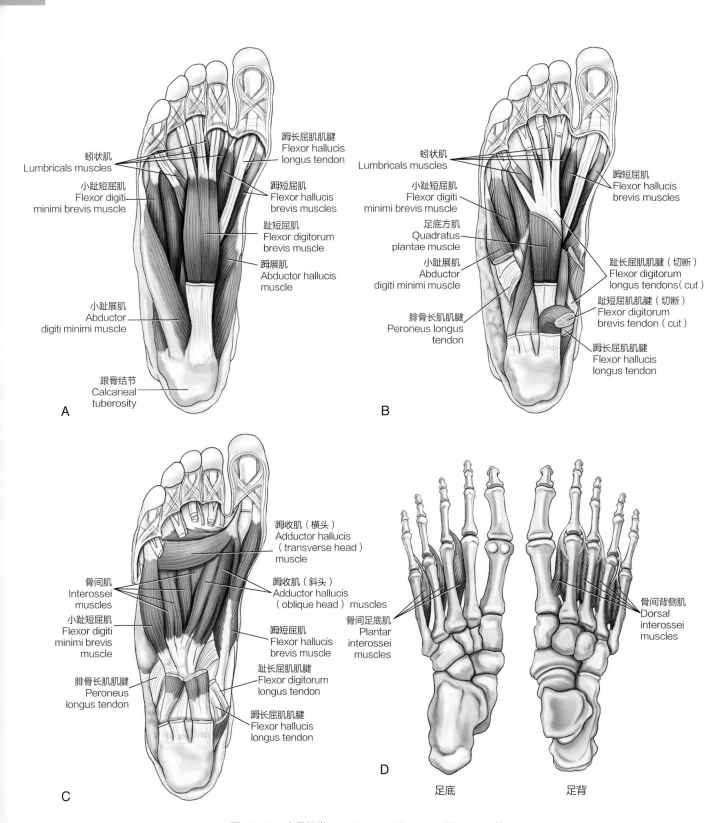

蚓状肌
Lumbricals muscles

小趾短屈肌
Flexor digiti
minimi brevis muscle

小趾展肌
Abductor
digiti minimi muscle

跟骨结节
Calcaneal
tuberosity

姆长屈肌肌腱
Flexor hallucis
longus tendon

姆短屈肌
Flexor hallucis
brevis muscles

趾短屈肌
Flexor digitorum
brevis muscle

姆展肌
Abductor hallucis
muscle

A

蚓状肌
Lumbricals muscles

小趾短屈肌
Flexor digiti
minimi brevis muscle

足底方肌
Quadratus
plantae muscle

小趾展肌
Abductor
digiti minimi muscle

腓骨长肌肌腱
Peroneus longus
tendon

姆短屈肌
Flexor hallucis
brevis muscles

趾长屈肌肌腱（切断）
Flexor digitorum
longus tendons（cut）

趾短屈肌肌腱（切断）
Flexor digitorum
brevis tendon（cut）

姆长屈肌肌腱
Flexor hallucis
longus tendon

B

骨间肌
Interossei
muscles

小趾短屈肌
Flexor digiti
minimi brevis
muscle

腓骨长肌肌腱
Peroneus
longus tendon

姆收肌（横头）
Adductor hallucis
（transverse head）
muscle

姆收肌（斜头）
Adductor hallucis
（oblique head）muscles

姆短屈肌
Flexor hallucis
brevis muscle

趾长屈肌肌腱
Flexor digitorum
longus tendon

姆长屈肌肌腱
Flexor hallucis
longus tendon

C

骨间足底肌
Plantar
interossei
muscles

骨间背侧肌
Dorsal
interossei
muscles

D

足底　　　　　　　足背

图 10.166　右足肌群。A. 第 1 层；B. 第 2 层；C. 第 3 层；D. 第 4 层

第4层　此层由骨间肌组成（图10.121、10.164、10.166D、10.167）。3块骨间足底肌和4块骨间背侧肌位于跖骨之间。骨间足底肌起于第3~5趾跖骨底和内侧面，止于第3~5趾近节趾骨底的内侧面。骨间背侧肌比骨间足底肌大，起于跖骨的相对缘，止于第2~4趾近节趾骨两侧和跖趾关节囊。

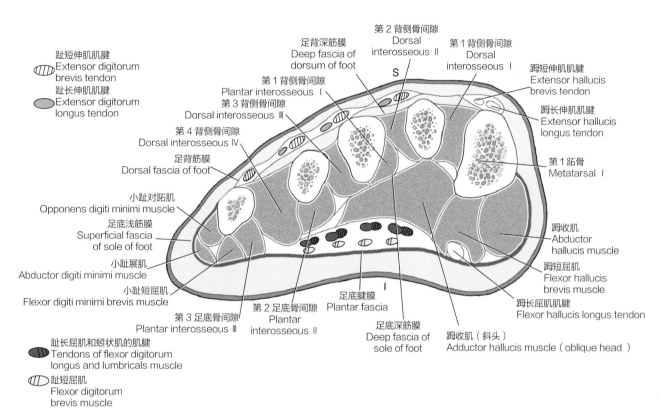

趾短伸肌肌腱
Extensor digitorum brevis tendon

趾长伸肌肌腱
Extensor digitorum longus tendon

第4背侧骨间隙
Dorsal interosseous IV

足背筋膜
Dorsal fascia of foot

小趾对跖肌
Opponens digiti minimi muscle

足底浅筋膜
Superficial fascia of sole of foot

小趾展肌
Abductor digiti minimi muscle

小趾短屈肌
Flexor digiti minimi brevis muscle

第3足底骨间隙
Plantar interosseous III

趾长屈肌和蚓状肌的肌腱
Tendons of flexor digitorum longus and lumbricals muscle

趾短屈肌
Flexor digitorum brevis muscle

足背深筋膜
Deep fascia of dorsum of foot

第1背侧骨间隙
Plantar interosseous I

第3背侧骨间隙
Dorsal interosseous III

第2背侧骨间隙
Dorsal interosseous II

第2足底骨间隙
Plantar interosseous II

足底腱膜
Plantar fascia

足底深筋膜
Deep fascia of sole of foot

第1背侧骨间隙
Dorsal interosseous I

S

I

蹈短伸肌肌腱
Extensor hallucis brevis tendon

蹈长伸肌肌腱
Extensor hallucis longus tendon

第1跖骨
Metatarsal I

蹈收肌
Abductor hallucis muscle

蹈短屈肌
Flexor hallucis brevis muscle

蹈长屈肌肌腱
Flexor hallucis longus tendon

蹈收肌（斜头）
Adductor hallucis muscle（oblique head）

图10.167　跖骨处的足肌，冠状面观

表10.4 足肌			
名称	近端附着点	远端附着点	作用
足背肌			
趾短伸肌	跟骨前上面	第2~4趾趾背腱膜	背屈第2~4趾
踇短伸肌	趾短伸肌	踇趾近节趾骨底	背屈踇趾
足底肌			
第1层 踇展肌	跟骨结节内侧突起	踇趾近节趾骨底内侧	外展小趾和屈曲跖趾关节
趾短屈肌	跟骨结节内侧突起和足底腱膜	第2~5趾中节趾骨两侧	屈曲第2~5趾近侧指骨间关节和跖趾关节
小趾展肌	跟骨结节外侧突起和第5跖骨	小趾近节趾骨	外展小趾和屈曲跖趾关节
第2层 足底方肌	跟骨跖面	第2~5趾远节趾骨	协助趾长屈肌屈足趾
蚓状肌	趾长屈肌肌腱	第2~5趾近节趾骨内侧缘	屈曲跖趾关节，伸展第2~5趾近侧和远侧趾骨间关节
第3层 踇短屈肌	内侧楔骨和胫骨后肌肌腱	踇趾近节趾骨，2个籽骨	屈曲踇趾的跖趾关节
踇收肌	斜头：骰骨、外侧楔骨和第2~3跖骨 横头：跖骨深横韧带和跖骨关节囊	踇趾近节趾骨底外侧	内收和屈曲踇趾
小趾短屈肌	第5跖骨底	小趾近节趾骨底	屈曲小趾跖趾关节
第4层 骨间足底肌	第3~5趾跖骨底和内侧面	第3~5趾近节趾骨底内侧	内收第3~5趾，屈曲第3~5趾跖趾关节，伸展第3~5趾趾骨间关节
骨间背侧肌	跖骨	第2~4趾近节趾骨和跖趾关节囊	外展第2~4趾，屈曲2~4趾跖趾关节，伸展第2~4趾趾骨间关节

神经血管

动脉

　　股动脉　股动脉沿着大腿的前内侧面下行。股动脉是髂外动脉的延续，在腹股沟韧带下方进入大腿前筋膜鞘，此处股动脉位置表浅，容易触及（图10.168～10.173）。股动脉沿大腿继续下行穿过收肌腱裂孔，在膝部移行为腘动脉。股动脉及其深、浅分支负责大腿各个筋膜鞘、腹前壁皮肤、腹股沟区和外生殖器的血供。股动脉的浅支与髋部静脉伴行，包括腹壁下动脉、旋髂浅动脉和阴部外动脉（图10.174 ）。

　　股动脉最大的深支是股深动脉，于腹股沟韧带下方大约4 cm处起于股动脉的后外侧面，在股动脉后方行向远侧（图10.168、10.169、10.171～10.174），穿经股内侧肌和内收肌群之间。股深动脉发出两大分支：旋股内侧动脉和旋股外侧动脉（图10.168、10.169、10.173、10.174）。这些分支围绕股骨近侧端和髋关节，营养大腿收肌群和部分臀肌以及大腿伸肌和屈肌。股深动脉的终支是3～5条穿动脉，在粗线附近穿过收肌群（图10.168、10.173、10.174）。

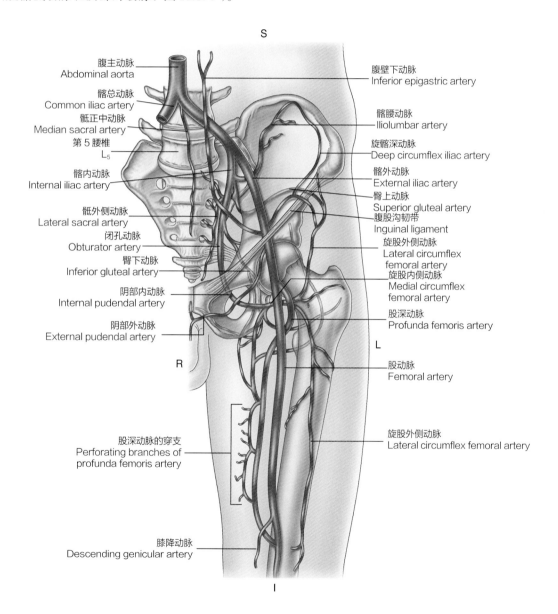

图10.168　髂动脉和股动脉，前面观

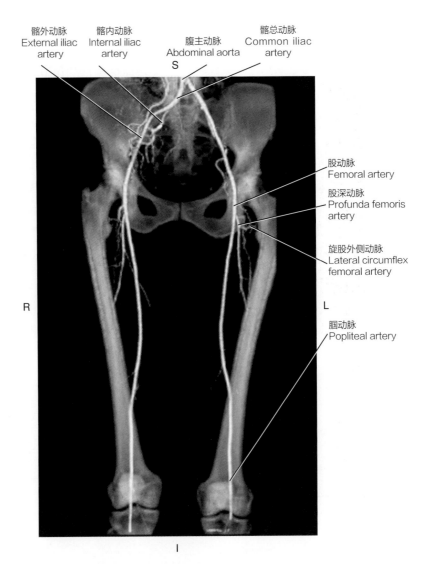

髂外动脉
External iliac artery

髂内动脉
Internal iliac artery

腹主动脉
Abdominal aorta

髂总动脉
Common iliac artery

股动脉
Femoral artery

股深动脉
Profunda femoris artery

旋股外侧动脉
Lateral circumflex femoral artery

腘动脉
Popliteal artery

图 10.169　髂动脉和股动脉，三维 CT

腘动脉　腘动脉是股动脉的延续，穿经腘窝时行于深方，邻近构成膝关节的各骨，跨过腘肌后分为胫前动脉和胫后动脉（图 10.173~10.176）。腘动脉与腘静脉及胫神经伴行，胫神经位于腘窝的最浅层（图 10.177、10.178）。腘动脉营养膝关节及邻近肌，分支参与构成膝关节血管网。腘动脉发出分支分布于膝关节附近的大腿肌，发出腓肠动脉分布于腓肠肌，发出吻合性膝动脉（膝上内侧动脉、膝上外侧动脉、膝下内侧动脉、膝下外侧动脉、膝降动脉）营养膝关节（图 10.174）。

胫前动脉 胫前动脉在腓骨头水平进入小腿前筋膜鞘，下行至踝关节前方时移行为足背动脉。胫前动脉的分支有胫后返动脉、胫前返动脉、内踝前动脉、外踝前动脉和众多肌支（图 10.174~10.176）。

胫后动脉　胫后动脉通常比胫前动脉粗大，当其于小腿后筋膜鞘内行向远端时，偏向小腿内侧。胫后动脉的终支在足部分为足底内侧动脉和足底外侧动脉。腓动脉于距腘肌下缘 2 cm 处起自胫后动脉。沿腓骨内侧面的后方下行，止于跟骨结节外侧。腓动脉的分支包括腓骨滋养动脉、腓骨交通动脉、穿动脉、外踝后动脉、跟外侧动脉以及众多肌支、皮支（图 10.174~10.176）。

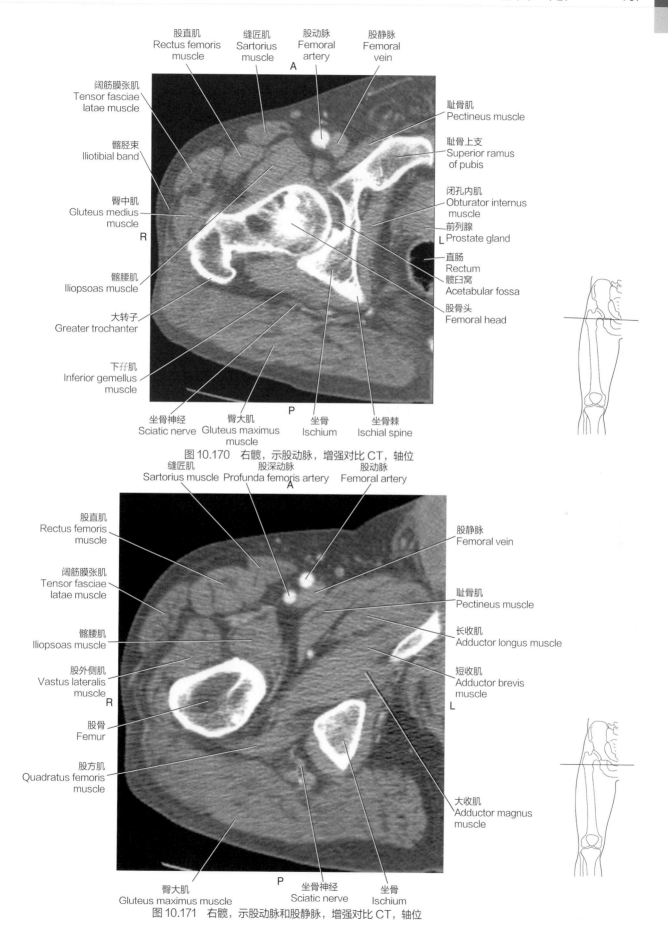

股直肌
Rectus femoris
muscle

缝匠肌
Sartorius
muscle

股动脉
Femoral
artery

股静脉
Femoral
vein

阔筋膜张肌
Tensor fasciae
latae muscle

髂胫束
Iliotibial band

臀中肌
Gluteus medius
muscle

髂腰肌
Iliopsoas muscle

大转子
Greater trochanter

下孖肌
Inferior gemellus
muscle

耻骨肌
Pectineus muscle

耻骨上支
Superior ramus
of pubis

闭孔内肌
Obturator internus
muscle

前列腺
Prostate gland

直肠
Rectum

髋臼窝
Acetabular fossa

股骨头
Femoral head

A

R

L

P

坐骨神经
Sciatic nerve

臀大肌
Gluteus maximus
muscle

坐骨
Ischium

坐骨棘
Ischial spine

图 10.170　右髋，示股动脉，增强对比 CT，轴位

缝匠肌
Sartorius muscle

股深动脉
Profunda femoris artery

股动脉
Femoral artery

A

股直肌
Rectus femoris
muscle

阔筋膜张肌
Tensor fasciae
latae muscle

髂腰肌
Iliopsoas muscle

股外侧肌
Vastus lateralis
muscle

股骨
Femur

股方肌
Quadratus femoris
muscle

股静脉
Femoral vein

耻骨肌
Pectineus muscle

长收肌
Adductor longus muscle

短收肌
Adductor brevis
muscle

大收肌
Adductor magnus
muscle

R

L

P

臀大肌
Gluteus maximus muscle

坐骨神经
Sciatic nerve

坐骨
Ischium

图 10.171　右髋，示股动脉和股静脉，增强对比 CT，轴位

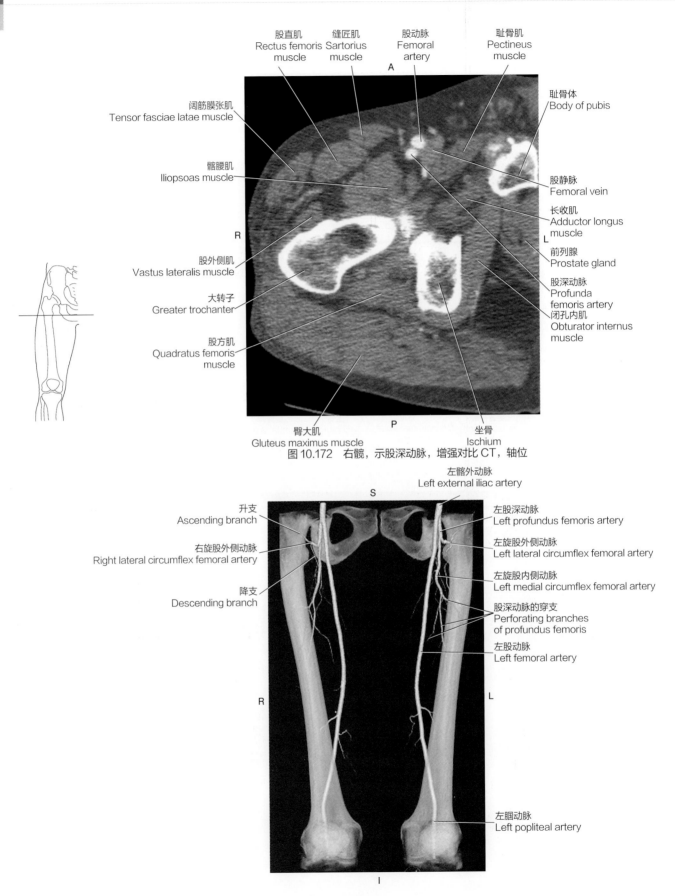

股直肌
Rectus femoris
muscle

缝匠肌
Sartorius
muscle

股动脉
Femoral
artery

耻骨肌
Pectineus
muscle

阔筋膜张肌
Tensor fasciae latae muscle

耻骨体
Body of pubis

髂腰肌
Iliopsoas muscle

股静脉
Femoral vein

长收肌
Adductor longus
muscle

股外侧肌
Vastus lateralis muscle

前列腺
Prostate gland

大转子
Greater trochanter

股深动脉
Profunda
femoris artery

闭孔内肌
Obturator internus
muscle

股方肌
Quadratus femoris
muscle

臀大肌
Gluteus maximus muscle

坐骨
Ischium

图 10.172 右髋，示股深动脉，增强对比 CT，轴位

左髂外动脉
Left external iliac artery

升支
Ascending branch

左股深动脉
Left profundus femoris artery

右旋股外侧动脉
Right lateral circumflex femoral artery

左旋股外侧动脉
Left lateral circumflex femoral artery

左旋股内侧动脉
Left medial circumflex femoral artery

降支
Descending branch

股深动脉的穿支
Perforating branches
of profundus femoris

左股动脉
Left femoral artery

左腘动脉
Left popliteal artery

图 10.173 股动脉，三维 CT

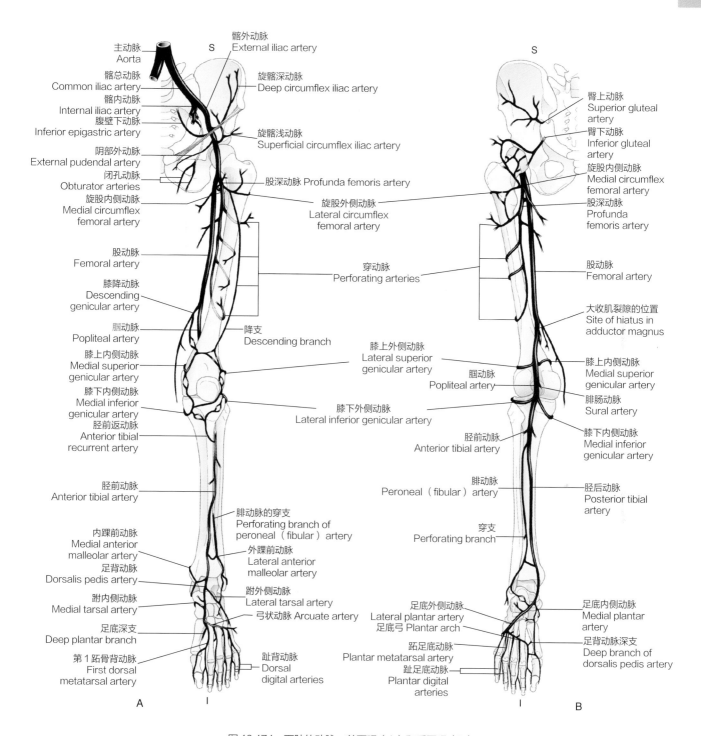

主动脉
Aorta

髂外动脉
External iliac artery

旋髂深动脉
Deep circumflex iliac artery

髂总动脉
Common iliac artery

髂内动脉
Internal iliac artery

腹壁下动脉
Inferior epigastric artery

旋髂浅动脉
Superficial circumflex iliac artery

阴部外动脉
External pudendal artery

闭孔动脉
Obturator arteries

股深动脉 Profunda femoris artery

旋股内侧动脉
Medial circumflex
femoral artery

旋股外侧动脉
Lateral circumflex
femoral artery

股动脉
Femoral artery

膝降动脉
Descending
genicular artery

腘动脉
Popliteal artery

降支
Descending branch

膝上内侧动脉
Medial superior
genicular artery

膝下内侧动脉
Medial inferior
genicular artery

胫前返动脉
Anterior tibial
recurrent artery

穿动脉
Perforating arteries

膝上外侧动脉
Lateral superior
genicular artery

膝下外侧动脉
Lateral inferior genicular artery

胫前动脉
Anterior tibial artery

腓动脉的穿支
Perforating branch of
peroneal（fibular）artery

内踝前动脉
Medial anterior
malleolar artery

外踝前动脉
Lateral anterior
malleolar artery

足背动脉
Dorsalis pedis artery

跗外侧动脉
Lateral tarsal artery

跗内侧动脉
Medial tarsal artery

弓状动脉 Arcuate artery

足底深支
Deep plantar branch

第1跖骨背动脉
First dorsal
metatarsal artery

趾背动脉
Dorsal
digital arteries

臀上动脉
Superior gluteal
artery

臀下动脉
Inferior gluteal
artery

旋股内侧动脉
Medial circumflex
femoral artery

股深动脉
Profunda
femoris artery

股动脉
Femoral artery

大收肌裂隙的位置
Site of hiatus in
adductor magnus

膝上内侧动脉
Medial superior
genicular artery

腓肠动脉
Sural artery

膝下内侧动脉
Medial inferior
genicular artery

腘动脉
Popliteal artery

腓动脉
Peroneal（fibular）artery

穿支
Perforating branch

胫前动脉
Anterior tibial artery

胫后动脉
Posterior tibial
artery

足底外侧动脉
Lateral plantar artery

足底弓 Plantar arch

跖足底动脉
Plantar metatarsal artery

趾足底动脉
Plantar digital
arteries

足底内侧动脉
Medial plantar
artery

足背动脉深支
Deep branch of
dorsalis pedis artery

A

B

图 10.174 下肢的动脉，前面观（A）和后面观（B）

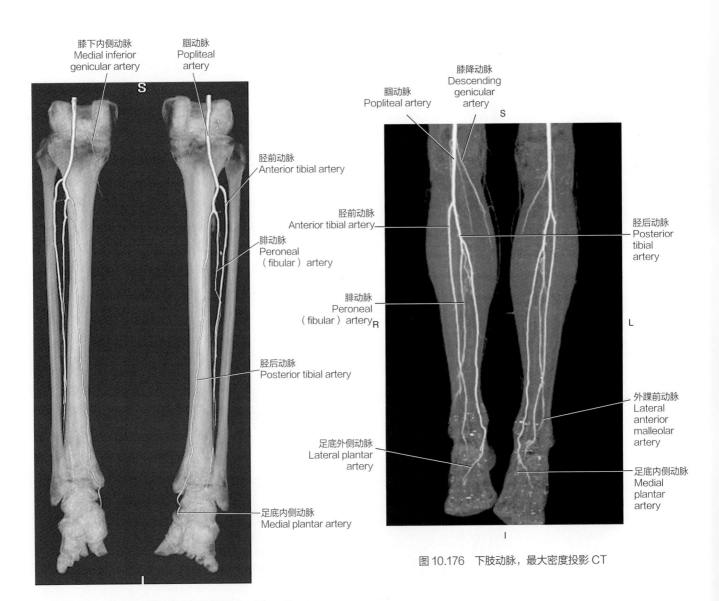

膝下内侧动脉
Medial inferior
genicular artery

腘动脉
Popliteal
artery

胫前动脉
Anterior tibial artery

腓动脉
Peroneal
（fibular）artery

胫后动脉
Posterior tibial artery

足底内侧动脉
Medial plantar artery

腘动脉
Popliteal artery

膝降动脉
Descending
genicular
artery

胫前动脉
Anterior tibial artery

腓动脉
Peroneal
（fibular）artery

足底外侧动脉
Lateral plantar
artery

胫后动脉
Posterior
tibial
artery

外踝前动脉
Lateral
anterior
malleolar
artery

足底内侧动脉
Medial
plantar
artery

图 10.175　胫动脉和腓动脉，三维 CTA

图 10.176　下肢动脉，最大密度投影 CT

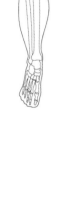

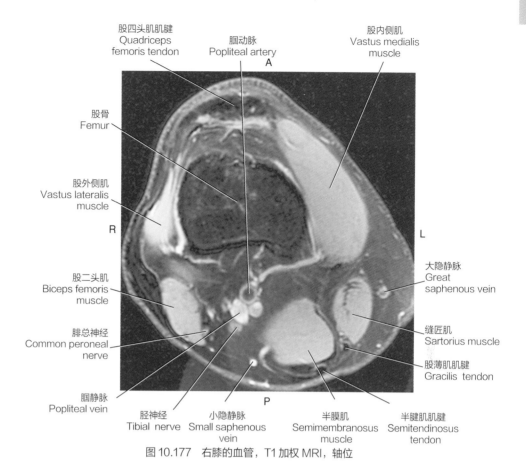

股四头肌肌腱
Quadriceps
femoris tendon

腘动脉
Popliteal artery

股内侧肌
Vastus medialis
muscle

股骨
Femur

股外侧肌
Vastus lateralis
muscle

股二头肌
Biceps femoris
muscle

腓总神经
Common peroneal
nerve

腘静脉
Popliteal vein

胫神经
Tibial nerve

小隐静脉
Small saphenous
vein

半膜肌
Semimembranosus
muscle

半腱肌肌腱
Semitendinosus
tendon

大隐静脉
Great
saphenous vein

缝匠肌
Sartorius muscle

股薄肌肌腱
Gracilis tendon

图 10.177　右膝的血管，T1 加权 MRI，轴位

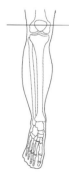

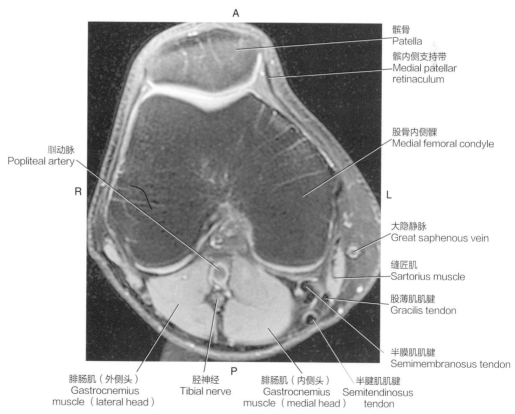

腘动脉
Popliteal artery

髌骨
Patella

髌内侧支持带
Medial patellar
retinaculum

股骨内侧髁
Medial femoral condyle

大隐静脉
Great saphenous vein

缝匠肌
Sartorius muscle

股薄肌肌腱
Gracilis tendon

半膜肌肌腱
Semimembranosus tendon

腓肠肌（外侧头）
Gastrocnemius
muscle（lateral head）

胫神经
Tibial nerve

腓肠肌（内侧头）
Gastrocnemius
muscle（medial head）

半腱肌肌腱
Semitendinosus
tendon

图 10.178　右膝的血管，T1 加权 MRI，轴位

静脉

下肢有两组静脉：深静脉和浅静脉。浅静脉起于足背静脉弓，汇成两大静脉主干——大隐静脉和小隐静脉。大隐静脉沿小腿和大腿内侧面上升，在髋关节附近注入股静脉。小隐静脉起于足的外侧缘，沿小腿的后外侧上行注入腘静脉（图10.179）。这两条浅静脉和深静脉系统之间有许多深层的吻合。深静脉（包括胫前静脉和胫后静脉）与同名动脉伴行。它们在膝关节的后方汇合成腘静脉。腘静脉在大腿远端移行为股浅静脉，股浅静脉沿大腿上行时，与引流大腿肌的股深静脉汇合，形成股静脉，走行于股动脉的内侧。股静脉在大腿近端与大隐静脉相连，在腹股沟韧带的深方延续为髂外静脉（图10.40~10.48、10.102~10.109、10.170~10.172、10.179、10.180）。

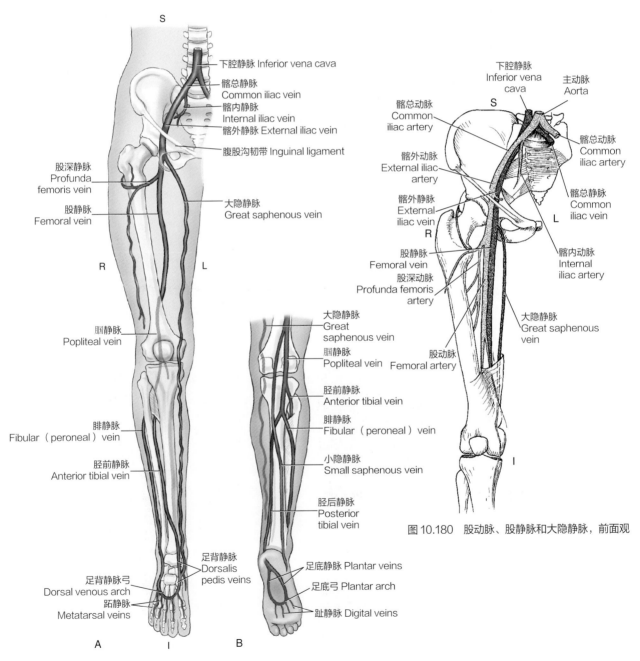

图10.180　股动脉、股静脉和大隐静脉，前面观

图10.179　下肢静脉，前面观（A）和后面观（B）

神经

下肢的神经起于腰丛和骶丛。股神经在腹股沟韧带的下方廷伸至大腿,分成数个浅支和深支,支配大腿前筋膜鞘。股神经的终支为隐神经,分布于小腿内侧面和足内侧的皮肤。闭孔神经穿过闭膜管后分成前支与后支,分布于大腿内侧筋膜鞘。坐骨神经是人体最大的周围神经,其分支分布至大腿后筋膜鞘和整个小腿与足。坐骨神经行于臀大肌深方,沿大腿中间下行,分出终支——胫神经和腓总神经(图10.40~10.45、10.102~10.109、10.170、10.177、10.178、10.181)。

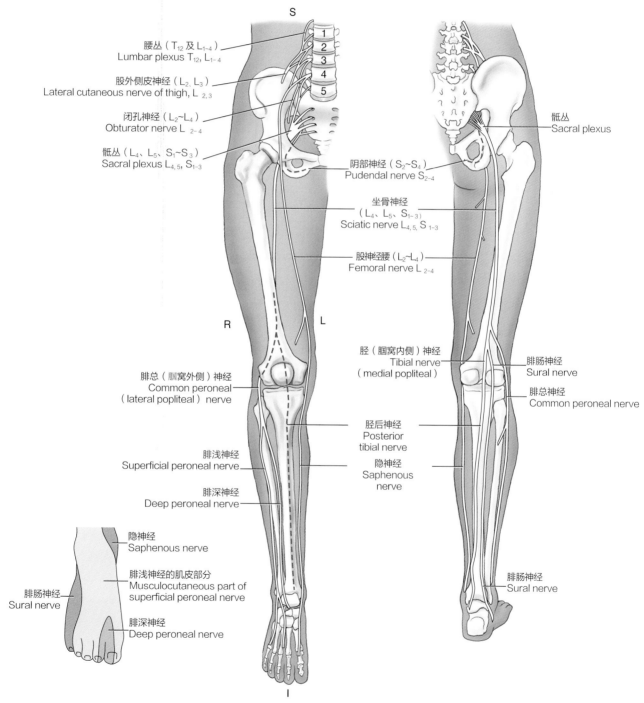

腰丛(T$_{12}$及L$_{1-4}$)
Lumbar plexus T$_{12}$, L$_{1-4}$

股外侧皮神经(L$_2$, L$_3$)
Lateral cutaneous nerve of thigh, L$_{2,3}$

闭孔神经(L$_2$~L$_4$)
Obturator nerve L$_{2-4}$

骶丛(L$_4$、L$_5$、S$_1$~S$_3$)
Sacral plexus L$_{4,5}$, S$_{1-3}$

骶丛
Sacral plexus

阴部神经(S$_2$~S$_4$)
Pudendal nerve S$_{2-4}$

坐骨神经
(L$_4$、L$_5$、S$_{1-3}$)
Sciatic nerve L$_{4,5}$, S$_{1-3}$

股神经腰(L$_2$~L$_4$)
Femoral nerve L$_{2-4}$

腓总(腘窝外侧)神经
Common peroneal
(lateral popliteal) nerve

胫(腘窝内侧)神经
Tibial nerve
(medial popliteal)

腓肠神经
Sural nerve

腓总神经
Common peroneal nerve

腓浅神经
Superficial peroneal nerve

胫后神经
Posterior
tibial nerve

腓深神经
Deep peroneal nerve

隐神经
Saphenous
nerve

隐神经
Saphenous nerve

腓浅神经的肌皮部分
Musculocutaneous part of
superficial peroneal nerve

腓肠神经
Sural nerve

腓深神经
Deep peroneal nerve

腓肠神经
Sural nerve

图10.181 腿和足的神经,前面观和后面观

参考文献

Anderson, M. W., & Fox, M. G. (2017). *Sectional anatomy by MRI and CT* (4th ed.). Philadelphia: Elsevier.

Frank, G. (2012). *Merrill's atlas of radiographic positions and radiologic procedures* (12th ed.). St. Louis: Mosby.

Haaga, J. R., & Boll, D. T. (2017). *CT and MRI of the whole body* (6th ed.). Philadelphia: Elsevier.

Manaster, B. J. (2016). *Diagnostic imaging: Musculoskeletal: Non-traumatic disease* (2nd ed.). Philadelphia: Elsevier.

Manaster, B. J., & Crim, J. (2016). *Imaging anatomy: Musculoskeletal* (2nd ed.). Philadelphia: Elsevier.

Miller, M. D., & Cooper, D. E. (2002). *Review of sports medicine and arthroscopy* (2nd ed.). Philadelphia: Elsevier.

Palastanga, N. (2002). *Anatomy and human movement: Structure and function* (4th ed.). Boston: Butterworth–Heinemann.

Seidel, H. M., Ball, J. W., Dains, J. E., et al. (2010). *Mosby's guideto physical examination* (7th ed.). St. Louis: Mosby.

Standring, S. (2012). *Gray's anatomy, the anatomical basis of clinical practice* (41st ed.). New York: Elsevier.

Weir, J., & Abrahams, P. H. (2011). *Imaging atlas of humananatomy* (4th ed.). London: Elsevier.

115，117，119，125，147，154，
156

胼胝体膝　105~107，113

胼胝体缘动脉　131，132

屏状核　104，110~112，133

破裂孔　18，26，28，33，35，
132，169

Q

脐动脉　524，557，558，565

脐静脉　566

脐内侧韧带　524，535

脐正中韧带　524，525，527，535

气管隆嵴　6，270，319，
324~326，330，332~334，359，
396

气管旁下淋巴结　330，332，333

气管切开术　270

气管软骨　253，262，278，280，
331

髂腹股沟神经　238

髂腹下神经　238

髂股韧带　665，669~671，673，
675，676，689

髂骨　3，193，202，240，497，
502，504，505，507，512~517，
527，530，541，559，560，562，
568，664，666，669，672，674，
675，677，678，687，688，693

髂后上棘　205，502，506，507

髂后下棘　502，504，506，507

髂肌　209，238，497，500，504，
508，514，515，517，539，559，
565，671，678，679，681，690

髂嵴　5，205，207，208，496，
498，500，502，506~508，510，
511，514，515，517，557，590，

593，668，669，677，681，690

髂胫束　241，665，666，670，
677，679，680，681，684，686，
687，690，692，693，698，700，
702~704，706，710~713，715，757

髂内动脉　492，524，557~561，
563~565，568，755，756，759，
762

髂内静脉　492，559~561，
565~567，762

髂内淋巴结　567，568

髂前上棘　5，209，497~499，
502，503，506，507，511，557，
666，668，681，686，690

髂前下棘　502，506，507，668，
669，671，683，690

髂外动脉　474，492，541，558，
559，561，563，564，565，568，
569，755，756，759，762

髂外静脉　474，492，541，557，
559，561，565~567，569，762

髂外淋巴结　495，567，568

髂窝　502，503，507，508，
510，514，557，668，681，690

髂腰动脉　557，558，564，565，
755

髂腰肌　1，474，497，512~514，
516，518，541，547，561，569，
665，666，670，672，676，
678~681，687，689，757，758

髂腰静脉　493，565，566

髂总动脉　492，557，565，567，
568，755，756，759，762

髂总静脉　492，493，565~567，
762

髂总淋巴结　495，568

前半规管　33，37，40，166，167

前臂肌　619，626~628，647

前床突　19，25，26，60，72，
77，78，131，132，151

前根动脉　245

前根静脉　247

前交叉韧带　692，694，
698~700，702，704~706，708，
711，712，715

前交通动脉　131，132，136，
137，139，141，142，144~146

前角　93，215，216，225，
694，699，701，702，707~709，
713

前锯肌　237，303，396~398，
400，401，499，592，600，601，
602，605，654

前连合　98，103，105，107，
113~117

前列腺　324，416，516，
518~521，523，525，526，529，
530，542，544，546，547，
548~555，560，561，565，567，
757，758

前列腺癌　324，551

前室间沟　342，349，355，375，
379

前室间支　356，375，379

前庭　35，37，38~41，44，167，
168

前庭襞　252，262，263，265，
298

前庭窗　166

前庭复合体　37，166

前庭阶　39

前庭神经节　33

前庭水管　40，46

前庭蜗神经　20，28，37，120，
157，166，167

前斜角肌　234~237，271，282，